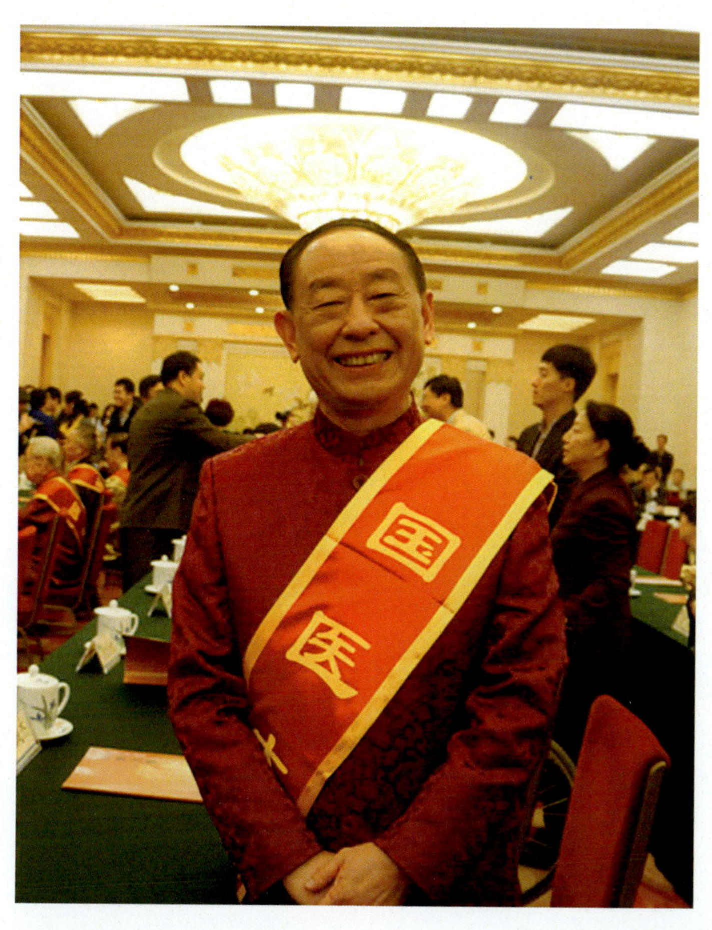


唐祖宣是我国第二届国医大师、著名中医专家、主任医师。历任全国第七届、九届、十届、十一届、十二届人大代表，河南省第八届人大代表。第一、二批全国老中医药专家学术经验继承工作指导老师，享受国务院政府特殊津贴。曾获河南省劳动模范称号，两次荣获全国卫生文明先进工作者称号，2010 年被国务院授予全国先进工作者称号。2014 年获中华中医药学会中医药学术发展终身成就奖。

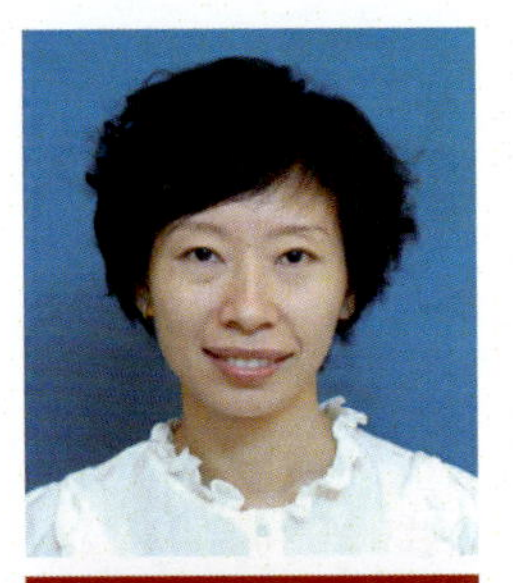

唐静雯　女，主任中医师，中国中医药研究促进会仲景医学研究分会副会长、河南省中西医结合肿瘤专业委员会委员、河南省中西医结合肿瘤整合治疗及姑息疗法专业委员会委员。曾获中华中医药学会科学技术奖1项，河南省卫生厅科技进步奖2项，编著学术著作18部，在省以上医学期刊发表学术论文23篇。

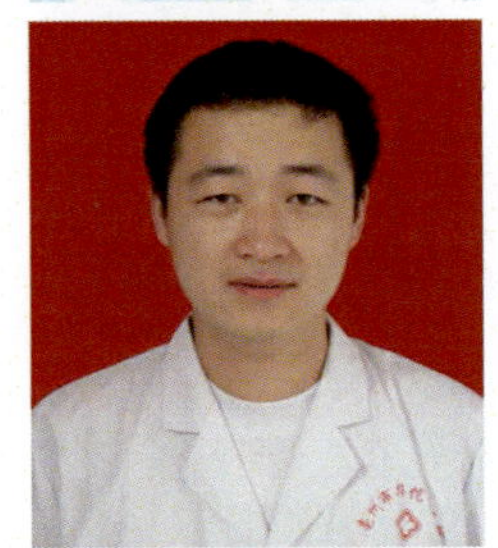

胡秋伟　男，主治中医师，毕业于南京中医药大学，师承国医大师唐祖宣。安徽省中医药学会皮肤科分会委员、安徽省皮肤性病医疗联合体委员。

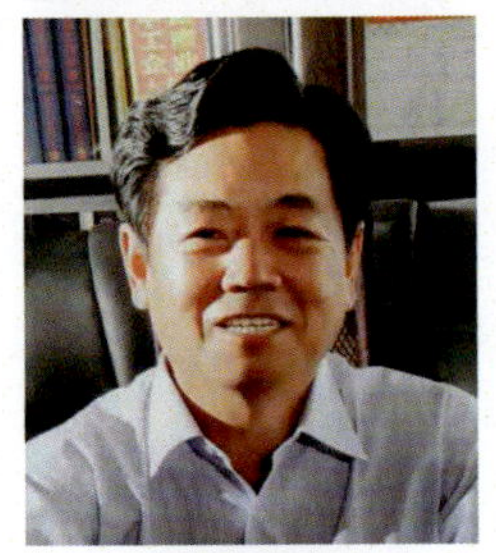

董建生　男，中共党员，大学本科学历，经济师职称。山西大学生命科学院硕士生导师，山西瑞芝生物研究所所长，山西瑞芝生物科技有限公司董事长，运城市盐湖区第十五届人大代表。

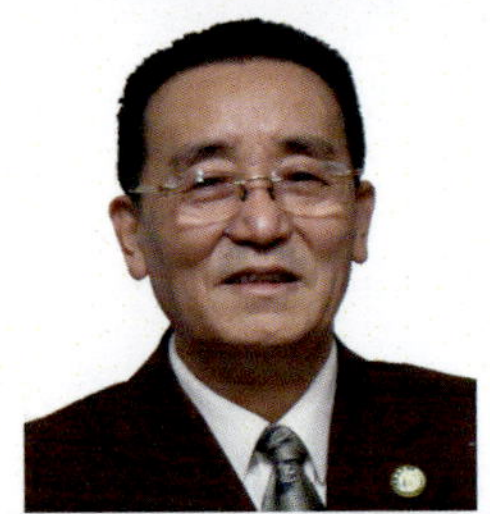

吴宁　男，北京寿叶堂中医药研究院院长，硕士、研究员，在读博士（英国温布尔大学）。核心期刊《环球中医药杂志》副主编。

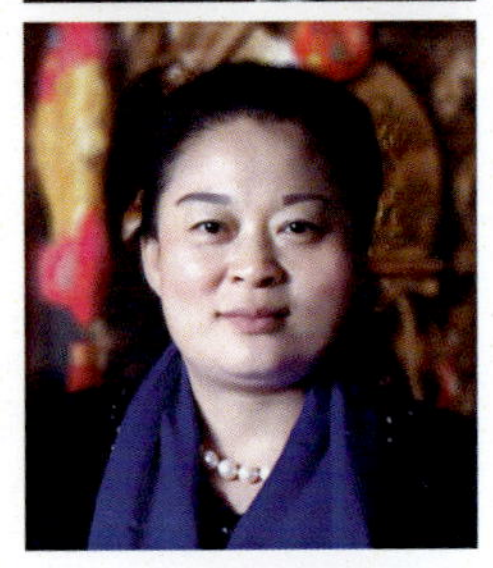

董素臻　女，师承父亲董天平，经方派第七代传人。中医治未病专业委员会会长、中国中医药养生协会委员、全国医药技术协会医药成果展览专业委员会副秘书长。2003年被评选为全国优秀青年企业家荣誉称号、2015年由中华全国工商业联合会授予“杰出女性企业家”荣誉称号。

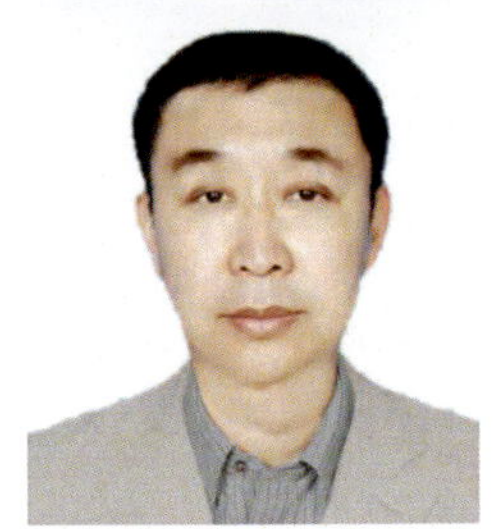

芦文俊　男，毕业于长春中医药大学。北京扶阳正阳医学技术研究院院长、中国疑难病芦氏药业研发有限公司董事长、中国针灸推拿协会会员。

“十二五”国家重点图书出版规划项目

国医大师临床研究

唐祖宣医学丛书

中华中医药学会 组织编写

# 唐祖宣伤寒论类方解

唐静雯 胡秋伟 董建生 吴宁 董素臻 芦文俊

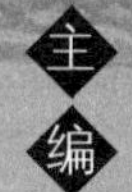

主编

科学出版社

北京

## 内 容 简 介

本书是国医大师唐祖宣运用《伤寒论》的经验集。《伤寒论》是一部理论与实践相结合的古典医籍，是医圣张仲景总结汉之前的医学经验，开创了中医辨证论治的先河，是指导临床的理法方药兼备的医学经典，亦是中医学习和研究者的必读之书。本书编者结合唐祖宣教授多年教学与临床经验，在参阅了历代名家有关《伤寒论》研究的专著及临床治验等基础上，以不类经而类方的形式编撰而成，使学习者可以随证求方，按证选方，更便于临床应用。

本书条文阐释通俗易懂，临床实用性较强，可供各级中医临床和教学工作者使用，也可供中医爱好者参考。

**图书在版编目（CIP）数据**

唐祖宣伤寒论类方解/唐静雯等主编. —北京：科学出版社，2017.3
(国医大师临床研究·唐祖宣医学丛书)
“十二五”国家重点图书出版规划项目
ISBN 978-7-03-052307-5
Ⅰ.①唐… Ⅱ.①唐… Ⅲ.①《伤寒论》-方书-研究 Ⅳ.①R222.26
中国版本图书馆CIP数据核字(2017)第052764号

责任编辑：刘 亚 / 责任校对：郑金红 刘亚琦
责任印制：赵 博 / 封面设计：黄华斌 陈 敬

科学出版社出版
北京东黄城根北街16号
邮政编码：100717
http://www.sciencep.com
北京建宏印刷有限公司印刷
科学出版社发行 各地新华书店经销

2017年3月第 一 版 开本：787×1092 1/16
2024年6月第五次印刷 印张：40 1/2 插页：1
字数：1 124 000

**定价：258.00 元**

（如有印装质量问题，我社负责调换）

# 《国医大师临床研究》丛书编辑委员会

# 《唐祖宣伤寒论类方解》编委会

**主　编**　唐静雯　胡秋伟　董建生　吴　宁
董素臻　芦文俊

**副主编**　刘冠军　唐文生　唐　丽　唐晓燕
许保华　孟庆贺　范　葵　周新中
阮成伟　马寅生　刘　韧　刘　辉
薛鹏飞　王光涛　孙德海　唐含笑
罗德轩

**编　委**　（按姓氏笔画排序）
马　军　马　睿　王春会　王春青
王桃清　方　园　朱明远　刘志海
刘道源　许小静　孙国刚　苏　凌
杨红娟　李　鹏　李汉辉　李唐莹
李献华　张国萍　范成建　郑海军
秦忠奇　夏婉莹　栾志刚　郭　宇
唐红军　黄新炎　崔青力　盖发新
温织曦　訾庆彬

# 序

《伤寒论》一书被中医界奉为经典，历经数千年，其六经辨证理论，真乃医家之精髓，活人之正法也！《唐祖宣伤寒论类方解》搜集历代各家之论，秉承原著之原貌为宗旨，更用时下通俗易懂之句突出了辨证论治之原意，并指出凡读经典者切不可囿于原文辞句之中，惜仲景时代全为简书木刻，用词皆为精炼之数，未言明之处更是意味深远，故医生治病遵循古法时必应原则性和灵活性相结合，即圆机活法，以应万变之疾，此古今名医论者都推崇为先。更有药王曾言："方虽是旧，弘之惟新，好古君子，嘉其博济之利。" 本书中采用以不类经而类方的形式研究伤寒论，沿袭方以类从，证随方列之法，更使初学者容易随证求方，按证选方以处方用药。

国医大师唐祖宣生于医圣故里河南邓州，幼时即沐圣贤之熏陶，成年即立志经典传承，更以多年临床经验为积淀，将多年心血皆付诸于此书中，其医德比迹古贤者，术业宗法张仲景，念其弱冠之年即正式拜师，韬钤轩岐，追步仲景，有缘受业于河南省名老中医周连三，并刻苦钻研，勤求师训，立志传承发扬先师毕生学术。又感其孝师一生，侍奉案头床前，在当地亦传为佳话。数年行医皆诊病不分贫富贵贱，从不挟术名而求利，唯以治病救人为己任，深为各方所称道。其在从事繁重的门诊临证时，亦重视祖国中医药事业的发展，在任人大代表期间，就多次呼吁各方中医发展主管领导，就中医院建设方向、中医院管理体制以及中医药法制建设等问题调研奔走，并锲而不舍努力以使之贯彻落实。

今又有欣喜之事，祖宣的医德风尚后继有人，其跟师弟子在繁忙的医教研工作之余，对其学术思想和医疗经验进行了搜集整理并编辑成册，即将付梓，使其得以流传，既嘉惠后学，又济世活人，实乃一大幸事。今弁言数行以志之，贺之。

2016年12月26日

# 《唐祖宣医学丛书》总前言

唐祖宣是我国第二届国医大师、著名中医专家、主任医师。历任全国第七届、九届、十届、十一届、十二届人大代表，河南省第八届人大代表。第一、二批全国老中医药专家学术经验继承工作指导老师，享受国务院政府特殊津贴。曾获河南省劳动模范称号，两次荣获全国卫生文明先进工作者称号，2010 年被国务院授予全国先进工作者称号。2014 年获中华中医药学会中医药学术发展终身成就奖。

唐祖宣师从河南省名中医周连三先生，得其真传。他按照老师的教诲，刻苦学习，勤求古训，博采众长，以治疗四肢血管病闻名，在中医界享有盛誉。他对仲景学说情有独钟，有深入研究，颇有心得。将四肢血管病按照中医特点分型，并确立治则治法。治疗血栓闭塞性脉管炎、静脉血栓形成、动脉硬化闭塞症等疾病，疗效显著。他研制的治疗血栓病的国家三类新药"脉络疏通颗粒"在临床广泛应用。1965 年至今，发表学术论文 106 篇，出版发行了《四肢血管病的研究与治疗》、《唐祖宣医学文集》、《唐祖宣医学六书》等学术著作 14 部。

学有师承，唐祖宣一直不忘师恩，重视中医人才培养和学术经验继承。20 世纪 70 年代，他承担河南省西医离职学习中医班的教学任务，培训 300 多位西学中人才；90 年代开始，筹办农村中医培训班，为基层培训中医人才。作为全国老中医药专家学术经验继承工作指导老师，他言传身教、启迪后学，先后带徒 46 人，均已成为学科骨干。在 2015 年全国人大十二届三次会议上，他还建议要挖掘、保护、传承国医大师宝贵的学术思想和经验。他身体力行，把自己的学术思想和经验毫无保留地传授给弟子，国家为他组建了"唐祖宣学术研究室"，开展人才培养项目及教育工作。

为了进一步传承发扬唐祖宣学术经验，积极促进仲景学说发展，我们在日常的医、教、研之余，对唐祖宣教授的学术思想和临床经验进行了系统搜集、整理，历时多年，几经修改，编著了《唐祖宣医学丛书》，该丛书包括《唐祖宣四肢血管病论治精选》、《唐祖宣论老年病与益寿》、《唐祖宣温病解读》、《唐祖宣伤寒论解读》、《唐祖宣金匮要略解读》、《唐祖宣医话医案集》、《唐祖宣经方发挥》、《唐祖宣伤寒论类方解》，约 450 万字。本丛书体现了唐祖宣教授对中医理论和实践的独到见解，是唐教授多年经验之结晶，实践之升华，智慧之集成，体现了唐教授在学术上师古不泥古，博采众长，融会贯通，临证胆大心细，高屋建瓴的特点，仔细研究，必有收获。

同时，我们也期盼本丛书的出版，能够使国医大师唐祖宣的学术经验造福人民健康，能够为振兴中医、发扬祖国医学做出积极的贡献。疏漏之处敬请读者斧正。

《国医大师临床研究・唐祖宣医学丛书》编委会

2015 年 5 月

# 前　言

《伤寒论》是一部理论与实践相结合的古典医籍，张仲景总结了汉以前的学术经验，开创了辨证论治之先河，是一部理法方药完备的医学巨著，是学习和研究中医学的必读之书。我研究仲景学说六十余年，在继承全国著名中医学家周连三老师对《伤寒论》研究的基础上，通过长期的临床实践，略有体会。后结识了北京中医药大学刘渡舟教授和南京中医药大学陈亦人教授两位伤寒大家，学习了他们对《伤寒论》的研究和治学经验，受益匪浅。20世纪70年代，我承担了河南省西医离职学习中医班的教学任务，由于授课《伤寒论》，开始了对《伤寒论》进一步的研究，从临床到教学的过程，也是从实践到理论的一个升华。六十多年的临床生涯，得益于仲景学说整体观念和辨证论治之教导，用于临床，屡见奇效。《医宗金鉴》强调治病"从其证，不从其因"，在本书中我秉承其法，并结合我多年教学与临床经验，在参阅了数百种有关《伤寒论》的专著和报纸杂志等资料的基础上，以不类经而类方的形式编撰而成，使初学者可以随证求方，按证选方，便于临床应用。

本书所引《伤寒论》原文，以刘渡舟教授据明代赵开美复刻宋本及清代著名医家徐灵胎《伤寒论类方》为依据，进行分篇分条。每首方剂下，分列方药、治法、方解、经典原文、词解、原文分析、原文选注、方药论选、临床应用、按语、现代研究等，引用了较为详细的解释，并将相关条文进行必要的症候鉴别比较，力争突出辨证论治的精华。还选编了历代医家注解之精华，尽量反映不同意见，以便广开思路，并提出自己的认识与看法。临床应用多为我们运用伤寒方的经验。现代研究部分主要收集汇通国内外正式医刊、资料加以编写而成，收录了运用现代科学技术之研究成果。本书绪论对《伤寒论》的基本内容予以介绍，可供教学和临床工作者参考。

由于我们才疏学浅，谬误之处在所难免，敬请批评指正。

唐祖宣<br>2016年12月

# 目　　录

# 张仲景原序

论曰：余每览越人入虢之诊，望齐侯之色，未尝不慨然叹其才秀也。怪当今居世之士，曾不留神医药，精究方术，上以疗君亲之疾，下以救贫贱之厄，中以保身长全，以养其生。但竞逐荣势，企踵权豪，孜孜汲汲，惟名利是务；崇饰其末，忽弃其本，华其外而悴其内。皮之不存，毛将安附焉？卒然遭邪风之气，婴非常之疾，患及祸至，而方震栗；降志屈节，钦望巫祝，告穷归天，束手受败。赍百年之寿命，持至贵之重器，委付凡医，恣其所措。咄嗟呜呼！厥身已毙，神明消灭，变为异物，幽潜重泉，徒为啼泣。痛夫！举世昏迷，莫能觉悟，不惜其命，若是轻生，彼何荣势之云哉？而进不能爱人知人，退不能爱身知己，遇灾值祸，身居厄地；蒙蒙昧昧，蠢若游魂。哀乎！趋势之士，驰竞浮华，不固根本，忘躯徇物，危若冰谷，至于是也。

余宗族素多，向余二百，建安纪年以来，犹未十稔，其死亡者，三分有二，伤寒十居其七。感往昔之沦丧，伤横夭之莫救，乃勤求古训，博采众方，撰用《素问》、《九卷》、《八十一难》、《阴阳大论》、《胎胪药录》，并平脉辨证，为《伤寒杂病论》合十六卷，虽未能尽愈诸病，庶可以见病知源。若能寻余所集，思过半矣。

夫天布五行，以运万类，人禀五常，以有五脏；经络腑俞，阴阳会通，玄冥幽微，变化难极，自非才高识妙，岂能探其理致哉！上古有神农、黄帝、岐伯、伯高、雷公、少俞、少师、仲文，中世有长桑、扁鹊，汉有公孙阳庆及仓公。下此以往，未之闻也。观今之医，不念思求经旨，以演其所知，各乘家技；始终顺旧。省疾问病，务在口给，相对斯须，便处汤药，按寸不及尺，握手不及足，人迎趺阳，三部不参，动数发息，不满五十。短期未知决诊，九候曾无仿佛；明堂阙庭，尽不见察，所谓窥管而已。夫欲视死别生，实为难矣！

孔子云：生而知之者上，学则亚之，多闻博识，知之次也。余宿尚方术，请事斯语。

# 绪　论

纵观伤寒学术的发生发展过程，可谓历史悠久，源远流长。在漫长的岁月中，理论不断得以丰富而又颇具特色，进而事实上形成了一门相对独立的特殊学科——伤寒学。毋庸置疑，伤寒学在中医学理论体系中发挥着极其重要的作用，是中医临床理论之基石。

## 一、伤寒学基本定义及其研究对象

伤寒学是以一切外感热病发生发展规律及其诊治方法为主要研究对象的一门中医学科。然而，在其悠久的发展过程中，因多方面因素的制约和影响，其内涵与外延逐渐演变。简略言之，《伤寒论》的成书，标志着伤寒学理论体系的初步形成。由于该书奠定了中医辨证论治的理论基础，揭示了外感热病发生发展及诊断治疗的一般规律，学术价值极高，为后世医家所尊崇，因而《伤寒论》一书成为历代医家的研究对象。随着医学的发展，至明清时期，外感温热类疾病“脱却伤寒，另立新说”。由此可见，时至今日，伤寒学之内涵与外延已非其初时之本来面目。

据其总体发展趋势，今日之伤寒学似可定义为：伤寒学是以六淫外感（风寒居多）所致外感热病发生、发展、演变规律；病脉证治、理法方药；伤寒著述，以及由此派生而来的相关学科为研究对象的一门学科，是中医发展的必然产物，是历代医家集体智慧的结晶。

上述定义涵括了伤寒学研究的三大基本对象：

其一，即外感热病，内容包括其发生、发展、演变规律，以及相应诊治原则和方法，是伤寒学研究的基本对象，进而继续丰富其内涵，扩大其外延，寻求更为有效的方法，是伤寒学的首要任务。温病崛起于明清之后，可与伤寒学并存不悖（狭义伤寒）。

其二，即《伤寒论》著作本身的研究，亦为伤寒学研究的重要组成部分，包括《伤寒论》版本、作者、后世相关著述内容等，涉及文献学、史学、哲学、病因学、病机学、诊断学、治疗学、方剂学、药物学、护理学等诸多学科。当代有关这一方面的研究，尤以探索六经辨证运用规律、拓展经方运用范围、揭示经方药理机制、提高中医药对现代疑难危重病症的疗效，即《伤寒论》六经辨证理论和原著方剂现代临床运用及其机制研究为显著特点。

其三，即由上述两方面派生而来的相关研究，意指有关伤寒学研究之方法、手段、研究者及其成果、伤寒学术的发展史等，力求日新月异。

## 二、伤寒学的几个基本概念

在伤寒学领域中，有几个极为重要的基本概念，需要予以较为明确的阐释。

**1. 伤寒**

“伤寒”一词，首见于《黄帝内经》（简称《内经》），有学者研究认为[1]，《素问》中只用作病因学概念，后在《难经》中始作病名，但不排除广义病因概念。至王叔和继仲景遗论为《伤寒论》《伤寒例》，继承了《内经》《难经》的学术思想，除了部分保留“伤寒”仍为病因概念外，大多已成为广义、狭义的病名。这样，源于《内经》的伤寒词义，经《难经》至《伤寒论》，逐步完成了由病因转向病名的变迁。

作为病名，伤寒有广义与狭义之别。广义伤寒，为一切外感疾病之总称，《难经》“伤寒有五，有中风，有伤寒，有湿温，有热病，有温病”，其“伤寒有五”之“伤寒”，即为广义之伤寒。孙应奎曰：“凡风寒暑湿热燥，天之六气，自外而中人五脏六腑、十二经络者，四时之中，皆得谓之伤寒。”明确指出了伤寒是外邪侵袭人体后所致疾病之总称。

狭义伤寒，是指人体感受风寒之邪、感而即发的一类病证。《难经·五十八难》所言广义伤寒五种病证中之“伤寒”，即为狭义之伤寒。

至于现代医学所称之传染病“伤寒”，与中医学之“伤寒”概念完全不同，必须予以指出。

作为伤寒学之经典著作，《伤寒论》以广义伤寒为基本研究对象。就现存版本而言，以狭义伤寒证治内容居多，并兼及部分杂病证治。

**2. 六经**

“六经”一词，亦始见于《内经》。《素问·阴阳应象大论》云：“六经为川，肠胃为海”，六经与肠胃（脏腑）相对应，意指人体之经络；其后之“阴阳离合论”论述三阳、三阴经脉生理特性及其相互关系时，均分别言及“三经”一词。综合分析可知，三阳之“三经”与三阴之“三经”，合则而为“六经”。是故“六经”一词，实为三阳三阴之总称，即太阳、阳明、少阳、太阴、少阴、厥阴，最初用以指代人体之经络系统，然则三阳三阴概念，在《内经》中应用非常广泛，既用以说明人体脏腑与经络之联系，也用以阐释经络相互间的关系，更以之说明人体与自然之间的相关性。脏腑经络学说、开阖枢理论、气化学说等，无不以之作为重要概念。

作为伤寒学的基本概念，“六经”一词并未见于《伤寒论》中。其被引用于伤寒学之时，殆始于宋金时期。成无己注解《伤寒例》之“两感于寒”者，即谓“三日六经俱病”，以释原文之“三阴三阳、六脏六府皆受病”，承袭了《内经》六经之基本内涵，指代人体脏腑及其经络。其后，六经概念明确成为三阳三阴之代称，为历代医家所沿用，并据经义之理解不同和实践体会之异，而赋以不同的内涵。故而有六经脏腑说、六经经络说、六经气化说、六经地面说、六经阶段说、六经证候说等，极大地丰富和发展了伤寒学说。然而，亦正因为如此，导致伤寒学中六经概念的定义难以明确，内涵与外延难以界定。

值得注意的是，六经、六经病与六经辨证是不同的概念，三者不能混称。六经是仲景及历代伤寒学家在全面继承《内经》六经认识的基础上，不断深化和发展而来的一个高度抽象的生理概念。具体而言，六经应为人体生理结构、功能、相互关系及人体与自然相应的高度概括，即脏腑、经络和气化的综合。在这一整体系统内，根据人体结构、功能、关系之不同特性，又划分出太阳、阳明、少阳、太阴、少阴、厥阴六个子系统。子系统之间既相互独立，又相互联系。

**3. 六经病**

六经病是伤寒学中的基本病理概念。有研究者认为[2]，六经病是六经所属脏腑经络活动功能失常的结果，一是表明外感热病初起表现不同的六种疾病类型；一是表明外感病发展变化过程中的不同转归。由于各脏腑功能特征不同、病人体质各异、寒邪侵袭人体后可在不同脏腑经络系统表现为不同的六类疾病，六经提纲证即六经病初起最基本表现和病理特征的概括。

《伤寒论研究大辞典》亦明确予以定义[3]：六经病是六经脏腑经络在病邪的作用下（其中主要是寒邪），其功能活动和组织结构受到干扰和破坏所产生的病变。每一病在病变部位、性质、病机、病势等方面都有自身的特点。

由此可以看出，六经病实指六经生理之异常变化，尤其是人体感受外邪后发生的六经生理异常（外感热病），包括太阳病、阳明病、少阳病、太阴病、少阴病、厥阴病六种基本病理类型或病理阶段；且各病理类型或病理阶段之间既互为关联，而又各具特征，共同反映出外感热病的动态发展过程及其病理本质。

**4. 六经辨证**

六经辨证是一个诊疗学概念，是中医辨证论治的基本方法之一，尤其适用于外感性疾病的辨证论治。这一辨证论治方法源于《内经》“热论”“刺疟篇”“刺腰痛篇”“厥论”诸章节，而其完整体系之创立，则应归功于《伤寒论》作者张仲景。

六经辨证以六经所属脏腑经络、阴阳气血之生理特性、生理功能及相互关系为基础，结合中医整体恒动观念，根据人体正气之强弱、病因之属性、病势之进退缓急等因素，将外感疾病演变过程中所出现的各种证候，进行分析、综合和归纳，从而讨论其病变之部位、证候之特点、受累之脏腑、寒热之趋向、邪正之消长及预后之良恶，并据之确立治疗原则、治疗方法、治疗方药及调护措施等。因此，六经辨证既是辨证之指导纲领，亦是论治之指导原则。

全国普通高等教育中医药类规划教材《伤寒论选读》谓：“伤寒六经辨证以太阳、阳明、少阳、太阴、少阴、厥阴来划分外感病证治，是一个包括邪正、阴阳、气血、脏腑、经络、气化、发展阶段等理论以及治法、方药在内的综合性临床辨证论治体系”，反映了六经辨证概念的基本内涵。

## 三、《伤寒论》作者及其生平

《伤寒论》作者张机，字仲景，约生活于公元150～219年，南阳郡涅阳人。少时随同郡张伯祖习岐黄技，好学多思，终至青出于蓝，医术远超其师，成为著名医家，与华佗并称于世。因其对临证医学的卓越贡献，而被后世医家奉为医圣。

仲景生平《后汉书》无传，其生卒年份无从确认。薛氏认为[4]，仲景生于公元142～145年，卒于210年。宋氏则认为[5]其生于公元148～152年，卒于211～219年。北京中医学院主编《中国医学史》（上海科技出版社，1978，15～17）则将其生年确定为公元150年，卒年确定为公元219年。杜氏考证仲景见何颙的时间，并进而推测出仲景诞生于公元151年。从《甲乙经序》华佗、仲景并称而华佗在前、仲景在后，进而考察了华佗卒年和仲景著《伤寒杂病论》的年代，推测出仲景可能卒于公元220年[6]。

关于仲景的籍贯，认识亦不尽一致。李濂《医史·卷六》记：“张机，字仲景，南阳人也。”《襄阳府志》记其为南阳棘阳人，而《河南通志》谓：“张机，涅阳人。”按《后汉书》所记荆州刺史部郡七：南阳、南郡、江夏、零陵、桂阳、武陵、长沙。其棘阳、涅阳皆南阳郡所辖。棘阳治所在今河南南阳南（一说今湖北枣阳县），因其地处棘水之阳而名。涅阳因位于涅水（今赵河）之阳得名，治所在今河南邓县东北（一说今河南南阳县）。南阳，作为古地区名，所指有三：其一即为今河南省西南部，战国时分属楚、韩，地居古代中原的南方，位于伏牛山、汉水之阳，故名。作为郡治，初设于战国秦昭王三十五年（公元前272年），治所在宛县（今河南南阳市）。汉时辖境相当于河南熊耳山以南叶县、内乡间和湖北大洪山以北应山、郧县间地，其后渐小。20世纪80年代初，有研究者考证确认涅阳（河南邓县穰东镇张寨村）为仲景出生地[7]。

仲景曾为长沙太守之说，始见于北宋林亿等校定《伤寒论·序》注：“张仲景，《汉书》无传，见《名医录》云：南阳人，名机，仲景乃其字也，举孝廉，官至长沙太守。”此前并无相似文字记载。《后汉书》和《三国志》均未为其立传，即如王叔和、皇甫谧等晋唐医家，在论及张仲景时，都未提及此事。其为长沙太守之说，始于北宋，其后日盛，诸如《医说》、李濂《医史》、《历代名医蒙求》、《南阳府志》、《长沙府志》、《襄阳府志》、《邓州府志》等，均有其为长沙太守的记载。

1981年，在南阳医圣祠发现寺内一块古墓碑之碑座后方刻有隶书“咸和五年”四字。查“咸和”为晋成帝年号，“五年”为公元330年。据鉴定，认为“碑座之字确为晋刻，然偏于一旁，当是昔日石工试刀所镌，此事在西安碑林中不乏其例。碑的勒石则较晚。”碑正中题“汉长沙太守医圣张仲景之墓”，虽基本为楷书，但仍存隶意。从所刻配画来看，即距张仲景逝世不太长久。

晋碑文字之发现，似为仲景守长沙之力证。但其时仅距仲景辞世百余年，而有医圣之号，亦难令人信服。考诸文献，晋唐时期，诸家言仲景者，皆未称其为圣人，晋时皇甫士安曰：“伊尹以元圣之才，撰用《神农本草》，以为汤液。汉张仲景论广汤液为十数卷，用之多验。”陶隐居曰：“惟张仲景一部，最为群方之祖。”其推崇景仰之意，跃然纸上，然并无医圣之称。魏晋间人多以元化、仲景并称，若独尊仲景为圣，则于情理难合。医圣之说，殆始于宋金时，成无已曾云：“惟仲景之方，最为群方之祖，是以仲景本伊尹之法，伊尹本神农之经，医帙之中特为枢要。参今法古，不越毫末，乃大圣之所作也。”刘河间云：“仲景亚圣也，虽仲景之书未备圣人之教，亦几于圣人焉。”由此可知，仲景为长沙太守和誉称医圣，皆始于宋金时期，故墓碑所记，尚不足为凭。

尽管学术界看法不一，但仲景为长沙太守之说影响甚大，流传很广。孙鼎宜《仲景传略》曰：“今长沙城北有张公祠，民岁以祀焉。湘潭俗以正月十八日为仲景生日，群众举酒作乐以娱神。”其祠于民国时期（1938 年）毁于兵火。传说其为长沙太守时，每逢旧历初一、十五，即停办公事，在大堂上置案诊病，称为“坐堂”，故至今仍称药堂应诊医生为“坐堂先生”。后世尊称仲景为张长沙，其方为长沙方，皆源于太守之说。

有关仲景医术卓绝之传说甚多，最著名者当属于王仲宣诊病一事，见于多种文献。除《甲乙经序》外，《何颙别传》亦记载：“王仲宣年十七，尝遇仲景，仲景曰：君有病，宜服五石汤，不治不成，后年三十当眉落。仲宣以其贳长也远，不治也。后至三十，疾果成，竟眉落。其精如此。”据史书记载，王仲宣死于建安二十二年（公元 217 年）正月 24 日，时年 41 岁。其年轻时曾避乱荆州，依附刺史刘表。而据《针灸甲乙经》所记推论，两人见面时当是在建安二年（公元 197 年）左右。建安二年，仲宣时年 21 岁，与其避难时期相符，且南阳隶属荆州，因此，仲景在此时期与仲宣见面有其可能性。

《神仙通鉴》记曰：“元嘉冬，桓帝感寒疾，召机调治。病经十七日，机诊视曰：正伤寒也。拟投一剂，品味辄以两计，密覆得汗如雨，及旦身凉。留机为侍中，机见朝政日非，叹曰：君疾可愈，国病难医。遂挂冠遁去，隐少室山，及卒，葬宛城东二里许。后世尊为医圣。”《抱朴子》内篇云：“仲景穿胸以纳赤饼。”说明仲景于外治法亦有颇高造诣。后人章太炎评曰：“其绝技乃与元化相类，而法不传，魏晋间人多以元化、仲景并称，其术之工相似也。”

仲景医德高尚，向为后世所传颂。其所处之时，风气日颓。士子多追名逐利而不求务实。仲景于此，颇感愤慨，曰：“余每览越人入虢之诊，望齐侯之色，未尝不慨然叹其才秀也。怪当今居世之士，曾不留神医药，精究方术，上以疗君亲之疾，下以救贫贱之厄，中以保身长全，以养其生；但竞逐荣势，企踵权豪，孜孜汲汲，惟名利是务。”对名利之徒予以抨击，反对重巫轻医的不良风气，呼吁社会关心医学。同时，也对因循守旧、不负责任的恶劣医风给予无情批判。曰：“观今之医，不念思求经旨，以演其所知，各承家技，始终顺旧；省疾问病，务在口给；相对斯须，便处汤药；按寸不及尺；握手不及足；人迎趺阳，三部不参；动数发息，不满五十；短期未知决诊，九候曾无仿佛；明堂阙庭，尽不见察，所谓窥管而已。夫欲视死别生，实为难矣。”自己则以拯疾济世的崇高责任感，刻苦钻研，勤求古训，博采众方，结合自己丰富的临床经验，撰写《伤寒杂病论》，创立辨证论治体系，奠定中医临证医学不朽之基。此外，据后世史料记载，尚著有《张仲景疗妇人方》2 卷、《张仲景药方》15 卷、《张仲景脉经》1 卷、《五脏营卫论》1 卷、《疗黄经》1 卷、《口齿论》1 卷、《集验小品》等，惜俱失传。

仲景之师张伯祖，《医说》记载：“张伯祖，南阳人，性志沉简，笃好方术，诊处精审，疗皆十全，为当时所重。同郡张仲景异而师之，因有大誉。”仲景弟子卫汛、杜度皆以医名，卫汛曾著有《妇人胎藏方》《小儿颅囟经》《四逆三部厥经》，其中，《小儿颅囟经》尚存于世。

## 四、《伤寒论》问世的时代背景

春秋战国以后，中医学发展较快，特别是《内经》《难经》《神农本草经》及大批其他医经、医方著作的问世，标志着医药学理论的初步形成。

成书于秦汉时期的《内经》，全面总结了秦汉以前的医学成就。中医学的两个显著特点——整体观念和辨证论治，在《内经》中得到充分反映，而尤以整体观念最为突出。其关于人与天地自然之关系学说、脏腑经络学说、生理病理学说、诊断治疗学说、疾病预防及养生保健学说等，为中医学奠定了坚实的理论基础。《内经》的问世，标志着中国医学由单纯的经验积累阶段发展到系统的理论总结阶段，它为中医学的发展提供了理论指导与依据。

《难经》一书，系以问答体形式阐明《内经》的学术思想为其著述宗旨，其内容包括生理、病理、诊断、治疗等方面。此书对脉学贡献甚大，变《内经》三部九候之脉法为独取寸口，论及脉象约30种，为后世脉学奠定了基础。其论脏腑经络、生理病理等，均在《内经》基础上有所发挥，对汉以后的医学进一步发展产生了积极影响。

先秦至两汉时期，药学知识积累已经相当丰富。《山海经》曾记载药物120多种，治病达50多种。马王堆汉墓出土的《五十二病方》则记载药物247种，收录方剂280余首。时至东汉早期，药物学已经发展到较高水平，武威汉简《治百病方》所录30余个方剂中，收集药物近百种，其中半数为《伤寒杂病论》所用。而《神农本草经》则对战国以来至东汉时期的用药经验和药学知识作了全面总结。实际上，在此以前，即有药学专著问世，仓公曾从公乘阳庆习《药论》，惜其失传，故《神农本草经》乃成我国传世之第一部药学专著。

战国至东汉时期，临证医学发展很快。在医学整体观念的指导下，辨证论治思想得以形成并发展。《内经》即十分重视辨证论治，而淳于意则不仅综合运用望、闻、问、切四种诊断方法，而且注意阴阳表里寒热虚实的辨别，初步运用了辨证论治原则。东汉早期的《治百病方》，已能灵活运用异病同治和同病异治的方法。至于处方用药，在应用单味药的基础上，逐渐形成了复方配伍理论。《内经》载方13首，而《五十二病方》则收录方剂280余首，大部分为复方，所治病种包括内、外、妇、儿各科疾病100余种。《治百病方》所录之方几乎全为复方，且剂型多样，包括汤、丸、膏、散、醴、栓等。此外，据《汉书·艺文志》载，尚有“经方十一家”，计“二百七十四卷”，包括内、外、妇、儿各科临床辨证治疗及处方用药经验。凡此，皆说明当时的临证医学已经达到了一定的水平。

医经和医方的大量涌现，标志着祖国医学理论体系的形成，整体观念和辨证论治原则得以初步确立。这种医学体系的内部环境，意味着《伤寒杂病论》撰写时机的成熟。而当时的社会历史因素，则是《伤寒杂病论》问世的催化剂。时值东汉末年，战乱濒仍，灾疫连年，民不聊生。曹植《说疫气》云：“疫气流行，家家有僵尸之痛，室室有号泣之哀；或阖门而殪，或覆族而丧。”描述了当时的惨景。曹丕致吴质信中亦曰：“昔日疾疫，亲故多离其灾，徐、陈、应、刘一时俱逝，痛可言耶？”证明当时人民对医药之需求十分迫切。张仲景“宿尚方术”，素有拯疾济世之心。且灾疫肆虐，其亲属亦深受其害。其自序云：“余宗族素多，向余二百。建安纪年以来，犹未十稔，其死亡者三分有二，伤寒十居其七。”因“感往昔之沦丧，伤横夭之莫救，乃勤求古训，博采众方，撰用《素问》、《九卷》、《八十一难》、《阴阳大论》、《胎胪药录》，并《平脉辨证》，为《伤寒杂病论》合十六卷。”

《伤寒杂病论》一书，撰成于东汉末年，这是毫无疑问的。然其具体之年份，迄今仍无定论。今多据其自传推断，其著书应始于建安十年（公元205年）之后，终成于建安十五年（公元210年）以后。另有观点认为：“建安纪年”为建安十二年，则其著书应是在建安二十年以后。尚有人认为建安乃建宁之误，则其著书应始于建宁十年（公元178年）之后。总之，其著书的起迄年份尚待考证确定。

## 五、《伤寒论》版本沿革

据其自序，《伤寒杂病论》原书16卷，包括伤寒和杂病两部分证治内容，成书于东汉末年建安年号中后期。其时军阀割据，战乱频仍，以致仲景逝后不久，该书即散乱于世。今人得睹其貌者，赖晋人王叔和之力也。《甲乙经序》云："近代太医令王叔和撰次仲景遗论甚精"，《养生论》谓："王叔和，性沉静，好著述，考核遗文，采摭群论，撰成《脉经》十卷，编次《张仲景方论》，编为三十六卷，大行于世。"说明仲景著作散乱不久，即得王氏及时整理，名曰《张仲景方论》。其《脉经》也收录了《伤寒杂病论》大部分内容，伤寒部分主要见于卷七。在论及桂枝汤等方剂时，每曰："方见伤寒中"，说明王氏已将仲景论伤寒部分重新撰次，独立传世，书名《伤寒》。《隋书·经籍志》云："梁有张仲景辨伤寒十卷"，可能即是王氏所整理撰次的《伤寒》之传本。

自叔和整理之后，复经两晋、南北朝等分裂动荡年代，该书时隐时现，辗转传抄于民间，以致传本歧出，书名各异。至唐代孙思邈著《备急千金要方》，少有征引，而未得窥全貌，故有江南诸师秘仲景要方不传之感叹。其晚年所著之《千金翼方》，则于卷九、卷十中收录仲景《伤寒论》之全本，全书392条，方剂94首，除少数几条与今传宋本《伤寒论》有别外，其内容与文字基本相同，并首次采用"方证同条、比类相附"的研究方法，对原著进行重新编次整理。此传本当是目前存世最早而内容完整的版本，今称唐本《伤寒论》。

至唐天宝年间王焘著成《外台秘要》，附载"张仲景伤寒论"18卷，其中前10卷与今本《伤寒论》略同，而后8卷则多论杂病，且与今本《金匮要略》大异，故亦称其为唐旧本。

时至北宋，国家设立校正医书局，"择知医书儒臣与太医参定颁行"医书。当时许多著名学者和医家皆参与这一浩大的整理工程，如掌禹锡、林亿任校理，张洞任校勘，苏颂、高保衡、孙奇等先后任校正。林亿等"以为百病之急，无急于伤寒"，故以开宝年间高继冲所编录进上之版本为底本，"校定张仲景《伤寒论》十卷，总二十二篇，证外合三百九十七法，除重复定有一百一十二方"。于治平二年（公元1065年）奏请颁行，习称宋本《伤寒论》。此一版本今不复存，传世仅为明代赵开美之复刻本（公元1599年），习称赵刻本，庶几逼近宋治平本之原貌。

宋本全书十卷，明洪武年间芗溪黄氏作《伤寒类证辨惑》，认为"仲景之书，六经至劳复而已，其间具三百九十七法，一百一十二方，纤悉具备，有条而不紊者也。"其辨脉、平脉，伤寒例、辨痉湿暍病脉证治等前四篇及辨不可发汗病脉证治等后七篇，宜删削之。"庶使真伪必分，要理不繁，易于学者也。"故现今通行版本均据此说，仅录其主体部分，即始于辨太阳病脉证并治上，终于辨阴阳易瘥后劳复病脉证并治，共计十篇，实为宋本《伤寒论》之节略本。

值得注意的是，宋时所校之《伤寒论》，实有两个版本。别本名为《金匮玉函经》，于治平三年校毕。从林亿之《校正金匮玉函经疏》可以得知，此本基本保留了叔和撰次之旧貌，其文献考证价值当较宋本《伤寒论》更高。其曰："《金匮玉函经》与《伤寒论》，同体而别名。欲人互相检阅，而为表里，以防后世之亡逸，其济人之心，不已深乎？细考前后，乃王叔和撰次之书。张仲景有《金匮录》，故以《金匮玉函》名，取宝而藏之之义也……此经自晋以来，传之既久……国家诏儒臣校正医书，臣等先校定《伤寒论》，次校成此经，其文理或有与《伤寒论》不同者，然其意义皆通，圣贤之法不敢臆断，故并两存之，凡八卷，依次旧目，总二十九篇，一百一十五方。"

北宋校刊《伤寒论》不久，金人成无己于1144年著成《注解伤寒论》，流传甚广，影响很大。此本仍为十卷二十篇，开全文注释《伤寒论》之先河，习称成注本。

目前流传的主要版本即宋校《伤寒论》节略本和成氏《注解伤寒论》两种。

## 六、《伤寒论》的学术渊源与成就

《伤寒论》的理论渊源有三：①全面继承总结了汉时及以前古典中医药理论和知识，从《素问》《九卷》《八十一难》《胎胪药录》和《阴阳大论》等著作中获取理论要素；②广泛汲取汉和汉以前医家的有效方药和各具特色的医疗成果，并将之上升为医学理论；③系统总结了仲景本人长期临床实践经验。这种渊源关系明确反映在其自序里，曰："勤求古训，博采众方；撰用《素问》、《九卷》、《八十一难》、《阴阳大论》、《胎胪药录》，并《平脉辨证》，为《伤寒杂病论》合十六卷。"

值得注意的是，其辨外感热病之六经分证论治方法，脱胎于《内经》，而又有显著的区别。《素问·热论》只论述了部分热证、实证，未及虚证、寒证，其变化仅有两感，治法只限于汗、下两法。而《伤寒杂病论》则全面论述了外感热病的发生发展过程和证候诊治特点，寒热虚实，阴阳消长，脏腑经络，气血津液，皆论述详尽；治疗上八法赅备，针药并施，既是辨证之纲领，亦是论治之准则。概括而言，"热论"之三阳三阴辨证言常不及变，《伤寒杂病论》之六经辨证则常变兼论。两者论三阳病证有同有异，而三阴病证则有异无同。前者论传变拘泥于逐日受之，而后者强调以脉证为凭，既不拘于日数，亦不主张机械地顺序相传。由于前者只论述了热证、实证，故而治法仅限于汗、下两法；后者病证寒热虚实皆括，故其治法多样，汗、吐、下、和、温、清、消、补八法悉备。

《伤寒论》，论外感热病主要是基于《素问·热论》，但有人认为[8]，《伤寒论》三阳三阴病辨证论治是在《灵枢·经脉》十二脏腑经络分证的基础上发展起来的，但不排除《素问·热论》的影响。《伤寒论》联系《灵枢·经脉》来看，则三阳三阴的病机实质昭然若揭。如太阳经证不解循经入腑，出现蓄水、蓄血之腑证，这就是脏腑经络之间的络属关系在病变时的必然趋势。而《伤寒论》联系《素问·热论》来看，则只可了解六经病变一部分外在表现和发展趋势，而很难说明上述脏腑经络病变之间的病机发展趋势。

另外，亦有人认为[9]，《伤寒杂病论》与《内经》并无直接的渊源关系。部分日本学者认为两书的文化根源不同，故而属于两种不同的医学流派。然而，这种观点并未得到公认。

总之，《伤寒论》外感热病辨证论治体系主要是在继承《内经》六经分证论治的基础上，参合各家学说，结合自己的临证经验，进一步发展完善起来的。

在讨论《伤寒论》学术渊源时，我们还应注意如下一些文字记录：

《甲乙经序》：仲景论广《伊尹汤液》为十数卷，用之多验。

《注解伤寒论序》：医之道源自岐黄，以至神之妙，始兴经方；继而伊尹以元圣之才，撰成汤液，俾黎庶之疾疢，咸遂蠲除，使万代之生灵，普蒙拯济；后汉张仲景，又广汤液为《伤寒卒病论》十数卷，然后医方大备。

有研究表明，《伊尹汤液》即为《汉书·艺文志》所载之《汤液经法》，惜此书早佚。近年发现敦煌卷子本《辅行诀脏腑用药法要》，据考证此书可能为陶弘景所撰，抄写年代当在宋代以前。该书有关内容为仲景直接继承《汤液经法》提供了佐证。其曰："陶弘景云：商有圣相伊尹，撰《汤液经法》三卷，为方亦三百六十首……实万代医家之规范，苍生护命之大宝也""今检录常情需用者六十首，备山中预防灾疾之用耳"。表明该书为《汤液经法》之节略本。书中明言："汉晋以还，诸名医辈，张机、卫汜……咸师式此《汤液经法》，悯民疾苦，造福含灵。"而其所录之方，竟有惊人相似之处，如其小青龙汤即《伤寒论》之麻黄汤、大青龙汤即《伤寒论》之小青龙汤、小阳旦汤即《伤寒论》之桂枝汤等。

以上文献资料说明，《伤寒论》继承了《神农本草经》和《伊尹汤液》之成果，与之构成直接之渊源关系。

《伤寒论》的学术成就主要有：

### （一）创立较为完整的六经病辨证体系

张仲景根据《素问・热论》六经分证的基本理论，创造性地把外感疾病错综复杂的证候及其演变加以总结，提出了较为完整的六经辨证体系。还把将《内经》以来的脏腑、经络、气血和病因等学说，以及诊断、治疗等方面的知识有机地联系在一起，运用汗、吐、下、和、温、清、消、补的治疗方法及各个方剂和具体药物的选择使用，提出了切合实际的辨证纲领和具体的治疗措施，使中医学的基本理论与临床密切地结合起来，从而奠定了中医学辨证论治的基础，是我国第一部理法方药比较完备的医学专著。六经分证虽源出于《素问・热论》，但《伤寒论》的六经病辨证体系除继承外，则更有发展创新，即所谓源于《素问・热论》，而高于《素问・热论》。

第一是由六经分证到六经辨证。《素问・热论》只作为分证的纲领，以三阳为表、三阴为里，只重经络，不重脏腑，仅论述六经热证、实证，未论及六经虚证、寒证，并未具体论述辨证论治；《伤寒论》之六经辨证体系，以三阳为阳证，以三阴为阴证：既有表证，亦有里证，既有实证，亦有虚证，既重经络，亦重脏腑，将脏腑、经络、气血和病因等学说，对病证及其发展变化加以概括，归纳证候特点、病变部位、寒热趋向、邪正盛衰等，并以其作为诊断、治疗的依据。

第二是破除了逐日传经理论，创立了据证而辨的唯物思想，《素问・热论》对六经病程的认识是“伤寒一日，巨阳受之……二日阳明受之……六日厥阴受之”及“七日巨阳病衰……八月阳明病衰……十二日厥阴病衰”等机械性认识，《伤寒论》对外感病程的判断则不以病日数计，而强调以脉证的变化为凭据，如论中指出：“伤寒一日，太阳受之，脉若静者为不传也；颇欲吐，若躁烦，脉数急者，为传也。伤寒二三日，阳明、少阳证不见者，为不传也。”同时，认识到疾病的多样性和复杂性。《素问・热论》在疾病的传变上只提出了“两感”，而《伤寒论》不仅论述了两感，还论述了合病、并病等病变，并提出了具体的治法。

第三是补充了治法。《素问・热论》只提出“其未满三日者，可汗而已，其满三日者，可泄而已。”将千变万化的伤寒疾病的治疗只局限于汗、下两法。《伤寒论》则是汗、吐、下、和、温、清、消、补八法俱备，且每法中皆有行之有效的方剂，并有随证增减化裁之示范。

《伤寒论》六经病证是以脏腑、经络的生理、病理作为基础，所以六经辨证体系中实寓有脏腑辨证、经络辨证的内容。同时，就其思维辨证来说，六经辨证中始终贯穿着八纲辨证，六经辨证与八纲辨证的紧密结合，才能对疾病起到定位、定性、定向、定量的判断作用。所以说，《伤寒论》的辨证体系主要是六经辨证与八纲辨证的结合，其中寓有脏腑辨证、经络辨证、气血痰瘀辨证、方证辨证等辨证方法，是以六经为框架的多层次的、多种辨证方法结合的综合辨证体系。

### （二）确立了辨证论治原则

辨证论治是中医学的基本特点之一，也是中医学认识疾病和治疗疾病的基本原则，辨证论治的基本理论源于《内经》，但把辨证论治理论与临床完美结合，形成完整的中医学辨证论治体系则始于张仲景《伤寒论》。仲景撰用《素问》《九卷》等，创造性地把《内经》等古典医著中的脏腑经络、气血阴阳、病因病机、治疗大法等基本理论运用于实践中，经过长期的实践、总结、提高，终于创造出理法方药俱备、辨证体系完整、辨证思维灵活独特的六经辨证论治体系。徐灵胎说：“医者之学问，全在明伤寒之理，则百病可通。”所谓“伤寒之理”指的就是辨证论治的规律。

辨证和论治是密不可分的两个方面，辨证是前提，辨证准确，证候确立了，才能依据证候而确定治法，通过治疗又可检验辨证的正确与否而进一步认识疾病，调整辨证。柯韵伯说：“凡病有名、有症、有机、有情……仲景制方不拘病之命名，惟求证之切当，知其机，得其情；凡中风、伤寒、杂病宜主某方，随手拈来，无不活法。”道出了《伤寒论》辨证论治的真谛。

《伤寒论》的治法，有麻黄汤、桂枝汤的汗法，瓜蒂散的吐法，承气汤的下法，白虎汤的清法，四逆汤、理中丸的温法，建中汤的补法，小柴胡汤的和法，抵当汤的消法等，可以说是集汗、吐、下、和、温、清、消、补八法之大成，在具体运用上强调随证立法，活泼而又严谨，提出了“观其脉证，知犯何逆，随证治之”的具体情况、具体分析、具体处理的辨证论治原则。

### （三）创制了不少行之有效的方剂

《伤寒论》方配伍严谨，用之得当，疗效显著，揭示了中医学组方用药的基本规律与大法，揭示了中医临床如何用药、如何组方的基本原则，揭示了因证设法、因法设方、因方遣药的一系列大法，其简捷实用、配伍严谨的组方特点，为后世的中医方剂学提供了优秀的范例，后世誉为“方书之祖”。书中所载方药，尤其是许多常用有效方剂，经过长期的实践考验，至今在临床上还广泛应用，并且行之有效，现在中西医结合研究出来的某些成果，也从《伤寒论》中吸取了不少有益的经验。

### （四）开创理、法、方、药紧密结合的形式

韩祇和说：“秦汉以前，有说无方……汉魏以下，有方无说。”方有执说：“前乎仲景，有法无方，后乎仲景，有方无法，方法俱备，惟仲景此书。”韩、方二氏之言并不是说汉以前真正无方汉以后真正无法，而是说汉以前没有像《伤寒论》那样的方剂，汉以后没有像《内经》那样的理论著作，真正将理论与实践结合得好的只有仲景著作。事实证明，理、法、方、药结合得最好、一脉贯通，仲景《伤寒论》实绝无仅有。

《伤寒论》之理法，继承了包括《内经》《难经》等汉以前的医学成就，但在表现方式上不是明引原文，而是将其主要精神融会于六经辨证论治之中。其制方大法也是在《内经》的基础上发挥创立的。其所记方药亦是总结了汉以前方药之精华，诚仲景所谓“博采众方”。总之，《伤寒论》的理法方药是仲景“勤求古训，博采众方，并平脉辨证”的结果。诚吴谦所说：“《伤寒论》，张机所著，发明《内经》奥旨者也，并不引《内经》一语，皆出于心裁，理无不赅，法无不备。”

仲景《伤寒杂病论》是伤寒与杂病合论，《伤寒论》经王叔和编次，虽削去不少杂病内容，但留而未去者尚多，仍然是伤寒和杂病合论，其辨证论治的理论对临床各科都有指导意义，诚仲景所谓“虽未能尽愈诸病，庶可见病知源，若能寻余所集，思过半矣”。

## 七、《伤寒论》辨证论治体系

《伤寒论》的卓越贡献在于创立了六经辨证论治体系。仲景全面分析外感热病发生发展过程，综合病邪性质、正气强弱、脏腑经络、阴阳气血、宿疾兼夹等多种因素，将外感热病发展过程中各个阶段所呈现的各种综合症状概括为六个基本类型，即太阳病、少阳病、阳明病、太阴病、少阴病、厥阴病，并以此作为辨证论治的纲领。任何一个类型都不是一种独立的疾病，而是外感热病在整个发展过程中或病程的某个阶段所呈现的综合症状。六经病证彼此之间有一定的有机联系，并能相互传变。其传变学说并无必然的僵化顺序和固定之时日，而是主张疾病之传变，决定于感邪之轻重、正气之强弱和医护之当否，或传或不传，或循经传，或越经传，或直中，或合病、并病，灵活多变，较之《内经》之传变学说，更符合临床实际。其三阳三阴分证，客观反映了外感热病由表入里、由浅入深、由轻到重、由实转虚的发展变化规律，具有极高的临床实用价值。

《伤寒论》是讲究辨证论治而又自成体系的中医经典著作，其辨证论治体系是以六经为框架，以六经与八纲为主要内容的多层次综合系统，其中除六经、八纲辨证外，还寓有脏腑辨证、经络辨证及方证辨证等内容。

### （一）六经辨证

六经是指太阳、阳明、少阳、太阴、少阴、厥阴而言，也就是三阴三阳。《伤寒论》用六经

作为疾病的辨证纲领，理论上源出于《素问·热论》，仲景不但继承了《素问·热论》六经分证的方法，而且有很大的创新与发展，使之更加完善，并贴近临床，可以说是“源于‘热论’，高于‘热论’”。《伤寒论》的六经，把中医学朴素而丰富的辩证法思想与中医的脏象理论、病因学说、发病学说、诊断方法、组方原则、用药规律等有机地结合在一起，概括了脏腑、经络、卫气营血的生理功能和病理变化，并根据人体抗病力的强弱、病因的属性、病势的进退缓急等因素，将外感疾病演变过程中所出现的各种证候，进行分析、综合、归纳，由此而辨病变的部位、证候特点、损及何脏何腑、寒热趋向，邪正消长、预后良否，并据此确定立法处方用药等问题。因此，《伤寒论》的六经，既是辨证纲领，又是论治准则。

《伤寒论》每篇皆以“辨某病脉证并治”为题；突出了以“辨”为特点。辨证的内容，除六经所属的脏腑经络、气血津液及病因、体质等因素外，具体的则是指病、脉、证、治四个方面。病，是指六经病，即太阳病、阳明病、少阳病、太阴病、少阴病、厥阴病；脉，指脉象，是辨证的重要依据之一；证，一是包括体征与症状，也是辨证的重要依据，一是证候的概括，病中分证，证中有症。治，包括治则、治法、方药、煎法、服法、护理及禁忌等，是在辨证的基础上进行论治的具体实施。六经病证，就其主要内容来说，是六经所属脏腑经络的病理变化反映于临床的各种证候，综合病之部位、性质、病机、病势等加以分析、归纳，辨为某经病证，这是《伤寒论》六经辨证的主要内容。

**1. 太阳病**

太阳统摄营卫，主一身之大表，为诸经之藩篱。凡感受外邪，自表而入，每先侵犯太阳，故太阳病多出现于外感热病的早期阶段。“脉浮，头项强痛而恶寒”是太阳病的提纲，凡见以上脉证者，即可称为太阳病。太阳病据其临床表现，可分为表证和里证两大类。太阳表证，又因感邪性质和体质差异，进而分为三种类型，即中风、伤寒和温病。太阳中风，病机是风寒袭表，卫强营弱，表现为发热恶寒、头痛项强、自汗、鼻鸣干呕、脉浮缓等，而以自汗脉缓为其特征，故又名表虚证。太阳伤寒病机为风寒束表，卫遏营郁，表现为发热恶寒、头痛项强、周身或骨节疼痛、无汗而喘、呕逆、脉浮紧等，而以无汗脉浮紧为特征，故又名表实证；太阳温病，是温邪犯表、热盛津伤之证，以发热而渴、不恶寒或微恶风寒为其临床特征。太阳里证，又称太阳腑证；与太阳表证（经证）相对。病因乃为太阳表邪不解，循经入里，可分为蓄水和蓄血两类。蓄水证是表邪不解，入于膀胱之腑，气化失职，水蓄不行，主要脉症是发热、汗出、烦渴欲饮、水入则吐、小便不利、少腹满、脉浮数等。蓄血证是邪热深入下焦，与血相结，表现为少腹急结或硬满、如狂或发狂、小便自利等。此外，太阳病尚有兼夹证，如伤寒表实兼项背强、兼内热烦躁、兼寒饮等。亦有因失治误治等而致的变证，如阳虚、火逆、结胸、痞证等。太阳病以汗法为其常法，表虚证治宜解肌祛风，调和营卫，方用桂枝汤；表实证治宜发汗解表，宣肺平喘，主方用麻黄汤。太阳里证，蓄水者，治宜化气行水，方选五苓散；蓄血者，治宜活血化瘀，方用抵当汤等。

**2. 阳明病**

阳明主燥，为多气多血之经，又主津液所生病。邪入阳明，多从燥化，无论阳明本经受邪，或病邪从他经传来，其证多属里热燥实性质，每多见于阳热亢盛的极期阶段，故阳明病以“胃家实”为提纲。典型脉证为身热、汗自出、不恶寒、反恶热、口渴、脉大等，凡见此类脉证，即可称为阳明病。根据燥热与肠中糟粕相结与否，阳明病可分为热证与实证两类。阳明热证，又称阳明经证，其病机为胃热炽盛，消灼津液，无形邪热循经弥漫于全身上下内外，临床以大热、大汗、大烦渴、脉洪大为特征。阳明实证，亦称阳明腑证，病机为燥热之邪与肠中糟粕搏结不解，以“痞、满、燥、实、坚”为病理特征，主要表现为潮热谵语、手足汗出、腹胀满疼痛、大便硬、脉沉实等，甚者出现循衣摸床、微喘直视、目睛不和等危重症情。亦有胃热束脾及津液内竭之便硬，同属阳明篇。此外，阳明篇亦包括湿热发黄、血热致衄、蓄血、阳明中寒等内容。阳明热证，治宜清解，方以白虎汤为代表。阳明实证，治宜攻下，方以承气汤为首选。

**3. 少阳病**

少阳主相火，主枢机，病则相火上炎，枢机不利，故以“口苦、咽干、目眩”为提纲。其发病可由他经传来，亦可本经自受。主要表现为往来寒热、胸胁苦满、嘿嘿不欲饮食、心烦喜呕、苔白薄、脉弦细等。病入少阳，则病邪已离太阳之表，而又未入阳明之里，据三阳证之浅深层次，少阳病被视作半表半里证。正因为这一特殊病理层次，决定了少阳病多有兼表兼里之不同证型。少阳兼太阳表证，表现为发热微恶寒、肢节烦疼、微呕、心下支结等；少阳兼阳明热结在里，其症见呕不止、心下急、郁郁微烦、或心中痞硬、或潮热不大便等。另有少阳病误下后，邪气弥漫，表里俱病，虚实相兼，而见胸满烦惊、小便不利、谵语身重等；有少阳而兼水饮内结，症见寒热往来、心烦、胸胁满微结、小便不利、渴而不呕、但头汗出者。少阳病以和解为其基本治法，小柴胡汤为首选。其兼表者，和解兼以解表，选用柴胡桂枝汤；兼里者，和解兼以攻下，宜施大柴胡汤。禁单独使用汗、吐、下等法。

**4. 太阴病**

太阴为三阴之表，本湿而标阴，喜燥而恶湿。太阴为病从其本，故无论外邪直中，或内伤生冷，或三阳误治而病传太阴，其病多脾阳受损，寒湿内阻。其证属里属寒，以“腹满而吐，食不下，自利益甚，时腹自痛”为提纲。换言之，凡见上述脉证者，皆可称为太阴病。治以温中健脾除湿为法，视证情之轻重分别选用理中汤、四逆汤等。太阴病亦有兼太阳表证者，可用先表后里或表里同治之法；有兼气血不和腹痛者，宜用温运通络、缓急止痛之法。太阴病失治误治可致阳气更伤，形成少阴虚寒证。

**5. 少阴病**

少阴本热而标阴，手少阴心主火，足少阴肾主水，水火交泰而阴阳平衡。少阴病有外邪直中者，有他经传入者，其基本病理为心肾虚衰，气血不足，故以“脉微细，但欲寐”为提纲，而多见于外感热病后期危重阶段。少阴为病，从其标本，故其病理变化有寒化和热化两类。寒化证病机为心肾阳虚、阴寒内盛，主要表现为恶寒肢厥、下利清谷、呕吐心烦、精神疲惫、脉沉微细等；亦有阴寒太盛，格拒虚阳，而见身反不恶寒、面赤发热、烦躁等真寒假热征象者，症情更为严重。其热化证病机乃阴血不足、虚火上炎，症见心中烦、不得卧、咽干、咽痛、或下利口渴、舌红绛、脉细数等。总之，少阴病症情复杂，病势沉重，有阳虚，有阴亏，有阴阳俱虚，亦有阳虚兼表者，有阴伤化燥、水涸土燥者，因而其治法多样，大要不离扶阳与育阴二途，扶阳多用四逆之辈，育阴常施胶芍之属。其预后转归当视阳回或阴复之情况而定。

**6. 厥阴病**

厥阴风木，下连少阴寒水，上承心包相火，同时厥阴与脾胃，有木土相克关系，故厥阴病较为复杂，部分证候相当危重，多出现于外感病末期。厥阴病据其原文内容，可归纳为上热下寒、厥热胜复，以及厥、利、呕、哕四大症状。厥阴病以“消渴，气上撞心，心中疼热，饥而不欲食，食则吐蛔。下之，利不止”为提纲，实为上热下寒、寒热错杂证候之纲要。其厥热胜复证，多是厥阴寒证中出现的阴阳争胜现象，临床上以手足冷（下利）与发热交替出现为特点，若厥利则示阴胜，发热则为阳复。从厥热出现时间的长短来判断邪正之胜负及相互演变之趋势。如厥热相等，或热多于厥，是表示正能胜邪，主病退，为向愈之机；若厥多于热，则是邪胜正衰，主病进。但也有阳复太过、转而化热而为喉痹或下利脓血证。厥逆，为厥阴篇的主要内容之一，其病机乃阴阳气不相顺接。据其临床表现及成因不同，而有脏厥、蛔厥、寒厥、热厥、水厥、痰厥等类型。厥阴下利，有热利、寒利、寒热错杂下利等。厥阴呕哕，有虚寒、实热之别。简言之，厥阴病篇内容繁多，虚实错杂，旨在揭示辨证论治之精义，因而其治法无定律，贵在审证求因，灵活施治。

综而言之，《伤寒论》重点阐论了六经病证的特点和相应治法，同时论述了各经病证的传变、合病、并病，以及因处治不当而致的变证、坏证及其救治方法等。通过六经体系的归纳，可分清主次，认识证候的属性及其变化，进而在治疗上攻守从容，三阳病以攻邪为主，三阴病以扶正为重，表里同病、虚实错杂之际，又强调标本缓急之辨，既中规矩，亦有活法。其第16条“观其脉证，知犯何逆，随证治之”，即是仲景对辨证论治原则最精辟的表述。

### （二）八纲辨证

八纲辨证属于思维辨证，是通过分析、分类、归纳等方法，把四诊中所收集的纷繁的体征、脉症进行去伪存真、去粗取精、由表及里、由此及彼地分析，把病证概括为阴、阳、表、里、寒、热、虚、实八个类型的思维方法，是一种抽象的概念，是历代中医学家在《内经》的辨证理论，尤其是《伤寒论》的辨证体系的基础上，逐步发展并完善的一种辨证方法，它是一切疾病辨证的总纲。《伤寒论》中虽未明确提出八纲辨证，但《伤寒论》的六经病辨证中却无处不有阴阳表里寒热虚实八纲辨证的内容，八纲辨证是《伤寒论》六经辨证体系的主要组成部分，是六经辨证体系中的主要内容，因此六经辨证与八纲辨证有着密切的关系，是不可分割的。

**1. 阴阳**

阴阳主要辨病之性质。《伤寒论》六经分证（病），有三阴三阳之别，三阴为阴，三阳为阳，从这个角度讲，就是辨证之阴阳属性。一般来说，三阳病阳气较甚，正邪交争较为激烈，多表现为亢奋的状态，临床上以热证、实证为主；三阴病正气不足，抗病力弱，多表现为虚衰状态，临床上以寒证、虚证为主。《伤寒论》谓：“病有发热恶寒者，发于阳也；无热恶寒者，发于阴也。”（7）以有无发热辨病之阴阳。发热，说明阳气盛，阳盛则多发为三阳病，以太阳病为最典型；无热，则说明阳气不足，无力抗邪，多发为三阴病，以少阴病为最典型。为此，有些注家谓此条为六经辨证的总纲。

**2. 表里**

表里主要辨病位之浅深。表与里的概念是相对而言的，就六经病而言，邪在三阳者为表，邪在三阴者为里；就三阳病而言，邪在太阳者为表，邪在阳明者为里，邪在少阳者为半表半里；而就太阳与少阳而言，太阳为表，少阳为里；就少阳与阳明而言，少阳为表，阳明为里。《伤寒论》中“脉浮者，病在表，可发汗……”“有表里证”等皆是辨病之表里。

**3. 寒热**

寒热主要是辨病之寒热属性。六经病皆有寒热之辨，太阳病既有中风、伤寒之用桂枝汤、麻黄汤辛温之剂的表寒证，亦有“发热而渴，不恶寒，为温病”的表热证；阳明虽有“胃家实”的热证实证，亦有“食谷欲呕，属阳明，吴茱萸汤主之”的寒证等。这都是《伤寒论》寒热辨证的实例。

**4. 虚实**

虚实主要是辨正邪之盛衰。“邪气盛则实，精气夺则虚。”所以一般来说，虚证多指正气不足，实证多指邪气亢盛。但虚与实也是相对而言的，就六经病而言，三阳病多属实证，三阴病多属虚证。但具体而言，三阳病中也有虚证，三阴病中也有实证。论中“发汗后，恶寒者，虚故也，不恶寒，但热者，实也……”（70）；“实则谵语，虚则郑声……”（210）等，就是辨其虚实之例。

八纲辨证仅就其大概而辨之，临床上疾病的发生发展错综复杂，亦有相兼而病，如表里同病、寒热夹杂、上热下寒、虚实夹杂、本虚标实等；更有真假之辨，如真寒假热、真热假寒、真实假虚、真虚假实等，当凭证而辨，具体分析。

### （三）脏腑辨证与经络辨证

《伤寒论》六经辨证虽不同于脏腑辨证与经络辨证，但与脏腑、经络辨证有着密切的关系，因为六经病的发生、发展与传变，不能脱离脏腑、经络而孤立存在，它以脏腑经络的病理变化为基础，所以六经辨证中实寓有脏腑辨证与经络辨证，如阳明病的“胃家实”的“胃家”就是指胃与大肠而言，就是以胃与大肠的病证为基础；少阳病小柴胡汤证的胸胁苦满就与少阳经脉循行于胸胁有关，其虽不同于《素问·热论》“六经病皆是经络为病”，但亦含有经络的病变在内。《伤寒论》的六经病证是脏腑、经络、气血、津液及其功能发生病变的一种综合反应，而又有其特殊性，既与脏腑、经络有关，但又不能机械地等同，如太阳病并不是小肠与膀胱的病变，而是以发热恶寒、头身疼痛、自汗或无汗、脉浮为临床表现的肌表证候；少阳病则以胆为主，而较少论及三焦；太阴病只言脾而未言肺，而其肺的病变则见于太阳病中，诚李时珍所说：“麻黄乃肺经专药，故治肺病多用之……盖皮毛外闭，则邪热内攻，而肺气膹郁，故用麻黄、甘草同桂枝，引出营分之邪，达之肌表，佐以杏仁泄肺而利气……是以麻黄汤虽太阳发汗重剂，实发散肺经火郁之药也。”厥阴病只论及肝而未及心包等。

### （四）方证辨证

以方名证是《伤寒论》的又一特点，论中“桂枝证”“柴胡证”就是其例，由此而形成《伤寒论》的又一辨证方法，即“方证辨证”，又称“汤证辨证”。《伤寒论》方证是指《伤寒论》中方剂与证候紧密相连的内容，在《伤寒论》中，方证是其内容的基本单位，融合了证候、病机，也包含有相应的方剂药物，它们之间是紧密相连的，其内容是层层相接不可分割的。以方证反映疾病是《伤寒论》的特色，方证与疾病不同。它可以包含某些疾病，但又不限于这些疾病。例如，真武汤证包含有肾炎、心脏病的表现，但又不限于此，它还可以是尿崩症、支气管哮喘等多种疾病的证候表现，有些甚至是现代医学难以命名的病证。方证与一般的中医证候也有所差异，一般的中医证候其症状组合相对来说比较松散，所用治疗的方剂灵活性也较大，而方证的证候受方剂的功效范围所制约，证与治之间紧扣在一起，临床上运用《伤寒论》方证辨证，只要病人表现类似于某一方证的证候，就很容易联想到其病机和治则，然后就用该方的药物治疗，即所谓“有是证用是方”，如症见发热、恶寒、汗出、脉缓，即可用桂枝汤。所以说，《伤寒论》方证是辨证与论治的统一，具有比较简便、准确的特点，因而为历代临床医家所喜用。

《伤寒论》方证反映疾病的证治，不仅表现在各个方证，还表现在整个伤寒方证的排列和联系之中，方证构成了六经证治体系，不同的方证反映出不同的辨证层次，方证之间又具有内在的联系。例如，太阳病以麻黄汤证、桂枝汤证代表表实、表虚性质不同的风寒表证证候；阳明病则以白虎汤证和承气汤证来代表里热和里实的不同的里证证候；少阳病则以小柴胡汤证代表疾病处于半表半里阶段的证候。这些方证之间又构成了外感病传变的不同层次。

然而，《伤寒论》方证辨证并非一方一证，而多为两方多证，此与一方多能是相呼应的。例如，葛根汤证既有“太阳病，项背强几几，无汗恶风”的太阳伤寒表实兼经俞不利证，又有“太阳与阳明合病，必自下利”的风寒束表而致胃肠升降失常的下利证，两者各有其特点，不可机械相加，是独立的两个证。

### （五）六经病传变规律

据中医整体恒动观念，外感热病是一个动态发展的过程。在这一过程中，正邪进退、阴阳消长决定了疾病性质、病变部位等的不断变化，这种病理变化在六经辨证中习称传变。其传变之基本规律可概括为：由表及里，由浅入深，由轻到重，由实至虚。

“传变”一词，见于《伤寒例》。成无己注曰：“传有常也，变无常也。传为循经而传，此太阳传阳明是也；变为不常之变，如阳证变阴证是也。”影响传变的因素主要有三：正气的强弱及禀赋之阴阳、病邪的性质及其强弱、医护措施的当否，并不拘泥于病程之长短。

据六经顺序而传者，习称循经传，如太阳传阳明是也。不循其顺序而传者，习称越经传，如太阳传少阳是也。首尾传，是指太阳与厥阴相互传变；表里传是互为表里的两经相传，如少阳传厥阴，均属于越经传范畴。另外，尚有手足经相互传变者，称手足传。

本经自病：外感热病，多由表入里，是以初起每见太阳征象。若病初即见阳明或少阳征象，而无太阳表证，是为外邪径犯其经，称为本经自病，或曰本经自发。

直中：若病情严重，初起即见三阴病证，而无三阳传入之过程者，是外邪直犯三阴，称为直中。

两感：初期即见表里阴阳两经征象者，则外邪同时侵犯互为表里的阴阳两经，称为两感，属合病范畴，如太阳少阴两感。

合病：凡两经或两经以上征象同时出现于疾病初期者，称为合病，如太阳与少阳合病、阳明与少阳合病等。

并病：先病一经，次及他经，而致两经征象同时存在，称为并病。如太阳阳明并病、太阳少阳并病等。

#### （六）六经病的治疗原则

据中医整体恒动观念，一切疾病皆是各种因素导致机体内部阴阳失衡，是故调整阴阳是一切疾病之治疗总则。外感热病是外邪侵袭人体所致之阴阳失衡，邪实是其主要因素。然邪之所凑，其气必虚；正虚之所，为容邪之地，故而其基本病理要素包括正虚和邪实两者。因此，扶正祛邪以达到调整机体阴阳之目的，是治疗外感热病之基本原则。

扶正祛邪基本原则必须通过具体治法予以体现。在六经辨证体系中，其祛邪原则是通过汗、吐、下、清诸法得以体现。汗解表邪，麻黄桂枝之属；吐下去实，瓜蒂承气之类。清法泄热，白虎栀豉；温可散寒，姜附四逆。如此等等，不胜枚举。

而其扶正原则，自是通过补法体现。温补阳气，滋养阴津，最为直观。而将此原则暗寓于祛邪方法或调护措施中，则更显玄妙。后人总结六经辨证体系中扶正原则时，认为扶阳气、顾阴津、护胃气等基本思想贯彻于外感病施治之全过程。

从临床思维角度认识，则表里先后及标本缓急是治疗外感热病之基本指导原则。在临床实践过程中，正确处理扶正与祛邪之主从和表里之先后关系，与临床疗效息息相关。据临床实际情况，或祛邪以扶正，或扶正以祛邪，或祛邪扶正并重；或先表后里，或先里后表，或表里同治，妙在审时度势，随证而施。

## 八、《伤寒论》对方剂学的贡献

秦汉时期，方剂学已经发展到了一定水平，而《伤寒杂病论》的成书，则标志着方剂学水平达到了空前的高度。全书实际收方 269 首，其中伤寒部分载方 112 首，使用药物 214 种，基本包括了临床各科的常用方剂，故被誉为“方书之祖”。其方剂学贡献，可概括为如下几点：

**1. 组方原则，严密完整**

方剂的组成，必须遵循一定的组方原则，否则，组合杂乱无章，难以收到卓越的疗效。仲景对方剂组成及药物的加减化裁等，均作了严格的规定。如桂枝汤，用治发热恶风、汗出脉浮缓之太阳中风证，方以桂枝为君，解肌祛风；芍药为臣，敛阴和营；两药相须为用，共奏解肌祛风、调和营卫之效。生姜辛温，佐桂枝发散卫邪；大枣甘温，助芍药敛补营阴，两药以相须为用，同为辅佐之品。甘草甘平，调和诸药，益气扶正，以为使药。全方药虽五味，却充分体现了君、臣、佐、使相合的组方原则。组方虽有原则，证象更多变化，故临证处方用药，须在遵循原则的基础上，药随证转，灵活加减。仲景于兹，刻意以求，而有卓绝之造诣。如太阳中风兼项背强几几者，在主方桂枝汤的基础上，加升津舒经之葛根；若兼表阳虚汗漏不止者，则加温经扶阳之附子；邪气欲陷而胸满脉促者，则去酸敛之芍药；太阳表邪内陷太阴，而现腹满时痛者，则倍加芍药以和络止痛。由此可知，其组方既有严格之原则性，亦有变通之灵活性。

**2. 治疗八法，方药体现**

《伤寒论》之方剂具体体现了汗、吐、下、和、温、清、消、补八种治疗大法。汗者，麻桂之属；吐者，瓜蒂之剂；下者，承气诸汤；和者，柴胡类方；温者，四逆之辈；清者，白虎三黄；消者，生姜泻心；补者，炙草复脉。方剂之用，扶正以攻邪，祛邪以扶正，总求邪去正复，阴阳平衡。上述诸方，为仲景运用八法之典型。更有攻补兼施、寒温并行者，如白虎加人参汤，白虎以清热，人参以补气液，而收攻补兼施之效；干姜黄芩黄连人参汤，则以芩连清上热，姜参温下寒，以求寒热互调之功。此又八法灵活运用之实例也。

**3. 承传古方，创制新剂**

仲景撰著《伤寒杂病论》，善于博采众家之长，古为今用。其书中所载部分方剂，即为直接继承古人成果，如大黄黄连泻心汤，其组成与火齐汤（伊尹三黄汤）相同；青龙、白虎、真武等方名，带有浓厚的道家色彩，与麻黄、桂枝、葛根等方命名原则不同；而炙甘草汤，其方后注：一名复脉汤，说明此方也是前人所创，因仲景收录而传世。在继承的基础上，仲景自己创制了不少名方。在《伤寒论》所载的 112 首方剂中，虽然不能确切判定哪些方剂是古方，哪些方剂是自创，但有一点可以肯定；其所录之方，大多疗效可靠，颇切实用。如白虎汤清热、五苓散利尿、十枣汤治悬饮、麻黄汤散表寒、苓桂术甘汤健运脾阳以蠲饮、半夏泻心汤辛开苦降而消痞等，均历经千年临床检验而不爽，为后世所喜用，且其应用范围不断得以扩展。

**4. 剂型多样，煎服科学**

仲景之方，剂型丰富多样，大大超越前期医方成就。据《伤寒杂病论》书中所载，有汤、散、丸、栓、酒、洗、浴、熏剂，以及滴耳、灌鼻、软膏剂等不同类型。《伤寒论》中所记有汤、散、丸、栓、灌肠剂等。另外，仲景于药物之煎煮，要求甚严。对溶媒之选择及用量之多寡、煎煮时间的长短、药物入煎先后顺序、药物炮制方法等，常据其方剂之组成、作用及其剂型大小等情况灵活对待。如小柴胡汤以水一斗二升，煎取六升，去滓，再煎取三升；附子泻心汤别煮附子取汁，掺入三黄渍取液中；炙甘草汤水八升、清酒七升混煎诸药，取三升去滓，纳胶烊尽等，无一不反映出仲景于药物煎煮刻意求精之企图。其于服药之法，亦有严格要求，主张药必中病，忌太过不及。具体体现于：①合理使用第一次煎液，根据病情需要而分别采用顿服、两次服、三次服或数次服；②渐加药量，以知为度；③重视服药时间的选择；④服药后调理（啜粥、饮水、温覆等）。以上措施反映了治疗手段的不断完善，既是方剂学的进步，也是临证医学发展的体现。

**5. 方药剂量，严格精确**

仲景方药，其剂量要求严格精确，主要体现于两方面：①药物的绝对剂量较为精确。其处方剂量大多使用精确的计量单位，如分、两、斤、合、升等，只有少数情况下运用不精确计量单位，如一大把、鸡子大等。这些不精确计量单位的使用，反映了方药剂量从不精确逐渐转为精确的演化过程。②方药相对剂量的严格精确化。所谓相对剂量，即指同一方剂中各药剂量比例。仲景于此，要求甚严。如桂二麻一汤与桂麻各半汤、桂枝汤与桂枝加芍药汤、四逆汤与通脉四逆汤等，皆是剂量比例上的变化决定方药的功效变异。另外，服药次数的多少，亦反映了方药剂量的轻重。

## 九、《伤寒论》对后世医学的影响

《伤寒杂病论》成书以后，对后世医学之发展影响极大。其所确立的辨证论治原则和收录创制的著名方剂，向为历代医家奉为圭臬，因而该书实为后世临证医学之基石。除前述之六经辨证和方剂学成就外，其于后世之影响尚可大略归结如下：

### （一）《伤寒论》与温病学说

广义伤寒是一切外感热病的总称，自然包括温热性疾病在内。《伤寒论》奠定了温病学基础，而温病学则是伤寒学说的进一步完善和发展。《伤寒论》第6条即明确指出："太阳病，发热而渴，不恶寒者，为温病。"在其外感病论治过程中，或清热、或养阴、或苦寒攻下，时刻强调顾护阴津。其白虎、承气、麻杏石甘、黄连阿胶、竹叶石膏、三黄泻心等方，成为治疗温病的重要方剂。六经辨证所揭示的外感热病由表入里、由浅入深、由实转虚的病理发展过程，亦为温病学卫气营血和三焦辨证提供了有益启示。由是可知，《伤寒论》所确立的辨证论治原则实为中医临证之准绳，对温病学说之形成，有着重大影响。然而，由于历史的局限，其书毕竟详于寒，略于温，其于温病证治之内容，不尽完整全面。其阳明病证治内容虽可运用于温病，但远不能概括所有温病的证治。因此，后世医家乃另创新论以羽翼伤寒，故温病学说实为伤寒学说之发展和补充。两者相互补充，使中医外感病证治体系趋于完善。

### （二）《伤寒论》与本草学说

自《伤寒杂病论》成书以后，历代本草学家多以仲景对药物的运用为圭臬，丰富和扩展了《神农本草经》所载药物的主治和功效。如《名医别录》论葛根"疗伤寒中风头疼，解肌发表，出汗，开腠理"；《本草纲目》论柴胡主"妇人热入血室，经水不调"，论黄芩"得柴胡退寒热，得芍药治下痢"；《本草正义》阐述柴胡的功效时曰："约而言之，柴胡主治止有二层。一为邪实，则为外邪在半表半里者；一为正虚，则为清气之陷于阳分者，举而升之，返其宅而中气自振"；《本经疏证》论桂枝"和营、通阳、利水、下气、行瘀、补中，为桂枝六大功效"；《珍珠囊药性赋》论附子"温暖脾胃，除脾湿肾寒，补下焦阳虚"等，皆本之于仲景。上述例证说明了仲景在继承前人用药经验的基础上，对药物之运用，根据临床实际，大加发挥和拓展，为后世本草学之研究开创了一个新局面。

## 十、伤寒学形成与发展概况

（1）叶氏《伤寒学术史》将伤寒学发展过程划分为七个时期[10]：

1）伤寒学形成的前奏曲（汉以前）：认为自有文字记录以来，即有伤寒之类疾病记载，反映了早期人类对伤寒的基本认识，是伤寒学体系形成之前奏。

2）伤寒学体系的形成时期（东汉末—西晋）：此期是伤寒学体系的形成阶段，表现为两大伤寒学体系的建立：华佗伤寒学与仲景伤寒学双峰并峙。

3）伤寒学的多极化发展时期（东晋南北朝—唐）：此期仲景伤寒学虽有一定影响，然并未形成统治地位，因之在伤寒学领域呈现出百家争鸣、诸说并存的局面。

4）伤寒学的兴盛时期（宋、元）：优胜劣汰规律决定了晋唐诸家伤寒学说必然无力掩盖仲景伤寒学的光辉。此期仲景学说脱颖而出，奠定其在伤寒学领域的统治地位，伤寒学研究由此呈现出全面兴旺的气象。

5）伤寒学流派形成和发展时期（明、清）：此期伤寒学研究的主要成就，在于此领域研究由探讨伤寒病发展到探讨伤寒书、由探讨外感病的辨证发展到内伤的辨证，即由对伤寒的辨证渐及对杂病的辨证。其表现特点在于共奉仲景《伤寒论》原著为经典、伤寒学领域百花齐放、再度争鸣局面及师承各别、观点自异学术流派的形成和发展。

6）伤寒学中西汇通时期（辛亥革命后至中华人民共和国成立）：近代科学和西方医学的传入，直接导致中西合释《伤寒论》潮流的兴起。对于伤寒学而言，中西汇通是民国期间的主流。

7）伤寒学的繁荣和创新时期（建国后）：建国后随着中医政策的落实，伤寒学研究进入繁荣和创新时期，其研究成果、研究方法、研究质量均显著高于历代任何一个时期。

（2）另有一种观点认为[11]，伤寒学术发展史应以伤寒学所固有的专门特点及其发展规律，作为其分期的首要原则；而能够体现阶段性特点之标志性事件，是其分期的重要依据。根据上述分期原则，将伤寒学发展过程分为五个时期。

1）学说形成时期（先秦～公元 219 年）：此期的特点是对伤寒概念、性质、范畴、脉症、治法、方药进行初步研究，并逐步形成系统理论。而《伤寒杂病论》的成书，则是伤寒学体系基本形成的标志。

2）传抄整理时期（公元 219 ～ 1065 年）：《伤寒杂病论》的成书，逐渐导致伤寒学内涵发生重大变化，伤寒学研究范围从单纯研究外感热病的诊治规律扩展到对外感热病和《伤寒论》著作的研究。此期外感热病诊治规律的研究亦得到进一步加强，但因史料缺如而难窥全貌，而对《伤寒论》著作的传抄整理工作，因之成为此期研究的主要表现特点。1065 年林亿等校刊工作完成，是此期结束的标志。

3）偏重临床探索时期（1065 ～ 1144 年）：因社会历史因素的影响，伤寒学研究以继承整理为基础，自然渐转为有系统地运用六经辨证方法治疗外感热病的临床探索时期，并奠定了其后理论与临床并重、学科研究兴旺发达的基础。

4）理论与临床并重时期（1144 ～ 1894 年）：成无己首注《伤寒论》，标志着伤寒研究进入理论与临床并重之全面发展阶段。六经理论研究、临床运用探索、《伤寒论》著作整理，构成了此期研究的主要特色。

5）综合研究时期（1894 年至今）：西学东渐，必然导致伤寒学研究方法、研究内容等的变革。唐容川医书的付梓，开中西汇通义释伤寒之先河，表明伤寒学研究进入一个新时期。此期除继承前期特点外，最具特征性者，在于研究方法和手段的多样化和现代化。大范围、多途径、新方法，普及与提高结合，继承与创新并重，成为此期显著特点。其所谓综合研究者，实指多元立体化研究，具有鲜明的时代特征。

上述两种分期观点同中有异，从不同角度揭示了伤寒学发展的历史规律，具有一定的代表性。

## 十一、如何才能学好《伤寒论》

### （一）必须走出《伤寒论》是外感病专著的误区

《伤寒论》的精髓是其阐述的辨证论治理论，是中医学中第一部理、法、方、药比较完备、理论联系实际的经典巨著，从其内容来看虽是论伤寒，且详于风寒而略于温暑，但其实质则是以论伤寒而阐述辨证论治的理论，其理论并不限于外感，而是伤寒与杂病合论，对临床各科都有指导意义，故其在序言中说："虽未能尽愈诸病，庶可以见病知源，若能寻余所集，思过半矣。"为此，必须走出《伤寒论》是外感病专著的误区，把《伤寒论》作为辨证论治的基础学来学习。近人范仲林指出"《伤寒论》是仲景学说的总论，讲的是一切疾病辨证论治的原则。"许寿仁则认为《伤寒论》"是临床辨证论治基础"。陈亦人指出学习《伤寒论》"切勿拘泥外感病专著之说，把《伤寒论》作为单纯外感病学来学，即使十分强调'广义伤寒'，也收效甚微。"陈氏还指出"就基础课程来看，《伤寒论》既是诊断学的基础，又是方剂学的基础。就临床课程来看，《伤寒论》不仅是温病学的基础，也是内科学的基础，因此，是临床治疗学的基础。只有这样认识《伤寒论》，在思想上才不至于受到局限，才能提高学习效果。"这是陈氏数十年来学习研究《伤寒论》的心得，值得借鉴。

### （二）要掌握《伤寒论》的特点

陈亦人在《伤寒论求是》中指出《伤寒论》的特点有五个方面：一是“变”，论中内容言变多而言常少，对于常规的如六经病的主证主方论述不多，绝大部分是探讨非典型的、症情疑似的、病势不定的复杂证候。通过这些复杂病情的讨论，从而揭示诊察的规律和方法。二是“辨”，每个病篇都以“辨”字冠首，如“辨某病脉证并治”，全书皆贯穿着“辨”的精神，不但要辨病在何经，而且要辨病性的阴阳，辨病位的表里，辨病情的寒热，辨邪正的虚实（即八纲辨证）；不但要能辨简单的证候，而且要能辨复杂的疑似的证候。三是“严”，方药配伍极其严谨，其中一两味药的变动，或仅是药量的增减，作用就显著不同，而且皆有一定的规律，药味少而功效高，充分体现了经方的优越。四是“活”，辨证上很少固定证型，强调具体分析；治疗上不是刻板呆法，主张“随证治之”；方药上反对执方治病，重视加减化裁。五是“简”，《伤寒论》六经病篇同霍乱、劳复等篇在内398条条文，只有13 404个字（赵开美复刻本），的确十分简要，有些条文只提出一个症状或一种脉象，作为辨证论治的依据，这是举主略次，举变略常，举脉略证，举证略脉，切不可孤立看待。掌握《伤寒论》的特点，有助于对其条文的理解，也有助于理顺《伤寒论》与其他中医基础学科的关系。例如，小柴胡汤证的四大主症（往来寒热、胸胁苦满、嘿嘿不欲饮食、心烦喜呕）只有一条条文中述及，这是其常，而在具体运用中则提出了“有柴胡证，但见一证便是，不必悉俱”的原则，且有“呕而发热者，小柴胡汤主之”的实例，这就是言其变，从这一特点出发，对于白虎汤证的“四大”、承气汤证的“痞、满、燥、实”等就可以正确地加以理解，对于后世医家提出的不符其常的所谓错简也就可以正确对待了。

### （三）着重学习其具体分析的辨证方法

具体分析的辨证方法是《伤寒论》活法的具体体现，它在辨证上很少固定证型，强调具体分析；治疗上不是刻板呆法，主张“随证治之”；方药上反对执方治病，重视加减化裁。例如，25条和26条同样是“服桂枝汤，大汗出，脉洪大”，而治法与处方截然不同，一则仍用桂枝汤如前法，一则用白虎加人参汤。何以如此，通过具体分析就可看出两者的主要鉴别点是有无“烦渴”，26条见有“大烦渴不解”，表明病机已经由风寒表虚证变为阳明里热伤津证，而且津伤颇甚，所以治用白虎加人参汤清热生津；25条虽然“大汗出，脉洪大”，却无烦渴，则知在表的病机未变，其大汗出因为汗不如法，脉洪大乃因大汗出而表气上浮的缘故，证不变治亦不变，故仍用桂枝汤，因前未遵桂枝汤服法而致汗不如法，故此仲景特以“如前法”戒之，以示人在用桂枝汤时必须注意遵守服法及药后调护，可见药物的服法及药后调护亦是治疗过程中的重要环节。又如，同样是“小便利”，在不同的情况下可起到不同的辨证作用，56条“其小便清者，知不在里，仍在表也”，据此作为辨表里证的依据，251条“若不大便六七日，小便少者，虽不受食，但初头硬，后必溏，未定成硬，攻之必溏；须小便利，屎定硬，乃可攻之”，则据以测知肠腑燥结程度的微甚；125条“小便不利者，为无血也；小便自利，其人如狂者，血证谛也”，126条“今反利者，为有血也”，即是以小便利与不利作为鉴别蓄水证与蓄血证的参考；282条“若小便色白者，少阴病形具，小便白者，以下焦虚有寒，不能制水，故令色白也”，则据以作为判断少阴寒证的佐证；59条“得小便利，必自愈”，111条“小便利者，其人可治”，232条“若不尿，腹满加哕者，不治”等，以此作为预断疾病预后的依据。凡此种种甚多，皆示人要具体情况具体分析，详于比较，才能辨证准确。

### （四）要掌握《伤寒论》方药的配伍规律

《伤寒论》方选药确切，配伍严谨，一味药的增减，以至用量的多寡，皆有法度足以遵循，因此被后人誉为“方书之祖”，其在临床上一直被广为运用，而效果卓著，熊曼琪在《经方临床应用与研究·序》中指出“《伤寒杂病论》一书留下了大量疗效卓著的方剂，并在因证立法、以法统方、随证加减等方面具有重要的临床指导意义，尊奉为经方、众方之祖。前人颂经方‘效如桴鼓’、‘覆杯而愈’，纵观先贤用经方，多能正确对待经方的权威性和灵活性，总以临证需要为依据，或原方照用，或灵活化裁，诸家应用各具匠心和特色。”随着疾病谱的变化和现代研究方法的应用，当代经方的临床应用与研究方兴未艾。特别是20世纪80年代以来，经方新用、经方活用、经方治疗疑难病症及实验研究蔚然成风，经方在临床各科的应用无不涉及，研究报道之多可谓盛况空前，疗效之佳令人欣慰关注，大大拓宽了经方应用的领域，一定程度上揭示了仲景制方之谜，并以雄辩的临床事实和翔实的实验数据再现了经方的强大生命力和实用价值。鉴此，必须重视对《伤寒论》的研究。

如何研究《伤寒论》方的配伍规律呢？通常主要有分解与综合的方法。所谓分解，就是把大方分为小方，从中找寻规律，例如，桂枝汤可分解为桂枝甘草汤和芍药甘草汤，两方相合加入姜、枣即是桂枝汤，桂枝甘草汤功能温阳；芍药甘草汤功能益阴，姜枣能内调脾胃而外和营卫，于是更有助于对桂枝汤配伍意义的理解，是以柯韵伯谓：“此为仲景群方之冠，乃滋阴和阳，调和营卫，解肌发汗之总方”。徐忠可谓此方“外证得之，为解肌和营卫，内证得之，为化气调阴阳也”。章虚谷谓：“此方立法，从脾胃以达营卫，周行一周，融表里，调阴阳，通血脉……而能使塞者通，逆者顺，偏者平，格者和，是故无论内伤外感，皆可取法以治之”。所谓综合，就是把作用相近或主药相同的方剂归纳在一起，求同存异，明确其异同点，例如，苓桂术甘汤、茯苓甘草汤、苓桂甘枣汤三方，均有茯苓、桂枝、甘草，因而均具有温阳利水作用。但苓桂术甘汤伍以白术，旨在运脾化饮，主治“心下逆满，气上冲胸，起则头眩，脉沉紧”的脾虚夹饮证；茯苓甘草汤伍以生姜，旨在温胃散水，主治“厥而心下悸”“不渴”的胃虚饮停证；苓桂甘枣汤伍以大枣，旨在培土制水，主治“脐下悸，欲作奔豚”的心阳虚肾水欲动证。明确其异同，有利于掌握运用。对于《伤寒论》方的研究，陈亦人积数十年之心得，提出方药类比、方证互勘、临床验证、寻根究底等法，大可借鉴效法。

（五）必须前后对勘，纵横比较

由于《伤寒论》是中医学之经典著作，文辞古奥，而且十分简要，有时举脉略证，有时举证略脉，有时举主略次、有时举变略常，要能达到对条文的全面、正确理解，就不能囿于某一条文，而必须前后对勘，纵横比较。同时，不仅要理解条文的正面，而且要联想到其反面、侧面。只有这样，才能全面深入地理解条文。例如，“脉浮者，病在表，可发汗，宜麻黄汤。”条文内容很简单，也很浅显，易懂易记。但在理解上不能仅停留在字面上。这是一条举脉略证的条文，其重点在“脉浮者，病在表，可发汗”，层层相因，以浮脉主表，表证则治用汗法，至于“宜麻黄汤”只能理解为“举例”，因为只据“脉浮者，病在表，可发汗”是不能就用麻黄汤来治疗的，因为表证有表寒证、表热证之异，就表寒证而言尚有表虚、表实之不同，所以不能仅据脉浮就投以麻黄汤，如果是麻黄汤证，除脉浮之外，还当有发热、恶寒、头痛、身痛、无汗等症，故仲景只言“宜麻黄汤”，而不言“麻黄汤主之”。

（六）要正确对待后世注家的注释，必须独立思考，择善而从

由于《伤寒论》对临床的指导价值和中医学中的地位，后世医家奉为圭臬，研究者甚众，其注释者有数百家之多，其中不乏真知灼见，这对学习和研究《伤寒论》大有裨益，但也由于见解不一，仁智互见，学术多歧，同样一条原文，常有几种不同解释，甚至是完全相反的意见，难衷一是，学者必须能充分发挥独立思考，反复推敲，择善而从，切忌盲从。陈亦人在其《伤寒论求是·前言》中指出“‘科学权威观点，未必都是真理’，‘认识未知，要善于利用前人的成果，但不能盲从，不能迷信’。因此，学习《伤寒论》及其注释自然也不能例外。”近代有人主张初学《伤寒论》

要从“白文”读起，就是先读原文，独立思考，不要受后世注家的影响，这是很有见地的。

（七）必须紧密联系临床实际

《伤寒论》是仲景“勤求古训，博采众方，撰用《素问》、《九卷》、《八十一难》、《阴阳大论》、《胎胪药录》，并平脉辨证”而成，有理论，有实践，有继承，有创新，源于临床，高于临床，对临床有极高的指导价值。“实践是检验真理的唯一标准”，所以学习《伤寒论》必须紧密联系临床实际。陈亦人认为“联系的方法有二，一是将原文内容与临床对照，看是否符合实际？例如，麻黄杏仁甘草石膏汤证条文是‘汗出而喘，无大热’，假使是‘无汗而喘，大热’，该方能否使用？从临床来看，就容易得出‘汗出而喘，无大热’；不是麻黄杏仁甘草石膏汤证的必见证，而是可能发生的变局。论中所以要举变略常，是为了与风寒表虚证的气喘作鉴别。所以两条都郑重提出‘不可更行桂枝汤’，这并非闲笔，也非讹误；而寓有辨证深意。二是联系临床验案，通过对验案中理法方药的分析，证明《伤寒论》理论对实践的指导意义，这就更有利于《伤寒论》理论的推广运用。”陈老之说乃经验之谈. 另外，联系临床实际，不仅能验证方剂效果的优劣，而且能够加深对配伍意义的理解，有助于解决一些疑难、争议问题。同时，通过临床，又可以不断取得新的认识和经验。例如，对麻黄升麻汤程门雪曾先后做过两次批注，先是认为“此非仲景方无疑”，后认为“原批注不妥，虽非仲景方，也是后世有得之方”。程氏为什么会先后做出截然相反的批注呢？这正是程氏联系临床实际的结果，也足可见程氏治学之严谨，敢于修正自己不正确的认识。

（八）要辨证地看待《伤寒论》

《伤寒论》是一本很有价值的中医学经典著作，这是无疑的，但由于历史和条件的限制，《伤寒论》也非完美无缺，这就要求学者一分为二地、辨证地看待《伤寒论》。邓铁涛在谈到仲景和王叔和时曾经指出“发展仲景学说是我们的立足点。历代之考据家，绝大多数站在维护医圣张仲景之立场，认定张仲景是‘圣人’，‘圣人’不能有错，错都在王叔和。从历史唯物主义之观点来看，这就容易陷入主观唯心主义。仲景是我国伟大的医学家，对我国医学发展所作之贡献，功同《内经》。其所著述之《伤寒杂病论》，同为经典性的医学著作，这是必须承认的。但仲景是人不是神，孰能无误；王叔和也不是仲景学派的罪人，不应当把他当作靶子。我们应该站在发展张仲景学说的立场上，首先从大处着眼，挖掘整理其中科学的东西，运用自然辩证法与其他边缘学科研究其理论，并在大量临床实践中有计划地进行验证，以发展仲景学说，这应是今天研究仲景学说的主流。”邓老的观点是正确的，我们应学习这种态度。

（九）对主要条文必须熟读；最好能在理解的基础上背诵这些条文

学习的目的在于力求精通，而精通的目的全在于应用，而要精通必须熟读，熟读可以帮助理解，俗谓“文章不厌千回读，熟读深思理自知”。清代章学诚说：“学问之始，非能记诵。博涉既深，将超记诵。故记诵者，学问之舟车也”（《文史通义》），强调了记诵的目的和重要性。吴考槃认为“《伤寒论》三百九十七法，一百一十三方，字数不多，我认为最好全部或大部背熟，所谓‘熟读唐诗三百首，不会吟诗也会吟’。”陈鼎三认为“经典著作中的条文，乃是从无数病例中总结出来的具有规律性的东西，也就是俗话所说‘万变不离其宗’之‘宗’。记住它，背诵它，就能在临床上触发思绪，吃透精神，从熟生巧，别出心裁。”我们认为《伤寒论》中方证的条文和方剂最好能熟记。

## 参考文献

[1] 符友丰.“伤寒”名义考.黑龙江中医药,1987,2:6～8
[2] 谈运良.《伤寒论》六经提纲的确立、评价及其它.河南中医,1988,1:7～10

[3] 傅延龄 . 伤寒论研究大辞典 . 济南 : 山东科学技术出版社 , 1994: 574
[4] 薛凝嵩 . 张仲景生平事迹考证 . 新中医药 , 1953, 7: 16
[5] 宋向元 . 张仲景生平问题讨论 . 新中医药 , 1953, 8, 18; 10, 18
[6] 杜雨茂 . 关于张仲景生平一些问题的探讨 . 陕西中医学院学报 , 1982, 2: 38
[7] 廖国玉 . 张仲景故里涅阳考. 中医杂志，1982, 2: 65
[8] 吴润秋 .《伤寒论》三阳三阴之我见. 中医杂志，1981, (6): 4
[9] 赵锡庠 . 我对伤寒论的认识. 中医杂志 , 1955, (4): 10
[10] 叶发正 . 伤寒学术史. 武汉 : 华中师范大学出版社 , 1995
[11] 万晓刚 . 试论伤寒学研究之历史分期. 中华医史杂志，1995, (2): 28

# 第一章　桂枝汤类方

## 一、桂枝汤方

### （一）方药

桂枝三两，去皮　芍药三两　甘草二两，炙　生姜三两，切　大枣十二枚，擘

上五味，㕮咀三味。以水七升，微火煮取三升，去滓。适寒温，服一升。服已须臾，啜热稀粥一升余，以助药力。温覆令一时许，遍身漐漐微似有汗者益佳，不可令如水流漓，病必不除。若一服汗出病差，停后服，不必尽剂。若不汗，更服依前法。又不汗，后服小促其间。半日许，令三服尽。若病重者，一日一夜服；周时观之。服一剂尽，病证犹在者，更作服。若汗不出，乃服至二、三剂。禁生冷、粘滑、肉面、五辛、酒酪、臭恶等物。

### （二）治法

解肌祛风，调和营卫。

### （三）方解

方以桂枝为主药而得名，后人誉为群方之首。方中桂枝辛温，温通卫阳而解肌祛风；芍药苦酸微寒，酸能收敛，寒走营阴，故为敛阴和营。桂枝、芍药相伍，相辅相成以调和营卫。生姜辛温，佐桂枝辛甘化阳，且能降逆止呕，因脾胃为营卫生化之源，故用大枣味甘，益脾和胃，助芍药益阳和营。炙甘草味甘性温，补益中气，调和诸药，伍桂、姜可化阳；配芍、枣，能化阴。诸药配伍，共成解肌祛风，调和营卫之剂，主治太阳中风证。桂枝汤为辛温解表轻剂，以调和营卫为主，此外还有调和气血、调和脾胃、调和阴阳的功效，凡营卫不和之病证皆可选用，并非仅限于外感的太阳中风证。

桂枝汤的煎服法与药后护理，方后注说明甚详，历来为诸家所重视，兹综述于以下几个方面：

（1）药后啜粥：其目的是“以助药力”，益胃气以充汗源，助药力，易于酿汗，祛邪而不伤正，徐灵胎曰：“桂枝本不能发汗，故须助以热粥”，《内经》云：谷入于胃，以传于肺，肺主皮毛，汗所从出，啜粥充胃气，以达于肺也。

（2）温覆助汗：温覆能助卫阳，利于汗出，但不宜覆盖太多，以免汗出过多，损伤正气，以达到遍身微似有汗者最佳。

（3）获效停服：一剂分三次服，刚服药一次，得微汗而病愈，即应停服，不必尽剂，以免过汗伤正。

（4）未效守方：服药后未能出汗，只要病情没有变化，可二次服药，若仍未发汗，则缩短给

药时间，可在半天左右时间服完三次药，若病重者昼夜服药，若汗不出者，可连服二三剂，并加强观察和护理。

（5）服药忌口："禁生冷、粘滑、肉面、五辛、酒酪、臭恶等物"，以防伤胃恋邪，影响疗效。

【经典原文】

太阳中风，阳浮而阴弱[(1)]，阳浮者，热自发，阴弱者，汗自出。啬啬恶寒[(2)]，淅淅恶风[(3)]，翕翕发热[(4)]，鼻鸣[(5)]干呕[(6)]者，桂枝汤主之。（12）

桂枝三两，去皮　芍药三两　甘草二两，炙　生姜三两，切　大枣十二枚，擘[(7)]

上五味，㕮咀[(8)]三味。以水七升，微火[(9)]煮取三升，去滓。适寒温[(10)]，服一升。服已须臾[(11)]，啜[(12)]热稀粥一升余，以助药力。温覆[(13)]令一时许，遍身漐漐[(14)]微似有汗者益佳，不可令如水流漓，病必不除。若一服汗出病差[(15)]，停后服，不必尽剂。若不汗，更服依前法。又不汗，后服小促其间[(16)]。半日许，令三服尽。若病重者，一日一夜服；周时[(17)]观之。服一剂尽，病证犹在者，更作服。若汗不出，乃服至二、三剂。禁生冷、黏滑[(18)]、肉面、五辛[(19)]、酒酪[(20)]、臭恶[(21)]等物。

【词解】

（1）阳浮而阴弱：有二解，一指脉象，脉象轻按明显故称阳浮；重按见弱，故称阴弱；阳浮而阴弱，指脉象浮缓。二指病机，阳浮指卫阳浮盛，阴弱指营阴不能内守；阳浮而阴弱提示桂枝汤证卫强营弱的病机所在。

（2）啬啬恶寒：啬，"瑟"之通假字。瑟瑟，寒秋之风声。此引申为怕冷畏缩貌。形容怕冷。

（3）淅淅恶风：淅淅，风雨声，如寒风冷雨侵入肌肤的感觉，阵阵恶风之状。形容怕风。

（4）翕翕发热：翕翕，热势轻浅貌，如羽毛覆盖下之温和发热。

（5）鼻鸣：因鼻塞，呼吸时发出的响声。

（6）干呕：呕而无物吐出。

（7）擘：同掰，用手把东西分开或折断。

（8）㕮咀：本义为咀嚼。引申为将药物碎成小块。

（9）微火：取和微不猛的火力，使不沸溢，又称文火。

（10）适寒温：指将煎好的药液凉至适宜的温度。

（11）须臾：很短的时间，一会儿。

（12）啜：喝的意思，方有执注："大饮也"。

（13）温覆：覆盖衣被，取周身温暖，以助汗出。

（14）漐漐：形容微汗不断，皮肤湿润的样子。

（15）差：同瘥。即病愈。

（16）小促其间：稍微缩短（服药）间隔的时间。

（17）周时：一昼夜满24小时，称周时。

（18）黏滑：黏，胶黏不易消化的食物，滑，指柔滑不易消化的食物。

（19）五辛：泛指有辛辣气味的食物。《本草纲目》以小蒜、大蒜、韭、芸苔、胡荽为五辛。

（20）酪：指动物乳类及其制品。

（21）臭恶：指有特殊气味或不良气味的食品。

【提要】 桂枝汤证的主要症状、基本病机及治法方药。

【原文分析】

本条论述了桂枝汤证的主要症状与基本病机，以及《伤寒论》的第一首方剂桂枝汤。桂枝汤证即太阳病中风证，其主症为发热、汗出、恶风或恶寒。但要更加全面认识太阳中风证，方可联系原文第1条“脉浮，头项强痛而恶寒”和第2条“发热、汗出、恶风、脉缓”相互参照，可以断定，太阳中风证的脉象是浮缓，其主症为头痛、发热、汗出、恶风寒，还可见鼻鸣、干呕等症状；病因病机是外感风寒、营卫不和（卫强营弱）；治疗大法是解肌祛风，调和营卫，方用桂枝汤。

“阳浮而阴弱”既指脉象浮缓，又指病机卫强营弱（营卫不和），即卫阳浮盛，营阴失守。在正常生理情况下，卫气的主要功能是“温分肉，充皮肤，肥腠理，司开阖”；营气的主要功能是营养滋润人体脏腑及各部组织。营行脉中，卫行脉外，卫阳为营阴之使，营阴为卫阳之守，营卫调和，各司其职。当人体在卫阳不足的情况下，风寒外袭于皮毛腠理，则体表的营卫之气受邪，卫气奋起抗争，表现为卫阳浮盛（并非卫气强盛），卫阳与邪相争出现发热、脉浮等亢奋的现象，故称卫强；卫属阳，故曰“阳浮者热自发”。因卫阳浮盛于外，而失于固密，则营阴不能内守，故使汗出。营阴相对不足，故曰“阴弱者汗自出”。卫气为风寒之邪所袭，失其“温分肉”的正常功能，加之汗出肌疏，故恶风寒。风性轻扬，上犯头部又可出现头痛。由于人是有机的整体，尽管邪在肌表，亦能影响内在脏腑的功能。肺合皮毛，肺气通于鼻，外邪袭表，肺气不利可见鼻鸣；胃为卫之源，表气不和，卫病干胃，胃气上逆，则见干呕。

【原文选注】

尤在泾：太阳中风者，阳受风气而未及乎阴也，故其脉阳浮而阴弱，阳浮者，不待闭郁而热自发，阴弱者，不必攻发而汗自出，所以然者？风为阳邪而上行，卫为阳气而主外，以阳从阳，其气必浮，故热自发；阳得风而自强，阴无邪而反弱，以弱从强，其气必馁，故汗自出。啬啬恶寒，淅淅恶风者，肌腠疏缓，卫气不谐，虽无寒若不能御，虽无风而常觉洒淅也。翕，越也，动也，盛也，言其热时动而盛，不似伤寒之一热至极也。鼻鸣干呕，不待风气上壅，亦邪气暴加，里气上争之象。是宜桂枝汤助正以逐邪，抑攘外以安内也。（《伤寒贯珠集·太阳篇上》）

程郊倩：阳浮而阴弱，释缓字之体状也，阴阳以浮沉言，非以尺寸言，观伤寒条文曰脉阴阳俱紧，并不着浮字可见。唯阳浮同于伤寒，故发热同于伤寒；唯阴弱异于伤寒，故汗自出异于伤寒，虚实之辨在此。热自表发，故浮以候之；汗自里出，故沉以候之。得其同与异之源头，而历历诸证自可不爽。（《伤寒论后条辨·辨太阳病脉证篇》）

成无己：阳以候卫，阴以候营。阳脉浮者，卫中风也；阴脉弱者，营气弱也，风并于卫，则卫实而营虚，故发热汗自出也，经曰，太阳病，发热汗出者，此为营弱卫强者是也。啬啬者，不足也，恶寒之貌也。淅淅者，洒淅也，恶风之貌也。卫虚则恶风，营虚则恶寒，营弱卫强，恶寒复恶风者，以自汗出，则皮肤缓，腠理疏，是亦恶风也。翕翕者，熇熇然而热也，若合羽所覆，言热在表也。鼻鸣干呕者，风壅而气逆也。与桂枝汤和营卫而散风邪也。（《注解伤寒论·辨太阳病脉证并治上》）

方有执：阳浮而阴弱，乃言脉状以解缓之义。《难经》曰：中风之脉，阳浮而滑，阴濡而弱是也。阳浮者，热自发，阴弱者，汗自出，乃承上文而言，以释发热汗出之义。言惟其脉之阳浮，所以证乃热自发也；惟其脉之阴弱，所以证乃汗自出也。关前阳，外为阳，卫亦阳也，风邪中于卫则卫实，实则太过，太过则强；然卫本行脉外，又得阳邪而助之强于外，则其气愈外浮，脉所以阳浮。阳主气，气郁则蒸热，阳之性本热，风善行而数变，所以变热亦快捷，不待闭郁而即自蒸发，故曰：阳浮者，热自发也。关后阴，内为阴，荣亦阴也，荣无病，则荣比之卫为不及，不及则不足，不足则弱；然荣本行脉内，又无所助，而但是不足于内，则其气愈内弱，脉所以阴弱。阴主血，汗者血之液，阴弱不能内守，阳强不能外固，所以致汗亦直易，不待覆盖而即自出泄，故曰：阴弱者，汗自出也。（《伤寒论条辨·辨太阳病脉证并治上》）

吕震名：卫强故阳脉浮，营弱故阴脉弱。卫本行脉外，又得风邪相助，则其气愈外浮，阳主气，风为阳邪，阳盛则气易蒸，故阳浮者热自发也。营本行脉内，更与卫气不谐，则其气愈内弱，阴主血，汗为血液，阴弱则液易泄，故阴弱者汗自出也。啬啬恶寒，内气虚也；淅淅恶风，外体疏也；恶寒未有不恶风，恶风未有不恶寒，二者相同，所以经文互言之。翕翕发热，乃就皮毛上之形容。鼻鸣，阳邪壅也，干呕，阳气逆也，太阳中风之病状如此。谛实此症，宜用上方。凡欲用仲景方，先须辨证也。（《伤寒论寻源·下集》）

【经典原文】

太阳病，头痛，发热，汗出，恶风，桂枝汤主之。（13）

【提要】 论桂枝汤证的主要症状。

【原文分析】

本条以“太阳病”三字冠首，直述头痛、发热、汗出、恶风作为桂枝汤的主症，着重在辨证，以示临床运用桂枝汤应以证候为审证要点。太阳主表，统摄营卫，为人身之藩篱，“其脉连于风府”。风寒之邪外袭，首犯太阳，经气不利，故见头痛；卫气抗邪，邪正相争，故见发热，由于病人体质有差异，腠理有的致密，有的疏松，是证汗出，可见腠理疏松；腠理疏松，卫气之功能失司，是以恶风。柯韵伯称为“桂枝本证”，但恶风、发热、头痛为太阳中风、太阳伤寒所共有，唯汗出是桂枝汤证的特征性症状，并以此区别于发热、恶寒无汗的太阳伤寒证。故此治疗用桂枝汤解肌祛风，调和营卫。

头痛、发热之证三阳病皆可见之，然太阳病之发热与恶寒（恶风）同见，即头痛是头连项痛，项部强硬，发热恶寒；阳明病的发热是不恶风寒，其头痛是头额胀痛，甚则如劈；少阳病之发热为往来寒热，其头痛位于两侧，即额角掣痛，或在一侧。

【原文选注】

周禹载：太阳膀胱之经循于背，由风池、风府而系于头，故必头痛。风既伤卫，则卫疏，故必汗出，发热恶风，则风伤卫之证已全俱矣。即不言脉，而浮缓已在言外，即非鼻鸣干呕，而桂枝汤已无足疑，总之桂枝专为解肌，不因证之稍减与否，而有所损其间也。（《伤寒论三注·太阳上篇》）

柯韵伯：此条是桂枝本证，辨证为主，合此证即用此汤，不必问其为伤寒、中风、杂病也。今人凿分风寒，不知辨证，故仲景佳方置之疑窟，四症中头痛是太阳本证，头痛发热恶风与麻黄证同，本方重在汗出，汗不出者，便非桂枝汤证。（《伤寒来苏集·伤寒论注·桂枝汤证上》）

陈修园：桂枝汤调阴阳和营卫，为太阳中风之主方，而其功用不止此也，凡中风伤寒杂病，审系太阳之为病，医者必于头痛发热等其同证中，认出汗出一证为大，主脑，汗出则毛窍空虚，亦因而恶风者，桂枝汤主之，不必问其为中风伤寒杂病也，第审其汗出期用之，无有不当矣。（《伤寒论浅注·辨太阳病脉证》）

刘渡舟：“太阳病”在此泛指一切表病，无论中风、伤寒、已治、未治，或是其他表证，只要见到头痛、发热、汗出、恶风等证的，便可使用桂枝汤，便是桂枝汤的适应证。这就使桂枝汤的使用范围不仅仅局限在太阳中风一证，正如柯韵伯所说：“此条是桂枝汤本证，辨证为主，合此症即用此汤，不必问其为伤寒，中风，杂病也。”柯氏用其治自汗，盗汗，虚疟，虚痢等病而见上述症状者，每每“随手而愈”，正是受到本条的启发，而四症中，最以汗出为关键。（《伤寒论讲解·辨太阳病脉证并治上第五》）

【经典原文】

太阳病，下之后，其气上冲[(1)]者，可与桂枝汤，方用前法[(2)]。若不上冲者，不得与之。（15）

【词解】

（1）气上冲：指病人自觉胸中有气上逆。一说为太阳经气上冲，说明表证仍在。

（2）方用前法：指用第12条桂枝汤后规定的煎服法。

【提要】　太阳病误下后，其气上冲的治法。

【原文分析】

误治是导致疾病传变的主要因素之一，但误治之后疾病仍有传变与不传变两种可能，临床上当详于辨证。太阳病治疗当以汗法为大法，若误用下法，最易导致表邪内陷而发生变证，但是否发生变证，当据证而辨。本条仲景以有无气上冲作为判断是否发生表邪内陷的标志。误下以后，病人胸中有逆气上冲，这是正气犹能与欲陷之邪抗争，说明邪仍在表，欲陷而未陷，所以仍可以从表治，但毕竟正气受挫，故不可峻汗，宜桂枝汤助正气以祛邪于表。“可与”乃斟酌之意，因误下后证情变化较多，其治法与方药难以料定。若仍需服用桂枝汤，其服法调护当与前桂枝汤方后注同，即所谓“方用前法”；若胸中无逆气上冲，则是正不胜邪而邪陷于里，说明疾病已发生变化，证变治亦变，所以就不能用解表之法的桂枝汤，故曰“不得与之”，而当据证而辨以确定其救误之法，即后条所谓“观其脉证，知犯何逆，随证治之”。

此条谓“太阳病”，但未明言“太阳中风”，是可赅太阳伤寒在内，即太阳伤寒，误下之后，即使邪未内陷，但毕竟已经误下，正气总有损伤，是时虽仍当发汗解表，但只可缓而不可峻，桂枝汤亦属首选之方，此示后人桂枝汤可用于需要缓缓发汗之证。

【原文选注】

熊曼琪：太阳病误下后，也可能不发生变证，即虽误下，由于人体正气未衰，表邪未能内陷。对此，仍当用汗法解表，但由于误下之后发汗宜缓不宜峻，桂枝汤属宜选之方。提示桂枝汤可用于需要缓缓发汗之证。（《高等中医院校教学参考丛书·伤寒论·辨太阳病脉证并治》）

喻嘉言：误下而阳邪下陷，然无他变，但仍上冲阳位，则可从表里两解之法，故以桂枝汤加于前所误用下药之内，则表邪外出，里邪内出，即用桂枝大黄汤之互词也。若不上冲，则表里两解之法漫无取义，其不可与明矣。（《尚论篇·太阳经上篇》）

柯韵伯：气上冲者，阳气有余也。故外虽不解，亦不内陷，仍与桂枝汤汗之，上冲者因而外解矣。用前法是啜稀热粥法，与后文依前法、如前法同。若谓汤中加下药，大谬。（《伤寒论来苏集·伤寒论注·桂枝汤证上》）

丹波元简：上冲，诸家未有明解，盖此谓太阳经气上冲，为头项强痛等证，必非谓气上冲心也。（《伤寒论辑义·太阳病脉证并治上》）

成无己：太阳病属表，而反下之，则虚其里，邪欲乘虚传里，若气上冲者，里不受邪，而气逆上与邪争也，则邪仍在表，故当复与桂枝汤解外。其气不上冲者，里虚不能与邪争，邪气已传里也，故不可更与桂枝汤攻表。（《注解伤寒论·辨太阳病脉证并治上》）

陈修园：桂枝汤为肌腠之主方，邪在肌腠，既可于汗出等正面看出，亦可于误治反面勘出。太阳病误下之后，则太阳之气当从肌腠而下陷矣，若不下陷，而其气竟上冲者，是不因下而内陷，仍在于肌腠之间，可与桂枝汤方，用前啜稀粥，温覆微取汗法，从肌腠外出而愈矣。若不上冲者，邪已内陷，不在肌腠之中，桂枝不可与之。（《伤寒论浅注·太阳篇上》）

【经典原文】

太阳病三日，已发汗，若吐、若下，若温针[(1)]，仍不解者[(2)]，此为坏病[(3)]，桂枝[(4)]不中[(5)]与之也。观[(6)]其脉证，知犯何逆[(7)]，随证治之。桂枝本为解肌[(8)]，若其人脉浮紧，发热汗不出者，不可与之也。常须识[(9)]此，勿令误也。（16）

【词解】

（1）温针：针灸的一种方法，即用针刺入一定穴内，以艾裹针体而熏烧之，以使温热传入体内。王纶说："近有为温针者，乃楚人法，针于穴，以香白芷作圆饼套针上，以艾蒸温之，经络受风寒致病者，或有效，只是温通经气而已。"

（2）仍不解者：指病仍未解，非指表邪未解。

（3）坏病：指因治疗错误致病情发生恶化，证候错综复杂，难以六经证候称其名者。

（4）桂枝：此处指桂枝汤。

（5）不中：即不中用，不当用之意。方有执说："不中，犹言不当也。"

（6）观：观察。在此指运用四诊的方法进行诊察。

（7）知犯何逆：知，知道，明了。犯，触犯，侵犯。逆，违背，不顺，此指误治造成了变证。知犯何逆，指辨明犯了何种错误的治疗而出现相应的坏病。

（8）解肌：就是解散肌表之邪，属发汗的范畴，但与解表发汗不同，尤在泾说："解肌者，解散肌表之邪，与麻黄之发汗不同。"

（9）识：音志，记住之义，也可理解为认识、注意。方有执说："识，记也，记其政事谓之识。"

【提要】 太阳病误治发生变证的治疗原则。

【原文分析】

本条论述两个问题，一是指出了坏病形成的原因、概念及其治疗原则。坏病的特征是原有证候不复存在，病情恶化，复杂多变，难以六经证候称其名。其病因病机是由于误治、失治、体质及病邪因素使疾病恶化，治疗原则是辨证论治；二是论述表实证禁用桂枝汤。

"太阳病三日……随证治之"，是讨论的第一个问题。本条仲景以太阳病为例，运用汗法本是正确的，但由于选方不当，或未遵服药宜忌，或由于体质因素与病邪相互作用而难解，或医者失察，错误地使用汗、吐、下法及温针等治疗手段，其病不但不愈，且进一步恶化，以致病情严重而复杂，不能用六经正名者，即为"坏病"。由于病已不属太阳表证范畴，故不能再用桂枝汤解表，故曰"桂枝不中与之也"。唯其如此，故处治坏病无六经定法可循，而须详细收集病情资料，即仔细诊察病人全部脉证，以及体质、误治的方法和使用的药物等内外因素，认真地分析其病因病机、病位病性、邪正盛衰等，然后加以准确判断，并拟定因人、因地、因时、因病制宜的治疗方案，此即"观其脉证，知犯何逆，随证治之"。

"观其脉证，知犯何逆，随证治之"，体现了仲景据证而辨以脉证为凭的唯物观和具体情况具体分析的辩证法思想，是中医学辨证论治理论的具体体现，这一原则不只对治疗坏病有指导意义，对其他各种疾病的诊治也都有普遍指导意义。

"桂枝本为解肌……勿令误也"，是讨论的第二个问题，指出伤寒表实证禁用桂枝汤，桂枝本为解肌，是言桂枝汤非为发汗解表之剂，是通过调和营卫来解除肌表之邪，即所谓"解肌"，不同于麻黄汤的开腠发汗；脉浮紧，发热汗不出者，是言其属伤寒表实，非桂枝汤所宜，故曰"不可与之"。桂枝汤与麻黄汤同为辛温解表之剂，但一治表虚，一治表实之辨，极为重要。然太阳伤寒禁用桂枝汤，以理推之，太阳中风亦不可用麻黄汤，医者当知偶反。仲景告诫不要发生用桂枝汤治疗太阳伤寒之误，提示汗法解表，既不可太过，也不能不及。发汗不及，祛邪失时，亦易引起变证，此当常记不忘。故仲景告以“常须识此，勿令误也”。

【经典原文】

太阳病，初服[(1)]桂枝汤，反[(2)]烦不解者，先刺风池[(3)]、风府[(4)]，却与[(5)]桂枝汤则愈。（24）

【词解】

（1）初服：桂枝汤一剂分为三服，初服，即第一服。

（2）反：反而。

（3）风池：足少阳胆经穴名。在枕骨粗隆直下凹陷与乳突连线中点，两筋凹陷处。

（4）风府：督脉经穴名。在后项入发际一寸，枕骨与第一颈椎之间。

（5）却与：然后给予。

【提要】　太阳中风证，邪气较重时当针药并举。

【原文分析】

此条提出了太阳中风证，邪气较重者当采用针刺与汤药并施。是太阳中风，初服桂枝汤，不唯病证不解，反而增加烦热感，病因病机是正邪相争，经气郁滞，郁阳不宣；治疗大法是先刺风池、风府，疏通经络以泄邪，然后再服桂枝汤解肌祛风。

根据第12条所论，太阳中风证用桂枝汤治疗，有一服汗出病差，也有服后不汗而半日汗令三服尽，还有服一剂尽病证犹在而作服者，更有服至二三剂者，其关键在于病情之轻重，邪势之盛衰。本条所论在病势较盛时，不仅可以守方服药，还可以配合针法治疗，即先用针法以泄邪，然后再服桂枝汤解肌祛风，调和营卫，这样就会提高治疗效果。“太阳病，初服桂枝汤”，说明这里的太阳病是指太阳中风证而言，用桂枝汤治疗本是的对之法，理当汗出病差，然而此时不但不汗出邪解，反而出现心烦不安之证，是时临证当详于辨证，在认定“反烦不解”是太阳中风证未解而只增一烦，即在排除变证而确定太阳中风证仍在的前提下，先用针法刺风池、风府以泄邪，然后再服桂枝汤，就可达至汗出邪解病愈的治疗目的。

本条条文虽然简单，但从辨证的角度分析，则非简单之事，因为服桂枝汤后出现心烦不安至少会有两种可能，一是药不对证，病情发生内传化热的变化，即病情发生了传变，诚第4条所云：“颇欲吐，若躁烦，脉数急者，为传也”；另一则可能是表邪较盛，药力不够，药后邪不解而正邪剧争致烦，其邪仍在太阳，证仍是太阳中风证。如何辨其传与未传，关键是据证而辨，如烦之同时见有其他热证，如不恶寒，但发热，口渴，脉数急等，即是病已传变，是时不仅不能再服桂枝汤，针刺风池、风府也要考虑。如发热、恶寒、汗出、脉浮缓等中风证依然，只增一烦，别无其他热证，则说明病未传变，则可按上法治之。

本条说明仲景治病是集多种治疗方法之长，一专多能，毫无偏见，一切为了提高疗效；同时也说明针药结合可以提高疗效，实开针药结合之多种治疗方法结合的先河，风池、风府虽非太阳经之穴，但与足太阳膀胱经有着密切的联系，《素问·热论》曾有“巨阳连于风府”之说，且风池能祛风解表，风府能清热散风，先刺风池、风府可从太阳经脉而泄邪，使邪先受挫，再服桂枝汤即可收到好的效果。

【原文选注】

方有执：此乃默喻人以救服汤不如法以，发汗不如经，因而生变者之微旨，读者当以意会，斯则得之，毋徒影射可也。盖桂枝全在服法，发汗切要如经，若服不如法，汗不如经，经曰“病必不除”，岂惟病不除，风愈得入而愈变剧，所以反烦，反，转也，言转加热闷也。先刺风池、风府者，预为杜塞风之门路也。（《伤寒论条辨·辨太阳病脉证并治上》）

陈修园：太阳病，审其为桂枝证，用桂枝汤，照法煮取三升，分三服，若初服桂枝汤一升，反烦不解者，缘此汤只能治肌腠之病，不能治经脉之病，治其半而遗其半故也，宜先刺风池、风府，以泻经中之热，却与留而未服桂枝汤二升，照法服之则愈。（《伤寒论浅注·辨太阳病脉证》）

徐灵胎：此非误治，因风邪凝结于太阳之要路，则药力不能流动，故刺之以解其结。盖风邪太甚，不仅在卫而在经，刺之以泄经气。（《伤寒论类方·辨太阳病脉证并治上》）

魏念庭：恐人认此烦为已传里之躁烦，故标出以示人，言不解，则太阳之证俱在，但添一烦，知其非传里之烦，而仍为表未解之烦也。（《伤寒论本义·辨太阳病脉证并治上》）

柯韵伯：桂枝汤煮取三升，初服者，先服一升也，却与者，尽其二升也。热郁于心胸者谓之烦；发于皮内者谓之热，麻黄证发热无汗，热全在表；桂枝证发热汗出，便见内烦，服汤反烦而外热不解，非桂枝汤不当用也，以外盛之风邪重，内之阳气亦重耳，风邪本自项入，必刺风池、风府，疏通来路，以出其邪，仍与桂枝汤以和营卫。（《伤寒来苏集·伤寒论注·桂枝汤证上》）

刘渡舟：本条提出的针药并用之法，可谓法中之法，这对后世治病采用多种疗法综合应用开辟了途径。又：针刺治疗外感，临床卓有疗效。今多选风池、大椎、曲池、合谷等穴，有退热、解表之功。可单用刺法，也要配合药物使用。这一疗法的渊源，也可追溯于此。（《伤寒论讲解·辨太阳病脉证并治上第五》）

陈亦人：初服桂枝汤，何以会反烦？方氏认为是服不如法，汗不如经，徐灵胎认为风邪太甚，不仅在卫而在经；陈氏认为桂枝汤不能治经脉之病，不难看出，方氏着眼于服法，徐氏着眼于邪处部位，陈氏着眼于方剂作用的短处，都有可能，合参更好。怎样辨证？魏氏明确指出“言不解，太阳表证俱在，但添一烦”，深得要领，极有启发帮助。关于刺风池、风府的作用如何？注家的分歧较大，方氏认为“预为杜塞风之门路也”。柯氏认为“疏通来路，以出其邪”。陈氏认为泻经中之热，徐氏认为刺之以泄经气，看来方氏之说比较牵强，柯、陈、徐等的意见比较相近，但陈氏泻经中之热的说法，尚嫌不够确切，本证心烦并非因为邪热，如果属热，怎么能续服桂枝汤。（《伤寒论译释·辨太阳病脉证并治上》）

【经典原文】

服桂枝汤，大汗出，脉洪大者，与桂枝汤如前法。（25）

【提要】 服桂枝汤不如法，脉变洪大而证未变的治法。

【原文分析】

本条提出了桂枝汤证的变局，即桂枝汤证而脉变洪大者的处理方法，其主证为桂枝汤证，其脉为洪大。其病因病机是太阳病发汗太过病邪不解，阳气浮盛于外。治法仍用桂枝汤解肌祛风。

根据“证不变，治亦不变”的论治原则，既然仍“与桂枝汤，如前法”，是知其证仍是太阳中风证，只是脉变洪大，除其别无汗出津伤及化热传里之证，其脉洪大乃是由于大汗出以致阳气浮盛于外的缘故，其治虽仍予桂枝汤，但一定要按照服用桂枝汤的调护方法，故仲景再次强调“如前法”。但是，从临床辨证角度分析，症见脉洪大，首先必须排除大汗伤津而化热内传阳明之证，是以仲景紧接于第26条云：“服桂枝汤，大汗出后，大烦渴不解，脉洪大者，白虎加人参汤主之。”两条连类而及，寓有据证辨证之意，即大汗出，脉洪大的同时，见有大烦渴不解，就是大汗伤津而化热内传而成阳明热证，且“大烦渴不解”提示津气损伤较甚，故以白虎加人参汤主之而清热生津。此桂枝汤证与白虎加人参汤虽都可见于大汗出后，都可见脉洪大，但其病机性质则完全相反，一个属表属寒，一个属里属热，若辨证不清，的确有毫厘千里之误，示人必须精于辨证、详于辨证。同时亦示人在辨证中要知常达变，即脉浮缓是桂枝汤证之常，脉洪大是桂枝汤证之变；同样，白虎加人参汤可见有脉洪大，是其常，但脉洪大非白虎加人参汤证所独有，白虎加人参汤证亦非皆见脉洪大，这都是脉洪大及白虎加人参汤证之变。

【原文选注】

刘渡舟：服桂枝汤，大汗出，脉洪大，极易使人误作阳明里热，是否邪已入里，还当观其证候，脉虽变而表证未变，则邪并未入里，此时如过早使用寒凉清里之法，则常可遏制太阳风寒而成坏证。由此提示，临证当脉证合参，不可偏执一端。（《伤寒论讲解·辨太阳病脉证并治上第五》）

《医宗金鉴》：服桂枝汤，大汗出，病不解，脉洪大。若烦渴者，则为表邪已入阳明，是白虎汤；今脉虽洪大而不烦渴，则为表邪仍在太阳，当更与桂枝汤如前法也。（《医宗金鉴·订正仲景全书·伤寒论注·太阳脉证并治下》）

尤在泾：服桂枝汤，汗虽大出而邪不去，所谓如水淋漓，病必不除也。若脉洪大则邪犹甚，故宜更与桂枝汤取汗，如前法者，如啜热稀粥，温覆取汗之法也。（《伤寒贯珠集·太阳篇上》）

柯韵伯：服桂枝汤，取微似有汗者佳，若大汗出，病必不除矣。然服桂枝后大汗，仍可用之更汗，非若麻黄之不可复用也。即大汗出后，脉洪大，大烦渴，是阳邪内陷，不是汗多亡阳。此大汗未止，内不烦渴，是病犹在表，桂枝证未罢，当仍与之，乘其势而更汗之，汗自漐漐邪不留矣。是法也，可以发汗，汗生于谷也，即可以止汗，精胜而邪却也。（《伤寒来苏集·伤寒论注·桂枝汤证下》）

【经典原文】

太阳病，外证[(1)]未解，脉浮弱者，当以汗解，宜桂枝汤。（42）

【词解】

（1）外证：指表证，如恶寒、发热、头痛、脉浮之表证。

【提要】 太阳病脉见浮弱的，适合用桂枝汤治疗。

【原文分析】

太阳外证未解，即太阳表证仍在，如发热、恶寒、头痛等。“脉浮弱者”是“阳浮阴弱”之意，为太阳中风表虚证。因“浮弱”是太阳中风表虚证的主脉，故用桂枝汤治疗。

【原文选注】

方有执：外证不解，谓头痛项强恶寒等犹在也。浮弱，即阳浮而阴弱，此言太阳中风，凡在未传变者，仍当从于解肌，盖严不得下早之意。（《伤寒论条辨·辨太阳病脉证并治上篇》）

柯韵伯：此条是桂枝本脉，明脉为主。今人辨脉不明，故于证不合。伤寒、中风、杂病，皆有外证，太阳主表，表证咸统于太阳，然必脉浮弱者，可用此解外。如但浮不弱，或浮而紧者，便是麻黄证。要知本方只主外证之虚者。（《伤寒来苏集·伤寒论注·桂枝汤证上》）

《医宗金鉴》：太阳病，外证未解，谓太阳病表证未解也。若脉浮紧，是为伤寒外证未解，今脉浮弱，是为中风外证未解也，故当以桂枝汤汗解之。（《医宗金鉴·订正仲景全书·伤寒论注·辨太阳病脉证并治中篇》）

【经典原文】

太阳病，外证未解，不可下也，下之为逆，欲解外者，宜桂枝汤。（44）

【提要】 讲述表邪未解，又兼里实证时的治疗次序。

【原文分析】

本条之义包含两个方面，一是太阳病未解，外证仍在，尽管有可下之征，但不可下，这是仲景在论中反复强调的，如第56条“伤寒不大便六七日，头痛有热者，与承气汤；其小便清者，知不在里，仍在表也，当须发汗”。又如，第106条、第208条等都强调这个原则，若用下法，则属错误的治疗，故仲景称之为“逆”。即本论第90条所云“本发汗，而复下之，此为逆也”。

二是虽误用下法，但机体气血仍有向上向外之机，表证仍在，对此，仲景指出“欲解外者，宜桂枝汤”。这里的“欲解外”是针对“下之为逆”而言，“欲解外”的表现，包括第15条的“气上冲”、第21条的“脉促，胸满”、第43条的“微喘”等。在《伤寒论》中，不论是麻黄汤证还是桂枝汤证，如果误用下法，机体正气受挫，尽管表证仍在，但只能用桂枝汤而不可用麻黄汤。这也正体现本论第6条所强调的“观其脉证，知犯何逆，随证治之”的原则。

【原文选注】

方有执：此条承上条（指42条）当汗解之旨，更并下早之禁而申言之，重致叮咛之意也。下，通大便也，亦谓攻里是也。夫所谓治病之道者，即其病之所从来而疗理之，求所以去之之谓也……盖风寒者，外邪也。皮肤肌肉者，人之外体也。外邪外入，犹在外体，汗之所以逐其还复外散，则于理为顺，于道为合也。下而通大便，通腑也。腑，内也，病在外而求之内，欲何求哉，于理不顺，故于道则颠例悖戾，而谓为逆也。（《伤寒论条辨·辨太阳病脉证并治上篇》）

徐灵胎：此禁下之总决……言虽有当下证，而外证未除，亦不可下，仍宜解外而后下也。（《伤寒论类方·桂枝汤类一》）

柯韵伯：……外证初起，有麻黄、桂枝之分，如当解未解时，惟桂枝汤可用，故桂枝汤为伤寒中风杂病解外之总方。凡脉浮弱自汗出而表不解者，咸得而主之也，即阳明病脉迟汗出多者宜之，太阴病脉浮者亦宜之，则诸经外证之虚者，咸得同太阳外证未解之治法，又可见桂枝汤不专为太阳用矣。（《伤寒来苏集·伤寒论注·桂枝汤证上》）

钱天来：夫太阳中风，其头项强痛，以发热恶寒自汗等表证未除，理宜汗解，慎不可下，下之则于理为不顺，于法为逆，逆则变生而邪气乘虚内陷，结胸痞硬，下利喘汗，脉促胸满等证作矣，故必先解外邪，欲解外者，宜以桂枝汤主之，无他法也。（《伤寒溯源集·太阳上篇》）

【经典原文】

太阳病，先发汗不解，而复下之，脉浮者不愈。浮者在外，而反下之，故令不愈。今脉浮，故在外，当须解外则愈，宜桂枝汤。（45）

【提要】 太阳病经汗下后，表证仍在者，仍当解表。

【原文分析】

太阳病，先用发汗法，原属正治，若药后表邪仍不解，未可轻率改弦更张，必明辨表里出入、病机进退、兼证有无等，而妥善处治。其脉浮不愈者，若属汗不如法，或药轻病重，则应仍师其法，而略作调整，总以汗法治表为务。若汗后发生变证，则应观其脉证，知犯何逆，随证治之。综观本条，是汗后表证犹在，而医者不加分析，见发汗不解，便茫然以下法继之，是属误治。此亦示人表证禁下之意。

本条表证误下，所幸未发生变证，何以知然？以脉浮故知。盖浮为表脉，下后其脉仍浮，则可推论其人里气未伤，外邪未陷，是必有表证应之，脉证如此，故仍须解表。唯以曾经发汗，故宜桂枝汤调和营卫，解肌祛风。

【原文选注】

徐灵胎：脉浮而下，此为误下，下后仍浮，则邪不因误下陷入，仍在太阳，不得因已汗下而不复用桂枝也。（《伤寒论类方·桂枝汤第一》）

汪苓友：先发汗不解，而复下之，是粗工死守汗下之法，不知脉理故也。汗后脉浮者，为不愈，以脉浮，知邪在外，医人反下其内，故令病不愈也。今只据脉浮，知邪在外，不论既汗且下，须当以桂枝汤解其外邪，则自愈。愚按上文云：先发汗，当是太阳病脉浮紧无汗，先用麻黄汤以发之，脉紧去，而脉浮存，汗虽出而表不解，所以不论误下，但据脉浮，当须改用桂枝汤以解其肌也。（《伤寒论辨证广注·辨太阳病脉证并治上》）

柯韵伯：误下后而仍浮，可知表证未解，阳邪未陷，只宜桂枝汤解外，勿以脉浮仍用麻黄汤也。下后仍可用桂枝汤，乃见桂枝汤之力量矣。（《伤寒来苏集·伤寒论注·桂枝汤证上》）

程郊倩：愈不愈辨之于脉，其愈者必其脉不浮而离于表也，若脉浮者，知尚在表，则前此之下，自是误下，故令不愈。从前之误，不必计较，只据目前；目前之证，不必计较，只据其脉，脉若浮知尚在外，虽日久尚须解外而愈，有是脉用是药，亦不以既下而遂以桂枝汤为不中与也。（《伤寒论后条辨·辨太阳病脉证篇》）

【经典原文】

病常自汗出者，此为荣气和[1]，荣气和者，外不谐[2]，以卫气不共荣气谐和故尔。以荣行脉中，卫行脉外。复发其汗，荣卫和则愈，宜桂枝汤。（53）

【词解】

（1）荣气和：荣气，即营气。营气和，即营气未受邪。

（2）外不谐：外，主要指敷布于体表的卫气。外不谐，指卫气发生了病理变化而不调和。

【提要】　病常自汗出的病机和治疗。

【原文分析】

本条以“病”字冠首，则所指范围甚广，非必以太阳中风为然，故知无论外感与杂病，但因营卫不和而常自汗出者，皆可用桂枝汤治疗。

病人经常自汗出，此是营阴无病。但营阴无病，而在外的卫气有病，造成卫气不能与营阴协调和谐，所以经常汗出。因为卫行脉外，而敷布于表，司固外开阖之权；营行脉中，有濡养五脏六腑及身体各部之能，且营卫运行，密切配合，卫在外为营之使，营在内为卫之守，方合生理之常态而称营卫调和。今营气在内，虽未直接受病，而卫在外失却固外开阖之权，以致腠理不密，常自汗出。故以卫气失固为矛盾的主要方面。可见条文“以卫气不共荣气谐和故尔”之说。

病本“自汗出”，再用发汗的方法治疗，是谓“复发其汗”。桂枝汤辛甘实卫固表，酸甘滋阴益营，用其发汗，能达到调和营卫的目的，营卫和调，汗出可止，此发汗者止汗之功。

桂枝汤与玉屏风散均能治疗自汗出，但两者的病理机制不同。前者因卫气受病，腠理开合失司所致，后者是单纯的卫阳气虚而腠理不固。

【原文选注】

张令韶：卫气者所以肥腠理，司开阖，卫外而为固也。今受风邪不能卫外，故常自汗出，此为营气和而卫气不和也。卫为阳，营为阴，阴阳贵乎和合，今营气和，而卫外之气不与之和谐，故营自行于脉中，卫自行于脉外，两不相和，如夫妇之不调也。宜桂枝汤发其汗，调和营卫之气则愈。（《伤寒论直解·辨太阳病脉证篇》）

汪苓友：此明中风病，所以卫受风邪，营反汗出之理。病常自汗出者，谓时时自汗出也。伤寒无汗为营气伤，今既有汗，则营气无伤而得和矣。营气虽和于内，而外不与卫气相谐，以卫中有客邪之气，所以不共营气和谐故尔。营行脉中为卫之守，卫行脉外为营之护，未有卫病而营不病者，故汗亦营中之液，非但卫疏而后出也。病虽常汗，治当复发其汗，使卫中客邪之气去，斯营与卫自相和谐则愈。故云宜桂枝汤。（《伤寒论辨证广注・辨太阳病脉证并治上》）

徐灵胎：荣气和者，言营气不病，非调和之和……自汗与发汗迥别，自汗乃营卫相离，发汗使营卫相合。自汗伤正，发汗驱邪。复发者，因其自汗而更发之，则营卫和而汗反止矣。（《伤寒论类方・桂枝汤类》）

【经典原文】

病人脏无他病[1]，时发热，自汗出而不愈者，此卫气不和也，先其时[2]发汗则愈，宜桂枝汤。（54）

【词解】

（1）脏无他病：指脏腑无病。

（2）先其时：指在发热汗出之前。

【提要】 时发热自汗出的病机和治法。

【原文分析】

本证特点是发热、汗出时作时止。在“脏无他病”，即脏腑无病，里气尚和的前提下，是病在肌表，发热反映卫阳外浮。卫者，卫外而为固，功在司开阖，司开阖贵在有度。本证卫阳稍有亢浮，阳浮者，热自发；卫阳病理性亢浮，必然开阖失常，固密无权，于是营阴何以内守，此即时发热自汗出之所由来，而非必因失寒外感所致。其基本病机总属营卫不和，故治疗也应选用桂枝汤调和营卫。

此条与53条相比，本条主症为时发热自汗出，彼乃为常自汗出。主症不同，而病机一致，均可予桂枝汤治疗，发汗解肌，调和营卫。但本条内容更为丰富，提示诸学者注意服药时机。疾病之愈与不愈，除与辨证、处方、用药及煎服法有关外，服药的时间，有时也是一个重要的影响因素。本条提出的“先其时”服药法，对于那些具有间断性发作特点的病证的治疗，具有一定的指导意义。

“先其时发汗”，是指根据病人“时发”的等点，在“发热、自汗出”症状出现之前，先用药物取汗，既能调和营卫，又避免在汗出之时服药发汗太过而伤正。

【原文选注】

成无已：脏无他病，里和也，卫气不和，表病也。《外台》云：“里和表病，汗之则愈”。所谓先其时者，先其发热汗出之时，发汗则愈。（《注解伤寒论・辨太阳病脉证并治法中》）

尤在泾：人之一身，经络纲维于外，脏腑传化于中，从外之内者有之，从内之外者有之。脏无他病，里无病也。时发热自汗，则有时不发热无汗可知，而不愈者，是其病不在里而在表，不在营而在卫矣。先其时发汗则愈者，于不热无汗之时，而先用药取汗，则邪祛正和而愈。不然汗液方泄而复发之，宁无如水淋漓之患耶。（《伤寒贯珠集・太阳篇上》）

程郊倩：知桂枝汤之功力，在于和营卫，而不专治风，则人病不止于太阳中风，而凡有涉于营卫之病，皆得准于太阳中风一法之绳墨矣。如病人脏无他病，属之里分者，只发热汗出，时作时止，缠绵日久而不休，较之太阳中风证之发无止时不同矣。既无风邪，则卫不必强，营不必弱，只是卫气不和，致闭固之令有乖，病既在卫，自当治卫，虽药同于中风，服治稍不同，先其时发汗，使功专于固卫，则汗自敛，热已退而病愈，此不必为太阳中风，而桂枝汤可主者也。（《伤寒论后条辨・辨太阳病脉证篇》）

【经典原文】

伤寒不大便六七日，头痛有热者，与承气汤。其小便清者，知不在里，仍在表也，当须发汗。若头痛者，必衄，宜桂枝汤。（56）

【提要】　根据小便清否，辨别病证在表在里。

【原文分析】

“伤寒”在此泛指外感热病。文末“宜桂枝汤”属倒装笔法，应接在“当须发汗”之后。外感病，不大便六七日之久，且头痛发热，其属表属里，须细辨。若不大便而伴腹满疼痛，头痛而伴潮热，或蒸蒸发热，濈然汗出，小便黄等，则为外邪传里，阳明燥热结实之候，则可以考虑用承气汤攻下。但如果小便清长，腹无硬满疼痛之苦，则知其邪仍在太阳之表，而不在阳明之里，故仍可汗解，宜桂枝汤。

病在太阳之表，何以不大便？因太阳表病，皮毛开阖失常，表气不能畅达，里气亦因之不利，便是不大便之来由，非必胃肠结实而不大便，况且胃肠结实与否，可依证而辨，不得以不大便而印证。更有如下情形，即太阳表证未解，而有渐入阳明之势，如兼见目赤鼻干、腹胀尚轻等，权衡表里缓急，仍可先表后里而用桂枝汤。本条“宜桂枝汤”知有斟酌之意，与“桂枝汤主之”不同。

“若头痛者，必衄”，是对本证预后的判断。若如本条所云，虽不大便六七日，但无所苦，而以头痛症状尤为突出，此属阳气郁闭过重，邪热冲逆而有可能鼻衄，其病机如同第55条之衄。“若头痛者，必衄”，是仲景自注句，是对前文之“头痛”作的进一步诠解。

【原文选注】

成无己：不大便六七日，头痛有热者，故宜当下，若小便清者，知里无热，则不可下。经曰：小便数者，大便必硬，不更衣十日无所苦也。况此不大便六七日，小便清者，不可责邪在里也，是仍在表，与桂枝汤以解外。若头痛不已，为表不罢，郁甚于经，迫血妄行，止为衄血也。（《注解伤寒论·辨太阳病脉证并治中》）

吴谦：伤寒不大便六七日，里已实，似可下也。头痛热未已，表不罢，可汗也。然欲下则有头痛发热之表，欲汗则有不大便之里，值此两难之时，惟当从小便辨之。其小便浑赤，是热已在里，即有头痛发热之表，亦属里热，与承气汤下之可也；若小便清白，是热尚在表也，即有不大便之里，仍属表邪，宜以桂枝汤解之。然伤寒头痛不论表里，若苦头痛者，是热剧于营，故必作衄，衄则营热解矣。方其未衄之时，无汗宜麻黄汤。有汗宜桂枝汤，汗之则不衄而解矣。（《医宗金鉴·订正仲景全书·伤寒论注·辨太阳病脉证并治中篇》）

程郊倩：伤寒不大便六七日，宜属里也，而其人却头痛，欲攻里则有头痛之表可疑，欲解表则有不大便之里可疑，表里之间，何以辨之，以热辨之而已。热之有无，何从辨之，以小便辨之而已，有热者，小便必赤，热已入里，头痛只属热壅，可以攻里……其小便清者，无热可知，热未入里，不大便只属风秘，仍须发汗。（《伤寒论后条辨·辨太阳病脉证篇》）

【经典原文】

伤寒发汗已解，半日许复烦[(1)]，脉浮数者，可更发汗，宜桂枝汤。（57）

【词解】

（1）复烦：烦，《说文解字》大部释为“热头痛”，引申为烦热、烦躁。这里概言在表的烦热征象，如发热、恶风寒、头痛、脉数等。复烦，再次出现上述征象。

【提要】　伤寒汗解不久又出现表证的治法。

【原文分析】

太阳伤寒，治以辛温发汗，解散外受之风寒，是药证相符，原属正治，故汗出而病解。然则病解未久，再次出现发热、恶风寒、头痛等，是谓复烦。脉象虽数，而与浮脉并见，更无他经征象可察，知病证依然在表。而究其病理，或因余邪未尽，移时复发。或汗后调护不慎，再次感受风寒之邪所致。

太阳伤寒服麻黄汤后，若未曾出汗，病证未变者，多是病重药轻，故仍可使用麻黄汤，“可更发汗”宜用桂枝汤，为何不用麻黄汤？理由有二：一是本证已经用过麻黄汤发汗，腠理已经疏松，不耐麻黄汤之峻汗，只宜桂枝汤解肌发汗，调和营卫；二是病者发烦，脉浮数，无口渴诸症，说明病仍在表，正邪相争，正气不能祛邪外出而烦。但总有邪气入里化热及汗解之后汗出过度所致阴伤之虞，麻黄汤是纯阳之剂，对此显然不宜。

【原文选注】

方有执：伤寒发汗者，服麻黄汤以发之之谓也。解，散也。复，重复也。既解而已过半日之久矣，何事而复哉？言发汗不如法，汗后不谨，重新又有所复中也。盖汗出过多，则腠理反开，护养不谨，邪风又得易入，所以新又烦热而脉转浮数，故曰可更发汗。更，改也，言当改前法，故曰宜桂枝汤。桂枝汤者，中风解肌之法，微哉旨也。庸俗不省病加小愈之义，不遵约制，自肆粗莽，不喻汗法“微似”之旨，骋以大汗为务，病致变矣，反谓邪不尽，汗而又汗，辗转增剧，卒致莫救，不知悔悟。噫！读书不喻旨，赵括鉴矣，学医废人命，伊谁鉴耶？伤哉！（《伤寒论条辨·辨太阳病脉证并治中篇》）

尤在泾：脉浮数者，邪气在表之证，故可更发其汗，以尽其邪。但以已汗复汗，故不宜麻黄汤之峻剂，而宜桂枝汤之缓法，此仲景随时变易之妙也。（《伤寒贯珠集·太阳篇上》）

成无已：烦者，热也。发汗身凉为已解，至半日许，身复热，脉浮数者，邪不尽也，可更发汗，与桂枝汤。（《注解伤寒论·辨太阳病脉证并治法中》）

【经典原文】

伤寒，医下之，续得下利清谷（1）不止，身疼痛者，急当救（2）里；后身疼痛，清便自调（3）者，急当救表。救里宜四逆汤，救表宜桂枝汤。（91）

【词解】

（1）下利清谷：清同圊，厕也，此处名词活用为动词，意为去厕排便。下利清谷即泻下不消化的食物。

（2）救：救治之意。

（3）清便自调：指排便恢复正常。

【提要】 表里同病，下利清谷，治当先里后表。

【原文分析】

本节条文明确指出表证兼里虚寒时，以予先里后表或表里双解的治疗原则及其相应的代表性方药。一般而言，表证伴见里虚寒证，可予表里双解，扶阳解表，如后文少阴病篇麻附细辛汤之类；若不效，宜径予救里，温里散寒，回阳救逆，方用四逆汤之属；如果阳虚内寒较甚，则宜先里后表之法，先予温里回阳之四逆汤，后用解散表邪之桂枝汤。

表里同病，视其表里之轻重缓急。而有先表后里、先里后表和表里并治之不同治疗原则。概略言之，大凡表证急重者宜先解表，里证急重者宜先救里；表寒里热者多先攻表，表里俱寒者多先温里。若表里寒热虚实互异，且互为掣制，攻表救里两难者，每宜表里同治，以图双解。此伤寒表里同病的一般治疗规律。然临证之际，每有双解不效而后图以先后之法，或宜于先后之法而反易以双解者，要在审时度势，活法圆机，不可拘泥死守。

伤寒表证，唯宜汗解，不应攻下，即若兼见里实之象，因其并非重危急下之证，亦宜遵循先表后里之法，待表解后再论攻下。今医者不察，伤寒误用泻下之法，损伤脾肾阳气，病转少阴，故成太阳少阴并病之象。阳虚不能腐熟水谷，下利清谷随乃不止，当责之少阴阳气虚衰，阴寒内盛，而恶寒脉微、肢厥身蜷等虚寒诸症，也自在不言之中；此时，纵有身疼痛、寒热、头项强痛等表证，缘于邪气羁绊太阳，经脉不利，营卫失调。此际因里虚急重，不堪发散，也必须先救其里，急以四逆汤回阳救逆，温补脾肾，待阳气回复，则下利厥逆可愈。继以桂枝汤调和营卫，解肌发表，则身疼等可止。此处用桂枝汤不用麻黄汤，是因里虚之体不胜峻汗之故。然临床常有里阳得温而表邪随解而不必再行发散者，又不可不知。

【原文选注】

成无己：伤寒下之，续得下利清谷不止，身疼痛，急当救里者，以里气不足，必先救之，急与四逆汤，得清便自调，知里气已和，然后急与桂枝汤以救表，身疼痛者，表邪也。（《注解伤寒论·辨太阳病脉证并治法中》）

喻嘉言：下利清谷者，脾中之阳气微，而饮食不能腐化也。身疼痛者，在里之阴邪盛，而筋脉为其阻滞也。阳微阴盛，凶危立止，明是表邪未尽，营卫不和所致，又当急救其表，俾外邪仍从外解，而表里之辨，始为明理尽耳。救里与攻里天渊，若攻里必须先表后里，必无倒行逆施之法，惟在里之阴寒极盛，恐阳气暴脱，不得不急救其里，俟里证少定，乃救其表。初不敢以一时之权宜，更一定之正法也。厥阴篇下利腹胀，身体疼痛者，先温其里，乃攻其表。曰先温，曰乃攻，形容不得已之次第，足互此意。（《尚论篇·太阳经上篇》）

尤在泾：伤寒下后，邪气变热，乘虚入里者，则为挟热下利。其邪未入里，而脏虚生寒者，则为下利清谷。各因其人邪气之寒热，与脏气之阴阳而为病也。身疼痛者，邪在表也。然脏气不充，则无以为发汗散邪之地，故必以温药舍其表而救其里，服后清便自调，里气已固，而身痛不除，则又以甘辛发散为急，不然，表之邪又将入里而增患矣。（《伤寒贯珠集·太阳权变法第二》）

【经典原文】

太阳病，发热汗出者，此为荣弱卫强，故使汗出，欲救邪风[(1)]者，宜桂枝汤。（95）

【词解】

（1）欲救邪风：救，在此为解除或治疗之意。邪风，即风邪。欲救邪风，即想要解除风邪。

【提要】 补述太阳中风的病因病机及治疗。

【原文分析】

对本条证候的理解，应与第1、2、12等条合参，在此基础上，本条揭示太阳中风的基本证候是发热汗出，而基本病机则是营弱卫强。所谓卫强，是一种病理性的亢进，并非正常的卫气功能强盛，而是因风寒外袭，卫气首当其冲，风寒侵袭，卫气浮盛于外，与之相争，则呈现发热等亢奋征象，即第12条“阳浮者，热自发”之意。所谓荣弱，亦非荣阴真有虚损，而是与卫强相对而言，即卫气受风寒侵袭，失却固外开阖之权，则荣阴虽未直接受邪，然则荣阴不能内守，故使汗出，乃呈相对不足状态，亦即第12条“阴弱者，汗自出”之意。

荣弱卫强后世常称为荣卫不调，或荣卫不和，其中以卫气的病理变化为主，而荣阴处于从属地位。此种病机因风邪所致，因此治疗首先应驱散风邪，桂枝汤助卫益荣，解肌祛风，为首选方剂，所以说“欲救邪风者，宜桂枝汤”。

本条首揭证候，由此分辨病因病机，再由病因病机而决定治疗，体现了审证求因、审因论治的辨证论治思想。

【原文选注】

程郊倩：邪风者，四时不正之风也，邪风则不必脉尽浮缓，然太阳病之发热汗出证自存也。

夫汗者营所主，固之者卫。今卫受风邪，则营为卫所并而营弱矣，正气夺则虚，故亡弱也。卫受风邪，肌表不能固密，此亦卫之弱处，何以为强，邪气盛则实，故云强也。营虚而卫受邪，故津液失其所主与所护，徒随邪风外行而溢之为汗。然则营之弱固弱，卫之强亦弱也，凡皆邪风为之也。欲救邪风者，不必另治风，但用甘酸固护其营卫，而大助之以辛，风邪得所御而自去矣，桂枝汤所以主之者，此也。（《伤寒论后条辨·辨太阳病脉证篇》）

方有执：第三条（指第12条）言明浮而阴弱，此言营弱卫强。卫强即阳浮，营弱即阴弱，彼此互言而相互发明也。救者，解救、救护之谓，不曰风邪，而曰邪风，以本体言也。（《伤寒论条辨·辨太阳病脉证并治上篇》）

《医宗金鉴》：此释上条（指第12条）阳浮而阴弱之义也。经曰："邪气盛则实，精气夺则虚"。卫为风入则发热，邪气因之而实，故为卫强，是卫中之邪气强也。营受邪蒸汗出，精气因之而虚，故为营弱，是营中之阴气弱也，所以使发热汗出也。欲救邪风者，宜桂枝汤。（《医宗金鉴·订正仲景全书·伤寒论注·辨太阳病脉证并治上篇》）

【经典原文】

伤寒大下后，复发汗，心下痞。恶寒者，表未解也，不可攻痞[(1)]，当先解表，表解乃可攻痞。解表宜桂枝汤，攻痞宜大黄黄连泻心汤。（164）

【词解】

（1）攻痞：此处之攻，是指治疗。攻痞，即治疗痞证。

【提要】 论述热痞兼表证不解的治法。

【原文分析】

伤寒失治，先下后汗。先下者，邪引入内，因成痞；复发汗，邪滞内而不易外宣，故恶寒。此医家之误，致表里同病，当先解表，表解后再治其里。若先攻痞，将重蹈覆辙，诱邪深入。

表里同病的治疗原则，当据表里症情的轻重缓急而定。通常里证不急者，当先表后里；里证危急时，可先里后表；表里均不甚急时，可表里同治。前条（第163条）桂枝人参汤证，太阳病下后，心下痞硬，是以里证为重为急，而表证尚轻，故以温里为主，解表次之。本证亦为伤寒误下，心下痞，是热痞而兼表不解，里证不甚急，故宜先表后里。此外第124条之抵当汤证；第91、92条之少阴兼表证，是里证急重，故宜先里后表。

本条强调表里同病，当先表后里的原则，先以桂枝汤解表，表解后，再以大黄黄连泻心汤清热泄痞。本条既曰：伤寒，何以不用麻黄汤，反用桂枝汤？大约如第57条之例，即伤寒汗后，腠理开张，纵有表邪未解，亦不宜用麻黄汤之峻汗，以免过汗伤正，酿成变证，故用桂枝汤调和营卫，解肌祛风。

【原文选注】

成无己：大下后，复发汗，则表里之邪当悉已，此心下痞而恶寒者，表里之邪俱不解也。因表不解而下之，为心下痞，先与桂枝汤解表，表解，乃与大黄黄连泻心汤攻痞。《内经》曰：从外之内而盛于内者，先治其外，而后调其内。（《注解伤寒论·辨太阳病脉证并治法第七》）

尤在泾：大下复汗，正虚邪入，心下则痞，当与泻心汤如上法矣。若其人恶寒者，邪虽入里，而表犹未罢，则不可迳攻其痞，当先以桂枝汤解其表，而后以大黄黄连泻心汤攻其痞。不然，恐痞虽解，而表邪复入里为患也，况痞亦未必能解耶。（《伤寒贯珠集·太阳篇下·太阳救逆法第四》）

陈修园：此一节，汪苓友谓其重出，而不知仲景继上节而复言之，已见表之邪热虽同，而里之变证各异，且表里同治，有用一方而为双解之法，双解中又有缓急之分，或用两方而审先后之

宜，两主中又有合一之妙，一重复处，开出一新境，不可与读书死于句下者说也。（《伤寒论浅注・太阳篇下》）

【经典原文】

阳明病，脉迟，汗出多，微恶寒者，表未解也，可发汗，宜桂枝汤。（234）

【提要】 辨阳明病兼太阳表虚的证治。

【原文分析】

条文以“阳明病”冠首，则可能有腹胀、不大便等阳明病见证。“表未解也”，说明阳明、太阳同病，未言发热，但应有发热，且伴微恶寒。本证热型呈太阳病发热恶寒，而非表现为但热不寒。两者相比，说明阳明里热不盛，是阳明中寒兼太阳表邪的证候，以太阳表证为主。当先解表，可发汗，宜桂枝汤。

【原文选注】

钱天来：邪在太阳，则以浮缓为中风，阳明已在肌肉之分，与太阳稍异，故不曰缓，而曰迟。所谓迟者，非寒脉之迟，乃缓脉之变称也。又非中寒之阳明脉迟也，若阳明脉迟，即不能食矣，下文阳明中风者皆能食，但此条以风邪在太阳之表，仍是风伤卫分，故不言能食而亦以桂枝汤主之也。汗出多者，太阳中风，已是阴弱而汗自出矣。而阳明证又法当多汗，二证兼并，故汗出多也。太阳中风本恶寒，邪入阳明，当不恶寒而反恶热矣。今风邪尚在太阳卫分，故仍恶寒。但邪气已属阳明，故虽恶寒而亦微也。然汗出已多，邪气当解而不恶寒矣。以汗多而仍恶寒，是以知太阳之表证尚未解也，故云可发汗，宜桂枝汤。（《伤寒溯源集・阳明上篇》）

汪苓友：此条言阳明篇，非胃家实之证，乃太阳病初传阳明，经中有风邪也。脉迟者，太阳中风缓脉之所变，传至阳明，邪将入里，故脉变迟。汗出多者，阳明热而肌腠疏也。微恶寒者，太阳在表之风邪未尽解也，治宜桂枝汤以解肌发汗，以其病从太阳经来，故仍从太阳经例治之。（《伤寒论辨证广注・辨阳明病脉证并治法》）

【经典原文】

病人烦热，汗出则解，又如疟状，日晡所发热者，属阳明也。脉实者，宜下之；脉浮虚者，宜发汗。下之与大承气汤，发汗宜桂枝汤。（240）

【提要】 根据脉象辨阳明病可攻与不可攻的证治。

【原文分析】

“病人烦热”，说明热势较甚，但辨识热型，还须结合脉诊，才能作定论。

如病属太阳表证，用解表发汗的方法治疗，则汗出表解而烦热消除。若汗后又出现阵寒阵热等寒热如疟的症状，是为太阳表邪未尽。“脉浮虚”（即脉浮缓而弱）提示病邪仍在太阳肌表，仍需用发汗解肌的方法以消散在表之病邪。“脉浮虚”已不能使用麻黄汤等发汗峻剂，以免过汗伤正，而只能取桂枝汤以疏风解表、调和营卫。

如病人从“如疟状”进一步发展为“日晡所发热”，则非病邪在表，而是属于阳明里热实证。“脉实”（即脉重按沉实有力）是阳明里实的确证，与“日晡所发热”并见，显示肠腑燥实热结已甚，必须改用大承气汤，以泄热逐实。

【原文选注】

成无己：虽得阳明证，未可便为里实，审看脉候，以别内外。其脉实者，热已入腑，为实，可与大承气汤下之。其脉浮虚者，是热未入腑，犹布表也，可与桂枝汤发汗则愈。（《注解伤寒论・辨阳明病脉证并治》）

张路玉：病人得汗后烦热解，以太阳经之邪将尽未尽，其人复如疟状，日晡时发热，则邪入阳明审矣。发热即潮热，乃阳明之本候也。然虽已入阳明，尚恐未离太阳，故必重辨其脉，脉实者，方为阳明腑证，宜下之。若脉浮虚者，仍是阳明而兼太阳经证，更宜汗而不宜下矣。（《伤寒缵论·阳明下篇》）

尤在泾：烦热，热而烦也，是为在里，里则虽汗出不当解，而反解者，知表犹有邪也。如疟者，寒热往来，如疟之状，是为在表，表则日晡所不当发热，而反发热者，知里亦成实也。是为表里错杂之候，故必审其脉之浮沉，定其邪之所在，而后从而治之。若脉实者，知气居于里，故可下之，使从里出。脉浮而虚者，知气居于表，故可汗之，使从表出，而下药宜大承气汤，汗药宜桂枝汤，则天然不易之法矣。（《伤寒贯珠集·阳明篇上》）

汪苓友：此条系太阳阳明证，病人烦热者，此太阳经风邪犹未尽也。汗出者，自汗出也。自汗出则其热暂解，至明日又烦，故云有如疟状，乃表证仍在也。日晡所发潮热者，热传阳明，邪已入腑而发潮热，乃里证已具也。然亦当审其脉，如脉实者，里证已的，宜下之，故云与大承气汤。如脉浮虚者，为表证未解，虽日晡发热，不过是烦热而非潮热，其邪未全入腑，犹在于经，故云宜桂枝汤，以透发其汗，候其证罢，然后斟酌下药。（《伤寒论辨证广注·辨阳明病脉证并治法》）

【经典原文】

太阴病，脉浮者，可发汗，宜桂枝汤。（276）

【提要】 太阴病兼表证的治法。

【原文分析】

太阴病当指太阴脾阳气不足证，诊其脉当沉细为主，此处脉浮而不沉细，更无自利、腹满痛、呕吐诸症，可见虽曰太阴，但虚寒不甚。里证不显，且脉浮大是病势向外，以表证为主，治宜解表为先。仲景此处选用桂枝汤，则能调和营卫，解肌祛风，内能调和脾胃，以助营卫生化之源，是寓汗于和法之中，乃一方之中两法备焉。

【原文选注】

王肯堂：在太阳则脉浮，无汗，宜麻黄汤。此脉浮当亦无汗而不言者，谓阴不得有汗，不必言也；不用麻黄而用桂枝者，以阴病不得更发其阳也，须识无汗亦有用桂枝证。（《证治准绳·伤寒·太阴病》）

汪苓友：此条太阴病当是太阳经传来者。夫曰太阴病，当见腹满等候。诊其脉不沉细而浮，则知太阳经风邪犹未解也，故宜桂枝汤以汗解之。（《伤寒论辨证广注·辨太阴病脉证并治法》）

吴谦：今邪至太阴，脉浮不缓者，知太阳表邪犹未全罢也。故即有吐利不食，腹满时痛一二证，其脉不沉而浮，便可以桂枝发汗，先解其外，俟外解已再调其内可也。（《医宗金鉴·订正仲景全书·伤寒论注·辨太阴病脉证并治》）

柯韵伯：太阴主里，故提纲属里证。然太阴主开，不全主里也。脉浮者病在表，可发汗，太阴亦然也。尺寸俱沉者，太阴受病也。沉为在里，当见腹痛吐利等证。此浮为在表，当见四肢烦疼等证。里有寒邪，当温之，宜四逆辈；表有风热，可发汗，宜桂枝汤。太阴脉沉者，因于寒，寒为阴邪，沉为阴脉；太阴有脉浮者，因乎风，风为阳邪，浮为阳脉也。谓脉在三阴则俱沉，阴经不可发汗者，非也。但脉浮是麻黄脉，沉脉不是桂枝证，而反用桂枝汤者，以太阴是里之表证，桂枝是表之里药也。（《伤寒来苏集·伤寒论注·太阴脉证》）

舒驰远：此言太阴病，是必腹满而吐，腹痛自利矣，证属里阴，脉虽浮亦不可发汗，即令外兼太阳表证，当以理中为主，内加桂枝，两经合治，此一定之法也。今但言太阴病，未见太阳外证，其据脉浮，即用桂枝专治太阳，不顾太阴，大不合法，恐亦后人有错。（《新增伤寒论集注·辨太阴病脉证并治》）

【经典原文】

下利腹胀满，身体疼痛者，先温其里，乃攻其表，温里宜四逆汤，攻表宜桂枝汤。（372）

【提要】　虚寒下利兼表证，当先里后表。

【原文分析】

本条所言下利腹胀满非热邪内蕴，亦非寒湿外侵，而是肾阳虚衰，火不暖土，腐熟无权，寒湿不运，气机壅滞，升降紊乱所致。其症当是下利清谷，完谷不化，而腹满则是喜温喜按，一派里虚寒之象。所言身疼痛，乃表邪未解之故。证为虚寒下利兼表，根据“虚人伤寒建其中”的原则，当以四逆汤先温其里。这是因为里气虚衰，抗邪无力，表邪极易内陷。即先解表，也常因正气不支而无力表散的缘故。待里气充实，下利停止后，才可用桂枝汤解表。虽有疼痛，但因里气初复，故不用发汗力较强的麻黄汤。

里虚兼表，有表里同治者，有先里后表者，主要依据里虚程度而定。桂枝人参汤的温中解表法，麻黄细辛附子汤、麻黄附子甘草汤的温经发汗法，皆用于里虚兼表而里虚不甚者。本条所述里虚兼表，里证见下利腹胀满，是肾阳大衰，根阳已动之里虚重证，故当先温其里，后攻其表。

【原文选注】

张介宾：此一条乃表里俱病而下利者，虽有表证，所急在里，盖里有不实，则表邪愈陷，即欲表之，而中气无力，亦不能散，故凡见下利中虚者，速当先温其里，里实气强，则表邪自解，温中可以散寒，即此谓也。（《景岳全书·伤寒典·下利》）

汪苓友：下利至腹胀满，必下利久，中气虚寒而作胀满，其人既虚，风寒复袭，故身体疼痛，此系利后之兼证，非初病起而身疼痛也。与四逆汤先温其里，使真阳之气得复，而里和利止，后宜桂枝汤以攻表，乃散风邪和营卫而止身疼痛也。假使先后倒施，则中气无主，岂堪外行发散耶！（《伤寒论辨证广注·中寒论辨证广注·辨太阴少阴厥阴病中寒脉证并治法》）

吴谦：下利腹胀满者，里寒邪也；身体疼痛者，表寒邪也。凡表里寒邪之证同见，总以温里为急。故当先温其里，后攻其表，温里宜四逆汤，攻表宜桂枝汤。（《医宗金鉴·订正仲景全书·伤寒论注·辨太阴病脉证并治全篇》）

【经典原文】

吐利止，而身痛不休者，当消息[(1)]和解其外，宜桂枝汤小和[(2)]之。（387）

【词解】

（1）消息：斟酌之意。

（2）小和：即微和，谓不需猛烈之剂。

【提要】　霍乱里证消失而营卫不和的证治。

【原文分析】

“吐利止而身痛不休者”，属里和而表未解，此时吐利止是里气已和，然则病情初复之际，津气未复，而表邪尚在，故宜酌情解表，使邪去而正不伤，此即“消息和解其外”之意。桂枝汤能调和营卫，解肌祛风，攘外安内，正合其用，此即“宜桂枝汤小和之”之意。盖以“桂、芍之相须，姜、枣之相得，甘草之调和，表里阴阳，气血营卫，并行而不悖，是刚柔相济以相和”服桂枝汤法，需啜热粥，温覆取汗等，而本条只曰“煮取三升，温服一升”，则微和其表之意明矣。

【原文选注】

方有执：吐利止，里和也。身痛，表退而新虚也。消息，犹言斟酌也。桂枝汤固卫以和表者也。小和，言少少与服，不令过度也。（《伤寒条辨·辨霍乱病脉证并治》）

张令韶：本经凡言小和、微和者，谓微邪而毋庸大攻也。（《伤寒论直解·辨霍乱病脉证并治》）

尤在泾：曰消息，曰小和之者，以吐利之余，里气已伤，故必消息其可汗而后汗之，亦不可大汗，而可小和之也。（《伤寒贯珠集·太阳类病法第五》）

【方药论选】

柯韵伯：此为仲景群方之魁，乃滋阴和阳，调和营卫，解肌发汗之总方也。凡头痛发热，恶风恶寒，其脉浮而弱，汗自出者，不拘何经，不论中风、伤寒、杂病，咸得用此发汗。若妄汗妄下而表不解者，仍当用此解肌。如所云头痛发热，恶寒恶风，鼻鸣干呕等病，但见一证便是，不必悉具，惟以脉弱自汗为主耳……愚常以此汤治自汗、盗汗、虚疟、虚痢，随手而愈。（《伤寒论来苏集·伤寒附翼》）

成无己：《内经》曰：辛甘发散为阳，桂枝汤，辛甘之剂也，所以发散风邪。《内经》曰，风淫所胜，平以辛，佐以苦甘，以甘缓之，以酸收之。是以桂枝为主，芍药甘草为佐也。《内经》曰：风淫于内，以甘缓之，以辛散之。是以生姜大枣为使也。（《注解伤寒论·辨太阳病脉证并治法上》）

陈亦人：桂枝汤以桂枝为君，味辛性温，辛能温通卫阳；芍药为臣，味酸性寒，酸能敛液和营，《金鉴》云，“桂枝君芍药，是于发汗中有敛汗之旨；芍药臣桂枝，是于和营中有调卫之功。”以脾胃为营卫生化之本，故又用生姜、大枣盖脾和胃，甘草补中气且调诸药，如此则甘与辛合而化阳，可增强温胃之力。诸药相伍，不仅能外调营卫，而且能内和脾胃。因此，不论外感病还是杂病，只要符合营卫不和的病机，使用本方皆有良效。正如章虚谷所说：“此方立法，从脾胃以达营卫，固行一身，融表里，调阴阳，和气血，通经脉……而能使塞者通，逆者顺，偏者平，格者和，是故无论内伤外感，皆可取法以治之”。（《伤寒论译释·辨太阳病脉证并治上》）

《医宗金鉴》：名曰桂枝汤者，君以桂枝也。桂枝辛温，辛能发散，温通卫阳，芍药酸寒，酸能收敛，寒走阴营。桂枝君芍药，是于发汗中寓敛汗之旨；芍药臣桂枝，是于和营中有调卫之功。生姜之辛，佐桂枝以解表；大枣之甘，佐芍药以和中。甘草甘平，有安内攘外之能，用以调和中气，即以调和表里，且以调和诸药；以桂芍之相须，姜枣之相得，借甘草之调和，阳表阴里，气卫血营，并行而不悖，是刚柔相济以相和也。而精义在服后须臾，啜稀粥以助药力。盖谷气内充，不但易为酿汗，更使已入之邪，不能少留，将来之邪，不得复入也。又妙在温覆令一时许，漐漐微似有汗，是授人以微汗之法也。不可令如水流漓，病必不除，是禁人不可过汗之意也。此方为仲景群方之冠，乃解肌发汗，调和营卫之第一方也。（《医宗金鉴·订正仲景全书·伤寒论注·辨太阳病脉证并治上》）

【临床应用】

（1）张仲景主治的十个方面。

1）风寒袭表，营卫不和。如12条、13条。主要表现有头痛，发热，汗出恶风，鼻鸣干呕等。

2）营卫不和，自汗。如53条、54条、95条。主要表现有病人无脏病，时发热、自汗出，而不愈者。

3）风寒袭表，阳气内郁，衄血。如56条。主要表现有伤寒不大便六七日，而小便仍清者，病在表，头痛者必衄。

4）表邪不解，身痛。如372条、387条。主要表现有下利，腹胀满，身体疼痛者，先温其里，乃攻其表，若吐利止身痛不休者，用桂枝汤。

5）表邪不解，阳气内郁，烦热。如240条、57条。主要表现有（病人烦热、汗出则解，又如疟状，日晡所发热者，属阳明也。）脉浮虚者，宜发汗。伤寒发汗解半日许，复烦，脉浮数者，可更发汗。

6）表邪不解，腑气不通。如56条。主要表现有伤寒不大便六七日，头痛有热者。

7）阳明中风。如234条。主要表现有阳明病脉迟，汗出多，微恶寒者，表未解也，可汗。

8）太阴中风。如276条。主要表现有太阴病，脉浮者，可发汗。

9）产后中风。如《金匮要略·妇人产后病脉证第二十一》。主要表现有头痛，心下闷，恶寒，时时有热，干呕汗出。

10）里有寒，外有表邪。如《金匮要略·呕吐哕下利病脉证治第十七》。主要表现有下利腹胀，满身疼痛。

（2）后世医家对本方的应用。

1）《临证指南医案》叶天士运用桂枝汤，应用范围颇为广泛，认为不论风寒、温热及各种杂病，凡是病机具有卫阳受伤，营气虚寒，或在里的阴阳不和，在外的营卫失调等者可以用本方化裁治疗。如治阴虚风温，用桂枝汤加杏仁宣肺外，更加花粉以生津清热；又如阳伤饮结之咳嗽，叶氏以桂枝汤温阳，或加杏仁苦降以肃肺，或加茯苓、薏苡仁淡渗以利饮，或加半夏辛燥以祛痰。

2）《伤寒来苏集》以桂枝汤治自汗、盗汗、虚疟、虚痢。

3）明代王肯堂以桂枝汤随证加减化裁有：桂枝加川芎防风汤治发热自汗出而不恶寒的柔痉；桂枝加芍药汤治寒热大作等阳盛阴虚之疟证；桂枝加芍药防风防己汤治发热脉沉细之太阴腹痛。

4）《南阳活人书》载：桂枝自西北二方居人，四时行之，无不应验。江淮间惟冬及春可行之，春末及夏至以前，桂枝证可加黄芩一分，谓之阳旦汤，夏至后可加知母半两，石膏一两，或加升麻一分，若病人素虚寒者，不必加减。

5）吴鞠通《温病条辨》用桂枝汤化裁治疗风寒、温热多种外感病。

6）陈亦人曰："本方应用范围除外感风寒，营卫不和证以外，广泛用于多种疾病，主要有：无名低热，久治不愈者；顽固自汗，服益气固表无效者；头汗，本方加桑叶；慢性功能性腹泻；虚寒性胃痛、痉挛性腹痛；血管性头痛、关节炎、原发性坐骨神经痛；面神经麻痹，本方加僵蚕、蝉蜕；荨麻疹、皮肤瘙痒证、小腿溃疡；妊娠恶阻；过敏性鼻炎，本方加葶苈子、蝉蜕；鼻无嗅觉，本方加石膏。"

7）黄廷佐说：本方除用于外感风寒之表虚证外，对于杂病、病后、妊娠、产后等见时发热，自汗出，微恶风，属营卫不和者，均可应用。（《中国医学百科全书·方剂学·解表剂》）

8）顾武军将其运用规律概括为"调和营卫，不论有表无表"，即既可治外感之营卫不和，也可治内伤之营卫不和；"扶正祛邪，不在有汗无汗"，有汗是用桂枝汤之常，但虚寒之证亦有无汗而用桂枝汤者，即所谓"须识无汗亦用桂枝也"，此其变；"调和脾胃，不分内外感"，指出用桂枝汤治疗脾胃疾病，无问内伤外感，凡属虚寒者，皆有较好疗效。［南京中医学院学报，1987，（3）：19］

9）刘渡舟认为运用桂枝汤应注意桂枝和芍药的用量，方中桂枝辛甘发散，解肌祛风，温经通阳。芍药酸苦微寒，滋阴敛营，固护营阴。两药相伍，于发汗之中有敛汗之旨，于和营之中又有调卫之功，但其药量在本方中应等量使用，若桂枝量大于芍药，则名桂枝加桂汤，用治奔豚；若芍药量大于桂枝，则名桂枝加芍药汤，用治太阳病腹满时痛，可见仲景方药量变化亦当予以注意。刘氏还指出“太阳中风的正治之方是桂枝汤，但桂枝汤并不仅用于太阳中风证……本方不论外感内伤均可使用，既可治外感所致的营卫不和，又可治疗内伤所致营卫失调……略予加减，不仅可治疗太阳中风的许多兼证，而且又可治疗他经的一些病证。可以说是左右逢源，作用范围极广。本方既体现了仲景治病从调和阴阳着手的学术思想，也体现了伤寒与杂病其论而不可截然分开的学术观点，故柯韵伯称其为‘群方之魁’。”

（3）现代应用：熊曼琪等对桂枝汤的现代应用进行了综合归纳。

1）呼吸系统：常用于普通感冒、流行性感冒、呼吸道炎症等。凌氏用桂枝汤治疗夏令感冒47例，均在服药2～3剂后病愈[1]。桂枝汤证并非寒冷季节所独有，夏令天气炎热，汗出当风，或进空调环境，则易为风寒之邪所中，故曹颖甫把桂枝汤誉为“夏令好冷饮而得表证者第一方”，实属经验之谈。黄氏认为桂枝汤适用于风寒型感冒诸证，疗效好坏的关键在于是否有汗及其汗的多少而辨证用药：如汗出不彻，恶寒较重，四肢疼痛者，宜重用桂枝，并酌加羌活、桑枝；如汗多或自汗，宜重用芍药、甘草，减轻桂枝、生姜的用量，酌加黄芪、白术、防风；如头痛甚，加白芷、藁本；干呕甚者，宜重用生姜、白芍，酌加姜半夏、陈皮[2]。桂枝汤对体温有双向调节作用，既能退热降温，又能散寒升温，如姚氏等用桂枝汤加味治疗内伤发热24例，结果痊愈16例，好转4例，总有效率为91.67%[3]。

2）消化系统：桂枝汤治疗消化系统疾病比较广泛，临证以脘腹不适或疼痛时作、纳呆、舌质淡、苔白、脉弱等为辨证要点，现代临床发现，桂枝汤对大肠功能有双向调节作用，能治脾虚运化不利之久利，又能治气郁、结肠痉挛引起的便秘。如冯氏用桂枝汤加味治疗太阴病兼表证之泄泻[4]。

3）循环系统：桂枝汤及其类方，能治疗心血管疾病已被临床所证实。桂枝汤对心率、血压有双向调节作用，既能治心动过速，又能治心动过缓；慢性病后期或产后气血亏虚引起的低血压及中气不足、阴阳失去维系的高血压，常可用之。临证以畏寒、心悸、胸闷、气短、舌质淡暗、苔白、脉缓等为辨证要点，各种器质性心脏疾病所致的胸闷、怔忡、心脏神经官能症及受恐吓后的心悸等，只要符合辨证要点者，皆可用桂枝汤类治疗。如王济华等，将冠心病辨证分为营病为主、卫病为主、营卫同病三型，运用桂枝汤加减治疗冠心病，疗效颇佳[5]。

4）运动系统：颈肌劳损、肩肌损伤、急性腰背扭伤、慢性腰肌劳损、腰椎病、梨状肌综合征，骨关节炎、肩关节周围炎、慢性滑膜炎及肢体麻木疼痛等病证，只要具有肌肉关节酸冷疼麻的特点，即可用桂枝汤或加味治疗。如刘氏用桂枝汤（加姜黄、羌活、桑枝）治疗肩周炎30例，痊愈20例，总有效率为93%[6]。

5）神经系统：临床上多用桂枝汤加味及其类方，治疗遗精、梦交、阳痿、失眠、多寐、健忘、脱发、癫痫、偏瘫、交感神经紧张症、耳聋等神经系统疾病。如刘氏用桂枝汤加石菖蒲治愈1例神经性耳聋[7]。

6）内分泌系统：经常性自汗、盗汗、头汗、半身汗（偏沮）、非黄疸性黄汗及无汗症等，皆可用桂枝汤或加味治疗，桂枝汤既能发汗，又能止汗，对汗液有双向调节作用；临证以汗出异常、舌质淡红、苔白、脉弱或缓为辨证要点。如魏氏治疗酒后当风淋雨所致的半身汗出症病人，用桂枝汤加煅龙牡、浮小麦，调和营卫，使气血周流，风湿之邪外出，而汗证自愈[8]。

7）妇科：桂枝汤或加味可用于下列病证：月经病（寒滞痛经、经行后期、经行头痛、经行身痒、经行浮肿、崩漏等）、妊娠病（妊娠恶阻、水肿、癃闭、低热、滑胎等）、产后病（产后发热、自汗、身痛、恶露不绝、乳汁自出等）、术后病（人工流产或绝育术后低热）、绝经期综合征及白带阴痒等。张氏提出，桂枝汤治疗妇科病的应用指征是，必须在正气素弱，或脾胃、气血、营卫、阴阳失调，或外感风寒之邪导致营卫不和的基础上症见自汗、恶风（恶风寒）、发热（热不甚高）、舌质淡红、苔薄白者为适宜[9]，可供临床参考。

8）儿科：小儿厌食症、营养不良症、遗尿症、夜尿症、多动症、地图舌、过敏性紫癜，只要符合饮食不佳、身体虚怯、面色无华、舌淡苔白、脉弱的辨证要点者，即可用桂枝汤加味治疗，夏氏用桂枝汤治疗小儿地图舌38例，1个疗程（1周）后地图舌消失21例，有效率为71%，取桂枝汤调和营卫、平衡阴阳、敷布阳气之功[10]。

9）皮肤科：以桂枝汤为主治疗多形性红斑、湿疹、皮肤瘙痒症、冬季皮炎、冻疮、蛇皮癣、过敏性紫癜等多种皮肤病的疗效已被国内外所公认，临证以营卫不和，郁而生邪，或邪乘虚客于营卫等病机特征为审证要点。如马氏等用桂枝汤加味治疗老年性皮肤瘙痒31例，结果痊愈19例，好转9例，无效3例[11]。

10）其他方面：虚劳综合征、瞑眩、过敏性鼻炎、无脉症、痿证、奔豚气、慢性阑尾炎、浅层点状角膜炎等，只要符合桂枝汤证的病因病机特点者，即可用之。

（4）医案选录

1）太阳中风：许叔微治里间张太医家一女子，病伤寒，发热、恶风、自汗、脉浮而弱。许曰：当服桂枝（为桂枝汤，笔者注），彼云：家有自和者，许令三啜之，而病不除，予询其药中用肉桂耳。汗自制以桂枝汤，一啜而解。论曰："仲景论用桂枝者，盖取桂枝轻薄者耳，非肉桂之肉厚也。盖肉桂厚实，治五脏用之，取其镇重；桂枝清轻，治伤寒用之，取其发散。今人一例，是以无功"。《伤寒九十论·桂枝汤证三十一》）

2）夏日腹泻：李某，男，32岁，干部。1982年2月9日就诊。病者盛夏之时，恣食生冷，凌晨顿觉腹痛、形寒、继之肠鸣泄泻，大便稀溏，诸身酸胀困倦，四肢清冷，肌肤凉润，脉缓而软，舌淡苔白而润。处方：桂枝10g白芍10g炙甘草5g广木香10g藿香10g神曲15g生姜3片大枣3枚，水煎温服，并嘱其药后啜热粥一小碗。果尔，服1剂药后身暖如日浴，泻止大半，再剂其病如失。按：桂枝汤健运脾胃，有其独到之处。桂枝配甘草温养脾胃之阳，芍药配甘草和脾缓急止痛，伍姜、枣调和营卫。全方内可健脾胃，外可和营卫；既治在里之寒，又散在表之寒，其妙在温而不燥，无姜、附辛热之弊。泄泻剧者加白术、云苓，轻则加神曲、广木香；呕者加陈皮、半夏。如此加减化裁，其效优于藿香正气散。（《伤寒实践论》陈瑞春著）

3）自汗：金某，男，成年，干部。素本体虚，近五日来自汗淋漓，憎风，纳谷不香，脉浮弱无力，舌苔薄白，此为营卫不和，腠理失密，治以桂枝汤。方用桂枝9g 杭白芍9g 炙甘草4.5g 生姜9g 大枣6枚，连服3剂，汗止，憎风亦解。自按：《伤寒论》53条指出"病常自汗出者，此为营气和，营气和者，外不谐，以卫气不共营气谐和故尔"。"营气和"，是指营气无病；"外不谐"，言卫气之气不固。本例病机在于卫气不与营气和谐，故用桂枝汤调营卫、和阴阳，而使腠理固密，自汗得止。（《经方应用·桂枝汤》）

4）肺部感染：曹某，男，13岁，学生，1979年8月10日就诊。病人以盗汗多来诊。询其病史，长期寝汗如洗，凡入睡后即遍身汗出，形体瘦小，饮食尚可，二便正常，脉缓弦细，舌苔薄白润。血常规：白细胞$1.2\times10^9$/L，中性0.8，淋巴0.6。胸透肺纹理增粗，左肺有条状阴影。诊断为肺部感染。拟用桂枝汤加味：桂枝6g 白芍6g 炙甘草3g生姜3片大枣3枚桑白皮10g生龙、牡各10g，每日1剂，水煎分两次服。服2剂后，盗汗止，无任何不适，脉缓略弦。血象：白细胞$8\times10^9$/L，中性0.6，淋巴0.2，胸透，肺纹理增粗。药已见效，再进2剂，以资巩固。服完4剂后，血象正常，胸透肺无异常。停药观察。半年随访，病未复发，一如常人。自按，盗汗属于肺部感染或肺门淋巴结核者并不少见，尤以3～5岁小孩多见。一般视为炎症，多用西药抗炎、中药清热治疗，但疗效并不理想。本案经诊断为肺部感染，病机证候为营卫不和，故用桂枝汤加味取效。（《伤寒实践论》陈瑞春著）

【按语】

桂枝汤是太阳中风证的主方，但在《伤寒论》中，桂枝还用于阳明病、少阳病、太阴病兼有表证而证似太阳中风及里虚寒而表未解者，凡表证见发热、汗出、恶风均可用桂枝汤治疗，其中发热较为轻浅是桂枝汤证发热的特点。此外，桂枝汤还是治疗杂病营卫不和“发热自汗出者”之良方，临证又以“脉弱自汗”为审证要点。后世医家广泛应用本方，即使是温病学家也不例外。现代应用桂枝汤及其加味的范围更为广阔，足见该方是一首秘阴和阳、内和脾胃、外调营卫、解肌祛风、温通降逆、扶正祛邪的方剂，不仅用于外感表证，在内伤杂病中的应用更具神效。外证用之，可以散风寒，和营卫；内证用之，可以调脾胃、和阴阳、通经脉。不论外感内伤，不拘何科何病，凡符合桂枝汤证“卫强营弱”（营卫不和）之病机者，皆可用之。正如章虚谷所说：“此方立法，从脾胃以达营卫，周行一周，融表里，调阴阳，和气血，通经脉……而能使塞者通，逆者顺，偏者平，格者和，是故无论内伤外感，皆可取法而治之。”

临证应用桂枝汤还应注意剂量、加减及服药法。凡属外感，若无兼夹者，均应如法而用。凡属内伤杂病，均可根据证候病机，相机而投，至于加减法，层出不穷，难以枚举，要在参酌体质、宿疾、兼证等，灵活加减。

【现代研究】

熊曼琪等对桂枝汤的现代药理研究进行了综合归纳，认为：

（1）桂枝汤双向调节作用：桂枝汤的解肌祛风、调和营卫的功能，实际上是该方对机体功能的双向调节作用。机体是一个完整而复杂的调整和控制系统，每时每刻都处在调节阴阳之间的动态平衡；在病理状态下，因致病因素的存在，正邪相争，则阴阳失衡，机体的调节功能随之紊乱，桂枝汤调和营卫，燮理阴阳，使其紊乱者达到新的动态平衡。近年来，不少学者采用现代技术和方法，对桂枝汤的双向调节作用及机制进行了较全面而深入的研究。

1）对体温的双向调节作用：富氏等研究表明，2.5～10g/kg 剂量的桂枝汤口饲大鼠，能抑制酵母菌皮下注射引起的发热升高，并加速其退热；能加速回升复方氨林巴比妥注射液静脉注射引起的体温降低，使之恢复到正常水平。提示桂枝汤对发热动物有解热作用，对低温动物有促使体温升高的双向调节作用[12]。作用机制研究表明，桂枝汤可能通过促进或抑制中枢发热介质 $PGF_2$的代谢及部分通过下丘脑体温调节中枢蛙皮素受体的双向调节作用而参与体温的双向调节作用[13, 14]。同时桂枝汤可能通过促进下丘脑中过量去甲肾上腺素或乙酰胆碱的灭活；拮抗或PS拮抗它们的降体温或发热作用[15]。

2）对汗腺分泌的双相调节作用：桂枝汤能抑制复方氨林巴比妥肌内注射引起的大鼠足趾部汗腺分泌亢进，使其汗腺分泌减少至正常范围；对皮下注射阿托品引起的大鼠汗腺分泌受到抑制者，该方能使其汗腺分泌增加，并呈量效关系[16]。

3）对肠蠕动的双向调节作用：富氏等研究表明，8.75～35g/kg 剂量的桂枝汤口饲小鼠，能显著抑制新斯的明静脉注射引起的肠蠕动亢进，兴奋肾上腺素引起的肠蠕动减慢，使之恢复到正常范围[12]。

4）对免疫功能的双向调节：卢氏等研究报告，流感病毒感染小鼠引起其免疫功能受到抑制时（如血清溶血素水平与血清凝集素降低，外周T 淋巴细胞比值降低），桂枝汤能使其体液、细胞免疫参数上升；对以左旋咪唑引起的小鼠免疫功能提高，该方能使其恢复到正常动物的相应水平[17]。

（2）抗病毒、抗炎、镇痛及镇静作用：富氏等研究报告，桂枝汤显著抑制流感病毒所致肺病变的发展，减轻肺病变的严重程度，并呈明显的量效关系；且发现桂枝汤方药合煎比分煎作用强；桂枝汤还能明显抗二甲苯引起的小鼠皮肤毛细血管通透性增高，也能抑制小鼠叉菜胶性足肿胀的形成和发展，对渗出引起的肿胀也有抑制作用，并呈量效相关[18]。富氏等研究还表明，桂枝汤能显著抑制小鼠的自发活动和扭体发生次数，增强异戊巴妥钠的麻醉效果；促进入睡率的提高，明显延长睡眠时间，因而呈现显著的镇痛、镇静作用[18, 19]。

（3）止咳祛痰作用：桂枝汤能显著增加气管对酚红的排泄，能抑制蟾蜍口腔黏膜上皮纤毛运动，并使氨雾所致小鼠咳嗽的潜伏期显著延长，从而呈现显著的祛痰和镇咳效果。但该方不能扩张支气管，也不能缓解乙酰胆碱所致痉挛，故无平喘作用；而现一实验表明，麻黄汤有显著的平喘作用[19]。

（4）抗过敏作用：富氏等研究，桂枝汤及桂枝汤去芍药、桂枝加桂汤、桂枝加芍药汤具有抑制迟发型超敏反应的作用，其作用强弱依次是桂枝汤、桂枝去芍药汤、桂枝加桂汤和桂枝加芍药汤，其中桂枝汤呈明显的量效关系[19]。

（5）改善消化功能作用：李氏等研究表明，桂枝汤在整体水平上能极其显著地激活胃$H^+$，$K^+$-ATP酶的活力，对吲哚美辛引起的胃$H^+$，$K^+$-ATP酶的抑制作用有保护效应，提示桂枝汤可能通过机体整体调节实现其提高胃$H^+$，$K^+$-ATP酶活力的作用，从而初步阐述了桂枝汤调整胃功能的可能作用机制[20]。

（6）时间药理学及毒性研究：宋氏研究了桂枝汤对啮齿类动物的毒性及药效作用的昼夜节律性变化，结果表明桂枝汤的毒性有明显的昼夜节律，白昼用药毒性大于夜间；药效作用也因用药时间不同而异，其镇痛及解热作用夜间高于白昼。由于人类的活动习惯与啮齿动物相反，白天活动，夜间休息。因此该项研究证实了前人经验关于桂枝汤白昼用药更有效的科学性[21]。田氏研究表明，桂枝汤腹腔注射72小时后的$LD_{50}$［（28.125 ± 1.87）g/kg］给小鼠注射，小鼠伏卧不动，死亡前发生惊厥、跳动，最后死于呼吸停止。经病理检查发现心脏、肝脏、肺脏正常，肾小管上皮细胞颗粒变性，脾淋巴液增生，并有多核细胞反应。给家兔静脉注射37.5%该方5ml/kg，其心率稍增加；静脉注射该方10～30mg/kg，其心电波型出现交替现象；给家兔麻醉后腹腔注射该方10～20ml/kg，血压稍有升高[22]。

（7）组方配伍研究：桂枝汤中五味药有升有降，有散有收，有动有静，刚柔相济，组合严谨。富氏等以抗炎、抑制病毒增殖、增强单核巨噬细胞系统吞噬功能等指标，通过方中单味作用分析，正交试验和分煎、合煎药效对比等，探讨其组方配伍。

1）方中单味药物的作用：五味药各按原方比例，取其在全方大、中、小剂量中的所占量，分别口饲流感病毒感染小鼠，发现只有大、中、小剂量（7.4、3.7和1.8克生药/千克体重）的芍药能显著抑病毒性肺炎，并呈量效相关性；其余四味药无抑制作用。大、中剂量（5.2和2.6克生药/千克体重）的甘草和大、中、小剂量的大枣能显著提高单核巨噬细胞的吞噬活性，其余三药无明显影响[18]。

2）分煎、合煎对药效的影响：结果发现，无论在抑制病毒性肺炎和对抗炎性渗出、肿胀及镇痛作用上，合煎的作用均显著强于分煎；合煎时只要用分煎的54%～73%药量，即可达到相等药效[23]。

3）正交设计的析因分析：发现桂枝在全方的抗炎作用上起主导作用，芍药在全方抑制流感病毒所致肺实变上起主要作用，大枣在提高单核巨噬细胞系统吞噬功能上是主要的。在抗炎上，芍、姜、枣均能促进桂枝的作用，甘草能促进芍、姜、枣的功效；在增强单核巨噬细胞系统吞噬活性上，生姜能助桂枝，甘草能助芍、枣，而枣与芍药呈拮抗作用[24]。

王永谦等研究表明，桂枝汤还具有：①清热和抗炎作用；②改善消化系统功能；③解痉、镇痛和镇静作用；④改善心血管功能，增强血管循环；⑤抗过敏作用。［辽宁中医杂志，1980，（1）：31］

## 参考文献

［1］凌方明．桂枝汤治疗夏令感冒 42 例．国医论坛，1994, (3): 17
［2］黄德容．桂枝汤临床应用的体会．湖南中医杂志，1994, 10 (3): 24
［3］姚鹤年，郑德斌，周雪林，等．桂枝汤加味治疗内伤发热 24 例．辽宁中医杂志，1989, (9): 19

[4] 冯利 . 桂枝汤加味治疗泄泻一例 . 中医药研究 , 1997, (6): 38
[5] 王济华 , 宰军华 , 张建文， 等 . 桂枝汤加味治疗冠心病的体会 . 河南中医 , 1993, 13 (5): 213
[6] 刘青 . 加味桂枝汤治疗肩周炎 30 例 . 四川中医 , 1994, (6): 47
[7] 刘岱麟 . 桂枝汤临床应用举隅 . 吉林中医药，1994，(2)：34
[8] 魏超 . 桂枝汤经验 3 则 . 陕西中医， 1992， 13(2): 77
[9] 张玉英 . 桂枝汤治疗妇科病 . 陕西中医函授，1993, (2): 23
[10] 夏近 . 桂枝汤治疗小儿地图舌 38 例 . 上海中医杂志 , 1995, (3): 11
[11] 马贵杰 , 冯文玲 . 桂枝汤加味治疗老年性皮肤瘙痒症 31 例 . 山东中医杂志 , 1988, (6): 23
[12] 富杭育 , 周爱香 , 姚祥珍 , 等 . 桂枝汤对体温和肠蠕动双相调节作用的实验研究 . 中国医药学报 , 1990, 5(2): 34
[13] 富杭育 , 周爱香 , 查显元 , 等 . 桂枝汤对体温双向调节作用的机理探讨——对下丘脑前列腺素 $E_2$ 的影响 . 中国中西医结合杂志 , 1993, 13(11): 667
[14] 富杭育 , 周爱香 . 桂枝汤对体温双向调节作用的机理探讨——双蛙皮素作用的影响 . 中国中西医结合杂志 , 1994, 14(2): 99
[15] 富杭育 , 郭淑英 , 高英杰 , 等 . 桂枝汤对体温双向调节作用的机理探讨——对下丘脑乙酰胆碱和去甲肾上腺素作用的影响 . 中国实验方剂学杂志 , 1996,2(2): 8
[16] 富杭育 , 贺玉琢 . 桂枝汤对汗腺分泌作用的实验研究 . 中西医结合杂志 , 1991, (1): 34
[17] 卢长安 , 富杭育 , 田甲丽 , 等 . 桂枝汤的药理学研究——对免疫功能的双向调节作用 . 中药药理与临床 , 1990, (1): 2
[18] 富杭育， 贺玉琢， 李晓芹， 等 . 桂枝汤功能的实验研究 . 中医杂志， 1990， (12): 41
[19] 富杭育 , 周爱香 , 郭淑英 , 等 . 桂枝汤的药理学研究——五 . 加味减味桂枝汤和桂枝汤药理作用比较 . 中药药理与临床 , 1989, (6): 1
[20] 李生广， 林治焕， 张清苓 , 等 . 桂枝汤对胃 $H^+$, $K^+$-ATP 酶活力的影响及对消炎痛引起胃 $H^+$， $K^+$-ATP 酶抑制作用的保护 . 生物化学杂志 , 1994, 10(6): 670
[21] 宋健国 . 中药方剂桂枝汤的时间药理学 . 中国中药杂志 , 1994, 19(3): 178
[22] 田安民 , 张玉芝 , 赵海善 , 等 . 桂枝汤药理作用的初步研究 . 中成药研究 , 1983,(3): 25
[23] 富杭育 , 李晓芹 , 郭淑英 , 等 . 桂枝汤的药理学研究 2 • 分煎、合煎对药效的影响 . 中药药理与临床 , 1987, 3 (3):1
[24] 富杭育 , 李晓芹 , 郭淑英 , 等 . 桂枝汤的药理学研究 4 • 正交设计法的组方分析 . 中药药理与临床 , 1989, 5(1): 9

## 二、桂枝加附子汤方

### （一）方药

桂枝三两，去皮　芍药三两　甘草三两　炙生姜三两，切　大枣十二枚，擘　附子一枚，炮，去皮，破八片

上六味，以水七升，煮取三升，去滓，温服一升。本云：桂枝汤今加附子，将息如前法。

### （二）治法

调和营卫，解肌祛风，扶阳固表。

### （三）方解

本方即桂枝汤加炮附子，方中桂枝汤调和营卫，解肌祛风；炮附子温经复阳，固表止汗，以冀邪去阳回，汗止液复。

【经典原文】

太阳病，发汗，遂漏不止[(1)]，其人恶风，小便难[(2)]，四肢微急[(3)]，难以屈伸者，桂枝加附

子汤主之。（20）

【词解】

（1）遂漏不止：遂，因而，于是；漏，渗泄，此处指汗漏。遂漏不止，指汗出淋漓不止。

（2）小便难：小便量少且不通畅。

（3）微急：微，轻微；急，拘急，屈伸运动不能自如。四肢微急，指四肢屈伸运动有轻微的不能自如的现象。

【提要】　太阳病过汗导致阳虚液亏的证治。

【原文分析】

太阳病，本当治以发汗，但发汗要掌握一个“度”，需絷絷微汗为最好，既不可不彻，也不可太过。本条是因为服药后发汗太过而致卫阳不足，卫阳虚则肌表不固，因而汗出不止，即所谓“遂漏不止”。汗出太多不仅伤阳，亦会伤阴。卫阳虚则肌表失于温煦，是必恶风；阴液不足则小便难而不畅；阳虚液亏，阴阳俱虚，筋脉得不到温煦濡养，则四肢微急，难以屈伸。本证漏汗恶风，而脉不沉微，手足尚温，故以卫阳虚为主，而非肾阳不足，是阴阳俱伤而以阳虚表不固为本，本证病机为汗出太过，阳虚液亏，治法为扶阳固表，方用桂枝加附子汤。以复阳固表为主，阳复则表固汗止，汗止则液复，是以小便难、四肢拘急诸症自愈。

有谓本证尚有表不解，故症见恶风而方用桂枝汤，是说亦可成立，因仲景有“不可令如水流离，病必不除”之训，但是重点则是漏汗以致阳虚液亏，而不是表证。

【原文选注】

张石顽：用桂枝汤者，和在表之营卫，加附子者，壮在表之元阳，本非阳虚，故不用四逆也。（《伤寒缵论·太阳下篇》）

刘渡舟：“恶风”是表邪未解，亦是阳虚失煦所致。“小便难”是阴津不足，化源不充，也是阳虚无力蒸化的反映。四肢轻度拘急，屈伸活动不利，既是阳虚经脉失温的表现，也是阴津不足，筋脉失濡的反映。证为阴阳两伤，表邪未解可知……阴阳两伤之证，似当阴阳双补。但病因过汗伤阳，阳不摄阴所致，其阳不固，则汗漏不止，虽补阴填液，也属无济于事。故治以固阳摄阴之法，阳气固，阴即存。且阳生则阴长，阳复则气化复常，阴津自生。虽未用补阴生津之药。实寓有“存津液”之奥意。从而提示临证施治，要注意抓病机的主要矛盾方面。（《伤寒论讲解·辨太阳病脉证并治上第五》）

陈亦人：太阳病，本当治以发汗，但必须是微汗，始得邪去表解，若服药后大汗淋漓，不但病不能除，反能产生种种变证。今发汗后漏汗不止，是卫阳伤而卫外不固，病人恶风有两种可能，一是表邪未尽，一是卫阳虚弱。汗多不仅伤阳，同时也必伤阴，阴液不足则小便难而不畅。阳气阴液俱虚，筋脉得不到温煦濡养，则四肢微急难以屈伸。本证漏汗恶风，仅是卫阳虚，而未达到肾阳虚的地步，溲难肢急，也仅是暂时液脱不继，而未到真阴耗竭的程度，况且病机侧重在卫外不固，所以治疗不需四逆汤，只用桂枝汤加附子一味以复阳固表为主，阳复则表固汗止，汗止则液复，而溲难肢急自愈。这正是治病求本的科学价值所在。（《伤寒论译释·辨太阳病脉证并治上》）

熊曼琪：本证的临床表现是：漏汗不止，恶风，小便困难，四肢轻度拘急屈伸不便等。系发汗太过和漏汗不止所致表阳虚，卫外不固，失于温煦；耗伤阴津，不能濡润之后果。其有表证不解的一面，是从太阳病发汗太过后，仍用以桂枝汤为主的方剂，推论所得。又：原文述证以治不如法，致阴阳两伤的表现为主，故知病证的主要方面是里之不足。但阴阳两伤，乃本于阳虚汗漏，故病理的主导方面是表阳虚弱。治疗之法以扶阳为主兼以解表，使阳气来复，气化津生，则表邪得解，此既是治本之道，又不失标本兼顾。（《高等中医院校教学参考丛书·伤寒论·辨太

阳病脉证并治》）

成无己：太阳病，因发汗，遂汗漏不止，而恶风者，为阳气不足；因发汗，阳气益虚，而皮腠不固也。《内经》曰："膀胱者州都之官，津液藏焉，气化则出焉。"小便难者，汗出亡津液，阳气虚弱，不能施化。四肢者，诸阳之本也，四肢微急，难以屈伸者，亡阳而脱液也。《针经》曰："液脱者，骨属屈伸不利"，与桂枝加附子汤以温经复阳。（《注解伤寒论·辨太阳病脉证并治法上》）

尤在泾：发汗伤阳，外风复袭，汗遂漏不止，《活人》所谓漏风是也。夫阳者，所以实腠理，行津液，运肢体者也。今阳已虚不能护其外，复不能行于里，则汗出小便难，而邪风之气方外淫而旁溢，则恶风、四肢微急难以屈伸，是宜桂枝汤解散风邪兼和营卫，加附子补助阳气，并御虚风也。（《伤寒贯珠集·太阳篇上》）

柯韵伯：太阳固当汗，或不取微似汗，而发之太过，阳气无所止息，而汗出不止矣。汗多亡阳，玄府不闭，风乘虚入，故复恶风。汗多于表，津弱于里，故小便难。四肢者，诸阳之本；阳气者精则养神，柔则养筋，开合不得，寒气从之，故筋急而屈伸不利也。此离中阳虚不能摄水，当用桂枝汤以补心阳，阳密则漏汗自止矣；坎中阳虚不能行水，必加附子加以回肾阳，阳归则小便自利矣。内外调和，则恶风自罢，而手足便利矣。（《伤寒来苏集·伤寒论注·桂枝汤证下》）

喻嘉言：大发其汗，致阳气不能卫外为固而汗漏不止，即如水流漓之互词也。恶风者，腠理大开为风所袭也。小便难者，津液外泄而不得下渗，兼以卫气外脱，而膀胱之化不行也。四肢微急，难以屈伸者，筋脉无津以养，兼以风入而增其劲也。此阳气与阴津两亡，更加外风复入……故桂枝汤加附子以固表驱风，而复阳敛液也。（《尚论篇·太阳经上篇》）

【方药论选】

王晋三：桂枝加附子，治外亡阳而内脱液。熟附虽能补阳，终属燥液，四肢难以屈伸，其为液燥，骨属不利矣。仲景以桂枝汤轻扬力薄，必借附子刚烈之性直走内外，急急温经复阳，使汗不外泄，正以救液也。（《绛雪园古方选注·和剂》）

张路玉：用桂枝汤者，和在表之营卫，加附子者，壮在表之元阳。本非阳虚，故不用四逆也。（《伤寒缵论·太阳下篇》）

【临床应用】

（1）后世医家对本方的应用

1）《本事方》载：许叔微治一士，得太阳病，因发汗，汗出不止，恶风，小便涩，足挛屈而不伸，脉浮而大。浮为风，大为虚，用桂枝加附子汤，三啜而汗止。复佐以甘草芍药汤，促其得伸。

2）《备急千金要方》载：治产后风虚，大汗不止，小便难，四肢微急，难发屈伸，即本方加用附子二枚。

3）《叶氏录验》：虚劳救汗汤治阳虚自汗，即此方。

4）《方极》载：治桂枝汤证而恶寒，或肢节微痛者。

（2）现代应用

1）陈氏用桂枝附子汤加桔梗、杏仁、藿香、佩兰梗、当归治流行性感冒，证属营卫不和、卫阳不固者，4剂病愈[1]。陶氏以该方治愈破伤风1例[2]。吴氏以该方加党参、黄芪治疗怕冷恶风症（白细胞减少）获效[3]。桑氏治疗结核性脑膜炎汗出不止、昼夜不休病人1例，以该方获愈[4]。杜氏以该方加党参、白术、五味子治愈自主神经功能失调，每至下半夜4时即汗出淋漓，醒后汗止，身冷伴心悸气短病人1例[5]。林氏报道以该方加厚朴、苍术、延胡索、川楝子、丹参治疗乙肝、早期肝硬化，症见胁痛、头项强痛、腰背酸痛、下肢冷痛、难以屈伸、身重，辨证为营卫不和、寒湿留滞病人1例，用此方调治半年，疗效巩固[6]。本方在妇科也多有应用，张氏介绍以本方治疗阳气虚弱，卫外失职、冲任不固之崩漏获愈[7]。

2）陈亦人谓："本方应用范围，①卫阳虚漏汗证。②妇人阳虚崩漏带下，加阿胶、艾叶。③原发性坐骨神经痛。④心阳虚之视力下降，瞳孔有蓝雾而影响视力。⑤因长期持续在冷气设备的房间中工作而致的'冷房病'，加茯苓、白术。"（《伤寒论译释·辨太阳病脉证并治上》）[8]

3）张氏共收集到桂枝加附子汤临床医案119例，根据不同症状实际出现频次多少排列，依次为：汗出79例，恶风寒76例，肢体凉冷42例，神疲体倦34例，面色不华32例，发热26例，纳呆少食25例，头痛25例，身疼痛19例，小便不利18例，肢体拘挛17例，心悸15例，其余均在14例以下。出现频次最高的前五种症状可作为本方临床辨证时的主要指标，即汗出、恶风寒、肢体凉冷、神疲体倦和面色不华。汗出与恶风寒两症在本方证中的发生率与其他方证相比都是最高的，反映了本方确以治疗汗出为主，也反映了本方所治之汗出与阳气虚弱密切相关，而肾阳虚弱又为阳虚的主要根源，故本方加附子以温补肾阳[9]。

（3）医案选录：仲景辨证精微，立法严谨，药味之差，用量之变，证治亦随之而异，在运用此方时除勤求仲景之训外，随之灵活变通。除掌握每味药物的功能外，尚要明辨药物的协同，尤其临床辨证是应用此方的关键。

1）汗出不止：仲景于此证中运用了"漏汗不止"一词来形容汗出的程度，也就是我们临床中常见的汗出不止。《素问·阴阳别论》中说："阳加于阴谓之汗"，若阳气亢盛，汗出必多，卫阳不固，汗出亦多。大汗不但亡阳，同时也能伤阴，此方证的汗出机转在于阳虚，由于发汗太过，阳气受伤，卫虚不固，汗液漏出不止。仲景于论中运用了"自汗""盗汗""额汗""冷汗""漐漐汗出""汗出濈然""大汗出"等术语描述其汗出的程度部位和性质的不同，为我们临证鉴别诊断树立了典范，尤其是漏汗不止和大汗出，在程度上有其共同点，但是在病机上有着本质的区别，如阳盛津伤的大汗出，必兼有大烦渴、脉洪大、身大热等临床见症，此证之汗出不止是阳中之阳虚，不能摄汗，所以恶风不除，变证有四肢拘急之表，小便难之里，故用桂枝加附子汤以固太阳卫外之气。

临床中常见：面色㿠白或苍白，舌质淡多津，倦怠乏力，恶风寒，时颤栗，或小便困难而不畅，手足微有拘急，屈伸不自如，脉浮大或沉细迟等症。此方附子加入桂枝汤中，使表阳密则漏汗自止，恶风自罢，津止阳回，则小便自利，四肢自柔，妙在附子桂枝同用，能止汗回阳，芍药敛津益荣，其汗自止。

杨某，男，41岁，于1978年2月25日住院治疗。1962年冬因寒冷刺激而诱发下肢发凉，跛行疼痛，经上级医院检查确诊为"血栓闭塞性脉管炎"，久治无效，由于患肢溃破，剧痛不能入眠而住院治疗。由于患病日久，阴阳气血津液耗伤，伤口久不能敛，合并外感，体温持续在39～40℃，治疗无效，于9月18日查房。症见：面色青黑，精神疲惫，舌白多津，汗出不止，恶风颤抖，手足抽动，屈伸不自如，小便少而难，四肢厥冷，脉浮大无力，体温38.5℃，此阳虚液伤，汗漏不止，治宜固表止汗，复阳敛液。方用：炮附子、桂枝、生姜各15g，白芍、黄芪各30g，甘草、别直参各10g，大枣12枚，3剂。上方服后，汗止足温，继服3剂后体温正常，小便通利，四肢抽动好转而愈。按：久病正虚，阳气虚衰不能固摄则恶风寒，汗多伤津，则小便少而难，阳气既虚，阴液又伤，则四肢挛急，难以屈伸，四肢虽呈厥逆，尚未至亡阳之变，外有发热恶风，故用桂枝加附子汤加味以固表止汗，复阳敛液而愈。仲景于论中说"太阳病发汗"而致的漏汗不止，临床体会，不能以发汗后作凭，凡阳虚正弱之外感，高龄体弱，汗出恶寒，四肢厥冷之证用之多效，临床中辨其汗出多凉，体温虽高，扪之体肤发凉，与蒸蒸发热有别，若加参芪，其止汗之力更著，妙在附子量小，宜10～15g为宜，取其振阳之力，量大反有伤津之弊。

2）四肢微急：仲景于文中运用“四肢微急”描述了四肢拘挛之象。《内经》谓：“阳气者，精则养神，柔则养筋。”今阳不足以濡养，经脉失养，则四肢微急。临床中，发汗太多，阴阳俱伤所致的筋脉拘挛常有，不以发汗太过所致者亦非少见，只要辨其证属阳虚阴伤之病机，但见此证便可，余证不必悉具。

临床中多见：四肢发凉，入冬彻夜不易回温，遇冷加重，得温稍减，兼有疼痛，入夜加重，色多苍白，脉多沉细无力，每治现代医学诊断的肢端动脉供血不足之跛行痉挛之症用之多效。芍药甘草汤的治症多属腿肚转筋之症，投之多效，对于气血凝滞，脉络不通之病变，不用复方大剂，难起沉疴。桂枝加附子汤既有芍药甘草汤之药物组成，又合桂附通阳之圣药，能起“温则消而去之”之功，实有温化沉寒、振奋心阳、补营疏肝、通络解痉之效。

李某，男，32岁，于1979年4月13日入院治疗。四肢发凉、变色、疼痛9年，于1978年9月足趾溃破坏死，剧烈疼痛，先后赴省地医院检查确诊为“血栓闭塞性脉管炎坏死期”，入我院后诊为热毒型，先后服清热解毒合并活血化瘀药物伤口愈合，但跛行仍不减轻。症见：四肢发凉，彻夜不能回温，色呈苍白，足背、胫后、腘动脉搏动均消失、脉沉无力，舌白多津，跛行距离50m，肢体血流图见两下肢血管壁弹性受损，左下肢微弱，右下肢基本消失，血流量明显减少。此阳虚寒盛，血虚筋挛，治宜温阳通经，活瘀缓急。方用：桂枝12g，白芍、当归、川牛膝各30g，炮附子、生姜各15g，黄芪60g，大枣12枚，全蝎、红花各10g，蜈蚣3条。服上方5剂后跛行明显减轻，温度好转，继服10剂后，能行1000m以上无跛行感。虽然，双下肢血管弹性仍低，血流量减少，但较服药前有好转，说明此方剂能改善外周血管的血流量。按：用芍药甘草汤治血虚不能养筋之筋缩不伸之证每取卓效，用于周围血管疾病，部分病历虽起到一定效果，但对于血栓形成的器质性病变，疗效往往不好，遵《内经》“气血之为性，喜温而恶寒，寒则泣不能流，温则消而去之”之旨，取仲景桂枝加附子汤之桂附以通阳气，芍药甘草以缓其挛急，更加当归、黄芪、红花等品以益气活血，故取得了效果。临床中白芍附片以15～30g为宜，以达温经破结之效。跛行运动性疼痛的症状，和四肢微急有不同之处，实践体会此方对运动性疼痛有一定效果，从其血流图波形的改变，以证此方剂的疗效是肯定的。

3）小便难：仲景在论中巧妙地运用了“小便难”一词，细审“小便难”的“难”字包括范围颇广，临床中有小便不利、频数、余沥、短黄、不通、刺痛等症状，统可称为“难”。以药测证，此方剂不是专为治小便难而设，而是在一定的病理情况下诱发一个病的综合征中的一个症状，亦即小便不畅的意思。盖肾有调节人体水液代谢的功能，今肾阳不足，气化失常，水液代谢障碍而导致小便不利。所以阴液不足仅是小便难的一个方面，而关键在阳不足以温水化气上。此方证中的小便难多兼见：面色青黑，舌淡多津，手足不温，脉搏沉细，小便虽难而清，或兼见外有微热、心烦不渴等症。柯韵伯说：“此离中阳虚不以摄水，当用桂枝以补心阳，阳密则漏汗自止矣，坎中阳虚不能行水，必加附子以回肾阳，阳归则小便自利矣。”其解颇得要领。

杨某，男，64岁，于1978年8月21日诊治。既往患心悸气喘已10余年，因感受风寒，发热恶寒，体温持续在38～39℃，服解表中药藿香正气汤、小柴胡汤及西药无效，经西医检查确诊为风心病，要求服中药治疗。症见：面色青黄，精神疲惫，心悸气喘，发热汗出，恶风寒，咳喘不能平卧，四肢发凉，小便少而不畅，每日约200ml，脉促，120次/分，体温38.9℃。方用：桂枝、白芍、生姜、炮附子、腹皮各15g，甘草10g，大枣12枚，五味子、麦冬各12g，红参6g。上方服2剂后，发热减轻，汗出恶风止，小便通利，咳喘减轻，继服3剂，四肢转温，发热止，小便正常，脉搏90次/分，临床治愈。按：此病小便难，既不是热盛，亦不是津亏，源于心阳衰微，不能温阳化气所致。此方固表驱风，复阳敛液，今表固汗止，阳气来复，气化恢复，小便自通，每于患风心病、冠心病合并外感发热，汗出恶风，小便难者服之多效，每合生脉散于内，其效更著。

4）难以屈伸：汗后阴阳俱伤，阳不能温煦，阴不能濡养而导致屈伸运动不自如的症状，实际包括了筋骨关节肌肉疼痛及不舒的症状，迫使肢体屈伸不利。仲景用词谨慎，对每一经文之许多既要合看又要分看，每证悉具用此方，而此方亦可治由此病机形成的不同的症。桂枝加附子汤对于风寒外侵，或汗出当风，寒湿之邪侵于经络流注关节所致的肿胀疼痛，难于屈伸之症用之每能取效。但临床中尚要辨其汗出恶寒，四肢不温，疼痛缠绵，昼轻夜重，遇冷不舒，小便清白，舌白多津，脉搏沉细或沉迟等症。方中附子温经散寒，桂枝、白芍祛风活血，生姜、甘草疏散培土，使寒湿祛，血脉通，阳气回，疼痛止，四肢温，屈伸利。

刘某，男，32岁，于1979年6月17日诊治。汗出当风，卧于湿地，诱发四肢关节疼痛，先后服活血祛湿药物及激素类西药时轻时重，缠绵半年余。经介绍前来就诊。症见：四肢关节肿胀疼痛，屈伸疼甚，气候变化加重，四肢不温，得温稍舒，汗出恶寒，面色青黄，舌白多津，脉象沉迟，小便清白，红细胞沉降率40 mm/h，此伤于风寒，又感湿邪，治宜温经复阳，益气祛湿。方用：炮附子30g，桂枝、甘草、生姜各15g，白芍20g，薏苡仁、黄芪各60g，大枣12枚。上方服3剂后，疼痛减轻，继服6剂，关节屈伸自如，四肢转温，汗出止，红细胞沉降率10 mm/h。继服10剂诸症消除，临床治愈。按：腠理不密，风寒外侵，湿邪内郁、服活血祛湿药物无效的原因也就在于阳虚正衰，四肢关节肿胀疼痛，有其四肢不温、脉沉迟、小便清的阳虚见证，辨证的关键在汗出恶寒上，故用桂枝加附子汤以温经复阳，散寒止汗，故能获效。对于屈伸不自如之症，用大剂附子，以行关节经络曲曲之处，量小则杯水车薪，药不胜病，每治风温所致关节屈伸不利之症用量在30g以上为宜，若怕附子量大有中毒之弊，可宽水久煎，大剂频服，亦无忧毒之患。

【按语】

桂枝加附子汤的证治仲景论述颇详，后世医家更有发扬，本方只从仲景论述的证中谈其辨证运用体会，从症状的论述中体会应用合看，亦应分辨，以药测证，治证不限于此，仲景著书何能悉具。临床中只要掌握本方功能，详细辨证，紧扣病机，不受中西医各种病名之限，投之能收异病同治之效。

方中附子温阳补火，又除寒湿，可升可降，可表可里，随所伍而异其用，凡新久内外一切虚寒性疾病用之得当，实有立竿见影之效。实践体会，对于心阳衰微之证以10～15g为宜，对于风寒湿痹剧痛之证若用大剂，本方之效更著。

附子虽有大毒，若宽水先煎而其毒自去，控制在先煎1小时为宜。

要提高疗效，尚需注意此方剂的煎服法，细审仲景煎服法上亦有巧妙之处，论中说“以水七升，煮取三升，去滓，温服一升，本云桂枝汤，今加附子，将息如前法”，仲景在煎服法上不愧为我们必遵之楷模。

治投病机，调剂配伍易为医者和病家所重视，煎服方法往往易被忽略，医者无嘱，病者多煎一次服一次，这样不能达到预期的效果，更有因煎服之误而中毒者亦屡见不鲜。于临床中嘱其先煎附子1小时，后内诸药，三煎兑于一起，分三次服，饭前服，服后吃饭，虽不采用啜热粥法，而采用进食法，亦能起到一定效果。这样大剂频服，附子虽有大毒，亦不会引起中毒。

【现代研究】

附子含有六种生物碱，即次乌头碱、乌头碱、新乌头碱、塔拉胺、川乌碱甲、川乌碱乙。此外，还有非生物碱成分。

附子具有强心作用，动物实验证明，熟附子强心作用最强，毒性较低。对动物甲醛性和蛋清性“关节炎”有明显消炎作用；乌头碱有镇痛作用，对垂体-肾上腺皮质系统有兴奋作用，具有肾上腺皮质激素样作用。

本药与桂枝汤合用，增强了桂枝汤调和营卫的作用（双向调节作用等），并且补火助阳，通行十二经脉（强心、镇痛、利关节、抗休克等）等。

**参考文献**

[1] 陈伯涛 . 桂枝加附子汤治"流感". 浙江中医学院 , 1986, (4): 28
[2] 陶政燮 . 运用经方治疗急重症 . 河南中医 , 1985, (6): 15
[3] 吴养 . 桂枝加附子汤加味治疗八年怕冷症一得 . 新中医 , 1988, (10): 44
[4] 桑健 . 桂枝加附子汤治愈漏汗症 . 国医论坛 , 1987, (1): 29
[5] 杜长海 . 桂枝加附子汤治愈顽性盗汗 . 北京中医杂志 , 1986, (4): 48
[6] 林鹤和 . 桂枝加附子汤治疗乙型肝炎 . 浙江中医杂志 , 1985, (2): 62
[7] 张介眉 , 王发明 . 经方运用举隅 . 湖北中医杂志 , 1987, (5): 31
[8] 陈亦人 . 伤寒论译释 . 第 3 版 . 上海 : 上海科技出版社 , 1992: 351
[9] 张清苓 . 桂枝汤类方剂临床运用的统计分析 ( 一 ). 北京中医药大学学报 , 1994, 17(4): 13

## 三、桂枝加桂汤方

### （一）方药

桂枝五两，去皮　芍药三两　生姜三两，切　甘草二两，炙　大枣十二枚，擘

上五味，以水七升，煮取三升，去滓，温服一升。本云：桂枝汤今加桂满五两，所以加桂者，以能泄奔豚气也。

### （二）治法

温通心阳，降逆平冲。

### （三）方解

本方以桂枝汤为基础，加重桂枝药量而成。桂枝功能解肌祛风，通利血气，平冲降逆，今加重桂枝药量，变祛风解肌之方而为温通降逆之剂。方中桂枝合甘草，辛甘化阳，温通心阳，以折阴寒上逆之势；生姜、大枣调中补气，中土健运，则断绝下焦冲逆之途；芍药和营，通利血脉，以复心君所主。如是则阴阳协和，心阳温煦有常，则下焦阴寒无从上逆，而奔豚自止矣。

【经典原文】

烧针(1)令其汗，针处被寒，核起而赤者，必发奔豚。气从少腹上冲心者，灸其核上各一壮(2)，与桂枝加桂汤，更加桂二两也。（117）

【词解】

（1）烧针：又名火针、燔针等，针刺时以火烧红针尖，迅速刺入穴位，旋即拔出，以手按压针孔。此为散寒取汗古法之一，亦用于治疗痹证及痈疽排脓。

（2）一壮：放艾炷于穴位上，烧完一炷为一壮。

【提要】　烧针取汗引发奔豚的证治。

【原文分析】

误用烧针发汗，汗出邪气未去，反伤心阳。心阳不足，无以下温肾水，以致下焦阴寒之气上

逆，发为奔豚之证，气从少腹上冲胸咽，烦闷欲死，片刻冲逆平息而复常；伴见心悸心慌、胸闷气短、神疲肢凉、舌白脉弱等诸阳气不足征象。用烧针法取汗，由于处理不当，风寒从针孔处侵入，使血液凝涩，在针孔处发红，肿起而为核状。治宜先以艾灸散其寒气，复以桂枝加桂汤温通心阳，降逆平冲。

【原文选注】

成无已：烧针发汗，则损阴血，而惊动心气，针处被寒气聚而成核，心气因惊而虚，肾气乘寒气而动，发为奔豚。《金匮要略》曰："病有奔豚，从惊发得之"，肾气欲上乘心，故其气从少腹上冲心也，先灸核上以散其寒，与桂枝加桂汤以泻奔豚之气。（《注解伤寒论·辨太阳病脉证并治法中》）

黄坤载：汗后阳虚脾陷，本气不舒，一被外寒闭其针孔，风木郁动，必发奔豚，若气从少腹上冲心胸，必是奔豚发作，宜先灸核上各一壮，散其外寒，即以桂枝加桂汤更加桂枝以疏风木则降奔豚也。（《伤寒悬解·太阳经中篇》）

《医宗金鉴》：太阳伤寒，加温针必惊也，谓病伤寒之人，卒然加以温针，其心畏而必惊也，非温针之后，必生惊病也。烧针即温针也，烧针取汗，亦是汗法，但针处宜当避寒，若不谨慎，外被寒袭，火郁脉中，血不流行，必结肿核赤起矣。且温针之火，发为赤核，又被寒侵，故不但不解，反召阴邪。盖加针之时，心既被惊，所以肾阴乘心之虚，上凌心阳而发奔豚也。奔豚者，肾阴邪也，其状气从少腹上冲心也。先灸其核上各一壮者，外去寒邪，继与桂枝加桂汤。更加桂者，内伐肾邪也。（《医宗金鉴·订正仲景全书·伤寒论·坏病篇》）

【方药论选】

柯韵伯：此因当汗不发汗，阳气不舒，阴气上逆，必灸其核以散寒，仍用桂枝以解外，更加桂者，补心气以益火之阳，而阴自平也。前条（65条）发汗后，脐下悸，是水邪乘阳虚而犯心，故君茯苓以清水之源；此表寒未解，而少腹上冲，是水邪挟阴气以凌心，故加肉桂以温水之主。前症已在里而奔豚未发，此症尚在表而奔豚已发，故治有不同……桂枝加芍药，治阳邪下陷；桂枝更加桂，治阴邪上攻。只在一味中加分两，不于本方外求他味，不即不离之妙如是。（《伤寒来苏集·伤寒附翼·太阳方总论》）

方有执：与桂枝汤者，解其欲自解之肌也。加桂者，桂走阴而能伐肾邪，故用之以泄奔豚之气也。然则所加者，桂也，非枝也，方出增补，故有成五两云耳。（《伤寒论条辨·辨太阳病脉症并治上》）

【临床应用】

（1）后世医家对本方的应用

1）《方极》：桂枝加桂汤，治本方证（谓桂枝汤证）而上冲剧者。

2）《方机》：上冲甚者，桂枝加桂汤主之。若有胸拘急硬满之证者，则桂枝汤不宜与焉。凡上冲者，非上逆之谓，气从少腹上冲于胸是也。

3）雉间焕：奔豚主剂虽綦多，特加桂汤为最可也。又灸后有发大热不止，是火邪也，今谓之灶热，又称灼热，此方主之……生平头痛有时发，苦之一二日，或四五日，其甚则昏迷吐逆，绝饮食，恶药气者，每发服此，则速起。或每天阴欲雨头痛者，亦当服之，能免其患也。

4）《经方传真》：辨证要点为桂枝汤证而气上冲剧甚者。

（2）现代应用：辨证要点为气从少腹上冲心胸及咽喉，时发时止，发作时自觉痛苦不堪，可伴脐下动悸，或心悸，或腹痛，或寒热往来，舌淡白，苔白润，脉沉弦。

（3）医案选录

1）呕吐腹痛：娄某爱人，年七十，呕吐腹痛一年余，腹痛有发作性，呕吐后，小腹虬结瘕块而作痛，块渐大，痛亦渐剧，同时，气从小腹上冲至心下，苦闷“欲死”……缓如常人。证属“奔豚”，因悲过甚，情志经久不舒而得。予仲景桂枝加桂汤：桂枝15g，白芍9g，炙甘草6g，生姜9g，大枣4枚（擘），水煎温服，每日1剂，服14剂奔豚大减，加半夏、茯苓各9g，以和胃蠲饮，服10剂，见时有心下微冲痛，头亦痛，大便涩，左关脉弦是肝胃气上冲，改予理中汤加肉桂、吴茱萸，以暖胃温肝，服后痊愈，回乡，2个月后函询未复发。（《岳美中教授经验》）

2）奔豚气：崔某，女，50岁，自觉有一股气流，先从两腿内踝开始，沿阴股往上滚动，至少腹则胀，至心胸则心悸不稳，头出冷汗，胸中憋气，精神紧张，欲死感。稍待一会儿，气往下行，症状随之减轻。日作三四次，兼见腰酸，白带多。面色青黄不泽，舌胖色嫩，苔白而润，脉弦细数无力。病为“奔豚气”，乃心阳虚，肾阴上犯所致。治当助心阳代阴降冲。疏方：桂枝15g，白芍9g，生姜9g，炙甘草6g，大枣7枚。另服“黑锡丹”6g。服5剂，其病不发而愈。（《刘渡舟老师治验》）

【按语】

桂枝加桂汤以温通心阳，平冲降逆为其功，现代临床主要用于神经精神系统病症，其临床应用系统研究甚少，多见于个案报道之中。

【现代研究】

本方桂枝加倍后增强了桂枝单味药的疗效，据现代研究桂枝有使皮肤血管扩张的作用、镇静作用（桂枝中桂皮醛）；其乙醇提取液在体外试验中对多种细菌、病毒有抑制作用。至于肉桂，也有镇静、镇痛、抑菌作用（桂枝醛成分），除此还有缓和胃肠刺激、增强消化功能、除去肠道积气、缓解胃肠痉挛、中枢性及末梢性血管扩张作用。比较得出桂枝不如肉桂抗菌作用强。

## 四、桂枝去芍药汤方、桂枝去芍药加附子汤方

### （一）方药

**1. 桂枝去芍药汤方**

桂枝三两，去皮　甘草二两，炙　生姜三两，切　大枣十二枚，擘

上四味，以水七升，煮取三升，去滓，温服一升。本云，桂枝汤，今去芍药，将息如前法。

**2. 桂枝去芍药加附子汤方**

桂枝三两，去皮　甘草二两，炙　生姜三两，切　大枣十二枚，擘　附子一枚，炮，去皮，破八片

上五味，以水七升，煮取三升，去滓，温服一升。本云，桂枝汤，今去芍药加附子，将息如前法。

### （二）治法

（1）解肌祛风，兼通胸阳。

（2）温经复阳。

### （三）方解

桂枝去芍药汤为桂枝汤去芍药而成，因芍药酸敛阴寒，非胸阳郁遏所宜，故去之以利宣通胸中阳气；桂枝去芍药加附子汤即桂枝汤去芍药加炮附子，取其辛热之性以温经复阳，表里双解。

两者组成均为桂枝汤去芍药，但有无炮附子，差异甚大，同为解肌祛风，但一为通阳剂，一为复阳剂，虚实有别，不可混淆。桂枝去芍药加附子汤还应与桂枝加附子汤对比：两方组成仅芍药一味之差，同具温经扶阳之功，但主治有别：一为胸阳不足致胸满、脉促，故去芍药之阴敛；一为表阳虚漏汗之止，故留芍药以酸收。论治贵在审证求因，灵活变通。

【经典原文】

太阳病，下之后，脉促[(1)]胸满[(2)]者，桂枝去芍药汤主之。（21）

若微寒[(3)]者，桂枝去芍药加附子汤主之。（22）

【词解】

（1）脉促：脉象急促有力，不是脉来数而时一止者。钱天来说："脉促者，非脉来数时一止，复来之促也，即急促亦可谓之促也。"

（2）胸满：即胸闷。

（3）微寒：指脉微而恶寒。

【提要】　太阳病误下后致胸阳受损兼表证不解的临床特点与治疗。

【原文分析】

本节简述了太阳病误下，致胸阳受损兼表证未解的主要脉证及治疗方药，其主症是胸满和表证不解，病因病机是太阳病误下，表证不解，邪陷胸中，胸阳受挫；治疗大法是解肌祛风，兼通胸阳或温经复阳，方用桂枝去芍药汤，或桂枝去芍药加附子汤。

太阳病误用下法，最易发生表证不解而外邪内陷的不良后果，本条"太阳病，下之后，脉促胸满"明显是表证误下所致胸阳被遏之变证，胸满乃胸阳受损，失于布达所致。而据脉促又可知其邪虽内陷而尚未全陷，仍有郁而求伸之势。据第34条"脉促者，表未解"和第140条"太阳病下之，其脉促，不结胸者，此为欲解也"之说，脉促仍是正气抗邪于外之征。与第15条"其气上冲者"同义。所不同之处有"胸满"一证，综观之，证属胸阳被遏，尚有求伸之势，故在治疗上重在温通阳气，驱邪出表，桂枝汤去芍药，因芍药酸寒，不宜于阳虚被遏之证，故去之，用桂枝、甘草之辛甘温通阳气。如果脉微而恶寒，则卫阳亦虚，加附子以温经复阳。

亦有认为此脉促为数而一止而复来之促，当为心阳虚而胸阳不展，桂枝去芍药实桂枝甘草汤加姜、枣，联系《伤寒论》第64条"发汗过多，其人叉手自冒心，心下悸，欲得按者，桂枝甘草汤主之"也很有启发。

【原文选注】

陈修园：太阳之气，由胸而出入，若太阳病误下之后，阳衰不能出入于外内，以致外内之气不相交接，其脉数中止，其名为促，气滞于胸而满者，桂枝去芍药汤主之。盖桂枝汤为太阳神方，调和其气，使出入内外，又恐芍药之苦寒，以缓其出入之势。若脉不见促而见微，身复恶寒者，为阳虚已极，桂枝去芍药方中加附子汤主之，恐桂、姜之力微，必助之附子而后可。（《伤寒论浅注·辨太阳病脉证》）

沈明宗：此误下脉促，辨阳气虚实也，下则扰乱阴阳之气，则脉促……若脉促胸满而微恶寒，乃虚而局促，阳气欲脱，又非阳实之比，所以去芍药方中加附子，固护真阳。（《伤寒论六经辨证治法·太阳上篇证治大意》）

刘昆湘：若下后胸满加恶寒，此因下令寒陷于里，非在表也，肺卫之气，皆根于肾间动气，肺卫气虚，从寒化者，当温肾阳……微恶寒知阳虚于里，脉当来促去衰，宜桂枝去芍药汤加附子，以温其下。（《伤寒杂病论义疏·辨太阳篇脉证并治上》）

程郊倩：诸阳受气于胸中，下焦之阳既虚，则上焦之阳涣散而无根底，不复能布气于胸中，客邪未犯，浊气先填，遂见胸满，故主方同叉手自冒心之治。桂枝汤去其芍药，无非欲载还阳气，使得回旋不散，仍从胸中布气耳。（《伤寒论后条辨·辨太阳病脉证篇》）

陈亦人：误下后表邪虽然内陷，但正气仍有抗邪向外之势，所以治疗当助胸阳以祛邪外达，使邪从外解。桂枝汤去芍药者，恐其酸寒不利于胸阳。本方与桂枝甘草汤相较，仅多生姜、大枣两味，辛甘通阳，表未解的可用，无表证亦可用。如兼卫阳虚而恶寒，则加附子以固护卫阳，自为的治。（《伤寒论译释·伤寒论综述·太阳病篇》）

成无己：脉来数，时一止复来者，名曰促。促为阳盛，则不因下后而脉促者也。此下后脉促，不得为阳盛也。太阳病下之，其脉促不结胸者，此为欲解，此下后脉促而复胸满，则不得为欲解。由下后阳虚，表邪渐入。而客于胸中也。与桂枝汤以散客邪，通行阳气，芍药益阴，阳虚者非所宜，故去之。（《注解伤寒论·辨太阳病脉证并治法上》）

喻嘉言：误下脉促而与条（指葛根黄芩黄连证，笔者注）同，以无下利不止，汗出等证，但见胸满，则阳邪仍盛于阳位，几与结胸同变，然满而不痛，且诸证未具，胸未结也，故以用桂枝之辛甘以亟散太阳之邪。其去芍药之意，酸收二字，不足尽之，以误下故不敢用，恐其复领阳邪下入腹中也。（《尚论篇·太阳经上篇》）

柯韵伯：促为阳脉，胸满为阳症。然阳盛则促，阳虚亦促；阳盛则胸满，阳虚亦胸满。此下后脉促而不汗出，胸满而不喘，非阳盛也是寒邪内结，将作结胸之证。（《伤寒论来苏集·伤寒论注·桂枝汤证下》）

【方药论选】

陈恭溥：桂枝去芍药，保胸阳，宜卫阳之方也。凡下利虚其胃阳，而致胸满者用之。夫下之则虚其中胃矣，中胃虚不能制下焦浊阴之气，以致浊阴干上，而胸为之满，太阳之气格于外，而不能入，故脉见促。桂枝、甘草，能保心阳，以开胸阳，则太阳之气出入乖而脉平。生姜、大枣，宜补胃阳，以制浊阴之气，则胸满愈。去芍药者，为其阴药，恐益阴而桂枝无力也。（《伤寒论译释·辨太阳病脉证并治上》）

陈修园：阳亡于外，宜引其阳以内入，芍药在所必用；阳衰于内，宜振其阳以自立，芍药则大非所宜也。（《伤寒论浅注·太阳篇》）

陈古愚：《伤寒论》大旨，以得阳则生，上节言汗之遂漏，虑其亡阳，此节言下后脉促胸满，亦恐亡阳。盖太阳之气，由至阴而上于胸膈，今因下后而伤胸膈之阳，斯下焦浊阴之气僭居阳位而为满，脉亦数中一止而为促，治宜急散阴霾。于桂枝汤去芍药者，恐其留恋阴邪也。若见恶寒，为阳虚已极，徒抑其阴无益，必加熟附以壮其阳，方能有济。喻嘉言、程扶生之解俱误。（《伤寒论译释·辨太阳病脉证并治上》）

【临床应用】

（1）后世医家对本方的应用

1）《方极》载：桂枝去芍药汤，治桂枝证而不拘挛者。

2）《方机》载：胸满，无拘急之证者，桂枝去芍药汤主之，若有喘而胸满，或胁下痞硬等证者，非本方之所知也。又云：桂枝加芍药加附子汤治桂枝去芍药汤证而恶寒者。

3）《临证指南医案》载：寒热咳嗽，可用桂枝去芍药汤加杏仁治疗。

（2）现代应用

1）刘渡舟认为：在临床上，对胸闷、心悸、咳逆等证，凡属阴寒邪盛，胸阳不振者，用桂枝去芍药汤或再加附子汤颇有疗效。如冠心病病人，心绞痛夜发较重，多属阳虚阴盛，用本方助阳祛阴，每可取效。但桂枝汤去芍药，均辛甘之品，如非阳虚阴盛之证，误用则劫夺津液，故不可不慎。（《伤寒论诠解》）

2）陈亦人介绍：治疗心律不齐阳虚证用桂枝去芍药汤；阳虚较甚者加附子。用此方治疝气（腹股沟疝）。阳虚外感咳嗽，用本方加杏仁。（《伤寒论译释》）

3）姜春华认为：本方可通用于阳虚之感冒及平日常恶寒、关节痛者。

4）根据14例医案统计，桂枝去芍药汤用于治疗呃逆、水肿、咳嗽、呕吐、哮喘、痞证、心悸、臌胀、心痹、胁痛等多种内科杂病，在现代医学领域中还用此方治疗胃下垂、支气管哮喘伴肺心病等，运用桂枝去芍药加附子汤治疗产后痹痛，伤寒漏汗、太阴太阳合病均有报道。（《伤寒论方证证治准绳》）

（3）医案选录

1）漏汗：杨某，男，28岁，1937年仲冬就诊。症状：头疼项强，身痛，胸满足软，恶寒，漏汗不已，舌苔薄白，口淡无味，脉沉迟。诊断：初伤于寒，发汗过甚，心阳被扰，而不能卫外为固，是以漏汗不止。疗法：予温经扶阳，调和营卫法，以桂枝去芍药加附子汤主之。桂枝9g，附片12g，炙甘草6g，大枣4枚，生姜9g，水煎服，1剂减轻，2剂痊愈。按：发汗过多，阳虚不固，漏汗不止，最防厥脱，法用温经扶阳，调和营卫，证方恰切，故能取效。（《赖良蒲医案》）

2）心悸：赵某，女，35岁。患风湿性关节炎，病毒性心肌炎，心房颤动6个多月，在某医院住院5个多月无效。细察其服用药物除西药外，中药有炙甘草汤、生脉散、加减复脉汤等。细审其证，除全身关节肌肉疼痛外，并见心悸胸满，舌苔白，脉促或时促结并见，细察且时有紧脉相兼，背部时有畏寒感。综合脉症，诊为心阳不足，寒湿外客，予桂枝去芍药加附子汤。附子10g，桂枝10g，炙甘草10g，生姜10g，大枣12g，服药10剂，身痛消失，脉由130次/分减为90次/分，且很少出现间歇脉。又服药15剂，心悸又剧，且胸痛胸闷，疲乏无力，时而汗出，再细审其脉洪大，数促并见，舌质稍红。因思岁见庚午，庚者燥金客运，司天火气，火金并见，颇有暑意，暑邪外客，气阴俱伤，且脉洪大者东垣用清暑益气汤，试用10余剂，诸症消失果愈。（《朱进忠医案》）

3）寒凝便秘：刘某，30余岁，冬月伤寒，误服泻药而成。身体恶寒，腹胀满痛，不大便已二三日，脉浮大而缓。显系伤风寒中证，医家不察，误以主阳明腑证，误用大黄芒硝等药下之……以致寒气凝结，上下不通，故不能大便，腹胀大而痛更甚也……用桂枝汤去芍药加附子汤以温行之，则所服硝黄得阳药运行，而反为我用也。处方：桂枝尖3g，黑附子3g，炙甘草1.5g，生姜3g，大枣2枚（去核），服药后未及10分钟，即大泻两次，恶寒腹胀痛均除而痊。按：本案为太阴病误下，阴寒凝结，上下不通而成腹胀大而痛，不大便。医者识病机，果敢投以斯方，温通阳气而获效。诚为阳气振，则寒凝自除，此虽与胸满者见证有别，但病机相类，故变通运用多有启迪。（《全国名医验案类编》）

4）痹证：徐某，男，46岁，1980年6月22日诊。头昏头痛，项背及两肩痛且重已4个月，伴见肢体乏力，畏寒微热，少汗，纳谷无味，胸脘痞闷，大便时溏，小溲清白，虽时值夏令，但身着棉衣，面白少华，眼睑浮肿。查血常规、红细胞沉降率、抗“O”、类风湿因子均属正常。舌体淡胖，边有齿痕，苔白润而腻，脉沉缓无力。此恙系阳虚之体，寒湿内困，营卫失和，经络痹阻之候。治予温阳散寒除湿，调气和营通络。以桂枝去芍药加麻辛附子汤加味：麻黄、桂枝、甘草各6g，制附片15g，炒苍、白术各12g，细辛4g，生姜3片，大枣7枚。服2剂后，遍体微汗，服完3剂，畏寒消失，脱去棉衣，头项肩背痹痛亦随之缓解，精神渐振，胃纳亦佳，舌苔白润，脉象缓和，继守原方随症出入，共进9剂告愈。［四川中医1986，（1）：45］

【按语】

桂枝去芍药汤与桂枝去芍药加附子汤均为桂枝汤的类方，主治太阳病误下致胸阳受挫，邪陷胸中的胸满证，临床无论表证存在否，只要辨证为胸阳被遏或胸阳不足，阳虚阴结者即可使用。受此思路启迪该方被广泛应用于心、肺、脾阳不足，阴寒邪盛之胸闷、心悸、哮喘、痹证、胃脘痛、呃逆、呕吐、水肿、臌胀、疝气诸证的治疗。

对条文“微恶寒”的理解，分歧较大。多数注家认为是轻微恶寒，而张志聪、陈念祖等则以脉微恶寒为解。因上下两条有层次，病情递进关系，我们认为分歧的关键在于是否承认桂枝去芍药证仍兼有表证。若表证仍在者则应恶寒。而桂枝去芍药加附子汤证为在前证基础上阳气不足，故恶寒当剧之，岂能言“微”？考仲景用附子多在温肾阳，如四逆汤、真武汤类，故“脉微恶寒”尚与情理相通。若认为桂枝去芍药汤证表证全无，则后条释“微恶寒”尚能顺畅，因伤寒证有桂枝加附子汤证、麻黄附子细辛汤证等阳虚兼外感者，然从临床实际出发，桂枝去芍汤中桂枝、生姜均具辛温解表之功；而上下两条反映了同一病证，两种不同类型的辨证特点，后者较前者阳虚更甚，故加附子，综观全局，释“脉微恶寒”更为可取。

【现代研究】

桂枝去芍药汤中桂枝甘草配伍，有温心阳之效，现代多用于心血管疾病，见有胸阳不振者，但多除原方姜枣外，尚需配伍应用活血化瘀药，或通阳宣痹药，或化痰行瘀之品等，桂枝去芍药加附子汤中附子具有强心、镇痛及肾上腺皮质激素样作用；桂枝也有抗炎、镇痛、镇静、利尿等作用，再配姜、枣、草，则有温经复阳（恢复脏器功能）、解肌祛风（抗菌消炎）等作用。

## 五、桂枝加厚朴杏子汤方

### （一）方药

桂枝三两，去皮　甘草三两，炙　生姜三两，切　芍药三两　大枣十二枚，擘　厚朴二两，炙，云皮　杏仁五十枚，去皮尖

上七味，以水七升，微火煮取三升，去滓，温服一升，覆取微似汗。

### （二）治法

解肌祛风，调和营卫，降气定喘。

### （三）方解

方中桂枝汤解肌祛风，调和营卫；炙厚朴苦辛温，化湿导滞，行气平喘；杏仁苦温，止咳定喘，表里同治，标本兼顾。本方“微火煮取三升，去滓，温服一升，覆取微似汗”是以解表为主可知。

【经典原文】

喘家(1)作，桂枝汤加厚朴、杏子(2)佳。（18）

【词解】

（1）喘家：指素患喘疾的病人。

（2）杏子：《千金翼方》卷九本方直作杏仁，即杏仁。

【提要】 论外感风寒引发宿疾喘病的治疗。

【原文分析】

本条论述病人素有喘疾因外感风寒引起喘病发作。当有太阳病中风证的见证，即为太阳中风兼喘，其治疗时用桂枝汤解肌祛风，加厚朴、杏仁以降气定喘。分析太阳中风与发喘的关系，是宿疾在先，若易发作，适逢风寒迫肺，则肺气不利，在无宿喘之人，不过鼻鸣干呕也，若有宿喘之人，则肺寒气逆必然明显，是新感引动宿疾，内外相搏。《素问·至真要大论》曰："从外之内而盛于内者，先治其外，后调其内"，本条之喘由太阳中风引发，当是从外于内；而喘证明显，当是盛于内，故以治表为主，用桂枝汤解外为主，加厚朴、杏仁以降逆下气为佳。

本方临床应用是否一定强求"太阳中风证"，因仲景并未言及，联系第43条，仲景亦未言太阳中风，可见似不应强求，不应被"太阳中风"印定眼目，因素有喘病宿疾，其肺卫不健可知，故其发汗解表只可缓而不可峻，"下之微喘"，柯韵伯说："喘为麻黄证，治喘者功在杏仁，此妄下后，表虽不解，腠理已疏，故不宜麻黄而宜桂枝。桂枝汤中有芍药，若但加杏仁，喘虽微，恐不胜任，复加厚朴以佐之，喘随汗解矣"可证之。

【原文选注】

魏念庭：凡病人素有喘症，每感外邪，势必作喘，谓之喘家，亦如酒家等有一定治法，不同泛常人一例也。（《伤寒论本义·太阳经上篇》）

黄坤载：平素喘家，胃逆肺阻，作桂枝汤解表，宜加朴、杏降逆而破壅也。（《伤寒论悬解·卷四》）

钱天来：此示人以用药之活法，当据理合法加减，不可率意背理妄加也。言凡作桂枝解肌之剂，而遇有气逆喘急之兼症者，皆邪壅上焦也，盖胃为水谷之海，肺乃呼吸之门，其气不利，则不能流通宣布，故必加入厚朴、杏仁乃佳。（《伤寒论溯源集·太阳上篇》）

陈亦人：病人原来有喘病宿疾，外受风寒引起了喘病，这时除具有桂枝证外，还有气逆作喘。桂枝证自应治以桂枝汤，喘乃肺气上逆，则应加入宣降肺气之品，厚朴、杏仁长于宣降肺气，所以加用之。不称主治，而只说佳，这正表明是临床的经验记录，同时也是仲景求实精神的体现。（《伤寒论译释·辨太阳病脉证并治上》）

【经典原文】

太阳病，下之微喘者，表未解故也，桂枝加厚朴杏子汤主之。（43）

【提要】 太阳病误下后，表邪未解致喘的证治。

【原文分析】

太阳病只宜汗法解表，今用下法，是属误治。误用攻下治疗后，表邪未得解除。在表之邪，影响肺气的肃降，出现轻度的气喘，治以桂枝加厚朴杏子汤以解肌祛风兼降气平喘。

误下后之喘，虚实悠分，若下后，病邪内陷，表证不复存在，里气虚弱而喘，则为喘之重证；本证虽经误下，而表证尚存，里气未虚，故曰微喘。

本条与第18条相较，是病证治法大体相同，而成因不一，彼为新感引动宿疾，即宿有喘疾之人，因感受风寒，而使喘疾发作。此为太阳病误下，致肺寒气逆而喘。成因虽异，而太阳中风兼喘则同，故法一致。

【原文选注】

成无已：下后大喘，则为里气大虚，邪气传里，正气将脱也。下后微喘，则为里气上逆，邪不能传里，犹在表也。与桂枝汤以解外，加厚朴杏仁以下逆气。（《注解伤寒论·辨太阳病脉证并治法中》）

汪苓友：下后，气夺于下，呼吸不续而喘者，是为虚喘，今曰微喘，此虽因下，里气未夺，反而上逆，而与表邪交错于胸中，故予桂枝汤以解表，加厚朴杏仁下胸中之逆气。（《伤寒论辨证广注·辨太阳病脉证并治法上》）

【方药论选】

成无己：太阳病，为诸阳主气，风甚气壅，则生喘也。与桂枝汤以散风，加厚朴杏仁以降气。（《注解伤寒论·辨太阳病脉证并治上》）

吕震名：表未解仍宜从表治，主桂枝解表，加朴，杏以下逆气。本草厚朴、杏仁主消痰下气，故又曰喘家作桂枝汤，加厚朴、杏子佳也。（《伤寒论寻源》）

喻嘉言：此证不云下利，但云微喘表未解，则是表邪误下上逆，与虚证不同，故仍用桂枝以解表，加厚朴杏仁以利下其气，亦微里之意也。（《尚论篇·太阳经上篇》）

陆渊雷：喘家与酒家不同，酒客有卒病，多无酒病之证。喘家有卒病，必有喘证，比验之事实也。无酒证，则不必加药，有喘证，然后加厚朴、杏子，如其不喘，则犹不必加入，用药当视证，证不具，则酒客、喘家与常人一也。（《伤寒论今释·辨太阳病脉证并治上》）

【临床应用】

（1）张仲景对本方的应用：原文中除此条桂枝加厚朴杏子汤外，原文第43条用该方治疗太阳病误下，表邪不解兼肺气上逆作喘者。

（2）后世医家对本方的应用

1）《普济方》载：此方治外感误下致喘。

2）《方报》载：桂枝加厚朴杏子汤治桂枝汤证而胸满微喘者。

3）《类聚方广义》载：本有喘证者，谓喘家，喘家见桂枝汤证者，以此方发汗则愈。若喘因邪而其势急，邪乘喘其威盛者，非此方所得治也。宜参考他方以施治，不可拘拘成法。

（3）现代应用：熊曼琪主编《伤寒论》对本方的现代应用进行了如下归纳：

1）呼吸系统：曹氏介绍用本方治疗寒咳23例，全部治愈。方药加减：咳剧加百部，表虚加生黄芪[1]。谢氏报道用该方治疗支气管哮喘，伴脐部悸动，气从脐两侧上冲者[2]。

2）循环系统：张氏以该方加丹参、丹皮、琥珀、细辛治疗冠心病、心绞痛，证属心阳不振，痰瘀阻遏者，获效[1]。

3）消化系统：孙氏报道用该方加党参、延胡索、白术、半夏治疗胃溃疡，证属中虚湿阻，气虚血瘀者，5剂痛减，7剂告安[3]。

4）其他：孙氏用该方治疗奔豚病，常因情志刺激而发者，症见少腹胀气，气上冲胸，胸闷窒息，气息短促，日发数次，伴烦躁失眠，证属肝郁心虚，冲气上逆，予桂枝加厚朴杏子汤加酸枣仁、檀香，3剂，奔豚即止[3]。

（4）医案选录

1）戊申正月，有一武臣为寇所执，置舟中舶板下，数日得脱。乘机恣食，良久，解衣扪虱，次日遂作伤寒，自汗而鬲不利。一医作伤食而下之。一医作解衣中邪而汗之，杂治数日，渐觉昏困，上喘急高，高医者怆惶失措。予诊之曰：太阳病下之，表未解，微喘者，桂枝加厚朴杏仁汤，此仲景之法也。指令医者急治药，一啜喘定，再啜，汗出，至晚身冷而脉已和矣。医曰：某平生未曾用仲景方，不知其神捷如是。予曰：仲景之法，岂诳后人也哉，人自寡学，无以发明耳。按：本证即一典型伤寒，误用下法，致邪气入肺，肺气不利，气逆作喘。证属表不解而肺气不利。故投以桂枝加厚朴杏子汤，取得一啜定，再服身凉而脉和之效。（《本事方》）

2）病人女性，44岁。感冒两日，微发热（体温37.7℃），自汗，恶风，头痛，肢倦，咳嗽，痰稀白，鼻塞流清涕。舌润，苔薄白，脉浮缓。治宜疏解宣降。川桂枝10g，赤芍10g，炙甘草10g，生姜10g，大枣12枚（剖开），厚朴6g，杏仁10g。服1剂，汗减，头痛肢倦除，咳嗽减少。续服2剂愈。（《伤寒论方运用法》）

3）马某，男，3岁。从婴儿时起，常患感冒。2岁时曾高热咳嗽，服药后热退，但咳嗽未愈，迁延至3岁。近因新感，病势加重，发为喘逆，哮鸣之声，邻室可闻。一诊，咳嗽气喘，喉间痰鸣，痰清稀，白沫较多，咳时微汗出，遇风咳甚。面色萎黄，舌质淡红，苔白滑。此为太阳表虚证哮喘。治宜解肌祛风，降逆平喘，以桂枝加厚朴杏子汤加味主之。处方：桂枝6g，炙甘草3g，白芍6g，生姜10g，大枣15g，厚朴4g，杏仁6g，紫菀6g，防风3g。二诊：服上方5剂，咳喘明显减轻，夜能安睡。早晚遇风仍咳喘，痰多，汗出。风邪未尽，湿痰尚盛。上方加茯苓、陈皮、法夏以除湿化痰。证愈。按：此两病案均为外感后咳嗽，但案2）为感冒咳嗽，案3）为外感引发宿疾，咳嗽加剧。病虽不同，但证属风寒表虚，肺气不利，故都用本方，3剂后收效。此治法足证“异病同治”理论的正确性。（《范中林六经辨证医案选》）

4）初幼，男，3个月。因发热4天，咳嗽、气促、抽风两次，于1961年2月24日住某医院。体温39.4℃，脉搏106次/分，发育及营养中等，右肺叩诊稍浊，两肺呼吸音粗糙，有干啰音及小水泡音，以右肺为著。肠鸣音略亢进。血化验：白细胞总数$12.9\times10^9$/L，中性0.68，淋巴0.32。胸透：右肺上下均可见片状阴影，肺纹理模糊。临床诊断：腺病毒肺炎。

患儿于2月21日突然发热，咳嗽，有少量痰，伴有腹泻，日四五次，为黄色溏便，精神萎顿，吃奶少，两天后咳嗽气喘加重，连续用退热消炎止咳西药未效，2月24日突发抽风两次，每次持续三四秒钟，两次间隔时间较短，当即住院。症见高热无汗，烦躁哭闹，时有惊惕不安等，先用抗生素等西药，并大剂麻杏石甘汤复加银翘散加味，寒凉撤热，症状未见改善，即停用红霉素。于27日，请蒲老会诊，当时高热40℃，仍无汗，面色青黄，咳而喘满，膈动足凉，口周围色青，唇淡，脉浮滑，指纹青，直透气关以上，舌质淡，苔灰白，胸腹满。此属感受风寒，始宜辛温疏解，反用辛凉苦寒，以致表郁邪陷，肺卫不宣。治拟调和营卫，透邪出表，苦温合辛温法。用桂枝加厚朴杏子汤加味。桂枝1.5g，白芍1.9g，炙甘草1.5g，生姜5片，大枣2枚，厚朴1.5g，杏仁10粒，僵蚕3g，前胡1.5g，1剂。药后有微汗出，体温渐退，精神好转。喉间有水鸡声等症状，继以随证施治，陆续治以射干麻黄汤加减、仿厚朴生姜半夏甘草人参汤加味等。于3月8日病愈出院。按：本例发于早春，乃风寒犯肺之证，前医作春温论治，以大剂麻杏石甘汤合银翘散及寒凉撤热，而热不解，因之寒邪郁闭，营卫不通，蒲老宗张仲景“喘家作桂枝汤，加厚朴杏子汤佳”，用桂枝解肌以和营卫，厚朴、杏子宽中利肺气，加僵蚕、前胡，祛风、宣肺闭，1剂而得微汗，热退喘减，何以知其为风寒犯肺而非春温？蒲抓住高热、无汗、咳而喘满、色青足凉、舌淡唇淡、苔灰白、脉浮滑不数等寒象，知其为风寒犯肺，营卫不和，若是风温，则必见高热汗出、喘而烦躁、面赤唇红、舌赤苔黄、口渴脉数等热象。（《蒲辅周医案》）

5）吴某，女，6岁，1989年2月初诊。其母代述：因外出玩耍，回家后便见鼻塞流涕，继之咳嗽喘闷、汗出，遇风寒加重，舌质淡红，苔薄白，脉浮缓。询问病史，曾有过哮喘。查细胞总数及中性稍高，两肺听诊湿性啰音，有哮鸣音。辨证：此乃外感风寒，营卫不和，肺气不宣。治法：解肌祛风、调和营卫、宣肺平喘。方药：桂枝6g，白芍6g，杏仁6g，厚朴5g，生姜3片，大枣5枚，甘草3g，水煎，饭后服，每日1剂。服2剂药后，喘减轻、汗出微，再进2剂而愈。1月后随访未发。（《冯华医案》）

【按语】

桂枝加厚朴杏子汤适用于原有咳喘而又有新感者，但其见证，必具桂枝汤证而兼有喘息。临床不仅用于喘证，只要符合营卫不和、痰湿阻遏、肺胃不和病机者皆可变通运用。如寒咳者加百部；兼心阳不足、心血瘀阻之心痛加赤芍、丹参、琥珀；兼中虚湿阻之胃痛加赤芍、延胡索、法夏、良姜；肝郁心虚、冲气上逆之奔豚加酸枣仁、檀香；若为小儿咳喘酌加僵蚕、前胡。

【现代研究】

（1）熊曼琪等主编之《伤寒论》对本方现代研究记述较详兹，录之以供参考。

1）本方由桂枝汤加厚朴、杏仁而成，方中桂枝汤具有解热、镇静、消炎、抗病毒、提高机体免疫功能的作用。桂枝汤中，桂枝、芍药温寒并用，升降兼行，配伍巧妙，既可增加汗腺分泌，也可抑制汗腺分泌；说明在不同功能状态下，既可发汗，又可止汗；既可提高体温，也可降低体温。这便是桂枝汤调和营卫，平调阴阳，发汗解肌的药理基础。通过桂枝汤分煎液与混煎液的药理作用比较，混煎液的临床疗效明显高于方中诸药的各种组合，更高于各味药单煎。

2）厚朴具有广谱抗菌作用；对支气管平滑肌有兴奋作用，并能通过降低血压，反射性地引起呼吸兴奋，增加心率。厚朴还有中枢抑制，麻痹运动神经末梢，使肌肉松弛的作用。

3）杏仁含氢氰酸，小量能镇静呼吸中枢，使呼吸运动趋于安静而奏止咳平喘之效；大量能引起中毒，抑制呼吸中枢；其致死量为0.05g。杏仁还可抑制胃蛋白酶的消化功能，并有抑菌、润肠通便作用。

综上所述，桂枝汤解热镇痛，以发汗解表；加厚朴、杏仁调节呼吸运动，以降逆平喘，祛痰止咳。可见本方配伍有较高的科学性[4]。

（2）彭鑫等主编《张仲景方剂实验研究》对本方的现代药理研究，摘录如下：

1）平喘作用：采用雾化吸入磷酸组胺或卵白蛋白引发豚鼠的过敏性哮喘，试验结果表明桂枝加厚朴杏子汤口服给药可明显延长豚鼠哮喘发作的潜伏期，平喘作用明显。本方平喘作用的机制可能有两方面：直接作用于气道平滑肌，解除平滑肌痉挛状态；通过抗过敏、抗气道炎症等作用治疗过敏性支气管哮喘，从而控制喘息症状。比较桂枝汤和本方的平喘作用发现：桂枝汤仅在大剂量下能明显降低豚鼠的哮喘发生率，延长哮喘潜伏期。本方在中、大剂量下均可完全抑制哮喘的发生，三个剂量组均能明显延长哮喘发生的潜伏期，提示平喘作用明显强于桂枝汤。

2）止咳作用：采用喷雾氨水导致小鼠咳嗽，观察引起半数小鼠咳嗽的时间（$EDT_{50}$）和镇咳强度$R$值。试验结果表明本方具有镇咳作用。与桂枝汤比较，镇咳作用强。采用二氧化硫刺激法致小鼠咳嗽，以咳嗽潜伏期和镇咳率作为观测指标，结果表明本方可延长咳嗽潜伏期、提高镇咳率，而本方加味（加黄芩、双花等）作用强于本方。

3）化痰作用：有实验研究，采用酚红气道排泌试验，其机制是随着支气管分泌液的增加，由呼吸道黏膜排出的酚红量越多，表明气管灌洗液中酚红浓度越高。结果显示本方和桂枝汤均能增加酚红的排泌量，并具有一定相关关系。而本方的祛痰作用强于桂枝汤。本方中多数药物有祛痰作用，如桂枝中所含桂皮油可使痰液黏稠度降低，甘草为有名的祛痰之品。关于以上作用的试验研究表明，本方的基础桂枝汤本身就具有平喘、止咳、化痰作用。本方在桂枝汤基础上加入止咳平喘的厚朴、杏仁，其平喘、止咳、化痰作用增强，试验结果符合仲景“喘家作，桂枝汤加厚朴杏子佳”的论述。

4）免疫抑制作用：免疫器官重量法是检测免疫功能的一个简单可行的指标。免疫兴奋剂可使免疫器官（胸腺、脾脏等）增重，而免疫抑制剂可使之减重。试验结果表明，本方能够明显抑制胸腺生长，降低胸腺指数；而本方加味（加黄芩、双花等）能明显抑制胸腺、脾脏生长，使胸腺指数、脾脏指数均降低。胸腺、脾脏分别为T、B淋巴细胞的主要免疫器官，此结果提示本方对细胞免疫有一定抑制作用，其加味方对体液免疫和细胞免疫均有一定的抑制作用。PHA可以刺激小鼠T细胞的活化和增殖，LPS可以刺激小鼠B细胞的活化和增殖。淋巴细胞增殖试验结果显示：本方能明显抑制PHA对小鼠淋巴细胞的增殖反应，而本方加味（加黄芩、双花等）能明显抑制PHA、LPS对小鼠淋巴细胞的增殖反应。从而进一步证明本方及其加味方对细胞和体液免疫有抑制作用。

现代常用桂枝汤及其加味方治疗免疫性疾病，如荨麻疹、过敏性鼻炎、类风湿关节炎等。其作用机制可能与桂枝汤的免疫抑制作用有关。吕秀凤等通过试验证实桂枝汤对小鼠免疫功能有抑制作用。柯雪帆综合实验文献认为，桂枝汤抗过敏作用与其组成药有效成分有关。方中甘草可能起主要作用。甘草次酸及其衍生物可制成抗炎、抗过敏制剂，用于哮喘、过敏性及职业性皮炎的治疗，其原理可能与抑制毛细血管通透性、抗组胺有关。也有人推论，桂枝汤治疗过敏性疾病是通过早期抗体抑制的机制实现的。本方以桂枝汤为基本方，亦当有免疫抑制作用，上述试验结果与此吻合。

5）抑制引起慢性气道炎症的细胞因子、炎症介质产生：支气管哮喘是一种由多种细胞，特别是肥大细胞、嗜酸粒细胞和淋巴细胞参与的慢性气道炎症性疾病。基础研究表明，肿瘤坏死因子（TNF）和内皮素（ET）是导致气道高反应性（AHR）和气道慢性炎症的两种炎性介质。试验采用卵白蛋白OVA致敏豚鼠后，以雾化吸入的OVA作为激发因子，反复刺激诱发豚鼠哮喘发作，镜下观察气管灌洗液（BALF）中的细胞，发现大量嗜酸粒细胞、淋巴细胞浸润，此与哮喘慢性气道炎症的病理改变符合。研究结果表明，本方及本方加味（加黄芩、双花）治疗组同空白对照组比较，哮喘豚鼠BALF中巨噬细胞在LPS的刺激下培养，释放的TNF-α及血浆和BALF中的ET浓度，均明显减少，比较有显著性差异，说明本方及其加味方能够抑制TNF-α、ET的分泌，而减少这些因子的分泌产生，可以减轻气道的炎症反应，降低气道高反应性，这可能是本方治疗哮喘的重要机制之一。

## 参考文献


[1] 曹方红. 桂枝厚朴杏子汤加味治疗寒咳23例. 湖北中医杂志, 1987, (2): 6

[2] 谢焕镛. 经方验案二则. 陕西中医, 1985, (10): 452

[3] 孙志远. 桂枝加厚朴杏子汤临床运用举隅. 浙江中医杂志, 1988, (4): 175

[4] 陆云平, 关庆增. 伤寒论古今研究. 沈阳: 辽宁科技出版社, 1994: 922 ~ 923


# 六、小建中汤方

## （一）方药

桂枝三两，去皮　甘草二两，炙　大枣十二枚，擘　芍药六两　生姜三两，切　胶饴一升

上六味，以水七升，煮取三升，去滓，内饴，更上微火消解，温服一升，日三服。呕家不可用建中汤，以甜故也。

## （二）治法

温中健脾，调补气血。

## （三）方解

本方虽以桂枝汤为基础，然倍芍药而重用饴糖，则变解表之剂，而为建中之方。方中饴糖、甘草、大枣，味甘性温，补益脾胃，温建中州，中气得复而气血生化有源。桂枝、生姜性味辛温，与甘药相合，而奏辛甘化阳之功。倍用芍药之酸寒，得甘药之助，而成酸甘化阴之义。如此

甘温建中而阴阳气血双补，可使阴阳平调，营卫调和，是以本方具有调补气血、内外兼顾之功。

值得强调的是，本方与桂枝汤组成药物仅差一味，然其组方大旨却自此而变。桂枝汤桂芍等量，与甘药相伍，辛甘助阳，酸甘化阴，“外证得之，解肌和营卫；内证得之，化气调阴阳”，然究以辛甘发散为重，故解肌祛风、调和营卫为其主要功效。而本方加用饴糖，以甘温建中为主，且倍用芍药而增其化生阴血之力，是以本方虽具桂枝汤之基本组方和功效，却以调补里虚为其主要功效，而兼具调和营卫之作用。

【经典原文】

伤寒，阳脉[(1)]涩，阴脉[(2)]弦，法当腹中急痛，先与小建中汤；不差者，小柴胡汤主之。（100）

【词解】

（1）阳脉：辨脉法云：凡脉大、浮、动、数、滑，此名阳也。

（2）阴脉：辨脉法云：凡脉沉、涩、弱、弦、微，此名阴也。

【提要】 论土虚木乘腹痛的证治。

【原文分析】

此言太阳病期间，脉证发生变化的治则、治法。脉法云：左手为阳，右手为阴。涩脉细而迟，主血少、伤津，津液亏损；弦脉端直以长，主痛主里。二脉象皆属阴脉范畴，故不宜当。病伤寒者，脉当阳浮而阴弱，证当发热恶寒。今脉证反比，知病属寒邪入内，且木邪乘上，法当治内。所以用小建中汤建中补虚，缓急止痛，中气得建，化源自然充足而气血可复。若病当差未差者，说明少阳之邪太盛，再投以小柴胡汤，和解少阳，运转枢机。诸症自当尽除。

小建中汤和小柴胡汤两方都是土木两调的方剂。前者偏重于温补，是培土以制木；后者偏重于清疏，是伐木以救土。若病变以少阳为主，兼见腹痛，就用小柴胡汤去黄芩加芍药治疗（96条小柴胡汤加减法）。此乃小柴胡汤灵活用于中虚而兼少阳病症之例也。

小建中汤是桂枝汤倍芍加饴糖而成。方中重用饴糖，甘温补中；桂枝、生姜温中散寒；芍药和阴补血、缓急止痛；大枣、甘草补中益气。共成平补阴阳，建复中焦，生化气血，缓急止痛之剂。

【原文选注】

方有执：阳主气，涩主痛，阴主血，弦主急，投以小建中汤者，求之于益阴而和阳也，不差则不对可知矣。小柴胡汤者，少阳之主治也，盖少阳属木，其脉弦，木盛则土受制，故涩而急痛也，然则是治也者，伐木以救土之谓也。（《伤寒论条辨·辨太阳病脉证并治中》）

尤在泾：阳脉涩，阳气少也，阴脉弦，阴有邪也，阳不足而阴往乘之，法当腹中急痛，故以小建中汤温里益虚散阴气，若不差，知非虚寒在里，而是风邪内干也，故当以小柴胡汤散邪气止腹痛。

【经典原文】

伤寒二三日，心中悸而烦者，小建中汤主之。（102）

【提要】 里虚兼感外邪的证治。

【原文分析】

本条论述中焦虚寒、气血不足而兼感外邪的证治方药。

伤寒二三日，外感病程短，当有发热恶寒、头痛脉浮等表象，且未经误治。今见心中悸而烦，临床必须分析清楚病因。如若心烦而喜呕，伴见往来寒热、胸胁苦满等症，则为邪传少阳，治当和解，主以小柴胡汤；若心烦口渴、高热汗多，当属邪传阳明，治宜清下，主以白虎、承气等方。若心悸而渴、饮水则呕，并见小便不利等症，则为水气停蓄，饮邪凌心，治宜温阳化饮，主以茯苓甘草等方。然此条既未言及诸症，亦未治以诸方，反以小建中汤主之；以方测证，则知其必为中焦虚寒、气血不足，而复为外邪所感，以致表里同病。

本条与100条都用小建中汤，皆属表里同病，但所见症情同中有异，本条为太阳太阴同病，而100条所论为少阳太阴同病。太阴之病，乃中焦虚寒、气血不足，为两者所同之处，故有心神失养之悸烦、经脉失濡之腹中痛、气血不充之脉涩等症。而本条表邪病在太阳，故当见发热恶寒、身痛脉浮等；而100条则为少阳邪郁，故可见呕烦腹痛、胁痞脉弦等症，此为两者所异也。然就其治疗原则而论，表里同病里虚者多宜先里后表，故两者均先主以小建中汤，温建中土，调补气血。一治腹中急痛，一治心中悸而烦。

【原文选注】

成无己：伤寒二三日，邪气在表，未当传里之时，心中悸而烦，是非邪气搏所致。心悸者，气虚也；烦者，血虚也。以气血内虚，与小建中汤先建其里。（《注解伤寒论·辨太阳病脉证并治法中》）

《医宗金鉴》：伤寒二三日，未经汗下，即心悸而烦，必其人中气素虚，虽有表证，亦不可汗之。盖心悸阳已微，心烦阴已弱，故以小建中汤先建其中，兼调营卫也。（《医宗金鉴·订正仲景全书·伤寒论注·少阳篇》）

尤在泾：伤寒里虚则悸，邪扰则烦。二三日悸而烦者，正虚不足，而邪欲入内也。是不可攻其邪，但与小建中汤，温养中气。中气立则邪自解，即不解，而攻取之法，亦可因而施矣。（《伤寒贯珠集·太阳权变法》）

程郊倩：可见阳去入阴，必有其先兆，善治者，急宜杜之以未萌矣。心中悸而烦，则里气虚而阳为阴袭，建中汤补虚和里，保中州，以资气血为主。虽悸与烦，皆小柴胡汤中兼见之证，而得之二三日，里证未必便具，小柴胡汤非所与也。（《伤寒论后条辨·辨少阳病脉证篇》）

汪苓友：伤寒二三日，邪当传里之时。今则另无他证，但心中悸而烦者，此外邪已微而不传，正气骤虚不能自持也。盖阳气内虚则心悸，阴气内虚则心烦，故与小建中汤，以建其里气之虚。愚以此条病，必是太阳伤寒发汗之后所变，故建中汤，即桂枝汤小变其制也。（《伤寒论辨证广注·卷四》）

徐灵胎：悸而烦，其为虚烦可知，故用建中汤以补心脾之气。盖栀子豉汤治有热之虚烦，此治无热之虚烦也。（《伤寒论类方·桂枝汤类》）

【方药论选】

成无己：脾者，土也，应中央，处四脏之中，为中州，治中焦，生育荣卫，通行液。一有不调，则荣卫失所育，津液失所行，必以此汤温建中脏，是以建中名焉。胶味甘温，甘草味甘平；脾欲缓，急食甘以缓之；建脾者，必以甘为主，故以胶饴为君甘草为臣。桂枝辛热，辛，散也、润也。荣卫不足，润而散之；芍药味酸微寒，酸，也，泄也，津液不逮，收而行之；是以桂枝、芍药为佐。生姜味辛温，大枣味甘温；者卫之源，脾者荣之本，《黄帝针经》曰荣出中焦、卫出上焦是也；卫为阳，不足者益必以辛；荣为阴，不足者补之必以甘；辛甘相合，脾胃健而荣卫通；是以姜枣为使。谓桂枝汤解表，而芍药数少；建中汤温里，而芍药数多。殊不知二者远近之制。皮肤邪为近，则制小其服也；桂枝汤芍药佐桂枝以发散，非与建中同体尔。心腹之邪为远则制大其服也；建中汤芍药佐胶饴以建脾，非与桂枝同用尔。《内经》曰：近而奇偶，小其服；远而奇偶，制大其服。此之谓也。（《伤寒明理论·诸药方论》）

《医宗金鉴》：是方也，即桂枝汤倍芍药加胶饴也。名曰小建中者，谓小小建立中也。盖中气虽虚，表尚未和，不敢大补，故仍以桂枝和营卫；倍芍药加胶饴，调建州；而不啜稀粥温复令汗者，其意重在心悸中虚，而不在伤寒之表也。中州建立，营自和，津液可生，汗出乃解，悸烦可除矣。呕家不可用，谓凡病呕者不可用，恐甜助也。（《医宗金鉴·订正仲景全书·伤寒论注·太阳中篇》）

张路玉：桂枝汤，方中芍药、桂枝等分，用芍药佐桂枝以治卫气；小建中方中加芍药，用桂枝佐芍药以荣气，更加胶饴以缓其脾，故名之曰建中，则其功用大有不耳。（《伤寒缵论·卷上》）

【临床应用】

（1）张仲景对本方的应用

1）用治中焦虚寒、气血不足之证而兼伤寒表证，见102条。

2）用治脾虚腹痛兼少阳邪郁者，见100条。

3）用治虚劳病中焦虚寒、阴阳两虚证，见《金匮要略·血痹虚劳症脉证并治第六》。

4）用治黄疸病脾虚气血不足者，见《金匮要略·黄疸病脉证并治第十五》。

（2）后世医家对本方的应用

1）《备急千金要方》：治产后苦少腹痛，芍药汤（即本方）。

2）《苏沈良方》：此药治腹痛如神。然腹痛按之便痛，重按却不甚痛，此止是气痛；重按愈痛而坚者，当自有积也。气痛不可下，下之愈甚，此虚寒证也。此药偏治腹中虚寒，补血，尤止腹痛。若作散，即每五钱匕，生姜五片，枣三个，治一栗大。若疾势基，须作汤剂，散服恐力不胜病也。

3）《本事方后集》：治肠风痔漏，赤芍药、官桂去皮、甘草炙，已上等分，㕮咀，每服二钱，生姜二片，白糖一块，水一盏，同煎至七分，去滓，空心服。

4）《证治准绳》：治痢不分赤白久新，但腹中大痛者，神效。其脉弦急，或涩浮大，按之空虚，或举按无力者，是也。

5）《方极》：小建中汤，治里急，腹皮拘急，乃急痛者。

6）《张氏医通》：形寒饮冷，咳嗽，兼腹痛脉弦者，小建中汤，加桔梗，以提肺气之陷；寒热自汗，加黄芪。

7）《证治大还》：凡膈气病，由脾胃不足，阳气在下，浊气在上，故痰气壅寒膈上，而饮食难入也。若脉弦，宜小建中汤。

（3）现代应用：本方在现代临床中亦得到广泛运用，无论内伤外感，大凡病机属于脾胃虚寒、气血不足者，均可酌情选用小建中汤，其中尤以用治消化系统病证最为常见。

临床上常用于治疗消化性溃疡、急慢性胃炎、习惯性便秘、慢性肝炎等病证，多以中焦虚寒、气血不足之腹痛为应用要点。赵氏以本方治疗脾胃虚寒之胃脘痛21例，全部病例均见胃脘疼痛绵绵，时剧时缓，痛喜按压，得温则舒，喜热饮食等症，胃镜检查示8例慢性浅表性胃炎，2例萎缩性胃炎，11例为胃及十二指肠溃疡；治疗效果良好，胃镜检查比较结果均有不同程度改善[1]。而张氏以本方加减治疗十二指肠溃疡30余例，均获良效，基本方：桂枝9g，芍药18g，黄芪、乌贼骨、白芷各30g，甘草15g；水煎2次分服，每日1剂，连服6剂停药1天，为1个疗程，一般3～5个疗程可愈。便秘者加火麻仁9g；合并慢性浅表性胃炎者，加黄连9g；痛剧者白芷可增至60g，甘草增至30g。宜空腹时服用[2]，对于小儿反复发作性腹痛，本方化裁治疗亦颇见效。83例治疗结果表明，疗效可高达98.1%[3]。

该方对神经精神系统的多种病证亦有良好疗效。对16例轻、中度抑郁情绪并伴食欲不振的病人治疗结果表明，本方对精神症状全面改善性良好，尤其对抑郁情绪有效，具有速效性，且无副作用。临床评价结果显示P值（精神症状）在该方的有效范围内呈高值，由此认为本方的适应证为抑郁情绪，并推测其适用于轻度意志减退的病例[4]。另外亦有报道用本方化裁治疗松果体瘤、脊髓空洞症而获良效者[5]。

本方对虚劳之脾胃虚弱病人具有较好的治疗效果，《金匮要略·血痹虚劳症脉证并治第六》曾经明确指出“虚劳里急，悸，衄，腹中痛，梦失精，四肢酸痛，手足烦热，咽干口燥者，小建中汤主之”。结核病属中医虚劳范畴，故可辨证选用小建中汤予以治疗。李氏报道治疗一粟粒性肺结核女性患儿，下午低热，久治不愈，病延3个月余。体瘦食少，精神委靡，大便干，日行1次，舌质淡，苔正常，脉沉细无力。以本方加党参、黄芪、当归，服2剂后，热退食增，精神转佳。7剂后复诊又有低热，依上方继服14剂而愈[5]。

（4）医案选录

1）虚性眩晕：邓某，女，50岁，因常发头晕眼花、四肢麻木而来诊。初诊时需人扶持才能步入诊室。消瘦，面色暗灰，眼青唇白，神疲寡言，说话极费力。诉常有眩晕，坐时亦需人扶持，否则易倾倒。不欲食，大便难，小便微黄。舌苔白，脉弦迟。西医一向诊断为高血压，现按中医辨证属脾胃虚寒。投以小建中汤加减：桂枝、炙甘草各15g，生姜24g，白芍18g，大枣、党参、麦芽糖（溶服）各30g，水4碗煎服8分，温服；另配用吉林参6g炖服。3剂后病性大有好转，头晕减轻，食欲增加，体力增强。以后继续用小建中汤加减，1个月后症状基本消失。［新医学1975，（12）：592］

2）过敏性紫癜：李某，女，6岁，1980年4月初诊。病人全身皮肤有出血点伴关节痛、腹痛3天。于3天前，全身关节肌肉轻微疼痛，未引起家长注意。近3天来关节肌肉疼痛加重，同时伴有腹痛、呕吐，并发现全身有出血点，而去某医院检查：心肺阴性，肝脾未触及，血常规正常，大便潜血（++），尿常规红细胞20～30个，蛋白微量，诊断为“过敏性紫癜”。来诊时查：患儿体质虚弱，面色无华，全身皮肤有出血点，脉弦，腹拘急。《金匮要略》曰：“虚劳里急，悸衄，腹中痛，梦失精，四肢酸痛，手足烦热，咽干口燥，小建中汤主之”。据此，投小建中汤4剂，服后其症大减，关节肌肉疼痛、腹痛明显减轻，出血点减少，呕吐消失。又投4剂后，诸症消失，尿常规正常，大便潜血转阴，再投3剂善其后。（《经方的临床运用》）

3）麻疹后腹痛：林某，男，7岁，1964年12月15日入院。其母代诉麻疹后7天，曾患腹痛吐蛔，经住院治疗3天，用乌梅丸方作为汤剂内服，复用下虫剂等，曾下蛔虫10多条，痛瘥回家，5天后腹痛又起，曾经某医用氯霉素未效，迄今月余，缠绵不愈。近来喝稀饭即呕，但食甜物未见吐。诊得小儿疹后形衰纳少，面色无华，手足厥冷，唇红舌绛，苔见灰白，津多不渴，脉见弱而微数，体温正常，大便或溏或结，溏时日必数次，结时几天不下，腹痛时作时止，小便或赤或白，按腹胃脘虚软，绕脐拒按而痛。证属久病里虚，气血均伤，寒热错综，阴阳失和；拟清里温胃，和其阴阳；予小建中加黄芩、黄芩、杭白芍各6g，桂枝、炙甘草各4.5g，生姜9g，大枣6枚，加水煎取药汁冲入饴糖1食匙，分2次温服。服药后未见呕吐，并得熟睡3～4小时，醒后腹痛顿止；次日照原方再服1剂，腹亦未痛，且能食粥。病家要求出院，即照原方将黄芩用量减半，配2剂带回自服。半个月后随访，小儿已复健康，腹痛亦未复发。（浙江中医杂志，1996，1：23）

4）里虚伤寒：治乡人邱生者，病伤寒发热，头痛烦渴。脉虽浮数而无力，尺以下迟而弱。许（叔微）曰：虽麻黄证，而尺迟弱，仲景曰：“尺中迟者，营气不足，未可发汗”。用小建中汤加当归、黄芪，翌日脉尚尔。其家索汗药，言几不逊。许忍之，只用建中调营而已。至五日，尺部方应，遂投麻黄汤二服，发狂须臾，稍定略睡，已得汗矣。信乎医者当察其表里虚实，待其时日，若不循次第，取效暂时，亏损五脏，以促寿限，何足贵也。

寥笙注：本案病人病伤寒，头痛发热，虽似麻黄证，而脉浮数无力，尺以下迟而弱，此为里虚气血不足之候。脉证不相吻合，应舍症从脉，虽有麻黄证，亦不可发表，故以小建中汤加当归黄芪，大补营血，建立中气，中州既建，然后审其病之在表在里，或汗或下，方不致误。以中州既建，虽发汗不致亡阳，虽下阳亦不致内陷，所谓急则从标，而缓则从本也。服小建中汤加味五日，营血得复，尺脉方应，然后以麻黄汤解表，得汗而愈。若不循次第，妄用麻黄汤发汗，虚以实治，必亡阳而死。小建中汤为桂枝汤化裁，功能温养中脏，补虚和里，使气血两调，外邪亦能自解，中寓攻于补的方剂。桂枝汤治太阳中风表虚证，小建中汤治太阳伤寒里虚证，故方可加味互用，一表一里，对比观之，尤易醒人眼目。本案辨证关键在于脉诊，尺以下弱而迟，为里虚气血不足，此为要点，若凭证而不察脉，治必大错，信乎切脉之不可或缺也。（《伤寒名案选新注》）

【按语】

小建中汤以甘温建中为其组方原则，而寓温中健脾、补益气血、调理阴阳、协和营卫诸多功效于一方，故临床可广泛用于治疗内伤、外感各种病证以脾胃虚弱为病理重心者。值得注意的是，本方虽以温中健脾为主，但与理中汤有别，并不适于阳虚夹湿之证，于阴阳两虚而阳虚为主者尤宜。若呕吐者不可用，因甜能助呕，中满者不可用，甘能补气填实故也。若阴虚内热较甚者，亦当慎用。后世医家对本方的运用甚为灵活，常据其病证阴阳亏虚的轻重而予以化裁施用，加血虚者加当归，气虚者加参、芪，内热者加黄芩，夹痰者加枳、橘、夏等，充分体现了中医辨证论治的精神。

【现代研究】

本方具解痉、镇痛、促进血液循环、加强消化吸收、促进溃疡愈合、滋养强壮等作用，方中饴糖含大量麦芽糖，以及蛋白质、脂肪、维生素$B_2$、维生素C及菸酸等。其单独使用也可有解痉（缓急止痛）、滋养强壮（健脾益气）、止咳（润肺止咳）等作用，是本方中重要药物之一；另外，由于黏软又用作黏裹异物用，以及成人儿童顿咳不止之证等。

**参考文献**

[1] 赵美华. 小建中汤加味治疗 21 例胃脘痛的体会. 江西中医药, 1994, (4): 52
[2] 张恩勤. 经方研究. 济南: 黄河出版社, 1989: 147
[3] 刘家磊. 小建中汤加减治疗小儿反复发作性腹痛 83 例. 陕西中医, 1992, (12): 537
[4] 尾崎哲, 黄欣. 小建中汤的抗抑郁作用. 新药と临床, 1992, (5): 184
[5] 李风翔. 运用小建中汤的临床体会. 国医论坛, 1987, (1): 23

## 七、桂枝加芍药生姜各一两人参三两新加汤方

### （一）方药

桂枝三两，去皮　芍药四两　甘草二两，炙　人参三两　大枣十二枚，擘　生姜四两

上六味，以水一斗二升，煮取三升，去滓，温服一升。本云，桂枝汤，今加芍药、生姜、人参。

### （二）治法

调和营卫，益气养营。

## （三）方解

本方乃桂枝汤加味而成，方中桂枝汤为调和营卫之佳品，疏散风寒之妙药，重用芍药以增强补养营血之功，更助缓急止痛之效；加重生姜用量，外则协桂枝有宣通阳气使药力达表之用，内则和畅中焦；加用人参益气生阴，以补汗后之虚，全方共治营卫气血不足之身疼痛。

【经典原文】

发汗后，身疼痛，脉沉迟者，桂枝加芍药生姜各一两人参三两新加汤主之。（62）

【提要】　太阳表证发汗太过致营气损伤的证治。

【原文分析】

太阳表证而见身疼痛者，临床多见。如经发汗解表以治疗，其身痛应随之而解除。汗后身体疼痛，若是表邪未解，则脉当仍浮。原文第50条“脉浮紧者，法当身体疼痛，宜以汗解之。假令尺中迟者，不可发汗，何以知然？以荣气不足，血少故也。”身疼痛脉沉迟说明乃营气不足也。营气不足，筋脉失养，故身疼痛。营气不足，不能充盈血脉，故脉沉迟。治用桂枝加芍药生姜各一两人参三两新加汤益营补气，通阳缓急止痛。

本证与麻黄汤证、大青龙汤证均有身痛，宜加鉴别。如前所述，本证身痛适逢发汗之后，伴见脉沉迟，是为辨证要领；麻黄汤证身痛见于发汗之先，伴脉浮、发热、恶寒等表实征象；大青龙汤身痛，大抵与麻黄汤证同，而兼内热烦躁是其区别。

【原文选注】

成无己：汗后身疼痛，邪气未尽也。脉沉迟，营气不足也。经曰：其脉沉者，营气微也。又曰，迟者营气不足，血少故也。与桂枝汤以解未尽之邪，加芍药、生姜、人参以益不足之血。（《注解伤寒论·辨太阳病脉证并治法中》）

方有执：发汗后身疼痛，脉沉迟者，邪气骤去，气血暴虚也。用桂枝汤者，和其营卫，不令暴虚易得重伤也。加人参、芍药者，收复其阴阳以益其虚也。加生姜者，健其乍回之胃，以安其谷也。（《伤寒论条辨·辨太阳病脉证并治中篇》）

喻嘉言：伤寒发汗后，身反疼痛者，乃阳气暴虚，寒邪不能尽出所致，若见脉沉迟，更无疑矣。脉沉迟者，六部皆然，与尺迟大异，尺迟乃素虚，此为发汗新虚，故于桂枝汤中倍加芍药、生姜各一两以去邪，用人参三两以辅正。名曰新加汤者，明非桂枝汤之旧法也。（《尚论篇·太阳经上篇》）

陈修园：发汗后邪已净矣，而身犹痛，为血虚无以营身，且其脉沉紧者，沉则不浮，不浮则非表邪矣；迟则不数紧，不数紧非表邪之身痛矣。以桂枝加芍药生姜各一两人参三两新加汤主之，俾血运行，则病愈矣。（《伤寒论浅注·太阳篇》）

【方药论选】

《医宗金鉴》：即桂枝汤倍芍药、生姜，加人参是也。汗后身疼痛，是营卫虚而不和也，故以桂枝汤调和营卫。倍生姜者，以脉沉迟，营中寒也；倍芍药者，以营不足，血少故也；加人参者，补诸虚也。 桂枝得人参，大气周流，气血足而百骸理；人参得桂枝，通行内外，补营阴而益卫阳，表虚身痛未有不愈者也。（《医宗金鉴·订正仲景全书·伤寒论注·辨太阳病脉证并治中篇》）

汪苓友：上汤乃仲景新加补药法，以治伤寒发汗之后，身疼痛而脉沉迟者。夫脉沉迟为血虚有寒，惟有寒，故用桂枝汤加生姜以散寒；惟血虚，故桂枝汤中加芍药，更加人参三两以益血。《内台方议》以芍药为益血之药，若人参、生姜止不过益其正气，散其余邪，殊不知仲景治血虚，妙在以人参补之，其后李东垣始悟其义云，血难骤补，加人参者，阳生阴长，甘能益血也。要之，仲景此汤，既加人参，则补正之力多，驱邪之力少，如病人寒邪盛而身痛，医用此汤，何异操刃。张兼善云，寒邪盛则身痛，营血虚则身亦痛，其脉浮紧者，邪盛也，沉而微者，血虚也，证虽相同，其脉则大异。

或问曰：脉沉迟，身疼痛，焉知非中寒证，余答云：中寒身疼痛如被杖，脉亦沉迟，与此证略同，然此证自太阳伤寒发汗后，身疼不止，脉变沉迟，非中寒比也。即如病人在前，医工能悉心诊视，则寒热虚实，无不了然，如徒于书中认脉认证，此等疑义实多，难尽述也。（《伤寒论辨证广注·辨太阳病脉证并治法中》）

【临床应用】

本方以身体疼痛，脉沉迟为辨证要点，多应用于外感汗出以后身痛不止者；年老体弱，气血不足，感受外邪而发热汗出者；感染性疾病，汗出后体温过低、压下降者。

## 八、桂枝甘草汤方

### （一）方药

桂枝四两，去皮　甘草二两，炙

上二味，以水三升，煮取一升，去滓，顿服。

### （二）治法

温通心阳。

### （三）方解

桂枝味辛性温，入心助阳；炙甘草甘温，补中益气，两药相配，有辛甘合化，温通心阳之功。心阳得复，则心悸自止。本方的配伍特点是桂枝倍重于炙甘草，使温通心阳之力专著，甘守而无壅滞之弊。服法犹有特点，即一剂药煎汁顿服，意在速效。在仲景书中桂枝配甘草属壮心阳之最常用、最佳配伍，是为温通心阳之祖方，临床可随证加味，以适应病情需要。

【经典原文】

发汗过多，其人叉手自冒心(1)，心下悸(2)，欲得按者，桂枝甘草汤主之。（64）

【词解】

（1）叉手自冒心：叉手即两手交叉。冒即覆盖之意。叉手自冒心，是指病人双手交叉覆盖于自己的心胸部位。

（2）心下悸：指心悸，即心跳不宁。

【提要】　发汗过多，损伤心阳致心悸的证治。

【原文分析】

心属火而为阳脏，汗乃心之液，为阳气所化生，今发汗过多，则心阳随汗液外泄，以致心阳虚损。心阳虚亏，心脏失去阳气的卫护，则空虚无主，故心慌悸动不安。虚则喜按，故其人常以双手交叉按捺心胸部，此即“心下悸，欲得按”之来由。此证除心悸喜按外，还可见到胸闷、气短、乏力、脉虚数等。

【原文选注】

《医宗金鉴》：发汗过多，外亡其液，内虚其气，气液两虚，中空无倚，故心下悸，惕惕然不能自主，所以叉手自冒心，欲得自按，以护庇而求定也，故用桂枝甘草汤，以补阳气而生津液，自可愈矣。（《医宗金鉴·订正仲景全书·伤寒论注·辨太阳病脉证并治中篇》）

汪苓友：汗者心之液，发汗过多，则阳亡而心液虚耗，心虚则动惕而悸，故其人叉手自冒心胸之间，而欲得按也。“冒”字作“覆”字解。发汗过多，必是服麻黄汤之故，所以仲景法，用桂枝者，以固表而守其阳；用甘草者，以益气而缓其悸也。要之，阳气得守，则津液归复，渐长于心胸之分，复何悸之有焉。（《伤寒论辨证广注·辨太阳病脉证并治法中》）

尤在泾：心为阳脏，而汗为心之液，发汗过多，心阳则伤，其人叉手自冒心者，里虚欲为外护也。悸，心动也；欲得按者，心中筑筑不宁，欲得按而止也，是宜补助心阳。（《伤寒贯珠集·太阳篇上》）

【方药论选】

陈恭溥：桂枝甘草汤，保心主御水邪方也。凡阳虚多汗，致伤心主之气者宜之。本论曰：“发汗过多，其人叉手自冒心，心下悸，欲得按者”，此方主之。夫汗者心之液也，发汗过多，则心主之神气必虚，而下焦之水气，因以乘之故悸，欲得按者虚悸也，故独用保心气之桂枝，佐甘草助中土，以防御其上逆也。（《伤寒论章句·方解·卷上》）

喻嘉言：心下悸及耳聋无闻，皆阳气暴虚。仲景只用桂枝甘草二味，补虚之意明显已见，如二证大虚，又必多用人参矣。（《尚论后篇·卷二》）

柯韵伯：此补心之峻剂也……桂枝本营分药，得麻黄生姜，则令营气外发而为汗，从辛也；得芍药，则收敛营气而止汗，从酸也；得甘草，则内补营气而养血，从甘也。此方用桂枝为君，独任甘草为佐，以补心之阳，则汗出多者，不至于亡阳矣。姜之辛散，枣之泥滞，固非所宜。并不用芍药者，不欲其苦泄也。甘温相得，气和而悸自平，与心中悸而烦，心下有水气而悸者迥别。（《伤寒来苏集·伤寒附翼·太阳方总论》）

【临床应用】

（1）后世医家对本方的应用

1）《备急千金要方》：治口臭，用桂心、甘草等分为末，临卧以三指撮，酒服，二十日香。

2）《肘后方》：治寒疝来去，每发绞痛方，即本方加牡蛎。

3）《方极》：本方治上冲急迫。

（2）现代应用：多应用于冠心病、心律失常、低血压。

（3）医案选录

1）心悸：徐某，女，56岁，1988年4月10日初诊。病人平素体弱多病，动则汗出，近1周来心慌心跳较重，夜不能仰卧。曾用补心丹等，无效。望其舌质淡暗、苔白而润，乃心阳受损，心阴不足，中气偏虚。遂投桂枝甘草汤合生脉散加味：桂枝10g，甘草15g，党参15g，寸冬10g，五味子9g，茯苓15g，黄芪15g。服4剂，心跳心慌止而愈。

2）低血压：许某，男，49岁。头晕、乏力3年，加重10天。刻下：血压90/58mmHg，头晕眼花、失眠多梦、健忘、乏力、心悸、胸闷、查心肺阴性、肝脾阴性、神经系统阴性，诊断为体质性低压。处方：甘草15g，肉桂15g，桂枝15g，五味子25g。水煎，早晚服2次。服药3剂血压上升，症状减轻。1周后血压120/80mmHg，症状消失。巩固1周出院。随访2周，再未复发。

【现代研究】

桂枝含桂皮醛、桂皮乙酸酯等桂皮油成分。

本品具有发汗解热作用。桂皮醛能使皮肤血管扩张，促进血液循环，故能解热汗出；又有镇痛解痉作用（使大脑感觉中枢痛阈升高及内脏平滑肌松弛）；此外，尚可促进唾液及胃液分泌，具有健胃作用。

桂枝煎剂对金黄色葡萄球菌、伤寒杆菌等有显著的抗菌作用。桂枝乙醇浸液在体外抑制的细菌有金黄色葡萄球菌、炭疽杆菌、痢疾杆菌、沙门菌等，对流感病毒有强力抑制作用。

甘草含有甘草素、甘草苷、尿素酶等。甘草素（甜味部分）或其钙盐能解毒，对细菌毒素、蛇毒、河豚毒，以及食物在体内代谢产物的中毒等均有解毒作用。甘草次酸与肾上腺皮质激素有相似之处，故有保钠排钾、抗利尿作用。甘草流浸膏有缓解胃肠平滑肌痉挛作用，抑制组胺引起的胃酸分泌。甘草又有抗炎、抗过敏反应作用，长期应用有水肿及高血压等副作用。两药配伍对心阳虚引起的心悸、神志失常、寐差等病证有良好效果。

本方药少力专，旨在温通心阳。有人研究，桂枝、甘草同用，对于维护心气、振奋心阳、温通血脉有特殊作用，故被广泛应用于治疗心气不足、心血瘀阻的各种心血管疾病，如心律失常、冠心病等。刘正才用本方加肉桂泡茶饮服，治疗83例心气虚的低血压。一般3～9剂，最多12剂，血压由治疗前的平均值90～80/70～50mmHg，升至治疗后的111.5/68.5mmHg，随着血压的上升，病人的自觉症状大部分消失。刘氏指出血压升到正常后宜继续服10余剂以巩固疗效。血压过低用一般剂量（三味药各10g），效果不明显者，可重用15～24g，以巩固疗效。

## 九、茯苓桂枝甘草大枣汤方

### （一）方药

茯苓半斤　桂枝四两，去皮　甘草二两，炙　大枣十五枚，擘

上四味，以甘澜水[1]一斗，先煮茯苓，减二升，内诸药，煮取三升，去滓，温服一升，日三服。

作甘澜水法：取水二斗，置大盆内，以杓扬之，水上有珠子五六千颗相逐，取用之。

【词解】

（1）甘澜水：指用杓扬过数遍之水，又名潦水。

### （二）治法

温通心阳，化气行水。

### （三）方解

本方由桂枝甘草汤加茯苓、大枣而成。茯苓用至半斤，倍重于桂枝，则组方原理，实异于桂枝甘草汤。盖以本证，心阳虚，而下焦水气蠢蠢欲动，脐下悸动不安为主，而非心悸，故必重用茯苓为君，补脾而淡渗利水，以伐肾邪。桂枝辛温通阳，合茯苓则化气行水之力更强，且能温心阳而镇阴邪；合甘草则为辛甘合化，扶助心阳，不受水气之凌乱。大枣配甘草，又能补土制水，用甘澜水者，是取其清扬之性，而不助水邪。药虽四味，配伍严谨，主以行水，辅以通阳、化气、培土，水祛阳复，则脐下悸动可愈。

【经典原文】

发汗后，其人脐下悸[(1)]者，欲作奔豚[(2)]，茯苓桂枝甘草大枣汤主之。(65)

【词解】

(1)脐下悸：指脐下有跳动感。

(2)奔豚：证候名。豚即猪。奔豚，是以猪的奔跑状态，来形容病人自觉有气从少腹上冲胸咽，痛苦异常，时发时止的证候。

【提要】　汗后心阳虚欲作奔豚的证治。

【原文分析】

本条为汗后心阳虚损，下焦之气欲上逆所致。心在上而主火，肾在下而主水，在生理条件下，在上之心火必下蛰于肾，以温摄肾水；在下之肾水必上济于心，使心火不亢。若发汗后，汗出过多，汗不如法，损伤心阳，心阳亏虚，不能镇摄肾水，水寒之气上逆，则见少腹有气上冲至心胸咽喉，时发时止。

“奔豚”证在词解中已作解释，而此证情，仅脐下跳动不安，是因水寒之气搏于脐下，欲上冲而未上冲，而无奔豚之典型证候，故“欲作奔豚”者，有别于奔豚。

【原文选注】

《医宗金鉴》：发汗后心下悸者，乃虚其心中之阳，本经自病也。今发汗后，脐下悸，欲作奔豚者，乃心阳虚，而肾水之阴邪，乘虚欲上干于心也。主以茯苓桂枝甘草大枣汤者，一以扶阳，一以补土，使水邪不致上干，则脐下之悸而安矣。(《医宗金鉴·订正仲景全书·伤寒论注·辨太阳病脉证并治中篇》)

汪苓友：发汗后者，即发汗过多之后也。脐下悸者，《条辨》云：肾乘心，汗后液虚，欲逆凌心而克之，故悸动见于脐下也。奔豚，《难经》云：肾之积名，发于少腹，上至心下，若豚状。此言奔豚，乃肾气发动，如欲作奔豚之状，非真脐下有积如豚也。《后条辨》云：肾气发动，水邪不安其位，急主之以茯苓桂枝甘草大枣汤，以益心气，伐肾邪，安中补土，水不得肆，而汗后之阳虚，可渐复矣。(《伤寒论辨证广注·辨太阳病脉证并治中》)

柯韵伯：心下悸欲按者，心气虚；脐下悸者，肾水随火上克。豚为水畜，奔则昂首疾驰，酷肖水势上干之象。然水势尚在下焦，欲作奔豚，尚未发也，当先其时而治之。(《伤寒来苏集·伤寒论注·卷一桂枝汤证下》)

【方药论选】

方有执：茯苓胜水，能伐肾脏之淫邪。桂枝走阴降肾，能御奔豚之未至。甘草益气，能补汗后之阳虚。大枣和土，能制为邪之肾水。甘澜水者，操之而使甘性纯，不令其得以助党而长祸也。(《伤寒论条辨·辨太阳病脉证并治中篇》)

《医宗金鉴》：此方即苓桂术甘汤，去白术加大枣倍茯苓也。彼治心下逆满，气上冲胸，此治脐下悸，欲作奔豚。盖以水停中焦，故用白术，水停下焦，故倍茯苓。脐下悸是邪干心也，其病由汗后而起，自不外乎桂枝之法。仍以桂枝、甘草补阳气，生心液，倍加茯苓以君之，专伐肾邪，用大枣以佐之，益培中土，以甘澜水煎，取其不助水邪也。土强自可制水，阳健则能御阴，欲作奔豚之病，自潜消而默化矣。若已作奔豚，肾阴益盛，又非此药所能治，则当从事桂枝加桂汤法矣。(《医宗金鉴·订正仲景全书·伤寒论注·辨太阳病脉证并治中篇》)

柯韵伯：君茯苓之淡渗，伐肾邪；佐桂枝之甘温，以保心气；甘草、大枣，培土制水。亢则害，承乃制矣。澜水状似奔豚，而性则柔弱，故又名劳水，用以先煮茯苓，水郁折之之法。继以煮甘药投之，是制以所畏，令一惟下趋耳。(《伤寒来苏集·伤寒论附翼·上卷茯苓桂枝甘草大枣汤》)

【临床应用】

临床多以脐下筑筑动悸，有上冲之势，胸中堵塞不畅，小便不利，或心慌失眠，情志异常，苔白滑等为辨证要点。应用范围如下：

（1）心脏神经症、神经性心悸亢进症、神经衰弱、癔症、假性癫痫证候发作、腹部大动脉瘤、应激症等神经性疾病，心慌不安，时时动悸，多疑易惊。

（2）胃痉挛、慢性胃炎、胃扩张症、幽门狭窄症、胃液分泌过多症、慢性肠狭窄症等所致腹痛、呕吐、肠蠕动亢进、振水音、肠鸣。

（3）还可用于妇科的更年期综合征。

【现代研究】

方中茯苓重用，具有利尿作用，能促钠、钾、氯等电解质排出，还有镇静、降血糖等作用。桂枝除镇静、抗惊厥、解热外，还有祛痰止咳、镇痛、促进血液流于体表、抗过敏、利尿、抑菌等作用。甘草、大枣可扶正强壮，还有抗过敏、抗菌、镇痛、解痉及机体不同体态的双向作用。大枣还有使白细胞环磷酸腺苷（cAMP）值升高的作用等。

## 十、桂枝麻黄各半汤方、桂枝二麻黄一汤方、桂枝二越婢一汤方

### （一）方药

**1. 桂枝麻黄各半汤**

桂枝一两十六铢，去皮　芍药　生姜切　甘草炙　麻黄去节，各一两　大枣四枚，擘　杏仁二十四枚，汤浸，去皮尖及两仁者

上七味，以水五升，先煮麻黄一二沸，去上沫，内诸药，煮取一升八合，去滓，温服六合。本云，桂枝汤三合，麻黄汤三合，并为六合，顿服。将息如上法。

臣亿等谨按桂枝汤方，桂枝、芍药、生姜各三两，甘草二两，大枣十二枚。麻黄汤方，麻黄酒三两，桂枝二两，甘草一两，杏仁七十个。今以算法约之，二汤各取三分之一，即得桂枝一两十六铢，芍药、生姜、甘草各一两，大枣四枚，杏仁二十三个另三分枚之一，收之得二十四个，合方。详此方乃三分之一，非各半也，宜云合半汤。

**2. 桂枝二麻黄一汤**

桂枝一两十七铢，去皮　芍药一两六铢　麻黄十六铢，去节　生姜一两六铢，切　杏仁十六个，去皮尖　甘草一两二铢，炙　大枣五枚，擘

上七味，以水五升，先煮麻黄一二沸，去上沫，内诸药，煮取二升，去滓，温服一升，日再服。本云，桂枝汤二分，麻黄汤一分，合为二升，分再服。今合为一方，将息如前法。

臣亿等谨按：桂枝汤方，桂枝、芍药、生姜各三两，甘草二两，大枣十二枚。麻黄汤方，麻黄三两，桂枝二两，甘草一两，杏仁七十个。今以算法约之，桂枝汤取十二分之五，即得桂枝、芍药、生姜各一两六铢，甘草二十铢，大枣五枚。麻黄汤取九分之二，即得麻黄十六铢，桂枝十铢三分铢之二，收之得十一铢，甘草五铢三分铢之一，收之得六铢，杏仁十五个九分枚之四，收之得十六个。二汤所取相合，即共得桂枝一两十七铢，麻黄十六铢，生姜、芍药各一两六铢，甘草一两二铢，大枣五枚，杏仁十六个，合方。

**3. 桂枝二越婢一汤**

桂枝去皮　芍药　麻黄　甘草各十八铢，炙　大枣四枚，擘　生姜一两二铢，切　石膏二十四铢，碎，绵裹

上七味，以水五升，煮麻黄一二沸，去上沫，内诸药，煮取二升，去滓，温服一升。本云：当裁为越婢汤桂枝汤合之饮一升，今合为一方，桂枝汤二分，越婢汤一分。

臣亿等谨按桂枝汤方，桂枝、芍药、生姜各三两，甘草二两，大枣十二枚。越婢汤方，麻黄二两，生姜三两，甘草二两，石膏半斤，大枣十五枚。今以算法约之，桂枝汤取四分之一，即得桂枝、芍药、生姜各十八铢，甘草十二铢，大枣三枚。越婢汤取八分之一，即得麻黄十八铢，生姜九铢，甘草六铢，石膏二十四铢，大枣一枚八分之七，弃之，二汤所取相合，即共得桂枝、芍药、甘草、麻黄各十八铢，生姜一两三铢，石膏二十铢，大枣四枚，合方。旧云桂枝三，今取四分之一，即当云桂枝二也。越婢汤方见仲景杂方中，《外台秘要》一云越脾汤。

## （二）治法

（1）辛温轻剂，小发其汗。

（2）辛温轻剂，微发其汗。

（3）辛温微汗，兼清里热。

## （三）方解

桂枝麻黄各半汤、桂枝二麻黄一汤，两方证均有表郁不解、不得汗出，非桂枝汤所能胜任，但表邪已微，或病已数日，或已经汗法，又不宜麻黄汤峻发。故两方合用，小制其剂，则解表发汗而不伤正，调和营卫而不留邪。方中白芍、甘草、大枣之酸收甘缓，配麻黄、桂枝、生姜之辛甘发散，刚柔相济，其剂量虽小，正所以发散邪气，而助正气，为发汗轻剂。

桂枝麻黄各半汤的药物组成，实际是桂枝汤与麻黄汤各取原剂量的三分之一，以直观分数约之，为1：1，故名各半汤，乃小发其汗。本方有两种煎服法：即本方煮取一升八合，温分三服；或二分分煎，再取煎液各三合相兑，一次顿服。

桂枝二麻黄一汤实为桂枝汤原剂量的十二分之五、麻黄汤剂量的九分之二，以直观分数约之，其比例是2：1，故名之。此与桂枝麻黄各半汤比较，桂枝汤量略增，麻黄汤量减少，故发汗力更小，可称微发其汗。亦有两种煎服法：即本方合煎，煮取二升，一日分两次服；或2方分煎，将2汤煎液按2：1量合成二升，分两次服，更适用于大汗之后之表郁轻证。

桂枝二越婢一汤，药物组成系桂枝汤剂量的四分之一与越婢汤剂量的八分之一相合，以直观分数约之，其比例为2：1，故名之。桂枝汤外散表邪；《金匮要略》载越婢汤由麻黄、石膏、杏仁、大枣、炙甘草等组成，为辛凉之剂，清泄里热并发越郁阳，两者合方为解表清里之轻剂。本方水煎，分两次温服。与桂枝麻黄各半汤、桂枝二麻黄一汤对比，药物多一味石膏，少一味杏仁，兼清里热之功自不待言。

【经典原文】

太阳病，得之八九日，如疟状[(1)]，发热恶寒，热多寒少，其人不呕，清便欲自可[(2)]，一日二三度发。脉微缓[(3)]者，为欲愈也；脉微而恶寒者，此阴阳俱虚[(4)]，不可更发汗、更下、更吐也；面色反有热色[(5)]者，未欲解也，以其不得小汗出，身必痒，宜桂枝麻黄各半汤。（23）

服桂枝汤，大汗出，脉洪大者，与桂枝汤，如前法。若形似疟，一日再发[(6)]者，汗出必解，宜桂枝二麻黄一汤。（25）

太阳病，发热恶寒，热多寒少。脉微弱者，此无阳[(7)]也，不可发汗。宜桂枝二越婢一汤。（27）

【词解】

（1）如疟状：指寒热发作的情况好像疟疾一样。

（2）清便欲自可：清，同圊，厕所之古名。此处作动词用，即排便之意。欲，接近或将近之意。自可，如常之意。清便欲自可，就是大小便接近正常。

（3）脉微缓：就是不洪不紧而柔和的意思。

（4）阴阳俱虚：此处的阴阳指表里而言。阴阳俱虚，即表里俱虚。

（5）热色：就是发热时潮红的脸色。

（6）一日再发：一天发作两次。

（7）无阳：指阳气虚。

【提要】 太阳病轻证三种不同证候的辨治。

【原文分析】

太阳病轻证有三种不同情况：桂枝麻黄各半汤证，太阳病得之八九日，如疟疾，发热恶寒，热多寒少，面赤，身痒一日二三度发。病因病机是日久邪微，表郁不解，治宜小发其汗，方用桂枝麻黄各半汤。桂枝二麻黄一汤证乃服桂枝汤发汗后，发热恶寒，热多寒少，形似疟，一日再发。病因病机是表郁邪微，表郁较轻，治宜微发其汗，方用桂枝二麻黄一汤。桂枝二越婢一汤证的主证是太阳病，发热恶寒，热多寒少。病因病机是表邪微郁，兼有里热，治宜微发其汗，兼清里热，方用桂枝二越婢一汤。

第23条从内容来看，可以分为两段四节。

从“太阳病”至“一日二三度发”，为第一段，也是第一节，论太阳病微邪郁表的主要症状表现，“太阳病，得之八九日”，说明病程较长；“发热恶寒”，说明病仍在表；“热多寒少”，说明邪势不盛；“如疟状”“一日二三度发”，是正气驱邪而数与邪争，“如疟状”则非为疟。“其人不呕，清便欲自可”，则是作为鉴别要点提出，不呕则说明虽如疟状，但不是少阳病，大小便正常，则排除了阳明病，是知热多寒少并非邪欲内传。综上分析，是知病程虽长，而病仍在太阳，且邪不太盛，即所谓“微邪郁表”之证。

从“脉微缓者”至“宜桂枝麻黄各半汤”为第二段，分为三节，分述了微邪郁表的三种不同转归及其证治。“脉微缓者，为欲愈也”，为第二节，即第一种转归。微为邪气已衰，缓为正气将复，脉证合参，这是正气胜邪，病势将愈的征兆，故曰“为欲愈也”。“脉微而恶寒者……不可更发汗、更下、更吐也”，为第三节，即第二种转归。脉见微弱无力，证由原来的热多寒少变为恶寒较甚，是时当然不可能是欲愈，脉微为里虚，恶寒为表虚，表里俱虚，即所谓“阴阳俱虚”，其治疗也就不能再用汗、吐、下之法了，对于其治疗王肯堂谓“宜温之”，尤在泾谓“当与温养，如新加汤之例”，可供参考。“面色反有热色者……宜桂枝麻黄各半汤”，为第四节，即第三种转归。“面有热色”是望诊所得，说明表证尚未解除，询问其由，病人连轻微的出汗都没有，且有身痒之表现，结合原有脉证，仍是微邪郁表而不得外解，其治疗仍当用汗法，但邪微又不能峻汗，即非麻黄汤所宜，但表郁又非桂枝汤所能胜任，是以仲景合两方为一方，并减少剂量（只有原方剂量的三分之一），以助正达邪，小发其汗。

本条有夹叙的笔法，即在“面色反有热色者”“身必痒”证候之间，仲景夹叙该证的病因和对其结局的判断，应予注意。

第25条论述服桂枝汤不如法，两种不同情况的证治。

“服桂枝汤，大汗出”是说太阳中风证用桂枝汤治疗，但由于服药方法不当，以致大汗出。论中第12条云“不可令如水流离，病必不除”。本条举“病必不除”可能发生的两种情况，阐述其辨证论治。

“脉洪大者，与桂枝汤，如前法”是可能发生的第一种情况。根据“证不变，治亦不变”的论治原则，既然仍“与桂枝汤，如前法”，是知其证仍是太阳中风证，只是脉变洪大，除其别无汗出津伤及化热传里之证，其脉洪大乃是由于大汗出以致阳气浮盛于外的缘故，其治虽仍与桂枝汤，但一定要按照服用桂枝汤的调护方法，故仲景再次强调“如前法”。但是，从临床辨证角度分析，症见脉洪大，首先必须排除大汗伤津而化热内传阳明之证，是以仲景紧接于第26条云：“服桂枝汤，大汗出后，大烦渴不解，脉洪大者，白虎加人参汤主之。”两条连类而及，寓有据证辨证之意，即大汗出，脉洪大的同时，见有大烦渴不解，就是大汗伤津而化热内传而成阳明热证，且“大烦渴不解”提示津气损伤较甚，故以白虎加人参汤主之而清热生津。此桂枝汤证与白虎加人参汤证虽都可见于大汗出后，都可见脉洪大，但其病机性质则完全相反，一个属表属寒，一个属里属热，若辨证不清，的确有毫厘千里之误，示人必须精于辨证、详于辨证。同时亦示人在辨证中要知常达变，即脉浮缓是桂枝汤证之常，脉洪大是桂枝汤证之变；同样，白虎加人参汤可见有脉洪大，是其常，但脉洪大非白虎加人参汤证所独有，白虎加人参汤证亦非皆见脉洪大，这都是脉洪大及白虎加人参汤证之变。

“若形似疟，一日再发者”则是大汗出后可能发生的又一种情况。大汗出后，肌腠复闭，正邪相争，以致出现寒热如疟，一日发作两次。“形似疟”则说明实际不是疟，乃是微邪郁表，正气欲驱邪外出而不能，是时治疗仍须汗解，故曰“汗出必解”，但已经大汗，且表闭较轻，与第23条桂枝麻黄各半汤证始终未汗不同，只须微微发汗，因而不用桂枝麻黄各半汤，而用桂枝二麻黄一汤。桂枝麻黄各半汤与桂桂二麻黄一汤，法虽同而方则异，药虽同而量则异，体现了仲景立法组方遣药之严谨，极有分寸。

第27条论太阳病微邪郁表兼里热的证治。

本条为倒装文法，“宜桂枝二越婢一汤”句当接在“热多寒少”句后，“脉微弱者，此无阳也，不可发汗”当接在“宜桂枝二越婢一汤”句后，是论桂枝二越婢一汤之禁例。如此，本条当从“太阳病，发热恶寒，热多寒少，宜桂枝二越婢一汤；脉微弱者，此无阳也，不可发汗”来理解。

本条叙证太简，当用以方测证的方法来进行分析，从“太阳病，发热恶寒，热多寒少”来看，与第23条“太阳病，得之八九日，如疟状，发热恶寒，热多寒少”相似，“发热恶寒，热多寒少”亦可从微邪郁表作释，亦可以小汗解表。但仲景不用桂麻各半汤，也不用桂枝二麻黄一汤，却用桂枝二越婢一汤，越婢汤出于《金匮要略·水气病脉证并治第十四》，谓：“风水，恶风，一身悉肿，脉浮，不渴，续自汗出，无大热，越婢汤主之。”越婢汤由麻黄、石膏、生姜、甘草、大枣组成，是治风水夹热之证，是证之“不渴”尤在泾及丹波无简都认为应是“而渴”，有的亦以“而渴”作释，指出“脉浮而且口渴的（条文‘不渴’，应作‘而渴’），是风邪已有化热之机……但风水相搏之证，虽汗出而表证不解，外无大热而郁热仍在。此时治疗，宜用越婢汤发越阳气，散水清热”。从越婢汤之治，是知桂枝二越婢一汤证当属风寒之邪郁表，而内有轻度郁热，其证亦当有轻度口渴、心烦之证，故用桂枝汤与越婢汤按2：1合方，微汗解表兼清里热。

是证风寒郁表而兼郁热，与大青龙汤证同，但证情有轻重之异，大青龙汤证风寒郁表重而所兼郁热也较重，桂枝二越婢一汤证风寒郁表轻，俗称“微邪郁表”，其所兼郁热亦轻。

是证与桂枝麻黄各半汤证、桂枝二麻黄一汤证同属微邪郁表之证，但其证治仍有轻重和是否兼郁热之异，当善于鉴别。

至于“脉微弱者，此无阳也，不可发汗”则是示人以脉证合参，若见脉象微而弱，提示阳气大虚，即所谓“此无阳也”，是时当禁用发汗，故云“不可发汗”，即便桂枝二越婢一汤微汗之剂亦在所禁。大青龙汤证条文中“若脉微弱，汗出恶风者，不可服之，服之则厥逆，筋惕肉瞤，此为逆也”亦可作此佐证。

上述三条对比：三证均有表郁不解的病机，均有发热恶寒，热多寒少，或呈阵发性之特点，治疗上均有辛温轻剂之桂枝汤成分，但桂枝麻黄各半汤由麻黄、桂枝剂量的各三分之一组成，为发汗轻剂，适用于表郁轻证之略重者，桂枝麻黄一汤，其量更小，为发汗微剂，适用于表郁轻证之轻者；桂枝二越婢一汤其量亦轻然可兼清里热，为解表清里之轻剂。

【原文选注】

成无己：发热恶寒，而热多寒少，为阳气进，而邪气少也。里不和者呕而利，今不呕，清便自调者，里和也。寒热……日二三发者，邪气微也……今日数多而脉微缓者，是邪气微缓也，故云欲愈。脉微而恶寒者，表里俱虚也；阳，表也，阴，里也，脉微为里虚，恶寒为表虚，以表里俱虚，故不可更发汗更下更吐也。阴阳俱虚，则面色青白，反有热色者，表未解也，热色，为赤色也，得小汗则和，不得汗则不得邪气外散皮肤，而为痒也，与桂枝麻黄各半汤，小发其汗，以除表邪。（《注解伤寒论·辨太阳病脉证并治法上》）

王肯堂：首一节至寒少止，为自初至今之证。下文皆拟病防变之词，当分着三截看：至欲愈也，是不须治；至吐也，是宜温之；至末是小汗之。麻黄发，桂枝止，一发一止，则汗不得大出矣。（《证治准绳·伤寒·太阳病》）

尤在泾：病在太阳，至八九日之久，而不传他经，其表邪本微可知。不呕，清便欲自可，则里未受邪可知。病如疟状，非真是疟，亦非传少阳也，乃正气内胜，数与邪争故也。至热多寒少，一日二三度发，则邪气不胜而将退舍矣。更审其脉而参验之，若得微缓，则欲愈之象也；若脉微而恶寒者，此阴阳俱虚，当与温养，如新加汤之例，而发汗吐下，均在所禁矣；若面色反有热色也，邪气欲从表出，如面色缘缘正赤，阳气怫郁在表，当解之、熏之之类也。身痒者，邪盛而攻走经筋则痛，邪微而游行皮肤则痒也。夫既不得汗出，则非桂枝所能解，而邪气又微，亦非麻黄所可发，故合两方为一方，变大制为小制，桂枝所以为汗液之地，麻黄所以为发散之用，且不使药过病，以伤其正也。（《伤寒贯珠集·太阳篇上》）

刘渡舟：中风表虚用桂枝，伤寒表实用麻黄，这是一定之法。中风表虚禁麻黄，伤寒表实禁桂枝，这是常规禁忌。但法有定法，病无定证，临证若见小邪怫郁，单用桂枝非宜，病证日久，单用麻黄又恐伤正，则灵活变通，合二方于一，创小汗法，立小汗方，在发汗与解肌之间又立一门户，实是随证治之典范，颇能启迪后学。（《伤寒论讲解·辨太阳病脉证并治上第五》）

熊曼琪：本方为桂枝汤与麻黄汤1比1用量的合方。实为二方各取三分之一药量的合煎，或取二方各三合煎液合并顿服。汤方发汗之力较桂枝汤稍大，较麻黄汤缓和，是为发汗轻剂，解表而不伤正。（《高等中医院校教学参考丛书·伤寒论·辨太阳病脉证并治》）

《医宗金鉴》：服桂枝汤，大汗出，病不解，脉洪大。若烦渴者，则为表邪已入阳明，是白虎汤证也。今脉虽洪大而不烦渴，则为表邪仍在太阳，当更与桂枝汤如前法也。服汤不解，若形似疟，日再发者，虽属轻邪，然终是风寒所持，非汗出必不得解，故宜桂枝二麻黄一汤，小发营卫之汗，其不用桂枝麻黄各半汤者，盖因大汗已出也。（《医宗金鉴·订正仲景全书·伤寒论注·辨太阳病脉证并治下篇》）

尤在泾：服桂枝汤，汗虽大出而邪不去，所谓如水淋漓，病必不除也。若脉洪大，则邪犹甚，故宜更与桂枝取汗。如前法者，如啜热稀粥，温覆取汗之法也。若其人病形如疟，而一日再发，则正气内盛，邪气欲退之徵，设得汗出，其邪必从其表解，然非重剂所可发者，桂枝二麻黄一汤以助正而兼散邪，而又约小其剂，乃太阳发汗之轻剂也。（《伤寒贯珠集·太阳篇上》）

张路玉：详此方与各半药品不殊，惟铢分稍异，而证治攸分，可见仲景于差多差少之间，分毫不苟也。（《伤寒缵论·太阳下篇》）

刘渡舟：服桂枝汤，大汗出，脉洪大，极易使人误作阳明里热，是否邪已入里，还当观其证候，脉虽变而表证未变，则邪并未入里，此时如过早使用寒凉清里之法，则常可遏郁太阳风寒而成坏证。由此提示，临证当脉证合参，不可偏执一端……桂枝二麻黄一汤证与桂枝麻黄各半汤证皆为小邪怫郁不解，也皆有寒热阵作如疟和身痒等症，只是前者一日再发，后者一日二三度发，则示邪有微、甚之异，用药也有轻、重之分。仲景辨证细致入微，用药分铢权衡，法与证符，药与法合的严谨精神，于此可见一斑。（《伤寒论讲解·辨太阳病脉证并治上第五》）

熊曼琪：本条指出的两种转归，分别以"脉洪大者""形似疟，一日再发者"代表之，此举为要例之意，并非只见一种脉证，此即所谓以症代证的笔法。（《高等中医院校教学参考丛书·伤寒论·辨太阳病脉证并治》）

章虚谷：此条经文，宜作两截看，"宜桂枝二越婢一汤"句，是接"热多寒少"句来，今为煞句，是汉文兜转法也。若脉微弱，此无阳也，何得再行发汗？仲景所发禁示人曰，不可发汗，宜作煞句读。经文了了，毫无纷论矣。（《伤寒论本旨·太阳篇》）

刘渡舟：发热恶寒并见，热多寒少，是表寒部分化热，阳热偏盛所致，未言阵作如疟，故与23条正邪相争，阳盛邪少之热多寒少，阵发如疟的病机有所不同。"脉微弱"是脉较"浮紧"、"阴阳俱紧"微微有所变弱变缓，这正是寒邪渐渐化热之证，所发说"此无阳也，不可发汗"。"无阳"非亡阳，当指太阳伤寒表实证已罢而言，本论153条有"无阳则阴独"语，成无己注为"表证罢为无阳"既然伤寒表实证已罢，"不可发汗"，即不可用麻黄汤辛温发汗。许多注家将"脉微弱者，此无阳也，不可发汗"作夹注看，解为脉既微且弱，这是亡阳之证，不可发汗。而"发热恶寒，热多寒少"者，则宜桂枝二越婢一汤。这一看法虽亦可通，但亡阳与本条所论表郁生热证治似无关系，故其解亦难尽如人意。又：桂枝二越婢一汤，是在辛温药物麻、桂之中加入辛寒之石膏而成，使全方成辛凉之剂，辛以透表，凉以解热，从而便开辛凉清解一大法门，当属辛凉解表法之鼻祖。不仅可用于伤寒表郁化热之证，而且后世也有人用于治温病初起，将其与桑菊饮、银翘散之类相提并论。（《伤寒论讲解·辨太阳病脉证并治上第五》）

陈亦人：本证是太阳表证迁延时日，因循失汗，以致邪郁不解，形成外寒内热的证候。其病理机转与大青龙汤证相同，脉微弱为无阳，不可发汗，与脉微弱不可服大青龙汤的禁例亦同，仅病势较轻而已。由于叙证简略，在理解上有一定困难，但是只要能前后互参，还是有绪可寻的。既云太阳病，自当具有脉浮、头项强痛等证；从热多寒少，还当有烦渴等热象；从脉微弱不可发汗的对面来看，则脉当浮大有力，这样就可对本证有较全面的认识。所谓脉微弱者，此无阳也，乃是倒装文法，无阳即阳虚的意思，脉上既然已露出阳虚征兆，当然不可使用汗法以发其汗了。多数注家认为不可发汗是指桂麻等辛温之剂，正宜桂枝二麻黄一汤。也有主张桂二越一汤是辛凉解表的轻剂。但从方中的药味来看，大多数属于温热性质，仅有一味用量只有二十四铢的石膏是寒性药，竟说成变辛温为辛凉，这是不切实际的。（《伤寒论译释·辨太阳病脉证并治上》）

熊曼琪：本证与原文23条桂枝麻黄各半汤证、25条桂枝二麻黄一汤证对比：三证均有表郁不解的病机，均有发热恶寒、热多寒少，呈阵发性之特点。在治疗上，用方均有辛温轻剂的桂枝汤成分。但本证兼有口渴、心烦等证，兼有轻度里热病机，治疗当兼清里热，方中使用生石膏，应注意分辨。（《高等中医院校教学参考丛书·伤寒论·辨太阳病脉证并治》）

【方药论选】

许宏：桂枝汤治表虚，麻黄汤治表实，二者均曰解表，霄壤之异也。此二方，合用之者，乃解其表不虚不实者也（指桂枝麻黄各半汤，笔者注）。（《金镜内台方议·卷一》）

方有执：名虽越婢之辅桂枝，实则桂枝麻黄之合剂，乃大青龙以芍药易杏仁之变制耳，去杏仁者，恶其从阳而主气也，用芍药者，以其走阴而酸收也，以此易彼而曰桂枝二，则主之以不发汗可知，而越婢一者，乃麻黄石膏之二物，则是寓微发于不发之中也。亦可识也（指桂枝二越婢一汤，笔者注）。（《伤寒论条辨·辨太阳病脉证并治下》）

《医宗金鉴》：桂枝二麻黄一汤，治形如疟，日再发者，汗出必解，而无热多寒少，故不用石膏之凉也。桂枝麻黄各半汤，治如疟状，热多寒少，而不用石膏，更倍麻黄者，以其面有怫郁热色，身有皮肤作痒，是知热不向里而向表，令得小汗，以顺其势，表邪寒少，肌里热多，故用石膏之凉，佐麻桂以和荣卫，非发荣卫也。今人一见麻桂，不问轻重，亦不问温复与不温复，取汗与不取汗，总不敢用，皆因未究仲景之旨。（《医宗金鉴·订正仲景全书·伤寒论注·辨太阳病脉证并治下》）

周扬俊：风寒两受，即所感或轻，而邪之郁于肌表者，岂得自散，故面热身痒之由来也，于是立各半汤减去分两，使之小汗，岂非以邪微而正亦衰乎（指桂枝麻黄各半汤，笔者注）。（《伤寒论三·太阳下篇》）

柯韵伯：此因未经发汗，而病已日久，故于二汤各取三合，并为六合，顿服而解之。两汤相合，泾渭分明……犹水陆之师，各有节制，两军相为表里，异道夹攻也。（《伤寒来苏集·伤寒附翼·太阳方总论》）

……若其人热多寒少，面色缘缘正赤者，是阳气在表而不得越，当汗不汗，其身必痒，汗出不彻，未欲解也，可小发汗，故将桂枝麻黄汤，各取三分之一，合为半服而与之。所以然者，以八九日来，正气已虚，邪犹未解，不可更汗，又不可不汗，此和解法耳（指桂枝麻黄各半汤，笔者注）。（《伤寒来苏集·伤寒论注·麻黄汤证下》）

王晋三：桂枝铢两多，麻黄铢数少，即啜粥助汗之变法。桂枝减用四分之二，麻黄汤减用四分之一，则固表护阴为主，而以发汗为复，假麻黄开发血脉精气，助桂枝汤于卫分作微汗耳。第十六铢麻黄，不能胜一两十七铢桂枝、一两六铢白芍，则发汗之力太微，故又先煮麻黄为之向导，而以桂芍袭其后也（指桂枝二麻黄一汤，笔者注）。（《绛雪园古方选注·汗剂》）

【临床应用】

（1）后世医家对本方的应用

1）《类聚方广义》载：痘疮热气如灼，表郁而见点难，或见点稠密而风疹交出，或痘迟不起胀，喘咳咽痛者，宜桂枝麻黄各半汤。风湿病初起，寒热时作，肢体痛重或挛痛，或走注肿起者，以桂枝二越婢一汤发汗后，可与加术附汤（即越婢汤加术附），兼用应钟散（大黄、川芎）、蕤宾丸（甘遂、芒硝、芫花、吴茱萸，本名太平丸）。

2）《方函口诀》：桂枝麻黄各半汤，可活用于外邪之坏证、类疟勿论已。其他发风疹而痒痛者，宜之。一男子，风邪后，腹痛不止，医作疝治，其痛益剧，服此方发汗，脱然而愈。

3）《方极》载：桂枝麻黄各半汤治桂枝汤麻黄汤二方证相半者。桂枝二麻黄一汤治桂枝汤证多，麻黄汤证少者。桂枝二越婢一汤治桂枝汤证多，越婢汤证少者。雉间焕云：肢挛急而上冲者主之。

4）《本事方》载：桂枝麻黄各半汤治邪微表郁，营卫不和之伤寒身热，头痛无汗证。

5）《尾台榕堂类聚方广义》载：疟疾热多寒少，肢体惰痛者五七发后，择桂枝二麻黄一汤，桂枝麻黄各半汤，先其时温覆大发其汗，则一汗而愈。若渴者宜桂枝二越婢一汤。二方皆载疟之良剂。

6）《吴鞠通医案》载："头痛恶寒，脉紧，言謇，肢冷，舌淡，太阳中风，虽系春季天气，早间阴晦雨气甚寒者，予桂枝二麻黄一汤法。"

（2）现代应用

1）《伤寒论译释》载：桂枝麻黄各半汤治外感风寒延日较久，正气略虚，表郁无汗者，荨麻疹属于风寒证者[1]。

2）据33例病案统计，桂枝麻黄各半汤主治皮肤病，如荨麻疹、湿疹及急性扁桃体炎。中医病证中的皮肤瘙痒症、感冒、风疹、产后发热、疟疾、水痘。症见瘙痒、发热恶寒，丘疹、舌淡苔薄白、脉浮者。关氏等对9例临床病案统计表明，桂枝二越婢一汤可用于伤寒夹燥、慢性风湿性关节炎及慢性肾炎三种中西医疾病[2]。（《伤寒论方证证治准绳》）

3）桂枝麻黄各半汤治疗慢性非特异性溃疡性结肠炎、血管神经性头痛、全身性瘙痒症、月经期浮肿[3]。

4）据报道桂枝麻黄各半汤运用于内科疾病，如感冒、无汗证、内分泌功能紊乱等；外科疾病如面部瘙痒、荨麻疹。桂枝二麻黄一汤运用于感冒、哮喘、风水、雷诺病等内科疾病及顽固性荨麻疹。桂枝二越婢一汤运用于感冒、急性肾炎等内科疾病，以及小儿急性肾炎均获效验[4]。

（3）医案选录

1）太阳伤寒兼正虚：许叔微治一人病伤寒，身热头痛无汗，大便不通，已四五日。许讯之，见医者治人黄、朴硝等欲下之。许曰：子姑少待，予为视之。脉浮缓，卧密室中，自称甚恶风。许曰：表证如此，虽大便不通数日，腹又不胀，别无所苦，何遽便下？大抵仲景法，须表证罢，方可下，不尔，邪乘虚入，不为结胸，必为热利也。作桂麻各半汤与之，继之以小柴胡，漐漐汗出，大便亦通而解。按：本案既有表证，又有大便不通，似乎表里证同具，实际重点是表证。身热头痛无汗恶风，都是麻黄证，惟脉不浮紧而是浮缓，这表明正气较弱，邪势不甚，所以未用麻黄汤，而用桂麻各半汤，得汗之后而转用小柴胡汤，而告病愈，充分体现了辨证论治的原则与随证选方的灵活性。（《本事方》）

2）面部瘙痒：金道学介绍：一女性病人，忽觉恶寒、无汗、身痛、头昏如蒙，面部瘙痒如虫行已3周。曾屡用中西药治疗无效。诊见全身恶风，遇风则肢体冷痛，痛无定处，周身闷热如蒸，但体温不高，无汗，口中自和，纳食较差，白带清稀量多，无腥臭味，经行正常，二便自调，舌质淡红，苔薄白多津，脉浮细。此由风寒袭表，卫阳郁遏，寒凝经脉所致。处方：麻黄、杏仁、甘草、白芍各7g，桂枝12g，生姜2片，大枣4枚，制川乌9g。煎服2剂，诸症皆除。唯觉腰部微痛，白带仍多，嗣以金匮肾气丸调理半个月而愈。［新中医，1987，（1）：45］

3）寒热如疟：李某，43岁，门诊号13960，1963年4月10日初诊。恶寒战栗，热后汗出身凉，日发一次，连续3日。伴见头痛，肢楚，腰痛，咳嗽痰少，食欲不振，二便自调，脉浮紧，舌苔白浮而滑。治宜辛温解表轻剂桂枝二麻黄一汤。处方：桂枝9g，白芍9g，杏仁6g，炙甘草6g，生姜6g，麻黄4.5g，大枣3枚。4月13日复诊：前药服后，寒热已除，诸症悉减。现惟心悸少气，咋起腹中微痛而喜按，大便正常，脉转弦缓。此因外邪初解，营血不足，气滞使然，遂予小建中汤，服1剂安。按：是证寒热如疟，且体质营血不足，治以桂二麻一汤微发其汗而病解，继以小建中汤收功，是药随证变，随证治之之范例。（俞长荣《伤寒论汇要分析》1964，福州：福建人民出版社：70）

4）哮喘：孙浩介绍：一女性病人，平素嗜烟，常咳嗽多痰。近3日因感受风寒，恶寒发热，体温38.5℃，全身如浸冷水中，虽重被暖壶不温，呼吸急促，不能平卧，两肺满布哮鸣音。面色白，唇色微绀，爪甲轻度青紫。咳嗽痰鸣，喉中有水鸡声。咳吐白沫及清稀痰涎，量多，一昼夜约500毫升。喜热饮，但饮不多。苔白厚，脉浮紧。辨证属外邪引动伏饮，肺失宣肃，气道不利。治宜宣肺利气，温阳化饮。处方：桂枝、茯苓各12g，炙麻黄6g，煨白芍、炒杏仁、制半夏各9g，橘红、甘草各4.5g，红枣3枚，干姜3g。煎服上药4剂，恶寒已罢，体温正常，喘平，咳嗽不甚。改予六君子加姜枣，水煎服，连服10日后体质较健，咳痰逐日稀疏。［浙江中医杂志，1986；（11）：519］

5）感冒日久：刘某，女，10岁。深秋受感，拖至初冬不解，发热恶寒，每日发作数次。脉浮无力，舌质红，有薄白苔。问其二便正常，饮食尚可。辨为风寒表邪不解，寒将化热而游离于表里之间的轻证。为疏：麻黄3g、桂枝3g、芍药3g、炙甘草3g、生姜3g、大枣4枚、生石膏6g、玉竹3g。共服2剂，得微汗而解。（《新编伤寒论类方》）

【按语】

桂枝麻黄各半汤、桂枝二麻黄一汤及桂枝二越婢一汤专为太阳病表郁轻证而设。审证关键在于病延日久，正气略虚，表邪微郁，宜汗又不宜峻汗者，根据证情轻重不同及有无兼证，分为小汗、微汗、微汗兼清里热。临床多用于感冒、流行性感冒、产后发热及外感热病表邪稽留尚久者；由于桂麻各半汤主治证有面赤身痒，根据方证相应关系，师法经方运用原理，故桂麻各半及桂二麻一汤又运用于荨麻疹面部瘙痒、无汗证等皮肤科疾病。受越婢汤发越脾水思路启迪，桂二越婢一汤在内科、儿科被运用于急性肾炎、风湿痹痛初起兼有口渴、心烦、舌红苔黄等里热证者。

以上三方均为合方，仲景首创经方叠加模式，为后人进一步拓展经方运用领域提供了思路。

【现代研究】

桂枝麻黄各半汤对中枢神经系统有双相调节作用（麻黄、生姜兴奋中枢神经，而白芍则有抵制中枢神经作用），对胃肠道分泌也有双相调节作用，除可以加强血液循环、解热、镇痛、利尿、抗过敏反应等外，尚有抑菌、镇咳、抗病毒、调节免疫功能等作用。

桂枝二麻黄一汤作用偏重于调和营卫，兼以发表散寒，因而突出了桂枝汤的部分疗效。据丁培植［中西医结合杂志，1987，（1）：60］报道，研究桂枝、麻黄均有抗过敏、扩张支气管平滑肌、促进末梢循环及抗补体剂、阻止抗原抗体结合、抑制肥大细胞脱颗粒等作用。甘草通过纠正细胞内脱水而发挥止咳作用。白芍尚有驱瘀血而改善血行作用。其余的解热、镇痛、利尿、抗菌、中枢神经双相调节作用同桂枝麻黄各半汤证。

桂枝二越婢一汤为复方组成，其药理由桂枝汤与越婢汤综合组成。方中桂枝汤部分同前。此之越婢主要体现在麻黄与石膏的配伍上（取辛凉之性）。

李仪奎等（《中药药理学》上海科技出版社，1986年1月版，上海发行，29～60）报道麻黄中的麻黄碱对中枢神经系统有兴奋作用，可提高心率，对支气管平滑肌有松弛作用，有提高代谢率、发汗、抗过敏、升血糖等作用。伪麻黄碱有利尿作用，中浓度可使支气管收缩。浓度液因能麻痹肌肉，也能使支气管肌松弛；而稀释液能兴奋交感神经而使支气管扩张。

麻黄定能降低血压，使离体豚鼠子宫的收缩与离体兔肠的蠕动增加，且略兴奋呼吸。在煎剂中，此成分可适当削弱麻黄碱的升压作用。另外，麻黄的挥发油有发汗作用，对中枢的抑制作用，可为麻黄碱的中枢兴奋作用所拮抗。在体外，对流感病毒有强大的抑制作用。

生石膏药理主要有对内毒素引起的发热有明显解热作用，而无抑菌及抗病毒作用。石膏的Hank液能增强家兔肺泡巨噬细胞对白色葡萄球菌及胶体金的吞噬能力，并能促进吞噬细胞成熟（与石膏含$Ca^{2+}$相关）。

石膏可以协调人参、知母对降血糖的拮抗作用。小量石膏有强心作用，大剂则呈抑制作用。石膏能缩短血凝时间，促进胆汁排泄，并有利尿作用。对于实验性骨损，石膏糊充填，可使血钙升高，骨缺损愈合加速。胆汁可能加速石膏中钙的吸收，且石膏中钙在肠中的透过率，比其他钙盐高。本品毒性小，每剂达250g也未见明显副作用。

## 参考文献

［1］陈亦人．伤寒论译释．第3版．上海：上海科技出版社，1992: 360
［2］陆云平，关庆增．伤寒论古今研究．沈阳：辽宁科技出版社，1994: 931, 939
［3］杨昶，曾秀池．麻桂各半汤之临床应用．江苏中医，1991, (10): 18
［4］李嘉璞，吴修符，姚秀琴．伤寒论临床辨略．济南：山东科技出版社，1995: 114 ~ 120

# 十一、桂枝去桂加茯苓白术汤方

## （一）方药

芍药三两　甘草二两　生姜切　白术　茯苓各三两　大枣十枚，擘

上六味，以水八升，煮取三升，去滓，温服一升，小便利则愈。本云，桂枝汤今去桂枝，加茯苓、白术。

## （二）治法

健脾利水，宣通气化。

## （三）方解

本方即桂枝汤去桂枝，加茯苓、白术而成，所以去桂枝者，表邪已解，因汗下之后恐津液有伤，且方中芍药、甘草酸甘相伍可以益阴，生姜、大枣调和营卫，茯苓、白术健脾行水以利小便，本方重在利小便，俾小便利则阳气通，不通阳而通阳也。诸证皆可随之而解。

方后注云："小便利则愈"，说明服药之后的反应，关键在于小便通利，若小便通利，水饮得去，诸恙得除，故知气能行水，水亦能化气也。

【经典原文】

服桂枝汤，或下之，仍头颈强痛，翕翕发热，无汗，心下满微痛，小便不利者，桂枝去桂加茯苓白术汤主之。（28）

【提要】　论水气内停兼太阳经气不利的证治。

【原文分析】

桂枝去桂枝加茯苓白术汤证的主证是心下满微痛，小便不利，兼见头项强痛，翕翕发热，无汗。病因病机是水气内停，太阳经气不利，治法是健脾利水，宣通气化，方用桂枝去桂加茯苓白术汤。

本条历来争议很大，尤其自《医宗金鉴》提出"去桂"应当是"去芍药"之后，纷云难解。清代钱潢对本条所述之证以"桂枝去桂加茯白术汤主之"的真实性表示怀疑，他说："治之以桂枝去桂加茯苓白术汤，未详其义，恐是后人传写之误，未可知也。即或用之，恐亦未能必效也""仲景立法，岂方不对证，而能为后世训乎，余窃疑之，大约是历年久远，后人舛误所致，非仲景本来所系原方，近代名家，悉遵成氏之训，俱强解以合其说，谓用之而诸症悉愈，吾不信也"。（钱潢《伤寒溯源集》卷之四，上海：上海科学技术出版社，1959）

实质上，本条原文是记叙仲景对本证的治疗过程，它反映的是仲景的临床思路。从文字表述上看，具有医案性质，是治疗过程的如实纪录，清楚地表述了治疗的先后顺序，并对治疗前后的症状进行了对比。方后注中的"小便利则愈"，是治疗后的记述，它记录了治疗后的病情变化，包含有讨论和总结病情之意。

从文字表述形式上看，整个治疗过程既有正确的治疗，也有误诊或误治。仲景对疾病的诊断和治疗过程也是一个不断修正诊断、调整治法，不断总结经验、教训的过程。"仍头项强痛，翕翕发热，无汗，心下满微痛，小便不利"中的"仍"字，可以看出，这些症状在服桂枝汤之前就

已经存在。那么，是否说服桂枝汤之前与服桂枝汤之后的两组症状完全相同呢？实际上是有本质区别的。条文所述之证为什么一开始仲景治以桂枝汤？难道仅仅是因为“头项强痛”和“翕翕发热”这组症状吗？如果与第12条相对照，从中我们可以领悟，本条在服用桂枝汤之前，有一个具有特别意义且极为重要的症状——恶寒。在《伤寒论》中，恶寒对诊断表证具有决定性的意义。对本条来说，正是因为“恶寒”这个极重要的症状被忽略，才导致了800多年来的无端纷争，以致谬误流传。本条首言服桂枝汤，其后仍头项强痛、翕翕发热等，没有“恶寒”这一症状，这不是偶然的或仲景的疏漏，而是因为服用桂枝汤之后表证已解，恶寒症状已经消失了。

由此可见，本条所述，初始服用桂枝汤之前的证，既有发热、恶寒、头项强痛的表证，又有心下满、微痛、小便不利之里证，这是一个太阳中风兼心下有水气之证。按本论所遵循的原则，表兼里实者，当先解表，后攻里，解表宜桂枝汤。本条所述，服桂枝汤之后，不再恶寒，说明表证已解，此时之证当属“表解里未和”。而“心下满微痛，小便不利”虽属里证，但属于什么性质最初尚不甚清晰。按先解表后攻里的原则，因症见“心下满微痛”而用下法，但下后诸症仍在，说明治不得法，属于误治。遵循第16条所论“观其脉证，知犯何逆，随证治之”的原则，调整思路，认识到此时之证是水饮内停。服桂枝汤以后，已不再恶寒，说明其表已解；而其仍“头项强痛，翕翕发热”则已不属表邪所为，而是水饮阻遏，气机失调所致。“翕翕发热”不可误为桂枝汤证的专有症状，如第192条阳明病奄然发狂，“翕翕如有热状”；《金匮要略·五脏风寒积聚病脉证并治第十一》之心中风、脾中风，其发热亦均作“翕翕然”等。

水饮内停，心下有水气，气机不利，故心下满、微痛；水不化气，故小便不利；水饮凝结，阳气郁遏，故症见翕翕发热；阳郁不达，津凝不布，经脉失养不和，故头项强痛。对此，仲景在此前所运用的桂枝汤的基础上进行药物调整，加减斟酌，去解肌发汗之桂枝，加用主治心下结痛、利小便、开胸腑的茯苓（见《神农本草经》《名医别录》）和消痰水、除心下急满之白术（见《名医别录》），服汤后，小便得利，水饮去则病愈。

桂枝去桂加茯苓白术汤的命名具有特点，桂枝汤去了桂枝而仍以桂枝命名，这也是一些注家主张本方去芍药的论据之一。即既去桂枝，又何以桂枝命名？实际上，去桂枝仍以桂枝命方者，在今本仲景书中尚有两处，惜未引起注家们的注意。

一是本论第174条之证，先以桂枝附子汤主之，若其人大便硬，小便自利者，去桂加白术汤主之。这里的“去桂加白术汤”以桂枝附子汤为前提，去桂加白术汤不能算是方剂的全称，桂枝附子去桂加白术汤才是本方的真正方名。桂枝附子去桂加白术汤不论其组成还是命名都是建立在先前所应用的桂枝附子汤的基础上。若没有先前所应用的桂枝附子汤，那么其后的去桂加白术汤也就无从说起。

二是《金匮要略·痰饮咳嗽病脉证并治第十二》之桂苓五味甘草去桂加姜半夏汤。此方命名源于篇中小青龙汤加减，是从桂枝茯苓五味甘草汤演化而来，桂苓五味甘草去桂加姜半夏汤的组成和命名以此前所应用的桂枝茯苓五味甘草汤为根据。若没有先前的桂枝茯苓五味甘草汤，那么其后的桂苓五味甘草去桂加姜半夏汤不论其方或名也都无从说起。

与此同理，在本条所述的治疗过程中，若没有先前服用桂枝汤这一环节，那么就不可能有其后的桂枝去桂这一思维过程。

综上所述，从本条所述之全部治疗过程看，充分地显示出仲景临床思维的轨迹。通过以上分析可见，本条原文服桂枝汤之前的证候，是表兼里证，具有以恶寒为特征的表邪未解的症状；而服桂枝汤之后，表证消失。根据“恶寒者，表未解也，当先解表，表解乃可攻里”的原则，本条原发之证，服桂枝汤是一个不可缺少的重要的治疗环节。服桂枝汤恶寒消失之后的症状，属于“表解里未和”。桂枝去桂加茯苓白术汤功在利水，方药对证。本方之特殊命名源于此前所服用的桂枝汤，若没有这一重要的治疗过程，就不可能产生“去桂”的思路轨迹。由此可见，本条服桂枝汤之前有表证，而桂枝去桂加茯苓白术汤证则无表证。原文去桂当毋庸置疑，去芍药当属曲解。

【原文选注】

陈修园：太阳病服桂枝汤，服后未愈，医者不审其所以未愈之故，或疑桂枝汤之不当，而又下之。仍然表证不解，而为头项强痛，翕翕发热无汗；且又兼见里证，而为心下满痛，小便不利者。然无汗则表邪无外出之路，小便不利则里邪无下出之路，总由邪陷入脾，失其转输之用，以致膀胱不得气化而外出，三焦不得决渎而下出，《内经》曰："三焦膀胱者，腠理毫毛其应。"是言通体之太阳也。此时须知利水法中，大有转旋之妙用，而发汗亦在其中，以桂枝去桂加茯苓、白术者，助脾之转输，令小便一利，而诸病霍然矣。（《伤寒论浅注·辨太阳病脉证篇》）

章虚谷：太阳外邪不解而无汗者，必有恶寒，里有水邪上逆，必有心悸，或咳或呕等证，如小青龙、五苓散各条之证可见也。此条外证无恶寒，内证无心悸、咳呕，其非水邪上逆，表邪不解可知矣；其心下满微痛，由误下而邪陷三焦表里之间也。《经》云："三焦、膀胱者，腠理毫毛其应。"故翕翕发热，无汗，而不恶寒，非太阳之邪也。翕翕者，热在皮毛，应在三焦也，盖脾胃之气，必由三焦转输，外达营卫，三焦邪阻，脾胃之气不能行于营卫经络，故内则心下满微痛，外则头项强痛，发热无汗，中则水道不通，而小便不利也。所以此方专在助脾和胃以生津液，宣化三焦之气，使津液周流，表里通达，小便自利，其邪亦解，故曰小便利即愈。不曰汗出愈者，明其邪不在表，而在三焦中道也。故其方义与小柴胡之和解表里相同，小柴胡主足少阳，此方主手少阳也；其与五苓散证治不同，亦非方之加减有错误也。（《伤寒论本旨·汗吐下后病方》）

刘渡舟：证有"头项强痛，翕翕发热"，颇似桂枝证，但用桂枝汤后其证仍在，则知非桂枝证。证有"心下满微痛"，颇似气机阻结，邪结于里之实证，但下之后其证仍在，则知并非里实。"小便不利"，是气机不利水饮内停之征，为本条辨证眼目。治用苓、术健脾利水之剂，是知本证源于脾虚水停，水饮内停，阻遏太阳经腑，太阳经气不利，则见头项强痛。太阳阳气被水邪所郁不得宣泄，则见翕翕发热及无汗。太阳腑气不利，故而小便为之不利。水邪阻滞，中焦气机不畅，故见心下满微痛。诸证皆因脾虚水停所致，故汗下皆不可解……本证非为解外而设，故去桂枝。芍药，《神农本草经》载其有"利小便"之功；茯苓甘平，利水渗湿，健脾补中；白术苦甘而温，专入脾胃，补脾益气，燥湿利水；姜、枣、甘草，调中州，补中气。共成健脾利水之剂，所以方后注云"小便利则愈"。药后小便通利，水饮得去，经腑之气自然通利，诸证自除。又：本条所述脾虚水停致使太阳经腑之气不利，实属伤寒类证，乃为与伤寒相鉴别而设。由此提示，临床辨证并不是简单地对部分表面症状的识别，而是需通过全部临床表现来探求病证的病因、病机。论治也不是针对某个症状去用药，而是针对病因、病机之所在进行整体的调节。（《伤寒论讲解·辨太阳病脉证并治上第五》）

陈亦人：本条首先回顾了已经用过的治法，接着提出头项强痛，翕翕发热，无汗，心下满微痛，小便不利等证依然存在，这就颇值得研究，从更换的主方来看，桂枝汤去桂，可以肯定治不在表，加入苓术运脾利水，显然是旨在利水治饮。由于里有水饮阻滞，在外的阳气被遏，故发热无汗，在外的经俞不畅，故头项强痛，"水热结胸证"可以发生项强，可作旁证。正由于里之饮邪阻滞，胃气阻塞则心下满微痛，水湿不得下行则小便不利。既然不是表证发热，自非桂枝汤所能治，而心下满微痛，更不同于肠腑燥实，用下是错误的。所幸尚未发生其他变证。但是误用汗下，津液徒伤，致成津已伤而饮仍停的局面，饮停必然利水，津伤当兼益阴，所以用桂枝去桂加茯苓白术汤。这样的化裁，既加强了利水治饮的作用，又具有益阴功能，庶利水而不伤津，水饮去则证自除，所以说："小便利则愈。"又：历来对本条的理解极不一致，但归纳起来，不外两大问题，一是本条的证候性质，约有三种意见：第一种意见是外有表证，内有饮邪；第二种意见是证属饮邪内蓄，没有表证；第三种意见是既非表证，也非停饮，而是三焦邪阻，脾胃之气不能行于营卫经络。这三种看法均能言之成理，实际也确实都有可能，因而各执一是，难判是非。另一是专在宣化三焦之气，使津气周流，表里通达，其邪亦解。这两种意见，仅是分析的角度不同，精神实质还是一致的。可以肯定本方没有解表作用，那么，饮去则表亦解的说法显然理由不足，因此，《金鉴》提出了去桂当是去芍的意见，由此，去桂去芍又成为本方争议的焦点。我们认为主张把去桂改成去芍的理由并不充分，其理由之一："去桂将何以治头项痛，发热无汗之表证"？论中用药通例，治无汗之表，必须麻黄，前面桂麻合方的三张方剂，就是很好的证明。仲景有无汗不可与桂枝汤之禁，如果意在解表，不用麻黄，但用桂枝能否胜任？其理由之二：方后有"余依桂枝汤法煎服"，考复刻宋本并无此语，而是作"温服一升，小便利则愈"，可见其所持的论据是不可靠的。其理由之三：胸满忌用芍药，且举脉促胸满，桂枝去芍药汤为证。殊不知该方去芍药是因胸阳虚阴邪弥漫，与本证因饮邪而致的心下满微痛有着本质的差异，怎么能混淆不分，相提并论？所以这条理由也是不能成立的。然而怎样才能正确掌握本方的运用？徐灵胎"亡津液而有停饮"之说最得要领，津伤有热，故去桂；饮邪内停，故加苓术以利水。（《伤寒论译释·辨太阳病脉证并治上》）

成无已：头项强痛，翕翕发热，虽经汗下，为邪气仍在表也。心下满，微痛，小便利者，则欲成结胸。今外证未罢，无汗，小便不利，则心下满，微痛，为停饮也。与桂枝汤以解外，加茯苓白术利小便行留饮。（《注解伤寒论·辨太阳病脉证并治法上》）

柯韵伯：汗出不彻而遽下之，心下之水气凝结，故反无汗而外不解，心下满而微痛也。然病根在心下，而病机在膀胱，若小便利，病为在表，仍当发汗，若小便小利，病为在里，是太阳之本病，而非桂枝证未罢也……（《伤寒来苏集·伤寒论注·桂枝汤证下》）

《医宗金鉴》：此条为汗下后表不解，而心下有水气者立治法也。服桂枝汤或下之，均非其治矣。仍有头项强痛，翕翕发热，无汗之表证；心下满，微痛，小便不利，停饮之里证。设未经汗下，则是表不解，而心下有水气，当用小青龙汗之；今已经汗出，表里俱虚，小青龙非所宜也。故用桂枝汤去芍药之酸收；避无汗心下之满，加苓术之燥渗，使表里两解，则内外诸证自愈矣。（《医宗金鉴·订正仲景全书·伤寒论注·辨太阳病脉证并治中》）

唐容川：此与五苓散互看自明，五苓散是太阳之气不达，故用桂枝以宣太阳之气，气外达则水自下行，而小便利矣。此方是太阳之水不下行，故去桂枝重苓术，以行太阳之水，水下行则气外达；而头痛发热等证，自然解散，无汗者必微汗而愈矣。然则五苓散重在桂枝以发汗，发汗即所以利水也，此方重在苓术以利水，利水即所以发汗也，实知水能化气，气能行水之故，所以左宜右有。（《伤寒论浅注补正·太阳篇上》）

【方药论选】

成无已：头项强痛，翕翕发热，无汗，虽经汗下，为邪气仍在表也。心下满，微痛，小便利者，则欲成结胸。今外证未罢，无汗，小便不利，则心下满，微痛，为停饮也。与桂枝汤以解外，加茯苓白术利小便行留饮。（《注解伤寒论·辨太阳病脉证并治上》）

柯韵伯：……若小便不利，病为在里，是太阳之本病，而非桂枝证未罢也，故去桂枝而君以苓术，则姜芍即散邪行水之法，佐甘、枣效培土制水之功。此水结中焦，只可利而不可散，所以与小青龙、五苓散不同法。但得膀胱水去，而太阳表里证悉除，所谓治病必求其本也。（《伤寒来苏集·伤寒论注·桂枝汤证下》）

《医宗金鉴》：去桂当是去芍药。此方去桂，将何以治仍头项强痛，发热无汗之表乎？细玩服此汤，曰余依桂枝汤煎服，其意自见。服桂枝汤已，温复令一时许，通身漐漐微似有汗，此服桂枝汤法也。若去桂枝则是芍药、甘草、茯苓、白术，并无辛甘走营卫之品，而曰余依桂枝汤法，无所谓也。且论中有脉促胸满，汗出恶寒之证，用桂枝去芍药加附子汤主之。去芍药者，为胸满也。此条证虽稍异，而其满则同，为去芍药可知矣。（《医宗金鉴·订正仲景全书·伤寒论注·辨太阳病脉证并治中》）

【临床应用】

（1）后世医家对本方的运用：《方极》载：治桂枝汤证而悸，小便不利，不上冲者。

（2）现代应用

1）关氏[1]根据临床6例病案统计结果，中医诊断为风寒外袭，水饮内停证及水饮内停，阳气外郁证。现代医学诊断为癫痫及胃肠型感冒而见心下胀满、疼痛、头项强痛、小便不利、恶寒、发热、苔白等脉症者均可使用本方。

2）毕氏[2]以桂枝去桂加茯苓白术汤治疗胃痛200例，痊愈189例，好转6例，无效5例，总有效率为97.5%，适用于脾胃气虚型、脾虚肝郁型及胃阴亏虚型。

3）李氏[3]报道运用桂枝汤加茯苓、白术治疗妊娠水肿、妊娠癃闭而获效。

4）唐氏[4]报道桂枝去桂加茯苓白术汤治愈恶寒不解。

（3）医案选录

1）癫痫：王某，女，约50岁。病人经常跌倒抽搐，昏不知人，重时每月发作数次，经西医诊断为“癫痫”，多方治疗无效，后来学院找我诊治。望其舌上，一层白砂苔，干而且厚；触诊胃部，痞硬微痛，并问知其食欲不佳，口干欲饮。此条水饮结于中脘，但病人迫切要求治疗痫风，并不以胃病为重。我想，癫痫虽然是脑病，但是脑部的这一兴奋灶，必须通过刺激才能引起发作，而引起刺激的因素，在中医看来是多种多样的。譬如用中药治癫痫，可以选用祛痰、和血、解郁、理气、镇痉等各种不同的方法，有时都能减轻发作，甚至可能基本痊愈，就是证明。本病人心下有宿痰水饮，可能就是癫痫发作的触媒。根据以上设想，即仿桂枝去桂加茯苓白术汤意……处方：茯苓、白术、白芍、炙甘草、枳实、僵蚕、蜈蚣、全蝎。病人于1年后又来学院找我看病，她说：上次连服数剂后，癫痫一次也未发作，当时胃病也好了。现今胃病又发作，只要求治疗胃病云云。因又与健脾理气化痰方而去。按：痰与饮同类异名，可以引起多种见证，此案从辨证求因，审因论治角度出发，投以桂枝去桂加茯苓白术汤加味，大大拓宽了《伤寒论》方的临床应用范围，颇有启迪。（李克绍《伤寒解惑论》山东科技出版社，1978，126）

2）恶寒不解：李某，男，58岁，1989年3月14日初诊。病人于1989年春节期间偶感风寒复伤油腻，致头痛咳嗽、恶寒无汗等症。曾服APC、安乃近等西药，并迭进中药解表发汗之剂，始终不得汗解，反觉头痛恶寒等症加剧。诊见头痛项强，骨节酸楚，恶寒特甚，虽重裘棉帽毛靴加身，仍啬啬寒颤，伴咳嗽引胸脘掣痛，痰多易咳，初吐白稠痰，继则痰稀如水，脘闷纳呆，舌苔白润，根部较厚，脉浮而紧。据脉症分析，当属风寒束表，肺气失宣，遂疏葛根汤加味予服。讵料复诊告谓：服药后又啖热粥一碗，并重棉温覆良久，仅觉身热片时，仍未得汗，而诸症如故。余甚疑虑，再三询之，除前症仍在外，尚有小便频涩，量少色黄一症，乃悟为水气内停，太阳经气被阻，不能敷布肌表之故。《伤寒论》云：“服桂枝汤或下之，仍头项强痛，翕翕发热，无汗，心下满微痛，小便不利者，桂枝去桂加茯苓白术汤主之”。然此例病人，无发热之症，而有恶寒之征，是水停经滞之甚者。故用该方而不去桂，以利通阳，且苓术得桂枝，其利水之力更胜；复因其咳嗽痰多，纳呆脘闷，又加杏仁、白蔻以利宣化上中二焦气机，助苓术利水化湿。遂疏方为：桂枝9g，白芍9g，茯苓12g，白术10g，杏仁9g，炙甘草3g，白蔻6g（后下），生姜10g，大枣5枚。水煎2次，取汁混合，分3次温服。3月16日三诊：上方一服约半时许，小便遂通，半日间共解小便9次，溺清长而无滞涩之苦，恶寒始罢，诸症随之而减，今仅微咳头胀，前方去桂枝并减其量，再剂而瘥。自按：风寒外袭，病邪居表，自当汗解，然病人累经发汗之剂，而汗终不出且诸症缠绵不解何也？因未明证由水气内停，遏阻太阳经气外达，虽有表证，而以里证为主，里气不通，表亦不和，是以治难奏功。正如《伤寒医决串解》所云："因膀胱之水不行，营卫不调，不能作汗……是水在下焦。"故治当"引而竭之"，疏利小便，如此里通外调，自可奏捷。［国医论坛，1991，（2）：封底］

3）胃脘痛：徐某，男，27岁，工人，1989年8月29日初诊。上腹部疼痛18年，加重2年，病人自9岁之时因食水饺过多而当即感脘腹胀满，同时腹泻，经治腹泻已止。从此之后，腹部经常胀满，吐酸水，饮食明显减少，反复吐血、便血，曾因上消化道出血而手术治疗，术后胃脘疼痛仍反复发作，多次住院。遍服甲氰咪呱、204胃特灵、保和丸、参苓白术丸等，效果不显，遂来诊。刻诊：不但空腹时疼痛，而且每因饮食入胃之后，即刻疼痛，有时即便饮入西瓜汁亦感疼痛，更为甚者，每因饮水、或饮茶后即感心口隐隐而痛。若仰卧时，上腹部自感胀满，如有物堵其间，大便排解无力。面色萎黄，精神委靡不振。舌质稍淡，舌体大，苔薄白、微黄而滑，边有齿印。右脉浮弦，关虚大，左脉沉弦。诊为胃脘痛，属脾胃气虚型。给予桂枝去桂加茯苓白术汤：炙甘草15g，白芍50g，白术50g，茯苓50g，大枣30g，生姜50g。3剂后疼痛减其大半，饮食较前增多，胀满已明显减轻，宗上方仍服3剂，疼痛已止，胀满已除。为巩固疗效，仍服上方10剂，而疼痛一直未发。［中国医药学报，1990，5（5）：49］

【按语】

桂枝去桂加茯苓白术汤证作为桂枝汤的兼证反映仲景临床思维，匠心独运，颇受启迪。太阳病可以内传太阳膀胱之腑，如五苓散证，而太阳腑病也可影响太阳经气不利，即桂枝去桂加茯苓白术汤证，此证似表非表，辨证眼目在于小便小利，水停为患。治疗关键在于利小便以助宣达气化。

现代医家根据本证三组证候群：即太阳经证头项强痛，翕翕发热，无汗；太阳腑证乃中焦症状心下满微痛，广泛运用于感冒，尤其是胃肠型感冒、水肿、胃脘痛及癫痫由心下有宿疾水饮触发者。

还有，根据临床实际，常用桂枝汤加苓、术取效者，亦为临床事实，故笔者前述，愿与同道深入研究。

【现代研究】

（1）本方中芍药、甘草为芍药甘草汤，对胃肠平滑肌有抑制作用，能解除血管平滑肌痉挛，此外尚有镇静、镇痛作用：庞俊忠（《临床中药学》北京：中国医药科技出版社，1989年9月，118～334）报道，芍药苷有抗血栓形成、增加心肌营养血流量、保肝、降酶等作用。方中白术对肠管有双向调节、抗凝血、扩张血管、补益强壮、促进细胞免疫功能、升高白细胞和保肝等作用，还有一定的抗肿瘤作用。茯苓有明显的利尿作用，可促进钠、钾、氯等电解质排出，还有镇静、降血糖作用。生姜有镇吐、抗炎、镇痛、兴奋呼吸中枢作用，对胃酸及胃液分泌呈双相作用。大枣有保肝、增强肌力、增加体重及增加血清总蛋白与白蛋白作用。实验证明，大枣口服后，使靶细胞内cAMP与环磷酸鸟苷（cGMP）的比值升高，是其抗过敏的药理机制。白术、茯苓、生姜、大枣配伍具有扶正强壮、利尿、抗炎、抗过敏等作用。

（2）王洪蓓、彭鑫主编《张仲景方剂实验研究》对本方现代研究的论述可供参考：

1）镇痛作用：取桂枝去桂加茯苓白术汤（D1）、桂枝去芍药加茯苓白术汤（D2）、桂枝加茯苓白术汤（D3）三方，每方均设三个剂量组。中剂量按不同动物等效剂量折算相当于人的临床剂量。桂枝加茯苓白术汤为15g/kg（小鼠）、7g/kg（大鼠），桂枝去桂加茯苓白术汤为13g/kg（小鼠）、6g/kg（大鼠），桂枝去芍药加茯苓白术汤为11g/kg（小鼠）、5g/kg（大鼠）。大剂量组为中剂量的2倍、小剂量组为中剂量的1/2。口饲给药。结果显示，三方大、中、小剂量均有镇痛作用，且呈一定的量效关系。从直线回归方程计算$ID_{50}$，D1、D2、D3 三方依次是0.88g/kg、1.44g/kg和2.74g/kg，作用以D3为最强。

2）解热、发汗作用：按上述方法和剂量分组进行实验，观察三方的解热作用和发汗作用，结果表明，三方皆有解热作用，其作用持续在6小时以上。D1中剂量组1小时后体温开始明显下降，至6小时逐渐接近基础体温。D2中剂量组和D3中剂量组较之D1中剂量组下降的幅度明显减弱，提示D1的解热作用较之另两方为强。三方中剂量组较之对照组有明显的发汗作用，而D1中剂量各时间的汗点提高率明显高于D2中剂量组和D3中剂量组。D1、D2和D3 三方在发汗高峰期（药后1.5小时）的$ED_{50}$依次为87.78g/kg、101.50g/kg和105.52g/kg。由此可见，三方以D1的发汗作用为最强。

3）利尿作用：按上述方法和剂量分组进行实验，观察到三方在药后1小时皆有利尿作用，且呈量效关系。其中D1 三个剂量组均有明显的利尿作用，D2和D3仅大剂量组有利尿作用。D1、D2和D3 三方在利尿高峰期（药后1小时）的$ED_{50}$依次为8.623g/kg、1.67g/kg和14.198g/kg，提示D1的利尿作用强于D2和D3。

### 参考文献


[1] 陆云平，关庆增．伤寒论古今研究．沈阳：辽宁科技出版社，1994: 940

[2] 毕胡义，张天恩．桂枝去桂加茯苓白术汤治疗胃脘痛 200 例．中国医药学报，1990, 5(5): 49

[3] 李爱华，杜纪鸣．桂枝汤妇产科运用举隅．四川中医，1991, (6): 42

[4] 唐伟华，刘亚光．桂枝去桂加茯苓白术汤治愈恶寒不解．国医论坛，1991, (2): 封底


## 十二、桂枝去芍药加蜀漆牡蛎龙骨救逆汤方

### （一）方药

桂枝三两，去皮　甘草二两，炙　生姜三两，切　大枣十二枚，擘　牡蛎五两，熬　蜀漆三两，洗去腥　龙骨四两

上七味，以水一斗二升，先煮蜀漆，减二升，内诸药，煮取三升，去渣，温服一升。本云桂枝汤，今去芍药加蜀漆、牡蛎、龙骨。

### （二）治法

温通心阳，镇惊安神，兼化痰浊。

### （三）方解

本方即桂枝去芍药汤加蜀漆、龙骨、牡蛎组成。桂枝汤去芍药之酸柔，功能辛甘化阳，温通心阳，以救心阳之虚损；加龙骨、牡蛎重镇潜敛，安神定惊，以固飞扬之神气；加用蜀漆，味苦性泄，涤痰化浊，而开清窍之闭塞，然其腥臭有毒，易致呕吐，故而再用生姜、大枣，解毒去腥，防止蜀漆对胃的刺激及呕吐等副作用的发生。诸药合用，共奏温通心阳、镇惊安神、涤痰开窍之功。

【经典原文】

伤寒脉浮，医以火迫劫之(1)，亡阳(2)，必惊狂，卧起不安者，桂枝去芍药加蜀漆牡蛎龙骨

救逆汤主之。（112）

【词解】

（1）以火迫劫之：用火法强迫发汗。

（2）亡阳：此处的阳指心阳。亡阳即心阳外亡，心神浮越。

【提要】 太阳表证误用火法所致惊狂证治。

【原文分析】

伤寒脉浮，是病邪在表，当以麻黄汤发汗或用桂枝汤解肌。若以火法取汗，易致大汗伤阳，心阳虚损，不能温煦心神。心胸阳虚，痰浊内生，痰饮水邪得以上乘阳位，扰乱心神，于是发生惊狂、卧起不安，伴见面白神疲、心悸胸闷、肢凉脉弱等症。所以用桂枝去芍药加蜀漆牡蛎龙骨救逆汤。“救逆”者，有急救抢险的意义。

【原文选注】

《医宗金鉴》：伤寒脉浮，医不用麻桂之药，而以火劫取汗，汗过亡阳，故见惊狂、起卧不安之证。盖由火劫之误，热气从心，且大脱津液，神明失倚也。然不用附子四逆辈者，以其为火劫亡阳也。宜以桂枝汤去芍药加蜀漆牡蛎龙骨救逆汤主之。去芍药者，恐其阴性迟滞，兼制桂枝不能迅走其外，反失救急之旨。况既加龙、牡之固脱，亦不须芍药之酸收也。蜀漆气寒味苦，寒能胜热，苦能降逆，火邪错逆，在所必需也。（《医宗金鉴·订正仲景全书·伤寒论注·坏病篇》）

陈修园：伤寒脉浮，为太阳之病，当以麻黄汤化膀胱津液，出诸皮毛而为汗则愈。太阳与君火相合而主神，心为阳中之太阳，医以火迫劫之，遂致亡其上焦君火之阳，神气浮越必惊狂，起卧不安者，以桂枝去芍药，再加蜀漆牡蛎龙骨救逆汤主之。（《伤寒论浅注·卷二》）

两注论述不尽一致，然从不同侧面阐明了火法误用之危害性和变证之病理机制，供参考。

【方药论选】

成无己：伤寒脉浮，责邪在表，医以火劫发汗，汗大出者，亡其阳。汗者心之液，亡阳则心气虚，心恶热，火邪内迫，则心神浮越，故惊狂起卧不安，与桂枝汤解未尽之邪，去芍药，以芍药益阴，非亡阳所宜也。火邪错逆，加蜀漆之辛以散之，阳气亡脱，加牡蛎、龙骨之涩以固之，本草云：涩可去脱，龙骨、牡蛎之属也。（《注解伤寒论·辨太阳病脉证并治法中》）

张隐庵：伤寒脉浮，病在太阳之表，以火迫劫则阳气外亡矣。亡阳则神失其养，必惊狂而起卧不安也。用桂枝保助心神，龙骨牡蛎，启水中之生阳，蜀漆乃常山之苗，从阴达阳，以清火热，甘草、姜、枣，助中焦水谷之精，以生此神，芍药苦泄，故去之。夫太阳合心主之神，外浮于肤表，以火迫劫之，此为逆也。用桂枝加蜀漆牡蛎龙骨汤，启下焦之生气，助中焦之谷精，以续外亡之阳，故名救逆。（《伤寒论集注·辨太阳病脉证》）

【临床应用】

（1）后世医家对本方的应用

1）《方极》：桂枝去芍药加蜀漆牡蛎龙骨汤，治桂枝去芍药汤证而胸腹动剧者。

2）《方机》：惊狂、起卧不安者，或火逆烦躁、胸腹动剧者，及疟疾而有上冲者，桂枝去芍药加蜀漆牡蛎龙骨汤主之。

3）《方函口诀》：此方（桂枝救逆汤）主火邪，故汤火伤烦闷疼痛者，又灸疮发热者，皆有效。牡蛎一味为末，麻油调涂汤火伤，火毒即去，其致可推而知也。

4）《经方传真》：（桂枝救逆汤）辨证要点为桂枝去芍药汤证有痰饮惊狂者。

（2）现代应用：临床以心悸，汗出，烦躁不安，惊狂，痰涎量多，苔白润，脉虚数为辨证要点。多应用于感冒、流感、间日疟、三日疟、恶性疟、阿米巴痢疾等发热性疾病，因发热不退，而造成神志改变及惊厥。癔症、神经官能症、更年期综合征、精神分裂症及女性青春期交感神经兴奋占优势的某些疾病。

有关本方的现代应用，多属个案形式报道，兹不作评述。

（3）医案选录

1）亡心阳惊狂证：西安市西华门八家巷18号唐家之女，7岁。1941年因伤寒，请粮道陈大夫治疗，误用热药及灸法，大汗出，至夜高热烦躁，惊叫，恐惧不安，四肢震颤，咬牙摇头。其母惊慌，时至半夜十二点，急请出诊。其母诉说病情及药后经过、变证情况，检视前医之药多为温燥之品，始知乃火逆之证造成了目前之心气浮越之状。根据《伤寒论》第112条“伤寒，脉浮，医以火迫劫之，亡阳，必惊狂，卧起不安者，桂枝去芍药加蜀漆牡蛎龙骨救逆汤主之。”应用此汤（桂枝、炙甘草、生姜、大枣、牡蛎、蜀漆、龙骨）治疗，服2剂而愈。（《伤寒论医案集》）

2）痰饮为疟：吴某，体丰色白，阳气本虚，夏秋伏暑，挟痰饮为疟，寒热夜作，邪已入阴，冷汗频出，阳气益伤。今诊得脉小无力，虚象已著，恐延厥脱之危，拟进救逆法。人参、龙骨、牡蛎、炙草、桂枝木、炒蜀漆、煨姜、南枣。又诊：阳气偏泄，今年久热伤元，初疟发散，不能去病，便是再劫胃阳，致邪入厥阴（肝经），昏冒大汗。思肝肾同属下焦，厥阳挟风冒厥，吐涎沫胶痰，阳明胃中，久寒热伐扰，空虚若谷。风自内生，阅医药不分经辨证，但以称虚道实，宜乎鲜有厥效。议用安胃泄肝一法。人参、川椒、乌梅、附子、干姜、桂枝木、川连、生牡蛎、生白芍。又诊：诸症略减，寒热未止，尚宜实阳明、泄厥阴为法。人参、炒半夏、干姜、桂枝木、茯苓、生牡蛎。又诊：天暴冷，阳伤泄泻。脉得左手似数而坚，口微渴，舌仍白。阴液既亏，饮水自救，非热炽也。宜通塞两用，冀其寒热再缓。人参、淡附子、桂枝木、茯苓、生牡蛎、炒黑蜀漆。（《临证指南医案》）

【按语】

本方为温通心阳，镇静安神之剂，现代临床主要用于神经精神系统病症，应用得当，每收奇效。但其临床应用系统研究甚少，多见于个案报道中。

【现代研究】

本方与桂枝甘草龙骨牡蛎救逆汤相似，唯其制剂重，且加蜀漆。故其治疗证候重于前方。

方中所加蜀漆，为常山的嫩枝叶。性味苦、辛温，有毒。其成分与常山相似。主要是黄常山碱甲、乙、丙、常山定、4-喹唑酮、伞形花内脂等。药理有催吐（强于常山）、抗疟、抗阿米巴、解热作用等。毒性反应为恶心、呕吐、腹泻及肠胃黏膜充血出血。故本品不可多用以防中毒（一般3～6g/d）。

本方加蜀漆主要利用其催吐和解热功能，以祛除热痰所致之狂躁不安证。再加桂枝去芍加龙牡救逆汤，温助心阳，镇潜安神（增强血液循环、镇痛、抗过敏、抑菌、镇吐、调节胃酸及胃液的分泌等），本方尚可用于癫痫、癔症、神经官能症等见有心烦躁狂等证者。

## 十三、桂枝甘草龙骨牡蛎汤方

### （一）方药

桂枝一两，去皮　甘草二两，炙　牡蛎二两，熬　龙骨二两

上四味，以水五升，煮取二升半，去滓，温服八合，日三服。

### （二）治法

温通心阳，潜镇安神。

### （三）方解

本方即用桂枝甘草汤加龙骨牡蛎。方用桂枝、甘草辛甘合化，温通心阳，更以龙骨、牡蛎，质重沉降，潜镇安神，四药合用，方义明晰，配伍得当，可为后人之鉴。

【经典原文】

火逆下之，因烧针烦躁者，桂枝甘草龙骨牡蛎汤主之。（118）

【提要】 心阳虚烦躁的证治。

【原文分析】

误用火法而致变证，是为“火逆”。误用火法，多伤津化燥，转属阳明内实，此时应清下，折其火热而护其阴津。然火逆之证，每视病人之阴阳盛衰而变证不一，今火法非劫其阴，反伤其阳，更复误用下法，则虚其所虚，是以心阳受损，神气不宁，发生烦躁不安等症。其治仍当温通心阳为主，而辅以潜镇安神，以桂枝甘草龙骨牡蛎汤主之。

64条、112条和本条皆论心阳不足所致的心神不宁证候，其基本病机相同，而脉症表现略异。64条论心阳虚心悸证，其病理程度较轻；本条则论心阳虚烦躁证，其病理程度较重；而112条所述，其病理程度更重，不仅心阳虚损，且兼痰饮逆乘，故以惊狂为其主要神志失常之表现。

【原文选注】

《医宗金鉴》：火逆者，谓凡火劫取汗致逆者也。此火逆因火针也，烧针劫汗，而复下之，火逆之邪，虽因下减，而烦躁一证独不除者，盖因汗下，大伤津液而然也。故用桂枝、甘草以救表，龙骨、牡蛎以固中，不治烦躁而烦躁自愈也。（《医宗金鉴·订正仲景全书·伤寒论注·坏病篇》）

陈修园：火逆之证，颇类胃家病象。医者误认为里实证而下之，下之不愈，因复烧针，是下既夺其里阴，烧针复逼其虚阳，阴阳两相乖离而烦躁者，以桂枝甘草龙骨牡蛎汤主之。（《伤寒论浅注·卷二》）

经云：火逆下之，因烧针烦躁者，此汤主之。此证较上条稍轻，以元阳尚未至飞越，故无取蜀漆迅疾之性，急追以滋扰，但下后烧针，误而再误，因致烦躁，则此烦躁，非太阳病汗不出之烦躁，又非少阴病吐利后之烦躁，是已具起卧不安之象，而为惊狂之渐，即伏亡阳之机，故主桂枝入心助阳，而加甘草、龙骨、牡蛎，以安中而镇逆也。（《伤寒寻源·下集》）

【方药论选】

成无己：先火为逆，复以下除之，里气因虚，又加烧针，里虚而为火热所烦，故生烦躁，与桂枝甘草龙骨牡蛎汤，以散火邪。（《注解伤寒论·辨太阳病脉证并治法中》）

喻嘉言：此证误而又误，虽无惊狂等变，然烦躁则外邪未尽之候，亦真阳欲亡之机，故但用桂枝以解其外，龙骨牡蛎以安其内。（《尚论篇·卷一》）

尤在泾：火逆复下，已误复误，又加烧针，火气内迫，心阳内伤，则生烦躁。桂枝、甘草，以复心阳之气；牡蛎、龙骨，以安烦乱之神。（《伤寒贯珠集·太阳救逆法第四》）

【临床应用】

（1）后世医家对本方的应用

1）《方极》：桂枝甘草龙骨牡蛎汤，治桂枝甘草汤证，而胸腹有动、急迫者。

2）《经方传真》：辨证要点为桂枝甘草汤又见烦躁惊悸者。

（2）现代应用

1）辨证要点：心悸甚至怔忡，烦躁不寐，汗多，脉迟弱或虚数无力。

2）应用范围：神经官能症、神经衰弱、癔症、心动过速、胃及十二指肠溃疡、失眠、遗精、滑精、阳痿、自汗、盗汗。

曾有报道用桂枝甘草龙骨牡蛎汤加味治疗老年中风73例，急性期之中经络者加钩藤、天麻、地龙、半夏；中脏腑之闭证加石菖蒲、郁金、钩藤、天麻、地龙、半夏；脱证加麦冬、五味子、红参；恢复期加当归、黄芪、地龙、全蝎、牛膝、杜仲、枸杞、狗脊。结果基本治愈（肢体活动自如，语言清楚，生活自理，参加适当劳动）15例，显效47例，无效7例，恶化（死亡）4例[1]。另外，本方尚可用治癔症、荨麻疹、肌纤维组织炎等病症，其报道多以个案形式散见于各类专业期刊。

（3）医案选录

1）惊恐不寐：梁某，男，36岁，1964年6月1日初诊。病因大惊而起，日夜恐惧不安，难寐易惊醒，神呆而身寒肢厥，拘急并引入阴筋，手足心出汗。发作后则矢气尿多。纳差，舌淡苔白，脉弦。投以桂枝去芍药加龙骨牡蛎等。处方：桂枝12g，炙甘草24g，生姜9g，大枣6枚，生龙牡各50g，远志9g，桂元肉100g，小麦100g。3剂，夜寐渐安，恐惧明显减退，发呆大减，但自汗恶风，故加黄芪15g，白芍9g，再进数剂而病获痊愈。（万友生. 桂枝汤及其加减法的理论探讨和临床运用）

2）心悸：熊某，女，42岁，干部，1981年9月21日初诊：病人心悸心慌已有数年，近来因生气而日趋加重，胸闷发憋，坐卧不安，烦躁不宁，胆小易惊，夜不成寐。查心电图大致正常，但心率稍快，92次/分。西医诊断："自主神经功能紊乱"。观其舌苔薄白，脉象细数无力。乃心阴受损，心阳被阻，而致心神浮越，急宜潜摄，投桂枝甘草龙骨牡蛎汤、酸枣仁汤两方加减化裁：桂枝9g，甘草15g，生龙骨30g，川芎6g，知母10g，茯苓15g，生牡蛎30g，炒枣仁15g，合欢皮15g，夜交藤15g，太子参15g，柏子仁9g。上方服3剂后，自觉心悸心慌好转，晚上能安睡5小时左右，又用前方加浮小麦、大枣取用甘麦大枣汤之义。共服15剂而痊愈。

3）心阳虚滑精：丘某，男，原北京轻工业学院二系学生。于1968年冬天患滑精病，轻时一周3～4次，重时几乎每天1次，腰酸、耳鸣、身困乏力、失眠，心悸，记忆力衰退，汗出如水洗，舌淡苔白，脉沉细。乃心阳虚证，应用桂枝甘草龙骨牡蛎汤加味：桂枝、甘草各9g，龙骨、牡蛎、金樱子、覆盆子各15g，水煎服。5剂后诸症减轻，滑精减至每周2次；又服5剂，滑精、烦躁止，汗亦减少，睡眠亦有好转。后服归脾丸以巩固疗效，诸症亦随滑精止而逐渐痊愈，追访2年未见复发。（《伤寒论医案集》）

【按语】

本方为温通心阳，镇静安神之剂，现代临床主要用于神经精神系统病症，但其临床系统研究较少，多见于个案报道中。

【现代研究】

本方中牡蛎含碳酸钙、磷酸钙，能中和胃酸，可用于胃酸过多、溃疡病等；龙骨含碳酸钙，尚有铁、铝、钾等元素。其钙离子可促进血液凝固，减少血管壁的渗透性，并可抑制骨骼肌兴奋。临床多两味合用，前人有云："此药可收敛正气，固肾摄精，不敛邪气。再加上桂枝甘草配伍，则温通心阳（强心、扩张血管，促进血液循环，镇痛，抗菌健胃等）的同时，收敛浮越之心神。因此本方也可用于急症急救（如心功能不全引起的心悸，久病引起的心阳虚损的虚脱症等）。"

参考文献

[1] 韩玉秀.桂枝甘草龙骨牡蛎汤加味治疗老年中风73例. 浙江中医杂志, 1987, 3:106

## 十四、桂枝加葛根汤方

### （一）方药

葛根四两　麻黄三两，去节　芍药二两　生姜三两，切　甘草二两炙　大枣二十枚，擘　桂枝二两，去皮

上七味，以水一斗，先煮麻黄、葛根，减二升，去上沫，内(1)诸药，煮取三升，去滓，温服一升，覆取微似汗，不须啜粥，余如桂枝法将息(2)及禁忌。

臣亿等谨按：仲景本论，太阳中风自汗出用桂枝，伤寒无汗用麻黄，今证云汗出恶风者，而方中有麻黄，恐非本意也。第三卷有葛根汤证，云无汗恶风，正与此方同，是合用麻黄也，此云桂枝加葛根汤，恐是桂枝中但加葛根耳。

【词解】

（1）内：同纳，加入之意。

（2）将息：即调养，休息，养息，指服药后护理之法。

### （二）治法

解肌祛风，调和营卫，升津舒经。

### （三）方解

本方用桂枝汤解肌祛风，调和营卫，葛根味甘性平，其作用有三：一则升阳发表，解肌祛风，助桂枝汤以解表；二则舒筋通络，解经脉气血之凝滞；三则起阴气而润燥，以缓解经脉之拘挛。

煎服法中，仲景强调先煮葛根，其煮法有待研究，近代煎药不取其法。方中虽有桂枝，却不须啜粥，因葛根能生津以助胃气。可供参考。

【经典原文】

太阳病，项背强几几(1)，反汗出恶风者，桂枝加葛根汤主之。（14）

【词解】

（1）项背强几几：短羽之鸟，伸颈欲飞不能。项背强几几，形容项背拘急，俯仰不能自如，系项强之甚者。

【原文分析】

本条为太阳中风兼经气不舒证治。太阳病汗出、恶风，属太阳中风证，应包括头痛发热、脉浮缓等脉证。太阳病，项背强几几，项背乃太阳经脉所过之部位，为风寒外袭，太阳经气不舒，津液敷布不利，经脉失于濡养，则项背拘急，俯仰不能自如。太阳病兼项背强几几症，大多无汗恶风，现却见汗出恶风，故谓之“反”。《伤寒论》中，凡不应见而见或少见的症状前多用“反”字，以示警醒，说明本证的辨证关键在于汗出。汗出恶风是太阳中风证的主症，故用桂枝汤；因兼项背强几几，乃太阳经脉不利，故加葛根以宣通经脉之气，而治太阳经脉之邪。

桂枝加葛根汤的组成当遵林亿所按，方中当无麻黄，乃由桂枝汤加葛根而成，桂枝汤解肌祛

风，调和营卫；葛根味甘性平，功能解肌、退热、升津、濡经，是治项背强痛的要药。葛根加入桂枝汤中，既能升津濡经脉，又能助桂枝汤解肌祛邪。

【原文选注】

张令韶：此病太阳之经输也，太阳之经输在背，《经》云："邪入于输，腰脊乃强"，项背强者，邪入于输而经气不舒也。几几者，短羽之鸟，欲飞不能之状，形容强急之形欲伸而不能伸，有如几几然也。夫邪之中始于皮肤，次及于肌络，次及于经输。邪在于经输，则经输实而皮毛虚，故反汗出而恶风也。宜桂枝汤解肌，加葛根以宣通经络之气。干葛之根，入土极深，其藤延蔓似络，故能同桂枝直入肌络之内而外达于肤表也。（《伤寒论直解·辨太阳病脉证篇》）

汪苓友：太阳病，项背强矣，复几几然颈不得舒，颈之经属阳明，项背与颈几然，其状当无汗矣。令反汗出恶风，仲景法太阳病汗出恶风者，桂枝汤主之，今因其几然，故加葛根于桂枝汤中，以兼去阳明经之风也。（《伤寒论辨证广注·辨太阳病脉证并治法上》）

《医宗金鉴》：太阳病，项背强几几，无汗恶风者，实邪也。今反汗出恶风者，虚邪也，宜桂枝加葛根者，解太阳之风，发阳明之汗也。（《医宗金鉴·订正仲景全书·伤寒论注·辨痉湿暍病脉证并治》）

丹波元简：方氏以降，均以此方为太阳阳明之的方，只张志聪、张锡驹之解，为太阳病项背强之主剂，其说似长矣。盖以葛根为阳明之药者，昉乎张洁古，诸家未察耳。仲景用葛根者，取之于其解表生津，痉病亦用葛根，其意可见也。（《伤寒论辑义·辨太阳病脉证并治上》）

刘渡舟：本证既为风邪在表，太阳经输不利之证，故用桂枝加葛根汤解肌祛风、疏通经络。方中桂枝汤为风邪在表，营卫不和，汗出恶风而设。葛根味辛甘而性平，有升阳发表，解肌透邪，疏通经络，生津润燥之功。本方用之，一则可助桂枝汤以解表，这就增强了桂枝汤的发汗力，故"不须啜粥"以助药力。二则可疏通经脉中之气血凝滞，专治项背强几几。三则凡气血不利，经脉拘急之证，多有津液不滋的因素，用其生津液、起阴气，鼓舞阳明津液布达，以利于缓解经脉的拘急，故葛根可谓本方的主药。至于有无麻黄的问题，宋臣林亿"有麻黄恐非本意"之说可从。方后所云"余如桂枝法将息及禁忌"，"将息"是养息，调养，休养的意思。全句意为其他如桂枝汤方后所注的那样进行调养和注意禁忌。于此可见桂枝汤方后注的普遍指导意义。（《伤寒论讲解·辨太阳病脉证并治上第五》）

【方药论选】

张志聪：用桂枝汤以解太阳肌中之邪；加葛根宣通经脉之气，而治太阳经脉邪。（《伤寒论集注》）

许宏：汗出恶风者，乃中风证也，属桂枝汤主之，今此汗出恶风而反几几，又复项背强者，乃风盛于表也，此属桂枝汤中加葛根主之。几几者，如鸟尺伸颈之貌。既项背强，又复几几者，当无汗，今反汗出恶风者，故知风盛于表也。葛根性平，能祛风邪，解肌表，以此用之为使，而佐桂枝汤之用，以救邪风之盛行于肌表也。（《金镜内台方义·卷一》）

王晋三：桂枝加葛根汤，治邪从太阳来，才及阳明，即于方中加葛根，先于其所往，以伐阳明之邪。因太阳未罢，故仍用桂枝汤以截其后，但于桂枝芍药各减一两，既不使葛根留滞太阳，又可使桂枝芍药并入阳明，以监其发汗太过，其宣阳益阴之功，可谓周到者矣。（《绛雪园古方选注·和剂》）

【临床应用】

（1）后世医家对本方的应用

1）《方极》载：桂枝汤证而项背强急者桂枝加葛根主治。

2）《伤寒总病论》载：桂枝加葛根汤通治柔痉。

3）《圣济总录》载：桂心汤（本方）治四时伤寒初觉。

（2）现代应用

1）内科：治疗感冒、头痛、眩晕、面部偏侧浮肿、面神经麻痹、重症肌无力、僵人综合征、慢性多发性肌炎、特发性震颤、胃痛、痢疾初起，急性肠炎。

2）外科：颈椎病、风疹作痒、落枕。

3）儿科麻疹[1]。

4）《伤寒论译释》：本方治肩凝症、落枕、肩周炎、脊背痛、半身麻木、目斜视、复视、颜面神经麻痹。

5）张氏收集到桂枝加葛根汤临床医案49例，根据不同症状实际出现频次排列，项背强痛32例，恶风寒26例，汗出23例，发热13例，头痛10例，口眼歪斜8例，口干不欲饮6例，角弓反张5例，皮肤瘙痒5例，头目昏晕5例，其余均在3例以下。出现频次最高的前四种症状可作为本方临床辨证时的主要指标，即项背强痛、恶风寒、汗出、发热，其发生率分别为65%、53%、47%、27%，表明本方主要用治于外感所致的项背痛[2]。

（3）医案选录

1）颈椎增生症：雷某，女，41岁，教师，1978年2月初诊。自述颈部不灵活，转动不自如已2～3个月，伴上肢麻木感，手臂举动不便，脉缓，X线摄片，确诊为颈椎增生症，予桂枝加葛根汤：桂枝6g，赤白芍6g，生黄芪15g，秦艽 10g，姜黄10g，葛根15g，生姜3片，大枣3枚，炙甘草5g，20剂后，颈部俯仰灵活，手麻木减轻，近一年多，病未复发。（《陈瑞春论伤寒》）

2）头痛：病人女，34岁，头痛已半年，项强，遇风湿则痛剧，得汗则稍减，舌淡，苔白，脉弦。此盖风寒入侵，阻遏脉络，拟桂枝加葛根汤加味：桂枝6g，芍药18g，炙甘草4.5g，葛根9g，川芎6g，细辛1.5g，生姜3片，大枣5枚，3剂。1剂痛减，3剂诸症悉降，无复发。（《伤寒论古今研究》）

3）项强兼下利等：刘某，男，41岁。患病已3个月，项背强紧，顾盼俯仰不能自如，自汗出而恶风。问其大便则稀溏，每日2～3次，伴有脱肛与后垂等症。切其脉浮，视其舌苔白润。刘老辨为脉浮，汗出，恶风为桂枝证；项背拘急而强几几为太阳经俞气血不利所致；大便溏薄，肛肠下坠后重，则为阳明受邪升清不利之象。大论云："太阳病，项背强几几，反汗出恶风者，桂枝加葛根汤主之。"仲景示人，有汗的用桂枝，无汗的用麻黄，故本证当用桂枝汤。项背强急，应加葛根，又大便不利，为"太阳阳明合病"，而葛根能走上彻下，疏解"二阳"，切为病之所宜。桂枝15g，白芍15g，葛根16g，生姜12g，炙甘草10g，大枣12枚。服药后，不须啜粥，连服7剂，诸症皆爽然而愈。（《刘渡舟临证验案精选》140页）

【按语】

桂枝加葛根汤是太阳中风颈项强证的主方，临证以"项强、汗出、恶风"为审证要点，现代应用桂枝加葛根汤，据证增损，大大拓展了适应范围，可见该方是一首调和营卫，解肌祛风，舒经解痉，升清润燥的方剂，主要应用于神经、精神、循环等多系统疾病，以及传染病。临证应注意随证加减：颈椎骨质增生，加姜黄、生黄芪、桃仁；面神经麻痹加黄芪、当归、红花、地龙；头痛加细辛、川芎、白芷；面部浮肿加地龙、防己、白术；眼睑下垂加黄芪、熟附子；重症肌无力加黄芪；多发性肌炎加姜黄、桑枝；眩晕加天麻、钩藤；风疹作痒加紫背浮萍、蛇床子；麻疹初加升麻，后加桔梗、生地。注意应用时桂枝、芍药、葛根必须同用，且葛根宜重用，一般为15～50g，若遵仲景煎服法，温覆取微汗，效果更佳，然则医者用药各有心得，仅供参考。

【现代研究】

时振生等编著《伤寒论串解》论述较详，摘录以供参考：

1）葛根性味辛温而偏凉，仲景用其辛能解肌发表，甘能生津缓急，凉能清热。后世谓葛根能升阳鼓舞胃气，可透疹外出，仲景未提此作用。

2）葛根含多量淀粉，遇水膨胀而胶着，有缓解局部刺激作用，和涂敷局部能消炎，可治肠炎；还有解热、降血糖的作用，以及缓解肌肉痉挛等作用。

3）葛根加于桂枝汤中，则可调和营卫，解肌生津。实质起到缓解“项背之肌肉神经强急”作用。

4）桂枝加葛根汤大体可用于现代医学所云的感冒、落枕、偏颈、头痛、神经官能症的抽搐、高热（乙脑）等，辨证属于表虚见项背强几几者。

### 参考文献

[1] 李嘉璞，吴修符，姚秀琴．伤寒论临床辨略．济南：山东科技出版社，1995：32～34

[2] 张清苓．桂枝汤类方剂临床运用的统计分析（一）．北京中医药大学学报，1994，17(4): 13

## 十五、桂枝加芍药汤方、桂枝加大黄汤方

### （一）方药

**1. 桂枝加芍药汤方**

桂枝三两，去皮 芍药六两 甘草二两，炙 大枣十二枚，擘 生姜三两，切

上五味，以水七升，煮取三升，去滓，温分三服。本云，桂枝汤，今加芍药。

**2. 桂枝加大黄汤方**

桂枝三两，去皮 大黄二两 芍药六两 生姜三两，切 甘草二两，炙 大枣十二枚，擘

上六味，以水七升，煮取三升，去滓，温服一升，日三服。

### （二）治法

辛温宣通，调和气血，缓急止痛，佐以通腑泻实。

### （三）方解

桂枝加芍药汤在桂枝汤的基础上倍用芍药，变祛风解肌、调和营卫之剂为通阳益脾，缓肝舒挛，通络止痛之用。方中桂枝、甘草辛甘化阳，温通和脾；芍药、甘草酸收，缓肝之急，芍药兼能通络止痛；生姜、大枣和胃益脾，奠安中焦，并能防肝木之乘，对脾土壅而肝木乘之腹满时痛证尤为合拍。

桂枝加大黄汤即桂枝加芍药汤再加大黄组成。本方以桂枝汤加芍药调和气血，通络缓急止痛，加大黄以泄实邪，故用于太阴病气血失调，腹部胀满疼痛，大便不通者为宜。此法体现了“脏病治腑”的治疗学观念，对脏病由于邪实者，实为一变通之法。

【经典原文】

本太阴病，医反下之，因尔腹满时痛者，属太阴也，桂枝加芍药汤主之；大实痛者，桂枝加大黄汤主之。（279）

【提要】 辨太阳病误下致邪陷太阴的证治。

【原文分析】

本条辨太阳病误下后，导致邪陷太阴的两种转归及证治。太阳病，当用辛散解表之法，若误用攻下，是属误治，常致中阳损伤；或表邪内陷之变，本条所述即是病邪内陷，陷入太阴，因积于脾络，土壅则木郁，终则形成太阴气滞络瘀之证。随病邪轻重，或体质不同，而呈现两种证候：其一，腹满时痛者，桂枝加芍药汤主之。以方测证，本病机是邪陷太阴，脉络不和，筋脉拘急，而非脾阳虚损，故未见吐利、食不下及腹满痛等症。唯其脾阳无明显虚损，则有阳通之机。因之曰“腹满时痛”，法当通阳和络，缓急止痛，方宜桂枝加芍药汤。其二，若气滞络瘀较重，而见“大实痛”者，即腹部持续而严重的胀满疼痛，则不仅是气血不和，且有阳明之实，症见腹部胀满疼痛拒按，大便不通。此为太阴阳明同病，时当通阳和络，缓急止痛，兼以泻实除满，方用桂枝加大黄汤。

本证的腹满痛是属脾气不和，气滞络瘀兼夹积滞的虚中夹实证，故与阳明实证的单纯燥热邪气盛实不同。此证大实痛，并无燥热津伤之象，彼证腹满硬痛，燥热津伤显著。另外，无论是“腹满时痛”还是“大实痛”，必是疼痛拒按，常伴见痛如针刺，舌质紫暗，脉来弦涩等，非脾虚寒证的腹痛绵绵，喜得温按可比，以此为辨。

【原文选注】

成无已：表邪未罢，医下之，邪因乘虚，传于太阴，里气不和，故腹满时痛，与桂枝以解表，加芍药以和里；大实大满，自可除下之，故加大黄，以除大实。（《注解伤寒论·辨太阴病脉证并治》）

汪苓友：此条系太阳病传入太阴之证。太阳何以骤传入太阴，成注云：“表邪未罢，医下之，邪因乘虚，传于太阴，里气不和，故腹满时痛。”此阳邪陷入阴分也，故仍用桂枝汤，以解太阳未尽之表邪，加芍药以和太阴时虚之腹痛……如腹满痛甚，又为大实之证，其用桂枝汤，不可加芍药以治之，何也？以其人胃家本实，虽因太阳病误下，热邪传入太阴之经，然太阴之邪，已归阳明而入于腑，此非里虚痛，乃里实痛也。成注云：“大实大满，自可除下之，故加大黄”者，以太阳之邪犹未尽故也。（《伤寒论辨证广注·辨太阴病脉证并治法》）

程郊倩：误下太阳而成腹满时痛，太阴之证见矣。然表邪内陷，留滞于太阴，非脏寒病也。仍从桂枝例升阳邪，但倍芍药以调和之。倘大实而痛，于证似可急下，然阴实而非阳实，仍从桂枝例升举阳邪，但加大黄以破结滞之物。（《伤寒论后条辨·辨太阴病脉证并治篇》）

张隐庵：本太阳病，医反下之，因而腹满时痛者，乃太阳之邪入于地土而脾络不通，故宜桂枝加芍药汤主之，此即小建中汤治腹中急痛之义也。大实痛者，乃腐秽有余而不能去，故以桂枝加大黄汤主之。（《伤寒论集注·辨太阴少阴厥阴病脉证篇》）

冉雪峰：桂枝、四逆是太阴病正面、太阴常法……桂枝加芍药，桂枝加大黄是太阴反面、太阴变法。总之，不离太阴为近是，各家见有桂枝，即扯向太阳，经论旨意毫未领略……就条文推阐，可看出几项意义。（一）标明出太阳病，可见太阳转入太阴，本太阳病四字，已成追溯过去的名词，各注多谓太阳未罢，未罢何以为太阴，据何项条例，凭何项意义，断为未罢，混扯太阳，实说不下去。（二）医反下之，是太阳，不是太阴，下为太阳转属太阴病变的关键，太阴无下法，而此加芍药、加大黄又生出下法来，下后用下，与太阳陷胸栏下后用下同，混扯阳明，义更难通。（三）因尔腹满时痛，腹满时痛四字，是太阴正确的象征，即为太阳转太阴，切实的凭据。其知道者，在知事理之因，因尔两字写得十分透明，兹再补出，不宁上条新显，较提纲又是一翻景地。（四）桂枝为群芳之魁，泛应曲当，可以和外，可以和内，究之温煦暖营，是为温法，加芍药，加大黄，是为寓温法于下法之中，适合太阴下而不下、不下而下意旨。总以上观，此是太阴的温法，不是其他温法；太阴的下法，不是其他的下法。桂枝而纳入大黄，定法中有活

法；大黄而融入桂枝，活法中又有定法。反不失正，变不乖常，始终仍是用温，始终仍是禁下。（《冉注伤寒论·辨太阴病脉并治》）

【方药论选】

柯韵伯：妄下后，外不解，而腹满时痛，是太阳太阴并病。若大实痛，是太阳阳明并病。此皆因妄下而转属，非太阴阳明之本证也。脾胃同处中宫，位同而职异。太阴主出，太阴病则秽腐之出不利，故腹时痛。阳明主纳，阳明病则腐秽燥结而不行，故大实而痛。仍主桂枝汤者，是桂枝证未罢，不是治病求本，亦不是升举阳邪。仲景治法，只举目前，不拘前证。如二阳并病，太阳证罢，但潮热汗出，大便难而谵语者，即用大承气矣。此因表证未罢，而阳邪已陷入太阴，故倍芍药以滋脾阴而除满痛，此用阴和阳法也。若表邪未解，而阳邪陷入阳明，则加大黄以润胃燥，而除其大实痛，此双解表里法也。凡妄下必伤胃气，胃阳虚则阳邪袭阴，故转属太阴；胃液涸则两阳相搏，故转属阳明。属太阴则腹满时痛而不实，阴道虚也；属阳明则腹大实而痛，阳道实也。满而时痛，下利之兆；大实而痛，是燥屎之征。桂枝加芍药，小试建中之剂；桂枝加大黄，微示调胃之方。（《伤寒来苏集·伤寒论附翼·太阳方总论》）

王晋三：桂枝加芍药汤，此用阴以和阳法也。其妙即以太阳之方，求治太阴之病。腹满时痛，阴道虚也。将芍药一味，倍加三两，佐以甘草，酸甘相辅，恰合太阴之主药；且倍加芍药，又能监桂枝深入阴分，升举其阳，辟太阳陷入太阴之邪；复有姜枣为之调和，则太阳之邪不留滞于太阴矣。又曰：大黄入于桂枝汤中，欲其破脾实而不伤阴也，大黄非治太阴之药，脾实腹痛是肠中燥屎不去，显然太阴转属阳明而阳道实，故以姜桂入太阴，升阳分，杀太阴结滞，则大黄入脾，反有理阴之功，即调胃承气汤之义，燥屎去而阳明之内道通，则太阴之经气出注运行而腹痛减，是双解法也。（《绛雪园古方选注·和剂》）

【临床应用】

**1. 桂枝加芍药汤**

（1）后世医家对本方的应用

1）《方极》：本方治桂枝汤证而腹拘挛剧者。

2）《方极》：烦，脉浮数，无硬满状者，腹满寒下，脉浮，或恶寒，或腹满时痛者，桂枝加芍药汤主之。

3）《方舆輗》：其人宿有癥瘕痼癖，因痢疾引起固有之毒作腹痛者，此方为之主剂。假令因宿食而腹痛，吐泻已后腹痛尚不止者，此固有之毒所为也。盖桂枝加芍药汤，不仅治痢毒，只痛甚，或痢毒既解而痛不止之类，皆因固有之毒也。此方主之。

（2）现代应用：本方近代主要用于治疗消化系统疾病。如曹氏治疗1例素有胃痛，近因情志不舒，又进生冷而致胃脘痛复发，按之似觉痛减，腹部作胀，食后尤甚，泛恶欲呕，嗳气纳呆，口干不欲饮者，拟桂枝加芍药汤调和脾胃，制肝舒挛。5剂药后，痛解胀消，进食如常[1]。李氏报道1例平素胃肠衰弱，又患胃肠病，腹时痛，大便下利不爽，腹直肌微现拘挛，心下有振水音者服桂枝加芍药汤7剂后，腹痛下利即愈[2]。周氏报道用本方治疗1例慢性痢疾，收到良好效果。病人患菌痢，未彻底治愈，缠绵变成慢性痢疾，大便不成形，有红白黏液，每日3～6次，排便甚急而不爽，下重难通，伴腹痛肠鸣。曾服寒、热、补、涩之方剂，均未收效。切其脉沉弦而滑，舌红苔白。拟桂枝加芍药汤：桂枝9g，白芍18g，炙甘草9g，生姜9g，大枣12枚。服2剂，下痢减至日1～2次，照方又服2剂而痊愈[3]。祝氏报道以桂枝加芍药汤为主方，加当归、肉苁蓉治疗1例大病后阴液大伤，大便秘结难解，10余日一行，纳甚少者，连服6剂，每日均有大便，食欲增，精神好转，随将原方药研末配蜜丸续服，以巩固疗效[4]。贺氏亦用本方治疗1例素有便秘，复感风寒，病头痛发热，汗出恶风，微喘，大便5日一行，腹部胀满时痛者，方拟桂枝加芍药汤少佐杏仁以调和营卫，兼通脾络、利肺气而获效[5]。

（3）医案选录：痢疾。王某，男，46岁。患菌痢，当时经治已减，后又复发，缠绵不愈，变成慢性菌痢，每日少则3～4次，多则5～6次，排便甚急，不及入厕，则污衣裤，然登厕后又排便不爽，下重难通，大便状不成形，有红白黏液；急不可耐，伴有腹痛，肠鸣等症。脉沉弦而滑，舌红苔白，观其所服之方，寒必芩、连，热必姜、附，补以参、术，涩如梅、诃，尝之殆遍，迄无所效。此仍脾胃阴阳不和，肝气郁而乘之之证。治法：调和脾胃阴阳，并于土中平木。方药：桂枝三钱，白芍六钱，炙甘草三钱，生姜三钱，大枣十二枚。服2剂，下痢减至1～2次，照方又服2剂而痊愈。［山东中医学院学报，1977，（1）：27］

**2. 桂枝加大黄汤**

（1）后世医家对本方的应用

1）《类证活人书》：关脉实，腹满，大便秘，按之而痛者，实痛也，桂枝加大黄汤。

2）《济阴纲目》：治腹中寒热不调而大痛。

3）《方机》：寒下已止，而大实痛者，桂枝加芍药大黄汤主之。

4）《类聚方广义》：治痢疾发热恶寒，腹痛，里急后重。

5）《方舆輗》：痢疾初起有表证，腹痛而里急后重不甚者用之。此表证比葛根汤证为轻。又，痢疾初起，用桂枝汤而腹痛稍剧者，宜用此方。又用于痢中之调理，其痛剧时，先用以和痛也。

6）《经方实验录》：庆孙，起病由于暴感风寒，大便不行，头顶痛，此为太阳、阳明同病，自服救命丹，大便行而头痛稍愈。今表证未尽，里证亦未尽，脉浮缓，身常有汗，宜桂枝加大黄汤。川桂枝三钱，生白芍三钱，生甘草一钱，生川军三钱，生姜三片，红枣三枚。

（2）现代应用：本方现代主要应用于感冒腹痛、慢性肠炎及疹出不顺腹痛的治疗。如王氏报道1例感冒发热（38.3～38.4℃）3天，身冷有汗，恶寒后则身热，经中西医治疗仍不愈，大便2日未排，腹部胀满，舌苔薄黄，脉浮紧者，取桂枝加大黄汤加味：桂枝10g，白芍12g，甘草6g，生姜10g，大枣4枚，酒大黄9g，麻黄10g，杏仁10g。服1剂后，汗出排便，热退身爽，服2剂诸症消失而愈[6]。尉氏治疗1例西医诊断为慢性肠炎，脐腹部满痛已4年之久，近月腹痛加重，大便溏薄，日3～4次，不思饮食，舌苔白腻，脉沉弦。治以温化寒湿，疏导气血。方拟桂枝加大黄汤加苡仁，水煎服。连服6剂后，腹痛除，大便正常，再进3剂，诸症皆去，随访2年未见复发[7]。亦有报道治疗疹出不顺，伴腹满拘痛，二便不利者，服桂枝加芍药大黄汤后，疹收而病愈[8]。顾氏用本方治疗顽固性荨麻疹1例，疗效甚捷。病人荨麻疹反复发作已达5年之久，且愈发愈频，竟至没有间歇，经多方医治均无效。遍身有大小不等的疙瘩块，瘙痒无度，不能安睡。剧则恶寒甚，身必重裘，大便燥结难下，2日1次，腹微痛。处方：桂枝9g，芍药9g，甘草3g，生姜9g，大枣3枚，大黄9g，全瓜蒌12g，麻仁12g。服药后约3小时，身痒渐止，疙瘩亦渐陷没，周身微汗，大便畅通，症状全部消失。随访未再复发[9]。

（3）医案选录：荨麻疹。苏某，女，32岁。患荨麻疹已达5年之久，开始时每年发5～6次，后来逐渐加剧。今年起愈发愈频，竟至没有间歇，曾用西药与中药多剂，均归无效。遍身有大小不等的疙瘩块，抓痒无度，此伏彼起，日夜无宁静之时，在发作剧烈时，特别怕冷，身必重裘，大便一直二天一次，且燥结难下，腹微痛。处方：桂枝三钱，芍药三钱，甘草一钱，生姜三钱，大枣三枚，大黄三钱，全瓜蒌四钱，麻仁四钱。服上药后约3小时，身痒渐止，疙瘩亦渐陷没，周身微汗，大便畅通，症状全部消失，迄今已半月余，未再发过。［江苏中医，1958，（2）：25］

【现代研究】

桂枝加芍药汤对腹泻及小肠运动的影响（英）：该方1000mg/kg口服能显著抑制毛果芸香碱、

氯化钡或蓖麻油所致的腹泻。正常情况下该方即使口服1000mg/kg对小肠转运也无影响，但对新斯的明所致的转运加速有改善作用，并呈剂量依赖性。因此推测该方的作用机制与洛哌胺不同。该方对离体肠管静息张力及药物所致的收缩无影响，但选择性抑制低频电刺激收缩（ESC），而ESC与副交感神经应答有关。上述结果表明，该方的止泻作用可能是由于抑制过度加速的小肠运动及抑制副交感神经释放乙酰胆碱而致。有研究表明，芍药苷和甘草甜素分别作为芍药和甘草的主要成分，共同作用才能阻止蛙坐骨神经支配的缝匠肌和鼠膈神经支配的膈肌的颤搐，单独使用则无此作用，提示该方的作用不仅仅是由芍药所致。［Saitoh K， et al. Biol Pharm Bull，1999，22（1）：87~89］

## 参考文献


［1］曹贵珠 . 桂枝汤类方治案三例 . 江苏中医杂志 , 1985, (10): 32

［2］李文瑞 . 伤寒论汤证证治 . 北京 : 人民军医出版社 , 1989: 62

［3］周风梧 . 桂枝汤证及其加减应用 . 山东中医学院学报 , 1977, (1): 27

［4］祝谌予 . 若干古方之今用 . 中级医刊 , 1979, (1): 45

［5］贺有琰 . 伤寒论纵横 . 武汉 : 湖北科学技术出版社 , 1986: 370

［6］王占玺 . 张仲景药法研究 . 北京 : 科学技术文献出版社 , 1984: 610

［7］尉明德 . 桂枝加大黄汤与“脾家实”. 山东中医学院学报 , 1981, (4): 53

［8］〔日〕汤本求真 . 皇汉医学 . 周子叙译 . 北京 : 人民卫生出版社 , 1978: 67

［9］顾介山 . 桂枝加大黄汤治愈顽固性荨麻疹 . 江苏中医 , 1968, (2): 24

# 第二章　麻黄汤类方

## 一、麻黄汤方

### （一）方药

麻黄三两，去节　桂枝二两，去皮　甘草一两，炙　杏仁七十个，去皮尖

上四味，以水九升，先煮麻黄，减二升，去上沫，内诸药，煮取二升半，去滓，温服八合。覆取微似汗，不须啜粥，余如桂枝法将息。

### （二）治法

发汗解表，宣肺平喘。

### （三）方解

麻黄汤是发汗解表之峻剂。本方以四味药成方，而配伍谨严，效速功卓。麻黄为君药，以其辛温发汗，解散风寒之力胜也，更有宣肺平喘之功，故为主病之药。桂枝辛温，为解肌祛风之要药，通达卫阳，祛邪外出，能协同麻黄增强发汗解表之力，是为臣药。杏仁降肺气，宣肺平喘，协同麻黄，功力显著，故为佐药。炙甘草益中焦，意在顾护汗源，更能调和诸药，故为使药。

因其发汗峻烈，所以服汤后不需啜热粥，只需温覆，使其微汗，不可令大汗淋漓。

【经典原文】

太阳病，头痛发热，身疼腰痛，骨节疼痛，恶风无汗而喘者，麻黄汤主之。（35）

【提要】　论述太阳伤寒表实证的证治。

【原文分析】

本条阐述太阳伤寒的证治，当与第1、3条合看。第1条曰："太阳之为病，脉浮，头项强痛而恶寒"，第3条曰："太阳病，或已发热，或未发热，必恶寒，体痛呕逆，脉阴阳俱紧者，名为伤寒"。由此可见，除本条所述症状外，其脉当为浮紧，头痛多为头项强痛，恶风乃恶寒之互辞，故风寒俱恶，其程度，多重于桂枝汤证。其病机为风寒束表，卫阳闭遏，营阴郁滞。

风寒之邪外袭肌表，卫气受其束缚，难以伸展，则必然恶风寒。然则被束缚之卫气，必求其伸展而抵抗之，则邪正交争，是以发热而脉浮紧。足太阳经脉循头下项，挟脊抵腰，其受风寒侵袭，经脉为之不利，故见头项强痛，身疼腰痛，骨节疼痛。腠理闭塞，卫阳被遏，毛窍闭塞，营阴郁滞，故无汗。肺主气，外合皮毛，既然毛窍闭塞，必然影响肺气之宣降功能，故喘。此为太阳伤寒之主要特征。

头痛、发热、身疼、腰痛、骨节疼痛、恶风、无汗、喘，因是太阳伤寒的病变反映，用麻黄汤治疗，所以被称为“伤寒八证”或“麻黄八证”。本条与第1、3条互参，脉象当为浮紧，恶风必有恶寒，头痛的同时可有项强。

本条与第3条比较，补充了无汗而喘，并突出了头、身、腰、骨节疼痛诸症。“无汗”本非症状，但它是应用麻黄汤的一个重要条件。桂枝汤证汗自出，麻黄汤证无汗，汗出的有无，是两证的辨别要点。“无汗而喘”中用一“而”字，强调了“喘”在麻黄汤证中的地位，说明气喘是麻黄汤证的主要症状之一。太阳中风与太阳伤寒虽同为风寒外感，但伤寒当以寒邪为主，寒性凝滞收引、主痛，寒邪袭表，营阴郁滞，经脉筋肉拘紧，故头痛、身疼腰痛、骨节疼痛较为明显。

【原文选注】

成无已：此太阳伤寒也，寒则伤营，头痛身疼痛腰痛，以至牵连骨节疼痛者，太阳经营血不利也。《内经》曰：风寒客于人，使人毫毛毕直，皮肤闭而为热者，寒在表也。风并于卫，卫实而营虚者，自汗出而恶风寒也；寒并于营，营实而卫虚者，无汗而恶风也。以营强卫弱，故气逆而喘，与麻黄汤以发其汗。（《注解伤寒论·辨太阳病脉证并治法中》）

方有执：此条申上条（指第3条）而更互言之，所以致其详而出其治也。头痛已见太阳病，而此犹出者，以其专太阳而主始病也。上条先言或已发热，或未发热，而此言头痛，次言发热者，则是以其已发热者言也……上条言必恶寒，而此言恶风者，乃更互言之，与上篇（指桂枝汤证）啬啬恶寒，淅淅恶风，双关互文之意同。无汗乃对上篇之有汗而言，以见彼此两相反，所以为风寒之辨别，不然无是证者，则不言也。然所以无汗者，汗乃血之液，血为营，营强则腠理闭密，虽热，汗不出也。喘，气逆也，卫主气，卫弱则气乏逆，呼吸不利而声息所以不遂也。然上条言呕而此言喘，呕与喘皆气逆，亦互言以明互见之义……（《伤寒论条辨·辨太阳病脉证并治中》）

吴谦：此承上条而详言其证，以出其治也。太阳经起于目内眦，上额交巅，入络脑还出，别下项，循肩膊内，挟脊抵腰中，至足小趾出其端。寒邪客于其经，则营血凝涩，所伤之处，无不痛也。营病者恶寒，卫病者恶风，今营病而言恶风者，盖以风动则寒生，恶则皆恶，未有恶寒而不恶风，恶风而不恶寒者，所以仲景于中风、伤寒证中，每互言之，是以知中风、伤寒，不在恶风恶寒上辨，而在微甚之中别之也。无汗者，伤寒实邪，腠理闭密，虽发热而汗不出，不似中风虚邪，发热而汗自出也。阳经被寒邪所遏，故逆而为喘，主之以麻黄汤者，解表发汗，逐邪安正也。（《医宗金鉴·订正仲景全书·伤寒论注·辨太阳病脉证并治中篇》）

柯韵伯：太阳主一身之表，风寒外束，阳气不伸，故一身尽痛；太阳脉抵腰中，故腰痛。太阳主筋所生病，诸筋者，皆属于节，故骨节疼痛。从风寒得，故恶风。风寒客于人则皮毛闭塞，故无汗。太阳为诸阳主气，阳气闭郁于内，故喘。太阳为开，立麻黄汤以开之，诸证悉除矣。麻黄八证，头痛，发热，恶风，同桂枝证，无汗，身疼，同大青龙证，本证重在发热，身疼，无汗而喘。（《伤寒来苏集·伤寒论注·麻黄汤证上》）

【经典原文】

太阳与阳明合病，喘而胸满者，不可下，宜麻黄汤。（36）

【提要】 论述太阳与阳明合病，喘而胸满的证治。

【原文分析】

既言太阳与阳明合病，就必然有太阳与阳明两类病证的存在。恶寒、发热无汗的太阳表证，兼见自下利或不下利但呕或呕利并见的阳明里证，治疗用葛根汤或葛根加半夏汤，已如前述。而若兼见不大便，也同样是太阳阳明合病之例。

太阳与阳明合病，恶寒发热，无汗，在不大便的同时，不见腹满，而见喘而胸满，说明此不大便，尚未形成里实，不可用攻下法。肺与大肠相表里，其不大便是由于外邪束表，肺气失宣，影响大肠腑气的通降所导致。

本条突出“喘而胸满”而非“腹满”，说明病证以表寒外束，肺气失宣为主，偏重太阳。所以用麻黄汤发汗解表，宣肺平喘。待表解喘平，肺气顺畅，腑气得以通降，大便自然可下。

【原文选注】

成无已：阳受气于胸中，喘而胸满者，阳气不宜发，壅而逆也。心下满、腹满皆为实，当下之。此以为胸满，非里实，故不可下，虽有阳明，然与太阳合病，为属表，是与麻黄汤发汗。（《注解伤寒论·辨太阳病脉证并治法中》）

方有执：肺主气，气逆则喘，喘甚则肺胀。胸满者，肺胀也。胸乃阳明之部分，喘乃太阳之本病，以喘不除，甚而致于胸满，故曰合病。然肺不属于太阳阳明，而太阳合阳明病之伤寒，病全在肺何也？曰：肺为五脏之华盖，内受诸经百脉之朝会，其脏金，其性寒，寒邪凑于营，肺以寒召寒，类应故也。不可下者，喘来自太阳之初，满惟在胸，不在胃也。夫麻黄汤也，治太阳伤寒之初病，有阳明何以独从太阳主治也？曰，麻黄固善于散寒，其功尤能泻肺家之实满，杏仁惟其利于下气，故其效更长于定喘。桂枝虽佐，其实有纲维之妙，甘草虽使，其才有和缓之高，是故太阳表之治行，则阳明胸之功自奏矣。（《伤寒论条辨·辨太阳病脉证并治中》）

《医宗金鉴》：太阳阳明合病，不利不呕者，是里气实，不受邪也，若喘而胸满，是表邪盛，气壅于胸肺间也。邪在高分之表，非结胸也，故不可下，以麻黄汤发表通肺，喘满自愈矣。（《医宗金鉴·订正仲景全书·伤寒论注·辨合并病脉证并治篇》）

汪苓友：此条合病，乃太阳伤寒之证全具，止胸满一候属阳明也，非比前葛根汤证之合病，为阳明病俱全之证。胸乃阳明之部分，以阳明之支脉下需，其直者下乳内，其经皆由于胸故也。成注云：“心下满、腹满，皆为实，当下之，此为胸满，非里实，故不可下。”仲景法止从太阳例，无汗而喘之证治之，故云宜麻黄汤也。或问阳明病已见胸满之候，何以不兼治阳明？余曰：病因喘而致胸满，胸前者，虽为阳明之部分，其实乃肺之室也。喘而胸满，则肺气必实而胀，所以李东璧本草云：“麻黄汤虽太阳发汗重剂，实为发散肺经火郁之药”，彼盖以喘而胸满，为肺有火邪实热之证。汤中麻黄、杏仁，专于泄肺利气、肺气泄利，则喘逆自平，又何有于阳明之胸满耶，此论实发成氏未发之意。（《伤寒论辨证广注·辨太阳病脉证并治法中》）

【经典原文】

太阳病，十日以去，脉浮细而嗜卧(1)者，外已解也。设胸满胁痛者，与小柴胡汤；脉但浮者，与麻黄汤。（37）

【词解】

（1）嗜卧：嗜，喜爱之意。嗜卧，形容病情初愈，精神疲乏，而喜安舒静卧。

【提要】 论述太阳病日久的转归及证治。

【原文分析】

太阳病十日以上则病程较长，可能发生变化，须仔细分辨，然后作出判断，切勿以时日决定病情。本条举出太阳病日久不愈的三种转归：其一，脉象由浮而有力转变为浮细，即脉象趋和缓，可测知表证随之消失，唯因病程较久，且在初愈之时病人正气尚未康复，则精神疲倦，安舒嗜卧，故曰“外已解也”。其二，太阳病日久不愈，病人出现胸满胁痛、胸胁为少阳经脉循行之地，说明太阳证罢，少阳证起。凡证候变化者，脉多随之而变，此虽未言少阳之脉，而脉弦，似可赅于其中，斯与小柴胡汤和解少阳，的对之方也。其三，太阳病虽十日以上，而仅见脉浮，未见其他变化。是“脉若静者，为不传也”。病既未传，故不论时日久暂，仍可与麻黄汤发汗解表。第二段从小柴胡汤读出脉象，第三段从麻黄汤读出证候，以方测证之法也（本条小柴胡汤证、方药、原文分析等，见96条）。

【原文选注】

成无己：十日已去，向解之时也，脉浮细而嗜卧者，表邪已罢也，病虽已和解之，其脉但浮而不细者，则邪气但在表也，与麻黄汤发散之。（《注解伤寒论·辨太阳病脉证并治法中》）

王肯堂：此条当是太阳少阳二经合病，有满虽与前同，而脉浮细嗜卧，则为表邪已解，胁痛为少阳有邪，故与柴胡。若脉但浮者，又当先治太阳也。此是设为变通之言，非为服柴胡而脉浮也。成注不足遵。（《伤寒准绳·少阴病》）

尤在泾：太阳病，至十余日之久，脉浮不紧而细，人不躁烦而嗜卧，所谓紧去人安，其病为已解也。下二段是就未解时说，谓脉浮细不嗜卧，而胸满胁痛者，邪已入少阳，为未解也，则当与小柴胡汤；若脉但浮不细，不嗜卧者，邪犹在太阳而未解也，仍当与麻黄汤，非外已解而犹和之发之谓也。（《伤寒贯珠集·太阳正治法》）

【经典原文】

太阳病，脉浮紧，无汗，发热，身疼痛，八九日不解，表证仍在，此当发其汗，服药已微除，其人发烦目瞑[(1)]，剧者必衄[(2)]，衄乃解，所以然者，阳气重[(3)]故也。麻黄汤主之。（46）

【词解】

（1）目瞑，瞑，《集韵》注“目不明也”。目瞑，闭眼懒睁，不喜强光刺激。

（2）衄：指鼻出血。

（3）阳气重：指外邪束表，卫阳受其郁遏较重。

【提要】 论述太阳伤寒日久的证治及服用麻黄汤后的两种反应。

【原文分析】

此条文乃倒装文法，即“麻黄汤主之”应接在“此当发其汗”后。本条分为两节讨论。“太阳病……此当发其汗，麻黄汤主之”为第一节，讨论太阳伤寒表证日久的证治；“服药已微除……阳气重故也”为第二节，讨论服用麻黄汤后的两种反应及产生机制。

太阳病，脉浮紧，无汗发热，身疼痛，是典型的太阳伤寒表实证。若其证迁延八九日不解，仍应用麻黄汤治疗。

服药后，病证虽有所减轻，但由于表闭日久，外邪难于尽解。阳气闭遏较重，服药后，被郁之阳，得辛温药力之助，奋力抗邪，正邪相争激烈，而显心烦目瞑之象；更有甚者，正邪相争异常激烈，伤及阳络而出现鼻衄。汗为血液所化，血汗同源，解外不得汗解，则可随衄而解，故曰“衄乃解”，俗称“红汗”。

表证以汗解为正局，衄解为变局，亦即邪解的另一途径。唯其属变局，故须仔细分辨，凡衄解者，其量不多，且随衄血过程，病情渐减，更无入营入血之征兆。否则衄血多，病不减，或有入营血之征兆者，当属坏病，最需留心观察，以作应变之处治，岂能坐待衄解。

【原文选注】

成无己：脉浮紧无汗，发热身疼痛，太阳伤寒也，虽至八九日而表证仍在，亦当发其汗，既服温暖发散汤药，虽未作大汗，亦微除也。烦者，身热也，邪气不为汗解，郁而变热，蒸于经络，发于肌表，故生热烦，肝受血而能视，始者气伤荣，寒既变热，则血为热搏，肝气不治，故目瞑也；剧者，热盛于经，迫血妄行，而为衄，复衄则热随血散而解，阳气重者，热气重也，与麻黄汤以解前太阳伤寒之邪也。（《注解伤寒论·辨太阳病脉证并治法中》）

柯韵伯：八九日不解，其人阳气重可知。然脉紧，无汗发热，身疼，是麻黄证未罢。仍与麻黄，只微除在表之风寒，而不解内扰之阳气。其人发烦、目瞑，见不堪之状，可知阳络受伤，必逼血上行而衄矣。血之与汗，异名同类，不得汗，必得衄，不得汗解而从衄解，此与热结膀胱血自下者，同一局也。（《伤寒来苏集·伤寒论注·麻黄汤证上》）

尤在泾：脉浮紧，无汗发热，身疼痛，太阳麻黄汤证也。至八九日之久而不解，表证仍在者，仍宜以麻黄汤发之，所谓治伤寒不可拘于日数，但见表证脉浮者，虽数日犹宜汗之是也。乃服药已，病虽微除，而其人发烦目瞑者，卫中之邪得解，而营中之热未除也。剧者血为热搏，势必成衄，衄则营中之热亦除，而病乃解。所以然者，阳气太重，营卫俱实，故须汗血并出，而后邪气乃解耳。阳气，阳中之邪气也。（《伤寒贯珠集·太阳篇上》）

【经典原文】

脉浮者，病在表，可发汗，宜麻黄汤。（51）

【提要】 以脉概证，提示脉浮者，可发汗。

【原文分析】

脉象浮，是病邪在表，可以发汗，适合用麻黄汤。本条与37条“脉但浮者，与麻黄汤”的精神一致，是举脉略证，并非单纯凭脉定治，通过与上两条原文作对比，意指恶寒发热，无汗身痛的伤寒表实证，非尺脉微、尺脉迟者，可以用麻黄汤治疗。

临床上决不能仅据脉浮就用麻黄汤，而应当脉证合参，即便就脉象而言，麻黄汤证脉浮且是寸、关、尺三部俱紧。

【原文选注】

成无已：浮为轻手得之，以候皮肤之气，《内经》曰：“其在皮者，汗而发之”。（《注解伤寒论·辨太阳病脉证并治法中》）

方有执：表，太阳也。伤寒脉本紧，不紧而浮，则邪见还表，而欲散可知矣。发，拓而出之也。麻黄汤者，乘其欲散而拓出之之谓也。（《伤寒论条辨·辨太阳病脉证并治中》）

程郊倩：脉浮无紧，似不在发汗之列；然视其证……皆寒伤营之表证，则不妨略脉而详证，无汗可发汗宜麻黄汤。（《伤寒论后条辨·辨太阳病脉证篇》）

【经典原文】

脉浮而数者，可发汗，宜麻黄汤。（52）

【提要】 太阳伤寒脉见浮数的可用麻黄汤。

【原文分析】

此条应结合本论第3、35条，概括出来的麻黄汤证，并不能算是完整的麻黄汤证。一个完整的、典型的麻黄汤证还应包括本条所表述的脉象：“脉浮而数”。这就是说，一个典型的麻黄汤证除了具有头痛、发热、恶寒、身痛、无汗之外，其脉象不仅浮紧，而且还应当“数”。

伤寒发病早期，初受风寒，机体即时反应是肤表紧束，腠理闭塞，症见恶寒、体痛、脉紧。随之，机体阳气趋于肌表与邪抗争，由于阳气郁聚肤表而不得宣泄，因而形成肤表阳郁之势，此时病机重点已由寒邪外束，而转化为肤表阳郁，发热已成为其主要症状之一，这样的病机，反映在脉象上，必定是浮紧而数。因此，在太阳伤寒的典型过程中，发热与脉数是相对应的，同步出现的。

那么对太阳伤寒典型的治疗过程，欲泄热，必开腠，欲开腠，必温散，麻黄汤是首选方药。

【原文选注】

柯韵伯：数者，急也，即紧也。紧则为寒，指受寒而言；数则为热，指发热而言，词虽异而意则同。故脉浮紧者，即是麻黄汤证。（《伤寒来苏集·伤寒论注·麻黄汤证上》）

《医宗金鉴》：伤寒脉浮紧者，麻黄汤诚为主剂矣。今脉浮与浮数，似不在发汗之列；然视其病，皆伤寒无汗之表实，则不妨略脉而从证，亦可以用麻黄汤汗之。观其不曰以麻黄汤发之，而皆曰可发汗，则有商量斟酌之意焉。（《医宗金鉴·订正仲景全书·伤寒论注·辨太阳病脉证并治中篇》）

黄坤载：浮为在表，表被风寒，则宜汗，浮数即浮紧之变文，紧则必不迟缓，亦可言数，是伤寒之脉，当以麻黄汤发汗也。（《伤寒悬解·太阳经上篇》）

【经典原文】

伤寒脉浮紧，不发汗，因致衄者，麻黄汤主之。（55）

【提要】　伤寒表实证失汗致衄的治疗。

【原文分析】

伤寒表实证，脉象浮紧，不能及时发汗，因而发生鼻子出血的，可用麻黄汤治疗。

本条以脉浮紧，概言伤寒表实证，属省文笔法，其恶寒发热、无汗身痛见症，自在言外。表证当汗不汗，外邪不解，卫阳闭郁，伤及阳经，因而衄血。如衄后脉静，热退身凉，病则愈，不必再汗。今虽衄而表寒实证不解，可能是邪重衄轻，犹如发汗不彻一样，不足以祛除表邪，此时当用麻黄汤发汗，以分消太阳经表之邪。汗出之后，病愈衄止。

本条与46条、47条均为太阳伤寒证兼衄，但病因、病机、转归有所不同。46条是已服麻黄汤，对病邪已形成顿挫之势（服药已微除），而外邪未能及时外解，又郁甚于经，损伤阳络，络伤血溢热泄，邪从衄解。47条是未经服药，失于发汗，在表之阳气重，损伤络脉，病邪随衄而解，故称“自衄者愈”。本条亦为当汗失汗而衄，然衄后病邪不解，表实证仍在，亦无内热烦躁等，故仍以麻黄汤发汗解表。可见对太阳伤寒证衄血，必须分辨原因，辨证论治，既不能见衄血而待其病愈，亦不能滥投麻黄汤。

【原文选注】

周禹载：当汗不汗，因而致衄者，必点滴不成流也，阳邪既不大泄，热从何解？仍以麻黄汗之，势必解散而不衄矣，此之谓夺汗无血也。（《伤寒论三注·太阳中篇》）

尤在泾：伤寒脉浮紧者，邪气在表，法当汗解，而不发汗，则邪无从达泄，内搏于血，必致衄也。衄则其邪当去，而犹以麻黄汤主之者，此亦营卫并实，如上条所云阳气重之证。上条卫已解而营未和，故虽已发汗犹须得衄而解。此条营虽通而卫尚塞，故既已自衄，而仍与麻黄汤发汗而愈。然必欲衄而血不流，虽衄而热不解者，仍为合法。不然，靡有不竭其阴者。（《伤寒贯珠集·太阳篇上》）

【经典原文】

脉但浮，无余证者，与麻黄汤。若不尿，腹满加哕者，不治。（232）

【提要】　承231条辨病情转化与预后。

【原文分析】

如经针刺治疗，病过十日，里证消失，脉不弦大而但浮。即原文“脉但浮，无余证”之含义，说明原有的少阳阳明证不复存在，病变仍在太阳之表，故可予麻黄汤发汗以解表邪。

“若不尿，腹满加哕者，不治”，是承231条而言病之预后。即由原来小便难变为尿闭。小便闭，则湿邪无出路，壅遏气机，故腹满益甚。胃气逆而不降，则哕逆不止，是胃气败坏，三焦壅滞，气机不通，呈现正虚邪实之状，病情危重，故曰“不治”。

【原文选注】

柯韵伯：若脉但浮而不弦大，则非阳明、少阳脉，无余证，则上文诸证悉罢，是无阳明、少阳证，惟太阳之表邪未散，故可与麻黄汤以解外……若不尿，腹满加哕，是接耳前后肿来，此是内不解，故小便难者，竟至不尿，腹部满者竟不减，时时哕者，更加哕矣，非刺后所至，亦非用柴胡、麻黄后变证也。（《伤寒来苏集·伤寒论注·阳明验证》）

尤在泾：若脉但浮而无少阳证兼见者，则但与麻黄汤，发散邪气而已……若不得尿，故腹加满。哕加甚者，正气不化，而邪气独盛，虽欲攻之，神不为使，亦无益矣，故曰不治。（《伤寒贯珠集·阳明篇上》）

钱天来：若脉但浮，浮为邪气在表，且从前诸余证悉无者，是邪尽还表，复出太阳营卫之间矣。治之无难，一汗而愈矣，故重与麻黄汤。然治中风而以麻黄者，以邪气重大深入，致腹满、发黄、潮热、不得汗、小便难之剧证，非复桂枝汤可啜粥汗解之证矣。况阳明本应多汗，今不得汗而脉浮，故以麻黄汤发其汗，经所谓开腠理，至津液，通气也。若邪不复外出而郁于里，则大气不得升降，津液不得流行，而三焦之气化绝，故不尿，中气闭塞而腹满甚，胃阳败绝而加哕者，乃必死不治之证，故无治法也。（《伤寒溯源集·阳明上篇》）

【经典原文】

阳明病，脉浮，无汗而喘者，发汗则愈，宜麻黄汤。（235）

【提要】 辨阳明病兼太阳表实的证治。

【原文分析】

“脉浮”为太阳之主脉，“无汗而喘”为太阳表实之主症，必伴有发热恶寒，是条文省其症，但以脉象示之。由于风寒病邪在表，卫气奋起抗邪外出，故见脉浮；寒邪侵犯营卫，腠理闭塞，营阴郁滞，故无汗；邪犯肺卫，肺气失宣，上逆而作喘。条文亦以“阳明病”冠首，当同样存在腹胀、不大便等阳明见症，从证候分析看，似为大便不通，肠胃有病邪结聚，但病势较轻，故治疗当从太阳。上条汗出表虚，而本条无汗表实，是属风寒袭表，卫强营郁，邪甚于表，阳明燥热不显之证，故云：“发汗则愈，宜麻黄汤”。

【原文选注】

张路玉：此二条言太阳之邪初入阳明，未离太阳，故仍用桂枝汤解肌，则风邪仍从卫分而出；用麻黄汤发汗，则寒邪仍从营气而出矣。阳明营卫难辨，辨之全藉于脉证；风邪之脉传至阳明，自汗已多，则缓去而迟在；寒邪之脉传至阳明，发热已甚，则紧去而浮在，此皆邪气在经之征。若传入于腑，则迟者必数，浮者必实矣。设不数不实，定为胃虚不胜攻下之证也。（《伤寒缵论·阳明上篇》）

尤在泾：上二条乃风寒初中阳明之证，其见证与太阳伤寒相类。而阳明比太阳稍深，故中风之脉不浮而迟，伤寒之脉不紧而浮。以风寒之气，入肌肉之分，则闭固之力少，而壅遏之力多也。而其治法，则必与太阳少异，见有汗而恶寒者，必桂枝可解，无汗而喘者，非麻黄不发矣。（《伤寒贯珠集·阳明篇上》）

钱天来：邪在太阳之表，则脉有浮缓浮紧之分，病有风寒营卫之别。若阳明之经，已在肌肉之分，营卫之内，以胃腑为里，故前以能食不能食辨别风寒，此亦不以紧缓为辨，但见脉浮，则知初入之邪，犹在太阳，无汗而喘，则知与太阳中卷之首条（按：指35条）无异矣，故曰发汗则愈，宜麻黄汤。（《伤寒溯源集·阳明上篇》）

汪苓友：此条言阳明病，非胃家实之证，乃太阳病初传阳明，经中有寒邪也。脉浮无汗而喘者，此太阳伤寒之证仍在也，但脉浮而不紧，为其邪传入阳明，脉虽变，而麻黄汤证不变，故仍用麻黄汤，以发其汗则愈。或问：无汗而喘，但脉浮不紧，何以定其为阳明证？余答云：病人必见目疼鼻干，故云阳明证也。以其病从太阳经来，故从太阳麻黄汤例。（《伤寒论辨证广注·辨阳明病脉证并治法》）

【方药论选】

《医宗金鉴》：名曰麻黄汤者，君以麻黄也。麻黄性温，味辛而苦，其用在迅升；桂枝性温，味辛而甘，其能在固表。证属有余，故主以麻黄必胜之算也；监以桂枝，制节之师也。杏仁之苦温，佐麻黄逐邪而降逆；甘草之甘平，佐桂枝和内而拒外。饮入于胃，行气于玄府，输精于皮毛，斯毛脉合精，溱溱汗出，在表之邪，必尽祛而不留；痛止咳平，寒热顿解，不须啜粥而借汗于谷也。（《医宗金鉴·订正仲景全书·伤寒论注·辨太阳病脉证并治中篇》）

汪苓友：……又问：仲景法无法不得用桂枝，今麻黄汤内复用桂枝者，何也？余答云：按仲景法，无汗不得服桂枝汤，以其中有芍药、姜、枣也。夫伤寒无汗为表实，表实者，津液内固而不外泄，故禁用芍药以收敛津液，且使寒邪不得外散。津液既不得泄，更用姜枣以升脾胃中之津液，尤为无为。其用生姜固无害，若用大枣则过于温补，恐非表实证之所宜。今麻黄汤内用桂枝者，以寒伤营，桂枝亦营中药，能通经脉而发散寒邪，兼佐麻黄而泄营卫中邪实。盖风寒在表，营卫俱实，肌肤燎热，头痛项强，腰脊痛，骨节不利，恶寒无汗者，必须用之，其汤中用杏仁者，以利喘也。用甘草者，和营卫也，且以邪之所凑，其气必虚，炙甘草有补虚之义，大抵古人用疏利之药，必少兼补药，有如调胃承气汤中，亦用炙甘草，即此意也。仲景此方，乃冬月正伤寒，太阳经发表的药，后学如辨证精切，何难遵而用之。（《伤寒论辨证广注·辨太阳病脉证并治法中》）

柯韵伯：此为开表发汗逐邪之峻剂也，古人用药用法象之义，麻黄中空外直，宛如毛窍骨节，故能去骨节之风寒，从毛窍而出，为卫分发散风寒之品。桂枝之条纵横，宛如经脉系络，能入心化液，通经络而汗出，为营分散解风寒之品。杏仁为心果，温能助心散寒，苦能清肺下气，为上焦逐邪定喘之品。甘草甘平，外拒风寒，内和气血，为中宫安内攘外之品。此汤入胃行气于玄府，输精于皮毛，斯毛脉合精而溱溱汗出，在表之邪，其尽去而不留，痛止喘平，寒热顿解，不烦啜粥藉汗于谷也。其不用姜、枣者，以生姜之性，横散解肌，碍麻黄之上升；大枣之性；滞泥于膈，碍杏仁之速降，此欲急于直达，稍缓则不迅，横散则不峻矣。（《伤寒来苏集·伤寒论附翼·麻黄汤证上》）

【临床应用】

（1）张仲景对本方的应用

1）太阳与阳明合病，重在太阳，无汗而喘或喘而胸满者。（见第36、235条）

2）太阳病，十日以去，脉浮细而嗜卧者，外已解也，设胸满胁痛者，与小柴胡汤，脉但浮者，与麻黄汤。（见第37条）

3）太阳病伤寒日久不解，表症仍在者，麻黄汤主之，服汤后，可能发生瞑烦、鼻衄等欲解之兆。（见第46条）

4）太阳伤寒，一般为脉浮紧，若证候不变，而见脉浮、浮数者，仍可用本方。（见第51、52条）

5）太阳伤寒之证，浮紧之脉，未曾发汗，而有少许鼻衄者，可用本方发汗解表。（见第55条）

6）脉但浮，无余症者，与麻黄汤。若不尿，腹满加哕者，不治。（见第232条）

（2）后世医家对本方的应用

1）《肘后备急方》：麻黄汤治卒之气，气不复报，肩息。

2）《玉机微义》：麻黄汤治肺脏发咳，咳而喘息有声，甚则唾血。

3）《眼科锦囊》：麻黄汤治风热所侵，而眼目赤肿，生障翳。

4）《类聚方广义》：初生儿有时时发热、鼻塞不通，不能哺乳者，用此方即愈。又治痘疮现点时，身热如灼，表郁难发，乃大热烦躁而喘，不起胀者。

5）《伤寒论附翼》：治冷风哮与风寒湿三气成痹等证。

6）《中医眼科六经法要》：谓凡目暴病太阳， 白珠血丝作淡红，涕如清水，目漏如泉，畏光甚，无眵，两眉头痛者，寒也，麻黄汤主之。

（3）现代应用：麻黄汤在现代临床中被广泛用于各科病症的治疗，唯近期相关报道甚少，今以《伤寒杂病论汤方现代研究及应用》一书为主要依据，简要概述其应用情况如下：

1）呼吸系统：以恶寒发热、无汗咳喘、苔白脉浮为其辨证要点，临床常用治各类感冒、扁桃体炎、肺炎、支气管肺炎、支气管哮喘、百日咳、急性支气管炎等病。

2）循环系统：麻黄汤具有通调营卫、疏渝气机的功效，临床上以寒凝表郁为特征的多种循环系统病症，如冠心病、高血压、胸痹胸痛、末梢循环障碍等，皆可在审明其病因病机的基础上，相机选用本方进行治疗。

3）消化系统：以卫闭营郁、气机不利为病理特征，以本方酌情化裁，可用治黄疸、习惯性便秘、膈肌痉挛等病症。

4）神经运动系统：以肢痛、恶寒、脉紧、无汗、苔白为审证要点。临床常以本方加减治疗坐骨神经痛、肩周炎、关节炎、肌肉疼痛等。

5）泌尿系统：以卫遏营郁、气化不利导致津液敷布失调为辨证要点。临床常用本方治疗急性肾炎、慢性尿路感染、遗尿、尿潴留等病。

他如妇科病症乳腺炎、痛经、产后高热、妊娠中毒；五官科病症过敏性鼻炎、慢性鼻炎、失声、急性结膜炎；皮肤科病症荨麻疹、风疹、皮肤瘙痒、银屑病等，如其病机属于卫闭营郁而病性属寒者，均可酌情选用本方加减治疗。

（4）医案选录

1）急性黄疸：张某，男，63岁。隆冬劳动汗出当风，淋雨，当夜恶寒而栗，身痛，时作干咳，小便点滴，一夜间全身皮肤黄染如橘，舌苔黄薄腻，脉浮紧而弦。诊为伤寒表实之急性黄疸。由风寒温邪袭表，肺失宣降，水道不通，湿郁化热，交蒸于肌肤所致。方用麻黄汤加茵陈，发汗利尿以退黄。处方：麻黄、桂枝、杏仁各12g，茵陈10g，炙甘草6g。煎服2剂后表解尿畅，黄疸消失。［国医论坛，1986，（2）：24］

2）急性肾炎：刘某，男，9岁。患急性肾炎半月余，经西药治疗，病情仍不稳定。近2日诸症加重，脸面浮肿，喘咳无痰，心烦不宁，小便小利，阵阵恶寒，舌淡胖苔白腻，脉浮紧。证属风水。由风寒束表，肺失宣降，水道不通，水泛肌肤所致。方选麻黄汤加茅根10g，蝉衣5g以增强疏风利尿之功。煎服2剂后，小便通利，诸症减轻。续服3剂，诸症消失。后用四君子汤加生黄芪调理周余收功。追访一年，未复发。按：陈氏认为，临床运用麻黄汤时，常用药量为“三等一半”，即麻黄、桂枝、杏仁三味用等量，甘草一味用半量。按照这个原则，再根据年龄、体质、病情轻重而酌情用量。根据临床观察，此用法比较安全，效果较好。虽麻、桂大辛之品，但配合相当量的甘草，却无汗多之虞。［国医论坛，1986，（2）：24］

3）产褥感染：潜某，女，28岁。产后高热7天，体温39.2℃，投以解热镇痛、抗生素、激素类及生化汤加荆防等治疗无效。诊见高热（40.4℃），畏寒，无汗，头痛，不思饮食，口不渴，咳嗽，痰稀色白，胸闷，腹不痛不胀，舌苔薄白，脉浮洪。诊为产后伤寒。处方：麻黄3g，桂枝6g，杏仁（打碎）8g，炙甘草3g。水煎服，停用其他药物。二诊：诸症未见减轻，细审脉证方药，觉药量与证不合，君臣主次配伍不明，仍投上方：麻黄10g，桂枝8g，杏仁8g，炙甘草3g。服药后约1小时后开始出汗，持续8小时左右，汗息热退，诸症悉除。按：《伤寒论》指出衄家、亡血家不可用麻黄汤。病人产后亡血伤津，气血大虚，本属不可发汗之例，但证却为太阳表实证，并且产妇体质尚健，故选用麻黄汤获效。此即"有故无殒"之谓也。［江西中医药，1985，（5）：32］

4）支气管炎合并前列腺炎：李某，男，48岁。因咳嗽气喘、恶寒发热，诊为支气管炎，予以抗生素治疗。翌日小便不畅，越日小便点滴不通，诊为前列腺炎。行导尿才能排出。治疗3天，诸症不减。仍咳嗽气喘，胸膈闭闷，咳痰稀白不畅，不能平卧，面青唇淡，恶寒发热，无汗，小便不出，舌质淡，苔白润，脉浮紧。体温37.8℃。此乃寒邪外束，肺失宣降，通调失职之证。方选麻黄汤加味：麻黄6g，桂枝6g，杏仁10g，苏子10g，葶苈子6g，桔梗10g，甘草3g，通草10g。煎服2剂后，喘咳大减，咳痰较畅，寒热已除，小便畅行。原方减桂枝、通草，加法夏10g，茯苓10g，继服2剂，咳喘已平，诸症消失。［浙江中医学院学报，1987，（6）：25］

【按语】

麻黄汤作为发散风寒、宣肺平喘之著名方剂，组方严谨，功效专一，颇受历代医家之重视。因其发汗力量峻猛，仲景为之立禁森然。后世业医者亦每多顾虑，而致其用渐湮。然若得其法，用之合度，则每每效若桴鼓。上述应用情况实为此方之具体诠释。

【现代研究】

（1）《伤寒杂病论汤方现代研究及应用》编著者系统总结了前期成果，兹摘录介绍如下，以供参考。

1）解热作用：对正常小鼠皮肤温度的观察结果表明，本方能迅速降低其皮温，于30分钟时达最高值（平均降低5℃），与对照组比较有显著差异。而对发热家兔的肛温观察表明，静脉注射本方30分钟后，能降低升高温度的63.8%，2小时后温度降低最显著，达到130.4%，与对照组有显著差异。其解热作用最小有效剂量为0.18g/kg，作用期6.4小时，体内生物相当药量的消除半衰期为1.11小时。

2）增强腺体分泌作用：其对小鼠唾液腺分泌功能有明显的促进作用，组间比较有显著差异；对泪腺分泌亦有较强的增强作用，自身前后对照差异显著。

3）祛痰镇咳平喘作用：实验结果表明，本方可显著延长氨雾刺激所致小鼠咳嗽的潜伏期，减少咳嗽次数；同时，亦能显著抑制蟾蜍口腔黏膜纤毛运动；可显著促进小鼠支气管对酚红的分泌；显著扩张支气管，并能对抗乙酰胆碱所致的支气管收缩。提示该方具有明显的祛痰镇咳及平喘效应。

4）抗细菌及病毒作用：本方能抑制葡萄球菌和大肠杆菌等的生长，并在RSV的噬菌体噬斑形成过程中，能显著减少其生成数，从而提示本方具有明显的抗菌和抗小儿感冒病毒及呼吸道合胞体病毒的作用。

另外，实验结果表明，本方有增强抗癌剂顺铂的抗癌效果、增加其给药量和减轻其毒副反应的药理作用。

毒理研究结果表明，以概率法测得注射本方液24小时内小鼠半数致死量为28.51g/kg，95%的致死量为56.35g/kg，部分小鼠兴奋抽搐死亡，部分小鼠呼吸停止死亡。病检小鼠肺内小静脉及肺泡壁毛细血管呈广泛性扩张充血，肝细胞明显颗粒变性、空泡变性及肝瘀血，脾脏被膜下瘀血、出血，滤泡增大，可见吞噬现象及巨噬细胞反应，肾脏间质充血，肾小血管上皮细胞颗粒变性，心脏未见显著异常改变。

（2）《伤寒论》现代研究丛刊《伤寒论现代研究与临床应用》编著者对本方的现代研究摘

录如下，以供参考。

麻黄汤中的麻黄味辛、苦、温；归肺、膀胱经。功能发汗、平喘、利水。其有效成分［贾元印.麻黄不同部位中挥发油的比较. 中药通报，1987，12（2）：10～11］为生物碱和挥发油。挥发油有平喘、祛痰、镇咳等作用。麻黄中挥发油主要在草质茎，其次过渡茎，再次木质茎。麻黄中所含［龚跃新.麻黄与麻黄根的微量元素分析. 山西中医，1989，5（6）：38］较高的微量元素有Fe、Sn、Mn、Cu、Zn、Ni等。

桂枝辛、甘、温；归肺、心、膀胱经。其有效成分与挥发油（主要桂皮醛、桂皮酸等）有关。功效解肌发汗、温经通脉、助阳化气。现在研究有（庞俊忠《临床中药学》中国医药科技出版社出版，北京发行，1989年9月版：111～331）镇静、抗惊厥、解热；祛痰止咳；利尿；扩张毛细血管、抗过敏及抑菌抑病毒作用。

杏仁苦、微温，有小毒；归肺、大肠经。有效成分为苦杏仁苷，约占3%。主要药理有镇咳、平喘，其中的苯甲醛成分抑制胃蛋白酶的消化功能。成人用苦杏仁一次大于60g，易产生中毒。

甘草主要含三萜类化合物甘草甜素和甘草次酸。药理作用主要有促进钠、水潴留，排钾增加，呈现去氧皮质酮样作用；有皮质激素样的抗炎、抗过敏作用；对机体状态不同而呈双向作用；有抗消化道溃疡、抑制胃酸分泌作用；解痉作用；解毒、镇咳、祛痰、镇痛、抗菌、保肝、降血脂、利尿解热等作用；近发现有抑制艾滋病病毒增殖的效果。

麻黄汤的合煎剂，能调整（郭子光《伤寒论汤证方编》上海科技出版社，上海发行，1983年6月版）温热中枢的功能，纠正温热的生成和放散的混乱，扩张皮肤血管、畅盛皮肤和黏膜的血液循环，使机体抗病集中于体表，促进汗腺排泄，加强温热放散，使体温下降，功能恢复正常。

## 二、麻黄杏仁甘草石膏汤方

### （一）方药

麻黄四两，去节　杏仁五十枚，去皮尖　甘草二两，炙　石膏半斤，碎，绵裹

上四味，以水七升，煮麻黄，减二升，去上沫，内诸药，煮取二升(1)，去滓，温服一升。本云，黄耳杯(2)。

【词解】

（1）煮取二升：162条所载本方为“煮取三升”，其余皆同。

（2）黄耳柸：柸，即杯。耳柸，为古代饮器，椭圆形，有耳，多为铜制，故称黄耳杯。

### （二）治法

清热宣肺平喘。

### （三）方解

本方药味乃麻黄汤去桂枝加石膏而成，然剂量有别于前，是方麻黄增至四两，杏仁减为五十个，炙甘草增至二两；加石膏者为半斤，药味之变化，而剂量之增减，故主意清晰，治法迥异，主证之不同。增麻黄乃不因发散风寒，而在宣肺平喘，然则麻黄辛温，于肺热不利，故用石膏半斤，辛甘大寒，是相反相成。两者配伍，则麻黄存其宣肺平喘之功，而不显辛温之弊；石膏大寒清热，随麻黄升散之性，直达病所，而无凝滞之患。杏仁宣降肺气而治咳喘，协同麻黄，其功尤

佳，之所以减其量者，是麻黄增量在前，平喘之力胜于杏仁，故减量协同可也，可谓匠心独具。炙甘草和中缓急，调和诸药，增量行之者，一则安顿中宫，使祛邪而无后顾之忧，再则协调寒温之性，勿使偏弊也。

【经典原文】

发汗后，不可更行[1]桂枝汤，汗出而喘，无大热者，可与麻黄杏仁甘草石膏汤。（63）

下后不可更行桂枝汤，若汗出而喘，无大热者，可与麻黄杏仁甘草石膏汤。（162）

【词解】

（1）更行：更，再也；行，用也。更行即再用之意。

【提要】　汗下后，邪热壅肺作喘的证治。

【原文分析】

上述两条文字近似，证治相同。其主症为汗出而喘，乃邪热壅肺，肺气上逆所致，治宜清热宣肺，可给予麻黄杏仁甘草石膏汤治疗。

条文中“不可更行桂枝汤”名应接在“无大热”之后。之所以不能再用桂枝汤，是因为用桂枝汤发汗之后，“汗出而喘，表无大热”。

太阳伤寒发汗后，表证仍在者，可与桂枝汤调和营卫，解肌祛风，如57条。太阳中风，服桂枝汤后，表证仍在者，仍可使用桂枝汤以解外，如24条、25条。太阳病既汗且下后表证不解者，亦可用桂枝汤解散其外，如45条。以上三种情况汗下后仍可用桂枝汤者，在于太阳表证未解，亦未生他变。今曰汗下后“不可更行桂枝汤”，知表证不复存在，“汗出而喘，无大热”，是汗下后引邪深入，邪入化热，肺热炽盛，气逆而喘。又因肺合皮毛，肺热熏蒸，逼迫津液外走毛窍，故汗出而喘。无大热，是表无大热，而热壅于里，并非热势不甚。此为本条主要证候，结合临床当有咳嗽、口渴、苔薄黄、脉数等症。

本证以汗出气喘为主症，临床应注意与麻黄汤证、小青汤证、桂枝加厚朴杏子汤证鉴别。麻黄汤证之喘，必表实无汗，身疼腰痛，骨节疼痛。小青龙汤证之喘，亦具备表实无汗特征，且有水饮内停，而无里热可言。桂枝加厚朴杏子汤证之喘，与自汗恶风脉浮等并见，亦无内热可言。

本证之“喘而汗出”与第34条“太阳病桂枝证，医反下之，利遂不止，脉促者，表未解也，喘而汗出者，葛根黄芩黄连汤主之”异中有同。本证“喘而汗出”属热壅于肺，故重在轻清宣透；而葛根芩连汤证之“喘而汗出”则属热盛于大肠，上迫于肺，故重在苦寒清泄。

【原文选注】

方有执：更行，犹言再用。不可再用桂枝汤，则是已经用过，所以禁止也。盖伤寒当发汗，不当用桂枝，桂枝固卫，寒不得泄，而气转上逆，所以喘益甚也。无大热者，郁伏而不显也，以伤寒之表犹在，故用麻黄以发之。杏仁下气定喘，甘草退热和中，本麻黄正治之佐使也。石膏有彻热之功，尤能助下喘之用，故易桂枝以石膏，为麻黄汤之变制，而太阳伤寒，误汗转喘之主治，所以必以四物者，而后可行也。（《伤寒论条辨·辨太阳病脉证并治中篇》）

《医宗金鉴》：太阳病，下之后微喘者，当以桂枝加厚朴杏子汤，解太阳肌表，而治其喘也。太阳病桂枝证，医反下之，下利脉促，汗出而喘，表未解者，当以葛根黄芩黄连汤，解阳明之肌热，而治其喘也。今太阳病发汗后，汗出而喘，身无大热而不恶者，知邪已不在太阳之表；且汗出而不恶热，知邪已不在阳明之里。其所以汗出而喘，既无大热，又不恶寒，是邪独在太阴肺经，故不可更行桂枝汤，可与麻黄杏子甘草石膏汤，以散肺邪，而汗、喘止矣。

此（指162条）详上条（指63条），受病两途，同乎一治之法也。又有下后身无大热，汗出而喘者，亦知邪不在表而在肺，故亦不可更行桂枝汤，可与麻黄杏仁甘草石膏汤以治肺也。彼之汗后喘，此之下后喘，虽其致病之因不同，而其所见之证不异，所以从其证，不从其因，均用此汤，亦喘家急则治其标之法也。（《医宗金鉴·订正仲景全书·伤寒论注·辨太阳病脉证并治上篇》）

尤在泾：发汗后，汗出而喘，无大热者，其邪不在肌腠，而入肺中，缘邪气外闭之时，肺中已自蕴热，发汗之后，其邪不从汗而出之表者，必从内而入之肺耳，故以麻黄杏仁之辛而入肺者，利肺气，散邪气。甘草之甘平，石膏之甘辛而寒者，益肺气，除热气，而桂枝不可更行矣。盖肺中之邪，非麻黄、杏仁不能发，而寒郁之热，非石膏不能除，甘草不特救肺气之固，抑以缓石膏之悍也。

此（指162条）与汗后不可更行桂枝汤条大同，其为邪入肺中则一，故其治亦同。（《伤寒贯珠集·太阳下篇》）

黄坤载：下后表未解，郁其肺气，肺郁生热，蒸发皮毛而不能透泄，故汗出而喘。表寒里热，宜麻杏甘石汤双解之可也。下后不可更行桂枝汤，亦大概言之，他如伤寒下之，续得下利清谷章（指91条），救其宜桂枝汤；又伤寒大下后复发汗，心下痞章（指164条），解表宜桂枝汤；太阳病先发汗不解，而复下之，脉浮者不愈章（指45条），当须解外则愈，桂枝汤主之，未尝必禁桂枝也。（《伤寒悬解·太阳经中篇》）

【方药论选】

喻嘉言：盖太阳之邪，虽从汗解，其热邪袭入肺中者，无由得解，所以热虽少止，喘仍不止，故用麻黄发邪，杏仁下肺气，甘草缓肺急，石膏清肺热，即以治足太阳膀胱经药，通治手太阴经，亦为天造地设之良法。（《尚论后篇·卷二》）

尤在泾：发汗后，汗出而喘，无大热者，其邪不在肌腠，而入肺中，缘邪气外闭之时，肺中已自蕴热，发汗之后，其邪不从汗而出之表者，必从内而入之肺耳，故以麻黄杏仁之辛而入肺者，利肺气，散邪气，甘草之甘平，石膏之甘辛而寒者，益肺气，除热气，而桂枝不可复行矣。盖肺中之邪，非麻黄、杏仁不能发，而寒郁之热，非石膏不能除，甘草不特救 肺气之固，抑以缓石膏之悍也。（《伤寒贯珠集·太阳上篇》）

王旭高：外无大热，非无热也，热在里也，必有烦渴、舌红见证。用麻黄是开达肺气，不是发汗之谓。重用石膏，急清肺热以存阴，热清喘定，汗即不出而阳亦不亡矣。且病喘者，虽服麻黄而不作汗，古有明训，则麻黄为治喘之要药，寒则佐桂枝以温之，热则佐石膏以清之，正不必执有汗无汗也。（《王旭高医书六种·退思集类方歌注》）

【临床应用】

（1）后世医家对本方的应用

1）《寿世保元》以本方加细茶，名五虎汤，治外邪袭表而无汗之咳喘。又《幼科发挥》用五虎汤治寒化为热，闭于肺经，而见胸高气促，肺胀喘满，两肋扇动，陷下作坑，鼻窍扇张，神气闷乱之证。又《仁斋直指附遗》用五虎汤治喘急痰气。

2）《张氏医通》用本方治秋气之咳嗽，卒然声不出者。

3）《医学衷中参西录》用本方治疗痧疹不透，毒热内攻迫肺之闷喘。

4）《伤寒论今释》谓本方之主证为烦渴喘咳，凡气管炎、支气管炎喘息、百日咳、白喉等，有烦渴喘咳之证者，皆可用之。

（2）现代应用

1）内科

A. 呼吸系统：感冒、流感、百日咳、白喉、支气管炎、支气管哮喘、肺炎等，咳喘，痰咳黄稠，或兼发热，口渴脉数，或舌红苔黄者。

B. 消化系统：慢性结肠炎，宣肺清热以调腑气。

C. 泌尿系统：膀胱炎如血尿、热淋、脓尿、小便失禁等。

2）五官科疾病：鼻窦炎、副鼻窦炎、鼻塞头痛、黄色脓样涕；急性结膜炎、角膜溃疡、化脓性角膜炎等，眼部具有红、肿、痛、畏光、流泪等症状，舌红苔黄者。

3）皮肤病：风热所致的荨麻麻疹、玫瑰糠疹、皮肤瘙痒、幼儿风疹、接触性皮炎等，从肺论治，用此方治疗有很好的疗效。

4）肛肠、外科：睾丸炎、疖病、痔疮、痔核和静脉炎等，伴咳嗽气急，甚则气喘，小便黄赤，舌红苔黄者，用此方亦有较好疗效。

5）证治规律：艾氏[1]等搜集了古今使用麻杏石甘汤的医案共367例，并对其进行了统计分析，揭示了本方的证治规律：①男女均可发病，以男性居多；名个年龄组均可发病，15岁以下儿童发病率最高；一年四季均可发病，但春冬两季多见。②其诊断指标是：发热、咳喘、鼻煽、口干渴、烦躁、便燥、尿赤、舌红、苔黄或黄腻、薄黄或黄白、脉数、或浮、或滑、或弦；诊断参考指标为：呼吸短促、咽喉肿痛、麻疹隐现、痰黄稠、舌绛、脉细、小儿指纹青紫。③其病因多由感受外邪所致；基本病机为热邪壅肺，肺失肃降；证候特点多为热证、实证。④给药途径为水煎口服；临床用药常据症加减。⑤广泛用于多种疾病，较集中应用于感冒、肺炎、支气管炎、麻疹等。⑥其病程较短，疗程亦较短，疗效较佳，一般2～4剂即可痊愈；个别需要善后者，均用养阴润肺，行气健脾之品。

（3）医案选录

1）刘某，男，7岁。家长代诉：小便频数已3年余，迄今未愈。3年前因患感冒发热，咳嗽，经服中西药后发热渐退，但咳喘未获痊愈，继而出现小便频数，每天小便数十次，量少，致患儿无法坚持学习而停学。曾用中西药治疗无效。现症：患儿每天小便数十次，无尿痛、尿血及腰痛等症，小便色微黄，化验小便无异常。入睡后，小便亦不自遗。咳吐黄色稠痰，口渴汗出，不发热，面瘦，颜色正常，饮食稍差，精神尚可，大便正常。舌质红，舌苔薄黄而有津液，脉浮大数，右脉更大。此为肺热郁结，宣降失常，膀胱失约而成尿频之证。治宜清宣肺气。拟麻黄杏仁甘草石膏汤加味。处方：麻黄4.5g，生石膏12g，杏仁9g，桔梗9g，山药18g，甘草3g。水煎服，日1剂。连服10剂后，小便频数已除，舌苔脉象均已正常。按：主症尿频，显系膀胱气化功能失常，病有3载，各种治疗尿频的常法概已用尽。本例另辟蹊径，从其兼症咳嗽口渴，痰黄质稠入手，辨为肺热郁结，宣降失常之证，用麻杏石甘汤加味治疗，热邪既除，肺气宣降，水道通调，膀胱气化之职得以恢复，所以尿频病症痊愈。

2）咳喘：孙某，女，29岁，农民，1997年11月8日初诊。因咳嗽气喘，吐痰白黏或黄，痰量多而来诊。病人自幼咳嗽吐痰，反复发作未能根治，冬重于夏。近几年发则咳嗽并作，呼吸气促，夜间不能平卧，3天前因感冒而发作。查：双肺哮鸣音，呼吸音粗糙，心脏无异常。苔黄少津，脉数。X线透视：双肺透光度略增强，肺纹理粗乱。血白细胞$12.4\times10^9$/L，中性0.8，淋巴0.2。以邪热郁肺论治。方用麻黄杏仁甘草石膏汤加味：生石膏30g，麻黄10g，杏仁10g，甘草6g，浙贝10g，黄芩10g。每日1剂，水煎服，共服6剂，咳止喘平而愈。按：咳、喘多见于现代医学之慢性支气管炎、支气管哮喘等疾病。本病病人咳痰气喘，喉中痰鸣，吐之不利，口干咽燥，苔白少津或黄，脉数等为辨证要点，反映出痰热壅肺，宣降失常之病机，故药到而病除。

【按语】

麻杏甘石汤原治汗下后，邪热壅肺之喘，其有清热宣肺平喘之功。后世医家广泛用以治疗风热型感冒、肺炎、支气管炎、结肠炎、痔疮、咽喉炎、麻疹、遗尿等疾病。如治疗的肺炎、支气管炎等病，是直承伤寒之旨，以肺热炽盛为要。至于其他疾患，则缘于肺之联属功能：其一，肺与大肠为表里，邪热壅肺，势必影响及大肠功能，故肠疾痔疮等而症见肺热者，必然此清则彼清；又肺合皮毛，热邪壅肺，伤其所合，而出现多种皮肤病，故清肃其肺，则肤疾何存，乃理之自然也。其二，肺主气，合自然之气与水谷之气而化生宗气，《灵枢·客邪篇》说："故宗气积于胸中，出于喉咙，以贯心脉行呼吸焉"，因此本方对热邪犯肺，上熏于喉咙诸疾，多有巧手。其三，肺为水之上源，若肺被热壅，水道失调，而致小便不利、肿满诸证者，清宣肺热，即所以通调水道。是以察本脏之虚实，兼顾其相互影响，则诸般疾难，尚可了然于胸。

【现代研究】

（1）熊曼琪主编中医药学高级丛书《伤寒汤》对麻杏石甘汤的现代研究摘录如下：

1）清热解毒作用：张氏[2]在温病学理论指导下，采用肺炎双球菌作为造模因素，以气管内接种法，初步建立了家兔"邪热壅肺证"（即麻杏石甘汤证）动物模型，填补了麻杏石甘汤研究中"药"与"证"结合的空白。实验结果：模型动物出现发热、气喘、鼻煽、舌红及湿啰音，基本符合邪热壅肺证的辨证参考指标。证实了麻杏石甘汤对邪热壅肺证的治疗效应，其解热抗炎、解痉平喘、降低血清钾、降低血黏度的效应，可能分别与其宣肺清热、宣肺平喘、宣肺护津、宣肺化瘀作用相当。王氏[3]通过实验研究发现：①麻杏石甘汤对伤寒-副伤寒三联菌苗所致动物体温升高有显著降低作用，体外抑菌试验表明本方仅对金黄色葡萄球菌有微弱作用，不能说明具有抗菌药理活性。②麻杏石甘汤对鸡胚流感病毒有抑制作用，其作用强度不如利巴韦林。麻杏石甘汤不能明显降低肺炎病毒感染小鼠肺升高的指数，却能显著降低鼠肺病毒所致小鼠的死亡率，利巴韦林对此的影响就不如麻杏石甘汤，重复试验的结果同是如此，提示麻杏石甘汤对小鼠肺炎病毒不是直接抑制作用，是通过其他途径产生作用的。③麻杏石甘汤能明显改善病毒性肺炎小鼠症状，减轻肺水肿，利巴韦林有作用不及前者。

2）解热抗炎作用：陈氏[4]观察了麻杏石甘煮散的解热抗炎作用，结果发现：①对2，4-二硝基苯酚致热大鼠体温的影响：结果表明，煮散对2，4-二硝基苯酚所致发热大鼠有较好的退热作用，维持时间可达4小时，降低体温2℃左右，与汤剂比较无显著性差异（$P>0.05$）；②抗炎作用：对二甲苯致小鼠耳肿胀的影响，表明煮散大、小剂量对小鼠耳部炎症均有明显抑制作用，与原汤剂无显著性差异（$P>0.05$）；对大鼠蛋清足跖肿胀的影响，表明煮散大、小剂量及汤剂对肿胀均有明显且持久的抑制作用。吴氏[5]等观察了石膏、麻杏石甘汤、模拟麻杏石甘汤之退热作用。药物：①麻杏石甘汤水煎液：按原方配方称取石膏18g，麻黄6g，苦杏仁5g，甘草9g，水煎煮，过滤，浓缩至25ml，汤液pH≈6；②石膏水煎液：取石膏18g，同法煎煮，浓缩至25ml，pH近中性；③麻杏石甘汤模拟液：为防止沉淀产生，参照无机与有机成分间络合作用的摩尔比，使混合溶液中麻黄碱盐与甘草酸盐的浓度分别为$8\times10^{-4}$M和$2\times10^{-4}$M；铜、铁、锰、锌盐浓度为$1\times10^{-4}$M。模拟液未含钙和苦杏仁苷，系简化配方，pH≈5。方法：取健康家兔，测三次体温之均值作为正常值，由耳静脉注射伤寒、副伤寒疫苗（1.5ml/kg），半小时后择其体温上升0.5℃以上者分组，每组5只计有石膏组、有机成分组〈麻黄碱盐、甘草酸单钾盐〉，模拟麻杏石甘汤组、麻杏石甘汤和对照组。除对照组给水外，其余各组用上述浓度之药液灌胃10ml/kg，给药后每半小时测体温一次，共测8小时。结果：①石膏及模拟麻杏石甘汤具有降温作用；②对照组给药1小时后体温继续上升，有机药物组也如此。而石膏组、麻杏石甘汤组和模拟麻杏石甘汤组体温下降，同对照组相比，有显著性差异，表明它们有不同程度的退热作用。同时，上述结果既为本方中的有机、无机两类成分的"协同"作用提供了佐证，也对金属络合物药物的实际应用展示了前景。

3）对甲型流感病毒等病原微生物的影响：马氏[6]观察了麻杏石甘汤在这些方面的作用：①麻杏石甘汤及其组成单味中药煎剂对甲型流感病毒的影响，表明本方煎剂具有抗甲型流感病毒作用，其组成单味中药中以麻黄煎剂抗病毒作用最强，甘草煎剂亦显示了一定的抗病毒作用，而杏仁和石膏煎剂均未显示出抗病毒作用。②麻黄与其他中药间在抗甲型流感病毒方面有无协同作用的观察表明，麻黄与杏仁、石膏、甘草，以及麻黄与甘草、麻黄与杏仁、麻黄与石膏和麻黄对照组抗甲型流感病毒的作用相似，故麻黄与其他中药剂在抗甲型流感病毒方面未显示出明显的协同作用。③麻杏石甘汤及其组成单味中药煎剂对金黄色葡萄球菌、绿脓杆菌和大肠杆菌的影响表明，麻杏石甘汤及组成的单味中药麻黄和甘草煎剂对金黄色葡萄球菌均具有明显的抗菌作用；麻黄煎剂对绿脓杆菌有明显的抗菌作用，麻杏石甘汤和甘草煎剂对该菌也显示了一定的抗菌作用，但麻杏石甘汤和各组成药物煎剂对大肠杆菌均未显示出抗菌作用。

4）镇静作用：日本学者E-iRi chichi Hoso Ya[7]对麻杏石甘汤之结构进行了分析：①该方起止咳作用的主要药物是麻黄；②$ED_{50}$尚非衡量方剂止咳作用的理想指标；③按古方配制的标准煎剂，无论在效价大小与作用时间长短方面都是最佳的；④诸药合煎比分煎时增高了麻黄碱的提取率；⑤甘草的意义尚难解释；⑥两种方法、无论何种用量，杏仁皆无止咳作用；⑦单味石膏煎剂既无镇静作用，亦无抗组胺效果；⑧杏仁、甘草、石膏并非为减轻麻黄碱之毒性而设。由此可见，中药复方的作用不仅是中药原有药理作用相加减的结果，而且是这些药理作用的复杂结合及相互作用的结果。

5）增强免疫功能：向氏[8]通过实验研究表明，麻杏石膏汤能提高小白鼠血清溶酶体含量，增强小白鼠腹腔巨噬细胞的吞噬功能，明显提高巨噬细胞的吞噬率，促进淋巴细胞转化，从而提高机体的免疫功能。

（2）顾武军、张民庆主编临床学习参考《伤寒论》对麻杏石膏汤的现代研究兹摘录，以供参考。

麻杏石膏汤用治荨麻疹有较好的疗效。哮喘和荨麻疹均为Ⅰ型变态反应性疾病，其发病机制是由于过敏原进入过敏体质的机体后，刺激机体产生相应的抗体，其中IgE结合在肥大细胞和嗜碱粒细胞表面。此时，机体对于相应的过敏原处于敏感状态。当相应过敏原再次进入机体后，就与固定在肥大细胞膜上的IgE结合，使其发生变化而产生一种膜信号，从而使肥大细胞及其内部发生一系列生物物理（如膜结构）和生化改变（如酶系统激活），从而引起脱颗粒，进一步从颗粒内释放出组胺、SRS-A、嗜酸粒细胞趋化因子、血小板激活因子等生物活性物质。这些物质作用于皮肤呼吸道等效应器官，引起平滑肌痉挛、毛细血管扩张及通透性增高、腺体分泌增加等，进而出现一系列临床表现。动物实验表明，麻杏石甘汤确有抑制肥大细胞脱颗粒、释放生物活性物质的作用，以及有保护肥大细胞，抑制释放组胺的作用和有一定的抑制效应器官的作用。

实验证明本方疗效产生于各药相加、且高于各药相加之和。若去掉麻黄，则无镇咳作用；四味药同时煎煮的提取药粉末，比上述四药分别煎煮后按组成比例混合同量粉末镇咳作用强；方中除去一种或两种药所得的粉末剂的镇咳作用，均比本方四药同煎煮的提取粉末为弱。［国外医学·中医中药分册，1984（1）：52］

研究表明，本方有明显的降温退热作用，其降温作用于给药1小时开始，与对照组相比有显著的差异，并发现其降温作用强于石膏。［中成药研究，1984，（6）：21～22］

## 参考文献

[1] 艾华，谭素娟．麻杏石甘汤证治规律研究——古今医案367例统计分析．黑龙江中医药，1991,(1): 44
[2] 张剑勇．温病邪热壅肺证的动物实验研究．甘肃中医学院学报，1990, 7(1): 47
[3] 王胜春，王汝娟，胡永武．麻杏石甘汤的清热解毒作用．中成药，1996, 18(12): 32
[4] 陈永辉，琚玮．麻杏石甘煮散的解热抗炎实验研究．中医研究，1995, 8(5): 20
[5] 吴炳辅，陈求浩，王小燕，等．石膏、麻杏石甘汤模拟麻杏石甘汤之退热作用研究．中成药，1992, 14(5): 26
[6] 马振亚，居民建．麻杏石甘汤对甲型流感病毒等病原微生物的影响．陕西中医学院学报，1988, 11(4): 40
[7] 傅延龄．麻杏甘石汤之结构分析．中西医结合心脑血管病杂志，1989, (1): 32
[8] 向希雄，吴贺算．麻杏石甘汤免疫药理实验研究．湖北中医杂志，1993, (3): 48

## 三、大青龙汤方

### （一）方药

麻黄六两，去节　桂枝二两，去皮　甘草二两，炙　杏仁四十枚，去皮尖　生姜三两，切　大枣十枚，擘　石膏如鸡子大，碎

上七味，以水九升，先煮麻黄，减二升，去上沫，内诸药，煮取三升，去滓，温服一升，取微似汗。汗出多者，温粉[1]粉之。一服汗出，停后服。若复服，汗多亡阳，遂虚，恶风烦躁，不得眠也。

【词解】

（1）温粉：无考。后世有用豆粉、米粉经加温松燥，用于敛汗。

### （二）治法

发汗解表，兼清里热。

### （三）方解

本方由麻黄汤倍重麻黄，减杏仁剂量加石膏、姜、枣而成。本方麻黄六两，与桂枝成三与一之比例，更有生姜为伍，则发汗之力峻猛，独盖群方。以太阳伤寒，外寒固闭，阳郁为热，不汗出而烦躁之证。必速发其汗，以解其固闭，为当务之急。外闭得解，内热方有宣泄之路，此为立意创方之主体。然则毕竟内热由生，烦躁显露，是不可率用辛温峻剂，而无所顾忌，故加石膏辛寒之品，清内热而无碍宣发之功。如此寒温并用，升降合度，则外寒得散而内热可消，无怪前人有喻为“龙升雨降”者。凡用汗法，必预为汗源计，何况峻汗，是以有炙甘草、大枣，调理中焦，资助汗源，则无后顾之忧。至于杏仁减量，一则本证未言喘逆如何，再则重用麻黄，其宣肺之力亦胜，故减杏仁量，亦无碍也。

本方分三服，一服之后，“取微似汗”，可见发汗之力虽峻，而取汗之法不可令多，且须一服汗出邪解者，停后服。若汗出多者，温粉扑之，意在邪解而正不伤也，否则汗多亡阳，遂转为虚证，而见恶风、烦躁不得眠等。关于“温粉”，前谓炒温之米粉，功能止汗，于考证无误。兹择后世有关外用止汗方，以备临证之需，①唐代孙思邈《备急千金要方》温粉方：煅牡蛎，生黄芪各三钱，粳米粉一两，共研细末，和匀，以稀疏绢包，缓缓扑于肌肤；②《孝慈备览》扑身止汗法：麸皮、糯米粉二合，牡蛎、龙骨二两，共为极细末，以疏绢包裹，周身扑之，其汗自止。

【经典原文】

太阳中风，脉浮紧，发热恶寒，身疼痛，不汗出而烦躁者，大青龙汤主之。若脉微弱，汗出恶风者，不可服之。服之则厥逆[1]，筋惕肉瞤[2]，此为逆也。（38）

【词解】

（1）厥逆：手足冷。

（2）筋惕肉瞤：惕，瞤义近，皆指抽动。筋惕肉瞤，即筋肉跳动。

【提要】　论述太阳伤寒表实兼里热烦躁的证治，以及大青龙汤的治疗禁忌。

【原文分析】

本条分两节讨论。“太阳中风……大青龙汤主之”为第一节，讨论伤寒表实兼里热烦躁的证治；“若脉微弱……此为逆也”为第二节，讨论大青龙汤的禁例及误用变证。

“中风”是伤寒的互辞，此处泛指感受风寒。脉浮紧，发热恶寒，身疼痛，无汗，是典型的伤寒表实之麻黄汤证。所不同的是，本证多“烦躁”一症。汗不得出，寒邪在表不解，阳气闭郁不伸，进而化热，内热扰心，故而烦躁。此系麻黄汤证之兼证，单用辛温发汗之麻黄汤已非所宜。治疗当外散风寒，内清郁热，方用大青龙汤。

大青龙汤专为表寒里热，表里俱实证所设。脉象微弱，汗出恶风是表里俱虚之证，属大青龙汤禁用之例，故去“不可服之”。如误用大青龙汤，则可因过度汗出，既伤阳又伤阴。阳气外亡，四肢失却温煦而厥冷；阳亡液脱，筋肉失于濡养而跳动。这些是因误治所致，故云“此为逆也”。

“不汗出而烦躁”是本证的审证要点，也是应用大青龙汤的重要依据。大青龙汤以大队辛温药中伍以少量石膏，可见仲景的制方本意在于发汗为主，兼以清热。所以治疗的病证是壮热无汗，舌苔薄白，脉浮紧，烦躁不宁，并不见口渴、引饮之象。若恶寒发热，自汗出，或即便壮热无汗，但渴甚引饮者，均非本方所宜。本方在《金匮要略》中用于治疗“饮水流行，归于四肢，当汗出而不汗出，身体疼重”之“溢饮”证。要在开宣肺气，通调水道而利水消肿。

后世在应用大青龙汤时，常据病情调整原方的药物用量。如寒重热轻者，麻桂用量大于石膏；烦渴明显者，则麻桂用量宜小，而加重石膏用量。

关于温粉，论中未注明为何物。后世有以温粉命名的方剂，唐代孙思邈《备急千金要方》中温粉方的药物组成是：煅牡蛎、生黄芪和粳米粉。现代有人认为温粉即是炒温之米粉。但仲景所言温粉究系何物，还有待查参。

【原文选注】

尤在泾：此治中风而表实者之法，表实之人，不易得邪，设得之，则不能泄卫气，而反以实阳气，阳气既实，表不得通，闭热于经，则脉紧身痛，不汗出而烦躁也。是当以麻黄桂姜之属，以发汗而泄表实，加石膏以除里热而止烦躁，非桂枝汤所得而治者矣……若脉微弱，汗出恶风，则表虚不实，设与大青龙汤发越阳气，必致厥逆、筋惕肉瞤，甚则汗多亡阳矣，故曰此为逆。逆者虚以实治，于理不顺，所以谓之逆也。（《伤寒贯珠集·太阳篇上》）

张锡纯：大青龙汤所主之证，原系胸中先有蕴热，又为风寒锢其外表，致其胸中之蕴热有蓄极外越之势。而其锢闭之风寒，而犹恐芍药苦降酸敛之性，似于发汗不宜，而代以石膏，且多用之以厚其力，其辛散凉润之性，既能助麻、桂达表，又善化胸中蕴蓄之热为汗，随麻、桂透表而出也，为有云腾致雨之象，是以名为大青龙也。至于脉微弱，汗出恶风者，原系胸中大气虚损，不能固摄卫气，即使有热，亦是虚阳外浮，若误投以大青龙汤，必至虚者益虚，其人之元阳因气分虚极而欲脱，遂致肝风萌动而筋惕肉瞤也。（《医学衷中参西录·医论》）

刘渡舟：太阳中风，概括风寒之邪言，非指中风一证。脉浮紧为太阳伤寒表实之脉，发热恶寒身疼痛，为风寒表实之证，当用麻黄汤发汗。若因循失治，或者药轻不得汗，以致风寒闭郁不解，阳气不得宣泄。正邪相争，则见烦躁之证。然不兼口渴引饮则非阳明里热。故用大青龙汤峻发在表之邪，以宣泄阳郁之热，则烦躁可解而表证得去。若其人脉不浮紧而微弱无力，且见汗出恶风证候，这是太阳病的中风表虚证，则不得用本方发汗。若误服本方过汗亡阳，阳气不能充达于四肢，则四肢发生厥逆；亡阳液脱不能荣养筋肉，则见筋惕肉瞤等证候，是为治疗之逆。（《伤寒挈要·辨太阳病脉证并治》）

【经典原文】

伤寒，脉浮缓，身不疼，但重[1]，乍有轻时[2]，无少阴证者，大青龙汤发之[3]。（39）

【词解】

（1）但重：只是身体沉重。

（2）乍有轻时：乍，忽然。乍有轻时，忽然有减轻之时。

（3）发之：发汗以使邪解。

【提要】 再论太阳伤寒兼里热的证治。

【原文分析】

恶寒、发热、无汗、烦躁，并见身疼腰痛，骨节疼痛及脉浮紧，是大青龙汤证的典型表现，此乃第38条原文论述的内容。若恶寒发热、无汗烦躁的同时，身重不疼，脉显浮缓之象，同样是风寒束表，卫闭营郁，邪郁化热的病理表现，也应用大青龙汤治疗。

邪气已渐化热，寒势减轻，所以身体不疼而是身重，脉由浮紧变为浮缓；邪气逐渐化热，进退于表里之间，故而身重尚有减轻之时。邪气虽渐化热，但表寒闭塞未开，所以恶寒发热无汗烦躁是必具之症，在此是为隐文，不可不知。

由于少阴阳虚阴盛，也可见身重，所以要在排除少阴病可能的情况下方可用大青龙汤治疗。少阴阳虚阴盛，必有恶寒蜷卧、手足厥冷、脉微等症，与大青龙汤证之恶寒发热，脉浮的表现有明显差异，又难鉴别。

【原文选注】

尤在泾：伤寒，脉浮缓者，脉紧去而成缓，为寒欲变热之证，《经》曰“脉缓者多热”是也。伤寒邪在表则身疼，邪入里则身重，寒已变热而脉缓，经脉不拘急，故身不疼而但重，而其脉犹浮，则邪气在或进或退之时，故身体有乍重乍轻之候也。是以欲发其表，则经已有热，欲清其热，则表犹不解，而大青龙汤兼擅发表解热之长，苟无少阴汗出、厥逆等证者，则必以此法为良矣。不云主之而云发之者，谓邪欲入里而以药发之，使邪从表出也。（《伤寒贯珠集·太阳篇上》）

陈修园：大青龙汤为少阴证之大禁，苟无少阴证者，不特中风之重者用之，即伤寒之轻者亦可用。伤寒脉不浮紧而浮缓，身不觉其疼，而但觉其重，而且重不常重，亦乍有轻之时，似可以无用青龙之大剂矣。然不汗出而烦躁，为大青龙之的证，苟非大发其汗，则内热无可宣泄，其烦躁亦何自而安乎！医者必审其不汗出，非少阴之但厥无汗，烦躁非少阴水火之相离，审证既确，亦可以自信，而直断之曰，此无少阴证者，以大青龙汤发之。（《伤寒论浅注·辨太阳病脉证》）

【方药论选】

方有执：……大青龙者，桂枝麻黄二方合剂之变制也，故为并中风寒之主治，较之桂枝麻黄各半汤，与桂枝二麻黄一汤，则少芍药而多石膏。去芍药者，不欲其收也。以其无芍药而观之，即麻黄汤加石膏姜枣也。姜枣本桂枝汤中有，其制则重在石膏。按本草，石膏辛甘大寒，辛以散风，甘以散寒，寒以散热，故为并中风寒发热之用。（《伤寒论条辨·辨太阳病脉证并治下篇》）

柯韵伯：此麻黄汤证之剧者，故加味以治之也。诸证全是麻黄，有喘与烦躁之别。喘者是寒郁其气，升降不得自如，故多用杏仁之苦以降气；烦躁是热伤其气，无津不能作汗，故特加石膏之甘以生津。然其沉而大寒，恐内热顿除而外寒不解，变为中寒而挟热下利，是引贼破家矣。故必倍麻黄以发表，又倍甘草以和中，更用姜枣以调营卫，一汗而表里双解，风热两除，此大青龙清内攘外之功，所以佐麻桂二方之不及也。（《伤寒来苏集·伤寒论附翼·太阳方总论》）

李培生：麻黄汤证与大青龙汤证同为太阳表实，但麻黄汤证重在表实无汗而喘，病由风寒外束，卫阳被遏，营阴郁滞，毛窍闭塞，引起肺系不利，亦即《内经》“肺之合，皮也”（《素问·五脏生成篇》）之故。用麻黄汤，取其去风寒，解肌表，外疏皮毛，内宣肺气。大青龙汤证亦属太阳表实，但较麻黄证为重，因汗液不得外泄，体热不能宣散，外寒内热，引起神识不安，故重在不汗出而烦躁。用大青龙汤，取麻黄（倍麻黄药量）合姜、枣以解肌表而散外寒；加石膏以清里热而除烦躁。此段柯氏有“无津不能作汗”之句，甚妙。盖病由表实，治当发汗。但外寒内热，郁蒸不解，而汗为血中津液所化。故重用辛温复入辛凉之法，以除阳热之实，而和阴液。云腾雨施，沛然汗解，清内攘外，而津液不伤，斯为善治。若不识此理，过用辛温燥烈之剂，则阳热亢盛，阴液消亡，容易促使病机恶化，不可不知。（《柯氏伤寒附翼笺正·上卷太阳方总论》）

【临床应用】

（1）张仲景对本方的应用

1）治太阳伤寒，外寒内热证。（见38、39条）

2）治溢饮：“饮水流行，归于四肢，当汗出而不汗出，身体疼痛，谓之溢饮”；“病溢饮者，大青龙汤主之，小青龙汤亦主之”。

（2）后世医家对本方的应用

1）《济阴纲目》：大青龙汤加黄芩，治寒疫头痛身热，无汗恶风，烦躁者，此方主之。

2）《类聚方广义》：治麻疹脉浮紧，寒热、头眩、身体疼痛、咳喘、咽痛、不汗出而烦躁者。

3）《类聚方广义》：治眼目疼痛，流泪不止，赤脉怒胀，云翳四围，或眉棱骨疼痛，或头痛耳痛，又治烂睑风，涕泪稠粘，痒痛甚者，俱加苤苡。

（3）现代应用：大青龙汤解表清里，其发汗力量较之麻黄汤更甚，现代临床每多用治表闭无汗明显且兼里热者。其药效峻猛，难以适度掌握，因之临床大样本观察报道鲜见，其应用多以个案形式见诸报刊。

1）发热性疾病：流感 、流行性乙型脑炎、流行性脑脊髓膜炎、麻疹、小儿夏季外感高热等，恶寒，无汗，头身痛，烦躁不寐，苔白，浮紧稍数。

2）咳喘：肺炎、支气管炎、支气管哮喘、肺气肿、胸膜炎所致的咳喘、发热而无汗者。

3）浮肿：急性肾炎、产后浮肿，以无汗、浮肿、肢体困重为特征。

4）急性眼病：结膜炎、沙眼、角膜溃疡、风眼（淋毒性结膜角膜炎）等，疼痛明显者。

5）其他：如荨麻疹、过敏性鼻炎，若病机属外寒里热者，也可用大青龙汤治疗。亦有用治鼻衄、汗腺闭塞症、风湿性关节炎者。

（4）医案选录

1）支气管哮喘：雷某，男，58岁。素有喘促史28余年，每年发作1～2次，短则1个月，长则数月。发作时伴烦躁，西医诊为“支气管哮喘”。昨日突发咳喘，烦躁不安，服西药无效。诊见咳喘气促，痰黄黏稠，渴喜冷饮，面赤发热，无汗烦躁，舌红苔黄，脉滑数。证属寒邪外束，内热壅肺；治宜宣肺清热，止咳平喘。处方：麻黄、杏仁、甘草、桂枝、生姜各10g，石膏60g，桔梗15g，大枣7枚，水煎服。5剂后，汗出烦解，咳喘减轻；继服10剂，临床治愈。按：本案烦为内热壅肺不安，躁为外寒浮动不宁。本方安内攘外，实有清内热、解外寒之功。实践证明，石膏用量宜大，方能使汗出烦解。［中医药研究，1987，（4）：35］

2）汗腺闭塞症：赵某，男，50岁。自述于1961年夏季大汗出时用冷水冲浴，此后再未出汗，在盛夏或剧烈运动后仍无汗出，伴心中烦躁，头昏身热，汗孔突起，西医诊为“汗腺闭塞症”，服中西药物未效。近日因天气炎热，诸症加重。诊见舌质红，苔薄黄，脉浮紧。处方：麻黄、杏仁、桂枝、生姜各15g，生石膏30g（先煎30分钟），党参20g，甘草10g，大枣4枚，水煎20分钟取汁分2次服。若一服汗出，不必尽剂，避风寒。服药1次，未汗，但感身热灼手，烦躁益甚。过了3小时又服余药，服后20分钟开始汗出，逐渐增多，全身皆汗，自觉异常舒适，惟乏力。改用桂枝汤加味2剂，汗出较多。停药观察，随访月余，汗出正常，病告痊愈。按：本案是由出大汗时，突受寒凉之邪，使腠理骤闭，热郁玄府，不得宣泄，以致内热外寒，烦躁不安，汗孔闭塞而无汗。本方能发汗解表，兼清里热，故25年的顽疾，能药到病除。［中医杂志，1988，（5）：68］

3）慢性肾盂肾炎、胆道感染：刘某，女，32岁。5年来浮肿，时常低热，经检查诊为"慢性肾盂肾炎""胆道感染"。近症：面目四肢皆肿，小便频而量少色黄，大便时干，干则浮肿甚，低烧时则恶寒，腹胀，右胁痛，头晕心烦。尿常规检查：蛋白（++），脓球（++），红细胞（++），上皮细胞（+），脉浮微数。此属水气外郁肌肤，治以发汗以行水，与大青龙汤加味：麻黄18g，桂枝、生姜各10g，大枣4枚，杏仁、炙甘草各6g，生石膏45g，苍术12g。结果：上药服30余剂，头晕心烦减，面目浮肿减，午后仍低热，下午浮肿仍明显。继加减服用，或间服柴胡桂枝干姜汤合当归芍药散。7个月后，右胁痛减，腹胀、头晕、心烦已，下肢浮肿轻微，体温正常。尿常规检查：蛋白（阴性），脓球（阴性），白细胞（0～1），红细胞（1～3），上皮细胞（+）。（《经方传真·麻黄汤类方》）

【现代研究】

本方可调整温热中枢的功能、纠正温热的产生和放散的混乱（参考郭子光《伤寒论汤证新编》上海科技出版社，上海发行，1983年6月版）、扩张皮肤血管、旺盛皮肤和黏膜的血液循环，使机体抗病集中在体表，促进汗腺排泄、加强温热的放散，使体温降至正常，功能恢复。

本方还具有抑菌作用；增强巨噬细胞吞噬功能，缩短血凝时间，促进胆汁排泄，利尿；镇静、抗惊厥、抗过敏、祛痰止咳，平喘等作用。

## 四、小青龙汤方

### （一）方药

麻黄去节　芍药　细辛　干姜　甘草炙　桂枝各三两，去皮　五味子半升　半夏半升，洗

上八味，以水一斗，先煮麻黄，减二升，去上沫，内诸药，取三升，去滓，温服一升。若渴，去半夏，加栝楼根三两；若微利，去麻黄，加荛花，如一鸡子，熬[(1)]令赤色；若噎者，去麻黄，加附子一枚，炮；若小便不利，少腹满者，去麻黄，加茯苓四两；若喘，去麻黄，加杏仁半升，去皮尖。且荛花不治利，麻黄主喘，今此语反之，疑非仲景意。

臣亿等谨按，小青龙汤大要治水，又按《本草》荛花下十二水，若水去利则止也。又按《千金》，形肿者，应内麻黄，乃内杏仁者，以麻黄发其阳故也。以此证之，岂非仲景意也。

【词解】

（1）熬：与烘、炒、焙近意。

### （二）治法

辛温解表，温化水饮。

## （三）方解

本方从药物组成来看，是由麻黄汤、桂枝汤合方（剂量与原方小，与桂枝麻黄各半汤相去甚远）去杏仁、生姜、大枣，加干姜、细辛、半夏、五味子而成，意在辛温解表，以散外感之风寒；辛散温化，而蠲内停之水饮。麻黄为本方主药，有发汗、平喘、利水之功，是一物而三任也。又与桂枝为伍，则增强通阳宣化之效。桂枝与芍药相配，调和营卫。干姜、细辛，大辛大热，散寒宣肺，化痰涤饮。五味子敛肺止咳，而不使麻桂姜辛等升散太过。大凡外感咳嗽，多忌芍药、五味子之类，恐其敛邪不散，致生他变，而本方有此两味，当知其与麻桂姜辛等同用之妙，是开阖适宜，升降得法，对外寒内饮之证，尤为相宜。半夏降逆化饮，与上述诸药相配，其功更著。甘草和中，又能调和诸药。还须看到，甘草配干姜，即甘草干姜汤，为温脾肺，祛寒邪，化水饮之良方，《伤寒论》第29条及《金匮要略・肺痿肺痈咳嗽上气病脉证治第七》均有论述。

对于本方的加减法，疑点较多，后世颇有争议。一般可作如下理解：渴为津液不足，故温燥之半夏，加天花粉生津止渴；下利加芫花，逐水止利；噎加附子温阳散寒；小便不利，少腹满，加茯苓与桂枝相伍以化气利水；喘者加杏仁以降气平喘。这些或然证的产生，是由于水饮所致，而非外寒造成，故都去辛散之麻黄。

小青龙汤与大青龙汤均由麻黄汤加减衍化而来，都是表里两解之方，但小青龙汤重在温散寒饮，以治疗咳喘；而大青龙汤以发汗为主，发汗散寒兼清郁热而除烦。

【经典原文】

伤寒表不解，心下有水气(1)，乾呕，发热而咳，或渴，或利，或噎(2)，或小便不利，少腹(3)满，或喘者，小青龙汤发之。（40）

【词解】

（1）心下有水气：心下，即胃脘部。水气，病理概念，即水饮为患。

（2）噎：指咽喉部位有气逆阻塞感。

（3）少腹：少，通小。少腹，即小腹或下腹部。

【提要】 太阳伤寒兼水饮内停的证治。

【原文分析】

“伤寒表不解”，说明本证具有太阳伤寒表证的基本表现，除发热外，尚有恶寒、无汗、脉浮紧。“心下有水气”，是指心下胃脘部原有水饮停聚。

外表有寒，内有水饮，内饮被外邪所动引动，肺胃气机上逆，故而干呕、咳嗽。

水饮之邪，常随气机升降而到处为患，或逆于上，或积于中，或滞于下，各随其所至而为病，因而有许多或然之症。水饮为患，一般不渴，然而水饮停聚过久，气不化津，人体所需的津液亦显不足，所以见渴，不过此种口渴，不喜多饮，与热邪伤津的口渴不同。水饮下趋大肠则见下利。水饮与寒邪相搏，阻于胸膈，气机失畅，故食入则噎。饮蓄下焦，膀胱气化失职，则小便不利，少腹胀满。饮逆犯肺，咳可兼喘。

【原文选注】

成无己：伤寒表不解，心下有水饮，则水寒相搏，肺寒气逆，故干呕发热而咳。针经曰：形寒饮冷则伤肺，以其两寒相感，中外皆伤，故气逆而上行，此之谓也。与小青龙汤发汗散水，水气内渍，则所传不一，故有或为之证，随证增损，以解化之。（《注解伤寒论・辨太阳病脉证并治法中》）

柯韵伯：发热是表未解，干呕而咳，是水气为患。水气者，是太阳寒水之气也。太阳之化，在天为寒，在地为水，其伤人也，浅者皮肉筋骨，重者害及五脏。心下有水气，是伤脏也。水气未入胃故干呕。咳者，水气射肺也。皮毛者，肺之合，表寒不解，解水已留其合矣。心下之水气，又上至于肺则肺寒，内外合邪，故咳也。水性动，其变多，水气下而不上，则或渴或利；上而不下，则或噎或喘；留而不行，则小便不利，而小腹因满也。（《伤寒来苏集·伤寒论注·大青龙汤证》）

李培生：伤寒表不解，当指有头痛恶寒发热无汗等太阳表证；心下有水气，当括干呕咳等里证。病因心下素蕴寒饮，又因风寒束表，遂致肺气不利，胃气上逆，实即外寒内饮所致。因水饮变动不居，故有或渴、或利等或然证，其喘当属主证，细参《伤寒论》、《金匮》自知。（《柯氏伤寒论附翼笺正·上卷太阳方总论》）

【经典原文】

伤寒，心下有水气，咳而微喘，发热不渴。服汤已渴者，此寒去欲解故也。小青龙汤主之。（41）

【提要】 论述表寒里饮证服用小青龙汤后的反应。

【原文分析】

本条“小青龙汤主之”应接在“发热不渴”之后，是为倒装之法。这一段再次叙述外寒内饮的证治。“伤寒，心下有水气”与上条“伤寒表不解，心下有水气”之意同。咳而微喘，发热不渴，正是小青龙汤的适应证。

上条有“或渴”，本条讲“发热不渴”，说明“不渴”是外寒内饮的正局，“或渴”是变局。而本条服药后“渴者”，是发汗之后，温化之余，上焦津液一时不能敷布之故，所以是寒饮得化的佳兆。此虽口渴但不甚，待气机恢复，水津四布而口渴自除，故曰“此寒去欲解”也。

【原文选注】

尤在泾：内饮外寒，相得不解，气凌于肺为咳而微喘，发热不渴，如上条之证也，是必以小青龙汤内消水饮为主矣。若服汤已渴者，是寒外解而水内行也，故为欲解，小青龙汤主之六字，当在发热不渴下。或问：水饮之证，或渴或不渴云何？曰：水积于中，故不渴也。其渴者，水积一处，而不得四布也，然而不渴者常也，其渴者，变也。服小青龙汤已渴者，乃寒去饮消之常道也。（《伤寒贯珠集·太阳篇上》）

成无已：咳而微喘者，水寒射肺也；发热不渴者，表证未罢也，与小青龙汤发表散水。服汤已，渴者，里气温，水气散，为欲解也。（《注解伤寒论·辨太阳病脉证并治法中》）

【方药论选】

成无已：麻黄汤甘辛温，为发散之主，表不解，应发散之，则以麻黄为君。桂枝辛热，甘草味甘平，甘辛为阳，佐麻黄表散之，二者所以为臣。芍药味酸微寒，五味子味酸温，二者所以为佐者，寒饮伤肺，咳逆而喘，则肺气逆，《内经》曰：肺欲收，急食酸以收之，故用芍药、五味子为佐，以收逆气。干姜味辛热，细辛味辛热，半夏味辛微温，三者所以为使者，心下有水气，津液不行，则肾气躁，《内经》曰：肾苦燥，急食辛以润之，是以干姜、细辛、半夏为使，以散寒水。逆气收，寒水散，津液通行，汗出而解矣。（《伤寒明理论·伤寒明理药方论》）

《医宗金鉴》：太阳停饮有二，一中风有汗为表虚，五苓散证也；一伤寒无汗为表实，小青龙汤证也。表实无汗，故合麻桂二方以解外。去大枣者，以其性滞也；去杏仁者，以其无喘也，有喘者，仍加之；去生姜者，以有干姜也，若呕者，仍用之。佐干姜、细辛，极温极散，使寒与水俱得从汗而解；佐半夏逐痰饮，以清不尽之饮；佐五味子收肺气，以敛耗伤之气。（《医宗金鉴·订正仲景全书·伤寒论注·辨太阳病脉证并治下篇》）

李培生：小青龙汤用麻、桂、芍、草，解肌表，和营卫，以辛散外寒；姜、辛、夏、味，散水气，宣气道，以温化里饮。是表里双解之剂。其用干姜，正与《内经》“脾气散精，上归于肺”（《素问·经脉别论》）之旨相符。盖脾为生痰之源，肺为贮痰之器。脾气失其健运之常，则易滋生痰饮，痰饮上逆，则为咳喘，为呕逆。若得中气健运，寒饮自化。干姜是温中药，亦即《金匮》“病痰饮者，当以温药和之”（《痰饮咳嗽病篇》）是也。外感咳嗽，多忌五味子、白芍等酸敛止涩之品，此则与麻、桂、细辛等温宣药同用，正使药力不纯然外散，而欲取其内宣之功。与单纯用酸收止咳之义，又有不同。可见经方用药配伍之妙。其小青龙汤加减法，疑为后人所补，与仲景用药之准则，似不甚合。（《柯氏伤寒论附翼笺正·上卷太阳方总论》）

【临床应用】

（1）张仲景对本方的应用

1）治外寒内饮咳喘证。（见40、41条）

2）《金匮要略·痰饮咳嗽病脉证并治第十二》曰：“病溢饮者，大青龙汤主之；小青龙汤亦主之”“咳逆倚息不得卧，小青龙汤主之”“妇人吐涎沫，医反下之，心下即痞，当先治其吐涎沫，小青龙汤主之；涎沫止，乃治痞，泻心汤主之”。“肺痈肺痿咳嗽上气病脉证治第七”曰：“肺气胀，咳而上气，烦躁而渴，脉浮者，心下有水，小青龙加石膏汤主之”。

（2）后世医家对本方的应用

1）《备急千金要方》：小青龙汤治妇人霍乱呕吐。

2）《医学之要》：治脚气上气喘息，初起有表邪者，本方加槟榔。

3）《伤寒来苏集·伤寒论附翼》：此方又主水寒在胃，久咳肺虚。

（3）现代应用：小青龙汤在现代临床上主要用以治疗呼吸系统多种病症。如发热或无热咳喘、流行性感冒、急慢性支气管炎、支气管哮喘、肺气肿、肺心病、大叶性肺炎、结核性胸膜炎、慢性鼻炎等。

以小青龙汤加减治疗老年慢性支气管炎急性发作134例，基本方为麻黄、细辛、五味子、杏仁、法半夏、黄芩、白芍、佛耳草、黛蛤散、干姜、紫石英，并随证加减。结果临床治愈68例，有效54例，无效12例，有效率达91.1%。而对照组用法夏素治疗34例，有效率仅46.7%[1]。通过测定用力呼气肺量图平均通过时间（MTT）和用力呼气肺量图部分平均时间（MTTP）来观察加味小青龙汤对虚寒性慢性支气管炎、慢性阻塞性肺气肿小气道的变化，其治疗62例，随机分为治疗组和对照组。治疗组用小青龙汤加味，对照组用抗生素，喘重者配氨茶碱。结果症状改善率分别为87.1%和54.9%，$P<0.05$；临床控制率为25.8%和6.45%（$P<0.05$）；治疗组治疗前后MTT、MTTP比较，$P<0.01$；对照组MTT、MTTP治疗前后比较，$P<0.05$，说明本方疗效优于对照组[2]。

以16岁以上，秋季必发、不合并严重肺部感染、无严重肺气肿和肺心病的支气管哮喘病人30例为观察对象，以小青龙口服液进行治疗。结果临床控制2例，显效9例，有效15例，无效4例，总有效率为86.7%。其中22例外源性哮喘病人显效以上10例（45.5%），而内源性或混合型8例中显效以上占12.5%，两组比较，有显著差异，说明本方治疗外源型哮喘疗效优于其他两型[3]。

以本方为主治疗小儿支气管肺炎102例，并设立对照组50例。两组均用抗感染、对症平喘退热等常规治疗，观察组加用小青龙汤。结果两组患儿均痊愈，但观察组治疗时间最短5天，最长8天，平均6.2天；对照组最短7天，最长16天，平均9天。两组治疗时间比较有显著差异[4]。而另一研究报道，治疗组采用西药合小青龙汤加味，对照组仅用西药治疗，共观察治疗小儿喘憋性肺炎362例。结果治疗组有效率为84%，显效率为71.3%；对照组211例，有效率为76.8%，显效率为58.8%，$P<0.01$[5]。

以小青龙加葶苈子为基本方，并据证加味，治疗结核性渗出性胸膜炎35例。结果：服7剂后胸腔积液全部消失者10例，消失75%者14例，消失50%者5例，消失25%者6例，胸闷气促症状均有不同程度减轻，25例体温正常，10例仍有低热。再服4剂后，胸腔积液全部消失者共30例，余5例胸腔积液消失75%[6]。

以本方治疗17例常年变应性鼻炎病人，其中重度11例，中度6例。全部病人连续服用小青龙汤4周，停用其他药物。结果总体改善率为64.7%，发作性喷嚏、鼻塞、流涕的改善率为68.8%，日常生活障碍改善者未过半数；鼻镜检查鼻黏膜肿胀、水性分泌量显著改善，达68.8%；仅1例出现轻度胃痛。病人对本方评价良好者占66.7%[7]。而另一观察报道亦显示，本方治疗50例变应性鼻炎，结果显效25例，有效18例，无效7例，总有效率达86%[8]。

小青龙汤有其卓越的宣肺散寒、平喘止咳功效，除广泛用治呼吸系统病症外，亦常可用治疗其他一些病症。如慢性胃炎、幽门不全梗阻之水饮内停、病态窦房结综合征、肾病综合征、风湿性关节炎、结肠过敏、老年遗尿、失声、麻疹及百日咳等，以寒束饮停为其审证依据。

用小青龙汤加味治疗病窦综合征34例，并设对照组30例，以山莨菪碱、东莨菪碱等治疗。结果中药组窦性心动过缓显效20例，窦房阻滞显效9例，交界心律显效1例，慢-快综合征显效1例，总有效率为91.1%；而对照组分别为14、3、2、0例，总显效率仅为63.3%。5年随访41例，中药组晕厥发生率为3.6%，对照组为8.4%；固有心率测定阴转率中药组为84.8%，对照组为64.6%；说明中药组远期疗效明显优于对照组。中药组治疗前后超声心动图测定发现，治疗后心搏量轻度增加，心输出量、心脏指数明显增加（$P<0.01$），并且其PEP/LEVT指标明显改善，几乎恢复正常（$P<0.001$）。研究者据此认为，本方具有提高整体功能、祛除病理产物、进而达到调节和恢复心脏局部功能的目的，其疗效明显优于对照组[9]。

以本方加味治疗泌尿系感染8例，全部病例均经尿检确诊。基本方为小青龙加茯苓、泽泻；气虚者酌加党参、北芪。结果全部治愈，服药最少者3剂，最多者12剂，平均8剂[10]。

以小青龙汤配合脱敏治疗药物过敏86例，并设西药对照组（对证支持疗法）88例。结果两组分别近期治愈83例（90.5%）、62例（70.05%），$P<0.01$；有效者分别为2例和21例；无效者分别为1例和5例。随访2年，两组用致敏药物时，复发者分别为10例和74例（$P<0.01$）。嗜酸细胞和免疫球蛋白观察，中药组治疗前后自身对照及治疗后两组比较，均有显著差异（$P<0.01$，0.05）[11]。而对27例结肠过敏病人，以小青龙汤提取物7.5g，每日2次，饭后口服，有效率达80%[12]。

（4）医案选录

1）胸膜炎、胸腔积液：陈某，女，59岁。咳喘痰多反复发作4月余，伴胸痛一周入院。曾在美国多家医院求治，用多种抗生素无效。咳喘渐甚，痰多质稀，近一周伴右侧胸胁疼痛，咳嗽气促，病情加重，而回国就诊。诊见神疲乏力，咳嗽痰多，质稀色白，卧则气短，右胸胁疼痛，咳唾转侧左侧亦有引痛。口渴喜热饮，舌淡偏暗，苔白略滑，脉细滑。胸片示陈旧性肺结核伴胸腔积液。诊为悬饮，参小青龙汤加减：炙麻黄、五味子、桂枝各10g，干姜、炙甘草各6g，细辛3g，法夏、杏仁各12g，白芍、桃仁、云茯苓、丝瓜络各15g。水煎服，日1剂。服3剂后，咳嗽、胸痛等证明显减轻，咳痰少，可平卧。以此方加减进服20余剂，呼吸平顺，卧起行走自如，咳嗽、胸痛等症均愈。后以理中丸调理而愈。［新中医，1989，（4）：18］

2）慢性支气管炎、肺气肿并感染：黄某，男，74岁。咳嗽、气喘反复发作20余年，加重2个月。自诉有20余年慢支、肺气肿病史，近2个月咳嗽气喘加重，在香港多家医院治疗，服西药无效而来就诊。入院时咳嗽气促较甚，痰稀白，不能平卧，夜间因咳喘难眠，唇甲轻度发绀，要求吸氧；纳差，大便干结，舌淡，苔微黄，脉浮略数。方用小青龙汤加味：炙麻黄、桂枝各10g，干姜、炙甘草各6g，细辛3g，五味子、法夏、白芍、北杏仁各12g，苏子15g。服4剂后，咳喘减轻，纳稍增，大小便正常，但仍需吸氧。效不更方，续进3剂，咳喘症状明显好转，不需吸氧，可平卧，但胃纳欠佳。守上方去苏子，加茯苓15g，白术12g，再进12剂，咳喘缓解，精神佳，纳食增加，睡眠好转，二便正常，胸透提示肺部无感染而出院。［新中医，1989，（4）：18］

3）百日咳：林某，女，7岁。剧烈阵咳，数十声连续不绝，咳至面色青紫，腰背弯曲，涕泪俱下，须吐出黏痰方告平息。过1～2小时，咳声复起，如此反复发作，一昼夜20～30次，绵延月余，累服地霉素等无效。脸有浮肿，食欲不振，严重时咳嗽则吐、舌白喉干，脉紧而滑。拟小青龙汤主之。处方：麻黄1.5g，桂枝2.4g，细辛1.5g，五味子2.1g，半夏3g，百部3g。守方不变，共服7剂痊愈。（高德《伤寒论方医案选编》39页）

4）老年失声：庞某，男，70岁。声音不扬逐渐加重2个月余，自服六神丸、胖大海等药无效来诊。近因外感，遂致语音不出，头重如裹，身重无汗，肢冷，干呕发热，咳而微喘，少腹满闷，舌淡，苔薄白，脉浮。证属肺气郁闭，治宜宣畅气机，温阳散寒，方拟小青龙汤加味：麻黄、法夏、五味子、干姜、细辛、白芍、甘草各5g，桂枝、桔梗、木蝴蝶各10g，水煎服。2剂后，汗出声扬；原方去桂枝，易干姜为生姜10g，5剂而愈，随访1年未复发。［新中医，1993，（9）：46］

5）老年自汗：张某，女，62。自汗5年，不分季节，稍动则汗出湿衣，曾服益气固表药、温补肾阳剂无效。诊见汗出清冷，背心部常有恶寒感，头晕乏力，舌淡，苔白滑，脉沉弦。证属饮邪阻肺，开合失司。治宜温肺化饮，拟小青龙汤加减：麻黄、细辛各3g，白芍15g，干姜、五味子、甘草各5g，法夏、浮小麦各10g，水煎服。服药3剂，汗出减少；再进5剂，自汗止。后以玉屏风散善后，随访数月未复发。［新中医，1993，（9）：46］

【按语】

本方为散寒蠲饮之名方，仲景以之治疗表寒里饮及溢饮支饮诸症，由此而知，本方长于温阳化气蠲饮，而并不以解表散寒为其功用之重心。是以饮邪兼表者可用，而绝无表寒纯为寒饮在里者，亦是其适用之证。古今运用之例，反映了其方所主之重心当是肺系，现代临床将广泛用于呼吸系统病症的治疗，取得了满意效果。

【现代研究】

小青龙汤具有显著的药理效应，其机制涉及多个方面。就现有资料报道，目前国内外医学研究者已对之进行了卓有成效的研究，今简要摘介如下。

（1）平喘效应：大量研究结果表明，本方能有效拮抗组胺、乙酰胆碱和氯化钡所致的离体豚鼠支气管平滑肌痉挛，并直接松弛平滑肌。可促使小鼠β-受体水平向上调节，亲和力增强，腺苷酸环化酶活性增加，儿茶酚胺甲基转移酶活性降低，进而促使cAMP水平升高，支气管平滑肌弛缓。同时对抗异丙肾上腺素所致β-受体水平下降、受体量减少而产生对β-受体兴奋剂的低敏反应。由此可以看出，本方具有显著的平喘作用。

（2）抗过敏效应：实验结果证实，本方对多种因素引起的变态反应具有多环节的调节作用，抑制抗体生成和过敏介质的释放，对抗过敏介质作用和炎性反应等，由此表现出较强的抗过敏作用。

（3）其他效应：小鼠致癌抑制实验表明，本方具有较为明显的抑制癌肿形成的作用；能改善肾上腺皮质功能，扩张外周血管，增加血流量等。

## 参考文献

［1］王学东．加减小青龙汤治疗老年慢支急性发作134例．实用中医内科杂志，1995,(3):27

［2］高文彬，萎喜云，夏冬雨，等．加味小青龙汤对虚寒性慢性支气管炎、阻塞性肺气肿MTT、MTTP的影响．中医药信息，1992,(1):42

［3］张建国，许得盛．小青龙口服液治疗支气管哮喘的疗效观察．上海中医药杂志，1993,(2):25

［4］张玉珍，王丹妹．小青龙汤为主治疗小儿支气管肺炎102例．辽宁中医药杂志，1993,(1):33

[5] 孙小玲 . 中西结合治疗小儿喘憋性肺炎 362 例 . 福建中医学院学报 , 1995, (4): 1
[6] 梁健春 , 刘成柱 . 小青龙汤加味治疗结核性渗出性胸膜炎 35 例 . 广西中医药 , 1992, (3): 13
[7] 濑户口寿一 . 小青龙汤对常年变应性鼻炎的治疗效果 . 国外医学 . 中医中药分册 , 1995, (4): 36
[8] 马学忠 , 尹昕 , 马昉 . 小青龙汤治疗变应性鼻炎 50 例 . 国医论坛 , 1996, (3): 17
[9] 陈玉珍 , 王晓丹 , 王灿勋 , 等 . 小青龙汤加味治疗病窦综合征 34 例 . 山东中医杂志 , 1995, (5): 211
[10] 陈映标 . 小青龙汤加味治疗泌尿系感染 8 例 . 北京中医 , 1994, (3): 27
[11] 冯金竹 , 刘兴远 . 小青龙汤加味及脱敏汤治疗药物过敏 86 例疗效观察 . 光明中医 , 1996, (5): 48
[12] 盛维民 , 白永贵 , 白伟 , 等 . 小青龙汤在结肠过敏中的应用 . 中医药学报 , 1995, (2): 23

## 五、麻黄细辛附子汤方

### （一）方药

麻黄二两，去节　细辛二两　附子一枚，炮去皮，破八片

上三味，以水一斗，先煮麻黄，减二升，去上沫，内诸药，煮取三升，去滓，温服一升，日三服。

### （二）治法

温经解表。

### （三）方解

方中麻黄解表邪，附子温肾阳，细辛气味辛温雄烈，佐附子以温经，佐麻黄以解表。三药合用，于温经中解表，于解表中温阳。本方虽为少阴太阳两感而设，但因其主要作用是温经通阳散寒，故凡属寒邪痹阻，阳气失展的病证，用之多有良效，并不限于少阴太阳两感。

【经典原文】

少阴病，始得之，反发热，脉沉者，麻黄细辛附子汤主之。（301）

【提要】　少阴阳虚兼表的证治。

【原文分析】

"病有发热恶寒者，发于阳也；无热恶寒者，发于阴也"。少阴虚寒证，本不应发热，今始得病即见发热，故曰"反发热"。脉不浮而沉，沉脉主里，为少阴里虚。脉证合参，是证当属少阴阳虚兼太阳表寒证，亦即后世所谓太阳与少阴两感证。亦即表里同病。是证见少阴里虚之脉，但尚未见下利清谷、手足厥冷等少阴阳虚阴盛之证，即少阴阳虽虚而尚不太甚，所以用表里同治，温阳发汗法，方用麻黄细辛附子汤。

【原文选注】

成无己：少阴病，当无热，恶寒；反发热者，邪在表也。虽脉沉，以始得，则邪气未深，亦当温剂发汗以散之。（《注解伤寒论·辨少阴病脉证并治》）

尤在泾：此寒中少阴之经，而复外连太阳之证。以少阴与太阳为表里，其气相通故也。少阴始得本无热，而外连太阳则反发热，阳病脉当浮，而仍系少阴则脉不浮而沉，故与附子、细辛，专温少阴之经，麻黄兼发太阳之表，乃少阴温经散寒，表里兼治之法也。（《伤寒贯珠

集·少阴篇》）

程郊倩：一起病便发热，兼以阴经无汗，世医计日按证，类能恣意于麻黄，而所忌在附子，不知脉沉者，由其人肾经素寒，虽表中阳邪，而里阳不能协应，故沉而不能浮也。沉属少阳，不可发汗，而始得即发热属太阳，又不得不发汗，须以附子温经助阳托住在里，使真阳不至随汗而升，其麻黄始可合细辛用耳。（《伤寒论后条辨·辨少阴病脉证篇》）

徐灵胎：少阴病三字，所该者广，必从少阴诸现证，细细详审，然后反发热知为少阴之发热，否则何以知其非太阳、阳明之发热耶？又必候其脉象之沉，然后益知其为少阴无疑也。凡审证皆当如此。附子、细辛，为少阴温经之药，夫人知之。用麻黄者，以其发热，则邪犹连太阳，未尽入阴，犹可引之外达。不用桂枝而用麻黄者，盖桂枝表里通用，亦能温里，故阴经诸药皆用之。麻黄则专于发表，今欲散少阴始入之邪，非麻黄不可，况已有附子，足以温少阴之经矣。（《伤寒论类方·麻黄汤类》）

唐容川：此两节总言少阴之表，即是太阳，若始得病，邪从表入，合于太阳经，而恶寒发热，且并无烦躁下利诸里证者，仍当从表以汗解之，使随太阳之卫气，而从卫以解，故用麻黄以解外也；再用附子以振肾中之阳，内阳既振，乃能外达也……惟脉沉为阳陷不升，则用细辛一茎直上者以升之也。（《伤寒论浅注补正·辨少阴病脉证并治》）

赵嗣真：仲景太阳篇云，病发热头痛脉反沉，身体疼痛，当救其里，宜四逆汤；少阴篇云，少阴病，始得之，反发热，脉沉者，麻黄附子细辛汤。均是发热脉沉，以其头痛故属太阳，阳证脉当浮，而反不能浮者，以里久虚寒，正气衰微，又身体疼痛，故宜救里，使正气内强，逼邪外出，而干姜附子亦能出汗以散寒邪，假令里不虚寒而脉浮，则证属太阳麻黄证矣。均是脉沉发热，以无头痛，故名少阴病，阴病当无热，今反热则寒邪在表，未全传里，但皮腠郁闭为热，而在里无热，故用麻黄细辛以发表间之热，附子以温少阴之经，假使寒邪入里，则外必无热，当见吐利厥逆等证，而正属少阴四逆汤证矣。由此观之，表邪浮浅，发热之反犹轻，正气衰微，脉沉之反为重，此四逆汤不为不重于麻黄附子细辛汤也，又可见熟附配麻黄，发中有补，生附配干姜，补中有发，仲景之旨微矣。（黄竹斋《伤寒论集注·辨少阴病脉证并治》）

陈亦人：从条文表面来看，都有发热脉沉，只是一以少阴病为主，故称“反发热”，一以太阳病为主，故称“脉反沉”。何以一是表里同治，一是先温其里，主要取决于阳虚的程度。但92条仅提到“脉反沉”，与301条的脉沉一样，怎么能作为先温其里的依据？必须前后联系起来比较分析，才阴有比较全面深入的认识。92条先温其里，与302条的“无里证”相较，必然还有其他里阳虚证，只是未明言罢了。因为91条“伤寒医下之，续得下利清谷不止，身疼痛者，急当救里，后身疼痛，清便自调者，急当救表，救里宜四逆汤，救表宜桂枝汤”。已经明确交待了救表、救里的标准，所以本条举脉略证，这是《伤寒论》互文见义的特点，必须联系互勘，才能避免局限片面。（《伤寒论求是·少阴病篇》）

刘渡舟：少阴初病，不当见发热，今反发热，知非单纯少阴为例。初病即见发热，多为太阳受邪，太阳受邪，其脉当浮，今不浮而沉，则知非单纯太阳为病。因此当为太阳、少阴两感为病。故治用温经发汗，表里两解之法。（《伤寒论讲解·辨少阴病脉证并治第十一》）

【方药论选】

钱天来：麻黄发太阳之汗，以解其在表之寒邪；以附子温少阴之里，以补其命门之真阳；又以细辛之气温味辛，专走不阴者，以助其辛温发散，三者合用，补散兼施，虽发微汗，无损于阳气矣，故为温经散寒之神剂云。（《伤寒溯源集·少阴篇》）

汪苓友：炮附子之辛热，用以温少阴之里，细辛之辛热，专以走少阴之经，麻黄之辛甘热，大能发表，三者相合，使里温而阳气不脱，表透而寒邪得散。（《伤寒论辨证广注·中寒

脉证》）

张隐庵：炮熟附子助太阳之表阳，而内合于少阴，细辛、麻黄启少阴之水阴，而外合于太阳。按本草细辛气味辛温，一茎直上，端生一叶，其色赤黑，黑属水而赤属阳，一主天而辛上达，能启水中之生阳，上与天气相合；植麻黄之地，冬不积雪，其体空通，亦主从里阴而外达于毛窍，盖少阴之气主水阴，太阳之气主天表也。（《伤寒论集注・辨少阴病脉证并治》）

王旭高：少阴主里，应无表证，今始受风寒，即便发热，则邪犹连太阳，未尽入阴，犹可引之外达，故用细辛引麻黄入于少阴，以提始入之邪，仍从太阳而解。然恐肾中真阳随汗外亡，必用熟附温经固肾，庶无过汗亡阳之虑。此少阴病无里证者发汗之法也。（《王旭高医书六种・退思集类方歌注・麻黄汤类》）

《伤寒论方解》：本方与麻黄附子甘草汤相较，是有细辛而无甘草。用细辛的目的有二：一是配麻黄以祛痰利水而治咳逆上气，一是配附子以温经散寒而除风湿痹痛，与麻附甘草汤相比，其药力较强，其所主的症候亦较重。（《伤寒论方解・麻黄汤类》）

刘渡舟：麻黄附子细辛汤由麻黄、附子、细辛三药组成，方中麻黄发汗以解太阳之表，附子扶阳以温少阴之里，细辛则既能解在表之寒，尤能散少阴之邪，与麻黄、附子相伍，可兼有表里两治之功，三药合用，温少阴之经而发太阳之表，具有扶正祛邪，温经解表作用。但麻黄、细辛毕竟辛散有热，走而不守，易伤正气，故本方只适用于少阴病始病之时而以正虚不甚者为宜。（《伤寒论诠解・辨少阴病脉证并治法》）

黄廷佐：本方所治证属“太少两感证”，治宜助阳发汗，解表散寒。方用麻黄辛透发汗解有；附子温经助阳，以散邪外出，两药相合，温散寒邪而复阳气；细辛之通彻表里，协附子内散少阴寒邪，助麻黄外解太阳之表，三药相合，是在温经助阳之中微微发汗，以散寒邪，又在发表祛寒之间维护阳气，以温少阴，使外感之风寒得以疏散，而又固护少阴之阳气。故可用以治疗太阳、少阴两感风寒者。若见少阴阳气衰微，而见下利清谷者不宜用。若误发其汗，必致厥逆亡阳，应予注意。（《中国医学百科全书・方剂学・解表剂》）

邓文龙：本方以麻黄解表散寒；附子温里助阳；配细辛通彻表里，既助麻黄发汗解表，又助附子温经散寒。三药合用，补散兼施，既可使外感寒邪从表散，又能固护真阳，使里寒为之散逐，故本方能助阳解表。主用于阳虚表寒之证，并既可祛痰利水而治咳逆上气，又能温经散寒而除风湿痹痛。（《中医方剂的药理与应用・解表剂》）

【临床应用】

（1）张仲景对本方的应用

1）麻黄细辛附子汤主治少阴阳虚兼太阳风寒表实证。（见第301条）

2）以本方与桂枝去芍药汤合用治水气病，谓“气分，心下坚，大如盘，边如旋杯，水饮所作，桂枝去芍药加麻辛附子汤主之”。（见《金匮要略・水气病脉证并治第十四》）

（2）后世医家对本方的应用

1）《医贯》：有头痛连脑者，系少阴伤寒，宜本方不可不知。

2）《证治准绳》：麻黄附子细辛汤，治肾脏发咳，咳者腰背相线而痛，甚则咳涎。又治寒邪犯脑齿，致脑齿痛，宜急用之，缓则不救。

3）《张氏医通》：暴哑声不出，咽痛异常，卒然而起，或欲咳而不能咳，或无痰，或清痰上溢，脉多弦紧，或数急无伦，此大寒犯肾也。麻黄附子细辛汤温之，并以蜜制附子含之，慎不可轻用寒凉之剂。又：脚气冷痹，恶风者，非术附麻黄并用必不能开，麻黄附子细辛加桂枝、白术。

4）《十便良方》：指迷附子细辛汤（即本方加川芎、生姜）治头痛，痛连脑户，或但额头与眉相引，如见所吹，如水所湿，遇风寒则剧，常欲得热物熨，此是风寒客于足太阳之经，随经入脑，搏于正气，其脉微弦而紧，谓之冷风头痛。

5）《兰室秘藏》：少阴经头痛，三阴三阳经不流行，而足寒气逆为寒厥，其脉沉细，麻黄附子细辛汤为主。

6）《医经会解》：若少阴证，脉沉欲寐，始得之，发热，肢厥，无汗，为表病里和，当用正方，缓以发汗。若见二便闭涩，或泻赤水，谓之有表复有里，宜去麻黄，名附子细辛汤，仍随各脏见证加药，房欲后伤寒者多患前证。

7）《方函口决》：此方解少阴表热。一老人咳嗽吐痰，午后背洒淅恶寒，后发热微汗不止，一医以为阳虚恶寒，与医王汤（即补中益气汤）不效。服此方五贴而愈。

8）《皇汉医学》：治痘证误治伤阳变证。一病人，年甫五岁，病痘初发，予葛根加大黄汤，自第三日放点，至第四日痘皆没，但欲寐，绝饮食，脉沉，热除，宛如少阴之病状也。沉脉之中，犹觉神存，乃予本方，翌日痘再透发，脉复，气力稍增，是起胀灌脓，顺候也，结痂而愈。因思此儿本无热毒，不过寻常之痘，以多用葛根加大黄汤，发汗过多，大便微溏，致有此变。

9）《医学衷中参西录》：此方若少阴病初得之，但恶寒不发热者，亦可用。

10）《伤寒论方解》：凡外感病，恶寒发热，寒多热少，胸满喘咳，痰稀而冷，舌苔水滑，脉沉细者。又虚寒性头痛，咽痛，用本方亦有效。

（3）现代应用：麻黄细辛附子汤系治少阴里虚，复感风寒之邪而致的太少阴两感证，可有脉沉、欲寐、四肢不温的里虚见证，亦可有发热、恶寒的表证。现临床多用于感冒、哮喘、经性头痛、心脏疾患、高血压等多种疾病。邓文龙认为“方为温阳发表利水峻剂，凡属肾阳不足，寒邪外袭者，均可加减而用之。近主要用于感冒、流感、支气管炎以及急性肾炎初期等病而有阳虚表寒现象者，另也用于血管神经性浮肿、肾炎水肿、关节风湿病、神经痛、腰痛、过敏性鼻炎发作期等呈寒证或痰湿表现者”[1]。黄宏仁等更谓：“《伤寒论》麻黄附子细辛汤旨在温经散寒，扶正祛邪，助阳解表，于扶阳中促进解表，于解表中不伤阳气，用以治疗少阴本虚外感寒邪的太少两感证，最为合拍。近代本方有用于治疗暴哑、久痰、咽痛、麻疹并发肺炎等，皆获良效……除仲景所载之证外，不论内外妇儿各科杂病，凡属少阴本虚兼感寒邪所致各证，均可用本方随证加味，疗效显著”；并谓：“运用本方，不必拘泥于‘少阴病，始得之，反发热，脉沉者’诸证齐备，只要抓住‘少阴本虚，外感寒邪’这个病因病机，临床见恶寒重，或发热，或不发热，神倦，舌苔白滑，或舌质胖大，脉沉细或脉弱者，都可大胆使用”[2]。

1）呼吸系统：常用于感冒、支气管哮喘、慢性支气管炎、肺气肿及肺气肿合并感染、肺胀、间质性肺炎等。以发热、恶寒、咳、喘、苔白、脉沉等为主审证要点。曹氏用该方治疗阳虚复感风寒之久咳30例，均获良效[3]。闫氏等曾治一女性病人，有咳喘病史20余年，每年秋冬季咳喘难平，近日受凉病情加重，诊见面色灰滞，头痛，恶寒，无汗，咳喘，咳清稀痰，呼多吸少，动则尤甚，四肢欠温，舌淡苔白，脉沉细。辨证：肾不纳气，风寒犯肺，治宜温肾纳气，解表平喘。处方：细辛3g，附子20g，杏仁10g，半夏、陈皮各12g，茯苓20g，炙麻黄、甘草各9g。煎服2剂，表证解，咳喘减。上方麻黄改为6g，加黄芪20g，五味子、胎盘粉（冲）各10g。煎服5剂，诸症悉平[4]。傅氏治一妇性病人，患哮喘10年，每因寒冷或气候骤变而发病，此次因劳动汗出着凉而起，诊见恶寒无汗，呼吸急促，喉中有哮鸣音，胸闷，咳痰清稀，舌苔白滑，脉象沉迟。证属少阴阳虚，复感外邪，寒痰壅肺。处方：细辛3g，麻黄、附子（先煎30分钟）各10g。煎服2剂后哮喘见平，诸症亦退。后以金匮肾气丸加味调治而愈[5]。另外，张氏曾以麻黄细辛附子汤加味治疗肺气肿（肺胀）[6]；日本人岗田道三曾以麻黄细辛附子汤治疗自发性气胸获效，并谓该病人3次出现自发性气胸，3次均用麻黄细辛附子汤获效[7]。

2）循环系统：常用于病窦综合征、冠心病右束支传导阻滞、心律失常性冠心病、病毒性心肌炎后遗症、风心病心房颤动并发循环障碍、窦性心动过速、高血压等。以胸闷、心悸、头昏、短气、无力、或胸疼、舌淡、苔白、脉沉等为审证要点。杨氏用麻黄附子细辛甘草汤治疗5例病态窦房结综合征，均有明显的迟脉，或沉迟、沉迟而细，个别有结代脉，用上方1个月，有效4例[8]。刘氏以克山灵（即麻黄附子细辛汤加干姜为细末）防治急性克山病阳虚型[9]。法氏以本方加味治疗心房颤动并发循环障碍2例，均愈[10]。江氏用本方加黄芪治疗心动过缓1例，心率34次/分，证属心肾阳虚，寒凝血脉。服药5剂，心率48次/分。连服1日，心率达55～65次/分，余症消失[11]。另外，吴氏用本方加萸肉、白术治疗高血压（眩晕）有效[12]；郭氏用本方治疗低血压获效，并谓："经查文献而知：麻黄中的主要成分为麻黄碱，能收缩血管，升高血压，作用缓慢而持久；细辛煎剂也有升压的作用；附子具有明显的强心作用。郭氏以麻黄附子细辛汤治疗原因不明的低血压病，7～15剂为一疗程，一般均可收到满意效果"[13]。

3）泌尿系统：常用于急性肾炎、慢性肾炎急性发作、肾绞痛、遗尿、癃闭等。以腰痛、肢冷、尿液清长、脉沉为审证要点。洪氏1984年以来用本方治疗肾绞痛12例，均获奇效。12例中男5例，女7例；15～20岁10例，50岁以上2例，均有尿路结石史。其中：肾结石9例，输尿管上端结石3例；结石史半年至1年者2例，1～4年者10例；肾绞痛发作在1.5～2小时者5例，2小时以上者7例；既往止痛有用哌替啶者10例。临床均见有腰痛剧烈，牙关紧咬，四肢发冷，头汗出，躯体无汗，脉沉弦。有数例伴畏寒或寒战，肾区明显叩痛，或痛不可触。药有麻黄、细辛各6g，附子15g。武火急煎，去上沫，温顿服之。若不效，半小时后再煎服。12例均在进药半小时后痛减，1小时内疼痛消失。本方对痛势越重、越急者，效果越快、越好。若肾绞痛已解除，欲用其排石，或虽为结石而致腰痛，但痛不甚剧、四肢不冷者，用本方无效[14]。沈氏曾以本方治疗肾炎急性发作呈内虚表实者有效[15]。周氏用本方加味治疗肾积水有效[16]。

4）神经系统：常用于坐骨神经痛、血管神经性头痛、神经性头痛、肋间神经痛、肌肉神经痛等。以疼痛、舌淡、苔白、脉沉等为审证要点。宋氏介绍用麻附细辛汤加味治疗三叉神经痛有效，近年来用本方加味治愈三叉神经痛20例，经随访多未复发。如唐某，女，54岁，自诉突患左侧头痛阵发性加剧，西医诊断为三叉神经痛，曾服中药物均无效。诊时病人左侧头痛有爆裂感，流泪淌涕，局部手不能触，十分痛苦，纳食一般，头目昏晕，面色萎黄，苔薄白，脉弦细。此为素体虚弱，复受风寒，闭塞清阳，不通则痛所致。治宜温经通络止痛。处方：麻黄、淡附子、细辛、川芎、炒僵蚕各9g，龙胆草15g。煎服3剂后，痛缓而发作次数明显减少。继用前方加减，共服9剂痊愈。5年后随访未复发[17]。陈氏以本方合芍药甘草汤治愈多例寒象偏盛的坐骨神经痛[18]。余氏用本方加减治疗原发性周围性面神经麻痹132例，其中男性38例，女性94例；发病1周之内者78例，1～2周者54例；年龄最小者1岁，最大者72岁。其结果，治愈率89.4%，总有效率占97.7%。基本方：麻黄、附子各10g，细辛6g，薏苡仁20g，白术、黄芪各30g，当归、代赭石各15g，甘草5g。风胜者，加防风、僵蚕；寒胜者，去当归、黄芪，加桂枝、羌活；湿胜者，加苍术、防己；病久者，选用全蝎、牡蛎、白芍、石决明、木贼、地龙、乌梢蛇等。水煎服[19]。另外，陆氏用本方加味治愈1例血管性头痛[20]；赵氏用本方小剂治疗发作性运动神经麻痹症有效[21]。

5）运动系统：常用于四肢疼痛、腰痛、脱疽、阴疽（多发性肌肉深部脓肿、脓毒血症）、穿踝疽（化脓性踝关节炎）、附骨疽（急性骨髓炎）、委中毒（化脓性淋巴结炎）、腰肌炎、骨质增生、肥大性关节炎等。以肢体疼痛、活动不便、舌淡、苔白等为审证要点。张氏用本方治疗初期脱疽病21例。其中男19例，女2例；最小者23岁，最大者84岁；病程最短者3个月，最长者8年。全部病例均下肢患病，单侧19例，双侧2例。药用制附子60g，细辛6g，麻黄10g。以水1500ml，先煮附子减至1000ml（约2小时），再纳细辛、麻黄，煮取300ml（约30分钟），早晚2次分服。结果：15例治愈，4例好转，2例无效。如王某，男，29岁，1983年1月12日就诊，右脚小趾、无名趾麻木、冷痛1年余，夜间发作性加剧，肢体血流图显搏动性血流量减少。诊见右肢足背略红紫，小趾、无名趾各有一小青紫硬斑，局部拒按。足背动脉不能触及，右腿明显寒凉，抬高试验阳性。舌苔薄白，脉沉细。证属寒凝络痹，血行不畅。治宜温经散寒通络。予麻黄细辛附子汤。煎服5剂后痛减，8剂后足温。后隔日1剂，15剂而愈，迄今未复发[22]。另外，郭氏用本方加味治疗类风湿关节疼痛有效[23]。余氏用本方加味治疗风湿性关节炎85例有效[24]。张氏报告以当归四逆汤合麻黄附子细辛汤治疗血栓闭塞性脉管炎有效[25]。

6）皮肤科：常用于荨麻疹、全身奇痒症、带状疱疹、皮肤瘙痒症等。以发热、恶寒、皮肤或痒或痛等为审证要点。周氏用本方治疗皮肤瘙痒症有效[26]。

7）妇科：常用于乳结、乳腺炎、乳房胀痛、带下等。以恶寒、发热、疼痛、舌淡、苔白、脉沉细等为审证要点。邓氏用本方治疗素体阳虚而寒邪凝滞所致之乳腺炎，常加桂枝、川芎、通草、甲珠、干姜，治疗20余例，效果较满意[27]。

8）五官科：常用于过敏性鼻炎、暴盲、涕泪不止、面神经麻痹、咽痛、失声、齿龈肿痛、慢性肥厚性咽炎、面瘫等。刘氏用本方加味治愈喉痹1例[28]。坂东氏用本方治疗过敏性鼻炎多取得良好效果。他选择了初诊及在外院已治疗过的两组过敏性鼻炎病人进行对照试验，发现该方治疗效果好且无副作用，服后5～10分钟出现效果，自觉症状消失，持续3～4小时。他认为麻黄细辛附子汤治疗过敏性鼻炎主要在于通阳散寒化饮之功[29]。龚氏亦曾以本方加苍耳子、辛夷治疗过敏性鼻炎获效[30]。张氏曾以本方加味治愈一“七窍奇痒”病[6]。

本方在其他方面的应用有高热无汗、前额头痛、寒痹、脚挛急、脚跟痛、阳痿等凡符合该方审证要点者即可用本方。李氏将本方用于阳虚寒邪内侵所引起的各种病证，用本方的指征为恶寒、肢冷、无汗、舌淡、脉沉细。临床可加减用于治疗感冒、慢性支气管炎、支气管哮喘、百日咳、风湿性关节炎、某些急腹症如肠梗阻等。现代药理研究认为本方有消炎、解热、解痉止痛、强心利水等作用[31]。陈氏认为本方主要作用是温经通阳，不但温阳散寒，而且温经除痹。临床运用的范围很广，并不限于少阴兼表证，也不一定有发热，反复发作的风寒头痛、风寒齿痛、关节痛、嗜睡症等使用本方均有良效。陈氏曾以本方加味治愈1例危重的喑痱证[18]。

（4）医案选录

1）发热：六经皆有发热，杂病亦多常见。本证乃寒邪外侵，肾阳不足，寒客脉络，阴阳相争所引起的发热。此方证之发热临床中常兼见低热无汗，恶寒蜷卧，面色㿠白，精神委靡，口淡不渴，苔白多津，四肢欠温，脉沉细或浮而无力等症。

吾常以此方加减治疗阳虚发热，尤对年老体弱，感受寒邪，用之多能取效。实践体会：病邪在表、内夹阳虚，麻桂柴胡之方不宜解其外；入里而不深，外兼表邪，真武四逆之法不能温其内，所以此方发表温经最为合适。附子麻黄需用9～15g为宜，临床运用甚多，从没有出现过麻黄发汗亡阳之反应，服药仅为微汗出。

李某，女，49岁，1978年6月15日诊治。病人素体虚弱，近半年来右半身似有虫行皮中感，10日前突然晕倒，舌謇语拙，右半身偏瘫，初见喉中痰鸣，给予温胆汤加味治疗，症状改善，但余留低热不退，继处小柴胡、银翘散、藿香正气散等中药和西药治疗，发热仍未好转。症见：低热无汗，形体消瘦，面色㿠白，精神委靡，右半身偏瘫，言语不利，吐字不清，恶寒无汗，四肢欠温，口淡不渴，苔白多津，舌体右斜，脉迟细无力，血压：110/60mmHg，体温37.8℃。此为肾阳虚衰，寒客脉络。盖全身气血的运行靠阳气的推动，由于素体阳虚，寒邪外侵，导致气血凝滞，痰湿内生，用化痰祛湿之剂其湿痰稍减，但阳虚仍不能鼓气血之行，寒湿之邪留滞经络，郁发低热，用清热和解，解热等药不效的原因也就在于外不能祛其寒，内不能壮其阳。观其脉证，思仲景“少阴病，始得之，反发热，脉沉者，麻黄细辛附子汤主之”，投此方试服。方用：黄芪30g，炮附子12g，细辛4.5g，麻黄6g，当归15g，嘱其频服。上方服2剂，身微汗出，体温正常，出人意料的言语清楚，能自述病情，继以上方加活血益气药物调治服30余剂，能弃杖行走，生活自理，参加劳动，2年后追访一如常人。

2）疼痛：疼痛一证，仲景论中虽未提及，实践验证此方有较好的止痛功能，再从药物分析，亦属本方常有之症，盖麻黄有解表散寒止痛之功；细辛有温经止痛之效；附子有助阳镇痛之力，三药合用，有阳回痛止的功用。本方证之疼痛乃肾阳衰微，机体失于温煦，寒邪束表，卫阳不固，气血运行不畅，脉络受阻等原因所致。临床辨证中常兼见痛有定处，夜晚尤甚，喜暖喜按，气候变化，遇冷加剧，面色青黄，恶寒无汗，舌淡苔白，脉沉细或浮迟等症。

吾师在临床中常用此方治疗头痛、身痛、四肢关节疼痛等症，对于现代医学诊断的肢端动脉痉挛症和血栓形成引起的疼痛、风湿性关节炎等有较好的疗效。临床体会：治痛其药量要大，附子用15～30g，麻黄、细辛各9～15g，对于于牙痛兼有热者加石膏；风湿性疼痛者加白术、防风、大剂黄芪；对于血管性疼痛者加川芎、当归、红花；病在上肢者加桂枝，下肢者加川牛膝。

杨某，女，30岁，于1980年11月11日诊治。病人半年前原因不明始感双手指呈针刺样疼痛、发凉、麻木，色呈苍白，服中药多剂无效，诸症日渐加剧。自感前途无望，忧愁欲死，求治于我。症见：精神委靡，表情痛苦，双手冰冷，色呈尸体样苍白，剧烈疼痛；夜难入眠，疼稍止即沉困麻木，挠肱动脉均消失，上肢温度，左手21℃，右手22℃，舌淡苔白多津。此属肾阳不足，寒邪外侵，卫外功能低下，风寒袭于脉络，导致气血不通，疼痛乃作，用发汗驱邪则阳气愈虚，以温肾壮阳则邪不外解，非助阳解表之剂，难建回阳祛邪之功。方用：麻黄、细辛各9g，炮附子、桂枝各15g，黄芪30g。二诊，上方服2剂，疼痛减轻，温度上升，双手微汗出，夜能入眠，继服上方加当归15g。此方共服8剂，疼痛消失，温度升高，色变红润，肱、尺、桡动脉均能触及，但尺桡微弱。皮肤温度：室温17℃，左27.5℃，右27.5℃，临床治愈。

3）脉象辨识："夫脉者血之府也"，血行脉中，发挥其营运濡养作用，若发生病变，其脉必受影响。

吾以此方加减治疗血栓闭塞性脉管炎、无脉症等外周血管疾病和病态窦房结综合征等病变所致的迟、结、代脉多能取效，麻黄须用9～15g，附子15～30g，并酌加黄芪、甘草、桂枝，其效更著。

孙某，男，25岁，1980年11月12日诊治。冷水作业，受寒冷刺激，诱发左手发凉麻木、沉困疼痛、色苍白，由于尺、桡动脉消失，来院求治。症见：面白唇淡，表情痛苦，左手冰冷，色呈苍白，疼痛麻木，入夜加重，舌淡苔白，尺、桡动脉消失，右脉沉迟无力，皮温计测试，左手温度与右手相差2.5℃。此属肾阳不足，寒袭脉络，治宜发散寒湿，温通经脉。方用：麻黄10g，炮附子15g，细辛6g，服药后即感左上肢发热，汗出，温度升高，原方服5剂，温度正常，双手相等，色变红润，尺、桡动脉恢复，疼痛消失，临床治愈。

4）水肿：乃体内水液潴留，全身浮肿之证。此方证之水肿乃本虚标实，病机为肾阳虚衰，阴盛于下，膀胱气化无权，水道不利所致；又复感寒邪，寒水相搏，使肿势转甚。论中虽未提及，但从药物协同分析，本方的发表散寒、温阳利水之功能，投之可内外分消，水肿自去。临床辨证常兼见全身微肿，腰痛酸重，小便量减，四肢酸冷，恶寒无汗，发热嗜眠，神疲委靡，口淡不渴，舌质淡胖，苔白，脉沉细等症。

吾常以此方加减治疗现代医学诊断的急慢性肾炎，心脏病所致的水肿，尤以立冬节气交替和气候骤变加重的病例而伴发热恶寒无汗者多能获效。但附子须用15～30g，细辛9～15g为宜，夹喘者加杏仁，肺有热者酌加石膏，并根据"少阴负趺阳为顺"之理，每于方中加白术30g，健脾利水，其效更佳。

刘某，男，47岁，于1978年11月7日诊治。1966年患急性肾炎，以中西医治疗好转，但余留面目微肿，时轻时重，给服健脾祛湿，化气利水中药肿势稍减，继服无效，又服西药利尿之品，其效亦不明显，体弱不易接受，每至冬季和感寒常发作，由于衣着不慎，感寒发热，病情加重，肿喘发作。症见：全身微肿，腰以下较甚，腰痛酸重，小便不利，伴恶寒无汗，发热而喘，胸闷不舒，四肢厥冷，神疲乏力，面色㿠白，口唇色淡，舌质淡胖，苔白，脉沉细，化验检查，尿常规：蛋白（+++），红细胞（+），白细胞（+）。证属阴盛阳衰，复感于寒，水湿横溢；治宜解表散寒，温阳利水。方用：炮附子24g，麻黄、细辛各15g，白术30g，杏仁12g。服药2剂汗出热解，水肿亦减，继服温阳益肾、健脾利湿之剂以善后，阳气得复，寒水得化，小便得利而水肿消失。化验尿蛋白阴性，临床治愈。2年来只在气候交替时服药预防，已参加工作。

【按语】

麻黄细辛附子汤为温阳发表之峻剂，由于仲景论述简要，加之药物峻猛，运用若只从两感入手，就局限了运用范围，细审仲景冠“少阴病”三字有着深远的意义，临床中必从方证病机和药物的协同分析予以推敲，才能扩大此方的运用范围。

从脏腑关系看，少阴统括心肾，兼水火二气，水能克火，故易从寒化，若肾阳素虚，盛受外邪，则表现出本虚标实之证。故辨证为肾阳不足，寒邪外袭之证皆可以此方加减施治。仲景虽指出“脉沉”“发热”之症，仅是此方治症之一。在临床中，往往出现有脉沉，无发热，或有发热，无脉沉者，或脉迟，或浮大无力等，甚至无此二症者，只要辨其为本虚本标实之证，不受中西医各种病名所限，投之可收异病同治之效。

不同药物的配伍及煎服法，则可起到不同的作用，三药均为峻烈之品，有“有汗不得用麻黄”之说，“细辛不过钱”之论，细审仲景之论，“汗出而喘，无大热者”用“麻杏石甘汤”治疗，实乃有汗用麻黄之例。此说不能作凭要以临证病机为主。考仲景细辛用量，常用二三两之间，计算合现在12～15g，在临床中观察，少用有温经散寒之功，多则有下通肾气、内化寒饮之效。入煎剂内从未出现过中毒的表现。虽大剂用麻黄，仅为微汗出，对于四肢病变，则有通其经，温四肢，直达病所之功。

要提高疗效，尚需注意药物的煎服法，论中云：“以水一斗先煮麻黄，减三升，去上沫，内诸药，煮取三升，去滓，温服一升，日三服”。

仲景谓之去上沫者，乃谓其所浮之沫发散过烈。我在临床中常嘱病人三药合煎，不去其沫，三煎合于一起，多次频服，其效更佳。

【现代研究】

本方虽仅由麻黄、附子、细辛三药组成，但其药理作用较为广泛：麻黄具有显著的发汗解热、平喘镇咳、抗炎、抗过敏、镇痛及中枢兴奋等作用，而且尚具显著的肾上腺素能神经兴奋效果，使血压升高、心搏增加、血糖升高[32]。附子有显著的强心、扩张外周肌肉血管、抗炎、镇痛、兴奋肾上腺皮质及抗寒冷作用。附子的强心作用与其所含去甲基乌药碱有关，去甲基乌药碱能显著兴奋β-受体，故除强心外，还能扩张血管、松弛平滑肌、增高血糖等。附子扩张外周肌肉血管，特别是四肢肌肉血管的作用，有助于改善四肢厥冷状态。心肌功能改善及外周血管扩张，对脉沉也有有利影响。增强肾上腺皮质功能可增加机体的非特异抵抗力，其延迟寒冷环境中实验动物冻死时间的抗寒冷作用，也是其“大热”药性的一个方面，提示可增加人体的抗寒能力，有助于解除“里寒”证候。细辛也含较多的去甲基乌药碱，而能提高机体新陈代谢。此外，细辛尚有显著的镇痛、抗炎、解热、解除支气管痉挛、抗组胺、抗变态反应等作用，故既能增强麻黄之解热、平喘、抗炎抗过敏等作用，又能增强附子的振奋新陈代谢、强心、扩张外周血管、提高血糖、镇痛抗炎等效果。这样三药便能共奏温阳解表之效。日本人尾顺一氏给小鼠灌服蓖麻油，造成持续6小时的腹泻，同时可见小鼠直肠体温下降2～4℃，他把此作为太阳阳明合病的模型，并在此模型上研究了20个中医方剂对腹泻及体温下降的影响，结果仅有麻黄附子细辛汤等三方可抑制蓖麻油所致的小鼠腹泻，而仅有麻黄附子细辛汤能显著抑制小鼠直肠体温下降，似提示本方确能温经助阳散寒[33]。

## 参考文献


[1] 邓文龙 . 中医方剂药理与应用·解表剂 . 重庆 : 重庆出版社 , 1990:11
[2] 黄宏仁 , 曹旭乐 . 麻黄附子细辛汤加味的应用 . 上海中医药杂志 , 1984, (2):22
[3] 曹庄 . 麻黄附子细辛汤加减治疗久咳 . 辽宁中医杂志 , 1980, (3):20
[4] 阎乐法 , 田文平 , 麻黄细辛附子汤治验 . 山东中医杂志 , 1986, (3):48
[5] 傅国光 . 麻黄细辛附子汤临床应用 . 江苏中医杂志 , 1985, (10):36
[6] 张耀明 . 麻黄附子细辛汤的临床应用 . 河南中医 , 1988, (6):13
[7] 吴家骏 . 麻黄附子细辛汤的临床应用 . 云南中医学院学报 , 1983, (1):24
[8] 杨炳初 . 麻黄附子细辛甘草汤治疗病态窦房结综合征 . 上海中医药杂志 , 1980, (5):32
[9] 刘冠军 . 急性克山病 ( 阳衰型 ) 疗效分析 . 上海中医药杂志 , 1964, (6):14
[10] 法乐环 . 治疗房颤并发循环障碍 . 中医杂志 , 1984, (10):42
[11] 江静萍 . 麻黄附子细辛汤加味治疗心动过缓 . 江苏中医 , 1988, (3):37
[12] 吴启富 . 麻黄附子细辛汤治验举隅 . 中医杂志 , 1984, (7):29
[13] 郭振营 . 麻黄附子细辛汤新用二则 . 河南中医 , 1987, (6):21
[14] 洪智林 . 麻黄附子细辛汤治疗肾绞痛 12 例 . 浙江中医杂志 , 1988, (6):247
[15] 沈士芳 . 中医治疗 37 例肾炎的报告 . 中华医学杂志 , 1957, (8):622
[16] 周炳麟 . 温肾祛寒法治验肾积水一例 . 广西中医药 , 1988, (2):40
[17] 宋斌 . 麻附细辛汤加味治三叉神经痛 . 江苏中医杂志 , 1981, (3):35
[18] 陈亦人 . 伤寒论求是 . 北京 : 人民卫生出版社 , 1987:99
[19] 余立中 . 麻附细辛汤加味治疗面瘫 132 例 . 四川中医 , 1985, (11):38
[20] 陆文彬 . 麻黄附子细辛汤运用之管见 . 黑龙江中医药 , 1985, (4):261
[21] 赵锡蒙 . 麻黄附子细辛汤治验 . 江西中医药 , 1954, (10):50
[22] 张振东 . 麻黄附子细辛汤治疗脱疽 21 例 . 浙江中医杂志 , 1988, (6):254
[23] 郭庆贺 . 几种痹症的经方治疗 . 国医论坛 , 1986, (1):27
[24] 余明 . 麻黄附子细辛汤加味治疗风湿性关节炎 85 例 . 重庆中医药杂志 , 1988:4
[25] 张璧光 . 治愈血栓闭塞性脉管炎一例报告 . 福建中医药 , 1965, (4):34
[26] 周汉清 . 麻黄附子细辛汤加味治疗皮肤奇痒症 . 新中医 , 1985, (5):49
[27] 邓光武 . 麻黄附子细辛汤治疗乳腺炎 . 云南中医杂志 , 1982, (1):56
[28] 刘仕文 . 麻黄附子细辛汤的运用 . 四川中医 , 1984, (2):38
[29] 王三虎 , 安娜 . 经方各科临床新用与探索 . 北京 : 科学技术文献出版社 , 1992:749
[30] 龚智 .《伤寒》方治杂病验案三则 . 成都中医学院学报 , 1983, (2):43
[31] 李俊彪 . 麻黄附子细辛汤新解 . 新医学 , 1981, (1):44
[32] 刘志 . 麻黄的成分、药理和生化 . 国外医学 • 中医中药分册 , 1981, (4):12
[33] 邓文龙 . 中医方剂的药理与应用 . 重庆 : 重庆出版社 , 1990:13


# 六、麻黄附子甘草汤方

## （一）方药

麻黄二两，去节　甘草二两，炙　附子一枚，炮，去皮，破八片

上三味，以水七升，先煮麻黄一两沸，去上沫，内诸药，煮取三升，去滓，温服一升，日三服。

## （二）治法

温经解表，微发其汗。

## （三）方解

麻黄附子甘草汤为麻黄细辛附子汤去细辛加炙甘草而成。因病情比较轻缓，故去辛窜之细辛，加甘缓之炙甘草。方中麻黄解表邪，附子温肾阳，炙草之用，既可扶中益气，又可缓麻黄之发散，以求微微得汗而解，不致过汗，使之成为温阳解表，微发汗而又不伤正气的平和之方。

【经典原文】

少阴病，得之二三日，麻黄附子甘草汤微发汗。以二三日无证(1)，故微发汗也。（302）

【词解】

（1）无证：《玉函经》《注解伤寒论》均为“无里证”，当从。无里证，指无吐利等里虚寒证。

【提要】　补充少阴病兼表的证治。

【原文分析】

本条与上第301条连类而及，补充论述少阴病兼表的证治，两条应当合看。上第301条以麻黄发汗，附子温经，本条也用麻黄、附子，所以亦当是少阴与太阳两感证，亦当有发热、无汗、脉沉等症。“无里证”是本条的审证要点，也是上条的审证要点，对少阴发汗有非常重大的意义。所谓“无里证”，即是指无吐利等典型的里虚寒证而言。只有在无里证的情况下，才能采用表里同治的发汗温经并用之法治疗，否则，如见吐利等典型的里虚寒证，说明里虚寒已盛，其治疗则当采用先里后表之法，即论中所谓“伤寒，医下之，续得下利，清谷不止，身疼痛者，急当救里……（91）”，而不能表里同治。诚如刘渡舟所说：“少阴、太阳两感，之所以可采用表里双解，温阳发汗之法，全在尚无少阴阳衰阴盛，下利清谷，四肢厥逆等里证，因此说‘无里证，故微发汗也’。言外之意，一旦出现上述里证，则不仅麻黄细辛附子汤不可用，而且麻黄附子甘草汤也不可用了，这就应先救其里，专用四逆汤来温阳了”。（《伤寒论讲解·辨少阴病脉证并治第十一》）

本条与上第301条的差异，仅是证情的缓急不同，上条言“始得之”，是证情稍急；本条言“得之二三日”，是证情稍缓，且正气较虚。故在用药上，上第301条以细辛之升，温经散寒；本条以甘草之缓，取其微汗，且可益气和中，保护正气。

【原文选注】

成无已：二三日，邪未深也，即无吐利厥逆诸里证，则可与麻黄附子甘草汤，微汗以散之。（《注解伤寒论·辨少阴病脉证并治》）

周禹载：此条当与前一条合看，补出无里证三字，知前条原无吐利燥渴里证也。前条已有反发热三字，而此条专言无里证，知此条亦有发热表证也。少阴证见，当用附子，太阳热见，可用麻黄，已为定法，但易细辛以甘草，其义安在？只因得之二三日，津液渐耗，比始得者不同，故去细辛之辛散，益以甘草之甘和，相机施治，分毫不爽耳。（《伤寒论三注·少阴中篇》）

张路玉：少阴经无发汗之法，汗之必致亡阳。惟此一证，其外发热无汗，其内不吐利躁烦呕渴，乃可温经散寒，取其微似之汗。（《伤寒缵论·少阴病篇》）

汪苓友：此条病当承上条而言，上条反发热脉沉，此亦反发热脉沉，但上言始得之为急，此言得之二三日为缓，病势稍缓，治法亦缓，故用麻黄附子甘草汤微发其汗。无里证者，为无吐利躁烦干呕厥逆等证也，故仍从微汗而温发之。（《伤寒论辨证广注·中寒脉证》）

吴谦：此详上条，少阴病得这二三日，有发热脉沉不解者，宜麻黄附子甘草汤微发其汗也。盖谓二三日不见吐利里寒之证，知邪已衰，然热仍在外，尚当汗之，但不可过耳，故不用细辛而用甘草，盖于温散之中有和意也。此二证，皆未曰无汗，非仲景略之也，以阴不得有汗，不须言也。（《医宗金鉴·订正仲景全书·伤寒论注·辨少阴病脉证并治》）

余无言：前条无脉沉，此条云无里证，是指无脉沉之证，盖沉为在里也。周氏误指为吐利燥渴之里证，非也，因脉不沉，知里寒微，故虽用附子之温，而不用细辛之升。然少阴受病，总属于虚，故加炙甘草，亦小建中汤、炙甘草汤之意，所以防微杜渐也。（中医研究院研究生部《伤寒论注评·辨少阴病脉证并治》）

刘渡舟：少阴病得之二三日，则较上条"始得之"正虚的程度有所加重，故虽是少阴、太阳两感于寒，拟用表里两解之法时，麻黄细辛附子汤尚恐辛散太过，而当用麻黄附子甘草汤温阳解表，微发其汗。（《伤寒论讲解·辨少阴病脉证并治第十一》）

【方药论选】

成无己：麻黄、甘草之甘，以散表寒，附子之辛，以温寒气。（《注解伤寒论·辨少阴病脉证并治》）

赵嗣真：少阴发汗二汤，其第一证，以附子温经，麻黄散寒，而热须汗解，故加细辛，是汗剂之重者。第二证得之二三日，病尚浅，比之前证亦稍轻，所以去细辛加甘草，是汗剂之轻者。（黄竹斋《伤寒论集注·辨少阴病脉证并治》）

黄坤载：麻黄发太阳之表，附子、甘草温癸水而培已土，少阴禁汗，此微发汗者，以二三日尚无少阴之里证，故微发汗也。（《伤寒论悬解·少阴篇》）

王晋三：少阴无里证，欲发汗者，当发熟附固肾，不使麻黄深入肾经劫液为汗，更妙在甘草缓麻黄，于中焦取水谷之津为汗，则内不伤阴，邪从表散，必无过汗亡阳之虑矣。（《绛雪园古方选注·汗剂》）

张隐庵：上节麻黄附子细辛汤，主助太阳之阳内归于少阴，少阴之阴外通于太阳，非为汗也。此麻黄附子甘草汤，主开通心肾之精血，合于中土而为汗，故此则曰微发汗，而上文不言也。（《伤寒论集注·辨少阴病脉证并治》）

徐灵胎：三阴经惟少阴与太阳为表里，而位最近，故犹有汗解之理，况二三日无里证，则其邪未深入，此方较麻黄附子细辛少轻，以其无里证也。（《伤寒论类方·麻黄汤类》）

刘渡舟：麻黄附子甘草汤为麻黄附子细辛汤去细辛之辛温，加炙甘草之甘温，既可扶中益气，又可监制麻黄发散，使之成为温阳解表，微发汗而又不伤正气的平和之方。（《伤寒论讲解·辨少阴病脉证并治第十一》）

【临床应用】

（1）张仲景对本方的应用

1）主治少阴太阳两感证而无里证者。（见第302条）

2）麻黄附子汤即本方麻黄二两为三两，治水气病脉沉小属少阴者，谓"水气为病，其脉沉小……脉沉者宜麻黄附子汤……"见（《金匮要略·水气病脉证并治第十四》）

（2）后世医家对本方的应用

1）《千金翼方》：载有麻黄汤，其药味与本方全同，治"风湿水疾，身体面目肿，不仁而重""皮水用之良"。

2）《卫生宝鉴补遗》：病人寒热而厥，面色不泽，冒昧，两手忽无脉，或一手无脉，此是将有好汗，宜用麻黄附子甘草汤以助其汗，汗出则愈。

3）《张氏医通》：风气为病，发其汗则已，即脉沉无他病者，用麻黄附子甘草汤荡动其水以救肾邪。

4）《吴鞠通医案》：治水肿案：某患水肿，陈医予麻黄附子甘草汤未效。吴诊之，乃复开此方。吴氏云：陈医之方恐麻黄伤阴，必用八分；附子护阳，用至一钱，以监麻黄；又恐麻黄、附子皆剽悍药，甘草性平用一钱二分，以监制麻附。服一无汗，改用八味丸，八味丸阴柔药多，故当无效。于是，吴用麻黄去节二两，附子大者一枚得一两六钱，少麻黄四钱，让麻黄出头，上药煎成五饮碗，先服半碗，得汗止后服，不汗再服，以汗为度。因尽剂未汗，仍用原方分量一剂，煮如前法，并加服鲤鱼汤助药力，二贴服完，脐上肿消。后以五苓散并调理脾胃，意凑全功。

5）《方极》：麻黄附子甘草汤，治麻黄甘草汤证，而恶寒，或身微痛者。

（3）现代应用

1）治心血管疾病：缪氏以本方治疗肺源性心脏病属肾阳虚者[1]。程氏用本方治疗心律失常型冠心病，认为冠心病心律失常往往具有心悸、气短、汗出，胸闷等心气、心阳不足的病机，每以虚寒为多。冠心病出现心动过缓时，在麻黄附子甘草汤的基础上加入人参、黄芪之类，效好。如冠心病合并低血压，则加入桂枝甘草汤主之；如冠心病出现心律不齐，本方合炙甘草汤加减治之，疗效显著[2]。杨氏等报道本方再加入细辛成麻黄附子细辛甘草汤，治疗病态窦房结综合征5例，其中冠心病3例，病毒性心肌炎后遗症2例，均有明显之脉迟、迟缓或沉迟而细，个别还有结代脉。结果经治后心率转为正常，症状基本消失，平均心率增加10次/分以上，伴阿托品试验转阴者2例，显著改善者1例，改善者1例，无效者1例[3]。

2）治肾病：江氏谓本方既可温经发汗，又可振阳逐水。近年来，临床有报道用本方治疗肾炎获得一定疗效[4]。曹氏曾以本方加味治疗水肿病获效，病人全身浮肿已4个月余，腰以下肿尤甚，按之凹陷不起。腰痛酸重，溲少，便秘，四肢厥冷，面色灰暗。舌质胖色淡，苔白，脉沉细尺弱。盖肾主水，真阳虚衰，水所泛滥，流布四肢。治宜温阳利水，遵仲景法。方用：麻黄4.5g，附子9g，甘草5g，黑豆30g，车前子12g。服8剂后浮肿尽消，腰冷已除，食纳转正。予金匮肾气丸缓图善后[5]。

3）治咽痛：彭氏治一男性病人，咽部灼热疼痛不适，西医诊为“咽炎”，以服用抗生素及清热解毒、滋阴润燥类中药效不显。症见：咽喉疼痛，自觉牙龈肿痛，口唇内外灼热干燥，头晕重痛，身倦无力，精神不振，舌淡苔腻，脉沉弱，咽部不红不肿，齿不动摇，牙龈也不红肿，扪之口唇不热，舌润多津。证系起于风热，过用苦寒，使真阳受损，火不归原，虚阳上浮。投以麻黄附子甘草汤和三物白散加枳实、桔梗、苡仁，温经通阳，降逆散结。用10剂后病愈。停药观察3个月，未见复发[6]。

（4）医案选录

1）少阴太阳两感证：唐君春舲，盛夏畏冷，大父以麻黄三分、附子三分、甘草一分，强之服，一服解一裘，两服而重裘皆弛矣。（《世补斋医书》）

2）任应秋老师曾治疗一水肿病人。病人全身浮肿，延医迭以真武汤与五苓散合用，浮肿恒不能退。诊其脉沉细弦，时有微恶风寒的症状。舌苔薄白。知其为阳气郁于表，不能宣发的风水症。即用麻黄附子甘草汤原方：麻黄12g，附子9g，炙甘草6g。经服2剂，汗出而水肿全消。（《伤寒心悟》引自《任应秋老师医案》）

3）治疗阳虚咽痛：何某，男，48岁，1976年5月11日诊。一年前开始咽喉灼热疼痛，吞咽不适，诊断为“咽炎”。抗生素应用一个月无效，中药清解百余剂也不显。现症：咽喉疼痛，自觉牙龈肿痛，口唇内外灼热干燥，头晕重痛，身倦无力，精神不振。舌淡苔腻，脉沉弱，咽部不红不肿，齿不动摇，牙龈亦不红肿，扪之口唇不热，舌润多津。此系于风热证，过用苦寒，使之真阳受损、火不归元，虚阳上浮之证。投以麻黄附子甘草汤和三因白散加枳实、桔梗、苡仁，温经通阳，降逆散结。2剂头痛大减，咽痛稍轻，但牙龈肿痛、口唇干燥如前，脉沉细。系病重药轻之故。改麻黄附子细辛汤加桔梗、甘草，再2剂。诸证基本消失。改扶阳益阴法，芍药甘草附子汤2剂，反有喉间似有痰，偶有清稀痰咳出，脉沉有力，苔白腻，此乃下焦阳来复，寒痰未尽征象。

改用真武汤4剂，寒痰尽而阳气复，停药观察3个月，未见再发。（高德《伤寒论方医案选编》湖南科学技术出版社，1981年4月版：48）

【按语】

本方组方意义与麻附细辛汤大同小异，温阳发汗是其同，而较之麻附细辛汤，则温散之力减而温补之性胜。故而其临床运用与麻附细辛汤基本相同而略有所异。其微妙之处，学者可于前述之诸运用实例，结合麻附细辛汤证条下之相关内容推求之。设若更能于临证实践中悉心体会，必能悟其真谛。

【现代研究】

方中麻黄有发汗、平喘、利尿作用；附子有强心和增加冠状动脉血流量的作用；还有抗炎作用。（庞俊忠《临床中药学》中国医药科技出版社，1989年9月版，北京发行：191～330）；提高小鼠体液免疫能力及豚鼠血清补体含量；并能提高小鼠对氧缺乏的耐受力，对于垂体后叶素引起的大鼠急性心肌缺血和心律失常有显著的对抗作用。甘草具有皮质激素样的抗炎、抗过敏、抗菌、镇痛、保肝、镇咳祛痰、解毒等作用，以及解热抗利尿，抑制艾滋病病毒增殖的效果等。另外对于不同体质者呈双向调节作用，因此甘草的补益只是用于体虚者为宜。

## 参考文献

[1] 廖家兴 . 中医对肺源性心脏病的认识与处理 . 江西中医药 , 1963, 7: 17
[2] 程广里 . 麻黄附子甘草汤治疗心律失常型冠心病之体会 . 江西中医药 , 1980, 4: 29
[3] 杨炳初 , 曾昭瑞 , 沈麒麟 , 等 . 麻黄附子细辛甘草汤治疗病态窦房结综合征 . 上海中医药杂志 , 1980, 5: 32
[4] 江幼李 . 伤寒论注评·辨少阴病脉证并治 . 中医研究院研究生部编印 , 1984: 375
[5] 潘石言 . 医案·阴水 . 浙江中医药 , 1975, 5: 162
[6] 彭履祥 . 运用辨证施治的点滴体会 . 新医药学杂志 , 1977, 8: 39

# 第三章　葛根汤类方

## 一、葛根汤方

### （一）方药

葛根四两　麻黄三两，去节　桂枝二两，去皮　生姜三两，切　甘草二两，炙　芍药二两　大枣十二枚，擘

上七味，以水一斗，先煮麻黄、葛根，减二升，去白沫，内诸药，煮取三升，去滓，温服一升。覆取微似汗，余如桂枝法将息及禁忌。诸汤皆仿此。

### （二）治法

发汗解表，升津舒经。

### （三）方解

本方由桂枝汤减轻桂、芍剂量，加麻黄、葛根而成。其方以葛根为主药，性味甘辛微凉，有解肌退热之功，常与解表剂发挥协同效应；能升津液，舒经脉，以疗项背拘急；能入脾胃，升发清阳而止泻利。桂枝汤中减少桂、芍而加麻黄者，一则调和营卫，以利太阳经气运行，再则欲其发汗解表，以治恶风无汗之表实，然则经脉既已受阻，津液难以升达，故不能峻汗，此即于麻、桂两方临床运用中，据病情差异，而产生的新法，亦即以桂枝汤为基础，加葛根、麻黄，而不以麻黄汤加葛根之由来。

本方与桂枝汤加葛根汤均治太阳病项背强几几，盖前者之项强，见于汗出恶风等表虚证中，故以桂枝汤原方加葛根治之，意在调和营卫，解肌祛风，升津液，舒经脉。本证项强见于无汗恶风之表实证中，故组方原理异于上，意欲辛温发汗，解散风寒，升津液，舒经脉，而无峻汗伤津之弊。

【经典原文】

太阳病，项背强几几，无汗恶风，葛根汤主之。（31）

【提要】　太阳伤寒兼经气不舒的证治。

【原文分析】

太阳病，无汗恶风，是卫阳闭遏、营阴郁滞的太阳伤寒表实证。项背强，是风寒外束，太阳经气不舒，津液失于敷布，不能濡养筋脉的病理表现。

本条与第14条桂枝加葛根汤证相比较，同中有异，所同者，均为太阳风寒表证，均有发热恶寒，头痛，脉浮，项背强几几等。所异者，桂枝加葛根汤证，是在太阳中风证中见项背强几几，

故脉浮而兼缓，自汗出乃必然之势；本证是在太阳伤寒中见项背强几几，故其脉浮紧，“无汗恶风”用画龙点睛之笔。

本方的煎服法，原文中指出需要先煎麻黄、葛根，去除上面浮沫，然后纳入诸药。其目的，一是减缓两药的辛散之性，以防止发汗过多而损伤津液；二是避免发生心悸、心烦等不良反应。

风寒外束，无汗用麻黄汤，有汗用桂枝汤。本证无汗恶风，项背强。为何不用麻黄汤加葛根，反而是桂枝汤再加麻黄、葛根？如单纯从药味来看，葛根汤确实是桂枝汤加味方，但其实质，仍是由麻黄汤化裁而来。麻桂合用，是麻黄汤的基本配伍，并用生姜加强开腠发汗，以祛除在表之风寒外邪。因证中无咳喘，故未用杏仁。芍药与甘草、大枣配伍后，其用有三。一是酸甘化阴，滋养汗源；二是酸甘缓急；三是防止麻、桂、生姜发汗过度。所以本方之用芍药，并不在于为了与桂枝配伍，以调和营卫。这一点与小青龙汤中用芍药有相似之处，不可不察。总之，葛根汤方，从药味看，似乎是从桂枝汤衍化而来，但从功能上分析，仍应看作是麻黄汤的一张加减方才对。

【原文选注】

成无己：太阳病项背强几几，汗出恶风者，中风表虚也。项背强几几，无汗恶风者，中风表实也。表虚宜解肌，表实宜发汗，是以葛根汤发之也。（《注解伤寒论·辨太阳病脉证并治中》）

方有执：太阳病项背强几几与下篇（指第14条桂枝加葛根汤证，笔者注）同者，风寒过太阳之营卫，初交阳明之经络，经络同，所以风寒皆然也。无汗者，起自伤寒，故汗不出，乃上篇之反对，风寒之辨别也。恶风乃恶寒之互文，风寒皆通恶，而不偏有无也。夫以太阳中风，项背强几几，汗出，恶风，用桂枝加葛根汤论之，则此太阳伤寒，无汗恶风，项背强几几，当用麻黄加葛根，而用葛根汤者何哉？盖几几乃加阳明之时，喘已不作，故去杏仁，不用麻黄汤之全方，不可以麻黄加为名，而用麻黄、桂枝、甘草、葛根以为汤者，实则是麻黄加之规制也。用姜、枣、芍药者，是以阳明属胃，胃为中宫，姜枣皆和中之物，芍药有缓中之也。不须啜粥，麻黄类例也。（《伤寒论条辨·辨太阳病脉证并治中》）

周扬俊：无汗恶风，当用麻黄汤加葛根，乃仲景仍于桂枝汤中，加麻黄君葛根者何意？非有喘无取于杏仁，乃不去麻黄，复加葛根，则葛根亦大开肌肉之药，岂不虑其大汗而无制乎，故不独以桂枝监之，且有芍药收之，庶几兼发二经之邪，而无亡阳之虑也。（《伤寒论三注·合病篇》）

吴谦：此略其证脉，单举痉之颈项强急者，以明其治也。太阳脉下项循肩挟脊；阳明脉循喉咙入缺盆，贯膈，下乳内廉。太阳主后，前合阳明；阳明主前，后合太阳，今邪壅于二经之中，故有几几拘强之貌也。太阳之强，不过颈项强；此痉之强，则不能俯仰，连项胸背而俱强，故曰项背强几几也。无汗、恶风，实邪也，宜葛根汤发之，即桂枝汤加麻黄、葛根，两解太阳阳明之邪也。（《医宗金鉴·订正仲景全书伤寒论注·辨痉湿暍脉证并治》）

张隐庵：自此以下凡四节皆论太阳分部之表，阳邪薄之而下入也。夫邪薄于太阳之表，而为太阳病项背强几几，则循于太阳之分部矣。邪拒于表，故无汗；从表而入于肌，故恶风，葛根汤主之。（《伤寒论集注·辨太阳病脉证篇并治第一》）

【经典原文】

太阳与阳明合病(1)者，必自下利，葛根汤主之。（32）

【词解】

（1）合病：指二经或三经的证候不分先后，同时出现。

【原文分析】

太阳与阳明合病，是太阳与阳明二经证候同时发生，恶寒、发热、脉浮是病人必具之症，同时又有“自下利”的阳明症状。下利为大肠传导失司所致，故属阳明。下利之前加上一个“自”字，说明此下利非药物治疗所致，又排除了因热迫津液下泄的可能。其利具有水粪杂下，而无恶臭及肛门灼热的特点。且因与恶寒发热脉浮同见，说明病性属寒。是风寒外束肌表而现恶寒发热脉浮；风寒内扰阳明大肠而见下利。

不管是太阳病，还是自下利的阳明病，均是风寒外邪侵袭的结果，治疗当以解除外邪为法。葛根汤既能发汗解表，又能升津止利，切合病情，故用“葛根汤主之”。

葛根一药既有辛散解表、升津舒经之功，又能入脾胃，升发清阳，而善止利，所以葛根汤既能治“太阳病，项背强几几，无汗恶风”及“太阳病，无汗而小便反少，气上冲胸，口噤不得语，欲作刚痉”，又可疗“太阳与阳明合病，必自下利”。

【原文选注】

成无己：伤寒有合病，有并病，本太阳病不解，并于阳明者，谓之并病。二经俱受邪相合病者，谓之合病。合病者，邪气甚也。太阳阳明合病者，与太阳少阳合病、阳明少阳合病，皆言必自下利者，以邪气并于阴，则阴实而阳虚；邪气并于阳，则阳实而阴虚。寒邪气甚，客于二阳，二阳方外实而不主里，则里气虚，故必下利，与葛根汤，以散经中之邪。（《注解伤寒论·辨太阳病脉证并治法中》）

汪苓友：太阳阳明合病者，太阳恶寒、发热、头项强痛等证与阳明热渴、目疼、鼻干等证，同时均发，无有先后也。阳邪之气交合，而病甚于表，表邪既甚，则里气决不相和。太阳之里为膀胱，其腑主水，阳明之里为胃，其腑主谷，二腑之气不和，则水谷虽运化而不分清，所以必自下利也。治法与葛根汤以发散二经中合病之表邪，而利自止。按成注云，里气不和，下而不上者，当病下利，仲景法用葛根汤者，乃发中有升举之义。又按成注云，寒邪气甚，客于二阳，二阳方外实而不主里，里则气虚，故必下利。愚以里气虚，即为不和，不可作真虚看。（《伤寒论辨证广注·辨太阳病脉证并治中》）

【方药论选】

柯韵伯：……更甚于项强，而无汗不失为表实，脉浮不紧数，是中于鼓动之阳风，故以桂枝汤为主，而加麻葛以攻其表实也。葛根味甘气凉，能起阴气而生津液，滋筋脉而舒其牵引，故以为君。麻黄、生姜能开玄府腠理之闭塞，祛风而发汗，故以为臣。寒热俱轻，故少佐桂、芍，同甘枣以和里。此于麻桂二方之间，衡其轻重，而为调和表里之剂也……要知葛根秉性轻清，赋体厚重，轻可去实，重可镇动，厚可固里，一物而三美备，然惟表实里虚者宜之，胃家实者，非所宜也。故仲景于阳明经中不用葛根。（《伤寒来苏集·伤寒附翼·太阳方总论》）

王晋三：葛根汤即桂枝汤加麻黄、倍葛根以去营实，小变麻桂之法也。独是葛根、麻黄治营卫实，桂枝、芍药治营卫虚，方中虚实互复者，其微妙在法。先煮麻黄葛根减二升，后纳诸药，则是发营卫之汗为先，而固表收阴袭于后，不使热邪传入阳明也。故仲景治太阳未入阳明者，用以驱邪，断入阳明之路，若阳明正病中，未尝有葛根之方。（《绛雪园古方选注·汗剂》）

曹颖甫：太阳之气，卫外之卫阳气也，合营卫二气以为用者也。气之化为水者，汗也，故称太阳寒水。寒水者，里气为表寒所化，与病邪俱去之大机转也。设寒水不能外泄为汗，郁于经输之内，为强为痛；陷于足阳明胃，下泄而为利；上泛而为呕，故必用升提之品，将内陷之邪提出，然后太阳寒水乃能从肌腠皮毛外泄而为汗，此葛根汤之作用也。独怪近世庸工，于大热之阳明腑证，往往漫投葛根。夫清阳明之热，自有白虎承气二方，安用此升提之品乎？元人张洁古妄以为阳明仙药，并言邪未入阳明，不可轻用。不知桂枝加葛根汤及葛根汤二方，果为邪入阳明证乎？抑邪入阳明之后，可用麻黄、桂枝以发皮毛肌腠之汗乎？李时珍本草犹采其说，真所谓大惑不解矣。按次节下利（指第32条，笔者注）与首节（指本条）下陷经输同，故但用葛根汤本方以升提之，三节（指第33条）不下利但呕，为水气上逆，故加生姜、半夏以抑之，所谓同中求异也。（《曹氏伤寒金匮发微合刊·伤寒发微·太阳篇》）

【临床应用】

（1）张仲景对本方的应用

1）葛根汤治疗太阳伤寒项背强几几。（见31条）

2）用于治疗太阳阳明合病之下利或呕。（见32、33条）

3）《金匮要略》用本方治疗欲作刚痉。

（2）后世医家对本方的应用

1）《外台秘要》引《延年秘录》解肌汤（本方去生姜加黄芩二两）主天行二三日，头痛壮热。

2）《方机》用本方治痘疮初起，至见点起胀灌脓之间，用葛根汤屡效，若恶寒甚，起胀时一身俱肿胀，或疼痛，葛根加术附汤为优。

3）《类聚方广义》葛根汤治麻疹初起，恶寒发热，头痛项强、无汗，脉浮数，或干呕下利，又疫利初起，发热恶寒，脉数者，当用本方汤发汗。

4）《眼科锦囊》葛根汤治上冲眼、疫眼及翳膜，若大便秘结者加大黄，生翳者加石膏。

5）《伤寒六书纂要辨疑》解肌汤即本方去生姜、大枣，加黄芩，治瘟病大行，头痛壮热，春感寒邪，发热而呕，不恶寒。

6）《伤寒论今释》渊雷按，流行性热病，流行性感冒最多，其证三类，若发热，若咳嚏、若吐利，葛根汤皆治之，故临床施治，葛根汤之应用最广。

（3）现代应用：葛根汤功能发散风寒、升津舒经，性属麻黄辛温发越之类，临床每多用于呼吸系统和神经系统病症的治疗，同时亦可用于其他系统病症的治疗。

1）呼吸系统：以发热恶寒、头痛颈强、脉浮为临床应用要点，临床上诸多呼吸系统病症如流行性感冒、急性支气管炎、肺炎、过敏性鼻炎、慢性副鼻窦炎等，如符合上述表寒病机者，均可酌情选用本方治疗。然此类病症运用本方，目前大样本观察结果的报道较为少见。陈氏等曾以本方治疗外感风寒表实证发热110例，服1剂体温降至正常者66例，服2剂降至正常者43例，服3剂降至正常者1例[1]。

2）神经运动系统：不可否认，本方实具通经活络，调理气血的功效，而以此为据，现代临床将之广泛用治各类神经运动系统功能障碍的病症，而此类病症以经络郁滞且病性属寒者为其辨证要点。据报道所及，本方常用于治疗周围面神经麻痹、各类神经性疼痛、各类病症所致的运动功能障碍等。

肩凝证，多发于中老年期，其病机不离气血失调、经脉不和，而其病因每与寒湿凝滞经络密切相关。王氏报道以本方合薏仁术附汤治疗50例病人，结果治愈（疼痛消失、肩关节功能活动恢复正常）33例，好转（疼痛明显减轻、功能活动轻微受限）17例[2]。

对于软组织损伤、调理气血是其基本治法之一。有报道用葛根汤原方治疗多种软组织损伤如急性腰扭伤、踝关节扭伤、腰肌劳损等病症32例，痊愈19例，显效12例，无效1例，总有效率达96.88%[3]。而郑氏为加强活血通络之效，对急性腰扭伤采用本方合活络效灵丹治疗，结果痊愈54例，显效16例，好转4例，无效2例[4]。

以本方治疗面神经瘫痪34例，口苦者加柴胡、黄芩，口渴者加天花粉，面部肿胀者加白芷、白术、茯苓皮，耳后压痛或疼痛者加石膏、知母。结果痊愈27例，显效7例[5]。

以本方合养心汤治疗42例纤维肌痛症病人，并设对照组31例，口服阿米替林。结果中药组显效29例，好转11例，无效2例；而对照组分别为5例、12例和14例；复发率中药组为20%，对照组为

76.5%。统计结果有显著差异[6]。

日本学者对紧张性头痛病人用葛根汤提取剂治疗，观察病人自觉症状和体征的改善情况。结果紧张性头痛显著改善、改善及轻度改善者合计强于80%，而且肌紧张程度越强效果越显著，但自觉症状的改善与体征的改善不完全一致[7]。

以本方为基础，治疗颈椎病36例。头痛者加白芷、细辛，颈肩或枕部疼痛重者加大白芍、甘草剂量。颈项强急者重用葛根，视物昏花者加用首乌、山萸肉、当归、黄芪，呕恶、头身困重者加用佩兰、菖蒲、半夏、薏仁、羌活，失眠多梦者加炒枣仁、远志，便秘者加生首乌、麦冬、火麻仁，年老体弱者改用炙麻黄，臂痛者加片姜黄。结果临床痊愈20例，显效7例，好转5例，未愈4例[8]。

以原方随证做剂量调整，治疗梨状肌综合征25例，结果痊愈24例，好转1例[9]。随证加减治疗坐骨神经痛22例，痊愈19例，好转3例[10]。而以之化裁治疗缺血性脑梗死58例，有效率达98.28%[11]。

3）消化系统：根据原著所论，本方可治太阳阳明合病之下利证，故而现代临床常在辨证基础上以之治疗多种消化系统病证，如痢疾、肠炎、胃肠型感冒等。其审证要点在于中焦升降失常而致清气下陷，同时伴见明显表寒征象。李氏报道以本方为基础，加减治疗小儿秋季腹泻33例。呕吐者加半夏，腹胀者加厚朴，咳嗽者加陈皮，表热者加薄荷，里热甚者加黄连。结果痊愈22例，显效5例，好转4例，无效2例[12]。

另外，本方亦常用治五官科病证如牙痛、睑腺炎、眼睑脓肿、重听、口鼻燥热、失声等。马氏报道用葛根汤加味治疗急性多发性睑腺疾患（睑腺炎、眼睑脓肿）25例，服药7天消退者24例，好转1例。一般3～5剂愈，最多10剂[13]。

他如皮肤科、妇产科等方面，亦有报道用本方治疗而获良效者，多为个案。

（4）医案选录

1）项背强：此方证之项背强几几乃筋脉失养，经气不舒所致。临床辨证中常见头痛项强，肩背痛，难以转侧或发热恶寒，恶风无汗，脉浮数或弦数等症。我们常以本方治疗动脉硬化、腰椎病、中风等所致的项背痛多能取效。动脉硬化酌加丹参、红花、川芎。腰椎病加当归、赤药。

林某，男，60岁，1981年4月3日诊治。半年前因脑血栓形成致右半侧偏瘫，以服化痰祛湿，活血化瘀，通络化瘀之品病情好转。3日前，因气候变化，病情复发，二次中风，右半侧偏瘫，麻木不仁，口眼歪斜，继服上药无效，就诊时症见：右半侧偏瘫，口眼歪斜，舌质红苔薄白，口流涎沫，项背强直，难以转侧，面赤发热，无汗心烦，舌謇语浊，脉弦细数。血压170/100mmHg。此筋脉失养，邪气内郁，脉络不舒。治宜敛阴生津，舒筋通脉。方用：葛根30g，桂枝、白芍、丹参各15g，麻黄、甘草、生姜各10g，红花12g，大枣3枚。服药1剂，微汗出，项强头痛减轻，服10剂，能扶杖前来就诊，并自述病情。血压降为150/93mmHg，上方加减继服24剂，能弃杖而行。

2）身痛：此方证所治之身痛乃邪入脉络，营阴不足所致。临床辨证中常见周身疼痛，骨节尤甚，舌淡苔白，发热无汗，恶寒身倦，脉弦细或沉细等症。以本方治疗风湿性关节炎、肩关节周围炎等病，酌加白术、炮附子，其效甚佳。

张某，男，70岁，1981年8月18日诊治。右脚外伤后半年不愈，紫黑肿胀，服药百剂无效，半个月前又感周身疼痛，尤以右肩关节为甚，上级医院诊断为肩关节周围炎合并右脚外伤，服消炎抗风湿药物效亦不显。症见：周身疼痛，右肩关节为甚，右臂不能活动，项颈强直，难以转侧，舌淡苔白，四肢麻木，恶寒发热，无汗身重，右侧伤口3 cm×10 cm，紫黑肿胀，不能行走，脉弦细。实验室检查：血红蛋白120g/L，血红细胞计数$5.20\times10^{12}$/L，白细胞计数$14.0\times10^{9}$/L，中性粒细胞0.76，淋巴细胞0.24，血小板计数$106\times10^{9}$/L，红细胞沉降率36mm/h，血压170/93mmHg。此属脾胃阳虚，阴津不足，邪不外解，治宜温胃健脾，敛阴生津，解表祛邪。方用：白芍、白术、炮附片、桂枝各15g，葛根30g，生姜12g，甘草10g，麻黄6g，大枣7枚。服药4剂，伤口肿胀消失，紫黑渐退，肩关节疼痛减轻，继服4剂，伤口愈合，周身疼痛，四肢麻木减轻，又服4剂后，诸症基本消失，实验室检查，红细胞沉降率降为16mm/h，余均正常，继服6剂而愈。

3）痈疽：此方证所治之痈疽乃阴液不足，经脉失养，邪无出路所致。临床辨证中常见患部肿胀，剧烈疼痛，恶寒发热，恶风无汗，舌红苔薄黄，脉弦数或浮数等症。以本方治疗骨髓炎、雷诺病引起的末端坏死等病，骨髓炎酌加炮附片、干姜、鹿角胶，雷诺病酌加丹参、红花、黄芪，动脉栓塞加炮附片、当归、黄芪等温阳益气活血之品。

刘某，男，68岁，1974年10月21日诊治。左足疼痛一年余，初诊为血栓闭塞性脉管炎，服药无效，近半年疼痛加剧，左足发热肿胀，色呈暗紫，经上级医院确诊为骨髓炎，经中西医结合治疗，疗效不佳，病人畏于截肢，求诊于我院。症见：形体消瘦，表情痛苦，左足发热，紫黑肿胀，剧烈疼痛，夜晚加重，恶寒无汗，舌苔薄白，舌边尖红，脉细数，实验室检查：血红蛋白110g/L，血红细胞计数$4.80\times10^{12}$/L，白细胞计数$13.0\times10^{9}$/L，中性粒细胞0.72，淋巴细胞0.28，血小板计数$98.0\times10^{9}$/L，红细胞沉降率24mm/h，摄片报告，左足骨髓炎。此为脾胃阳虚，津液不布，邪气内蕴，治宜温肾健脾，敛阴生津，解表祛邪。方用：葛根30g，桂枝、白芍、炮附片、鹿角胶各15g，麻黄、干姜、生姜各12g，大枣10枚。服药4剂，疼痛减轻，继服16剂，疼痛，肿胀基本消失，色泽改变，又服30剂后，诸症消失，能参加体力劳动。实验室检查及摄片报告基本正常。

4）下利：此方证所治之下利乃外邪不解，内迫阳明，下走大肠所致。临床辨证中常见：下利清稀，心中烦热，头痛项强，恶寒无汗，舌苔薄白，脉浮数或弦数等症。以本方加减治疗肠炎，菌痢等病，水谷不分加炒山楂、枳壳，酌加川黄连、黄柏，其效更佳。

彭某，男，15岁，1980年8月12日诊治。5日前因食不洁之物遂致恶寒发热，泻利不止，用抗炎治疗效果不佳，服中药2剂亦无效。症见：发热恶寒，无汗身重，泻利日10余次，赤白加杂，头痛项强，舌苔薄白，舌边尖红，脉浮紧。证属表证不解，郁热下迫。治宜解表祛邪，清热止利。方用：葛根30g，桂枝、白芍各12g，黄柏15g，川黄连、麻黄、甘草、生姜各10g，大枣7枚。服药2剂，下利减轻，恶寒发热消除，继服2剂而愈。

【按语】

葛根汤为桂枝汤加葛根、麻黄而成，方用桂枝汤解肌祛风，调和营卫，葛根内以生津，濡润筋脉，外以解表祛邪，麻黄内可调和营卫，外可发汗解表，本方仲景在论述中仅为治项背强几几、无汗恶风，太阳与阳明合并之下利及《金匮要略》中治太阳刚痉而设。临床体会：实际功能远不限于此，凡经脉不舒，津液不足，筋脉失养，表邪不解之梅毒、疮疡、风湿、心血管系统疾病皆可以本方加减施治。

要提高疗效，尚需注意药物加减。心血管系统疾病酌加丹参、红花、赤芍等活血化瘀之品；疮痒、痈疽、梅毒加炮附片、白术等温肾健脾之药；风湿、类风湿酌加当归、黄芪等益气活血之剂。

掌握药物的煎服法是提高疗效的重要一环，临症见风湿疾病常先煮葛根，后下麻黄。治疗心血管疾病则葛根、麻黄先煎，三煎兑于一起，频频服之，其效更佳。

【现代研究】

（1）熊曼琪主编中医药学高级丛书《伤寒论》对葛根汤的现代研究较详，摘录如下：

为了探讨葛根汤的药理效应和机制，国内外学者作了较多工作。日本学者对10例病人分别投与葛根汤、麻黄汤和桂枝汤，并于服药后5、10、15、20、30分钟以医用热像仪观察其项背部温度变化。结果葛根汤组投予后5～20分钟后皮肤温度逐渐上升，30分钟时有下降趋势；麻黄汤投药10

分钟后开始出汗，热象图皮肤温度下降；桂枝汤组服药后皮肤温度上升，未见汗出，且至测试结束时皮肤温度亦未见明显变化[14]。说明三方虽同为发汗退热之剂，但亦存在差别。

以抗炎作用及对支气管平滑肌的作用为中心，对本方的药理作用进行了研究。结果显示：预先服药的大鼠，其角叉菜胶性足跖肿胀容积有减少倾向，提示本方具有抗炎作用；从与其剂量有依赖关系的抑制组胺引起的豚鼠支管平滑肌的收缩作用及乙酰胆碱引起的回肠收缩作用可见，本方对多种平滑肌具有收缩抑制作用。再者，离体心脏方试验显示，本方有减少心搏次数的倾向，但心收缩力明显增强，提示其有强心作用[15]。

本方对Arthus反应及迟发性变态反应作用的研究结果显示：①对DTH反应作用：于致敏前1周经口连续投予本方1g/kg及2g/kg，抑制率均为36%；而在致敏后开始给药及诱发后2天用药者，则未见明显影响。另外，在致敏前1周连续用药对DTH反应的抑制作用能因致敏前1天用环磷酰胺而消失。②对Arthus型变态反应的作用：二次免疫前7天开始连续经口投予本方12天，1g/kg治疗组只呈抑制倾向，而2g/kg治疗组可见约30%的抑制作用。③对抗SRBC IgM抗体形成系统的作用：由致敏1周灌胃本方的溶血空斑可见，1g/kg组呈抑制倾向，而2g/kg组呈约22%的抑制作用。④对刀豆素A的免疫抑制作用的影响：2g/kg组表现出增强刀豆素A对DTH反应的抑制作用。研究者据此认为本方抗过敏及免疫抑制作用是作用于致敏阶段，使$T_3$细胞活化[16]。

另外，国内研究结果表明：葛根汤对ADP诱导的家兔血小板聚集有明显的量效关系，随剂量的增大，作用增强；并可显著对抗血栓形成[17]。

葛根汤按5～10g/kg给药，可使异常升高的小鼠血清胆固醇含量降低20%以上，结果证实将其用于心、脑血管疾病，其降低异常升高的血清胆固醇含量可能是其作用机制之一[18]。

葛根汤的水提取液对唾液酶的阻碍活性为64.4%，值得注意的是方中各药对此皆有影响，而唯有葛根无此作用[19]。

本方尚能使巨噬细胞的功能活化，而使初期感染状态下的异物排除功能增强；同时通过活化的巨噬细胞对细胞性免疫施以影响，即葛根汤主要与巨噬细胞有关，而与细胞性免疫系统无直接关系[19]。

（2）现代药理研究证明，葛根汤有扩张脑血管、增加脑血流量、降低脑血管阻力及抑制血小板聚集作用［中药药理临床，1987，（4）：14］。葛根汤去桂枝、生姜，能缓解体表项背肌和内脏平滑肌的紧张和痉挛，起到镇静、镇痛作用；葛根汤去甘草、大枣，可促进末梢血液循环，增强利尿功能，刺激汗腺分泌，以加速体温发散而散热；麻桂相伍对流感病毒有抑制作用，葛根、白芍、桂枝相配，对脑动脉、冠状动脉、外周动脉有扩张作用；同时有缓和的降压作用。（张丰强．中医名方应用大全——现代方证学．中国医药科技出版社，1992）

（3）原文第32条所述病证与现代医学所言“胃肠型感冒”相符。胃肠型感冒主要继发于流感，其次继发于麻疹，很少继发于普通感冒。本方对胃肠型感冒有特效，但所治下利，必以舌淡口和，小便清，并兼恶寒发热无汗为特点。如陈宝田用本方治疗15例胃肠型感冒，治愈14例，有效1例。（陈宝田《经方的临床运用》广州科技出版社，1985：14）

## 参考文献


[1] 陈菊仙，吴荣祖．葛根汤治疗小儿发热110例．云南中医中药杂志，1987, (2): 35

[2] 王海波．葛根加薏仁术附汤治疗肩凝证50例．河北中医，1987, (4): 16

[3] 雷陵．葛根汤治疗软组织损伤32例．国医论坛，1990, (5): 13

[4] 郑跃进．葛根汤合活络效灵丹治疗腰扭伤．中国骨伤，1992, (4): 33

[5] 麻福昌．葛根治疗面瘫34例．国医论坛，1993, (1): 16

[6] 蔡铁勇．养心汤合葛根汤加减治疗纤维肌痛42例．中国中西医结合杂志，1992, (4): 247

[7] 桥本泽一．葛根汤对紧张性头痛的临床效果．日本东洋医学杂志，1994, (5): 263

[8] 邓素玲．葛根汤加减治疗颈椎病36例．河南中医药学刊，1996, (2): 31

[ 9 ] 郑跃进 . 葛根汤治疗梨状肌综合征 . 四川中医 , 1988, (9): 38
[ 10 ] 卢自昌 . 葛根汤治疗坐骨神经痛 22 例 . 广西中医药 , 1991, (2): 57
[ 11 ] 王平 , 等 . 葛根汤为主治缺血性脑梗塞五十八例 . 浙江中医杂志 , 1993, (9): 390
[ 12 ] 李水文 . 葛根汤治疗小儿秋季腹泻 33 例 . 福建中医药 , 1988, (2): 15
[ 13 ] 马山 . 加味葛根汤治疗急性多发性睑腺疾患 25 例 . 新中医 , 1986, (7): 30
[ 14 ] 山口秀纪 , 等 . 以热像图研究汉方药的效果 : 葛根汤、麻黄汤、桂枝汤的比较 . 日本东洋医学杂志 , 1993, (5): 147
[ 15 ] 井上和惠 , 等 . 葛根汤的一般药理作用研究 . 国外医学 • 中医中药分册 , 1992, (5): 48
[ 16 ] 志贺隆 , 等 . 葛根汤对 Arthus 反应对迟发性变态反应的作用 . 和汉医药学会志 , 1988, (1): 41
[ 17 ] 谢人明 , 马存谱 , 左惠芳 , 等 . 葛根汤对动物体内血栓形成及体外血小板聚集性的影响 . 陕西中医 , 1988, (9): 31
[ 18 ] 冯英菊 , 等 . 中药复方对动物血脂的影响 . 中成药 , 1991, (1): 45
[ 19 ] 久保道德 , 贺玉琢 . 葛根的药理 . 国外医学·中医中药分册 , 1993, (3): 23

## 二、葛根黄芩黄连汤方

### （一）方药

葛根半斤　甘草二两，炙　黄芩三两　黄连三两

上四味，以水八升，先煮葛根，减二升，内诸药，煮取二升，去滓，分温再服。

### （二）治法

清热坚阴止利，兼以透表。

### （三）方解

本方以清热坚阴止利为主，兼以透表，为表里双解之剂。方中葛根用至半斤，为本方剂量之最，其性清轻升发，既能升津止利，又有透邪外出之功，是一物而二任也，故为君药。芩连苦寒直清里热，犹且厚胃肠，坚阴止利，是为臣药。炙甘草和中缓急，协调诸药，为佐使之品。如前所述本方重在清热止利，故无论表证有无，均可使用，亦不论泄泻或痢疾，但以肠热为主者，亦可用之。

本证与葛根汤证均为表里同病的下利，但病理性质不同，本证是外邪化热入里，热逼大肠，而葛根汤证是因风寒束表同时内犯肠腑。

【经典原文】

太阳病，桂枝证，医反下之，利遂不止，脉促者，表未解也；喘而汗出者，葛根黄芩黄连汤主之。（34）

【提要】　论述里热夹表邪的下利证治。

【原文分析】

太阳病，桂枝证，是风寒外邪侵袭肌表所致，治当用桂枝汤，医生误用攻下之法，是反其道而行之，以致损伤胃肠，出现下利不止，而使外邪入里内陷。脉象急促，表明其人阳气盛，正气仍有抗邪外达之势，外邪尚未全陷于里，仍有表邪存在，邪正相争仍较明显，故其下利仍以表证为主，治法当以解表为要，结合治利。表病利下之后，病情发生变化，见“喘而汗出”，而不言“表未解”，知外邪入里化热，热邪逼迫肠腑，使大肠传导太过，此乃热性下利之由。肺与大肠

为表里，且热性炎上，肺气受其熏蒸，故见喘象；热邪蒸腾，迫津外出则汗出，病情如此，正与苦寒清热，坚阴止利之葛根芩连汤相合。

本条下利，与葛根汤证下利不同：其一，彼证未经误治，而起病便是太阳伤寒，因外受之风寒同时内犯肠道而下利；故曰“太阳与阳明合病”；此证乃表证误下后，外邪入里化热，热逼大肠而下利。其二，彼为太阳表实无汗，此为热邪在里，喘而汗出。

【原文选注】

成无己：桂枝证者，邪在表也，而反下之，虚其肠胃，为热所乘，遂利不止，邪在表，则见阳脉，邪在里，则见阴脉。下利脉迟微，邪在里也。促为阳盛，虽下利而脉促者，知表邪未解也。病有汗出而喘者（指麻黄杏仁甘草石膏汤证），为自汗出而喘也，即邪气外甚所致。喘而汗出者，为因喘而汗出也，即里热气逆所致，与葛根黄芩黄连汤，散表邪，除里热。（《注解伤寒论·辨太阳病脉证并治法中》）

程郊倩：夫桂枝证误下，而桂枝证不罢者，仍从桂枝例治表，表解而利自止，此有表有里，只宜解表之一法也；若脉促加以喘而汗出，热壅先于膈，心肺受伤，胃气不清可知，虽未成痞，而客气微欲动膈矣，则无取桂枝之和营卫，仿泻心汤例，用芩连而加葛根，鼓舞胃气以清散其邪，此有表有里只宜清里之又一法也。（《伤寒论后条辨·辨太阳病脉证篇》）

汪苓友：本太阳桂枝证，医人不投桂枝汤，反用药下之，成注云：“虚其肠胃，为热所乘，遂利不止”。按此亦非胃肠虚证，乃胃有邪热，下通于肠而作泻也。脉促者，《脉经》云：脉来数时一止复来曰促，此为阳独盛之脉也。脉促见阳，知表未解，此但言表，乃阳明经病，非犹太阳桂枝证之表也。喘而汗出者，亦阳明胃腑，里热气逆所致，此非太阳风甚气壅之喘，亦非桂枝证之汗出也。故与葛根黄芩黄连汤，以解阳明之邪，清胃腑里热。（《伤寒论辨证广注·辨太阳病脉证并治中》）

钱天来：因误下之故，热邪随之而内犯也。脉促者，非脉来数、时一止复来之促也。即急促亦可谓之促也。促为阳盛，下利则不应促，以阳邪炽盛，故脉加急促，足以知其邪尚在表而未解也。然未若协热下利之表里俱不解，及阳虚下陷，阴邪上结而心下痞硬，故但言表而不言里也。（《伤寒溯源集·太阳上篇》）

周扬俊：桂枝证误下，利遂不止者，因邪未入里，而胃已受伤，设使脉促，则虽下利，而表邪尚在，仍当与桂枝矣。只以喘而汗出，则外邪内陷，上侵则喘，下奔则泄，故舍桂枝而用葛根，取其因势外达，本腑本经之为便也。且既用芩连以寒荡其热者，因脉数而止者谓之促，不急祛其热，喘汗何由止耶。（《伤寒论三注·太阳上篇》）

李培生：葛根芩连汤之下利，自属热利，亦即《内经》所谓暴注下迫，皆属于热（《素问·至真要大论》）。热利的特征，自必有心烦口渴，小便黄赤，利下臭恶稠粘而肛门有灼热感，舌黄等热象可凭。（《柯氏伤寒论附翼笺正·上卷·葛根黄芩黄连汤》）

【方药论选】

尤在泾：葛根黄芩黄连汤，葛根解肌于表，芩连清热于里，甘草则合表里而并合之耳。盖风邪初中，病为在表，一入于里，则变为热矣。故治表者，必以葛根之辛凉；治里者，必以芩连之苦寒也。古法汗者不以偶，下者不以奇，故葛根之表，则数多而独行；芩连之里，则数少而并须，仲景矩矱，秩然不紊如此。（《伤寒贯珠集·太阳篇下》）

陆九芝：阳明之有葛根芩连，犹太阳之有大青龙，少阳之有小柴胡也。太阳以麻黄解表，石膏清里；少阳以柴胡解表，黄芩清里；阳明以葛根解表，黄连清里。表里各不同，而解表清里之法一也。（《伤寒论译释》）

李培生：葛根芩连汤，取芩、连苦寒，清热燥湿，坚阴止利。炙甘草和中，并重用葛根先

煮取汁，取其辛凉升散之性，能从里宣透于外，为热利而挟有表证立法。（《柯氏伤寒论附翼笺正·上卷·葛根芩连汤》）

许宏：用葛根为君，以通阳明之津而散表邪。以黄连为臣，黄芩为佐，以通里气之热，降火清金，而下逆气。甘草为使，以缓其中而调和诸药也。且此方亦能治阳明大热下利者，又能治嗜酒之人热喘者，取用不穷也。（《金镜内台方义·卷一》）

【临床应用】

（1）后世医家对本方的应用

1）《金镜内台方义》载本方能治嗜酒之人热喘。

2）《夷聚方广义》用本方治平日项背强急，心胸痞塞，神思抑郁不畅者，或加大黄。又云：项背强急，心下痞塞，胸中闷热，眼目牙龈肿痛腐烂者，加大黄则其效速。

（2）现代应用：葛根芩连汤以其卓越的清热坚阴止利功效，不仅受到古代医家的普遍重视，亦为现代临床广泛应用。就其现代应用范围而言，仍以消化系统病症为重心，进而延伸及于其他系统病症。

1）消化系统：以腹痛泄痢而具里热征象者为其审证要点，广泛用于慢性非特异性溃疡性结肠炎、出血性肠炎、婴幼儿轮状病毒性肠炎、小儿中毒性肠炎、婴幼儿夏季腹泻、消化不良、伤寒及副伤寒、急慢性痢疾、食物中毒、急慢性胃炎及其他多种胃肠感染性病症的临床治疗，疗效显著，迅速可靠，为现代临床医务工作者所喜用。

朱氏等应用本方对200例确诊伤寒及副伤寒病人进行治疗，并设对照组50例。中药组用葛根芩连汤原方，对照组用氨苄西林等常规西医治疗，15天为1个疗程。结果显示：中药组体温降低的195例中，平均降温时间为（9.179±4.641）天，西药组体温降低的47例中，平均降温时间为（13.213±4.533）天（$P<0.01$）。中药组143例血培养阳性病人治疗后转阴，平均时间为12.66天；128例肥达反应阳性病人转阴平均时间为16.50天；西药组43例血培养阳性病人转阴平均时间为16.82天；肥达反应阳性35例转阴平均时间为20.12天。中药组显效116例（58%），有效82例（41%），总有效率为99%；西药组显效15例（30%），有效32例（64%），总有效率为94%[1]。

以葛根芩连汤为基础，加藿香、佩兰、玄胡、川楝、陈皮、香附、枳壳、白芍组成葛根清胃饮，治疗慢性浅表性胃炎60例。结果显效32例（53%），有效28例（47%），总有效率100%。全部病例在1～2周内疼痛消失，部分病例可在3天内达到上述疗效[2]。

另据报道，用本方治疗恶性肿瘤化疗后泄泻48例取得良好效果。所选病例中医辨证均属湿热泄泻，处方为葛根芩连汤加车前子。结果显效34例，有效12例，总有效率达95.8%；2例6日以上痊愈，然影响了正常化疗，按无效统计，占4.2%[3]。

2）呼吸系统：本方除以清肠止利为其基本功效外，尚具解散表邪之功，故亦常用于呼吸系统病症的治疗。临床上每以肺气不利喘促而见肠热征象者为其选用标准，用治支气管肺炎、大叶性肺炎、病毒性肺炎、肺脓肿等。

另外，本方尚可用治乙型脑炎、小儿麻痹症、感染性高热、膀胱炎、新生儿尿布疹、牙痛、流行性结膜炎、脱肛、带下、内耳眩晕症、麻疹等。

通过病案分析，本方证具有如下规律：发病男性明显多于女性（2∶1），各年龄组均可发病，其中 15岁以下儿童发病率最高；有明显季节性，以夏秋季多发；本证的诊断指标为发热、下利、腹痛、小便短赤、口渴、舌红苔黄、脉数，主要参考指标为呕吐、赤白痢下、躁扰不宁、纳呆、恶风寒；本病的基本病机为邪热下迫肠道。在临床运用中，疗程短，见效快，若随证加减用药则疗效更佳；本方可用于湿热之邪引起的下利及中西医各种疾病，以消化系统疾病为重点[4]。

（3）医案选录

1）治下利：此方证所治之下利乃湿热内蕴，协热下利。临床辨证中常见腹痛下利，大便呈黄褐色，肛门灼热，小便黄赤，兼见口干渴，舌质红绛或发热恶寒，若加薏苡仁，其效更佳。

史某，男，24岁，1977年6月18日就诊。腹泻已半年，日行4～5次，脘闷不舒，粪便带有不消化的食物。曾服多种抗生素无效，又服中药桂附理中汤、香砂六君子汤等温燥之剂亦无效果。症见：形体消瘦，面色暗黄，精神疲倦，舌质红绛、苔腻而黄，腹痛下利，每日4～5次，粪色黄褐灼肛，发热恶寒，午后渐重，口干渴，小便黄赤，脉滑数，此乃湿热内蕴，治宜清热利湿。方药：葛根15g，黄连、黄芩、党参各9g，薏苡仁30g，甘草3g。服3剂后，热退泻止，继服上方4剂而愈。按：过服温燥之品，津液耗伤，热郁肠胃，所以粪呈黄褐，灼肛。湿热蕴蒸，所以小便黄赤。其辨证的关键是，口干渴和舌质红绛，乃热伤津液之证，外有微热，是内热重的表现，故而协热不利。用葛根芩连汤，治表以葛根之辛，治里以芩连之苦，由于内湿，故加薏苡仁，稍加党参，表里同治，采用两解之法，使湿热分消，热利自止，故能取效。

2）治喘利兼作：此方证所治之喘利乃寒邪束表，肺气不宣，蕴热而喘。临床辨证中常见面色红赤，恶寒汗出，呼吸急促，腹痛下利，渴不喜饮。本方加麦冬、半夏、白芍其效更佳。

孔某，女，1岁半，1978年8月12日就诊。素有蕴热，又感风寒，所以利喘兼作。曾被诊为肺炎，先用青、链霉素无效，又投中药宣肺清热剂，病情仍不减。症见：面色红赤，精神疲困，舌质红、苔黄、恶寒、汗出，呼吸急促，下利每日10余次，有下堕及灼肛感，渴不欲饮，四肢热，小便短少而赤，脉细数。此乃寒邪束表，肺气不宣，蕴热而喘，治宜清热解表。方药：葛根、白芍、炒麦芽各9g，黄连、黄芩各4.5g，甘草3g。服2剂后热退利止，喘亦减轻，上方加麦冬、半夏，继服3剂，喘止病愈。按：利而夹喘，服宣肺清热之剂其治在肺，故不能愈。因其先利而后喘，喘是由于阳拢于内，里热偏盛，邪热上迫所致。无汗而喘为寒在表，喘而汗出为热在里。若邪气外盛，壅遏不解，其寒在表，则汗出而喘，治当宜肺平喘。此例病人喘而汗出为热在里，“肺与大肠相表里”，治宜葛根芩连汤，才取得较好的疗效。

3）治痢疾：此方证所治之痢疾乃湿热蕴蒸，内外合邪。临床辨证中常见腹痛下利，寒热往来，大便脓血，肛门灼热，里急后重，舌红苔黄，脉细数。本方中加入白芍、生山楂等其效佳。

冯某，女，70岁，1978年7月23日就诊。久患头晕心悸（高血压），感受暑热，加之饮食不节，而发腹痛，便脓血，里急后重，脉搏数而时停（促）。曾服抗生素及中药固正涩肠剂，病反加重。症见面色红赤，腹痛下利，寒热往来，大便脓血夹杂，每日20余次，肛门灼热，里急后重，小便黄赤，舌质红，苔黄，体温39℃，血压180/100mmHg，脉搏116次/分，脉象促。此湿热蕴蒸，内外合邪。治宜清解蕴热，略兼益气。方药：葛根30g（先煎），黄芩、黄连、白芍各9g，甘草、人参各6g，生山楂21g。服2剂后，热退痢止，苔黄已减，血压160/95mmHg，脉搏90次/分，但仍间歇。此热邪已去，正虚亦露，上方合生脉散（麦冬15g，五味子12g），服3剂后脉间歇止，临床治愈。按：久患头晕心悸（高心病），加之脉搏停跳，一般多从固正论治。此例病人，由于腻邪已去，一派热盛之象，此乃邪束于表，阳拢于内。遵《内经》“急则治其标”的原则，用葛根芩连汤投之，葛根解肌止利，芩、连苦寒以清内热，甘草和中兼治脉搏之结代。先煎葛根而后煎其他药，解肌之力缓，而清中之气锐，加白芍敛阴而缓急止痛，人参固正，山楂消积，使内热除而表热解，正气固而痢止。从现代医学科学证明，葛根具有增加脑血流量和冠脉血流量的作用，配伍甘草其效更为显著。

4）治呕吐：本方证所治之呕吐乃津亏内热，胃气上逆之故。临床辨证中常见口燥咽干，饮食不下，呕吐频作，四肢厥冷但手足心发热，心烦而悸，舌红无苔，此方中加入麦门冬、生姜、半夏其效更佳。

李某，女，35岁，于1978年6月7日就诊。久患低热。阴液耗伤，饮食生冷，停滞不化，呕吐频作，曾服藿香丸好转但未愈，形体消瘦，脘腹胀满，被诊为脾胃虚寒，又服温燥药物，呕吐加重，四肢厥冷。症见：面色苍白，精神困倦，舌质红绛、无苔少津，呕吐频作，饮食不下，口燥咽干，四肢厥冷但手心热，大便不畅，小便黄赤，心烦而悸，脉促。此津亏内热，胃气上逆。治宜清热解表，降逆止呕。方药：葛根（先煎）、生姜各15g，黄连、黄芩、大黄各9g，甘草6g，半夏、麦冬各12g。服3剂后，热退呕止，大便通利，四肢转温。继以上方去大黄，减芩、连之量，服4剂而愈。按：阴虚之体，阴液耗伤，过服温燥，蕴热于内。四肢厥冷而手心热，此乃热深厥深之征。大便不畅，下部壅塞，故上逆而呕吐频作。葛根芩连汤治协热下利，加大黄通其腑实，通利大便，胃气自降，内热消除，故能取效。以下治上，妙在通便，此方不仅治利，病机属内热协外邪者，用之多取卓效。

【按语】

此方是为治疗误下邪陷阳明，协热下利而设，具有疏散表邪和清解里热的作用，主治外感表邪，兼有里热壅郁之症，在里之热邪只需清解而又不宜攻下的情况下，运用此方比较恰当。临床辨证中需掌握具有下述症状，发热而不恶寒，下利多而灼肛或后重，有时兼带脓血便，舌质红绛、苔黄腻或无苔少津，胸脘多烦热，口渴或喘而汗出，脉促或细数、滑数。若有兼温邪呕重而喘者，酌加竹茹、半夏以降逆止呕；腹胀满者加山楂、麦芽以健脾消积；内有实邪，大便不畅者，加大黄、白芍以通腑气；喘、呕、利后阴虚内热者，酌加麦冬以养阴清热；对于脉促之病人，热稍除后，合用生脉散较为稳妥。对于葛根之先煎，也要恰当掌握，煎的时间过长，其解表作用会降低，但清热的作用不减。

【现代研究】

（1）熊曼琪主编中医药学高级丛书《伤寒论》对本方的现代研究，摘录如下，仅供参考：

有关葛根芩连汤的药理效应和机制，据现有资料可知，本方具有抗菌退热、抗病毒、增强机体免疫力、提高机体耐缺氧能力、解痉、抑制胃肠运动、抗心律失常等作用。

对五联疫苗所致的高热家兔模型进行对照观察，分别给予葛根芩连汤、复方阿司匹林、复方氨基比林和自来水。结果给予本方2小时后，家兔体温下降0.5℃，与正常对照组相比有显著性差异；其降温效果与复方阿司匹林和复方氨基比林无显著差异，但复方氨基比林降温作用较本方快且幅度大。体外抑菌试验表明，本方对金黄色葡萄球菌、痢疾杆菌、肺炎双球菌的生长均有一定程度的抑制作用，尤以对金黄色葡萄球菌抑制效果最明显。而体内试验则表明，本方对上述三种细菌有抑制作用，但以对肺炎双球菌和痢疾杆菌效应最强[5]。

10g/kg葛黄散药浆灌胃对小鼠胃肠推进运动有明显的抑制作用，并能对抗0.5%溴化乙酰胆碱致离体家兔之回空肠平滑肌痉挛收缩作用[6]。本方体外试验能松弛气管、肠道平滑肌，对抗乙酰胆碱所致之平滑肌痉挛[7]。

分组观察本方对小鼠耐缺氧能力的影响，并设生理盐水组进行对照。结果显示：本方对多种条件所致的缺氧状态下的小鼠，能提高其耐缺氧能力，延长其存活时间[8]。

同样，本方对多种因素所致的小鼠心律失常和心率异常有拮抗作用[9]。

（2）《伤寒论》现代研究丛书《伤寒论现代研究与临床应用》对本方的现代研究，兹摘录之：

葛根毒性较小，有收缩平滑肌的成分非黄酮类化合物；有舒张平滑肌的成分多种异黄酮化合物。对体温有降低作用，水煎剂小于浸膏剂。对心血管有降压和升压的双向调节、扩张冠脉、减慢心率、提高心肌抗耐缺氧作用，使血小板聚集性减低，预防由乌头碱、氧化钡引起的心律失常。

葛根芩连汤有解热、抗菌、抗病毒、提高机体免疫功能、解痉、抑制胃肠运动、增加实验性动物体重、提高机体耐缺氧量、抗心律失常作用。临床上常用于病毒性腹泻、伤寒、沙门菌感染、急性出血性小肠炎、菌痢、感染性神经根炎、毒药性口腔炎、麻疹、更年期综合征、直肠脱垂、痔疮下血、肛裂等。

## 参考文献


[1] 朱可奇，黄志强．葛根芩连汤治疗伤寒及副伤寒200例临床观察．江西中医药，1992, (2): 20
[2] 辛永豪．葛根清胃饮治疗慢性浅表性胃炎60例．广东医学，1993, (6): 336
[3] 陈斌．等葛根芩连汤治疗化疗后泄泻．四川中医，1991, (3): 32
[4] 周新灵．葛根芩连汤证治规律研究．中医函授通讯，1993, (3): 4
[5] 佟丽，许俊杰，黄添友，等．葛根芩连汤解热抗菌作用的研究．中药通报，1987, (6): 49
[6] 朱奎，林一鸣，隋书鹏，等．葛黄散的药理研究．中成药，1990, (2): 25
[7] 李在邠，田秋芳．葛根芩连汤的药理作用研究．中药药理与临床，1990, (5): 14
[8] 李在邠，万敏，张海峰，等．葛根芩连汤的抗缺氧作用．辽宁中医杂志，1987, (6): 37
[9] 李在邠，李选华，徐文富，等．葛根芩连汤的抗心律失常作用．吉林中医药，1986, (6): 30


# 三、葛根加半夏汤方

## （一）方药

葛根四两　麻黄三两，去节　甘草二两，炙　芍药二两　桂枝二两，去皮　生姜二两，切　半夏半升，洗大枣十二枚，擘

上八味，以水一斗，先煮葛根、麻黄，减二升，去白沫，内诸药，煮取三升，去滓，温服一升，覆取微似汗。

## （二）治法

发汗解表，兼降逆止呕。

## （三）方解

太阳伤寒而兼呕者，乃风寒之邪兼犯阳明胃腑，胃气上逆所致，上条解释葛根汤方义明晰，兹不重复。其加半夏者，须知葛根汤解散外感之风寒，则胃肠不受其累，即为治呕治利之大端也，况方中本有生姜，再加半夏，不唯不减发散之功，而更增止呕之效。

【经典原文】

太阳与阳明合病，不下利，但呕者，葛根加半夏汤主之。（33）

【提要】　论述太阳阳明合病呕逆的证治。

【原文分析】

本条承接32条，以同样的叙述方式，讨论太阳与阳明合病的证治。既云太阳与阳明合病，恶寒、发热、脉浮是为必见症状。阳明包括胃与大肠，外邪内扰于肠，可见下利；内扰于胃，胃气上逆，则见呕吐。

呕、利表现虽不同，但风寒外邪内扰阳明的基本病理则一，所以呕吐的性质属寒，口不渴、舌质淡。治疗以葛根汤解外散邪，另加半夏和胃降逆止呕。太阳与阳明合病是表里同病的一种，在恶寒发热的同时兼见呕吐或下利，这种发病形式在临床上极为多见。也有呕吐与下利在同一病人身上出现的。葛根加半夏汤即可胜任。

31条为太阳病项背强几几，无汗恶风；32条为太阳与阳明合病而下利者；33条为太阳与阳

明合病而呕者，此三条大同小异，所同者为太阳伤寒，所异者项强、呕、利也。故均以葛根汤为主，解散风寒，兼呕者，加半夏以降其逆。

【原文选注】

成无已：邪气外甚，阳不主里，里气不和，气下而不上者，但下利而不呕；里气上逆而不下者，但呕而不下利，与葛根汤以散其邪，加半夏以下逆气。（《注解伤寒论·辨太阳病脉证并治法中》）

周禹载：中风伤寒，自有定则，今虽呕而无汗出证，所以不用桂枝葛根汤，而仍用葛根汤加半夏者，正以麻黄、葛根祛两经之寒邪，半夏主上气呃逆，消心膈痰饮也。可见同一邪也，呕者上逆，则不下走，葛根汤证下利，则不上逆，倘有兼之者，是其势已甚，又非此方可以治之也。（《伤寒论三注·合病篇》）

王晋三：葛根汤，升剂也。半夏辛滑，芍药收阴，降药也。太阳、阳明两经皆病，开阖失机，故以升降法治之。麻、葛、姜、桂其性皆升，惟其升极即有降，理寓于其中。又有芍药、甘草奠安中焦，再加半夏以通阴阳，而气遂下，呕亦止，是先升后降之制也。（《绛雪园古方选注·汗剂》）

【方药论选】

徐灵胎：此条乃太阳明明合病，故用葛根汤全方，因其但呕加半夏一味以止呕，随病立方，各有法度。（《伤寒论类方·葛根汤类》）

周扬俊：中风伤寒，自有定则，今虽呕而无汗出证，所以不用桂枝加葛根汤，而仍葛根加半夏汤者，正以麻黄、葛根，祛两经之寒邪，半夏主上气呕逆，消心膈痰饮也。可见同一邪也，呕者上逆，则不下走；后条（指23条）下利，则不上逆；倘有兼之者，是其势已甚，恐又非此汤可以治也。（《伤寒三注·合病篇》）

王晋三：葛根汤升剂也。半夏辛滑，芍药收阴，降药也。太阳阳明两经皆病，开合失机，故以升降法治之。麻、葛、姜、桂其性皆升，惟其升极即有降，理寓其中。又芍药、甘草安奠中焦，再加半夏以通阴阳，而气遂下，呕亦止，是先升后降之制也。（《绛园古方先注·汗剂》）

【临床应用】

由于本方是在葛根汤的基础上加半夏而成，主治功效大同小异，故后世医家对此方阐述不多，应用报道亦少，今仅选录医案三则以作参考。

（1）太阳阳明合病：任某，女，21岁。昨起感冒头痛，头晕，身痛腰疼，恶心欲呕，恶寒，并素有腹痛大便稀。脉浮数，苔白。证属太阳阳明合病，为葛根加半夏汤适应证，故予之：葛根、半夏各12g，麻黄、桂枝、生姜、白芍各10g，大枣4枚，炙甘草6g。结果服1剂症大减，2剂症已。（《经方传真·麻黄汤类方》）

（2）太阳阳明合病：于某，男，40岁。初夏患感冒兼肠炎，腹泻一日7～8次，发烧，腹胀，头痛，颈项痛，呕吐。经用氯霉素治疗后，虽腹泻已止，但腹胀、腹痛、呕吐仍不减，头及颈项仍痛，畏寒怕风，浑身亦痛，无汗，尿少而黄，舌淡苔薄白，脉浮紧。乃太阳与阳明合病……应用葛根加半夏汤：葛根30g，麻黄、炙甘草、白芍、桂枝、生姜、半夏各9g，大枣6枚，水煎服。药后汗出，尿量增多，畏寒怕风、头及颈项强痛亦减轻；又服1剂，呕吐腹痛大减，可进食；共服3剂，诸症消失而痊愈。（《伤寒论医案集·葛根加半夏汤》）

（3）罗某，女，41岁，3月9日发病。恶寒无汗，头痛，项背肩胛痛，恶心口和，周身抽掣疼痛，脉浮紧，呻吟太息。其家人惶恐，急请西医，用镇痛、镇静剂注射无效。又延中医用荆防羌独等药丝毫不效。

3月13日晨，前往诊视，症如上述。寻思《伤寒论》曰：“太阳病，项背强几几，无汗恶风者，葛根汤主之。”依据这条条文，遂处方葛根汤。因其食肉后发病，兼有恶心，故加半夏、麦芽、山楂。一剂头煎服后，汗出寒罢痛止。可见葛根汤一服便见神效。（《邓第光医案》）

【现代研究】

葛根加半夏汤药理，除有葛根汤的改善微循环、改善血液流变学、降低胆固醇、改善心电图、降低心肌耗氧量等外，尚因加半夏，还有镇咳祛痰，防止大鼠实验性矽肺的发生作用；止吐作用；解毒作用等。（江苏医学院编《中药大辞典》上海科技出版社出版，1986年5月版，776）

# 第四章　柴胡汤类方

## 一、小柴胡汤方

### （一）方药

柴胡半斤　黄芩三两　人参三两　半夏半升，洗　甘草炙　生姜各三两，切　大枣十二枚，擘

上七味，以水一斗二升，煮取六升，去滓，再煎取三升，温服一升，日三服。若胸中烦而不呕者，去半夏、人参，加栝楼头一枚；若渴，去半夏，加人参合前成四两半、栝楼根四两；若腹中痛者，去黄芩，加芍药三两；若胁下痞硬，去大枣，加牡蛎四两；若心下悸、小便不利者，去黄芩，加茯苓四两；若不渴、外有微热者，去人参，加桂枝三两，温覆微汗愈；若咳者，去人参、大枣、生姜，加五味子半升、干姜二两。

### （二）治法

和解少阳。

### （三）方解

小柴胡汤是和解少阳之主方。本方据其组成而言，是融祛邪扶正、木土同治于一体。其中柴胡、黄芩为方中之主要成分，柴胡气质轻清，升达疏透，能使少阳邪热外解，前贤谓之清解半表之邪；黄芩苦寒质重，清泄邪火，能使少阳邪热内消，故谓其清解半里之邪。两者相伍，外透内泄，而使少阳半表半里之邪一时并解。据其用量分析，柴胡半斤，黄芩三两，则本方外透之力强而内泄之力弱，则在不言之中，故服后每多“濈然汗出而解”。半夏、生姜，调理胃气，降逆止呕；人参、甘草、大枣，培土和中，扶助正气。两组药物既可防木邪犯土，亦可扶正以助柴胡、黄芩祛邪。由是可知，本方寒温合用，攻补兼施，升降协同，内外并举，具有疏利三焦、宣通内外、调达上下、和畅气机的作用，确能体现和解大法之奥义。

小柴胡汤的煎服法，具有典型的代表意义。其去滓再煎法，具有和合寒温、协调升降、燮理阴阳、互济刚柔的作用。诸凡以和法为主要目的之方剂，多仿此为法。

小柴胡汤的加减法，针对或然症而设，计有七项，与后文之大柴胡汤、柴胡桂枝汤等，具有同等重要的意义，可视作柴胡类方的重要组成部分。

（1）胸中烦而不呕者，是邪热扰心较为显著而胃气尚和，故去甘壅之人参以免留邪，因其不呕而去半夏，加瓜蒌实以清心除烦。

（2）渴者，是邪热伤津较著，故去温燥之半夏，加重人参用量以益气生津，并伍以天花粉清热生津。

（3）腹中痛者，是木邪犯土而脾络不和，故去苦寒伤中之黄芩，加芍药柔肝缓急，和络止痛。

（4）胁下痞硬者，是少阳经气郁滞较甚，故去甘壅滞气之大枣，加牡蛎以软坚散结，消滞除痞。

（5）小便不利心下悸者，是三焦决渎失常而饮邪留滞，故去苦寒之黄芩，加甘淡之茯苓以利水宁心。

（6）不渴外有微热者，是太阳表邪未除，故去甘壅滞邪之人参，加桂枝温覆微汗以解表。

（7）咳者，是寒饮犯肺，故以干姜易生姜，温中化饮；加五味子以敛肺止咳；去人参、大枣，是防其恋邪留患。

【经典原文】

太阳病，十日以去，脉浮细而嗜卧者，外已解也。设胸满胁痛者，与小柴胡汤；脉但浮者，与麻黄汤。（37）

（本条小柴胡汤证、方药、原文分析等，见96条）

【经典原文】

伤寒五六日中风，往来寒热[(1)]，胸胁苦满[(2)]，嘿嘿[(3)]不欲饮食，心烦喜呕[(4)]，或胸中烦而不呕，或渴，或腹中痛，或胁下痞硬，或心下悸、小便不利，或不渴、身有微热，或咳者，小柴胡汤主之。（96）

【词解】

（1）往来寒热：恶寒时不发热，发热时不恶寒，寒与热间隔而作。

（2）胸胁苦满：苦，用作动词。胸胁苦满即病人苦于胸胁满闷不适。

（3）嘿嘿：音义同默默，即表情淡漠，静默不言。

（4）喜呕：喜，爱好，此处引申为意欲。喜呕，即欲作呕吐。

【提要】　小柴胡汤证的病因病机、主要症状及治法方药。

【原文分析】

本条原文具体阐明了小柴胡汤证（少阳胆火内郁证）的病因病机、主要表现及治法方药。欲求全面认识该证，可结合少阳病篇263、264、265及266条加以理解。由此可知，小柴胡汤证的主要表现是往来寒热、胸胁苦满、心烦喜呕、嘿嘿不欲食、口苦、咽干、目眩、目赤耳聋、脉弦等；病因病机是邪入少阳，胆火内郁，枢机不利，正邪分争；治疗大法是和解少阳，宣达枢机，方用小柴胡汤。

少阳位居半表半里，邪入少阳，既可由太阳自然转入，或误治失治而内传；亦可缘于外邪径犯少阳本经；然皆因少阳正气虚馁，而邪气得以乘虚乃入，所谓“邪之所凑，其气必虚”是也。病转少阳，正气相对不足，而邪气亦非亢盛，正邪之间的斗争，处于拉锯状态，互为进退，故临床上以寒热交替、休作有时为其主要特征。

以三阳三阴开合枢学说而论，少阳为枢，位居太阳阳明之间，故谓之半表半里。一般而言，在外感热病的发展演化进程中，少阳病证属于太阳表证向阳明里证转化的过渡阶段，故其病理性质既与阳明燥热亢盛之里实热证相异，亦与太阳营卫失调之风寒表证有别。就其病性而论，少阳本火而标阳，病从本气而化，是以当属火热之证，故口苦咽干、发热心烦等热性征象为其重要临床表现。综上所述，本证之病因病机可简要概括为邪入少阳半表半里，枢机不利而胆火内郁。

本证之临床表现，主要见于96、263、264、265和266条中，而以96条最为突出。此条具体描述了小柴胡汤证的四大主症和七个或然症象。其四大主症，对于认识少阳病证的病理机制，具有极其重要的意义，因而亦是少阳病的重要诊断依据。

太阳表证发热恶寒同时并见，阳明里证但热不寒，本证寒热往来，交替而作，意味着病邪已离太阳之表，渐行化热内传，然亦未入阳明之里，而在少阳半表半里之地。太阳表证，卫气浮盛于表与邪相争（发热）的同时，无力再行温分肉之功能（恶寒），故发热恶寒并见；阳明里证，邪热亢盛而正气充足，正邪斗争甚为剧烈，处于相持胶着状态，故但热而不寒；而少阳半表半里之证，正气相对不足，邪气亦非亢盛，其正邪斗争之程度，相对阳明里证而言，不甚剧烈，然正邪之间，互为进退，导致机体阴阳盛衰难定，或偏于阳盛而发热，或偏于阴盛而恶寒，或阴阳暂时平衡而寒热休止，故寒热往来，休作有时。

六经以同名脏腑经络为其物质基础，邪犯其他，既可影响相应脏腑的功能，同时亦可导致相应经络的功能失常，如邪犯太阳可见太阳经气不利之头项强痛，邪入阳明可见阳明经气不利之腹满胀痛等。足少阳经脉下胸中，贯膈络肝属胆，循胁里。邪入其位，经气不利，故见胸胁胀闷不适。相对而言，寒热往来主要反映本证正邪斗争情况及机体阴阳状态，而胸胁苦满可被视作本证病位的具体反映，故李培生教授明确指出“少阳之病，或由伤寒，或关杂病；或由本经自发，或由他经传入，一涉其枢，胸胁苦满之症最为显著”。

脏腑相连，病变相关，是以少阳受邪，每见与之关系密切的他经征象。神情嘿嘿及心烦意乱，既反映了少阳胆火内郁的病理机制，也是火热之邪循经扰心的具体表现。胆为中正之官而心主神志，两者均能调节精神意识活动。今邪入少阳而胆失疏泄，火郁不发，上犯心神，是故心烦意乱而又不欲言语。此与阳明里热之烦，同中有异。其同者，两者皆因热邪循经上扰心神而致。其异者，阳明燥热，多内外蒸腾，飞扬跋扈，故心烦而多言妄语；而少阳胆火，多气机不利，内郁难发，故心烦而反少言寡语。

肝胆脾胃，属木土相克之关系。相生相克，本为生理之常；若太过不及，则属病理异常。生理状况下，土赖木之疏沦条达以维持其功能之正常发挥。今邪犯少阳而枢机不利，胆木克土之功能异常，或为太过而胃气上逆，故喜呕；或为不及而脾土难运，故不欲食。其病象虽为中土脾胃之功能反常，然其根源仍当责之于少阳疏泄失职。

由此可知，上述四症已充分反映了少阳病小柴胡汤证病性、病位及病理关系等病理特征。至于七个或然症，或为四大主症之变，或为他经病证之兼，或为痰饮水气之夹，然皆基于胆火内郁、枢机不利之病机而为变、为兼、为夹，故或有不能归属少阳者，其基本病理仍难越出少阳范畴。如胸中烦而不呕者，邪热扰心之程度较重而胆邪未犯胃腑；口渴者，火邪伤津较为显著；腹中痛者，木邪犯土而脾络不和；胁下痞硬，类于胸胁苦满，为少阳经气郁滞较甚；心下悸小便不利者，手少阳三焦通调水道之功能失常，而致水气停蓄，水气凌心则悸，饮邪蓄结则小便不利；不渴而身微热者，太阳表邪未解而津液未伤，当见头痛项强、恶寒身疼等表象；咳者，缘于饮邪犯肺，肺气上逆。凡此皆为举例而设，学者不可限定眼目而谓少阳兼夹仅此七症而已。须知临床病情千变万化，兼夹症象头绪繁多，少阳或然之象，岂七症所能括者！

【原文选注】

成无已：病有在表者，有在里者，有在表里之间者。此邪气在表里之间，谓之半表半里证。五六日，邪气自表传里之时。中风者，或伤寒至五六日也……或中风，或伤寒，非是伤寒再中风，中风复伤寒也……邪在表则寒，邪在里则热，今邪在半表半里之间，未有定处，是以寒热往来也。邪在表，则心腹不满；邪在里，则心腹胀满；今止言胸胁苦满，知邪气在表里之间，未至于心腹满，言胸胁苦满，知邪气在表里也。默默，静也。邪在表则呻吟不安，邪在里则烦闷乱……默默者，邪方自表之里，在表里之间也。邪在表则能食，邪在里则不能食。不欲食者，邪在表里之间，未至于必不能食也。邪在表，则不烦不呕；邪在里，则烦满而呕。烦喜呕者，邪在表方传里也。邪初入里，未有定处，则所传不一，故有或为之证。有柴胡证，但见一证便是，即是此或为之证。（《注解伤寒论·卷三》）

方有执：五六日，大约言也。往来寒热者，邪入躯壳之里，脏腑之外，两夹界之隙地，所谓半表半里，少阳所主之部位。故入而并于阴则寒，出而并于阳则热，出入无常，所以寒热间作也。胸胁苦满者，少阳之脉循胸络胁，邪凑其经，伏饮搏聚也。默，静也；胸胁既满，谷不化消，所以默默不言，不需饮食也。心烦喜呕者，邪热伏饮搏胸胁者涌而上溢也。或为诸证者，邪之出入不常，所以变动不一也。（《伤寒论条辨·卷一》）

《医宗金鉴》：少阳之邪，进可传太阴之里，退可还太阳之表，中处于半表半里之间。其邪外并于表，半表不解则作寒；内并于里，半里不和则作热；或表或里无常，故往来寒热不定也。少阳之脉，下胸循胁，邪凑其经，故胸胁苦满也；少阳邪近乎阴，故默默也；少阳木邪病则妨土，故不欲饮食也；邪在胸胁，火无从泄，上逼于心，故心烦也；邪欲入里，里气外拒，故呕；呕则木气舒，故喜之也；此皆柴胡应有之证也。其余诸证，时或有之，总宜以小柴胡汤主之，各随见证以加减治之可耳！（《医宗金鉴·订正仲景全书·伤寒论注·少阳全篇》）

柯韵伯：此非言伤寒五六日而更中风也。言往来寒热有三义：少阳自受寒邪，阳气衰少，既不能退寒，又不能发热，至五六日郁热内发，始得与寒气相争，而往来寒热，一也；若太阳受寒，过五六日阳气始衰，余邪未尽，转属少阳，而往来寒热，二也；风为阳邪，少阳为风脏，一中于风，便往来寒热，不必五六日而始见，三也。少阳脉循胸胁，邪入其经故苦满；胆气不舒故默默；木邪犯土故不欲饮食；相火内炽故心烦；邪正相争故喜呕。盖少阳为枢，不全主表，不全主里，故六证皆在表里之间。仲景本意重半里，而柴胡所主又在半表，故少阳证必见半表，正宜柴胡加减。如悉入里，则柴胡非其任矣，故小柴胡汤称和解表里之主方。寒热往来，病情见于外，苦喜不欲，病情得于内。看苦喜不欲等字，非真呕真满不能饮食也；看往来二字，见有不寒热时。寒热往来，胸胁苦满，是无形之半表；心烦喜呕，默默不欲饮食，是无形之半里。虽然七证皆偏于里，惟微热为在表，皆属无形，惟心下悸为有形，皆风寒通证，惟胁下痞硬属少阳，总是气分为病，非有实可据，故皆从半表半里之治法。（《伤寒来苏集·伤寒论注·卷三》）

【经典原文】

血弱气尽[(1)]，腠理开，邪气因入，与正气相搏，结于胁下。正邪分争，往来寒热，休作有时，嘿嘿不欲饮食。脏腑相连，其痛必下，邪高痛下[(2)]，故使呕也，小柴胡汤主之。服柴胡汤已，渴者，属阳明，以法治之。（97）

【词解】

（1）血弱气尽：是气血不足之意。

（2）邪高痛下：尤在泾云："邪高谓病所以来处，痛下谓病所结处"。此指木邪克土之腹痛，病变在胆，其位较高；痛在腹中，其位在下，故云："邪高痛下"。

【提要】　补述小柴胡证的发病机制。

【原文分析】

气血虚弱，腠理不固，外邪得以乘虚而入。胁下乃少阳经循行部位，少阳受邪，经气阻结，所以胸胁苦满。少阳为半表半里之间，邪入少阳，正邪相争，入阴出阳，故见往来寒热；少阳胆气郁结，不能疏利胃土，所以嘿嘿而不欲饮食。肝与胆相连，脾与胃相连，即"脏腑相连"。肝胆属木，脾胃属土，肝胆受邪，常横逆克犯脾胃，而有腹痛及呕吐之症。胆位在胁，脾主大腹，胁较腹高。今少阳胆经受邪，而痛在腹部，故云"邪高痛下"。

往来寒热，胸胁苦满，嘿嘿不欲饮食，腹痛呕吐，皆由少阳受邪所致，故以小柴胡汤治疗。

"服柴胡汤已，渴者属阳明"是指柴胡证已罢，而见口渴，说明此非少阳胆火所致，而是邪入阳明，化燥化热之故，当以疗阳明之法施治。

【原文选注】

尤在泾：血弱气尽，腠理开，谓亡血，新产、劳力之人，气血不足，腠理疏豁，而邪气乘之也。邪入与正相搏，而结于胁下。胁下者，少阳之募。而少阳者，阴阳之交也。邪气居之，阴出而与邪争则寒，阳入而与邪争则热。阴阳出入，各有其时，故往来寒热，休作有时也。嘿嘿不欲饮食，义如上条。脏腑相连四句，是原所以邪气入结之故。谓胆寄于肝，地逼气通，是以其邪必从腑而入脏，所谓其痛必下也。邪高，谓病所从来处，痛下，谓病所结处。邪欲入而正拒之，则必上逆而呕也。至其治法，亦不出小柴胡和解解表里之法。服后邪解气和，口必不渴。若渴者，是少阳邪气复还阳明也。以法治之者，谓当从阳明之法，而不可复从少阳这法矣。（《伤寒贯珠集·少阳篇》）

【经典原文】

得病六七日，脉迟浮弱，恶风寒，手足温，医二三下之，不能食，而胁下满痛，面目及身黄，颈项强，小便难者，与小柴胡汤，后必下重[(1)]。本渴饮水而呕者，柴胡不中与也，食谷者哕[(2)]。（98）

【词解】

（1）后必下重：大便时肛门部有重坠感。

（2）哕：呃逆。

【提要】 小柴胡汤禁忌。

【原文分析】

小柴胡汤临床运用极为广泛而灵活，仲景特于101条明确指出“有柴胡证，但见一证便是，不必悉具”，然有症情似是而非，病机不与少阳相关、或寒热虚实属性截然相反者，却非本方所主，故当列为禁忌。本条即为中寒兼表而误下生变，以致寒湿郁滞，累及肝胆者，虽有胁下满痛、面目俱黄等症，与少阳胆火内郁证相似而非，不得主以柴胡汤，以其若寒伤中故也。

脉浮弱，恶风寒，自是桂枝证，然桂枝证脉不迟，今兼脉迟，且手足温，据187条“伤寒脉浮而缓，手足自温者，是为系在太阴”推断，当系太阳中风兼太阴虚寒，治应温中解表，方如桂枝人参汤。医生屡用攻下，诛伐无过，以致中气大伤，土虚湿阻，进一步影响胆汁的疏泄。脾胃虚弱，受纳、运化失司所致，故不能食。湿邪内阻，肝胆气机不畅，故胁下满痛。木郁不达，胆汁不能循常道，溢于脉外，则面目及身黄。“太阴当发身黄，若小便自利者，不能发黄。”因小便自利，则湿有去路，不致内阻，故不能发黄。今发身黄，自然小便不利而难。“诸颈项强，皆属于湿”，故颈项强者，亦是湿邪之故。其中胁下满痛，不能食及面目身黄等胆经病证，颇与小柴胡汤证相似，便因其非胆热脾寒，而是单纯的脾虚寒湿之证，自非小柴胡汤所宜。若强予小柴胡汤，因方中有苦寒之柴芩，则脾阳气虚更剧，阳气下陷，而大便下重。

“本渴饮水而呕者”，是饮邪内停，气不化津，津不上承的五苓散证（74条），当然也不适用小柴胡汤治疗。用小柴胡汤后，可进一步损伤中阳，以致胃气虚冷，食后引动胃气上逆而呃逆。

关于对本条之认识，另有一说：即湿邪在表，误下之后，湿郁化热而发黄，可主以小柴胡汤；若用柴胡剂之后，出现里急后重征象，则不得再用本方。因水饮内停而致渴欲饮水而呕者，则更非小柴胡汤所主。此说可备参考，请参阅普通高等教育中医药类规划教材《伤寒论选读》。

【原文选注】

成无己：不因饮水而呕者，柴胡汤证。若本因饮而呕者，水停心下也。《金匮要略》曰“先渴却呕者，为水停心下，此属饮家”。水饮者，水停而呕。食谷者，物聚而哕，皆非小柴胡汤所

宜。二者皆柴胡之戒，不可不识也。（《注解伤寒论·辨太阳脉证并治》）

柯韵伯：浮弱为桂枝脉，恶风寒为桂枝证，然手足温而身不热，脉迟为寒，为无阳，为在脏，是表虚里寒也。法当温中散寒，而二三下之，胃阳丧亡，不能食矣。食谷则哕，饮水则呕，虚阳外走，故一身及面目悉黄。肺气不化，故小便难而渴。营血不足，故颈项强。少阳之枢机无主，故胁下满痛。此太阳中风误下之坏病，非柴胡证矣。柴胡证不欲饮食，非不能食；小便不利，非小便难；胁下痞硬，不是满痛；或渴，不是不能饮水；喜呕吐，不是饮水而呕。与小柴胡汤后，必下利者，虽有甘、参，不禁柴、芩、栝蒌之寒也。（《伤寒来苏集·伤寒论注·少阳脉证》）

【经典原文】

伤寒，四五日，身热恶风，颈项强，胁下满，手足温而渴者，小柴胡汤主之。（99）

【提要】　三阳俱病以少阳为主的治疗。

【原文分析】

病在太阳宜汗，病在阳明宜清宜下，而病在少阳唯宜和解，汗下诸法皆属其禁，此三阳病证治疗常规也。本条言伤寒四五日，身热恶风、颈项强，是太阳表邪为患；胁下满，乃邪郁少阳之象；手足温而渴者，则为阳明燥热之征也。此三阳合病，若治从阳明清下之法，则有碍太阳、少阳；若治从太阳汗解之法，则有碍少阳、阳明。为今之计，和解少阳、运转枢机，庶几可使表里通达，阴阳和调，而病邪尽解，是故仲景主以小柴胡汤。此柴胡汤灵活运用之又一实例也。亦即所谓“三阳合病治从少阳”之法。

此时用小柴胡汤，可以根据加减法，若不呕而渴，去半夏加瓜蒌根来治疗。本条与上条比较，都有颈项强、胁下满、手足温等症，但两者病机不同。上条因误下里虚，此则未下里不虚，所以一则曰柴胡汤不中与也，一则曰柴胡汤主之，以分别虚实，示人应仔细辨证之意。

【原文选注】

方有执：身热恶风，太阳表也，颈项强，有阳明也。胁下满，少阳也。然则三阳俱见病矣。手足温而渴者，邪凑半表半里，而里证见也。夫以三阳俱见病，而独从少阳之小柴胡以为治者，太阳阳明之邪微，少阳近里而里证见，故从少阳一经和，而三善则皆得也。（《伤寒论条辨·辨太阳病脉证并治中》）

《医宗金鉴》：伤寒四五日，邪在三阳之时，身热恶风，太阳证也。颈项强，太阳阳明证也。胁下满，手足温而渴者，阳明少阳证也。此为三阳合病之始，固当权取孰缓孰急，以施其治。然其人胁下满，手足温而渴，是已露去表入里，归并少阳之机，故独从少阳以为治也。主以小柴胡，和解表里也。此三阳合病，不必悉具柴胡证，而当用柴胡之一法也。（《医宗金鉴·订正仲景全书·伤寒论注·辨少阳病脉证并治》）

【经典原文】

伤寒，阳脉涩，阴脉弦，法当腹中急痛，先与小建中汤；不差者，小柴胡汤主之。（100）

（本条小柴胡汤原文分析等，详见96条及小建中汤条）

【经典原文】

伤寒中风，有柴胡证，但见一证便是，不必悉具。凡柴胡汤病证而下之，若柴胡证不罢者，复与柴胡汤，必蒸蒸而振[(1)]，却复发热汗出而解。（101）

【词解】

（1）蒸蒸而振：蒸蒸，形容热势很高；振，寒战身抖。蒸蒸而振，即寒战高热。

【提要】 小柴胡汤的灵活应用原则。

【原文分析】

本条分两节讨论，“伤寒中风……不必悉具”为第一节，强调抓主证。“凡柴胡汤病证……汗出而解”为第二节，强调有是证用是方。

小柴胡汤的适应证一般习惯称为柴胡证，如前文所言，包括往来寒热、胸胁苦满、心烦喜呕、嘿嘿不欲饮食、口苦、咽干、目眩、耳聋目赤、脉弦诸症，此即小柴胡汤应用指征，无论中风伤寒、外感内伤，凡见此典型临床征象，即可用小柴胡汤主之。然而临床病象变化多端，不可能在一个病人身上同时全部见到，也无需诸证俱备，典型者少而不典型者多，故欲求征象典型而方敢施用者，则不唯有束茧自缚之嫌，而遗“置佳方于疑窟”之讥，且更与大量临床实践之经验相悖。“但见一证便是，不必悉具”讲的就是这个意思。对“但见一证”的理解，首先应当是“主证”，意指部分症状表现，而非必谓某一症状及或然证。其次“一证”应当与“不必悉具”两相对照理解，不要机械地认为一个症状，可以是两个，也可以是三个，临证之际，只要见到小柴胡汤适应证的部分证候，且病机具有少阳邪郁特征者，即可使用小柴胡汤。此即小柴胡汤灵活运用之基本原则。这一原则既大大扩展了本方的运用范围，亦体现了仲景“治未病”之思想。

少阳病属半表半里证，治宜和解本不应攻下，误用攻下会有不同的结果，“柴胡证仍在”是其中之一，说明病邪未因误下而内陷。“有是证用是方”，所以“复与柴胡汤”。然而毕竟下后正气受损，抗邪乏力，服汤后正气得药力相助，奋起抗邪，正邪交争，是以必然出现寒战高热之象，而濈然汗出，发热自退而诸症自除，此即正胜邪退；若邪胜正衰者，常可出现大汗淋漓、脉微肢厥等阴阴离绝之危象，这是临床值得注意病情转归之关键。

【原文选注】

成无己：邪在半表半里之间，为柴胡证，即未作里实，医便以药下之。若柴胡证仍在者，虽下之不为逆，可复与柴胡汤以和解之。得汤邪气还表者，外作蒸蒸而热，先经下，里虚，邪气欲出，内则振振然也。正气胜，阳气生，却复发热，汗出而解。（《注解伤寒论・辨太阳病脉证并治中》）

汪苓友：伤寒中风者，谓或伤寒，或中风，不必拘也。柴胡证者，谓邪入少阳，在半表半里之间也，但见一证，谓或口苦，或咽干目眩，或耳聋无闻，或胁下硬满，或呕不能食，往来寒热等，便宜与柴胡汤治之，不必待其证候全具也。（《伤寒论辨证广注・辨少阳病脉证并治法》）

《医宗金鉴》：有柴胡证，但见一证便是，不必悉具，言往来寒热是柴胡证，此外兼见胸胁硬满，心烦喜呕，及证中凡有一证者，即是半表半里，故曰呕而发热者，小柴胡汤主之。因柴胡为枢机之剂，风寒不全在表，未全入里者，皆可用，故证不必悉具，而方中加减法也。至若柴胡有疑似证，不可不审者，如胁下满痛，本渴而饮水者，柴胡不中与也；及但欲呕，胸中痛，微溏者，亦非柴胡证，此等又当细为详辨也。（《医宗金鉴・订正仲景全书・伤寒论注・少阳篇》）

【经典原文】

太阳病，过经十余日，反二三下之，后四五日，柴胡证仍在者，先与小柴胡；呕不止，心下急，郁郁微烦者，为未解也，与大柴胡汤下之则愈。（103）

（本条小柴胡汤原文分析等，详见96条及大柴胡汤条）

【经典原文】

伤寒十三日不解，胸胁满而呕，日晡所发潮热，已而微利，此本柴胡证，下之以不得利，今

反利者，知医以丸药下之，此非其治也。潮热者，实也，先宜服小柴胡汤以解外，后以柴胡加芒硝汤主之。（104）

（本条小柴胡汤原文分析等，详见柴胡加芒硝汤条）

【经典原文】

妇人中风，七八日续得寒热，发作有时，经水适断者，此为热入血室，其血必结，故使如疟状，发作有时，小柴胡汤主之。（144）

【提要】　论述热入血室寒热如疟的证治。

【原文分析】

妇人中风，初起当有发热恶寒等表证，以其得病之初，经水适来，发病之后，邪热内陷血室，与血相结，而经水适断。血室瘀阻，气血流行不畅，故延及七八日后，正邪分争，寒热发作有时。“如疟状”，言其有似疟疾之寒热，但非疟疾之定时而发。因血属阴分，热入血室，郁极则热，故有时寒热，有时不发或较轻。联系第143条，热入血室，血热搏结，当有胸胁下硬满、谵语等症，治宜小柴胡汤和解枢机，扶正祛邪，邪去则寒热自止，血结可散。

根据一些注家意见，考虑到本证有经水适断，其血必结的病变特点，在治疗时应在小柴胡汤清解少阳、疏达气机的基础上酌加丹皮、生地、红花、桃仁等活血凉血之药，较之单纯小柴胡汤疗效为好。

【原文选注】

成无己：伤寒热入血室，何以明之。室者屋室也，谓可以停止之处。人身之血室者，荣血停止之所，经脉留会之处，即冲脉是也……妇人伤寒，经水适来，与经水适断者，皆以经气所虚，宫室不辟，邪得乘虚而入。《针经》有言曰，邪气不得其虚，不能独伤人者是矣。妇人热入血室，有须治而愈者，有不须治而愈者，又各不同也。妇人中风，发热恶寒，经水适来，得之七八日，热除而脉迟，身凉和，胸胁下满，如结胸状，谵语者，此为热入血室，当刺期门。随其时经水适断者，此为热入血室，其血必结，故使如疟状，发作有时，小柴胡汤主之。二者是须治而愈是也。妇人伤寒发热，经水适来，昼则明了，暮则谵语，如见鬼状者，此为热入血室，无犯胃气及上二焦，必自愈，是不须治而愈者也。谵语为病邪之甚者，何不须治而愈耶？且胸胁满如结胸，谵语是邪气留结于胸胁而不去者，必刺期门，随其实而泻之。寒热如疟，发作有时者，是血结而不行者，须小柴胡汤散之。二者既有留邪，必须治之可也。若发热经水适来，昼日明了，暮则谵语，此则经水既来，以里无留邪，但不妄犯，热随血散，必自愈。经曰，血自下，下者愈。故无犯胃气及上二焦，必自愈。所谓妄犯者，谓恐以谵语为阳明内实，攻之犯其胃气也。此无胸胁之邪，恐刺期门犯其中焦也。此无血结，恐与小柴胡汤犯其上焦也。小柴胡汤解散，则动卫气，卫出上焦，动卫气是犯上焦也。刺期门则动荣气，荣出中焦，动荣气是犯中焦也。脉经有曰，无犯胃气及上二焦，岂谓药不谓针耶，此其是欤。（《伤寒明理论·卷三·热入血室》）

张介宾：子宫者……医家以冲任之脉盛于此，则月事以时下，故名之曰血室。（《类经附翼·三焦包络命门辨同子宫血室》）

柯韵伯：血室者，肝也，肝为藏血之脏，故称血室……人之十二经脉，应地之十二水，故称血为经水。女子属阴而多血。脉者，血之府也。脉以应月，故女子一月经水溢出，应时而下，故人称之为月事也。此言妇人适于经水来时，中于风邪，发热恶寒，此时未虑及月事矣。病从外来，先解其外可知。至七八日热除身凉脉迟为愈。乃反见胸胁苦满，而非结胸，反发谵语而非胃实，何也？脉迟故也。迟为在脏，必其经水适来时，风寒外来，内热乘肝，月事未尽之余，其血必结。当刺其募以泻其结热，满自消而谵语自止。此通因塞用法也。（《伤寒来苏集·伤寒论

注·阳明脉证上》）

钱天来：前条但言中风之寒热，此条承上文，止言续得之寒热。前但云经水适来，此但言经水适断。盖因中风发热恶寒之时，经水适来，以致热入血室。既入之后，邪热阻绝，遂致经水适断，所以其血必结，非后人所谓适来为经之初来，适断为经之已尽，而谓之乘虚而入也。至后血弱气尽，或可言经尽耳。谓之结者，邪与血结，气乘凝聚而不得出也。邪血凝聚于经络胞脉之间，内未入腑，外不在表，而在表里之间，仍属少阳，故使如疟状而发作有时也。当以小柴胡汤主之。前后妇人中风两条，仲景虽分言之，以相互发明其义，而学者当合论之，以悉其旨可也。但前以七八日而脉迟身凉，此以七八日而续得寒热，皆热邪已入之变证，又示人以热入血室之见证，颇有不同，无一定之式，未可执泥以生疑二也。但不揣愚昧，意谓仲景氏虽但曰小柴胡汤主之，而汤中应量加血药，如牛膝、桃仁、丹皮之类。其脉迟身凉者，或少加姜桂，及酒制大黄少许，取效速，所谓随其实而泻之也。若不应用补者，人参亦当去取，尤未可执方以为治也。古人立法，但与人以规矩而已，学者临证消息可也。所谓书不尽言，言不尽意，其是之谓乎？（《伤寒溯源集·少阳篇》）

【关于热入血室的探讨】

（1）张仲景对本证的应用：《伤寒论》所载热入血室三条，亦见于《金匮要略·妇人杂病脉证并治第二十二》篇。

（2）后世医家对本证的应用

1）陈自明：妇人热入血室，若脉迟身凉，当刺期门穴，下针病人五吸，停针良久，徐徐出针，凡针期门穴，必泻勿补，肥人二寸，瘦人寸半也。

2）王海藏：主张用桂枝红花汤。

3）李杲：热入血室甚者，宜四顺饮子或桃仁承气汤。

4）李木延：热入血室成结胸，宜海蛤散、桂枝红花汤。

5）楼英：出干姜柴胡汤、小柴胡加生地汤、小柴胡加牡丹皮汤、桃仁承气汤、小柴胡加芒硝大黄汤等方治之。

6）叶天士：若热邪陷入，与血相结者，当从陶氏小柴胡汤去参、枣加生地、桃仁、楂肉、丹皮或犀角等。若本经血结自甚，必少腹满痛，轻者刺期门，重者小柴胡汤去甘药加延胡、归尾、桃仁，夹寒加肉桂心，气滞者加香附、陈皮、枳壳等。

7）吴鞠通：出竹叶玉女煎、护阳和阴汤、加减复脉汤、加减桃仁汤治之。

8）王孟英：温邪热入血室有三证，如经水适来，因热邪陷入而搏结不行者，此宜破其血结；若经水适断，而邪乃乘血舍之空虚以袭之者，宜养营以清热；若邪热传营，逼血妄行，致经未当期而至者，宜清热以安营。

9）薛己：或因劳役，或怒气发热，适遇经行，而患前症者（按：指热入血室），亦用小柴胡汤加生地黄治之；血虚，用四物加柴胡；若病既愈而热未已，或元气素弱，并用补中益气汤；脾气素虚，用济生归脾汤；血气素虚，用十全大补汤。又：妇人伤寒，血结胸膈，宜服海蛤散及刺期门。

10）《医宗金鉴》：清热行血汤治“热入血室成结胸，下血谵语头汗出”。

11）陆渊雷：小柴胡汤合桂枝茯苓丸治之。

12）萧赓六：凡妇人病热入血室，有续得寒热发作有时，如疟状者，小柴胡可用也，亦必加桃仁、丹皮、五灵脂以行其血。如热入血室而无寒热如疟之症，则小柴胡汤断不可用也，举世懵懵，特表而出之。

（3）现代应用

1）肖氏等认为“血室”意即“血脉”，具体的讲就是“血分”，它不是什么具体的脏器或经络，而是疾病由浅入深的病理发展阶段（或类型）……“热入血室”，意即“热入血脉”，实质上是“热入血分”[88]。

2）李氏等认为本病的主要特征为：妇人中风，恰逢经水适来或新产之后，发热恶寒有时，热甚则发谵语，如见鬼状，经水复断，伴少腹部疼痛，阴道分泌物色淡黄，量多，味腥臭，属现代医学“宫体炎”“产褥期感染”的范畴。治疗当因势利导，选用小柴胡汤和解少阳枢机，扶正祛邪，使邪从表而解，邪去则寒热自止，血结可散[89]。

3）柯氏认为本证与急性盆腔炎或慢性盆腔炎急性发作的临床表现有相似之处，但是内、外科其他发热性疾病，发生在妇女经期（包括不规则阴道流血）、产后等特殊生理时期，亦可出现上述症状。因此热入血室一证可包括上述疾病中的某部分，但并不等于这些疾病。柯氏认为尽管治法不断增多，但处理该证当以“清热泄热”与“凉血活血”为要；小柴胡汤仍不失为治疗该证的要方，但需因人、因证而异，变通用药，方可奏效。如邪热较浅，则以小柴胡汤提撤外邪，使从外解。邪热已深，必从里去，则以小柴胡汤去参、枣、草，加黄连、山栀、龙胆草、赤芍以泄里热。壮热不解者，小柴胡去参、枣加生石膏、知母、麦冬、生地、丹皮以清热凉血。午后低热者，可合青蒿鳖甲汤化裁以养阴清热。逼血妄行者，加生地、丹皮以凉血止血。夹瘀者，加归尾、桃仁、红花以祛瘀；夹虚者，合四物汤以养血；气滞者，加香附、枳壳以行气[90]。

4）尚氏认为“热入血室”相当于现代医学的急性或亚急性盆腔炎范畴（包括子宫炎、输卵管卵巢炎、盆腔结缔组织炎、盆腔腹膜炎及在本炎症各病中所并发的败血症）。根据急性盆腔炎的病程特点，拟可分为类少阳证、类阳明证、类蓄血证、类厥阴证四型。类少阳证治宜和解少阳，凉血行经，小柴胡汤加生地、丹皮、赤芍。类阳明证治宜清热解毒，凉血活血，玉女煎加减。类蓄血证治宜清逐瘀热，加减桃仁承气汤。类厥阴证治宜滋阴清热，青蒿鳖甲汤随证加减[91]。

5）杜氏提出“热入血室”拟分两大类型进行辨证施治：一是以少阳为主，症见胸胁苦满、谵语、往来寒热或发热恶寒、月经失调、脉弦、舌暗红，用小柴胡汤为主，适当加入活血调经之品，如生地、赤芍、全当归、川芎、川牛膝、丹皮等，或针刺期门、血海、三阴交等穴，以泄热行瘀。另一种类型是因侵入血室的邪热较盛，致瘀热搏结，症见谵语，甚至神乱幻觉，如见鬼状，发热，前阴下血，或兼见便秘，舌红苔黄，脉沉结，可用桃仁承气汤或桃红四物汤化裁与之，病重者尚可配合针刺期门、血海、内庭等穴，以助泄热行瘀之力而迅速取效[92]。

6）李氏等提出“热入血室”治则有三点：①邪结少阳：素体较虚者，经水适断，邪热乘虚内陷，出现寒热如疟，或寒多热少而无谵语者，应以小柴胡汤和解少阳，从胆经调治，使血室之邪随之外出。若热多寒少者，必蒸热口渴，宜小柴胡汤去参、枣，加生石膏、麦冬、生地、元参以养营清热。②热与血结：妇女经水适来，又感温热之邪，邪热内陷，经水即闭，热与血结，出现胸胁苦满，小腹胀痛拒按，神昏谵语者，可用小柴胡汤合桃仁承气汤，以破其血结，清其内热。③热迫血行：经水适来，又感温邪，其热传营，迫血妄行，以致月经未当期而止；或经来量多，甚则淋漓不止者，当治以小柴胡汤加青蒿、丹皮、生地、或酌加炭类止血药。并提出以下治疗注意事项：慎用汗吐下法；防止寒凉太过，血为寒滞，锢结不解；注意逐瘀与止血；若兼见经来血块或小腹疼痛拒按，为瘀血内阻，可用益母草、当归、泽兰、红花以活血调经，疏导化瘀；若冲任不固，或热迫血行，出血较多，可加升麻炭、地榆炭、荆芥炭、三七等止血之品；④应严格与一般疾病出现之“谵语”相鉴别，以免延误病情，失于治疗[93]。

7）周康认为《伤寒论》对热入血室证的症状描述，除近似于某种“发热谵妄”的情况外，还与月经周期性精神病有近似之处。月经周期性精神病之临床特点：①每月准确地按周期发病一次；②每次发病的临床症状相同；③间隙期症状缓解彻底，自知力完整；④发作常自动缓解，抗精神病药物及休克治疗不能收敛，亦不能阻断下次复发。其临床表现以经前发病较多，故发病后常“经水适来”（“适断”者也有，但较少），并且又多以兴奋躁动、言语增多、紊乱不安等症状出现，在其极期，亦常见谵语谵妄、意识模糊之症。鉴于以上情况，他们遂采用热入血室理论，对该病治疗，以小柴胡汤为主，并根据《伤寒溯源集》“小柴胡汤加血药”的见解，加入血分之品，桃仁、丹皮、赤芍、红花、川芎等。［河南中医，1984，（2）：8］

（4）医案选录

1）一妇人经行，感冒风邪，昼则安静，夜则谵语，此热入血室也。用小柴胡加生地黄治之，顿安；但内热头晕，用补中益气加蔓荆子而愈。后因怒恼，寒热谵语，胸腹胀痛，小便频数，月经先期，此肝火血热妄行。用加味逍遥加生地黄而愈。（《校注妇人良方·热入血室方论》）

2）吴某，女，19岁，1991年5月10日诊。外出冒雨恰值月经来潮，寒热交作，小腹疼痛，心烦呕恶。其父母以淋雨感冒，遂以家中成药调治，病情好转。一月后月信再至，感寒中断，乍冷乍热，头痛目眩，服退热药后，呕吐不止，饮后复吐。延医输液，呕吐缓解，能进稀粥，夜间瞑目谵语，小腹疼痛。送某医院以癔症收治数天，谵语腹痛减轻，遂出院休养。回家后腹痛大作，夜寐不安，胡言乱语。全家惊慌延余诊治。症见：面色㿠白，心烦呕恶，头痛目眩，夜寐不安，时有谵语，手足舞动，大便数日未解，经水断续未尽，小腹疼痛，六脉弦数，舌质暗红，苔腻。此为妇女热入血室之症。法宜和解，禁忌汗、吐、下法。遂拟小柴胡汤加凉血和血之品予之，柴胡、丹参各15g，黄芩、党参、生地各12g，半夏、桃仁、竹茹、生姜各10g，丹皮、甘草各6g，大枣3枚。3剂，水煎服。1剂后，夜能寐，胃欲纳谷。复诊脉和热退，大便通，腹痛亦减，唯感头目眩晕、心烦口干，乃余热未尽，邪热伤津。又拟益阴清热疏利之剂：沙参、麦冬、枸杞、川楝各12g，生地15g，当归、柴胡、栀子、淡豆豉各10g。3剂而愈。［四川中医，1992，（12）：43］

【按语】

综合仲景原文，热入血室的临床表现，可归纳为四点：①妇人中风、伤寒，经水适来适断；②发热恶寒，发作有时；③谵语，昼明暮作，如见鬼状；④胸胁下满，如结胸状。此证不仅可见于妇女月经期，亦可见于产后。热入血室之“谵语”在下焦血室，其表现为昼日明了，暮则谵语，与寻常谵语不同。如阳明胃实之谵语，不论昼夜均有谵语。因此，本证禁汗吐下法。后世医家，尤其是在温病学说形成之后，对热入血室的治疗有不断的新进展，突出表现在治疗法则的明细化和小柴胡汤的灵活运用方面。近代学者则结合现代医学和个人临床经验，“师其法而不泥其方”，因人因证变通用药，是中医学辨证论治精神的发扬光大。

【现代研究】

从现代医学来看，“热入血室”是指妇女月经期间遭受感染所致的疾病。其特定条件是妇女月经期间，妇女月经周期受神经内分泌的调节控制，经期最重要的变化是雌激素、孕激素水平明显下降。雌激素水平的下降，使全身代谢水平低下，抗病能力明显减退，因此妇女月经期间容易遭受感染，感染后常发生以下临床症状：

（1）发热：由于妇女月经期间抵抗力低下，细菌内毒素或其他感染因子引起前列腺素E（PGE）释放，其作用于体温中枢而引起发热。由于体质状况不同，可表现为往来寒热、热深厥深、日晡潮热等。

（2）胸胁苦满：月经期间妇女除雌激素、孕激素水平低下外，有的还兼有两者浓度不平衡。若孕激素分泌过少，往往出现肝脏随月经期而充血，患胆石症的妇女则易诱发胆囊疼痛，表现出胸胁苦满的症状。

（3）神昏谵语：月经期间，雌二醇低下，这样激活腺苷环化酶所产生的环磷酸腺苷（cAMP）相对减少。有人发现昏迷时cAMP水平降低，所以经期妇女感染，容易出现神昏谵语。

【经典原文】

伤寒五六日，头汗出，微恶寒，手足冷，心下满，口不欲食，大便硬，脉细者，此为阳微结[(1)]，必有表，复有里也；脉沉，亦在里也。汗出为阳微[(2)]，假令纯阴结[(3)]，不得复有外证，悉入在里，此为半在里半在外也。脉虽沉紧，不得为少阴病，所以然者，阴不得有汗，今头汗出，故知非少阴也，可与小柴胡汤。设不了了者，得屎而解。（148）

【词解】

（1）阳微结：胃肠实热所致的大便秘结，谓"阳结"。阳微结，即阳结之不典型者，《辨脉法第一》曰："脉有阳结、阴结者，何以别之？答曰：其脉浮而数，能食，不大便者，此为实，名曰阳结也"。

（2）阳微：此指阳已微。

（3）纯阴结：因脾肾阳虚，阴寒凝结，温运无力所致的大便秘结，谓"阴结"。纯阴结，指没有兼夹证的阴结。《辨脉法第一》曰："脉有阳结、阴结者，何以别之……其脉沉而迟，不能食，身体重，大便反硬，名曰阴结也"。

【提要】　论述阳微结的证治与纯阴结的鉴别及阳微结的治疗。

【原文分析】

本条论述阳微结的脉证治法及与阴结的鉴别：阳微结，表证未罢但不重，故仍微有恶寒；里有郁热，不能宣发于外而熏蒸于上，故头汗出；热结于里，气机不调，邪踞胸胁，津液不下，胃气失和，故心下满，口不欲食，大便硬，脉沉紧而细；热郁于里，气机不能达于四肢，故手足冷。较之阳明腑实燥结之证，此证热结尚轻，表证未解，故称阳微结。本证证情虽与小柴胡汤证不同，但其病机总由阳邪微结，枢机不利，气血运行不畅所致，故仍选用小柴胡汤和解枢机。既能通上焦而透在表之外邪，又能解在里之郁结，和胃气而通大便，则表里之证随之而解。假若服药后身体仍不爽快者，是因里气未和大便未通之故，自当微通其便，可考虑在小柴胡汤中酌加通下药，使大便得下则愈。论中"必有表复有里"与"半在里半在外"，皆是对举之词，意在说明阳微结证的病机特点，既有表证，又有里证，热虽结于里但病势轻浅，故汗下之法均非所宜，只宜用小柴胡汤和解少阳枢机。

阳微结由于热郁于里，邪气郁闭，出现了手足冷、不欲食二症，有似阴寒证，因而须与阴结相鉴别。区别点就在于阴结没有表证，没有头汗出。阳微结表邪未解，因此在微恶寒的同时，当有发热。论中不言发热，当系省文。阴结则有阳衰阴盛的证候，但恶寒不发热，纯属在里，无表证，此其一。阳微结因里有郁热，枢机不利，不能宣发于外，但熏蒸于上而有头汗出。阴结以其阳衰阴盛，不能化津作汗，故一般无汗，若因亡阳而见头汗出者，必伴少阴虚阳外越之危候，此其二。此外，脉沉紧，少阴病及阳微结皆有，然少阴病脉沉紧，法当咽痛而复吐利。阳微结脉虽沉紧而细，但既无咽痛，也不吐利，且大便硬。因此，阳微结即使出现脉沉紧，仍不属少阴病。

阳结、阴结为古代病证名，现在临床不用此名。但本条对阳微结与阴结证的鉴别，对临床有指导意义。本条列于此，还有更重要的一点，是为了与结胸作鉴别。阳微结为轻度热结于里，心下满而无硬痛；结胸为严重的实邪结聚，心下硬满而痛不可按，甚至满腹硬痛，充分体现了仲景辨证的周到详尽。

【原文选注】

成无己：伤寒五六日，邪当传里之时，头汗出，微恶寒者，表仍未解也。手足冷，心下满，口不欲食，大便硬，脉细者，邪结于里也。大便硬为阳结，此邪热虽传于里，然以外带表邪，则热结犹浅，故曰阳微结。脉沉虽为在里，若纯阴结，则更无头汗、恶寒之表证。诸阴脉皆至颈、胸中而还，不上循头，今头汗出，知非少阴也。与小柴胡汤，以除半表半里之邪。服汤已，外证

罢，而不了了者，为里热未除，与汤，取其微利而愈，故云得屎而解。（《注解伤寒论·辨太阳病脉证并治法下》）

柯韵伯：大便硬谓之结，脉浮数能食曰阳结，沉迟不能食曰阴结。此条俱是少阴脉，谓五六日又少阴发病之期，若谓阴不得有汗，则少阴亡阳，脉紧汗出者有矣。然亡阳与阴结有别，亡阳咽痛吐利，阴结不能食而大便反硬也。亡阳与阳结亦有别，三阴脉不至头，其汗在身；三阳脉盛于头，阳结则汗在头也。邪在阳明，阳盛故能食，此谓纯阳结。邪在少阳，阳微故不欲食，此谓阳微结，宜属小柴胡汤矣。然欲与柴胡汤，必究其病在半表。而微恶寒，亦可属少阴；但头汗，始可属少阳。欲反复讲明头汗之意，可与小柴胡而勿疑也。上焦得通，则心下不满而欲食；津液得下，则大便自软而得便矣。（《伤寒来苏集·伤寒论注·少阳脉证》）

《医宗金鉴》：伤寒五六日，虽表有头汗出，微恶寒之阳邪未罢，里有心下满，口不欲食，大便硬之阳结已形，但手足冷，脉沉细，则阳邪所结殊微也。故曰：此为阳微结，必有表，复有里也。然脉沉细，似乎里阴盛，而头汗出，则为表阳郁也。假令纯阴结，则不得复有头汗出之外证，始合悉入在里之纯阴结矣。夫既非悉入在里之纯阴结，此必为半在里、半在表之阳微结也。故脉虽沉细，不得为少阳病。所以然者，三阴不得有汗，今头汗出，故知非少阴也。可与小柴胡汤者，和其不通，身汗出微恶寒也。设不了了者，必大便之硬未除，自宜利其大便，使得屎而解。（《医宗金鉴·订正仲景全书·伤寒论注·辨少阳病脉证并治》）

【经典原文】

伤寒五六日，呕而发热者，柴胡汤证具，而以他药下之，柴胡证仍在者，复与柴胡汤，此虽已下之，不为逆，必蒸蒸而振，却发热汗出而解。若心下满而硬痛者，此为结胸也，大陷胸汤主之。但满而不痛者，此为痞，柴胡不中与之。宜半夏泻心汤。（149）

（本条小柴胡汤原文分析等，详见半夏泻心汤条）

【经典原文】

阳明病，发潮热，大便溏，小便自可[(1)]，胸胁满不去者，与小柴胡汤。（229）

【词解】

（1）小便自可：即小便正常。

【提要】 论述阳明病兼少阳病的证治。

【原文分析】

“阳明病，发潮热”，似属阳明腑实证的热型，如邪热确已结聚肠胃，应同时伴有腹胀满或腹痛、大便闭或大便硬、小便数多等。但本证却是大便溏，提示腑实未成。小便自可而非数短赤，亦表示燥热不盛。此种证情无论从攻下宿滞，抑或攻下泻热等角度看，均不可用攻下法。潮热而见胸胁满不去，属少阳证，乃邪热侵犯少阳，致经气不利所致，其证虽无往来寒热、心烦喜呕等症，但鉴于“有柴胡证，但见一证便是，不必悉具”，故可治从少阳而用小柴胡汤，以和解祛邪，疏利经气。

【原文选注】

柯韵伯：潮热已属阳明，然大便溏而小便自可，未为胃实，胸胁苦满，使用小柴胡和之，邪热从少阳而解，不复入阳明矣。（《伤寒来苏集·伤寒论注·少阳脉证》）

尤在泾：潮热者，胃实也。胃实则大便硬，乃大便溏，小便自可，胸胁满不去，知其邪不在阳明之府，而入于少阳之经，由胃实而肠虚，是以邪不得聚而复传也。是宜小柴胡汤以解少阳之邪。（《伤寒贯珠集·阳明篇上》）

钱天来：此阳明兼少阳之证也。邪在阳明而发潮热，为胃实可下之候矣。而大便反溏，则知邪虽入，而胃未实也。小便自可，尤知邪热未深，故气化无乖，而经邪尚未尽入也。胸胁满者，邪在少阳之经也。少阳之脉胁循里，其支者合缺盆，下胸中，胸胁之满未去，其邪尤在半表半里之间，故为少阳阳明。既然曰阳明病，而独以少阳法治之者，盖阳明虽属主病，而仲景已云：伤寒中风，有柴胡证，但见一证便是，不必悉具。故凡是少阳一证，便不可汗下。惟宜以小柴胡汤和解之也。（《伤寒溯源集·阳明下篇》）

【经典原文】

阳明病，胁下硬满，不大便而呕，舌上白苔者，可与小柴胡汤。上焦得通，津液得下，胃气因和[(1)]，身濈然汗出而解。（230）

【词解】

（1）胃气因和：指胃的生理功能恢复正常。

【提要】　少阳阳明同病的辨治及小柴胡汤的作用机制。

【原文分析】

本条承上条，补述少阳阳明同病的辨治。“不大便”多见于阳明病，如伴有潮热、谵语、腹满疼痛、舌苔黄燥等，则属阳明燥实无疑。本条不大便，似乎燥热结于肠胃，但不发潮热，况且硬满不在腹部而在胁下，舌苔不是黄燥而见白苔，更伴见呕逆，说明病变仍以少阳为主。因此“不大便”一证，并非阳明腑实，而是由于少阳枢机不利，三焦失畅、津液不下所致。如第204条所说：“伤寒呕多，虽有阳明证，不可攻之。”故本证不能从阳明治之。综上所述，不大便而与呕吐、胁下硬满伴见，则属邪犯少阳，经气不利，胆胃不和，故予小柴胡汤。

【原文选注】

尤在泾：胁下硬满而呕，舌上苔白，皆少阳经病见证，虽不大便，不可攻之，亦宜小柴胡汤，和解少阳邪气而已。夫胁下满痛而呕，则邪方上壅，而津液不得下行，与小柴胡汤和散其邪，则上焦得通，而胁下不硬满矣。津液得下，而呕不作矣。气通津下，胃气因和，便从里出。汗从表出，而邪自涣然冰释矣。是以胃中硬满、不大便而无少阳证者，可攻。其有少阳证者，虽不大便，亦不可攻，而可和也。（《伤寒贯珠集·阳明篇上》）

张令韶：不大便者，下焦不通，津液不得下也。呕者，中焦不治，胃气不和也。舌上白苔者，上焦不通，火郁于上也。可与小柴胡汤，调和三焦之气。上焦得通而白苔去，津液得下而大便利，胃气因和而呕止。三焦通畅，气机旋转，身濈然汗出而解也。（《伤寒论直解·阳明篇》）

钱天来：此亦阳明兼少阳之证也。上文虽潮热而大便反溏，小便自可，此虽不大便，而未见潮热，皆为阳明热邪未实于胃之证。前云胸胁满未去，此云胁下硬满而呕，皆为少阳见证，而似差有轻重，以致后人有少阳呕多之解。然促景之意，不过互相发明，初无少异，但训人以见证虽有不同，其理本无二致也。言证见阳明而又胁下硬满，此证兼少阳也。少阳之脉行身之侧，循胁里，邪气入经，故硬满也。不大便为阳明里热，然呕则又少阳证也。少阳之支脉，合缺盆，下胸中。邪在胸中，故呕也。舌苔之状，虽各有不同，而寒热虚实及邪之深浅、证之表里，无不毕现，智明睿所照，自是纤毫无爽。治热邪实于胃，则舌苔非黄即黑，或干硬，或芒刺矣。舌上白苔，为苔之初现，若夫邪初在表，舌尚无苔，既有白苔，邪虽未必全在于表，然犹未尽入于里，故仍为半表半里之证。邪在半里则不可汗，邪在半表则不可下，故可与小柴胡汤以和解之。少阳之经邪得解，则胸邪去而其呕自止。胁邪平而硬满自消。无邪其间隔于中，则上焦之气得以通行无滞，故胃中之津液得以下流，而大便自通。胃气因而相利，遂得表里畅，通身濈然汗出而解

矣。(《伤寒溯源集·阳明下篇》)

【经典原文】

阳明中风，脉弦浮大而短气，腹都满，胁下及心痛，久按之气不通，鼻干，不得干，嗜卧，一身及目悉黄，小便难，有潮热，时时哕，耳前后肿，刺之小差，外不解，病过十日，脉续浮者，与小柴胡汤。(231)

【提要】 辨阳明少阳同病，湿热发黄的证治。

【原文分析】

脉弦浮大，弦为少阳之脉，浮为太阳之脉，大为阳明之脉，此三阳合病之脉也。病人有潮热，此属阳明可知。腹都满，是整个腹部全都胀满，范围广泛，表示肠胃受病。阳明经脉挟鼻而行，邪热闭郁阳明经脉，故鼻干不得汗，为肝胆部位。胁下及心痛，是指胁下及剑突处疼痛，如按压这些部位时间长一些，病人会出现窒闷感，即原文“久按之，气不通”，这是肝胆受病常见的症状之一。邪犯肝胆肠胃，气机阻滞，甚则影响全身气机、气化的宣通，若上焦肺气不利短气、中焦气阻则腹满、下焦膀胱气化失司，则小便难。由于气化失司，水液代谢失常，再加上无汗、小便难，水湿无出路，则水气内停与热互结，湿热内蕴，熏蒸肝胆，疏泄失常，胆汁外溢则身目发黄。湿热在里，湿性困着缠绵，故嗜卧。邪犯中焦，胃气为之不利而上逆，故见时时哕。湿热循胆经上犯，可见耳前后肿。

诸多症状的病变中心是湿热侵犯肝胆肠胃。本应治以清热利湿，疏利肝胆，调和肠胃。然表邪尚未尽解，恐早用攻下，有碍表证；若用发表，有碍里证。故先用刺法，以疏表泄热，宣通气机，疏利经脉，缓和病证。如刺后病情虽有缓解，但病过十日，脉象仍是弦而浮大，即其浮脉未因针刺散邪而去，且其他里证无明显变化，此时的浮脉已不能用表未解来解释了，而应看作是里热，然鉴于本证的证候为阳明、少阳同病，而偏重于少阳病，故治从少阳，用小柴胡汤。

【原文选注】

吴谦：“续浮”之“浮”字，当是“弦”字，始与文义相属，则可与小柴胡汤。若俱是“浮”字，则上之浮既宜用小柴胡，下(按：指232条)之浮又如何用麻黄汤耶?(《医宗金鉴·订正仲景全书·伤寒论注·辨阳明病脉证并治》)

柯韵伯：本条不言发热，看中风二字，便藏表热在内，外不解，即指表热而言，即暗伏内已解句，病过十日，是内已解之互文也，当在外不解句上。无余证句，接外不解句来。刺之，是刺足阳明，随其实而泻之。少差句言内证俱减，但外证未解耳，非刺耳前后，其肿少差之谓也。脉弦浮者，向之浮大减少而弦尚存，是阳明之脉证已罢，惟少阳之表邪尚存，故可用小柴胡以解外。(《伤寒来苏集·伤寒论注·阳明脉证》)

尤在泾：此条虽系阳明，而已兼少阳。虽名中风，而实为表实，乃阳明少阳邪气闭郁于经之证也。阳明闭郁，故短气腹满，鼻干不得汗，嗜卧，一身及面目悉黄，小便难，有潮热。少阳闭郁，故胁下及心痛，久按之气不通，时时哕，耳前后肿。刺之小差，外不解者，脉证少平，而大邪不去也。病过十日，而脉续浮，知其邪犹在经，故与小柴胡汤和解邪气。(《伤寒贯珠集·阳明篇上》)

钱天来：脉弦，少阳风木之邪也；浮为风邪在表；大则阳明热邪在里矣。腹满，阳明里证也；腹都满，言遍腹皆满也。满甚而气不得通，故短气也。胁下及心痛，即少阳篇所谓胸胁满痛也。少阳之脉合缺盆，下胸中，贯膈，络肝属胆，循胁里，故胁下及心胸间皆痛也。久按之气不通者，言不按已自短气，若久按之，则气愈不通，盖言其邪气充斥也。鼻干，阳明之脉络于鼻也。邪入阳明法多汗，不得汗则阳明之经邪愈不得泄矣。嗜卧，阳明里邪也。盖邪在阳明之表，则不得卧；邪在阳明之里，则嗜卧也。一身及面目悉黄，因汗不得泄，热邪不能发越，而阳明病热在里故也。小便难者，邪热闭塞，三焦本用，气化不行也。若小便利，则不能发黄矣。潮热，阳明里实也。时时哕者，邪热伤胃，胃气不通，气逆而作呃忒也。耳前后肿，虽三阳之脉络皆至耳……然少阳之脉起于目锐眦，上抵头角，下耳后，其支者，从耳后入耳中，出走耳前，风热上壅，故前后皆肿也。刺之小差者，刺少阳阳明之络，则热邪暂泄，经气稍通，故肿处小差也。里证如此深重，则外证亦可以已矣。若外证犹未解者，是邪未尽入也。病至此，其脉当不浮矣，既有外证未解，病过十日，而其脉续见浮者，则阳明里邪，有向外复出之机，重归少阳之经，故与小柴胡汤和解之，以引出半表半里之邪。（《伤寒溯源集·阳明上篇》）

【经典原文】

本太阳病不解，转入少阳者，胁下硬满，干呕不能食，往来寒热，尚未吐下，脉沉紧者，与小柴胡汤。（266）

【提要】　辨太阳病转入少阳的证治。

【原文分析】

本为太阳病，或因贻误病机，或因病情发展，导致太阳之邪转入少阳，从气化火，出现“胁下硬满，干呕不能食，往来寒热，脉沉紧”等，其病机为邪犯少阳，枢机不利，郁滞较甚，正邪相争。胁下硬满即胸胁苦满之甚者；干呕不能食与心烦喜呕、默默不欲饮食同义，乃木邪克害中土所致。往来寒热是典型的少阳热象，乃正邪相争之结果。唯脉沉紧，似乎与少阳病之脉弦细大异。此处脉沉紧是与太阳病脉浮紧对举，即脉不浮，相对之下，可谓之沉，弦脉之甚者，类似紧，故曰“沉紧”，此言脉象变化，而测知邪离太阳，而转入少阳。脉证合参，是病在少阳无疑。上述病情，若未经吐下者，知正气尚且不虚，故用小柴胡汤和解少阳，疏达气机则愈。

【原文选注】

张隐庵：此太阳受病，而传入少阳也。胁下者，少阳所主之分部，病入少阳，枢转不得，故胁下硬满。干呕不能食者，上下之气不和也。往来寒热者，开合之机不利也。故吐下而脉沉紧，则病入于阴，今尚未吐下，中土不虚，脉沉紧者，乃太阳本寒，内与少阳相火相搏，故与小柴胡汤，从枢转而达太阳之气于外也。（《伤寒论集注·少阳篇》）

钱天来：此条言太阳受邪而不解，遂致转入少阳也。胁下硬满，干呕不能食，往来寒热即首条往来寒热，胸胁苦满，默默不欲饮食，心烦喜呕，胁下痞硬之柴胡汤证也。邪传少阳，汗吐下之法俱在所禁，若尚未吐下，则治不为逆，脉虽沉紧，似乎寒邪已入于里，而其往来寒热，胁下痞硬之半表半里证尚在，是脉虽沉紧，而邪气犹在少阳，未入于里也，故当仍与小柴胡汤。（《伤寒溯源集·少阳篇》）

张路玉：尚未吐下，虽脉沉紧者，犹当与小柴胡汤，言表邪初陷于里，未变为实，犹可提其邪气外出而解。若已吐、下、发汗、温针，是为坏病，邪气已全入里，正气内伤，不可用小柴胡汤也。然必柴胡证罢，乃为少阳坏病，不可与太阳坏病例推也。（《伤寒缵论·少阳篇》）

徐灵胎：此为传经之邪也。以上皆少阳本证，未经吐下，不经误治也。少阳已渐入里，故不浮而沉，紧则弦之甚者，亦少阳本脉。（《伤寒类方·少阳篇》）

【经典原文】

呕而发热者，小柴胡汤主之。（379）

【提要】　厥阴转出少阳的证治。

【原文分析】

“呕而发热者，柴胡汤证具”，证与此条相同，因小柴胡汤是和解少阳的主方，故可将“呕而发热”认作是少阳病的特征之一。呕为胆热犯胃，胃气上逆所致；发热为胆腑郁热内盛而成。厥阴阳复之后，脏邪还脏，阴病出阳，厥阴之邪外出少阳之证。邪既在少阳，故用小柴胡汤和解少阳。

【原文选注】

喻昌：厥阴之邪上逆而兼发热，乃肝胆脏腑相连之证也，故用小柴胡汤分解其阴脏阳腑之呕热也。（《尚论篇·厥阴经全篇》）

沈明宗：此当表里二辨也，厥阴证后，呕而发热者，乃脏邪移胆，当用小柴胡，以提表里之邪俾从少阳而散。若未见厥利诸证，但见发热而呕，乃邪传少阳本证，又非脏邪移脏之比。虽然如此辨证，亦不出小柴胡汤主治也。（《伤寒六经辨证治法·厥阴全篇证治大意》）

钱潢：邪在厥阴，惟恐其厥逆下利，若见呕而发热，是厥阴与少阳脏腑相连，乃脏邪还腑，自阴出阳，无阴邪变逆之患矣。故当从少阳法治之，而以小柴胡汤和解其半表半里之邪也。（《伤寒溯源集·厥阴篇》）

陆渊雷：本篇下利呕哕诸条，皆非所谓厥阴病，撰次者连类相及耳，注家不知此义，强附厥阴为说。如本条以为厥阴少阳相表里，厥阴之邪还出少阳。（《伤寒论今释·辨厥阴病脉证并治》）

【经典原文】

伤寒差后，更发热，小柴胡汤主之；脉浮者，以汗解之，脉沉实，一作紧者，以下解之。（394）

【提要】 伤寒差后更发热的辨证施治。

【原文分析】

发热是临床常见证候，亦是病人大病差后易见的症状之一。对其认识常有两种不同的倾向，其一认为差后发热多属虚证，是因阴血不足，不能配阳，致阴虚阳浮所成，治当补养阴血以潜浮阳；与之相对，另一看法则认为发热属邪热复炽或复感外邪，主张以清解祛邪为先。

从《伤寒论》来看，仲景对差后发热的处理却系审视再三，条文以汗、下、和解三法并列即昭示了仲景差后发热其证各异的主张；此外，仲景在汗下二法选方上未置定数，此一“模糊”其实胜过“清晰”，含有因证情不同灵活选方的思想，是其“观其脉证，知犯何逆，随证治之”辨治原则的又一具体体现。

【原文选注】

钱天来：伤寒既差后，更发热者，若病后余气作虚热……若复感外邪而发热，亦属病后新虚，理宜和解，但察其脉证之有类于半表半里之少阳者，以小柴胡汤主之。若脉浮则邪盛于表，必有可汗之表证，仍当以汗解之。但病后新虚，不宜用麻黄过汗，使伤卫亡阳。若脉沉实者，沉为在里，实则胃实，仍当用下法解之。但卫气已虚，不宜用承气峻下，宜消息其虚实，或小承气，或调胃，或如博棋子之法，随其轻重以为进止可也。（《伤寒溯源集·差后诸证证治》）

尤在泾：伤寒差已后，更发热者，不因作劳，亦未过食，而未尽之热，自从内而达于外也，故与小柴胡汤，因其势而解之。且人参、甘、枣，可以益病后之虚，黄芩、半夏，可以和未平之里也。脉浮者，邪气连表，汗之使之外解，脉沉实者，邪气居里，下之使从里解，亦因其势而利导之耳。（《伤寒贯珠集·厥阴篇》）

徐灵胎：此复证也，非劳复，非女劳复，乃正气不充，余邪未尽，留在半表半里之间，故亦用小柴胡……复证之中，更当考此二脉，如果见浮脉，则邪留太阳，当用汗法；如脉见沉实，则里实未尽，当用下法。但汗下不著方名者，因汗下之法不一，医者于麻黄、桂枝及承气、大柴胡等方，对证之轻重，择而用之，则无不中证矣。（《伤寒论类方·柴胡汤类》）

【方药论选】

成无己：伤寒邪气在表者，必渍形以为汗；邪气在里者，必荡涤以为利；其于不外不内、半表半里，既非发汗之所宜，又非吐下之所对，是当和解则可矣，小柴胡为和解表里之剂也。柴胡味苦平微寒，黄芩味苦寒，内经曰：热淫于内，以苦发之。邪在半表半里，则半成热矣，热气内传，攻之不可，则迎而夺之，必先散热，是以苦寒为主，故以柴胡为君，黄芩为臣，以成彻然发表之剂。人参味甘温，甘草味甘平，邪气传里，则里气不治，甘以缓之，是以甘物为之助，故用人参甘草为佐，以扶正气而复之也。半夏味辛微温，邪初入里，则里气逆，辛以散之，是以辛物为之助，故用半夏为佐，以顺逆气而散邪也。里气平正，则邪气不得深入，是以三味佐柴胡以和里。生姜味辛温，大枣味甘温，《内经》曰：辛甘发散为阳。表邪未已，迤逦内传，既未作实，宜当两解。其在外者必以辛甘之物发散，故生姜大枣为使，辅柴胡以和表。七物相合，两解之剂当矣。（《伤寒明理论·诸药方论》）

《医宗金鉴》：邪正在两界之间，各无进退而相持，故立和解一法，既以柴胡解少阳在经之表寒，黄芩解少阳在腑之里热；犹恐在里之太阴正气一虚，在经之少阳邪气乘之，故以姜、枣、人参和中而预壮里气，使里不受邪而和，还表以作解也。（《医宗金鉴·订正仲景全书·伤寒论注·少阳全篇》）

柯韵伯：此为少阳枢机之剂，和解表里之总方也……是方也，与桂枝汤相仿，而柴胡之解表，逊于桂枝；黄芩之清里，重于芍药。姜枣甘草，微行辛甘发散之常；而人参甘温，已示虚火可补之义。且去滓再煎之法，又与他剂不同。粗工恐其闭住邪气，妄用柴芩而屏绝人参，所以夹虚之症，不能奏功，反对速毙也。按本方七味，柴胡主表邪不解，甘草主里气不调，五物皆在进退之列。本方若去甘草，便名大柴胡；若去柴胡，便名泻心黄芩黄连等汤矣。（《伤寒来苏集·伤寒附翼·少阳方总论》）

尤在泾：胸中烦而不呕者，邪聚于膈而不上逆也。热聚则不得以甘补，不逆则不必以辛散，故去人参、半夏，而加栝蒌实之寒，以除热而荡实也。渴者，木火内烦，而津虚气燥也。故去半夏之温燥，而加人参之甘润，栝蒌根之凉苦，以彻热而生津也。腹中痛者，木邪伤土也。黄芩苦寒，不利脾阳，芍药酸寒，能于土中泻木，去邪气，止腹痛也。胁下痞硬者，邪聚少阳之募。大枣甘能增满，牡蛎咸能软坚；好古云：牡蛎以柴胡引之，能去胁下痞也。心下悸小便不利者，水饮蓄而不行也。水饮得冷则停，得淡则利，故去黄芩，加茯苓。不渴外有微热者，里和而表未解也。故不取人参之补里，而用桂枝之解外也。咳者，肺寒而气逆也。经曰：肺苦气上逆，急食酸以收之。又曰：形寒饮冷则伤肺。故加五味之酸，以收逆气；干姜之温，以却肺寒；参枣甘壅，不利于逆；生姜之辛，亦恶其散耳。（《伤寒贯珠集·少阳正治法》）

周学海：和解者，合汗下之法而缓用之者也。伤寒以小柴胡为和解之方，后人不求和解之义，囫囵读过，随口称道，昧者更以果子药当之。窃思凡用和解之法者，必其邪气之极杂者也。寒者热者，燥者湿者，结于一处而不得通，则宜开其结而解之；升者降者，敛者散者，积于一偏而不相洽，则宜平其积而和之。故方中往往寒热并用，燥湿并用，升降敛散并用，非杂乱而无法也，正法之至妙也。揆其大旨，总是缓撑微降之法居多。缓撑则结者解，微降则偏者和矣。且撑正以活其降之机，降正以助其撑之力。何者，杂合之邪之交纽而不已也，其气必郁而多逆，故开郁降逆即是和解，无汗下之用，而隐寓汗下之旨矣。若但清降之，则清降而已耳，非和解也；但疏散之，则疏散而已耳，非和解也。和解之方，多是偶方复方，即或间有奇方，亦方之大者也。

何者，以其有相反而相用者也。相反者，寒与热也，燥与湿也，升与降也，敛与散也。（《读医随笔·卷四》）

【临床运用】

（1）张仲景对本方的运用

1）小柴胡汤主治少阳胆火内郁证。（见96条、97条、266条等）

2）用于三阳合病偏重少阳者。（见99条）

3）用于热入血室证。（见144条和《金匮要略·妇人杂病脉证并治第二十二》）

4）用于阳微结证（见148条）

5）用于少阳阳明同病。（见229条、230条）

6）用于呕而发热者。（见379条和《金匮要略·呕吐哕下利病脉证治第十七》）

7）用于伤寒瘥后更发热者。（见394条）

8）用于诸黄腹痛而呕者。（见《金匮要略·黄疸病脉证并治第十五》）

（2）后世医家对本方的应用

1）《备急千金要方》云，治妇人在蓐得风，盖四肢苦烦热，皆自发露所为。若头痛，与小柴胡汤。又云黄龙汤，治伤寒瘥后，更头痛壮热烦闷方，仲景名小柴胡汤。

2）《苏沈良方》云，此药治伤寒虽主数十证，大要其间有五证的，服之必愈。一者，身热，心中逆，或呕吐者，可服；若因渴饮水而呕者，不可服；身体不温热者，不可服。二者，寒热往来者可服。三者，发潮热可服。四者，心烦胁下满，或渴或不渴，皆可服。五者，伤寒已瘥后，更发热者，可服。此五证但有一证，更勿疑，便可服，服之必瘥。若有三两证以上，更的当也。

3）《直指方》云，小柴胡汤，治男女诸热出血，血热蕴隆，于本方加乌梅。

4）《活人总括》云，小柴胡非特为表里和解设，其于解血热、消恶血，诚有功焉。一二日间，解撤不去，其热必至于伤血，不问男女皆然。小柴胡汤，内有黄芩柴胡，最行血热，所以屡获奇功。

5）《世医得效方》云，小柴胡汤，治挟岚嶂溪源蒸毒之气，自岭以南，地毒苦炎，燥湿不常，人多患此伏，血乘上焦，病欲来时，令人迷困，甚则发躁狂妄，亦有哑不能言者，皆由败毒瘀心，毒涎聚于脾所致，于此药中加大黄枳壳各五钱。又云柴苓汤治疟，小柴胡汤合五苓散。

6）《名医方考》云，疟发时，耳聋胁痛，寒热往来，口苦喜呕，脉弦者，名曰风疟，小柴胡汤主之。

7）《医方口诀集》云，其口诀凡六。伤寒半表半里之证，加减而用之，其一也；温疟初发，增减而用之，其二也；下疳疮，又便毒囊痈等类，凡在前阴之疾，皆用为主剂，其三也；胸胁痛，寒热往来，因怒为病之类，凡属肝胆者，皆用为主剂，其四也；寡尼室女，寒热往来，头痛，胸胁牵引，口苦，经候失常者，似疟非疟，似伤寒非伤寒，此热入血室也，以此方为主药，随见证作佐使用之，其五也；古方治劳瘵骨蒸，多以本方加秦艽鳖甲等药主之，虽未入试，知其不为无理，故取为口诀之六。

8）《伤寒溯源集》云，今世俗皆弃人参而不用，以为稳当，乃盲医不知虚实之故也。惟热盛而邪实者，乃可去之；或有兼证之不相合者，亦可去也。若邪轻而正气虚者，未可概去也。或邪气虽盛，而正气大虚者，亦当酌其去取也。

9）《伤寒来苏集》云，本方为脾家虚热、四时疟疾之圣药。

10）《西塘感症》云，脉不虚者，去人参。

11）《说疫》云，用小柴胡，往往减参，且瘟疫原不宜于参。

12）《伤寒广要》引吴仁斋小柴胡汤加减法：小柴胡汤，近代名医加减法：若胸膈痞满不宽，或胸中痛，或胁下痞满，或胁下痛，去人参，加枳壳、桔梗各二钱，名柴胡枳壳汤。若胸中痞满，按之痛者，去人参，加瓜蒌仁三钱，枳壳桔梗各二钱五分，黄连二钱，名柴胡陷胸汤。若脉虚发热，口渴不饮水者，人参倍用，加麦门冬一钱五分，五味子十五个，名参胡清热饮，又名清热生脉汤。若脉弦虚发热，或两尺且浮无力，此必有失先房事，或曾梦遗走精，或病中还不固者。宜加知母黄连各二钱，牡蛎粉一钱，名滋阴清热饮；如有咳嗽者，更加五味子十一个。若脉弦虚发热口干，或大便不实，胃弱不食者，加白术、白茯苓、白芍药各一钱五分，名参胡三白汤。若发热烦渴，脉浮弦而数，小便不利，大便泄利者，加四苓散用之，名柴苓汤。内热多者，此名协热而痢，加炒黄连一钱五分，白芍药一钱五分，腹痛倍用。若腹疼恶寒者，去黄芩，加炒白芍药二钱，桂一钱，名柴胡建中汤；若自汗恶风，腹痛发热者，亦主之。若心下痞满发热者，加枳实二钱，黄连一钱五分。若血虚发热至夜尤甚者，加当归身、川芎、白芍药各一钱五分，生地黄一钱。若口燥舌干，津液不足者，去半夏，加瓜蒌根一钱五分，麦门冬一钱，五味子十五粒。若内热甚者，错语心烦不得眠者，加黄连、黄柏、山栀仁各一钱，名柴胡解毒汤。若脉弦长，少阳与阳明合病而热者，加葛根三钱，白芍药二钱，名柴葛解肌汤。若脉洪数无外症，恶热内热甚，烦渴饮水者，合白虎汤主之，名参胡石膏汤。

13）《伤寒论今释》云，胸胁苦满，心下痞硬，时时呕逆，口苦目眩，脉弦细，舌苔薄白，向边渐淡者，小柴胡之的证也。具此证者，无论有热无热，寒热往来与否，亦无论何种病，服小柴胡汤，无不效者。

（3）现代应用：有关小柴胡汤的现代应用较为广泛，尤以熊曼琪等学者对此方面综合归纳较详细，现录之于下。

1）消化系统：常用于治疗各种急慢性胃炎、急慢性肝炎和胆囊炎、胆石症、胰腺炎、消化性溃疡、脂肪肝、肝硬化、消化系统肿瘤等病，以胸胁心下痞满或疼痛、食欲减退、口苦脉弦为其审证要点。

用小柴胡制剂（6g/d）治疗24例慢性胃炎病人，结果第2周症状开始改善，除3例中途停药外，其余21例呕恶、胃脘疼、嘈杂、呃逆等消失；食欲不振、腹胀、胃振水音、易疲劳等，18例改善；腹部不适15例有效；内镜检查所有病例均有不同程度的改善，但据胃炎国际分类法分组后各组间改善程度有差异[1]。以小柴胡汤随证加减（隐痛，喜温喜按，神疲便溏者，加白术；隐痛，口燥咽干，便结尿黄者，去生姜，加白芍、百合、乌梅；痛甚拒按，舌边尖有瘀斑点者加丹参、灵脂；灼痛，烦躁易怒，口干苦者去参枣加丹皮；因情志因素而痛作者加白芍；得温痛减，脉紧者加桂枝；暴饮暴食诱发者去参枣加山楂、神曲），治疗胃脘痛151例，痊愈84例，有效49例，无效18例[2]。

治疗各种急慢性肝胆疾患，是本方现代应用之一大特色。研究结果证实，本方具有调节免疫机能、保护肝功能、利胆抗炎等作用，只要辨证准确，运用得当，其临床疗效十分显著。将176例慢性乙肝病人分为A、B两组，以小柴胡汤治疗，A组（94例）加用乙肝疫苗；并设70例益肝灵、复方树舌片对照组。结果3组显效分别为35、28、7例，有效54、45、40例，无效5、9、23例，总效率为94.7%、89.0%、67.1%，A、B两组总效率、γ球蛋白复常率、肝脾肿大回缩率、HBVM、HBeAg、HBV-DNA阴转率均明显优于对照组，$P<0.01$。且A组HBeAg、HBV-DNA阴转率优于B组（$P<0.05$，0.01）[3]。对80例HBe抗原阳性的慢肝病人投予小柴胡汤，结果肝功能改善50%，血清转化10%，血清反应阴性18.8%，HBe抗原降至1/2以下者13.8%[4]。23例慢肝病人治疗结果表明，无论有无HBe抗原阳性化，小柴胡汤均有降低GOT、GPT的作用[5]。另一报告则表明兼用熊去氧胆酸和小柴胡汤，能提高IFNα-2b的转氨酶改善率和血清转化率[6]。为观察小柴胡汤对术后肝损伤的治疗效果，对66例呼吸、消化系统病人进行了手术前后投药的对照比较，结果表明，术前后均投予者其倦怠、食欲不振、全身状态均明显改善；未投药组之术后GOT、GPT、LDH、 γ-GTP、LAP、TB、DB等均升高，且降低缓慢，而术前投药组及术前后投药组未见明显升高，或升高后迅速恢复正常[7]。

2）呼吸系统：常用于治疗各类感冒、扁桃体炎、支气管炎、肺炎、哮喘等病证，以咳喘、发热、胸胁胀闷、脉弦等为运用依据。

以小柴胡汤化裁（柴胡、半夏、黄芩、厚朴、杏仁各9g，党参12～30g，或仙鹤草等量，甘草4.5g，生姜3片，枣5枚）治疗上呼吸道感染咳嗽较剧者38例，并随证作适当加减，结果治愈14例，显效15例，有效5例，无效4例[8]。谷崎胜朗等运用小柴胡汤1年治疗以类固醇依赖型重症难治性哮喘为主的病人28例，结果显效4例，有效14例，有效率为64.3%；尤其对支气管痉挛伴过量分泌和细支气管闭塞型有显著疗效，不仅能缓解哮喘状态，还可改善因长期用肾上腺皮质激素引起的免疫功能低下的副作用[9]。对虚实夹杂证、无发热、隐窝有脓肿的慢性扁桃腺炎病人10例，投以低量（2.5g/d）小柴胡汤，2周后9例有效，1例因胃部胀满、腹泻而于第3日停药[10]。杨氏以本方化裁（柴胡、半夏各5～10g，黄芩10～15g，夏枯草10～20g，甘草5～7g），并据证加减，治疗流行性腮腺炎47例，结果痊愈45例，2例因并发心肌炎与脑膜炎而无效[11]。田中氏对6例特发性间质性肺炎病人投予本方6个月，结果表明本方虽不能阻止该病的发展，但能改善症状，在某种程度上对该病的发展有抑制作用，且能减少其恶化因素如感冒等发生的机会[12]。

值得注意的是，长期应用本方对肺部可能有一定的副作用。据观察，11例由小柴胡汤所引起的肺部疾病，半数以上病人有吸烟史；主诉为劳作时呼吸困难，发热干咳；开始服药到出现症状的时间为2周至1年，其中8例为1个月以上[13]。

3）循环系统：常用于治疗病毒性心肌炎、血压异常、冠心病、肺心病、风心病、心律失常、败血症、菌毒血症等疾病，以心悸心烦、发热、口苦、脉弦为审证要点。

王氏以小柴胡汤加减治疗春季发作性心脏期前收缩16例，其中房性期前收缩3例，室性期前收缩9例，交界性期前收缩4例；有病毒性心肌炎病史者3例，高血压病史者2例，无明确原发病者11例。治疗基本方为柴胡、半夏各9g，黄芩、生草、菖蒲、生姜各6g，党参、丹参各15g，甘松、莪术各10g，大枣5枚；并据证化裁，面红便干加龙胆草、夏枯草，心烦失眠加炒栀子、淡豆豉、茯神，纳差脘胀加苏梗、生谷麦芽，乏力自汗加生黄芪、霜桑叶。结果痊愈9例，有效4例，总有效率为81.25%；无效3例，占18.75%[14]。

邵氏以小柴胡汤加味治疗真心痛77例，基本方为：柴胡、川楝各25g，半夏、当归、附子、人参各15g，黄芩、生姜、炙草各10g，川芎20g，大枣6枚。全部病例服药3剂后心绞痛即明显改善，15例服药1剂即缓解，30例服药6剂后疼痛完全消失，32例服药10剂后疼痛消失；服药最少5剂，最多28剂；22个月未见复发者48例，15个月未见复发者29例，少数复发者，服本方仍效[15]。

4）神经系统：常用于神经官能症、梅尼埃病、癫痫、顽固性失眠、坐骨神经痛、感觉障碍等病证，以神情默默、不欲饮食、口苦脉弦为运用依据。

关氏以本方治疗眩晕症42例，肾精不足加菟丝、枣皮、枸杞、杜仲；气血不足加黄芪、当归；脾虚加苡仁、白术、升麻；颈项不舒加葛根。结果治愈35例，好转5例，总有效率为95%。而对照组36例之有效率为75%，有显著性差异[16]。

以本方作适当化裁，配合活血通络止痛之品，如伸筋草、桃仁、桂枝、当归、川芎等，治疗坐骨神经痛。大量的临床病例治疗结果表明，疗效非常显著[17~19]。而大山秀树用本方治疗5例因脑血管病变（丘脑部）所致的味觉障碍病人，均获疗效；部分病例因停药而味觉障碍症状再次出现[20]。

5）防治肿瘤：实验研究表明，本方具有显著的调节免疫功能效应，故其在防治肿瘤方面有确切疗效。林氏以本方联合消癥益肝片、氟尿嘧啶和丝裂霉素治疗原发性肝癌13例，并设19例西药对照组（氟尿嘧啶、MMc）。结果表明，中药联合组显效4例，有效5例，总有效率为69.2%；西药组显效0例，有效5例，总有效率为26.3%，$P<0.05$；副作用观察，中药组胃肠反应5例，骨髓抑制3例，静脉炎1例；对照组分别为11例、16例和4例，两组间差异$P<0.05$[21]。另一研究报告表明，本方虽然对初期Lewis肺癌的抗肿瘤作用不算太强，但单独给药结果显示能延长生命，而且还显示对Lewis肺癌有轻度抗转移作用；与氟尿嘧啶和环磷酰胺合用则效应增强[22]。

为了探讨本方抑制肝硬化癌变的可能性，许多学者进行了大量工作。将292例肝硬化而无肝癌可疑的病人，分为小柴胡汤组与对照组，结果投药20个月后，小柴胡汤投药组肝癌发生率明显低于对照组，且对照组甲胎蛋白明显上升[23]。而另一报告则将260例肝硬化病人分为小柴胡组和其他药物组，分别观察60个月，结果表明小柴胡汤组不仅累积肝癌发生率下降，而且可以提高病人长期生存率[24]。

6）免疫系统：由日本13家单位共同对人类免疫缺陷病毒（HIV）感染者56例进行临床观察，投予小柴胡汤或人参汤，停用其他BRM及抗病毒药物，结果表明，有维持或改善HIV感染导致免疫功能低下的作用[25]。对11例HIV阳性的血友病病人长期投予汉方药（8例小柴胡汤，3例人参汤），结果临床上AC转化为ARC者8例中仅有1例，3例ARC仅1例转为艾滋病（AIDS）；CD4 10例病人呈降低趋向，其中8例降50%以上，CD4/CD8上升有4例，但CD4实数均下降；HIV-1抗原（$P_{24}$）出现仅2例，HIV-1$P_{24}$抗体下降仅2例，9例抗体保持100%以上[26]。另一报告表明，对AC 3例及抗HIV抗体阴性3例，共6例血友病病人投予小柴胡汤或人参汤，结果：①淋巴细胞在1～3个月增加，平均最大增加率为（41.9±15.9）%，6个月为（0.54±13.6）%，其后不再增加；②CD4和CD8细胞在2～3个月增加，6个月为服药前值；③CD4/CD8比值无显著变化；④辅助T细胞、活性化T细胞、细胞毒性T细胞、NK细胞增加；⑤淋巴细胞幼稚化反应显示一时性亢进[27]。

对30例变态反应性疾病病人投予小柴胡汤合半夏厚朴汤，结果服药前IgE 1000U以下者服药后3～4个月明显下降；IgE 1000U以上者，服药22个月后下降；在住院管理的类固醇剂依赖型支气管哮喘病人5例中，2例撤停，2例减量[28]。研究者据51例治验结果认为对类风湿关节炎，激素并用小柴胡汤可以使炎症静止，以长期服用效果为优，能使5例减量服用激素，约半数病人全身症状得到改善[29]。另外，对11例脾切除术后病人出现的不同程度发热、口苦咽干、倦怠、食欲不振等反应，以小柴胡汤加减治疗，疗效可靠，未出现腹膜炎体征，手术切口一期愈合[30]。

7）其他方面：本方亦常用于治疗泌尿生殖系统、内分泌系统、皮肤科、妇产科及其他多种病证，如急慢性肾炎、肾盂肾炎、肾病综合征、尿路感染、尿毒症、遗精、阳痿、经前紧张综合征、产褥期精神障碍、更年期综合征、甲亢、糖尿病、五官科疾患、淋巴结炎、红斑性狼疮等。

以小柴胡汤加减治疗30例慢性肾功能不全病人，气阴两虚、湿毒壅盛者加太子参、焦大黄、车前草等；脾肾衰败、水湿不化者加六君子汤，疗程2个月。结果显效6例（20%），有效12例，稳定7例，无效5例，总有效率达83%[31]。

杨氏以小柴胡汤为基础方进行加减，治疗多种乳腺病（乳腺炎、乳腺增生等）36例，结果痊愈18例，显效10例，有效6例，总有效率达96.5%[32]。而日本学者则以本方作为生物反应调节物对6例反复继发性流产2次以上的习惯性流产病人施行免疫疗法，结果成功4例[33]。

对40例特发性血小板减少性紫癜病人，激素有效者加用小柴胡汤，各种治疗无效者单独运用小柴胡汤。结果显效10例，有效15例，稍有效13例，有效率为62.5%或95%（加稍有效者）；治疗前激素有效与各种治疗无效者，在应用激素外周血小板和病程方面无明显差异，全部病例均未见副作用及外周血、血液化学、血清学检查异常[34]。

对唾液分泌功能低下的口腔干燥症，目前有效治疗方法尚少。吉成氏用小柴胡汤治疗此类病人19例，疗程4周。结果多数病例唾液分泌量上升，自觉及他觉症状均有不同程度改善；有效率：12例口腔干燥症为91.7%，5例口眼干燥关节炎综合征为80.0%，2例放射性口腔干燥为100%，全部病例均无副作用[35]。

研究者用小柴胡冲剂治疗外用激素制剂，内服抗组胺药物效果不佳的湿疹、皮炎病人（慢性湿疹28例，异位性皮炎16例，痒疹5例，钱币状湿疹3例，脂溢性湿疹3例，接触性皮炎1例）。结果：显效10例，有效20例，总有效率为53.6%[36]。另外，宫川氏报道对小儿慢性复发性尿路感染症6例使用小柴胡汤，并联用常规疗法，结果除1例因投药时间短未作疗效判定外，其余5例在投药期间未见复发[37]。

总而言之，本方临床运用相当广泛，各类病证，大凡只要符合少阳枢机不利之病机，皆可酌情运用小柴胡汤治疗。有研究者认为，小柴胡汤之临床表现共有两种证型，即少阳火化型和少阳气郁型，其辨证原则是“但见一证便是，不必悉具”；具有两大临床表现特征：一是症状表现休作有时；二是少阳相火走孔穴；因而在临床运用中，只要抓住这两个特征之一，再运用小柴胡汤的辨证原则，用本方化裁治疗，常收立竿见影之效[38]。

（4）医案选录

1）过敏性哮喘：李某，男，30岁，1990年10月23日初诊。3个月前，病人不明原因出现发作性喘促、气急，夜晚12时发作或加重，曾先后在多家医院诊治，经用数种抗生素及激素、中药无效，后到省医院变态反应科查证对多种过敏原过敏，经予“脱敏液”连续治疗20天收效甚微，遂入我院治疗。诊见病人体胖，微喘，喉中有水鸣声，舌淡胖，苔薄白腻，脉沉细。首剂以温肺化痰、止咳平喘为大法，服10余剂罔效。余忽念师授小柴胡汤加五味子治喘之法，乃拟小柴胡原方加五味子12g，服3剂，症见减轻；连服7剂，竟收全功。半年后随访，未见复发。［四川中医，1992，（3）：17］

2）经期发热：曾某，女，33岁，1990年2月2日初诊。1年前行人工流产术后即发热不退，体温波动在38～39℃之间，伴小腹胀痛，月经周期不定，量多淋漓不尽，在某院诊断为“宫内感染”，经用抗生素治疗后，周期正常，量减少，但经期仍低热（37.5～38℃），时有恶寒，伴头晕欲呕，小腹隐痛，舌质淡红，苔薄黄腻，脉弦。恙由瘀血阻络，郁而化热，投用小柴胡汤加丹皮、川芎、归尾各6g，治疗1个月，次月经期体温仅37.2℃。以后每次经来时服此方3剂，连续3个月，随访半年，未见复发。［四川中医，1993，（5）：41］

3）复视：李某，男，30岁。患温病发高热，后遗双目复视，用过不少中西药治疗无效，内科医生曾怀疑过是脑部疾患，病人也非常焦虑。诊断时除复视外，尚有头晕、口干、耳鸣等症，脉数无苔。考虑是邪热久羁于少阳之经，损伤其阴液，肝胆之火又熏蒸于眼目，而产生的复视，试给予小柴胡汤加减2剂。处方：柴胡12g，黄芩、党参、甘草、元参、麦冬各15g，半夏6g，生姜10片，枣5枚，杭菊花30g。服2剂后目中所见两物的距离有明显的缩短，守方共服6剂，复视痊愈。按：本例病人因患温病发高热，经用西药治愈，后遗复视一症。这种复视的病理机制有二：一为热邪未尽，仍扰于少阳之经，因而熏蒸于目；二为热伤津液，津液涸乏，不能润养筋脉所致。既热且燥，于是眼中就幻化出复视现象。在治疗方面，两者必须兼顾，方能奏效。小柴胡汤加重黄芩用量以清解少阳之热，再加元参、麦冬增津以润燥，使热除津复，复视自愈。（赵明锐《经方发挥》山西人民出版社，1982：18）

4）热入血室：辛亥二月，毗陵学官王仲景妹，始伤寒七八日，昏塞喉中涎响如锯，目瞑不知人，病势极矣。诊之，询其未昏塞以前证，母在侧曰：初病四五日，夜间谵语，如见鬼状。予曰：得病之初，正值经候来否？答曰：经水方来，因身热病作而自止。予曰：此热入血室也。仲景云：妇人中风发热，经水适来，昼日明了，夜则谵语，发作有时，此为热入血室。医者不晓，反以热药补之，遂致胸膈不利，三焦不通，涎潮上脘，喘急息高。予曰：病热极矣，先当化其涎，后当除其热，无汗而自解矣。予急以一甲散投之，两时后涎定得睡，是日遂省人事；自次日以小柴胡汤加生地黄，三投热除，无汗而解。（《伤寒九十论·热入血室证第十六》）

5）疟疾：祁某，男，38岁，1977年8月15日诊治。涉雨工作，感受寒湿，继而恶寒发热，恶心呕吐，服藿香正气丸略有好转。时交秋令，天气骤然转凉，复感风寒之邪，即恶寒发热，休作有时，每日午后发作，恶寒时浑身发抖，加被不温，继则发热汗出，口苦，咽干。症见：面赤，发热恶寒，身汗出则热退，四肢酸困疼痛，胸胁满闷，不思饮食，舌苔黄腻但多津，脉滑数，此病在半表半里，邪入少阳之证，内夹痰湿之邪，治宜和解少阳，除痰截疟。方用：柴胡24g，半夏、黄芩、党参各15g，生姜、甘草、大枣各12g，常山6g，草果9g。上方服后少倾即吐，胸闷减轻，恶寒发热止，但觉身疲无力，继服上方去常山、草果，加竹叶9g，石膏15g，3剂而愈。按：涉雨工作，湿邪内侵，伏于半表半里，以藿香正气丸仅能奏效一时，正交秋令，复感风邪，与内伏之湿邪相合，疟疾乃作。本证以寒热往来，休作有时，口苦咽干为主症。遵仲景"口苦、咽干、目眩""往来寒热……小柴胡汤主之"之训，法古人"无痰不成疟"之说，以小柴胡汤解少阳半表半里之邪，常山破积除痰，草果温脾化痰，共组成和解少阳，除痰截疟之方，故一剂疟除。后见余热未除，以清热之品而获效。

6）产后发热：马某，女，32岁，1974年9月21日诊治。产后半月余，感受风寒，突发高热，体温39～40℃，头晕目眩，寒热往来，汗出，心烦，喜呕，不欲食，便秘，以解热之西药和抗生素治疗无效，用中药调补气血之品亦无好转，日趋严重。症见：面赤心烦，寒热往来，胸腹胀满，呕吐，舌红苔黄燥少津，脉弦数，此属产后体虚，风寒之邪乘虚而入。治宜和解少阳，泻热通便。方用：柴胡15g，黄芩、半夏、生姜、大枣、党参、甘草各9g，黑大黄12g（后下）。本方服3剂，大便通利，寒热往来消退，临床治愈。按：产后之人，体质素虚，今病人感受风寒，寒热往来发作，乃正邪相争之候。邪犯少阳，则出现心烦、喜呕、不欲食之症，此小柴胡汤证俱备也。病人复有便秘之疾，为津液不足，热结肠道的阳明证也，脉症合参，此为少阳阳明合病，故主以小柴胡汤，妇人产后，用生大黄恐伤其正，故以黑大黄导热下行，但实邪内结，亦可攻之。于是少阳之邪解，大便通利，邪去则正安，诸症自愈。

7）午后潮热：刘某，女，24岁，1978年4月15日诊治。平时情志不遂，常头晕目眩，心悸，月经提前，近日感午后潮热，体温在37.5℃左右，身疲无力，烦躁不安。症见：面色潮红，胸胁胀满，口苦咽干，四肢酸困，手足心汗出，舌苔白腻，小便黄，脉数。此属肝胆抑郁，浮火妄动，治宜舒肝解郁，清热泻火。方用：柴胡、黄芩各15g，半夏、生姜、龙胆草、栀子各10g，当归、白芍、甘草各12g，党参6g，大枣10枚，以上方3剂而愈。按：肝主疏泄，今病人平素情志不遂，以致肝胆抑郁，肝脉布两胁，肝郁克脾，故胸腹胀满，胆之经脉上循咽喉，故口苦，咽干，肝胆抑郁，郁久化热，午后潮热乃作，小便黄赤则是湿热之症，头晕目眩亦为胆肝之病，主以柴胡、龙胆草清泄肝胆之热，栀子、黄芩清肺与三焦之热，半夏、生姜散逆降气，恐疏泄太过，故用参、枣、草补气和中，调和营卫，当归、白芍柔肝，补血养营，肝木调达，郁滞消散，浮火自熄，午后潮热亦除，共奏舒肝解郁、清热泻火之功。

8）呕吐：黄某，男，45岁，1977年8月20日诊治。平时饮食不节，复感寒邪，诱发呕吐，初服藿香正气丸略有好转，继服无效，呕吐日渐加重，胸腹胀满，食纳减退。症见：形体消瘦，精神困疲，憎寒发热，头晕目眩，口苦咽干，腹胀胁痛，呕吐酸苦之水，舌淡白，苔薄腻，脉弦滑，此属寒邪犯胃，胃失和降，里热郁积，治宜清热利湿，降逆和胃。方用：柴胡、半夏各15g，生姜、茯苓各30g，党参、黄芩、甘草各12g，大枣10枚，上方服3剂呕吐减轻，饮食增加，治投病机，继以上方投之，2剂而愈。按：呕吐有虚实之分，虚乃脾阳不振或胃阴不足失其和降之功而成，实乃邪气犯胃，浊气上逆引起。本证平素饮食不节，复感风寒，外邪犯胃，饮食停滞，清不能升，浊不能降，浊气上逆，呕吐乃作。病程迁延日久，湿郁为热，口苦，咽干少阳证也，故以和中化湿之藿香正气丸仅能取效于一时，遵仲景"呕而发热者，小柴胡汤主之"之教导，以柴芩和解半表半里之邪，生姜、半夏和胃降逆止呕，恐病日久，正气不足，以参、草、枣益气补中，调和营卫，重用茯苓以淡渗利湿。虽病日久，但由于治投病机，故获卓效。

9）痛经：郑某，女，26岁，1978年2月21日诊治。素体虚弱，加之情志郁闷，每次月经来潮少腹胀痛，经行不畅，服止痛之西药仅能取效一时，近日月经来潮少腹胀痛更甚，并寒热往来，服活血之品和止痛之西药，亦无好转。症见：形体较胖，面色潮红，舌淡苔薄白边尖红，恶寒发热，食欲不振，少腹结痛，头晕恶心，脉弦数，此属肝气郁结，气机不畅，治宜疏肝利胆，活血调经。方用：柴胡、半夏、香附各15g，黄芩、延胡索、川楝子各12g，甘草、生姜、党参各10g，大枣6枚。上方服3剂后，腹痛减轻，复以上方服5剂，诸症消除，恐其病情反复，嘱以每次行经前1周，服用此方，连服3个月而愈。按：痛经为妇科常见病，有虚实之异，今病人情志郁闷，气郁伤肝，肝胆疏泄失司，“气滞则血凝”，瘀血结于少腹，故月经来潮腹痛则甚。寒热往来，食欲不振，头晕恶心，少阳证显见，故主以小柴胡汤，疏肝利胆，解表清里，调和营卫，益气和中，降逆止呕，以香附、延胡索、川楝子行气止痛，活血调经，治投病机，故能获效。

10）黄疸：石某，男，35岁，1976年8月7日诊治。素体脾胃有湿，复感风寒，身疲无力。食后恶心呕吐，恶寒发热，两日前发觉皮肤微黄，小便黄赤，目黄口渴，经化验检查，黄疸指数40U，谷丙转氨酶380U，诊为急性黄疸性传染性肝炎。症见：面目微黄，发热恶寒，心烦口渴，饥不欲食，恶心呕吐，精神困疲，舌淡苔黄腻，小便短少色黄赤，大便秘结，脉弦滑，此属外邪内侵，邪郁不达，与内湿蕴结，熏蒸肝胆所致。治宜清热利胆，渗湿泻下。方用：柴胡、泽泻各24g，半夏、生姜各15g，甘草、党参各9g，大枣10枚，茵陈60g，大黄12g（后下）。上方服2剂后二便通利，精神好转，但饮食如故，以本方去党参，加神曲、麦芽各15g，服5剂身黄已退，饮食增加，继服5剂，诸症已除，化验检查，黄疸指数8U，谷丙转氨酶100U以下，临床治愈。按：黄疸有阴黄、阳黄之分，治疗亦别，本例病人乃平素脾胃有湿，复感风邪，邪郁不达，与内蕴之湿相合，郁久化热，影响胆汁流行，不循常规，入于血分，引发黄疸。视其面目发黄，鲜明，知其阳黄无疑，恶寒发热，亦为外邪犹存，小便黄赤，大便秘结，一派湿热之症，故以小柴胡汤解表清里，疏利肝胆，重用茵陈、泽泻以清热利湿，大黄通便泄热，使上焦得通，津液得下，邪有出路。后诸症减轻，但仍不欲食，恐党参腻滞，用神曲、麦芽以建健脾之功，脾气得健，湿无生地，诸症自愈。

【按语】

小柴胡汤是治少阳胆火内郁、枢机不利的方法，以胸胁苦满、往来寒热、口苦咽干、心烦喜呕等为主要临床表现。但其临床运用相当广泛，仲景亦曾将之用治少阳阳明同病、三阳合病、黄疸腹痛呕吐及热入血室等病证。后世医家在继承仲景心法的同时，根据本方所主之病机病位特点，大大扩展其运用范围，无论内伤杂病或外感热病，凡与少阳病位相关，且以气郁或热化为特征者皆可以本方化裁治之。并由此而创制出许多著名的方剂，如柴葛解肌汤、柴陷汤、柴苓汤等，丰富和发展了中医方剂学内容。

本方作为外感热病邪犯少阳之主方，柴胡、黄芩两药实属重要。按其原方剂量，柴胡药量大于黄芩，颇合透邪外解之精义，宜于发热明显者。而临床运用之际，又当审证而变通之。若发热不甚而内热显著，口苦心烦、脉数渴饮者，则黄芩用量宜重；若内外俱热，难分轻重者，则柴、芩用量宜乎相当。一般而论，外感宜重用柴胡，欲其透邪；内伤宜重用黄芩，欲其清泄。此柴、芩剂量比例，虽有规矩可循，然最重要者，贵在审时度势，随证定夺，切不可拘泥于成法，而失辨证论治之玄妙。

【现代研究】

有关小柴胡汤的实验研究，开展较为广泛，尤以日本汉方医学研究者成就显著。经过不懈的努力，目前已从不同途径证实，本方具有多种药理效应，其药效机制已逐步得到较合理阐释。现据近十年的文献资料，简要综述于下。

（1）肝脏保护作用：本方对多种化学物质或药物所致的肝损伤有减轻或预防效应。口服小柴胡汤对$CCl_4$所致的肝损伤及功能障碍的研究表明，在给予$CCl_4$24小时后，小柴胡汤可使升高的谷丙转氨酶（sGPT）、谷草转氨酸（sGOT）恢复正常，在24小时及48小时，本方还可抑制由$CCl_4$导致的凝血酶原时间延长及细胞色素$P_{450}$活性降低，表明本方可改善由$CCl_4$导致的肝细胞坏死及功能障碍[39]。给予D-半乳糖胺2小时后，血清sGOT、sGPT上升，24小时后进一步上升，虽然一次给予小柴胡汤提取剂对上述活性上升没有抑制作用，但二次给药时有明显抑制作用；另外，给予D-半各乳糖胺时，血清总蛋白、白蛋白和中性脂肪量下降，但二次给予小柴胡汤，能明显抑制总蛋白、白蛋白量减少[40]。另一研究表明，小柴胡汤对氟烷引起的肝细胞坏死和肝功能异常有抑制作用，推测本方对肝损害有非特异性的抑制作用和膜的稳定作用[41]。本方用于摄取添加乙疏氨酸的缺乏胆碱食物的模型大鼠，能减轻慢性肝损害的进展，同时可以抑制增生性结节、卵圆形细胞浸润，故有抗肿瘤效应[42]。一项探讨本方预防二氧化二甲联吡啶（PQ）引起的肝损害作用的研究结果表明：①在肝切片培养法中，本方可抑制sGOT的逸出和肝切片中过氧压酯质（LPO）的增加，并和浓度相关，亦可抑制组织学的变化。由此说明，本方对PQ肝损害有抑制作用。②本方对引起的肝微粒体的脂质过氧化反应所发生的$O_2^-$有消除作用。③本方组成生药中，黄芩、甘草和柴胡对$O_2^-$有清除作用，而且还可抑制PQ肝损害导致sGOT的逸出。由此可知，本方对$O_2^-$有清除作用，是抑制肝损害的机制之一，这种抑制作用特别和黄芩、甘草和柴胡有关[43]。经用猪血清（PS）和二甲基硝胺（DMA）处理后的大鼠，其肝羟脯胺酸含量上升，凝血酶原时间延长，但可被本方抑制，尤以提前3个月给予小柴胡汤，效果更为显著；结果显示，本方可直接抑制纤维化的形成[44]。

在实验性阻塞性黄疸解除后，给予小柴胡汤和茵陈蒿汤，对胆汁郁滞型肝损伤有迅速改善的效果[45]。有研究者通过测定胸苷激酶与DNA及肝损伤时血浆中各种酶，认为本方对再生肝，在促进肝再生的同时，有抑制肝损伤的作用，能延长细胞周期$G_1$期[46]。本方能使细胞$G_2$期延长，诱导肝细胞DNA合成，调节肝细胞对更低浓度胰岛素的应答，促进肝细胞增殖[47, 48]。

小田岛肃夫就本方对肝炎的抑制作用总结其机制如下：①蛋白合成促进作用（肝）；②糖元增量作用（肝）；③高脂血症改善作用；④小胞体系酶活性抑制作用；⑤抗体产生系统的修饰；⑥干扰素诱发作用；⑦肝细胞再生促进作用；⑧脂质及肝改善作用；⑨抗炎、抗变态反应作用；⑩实验性肝损害的抑制及抗应激性溃疡等[49]。

（2）免疫调节作用：小柴胡汤的多种生药成分在调控免疫反应方面具有多种复杂机制，其作用中以对免疫抑制状态最为有效，但也能改善亢进模型。毫无疑问，本方具有BRM（免疫调节剂或生物反应调节物）的特点[50]。

山铺昌由以36例癌症病人末梢血单核细胞体外探讨了本方对细胞因子产生功能的影响，结果表明，本方添加组比非添加组IL-1β（IL，白细胞介素）的产生量增加5倍，IL-6与粒细胞-巨噬细胞集落刺激因子（GM-CSF）均增加2.2倍，特别是IL-1β的产生既使用是极低浓度亦明显增加。本方在短时间内使末梢血单核细胞活化，产生IL-1β，激活淋巴细胞，诱导产生IL-6与GM-CSF[51]。不仅如此，本方尚可促进IL-1、IL-2产生，增强IL-3的感受性，能增强人末梢血单细胞产生IL-4、IL-8和小鼠脾细胞产生IL-6[52, 53]。

一项有关外周单核类细胞之淋巴细胞转化影响的研究结果表明，本方可提高HH（健康异性恋者）、ARC（艾滋病关联综合征病人）和艾滋病病人（AIDS）组的增殖活性，能增强HH、HPA（无症状艾滋病病毒抗体阳性的同性恋者）、ARC和ADIS组对美洲商陆有丝分裂原（PWM）的增殖反应。研究者据此认为本方能刺激单核细胞-T4（CD4）、B淋巴细胞等细胞网络系统和（或）抑制T8（CD8）细胞功能[54]。

本方诱导抗体产生的机制，新生儿同于成人[55]。研究表明，在PWM存在的情况下，本方加入新生儿单核细胞中后，可以诱导产生IgM、IgG，明显增加IL-1a，而IL-6虽有个别增加现象，但无一定趋向性，可以说明本方通过刺激巨噬细胞和辅助T细胞，从而诱导细胞产生抗体[56]。

小柴胡汤可刺激T细胞功能，对泼尼松龙引起的羊红细胞抗体反应的抑制有恢复作用；并可改善角叉菜聚糖引起的对脂多糖溶血空斑形成细胞数量的抑制作用，且可增强吞噬功能；说明本方可作用于吞噬细胞，改善抗体产生的抑制[57]。另一项研究则表明，本方对脂多糖促有丝分裂活性的作用与其浓度有关。在无脂多糖存在的实验中，本方（0.1和10 μg）具有促有丝分裂的活性，1.0 μg剂量显示出增强促有丝分裂活性的趋势（$P<0.1$）；而100 μg剂量却抑制了促有丝分裂活性，细胞存活力亦显著降低。在脂多糖促有丝分裂活性上，取自按受过1.2g/kg本方处理的小鼠脾细胞组比对照组明显大得多；在无脂多糖存在的实验系统中，本方不可能提高【$^{3}$H】胸腺嘧啶脱氧核苷的结合[58]。

小柴胡汤具有激活抑制性T细胞活性和辅助T细胞活性的效应[59]；在单核细胞培养上清液内增强T细胞群落的形成，并在一定范围内与浓度呈正相关性；随着本方各生药成分的浓度增加，其抑制中性粒细胞的化学发光作用越强烈，故可认为本方具有的抗炎抗过敏的机制是由于抑制了过氧化作用[60]。而小柴胡汤对T细胞群落形成功能的增强作用，并不是单纯以柴胡为主体，而是有人参、生姜、半夏成分的参与，其作用机制之一，可以考虑是这种成分作用于单核细胞，对IL-1有诱导作用[61]。

沟口氏亦据80例HBe抗原阳性慢肝病人的临床观察结果认为，本方和甘草甜素的免疫激活、抗炎和肝细胞膜保护效应，是通过巨噬细胞产生IL-1的结果，影响细胞性免疫和抗体产生，同时借助于脂皮质样物质而发挥抗炎作用[62]。与此同时，动物实验表明，本方可间接作用于库普弗细胞，使雌二醇受体量增加，而发挥免疫激活作用，提高排除病毒能力[63]。

本方能影响单核细胞的自然杀伤细胞（NK细胞）的活性，并与浓度相关。在100mg/kg浓度，活性上升；而在200mg/kg浓度时，其活性受到抑制（腹腔给药）；经口投予250mg/kg浓度的小柴胡汤，NK细胞活性上升[64]。

小柴胡汤不仅抑制PAF（血小板活化因子）刺激血小板产生过氧化物，而且抑制中性粒细胞产生活性氧，防止组织细胞损伤[65]。其抑制活性氧释放的机制，主要是参与磷脂酶C以下的代谢系统，而抑制杀白细胞素的激发机制[66]。

总之，本方具有较为广泛而复杂的免疫调节效应，其作用途径是多方面的，以伯氏疟原虫感染小鼠为实验模型的研究结果表明，小柴胡汤可显著提高疟疾小鼠的体液免疫、非特异性免疫和红细胞免疫能力，对ConA（刀豆素A）诱导的淋巴母细胞转化有显著的免疫抑制作用[67]。

（3）内分泌调节作用：小柴胡汤对丘脑-垂体-肾上腺系统有显著的调节作用。对连日投类固醇导致的ACTH（促肾上腺皮质激素）分泌抑制状态，在类固醇减量过程中并用本方，可缓和这种ACTH分泌抑制[68]。研究者据对照结果认为其机制是通过IL-1使ACTH分泌增强，而不是通过前列腺系统[69]。

这种激素样作用的机制并非如此单纯。本方由于刺激丘脑下部-垂体，促进ACTH的分泌，而使肾上腺皮质激素分泌增加；同时抑制肝脏的皮质激素代谢，结果血中内源性皮质激素浓度上升；另外，通过拮抗孕酮、放线菌素D和放线菌酮，而具有激素样作用[70]。

有意义的是，本方对应激时ACTH分泌亢进状态，不仅不进一步增强ACTH分泌，而且有抑制倾向；但对ADX（肾上腺切除术）时的ACTH分泌强亢进状态，未见影响；投予Dex（地塞米松）40 μg所致的ACTH分泌强抑制状态，虽未见影响，但对Dex4 μg所致的ACTH分泌弱抑制状态，有使之恢复倾向。因此认为本方既可抑制ACTH分泌亢进，亦可改善ACTH分泌轻度抑制状态，具有维持机体平衡的作用；由于本方对IL-1β的ACTH分泌增强有进一步增强作用，故可认为本方是通过这种机制使Dex的ACTH的分泌抑制得以恢复[71]。

尽管如此，小柴胡汤的这种双向调节作用，仍以对内源性激素在体内广泛的生理效应起促进性调控作用为主。而这种调控的环节，是通过中枢神经系统，促进肾上腺的体液性调节而抑制其神经性调节[72]。

（4）抗炎作用：小柴胡汤的抗炎作用机制具有双重性，即激素样和非激素样两个方面。实验表明，本方不仅通过促进垂体-肾上腺皮质激素功能，增强糖皮质激素的分泌及与糖皮质激素受体的结合，发挥间接的抗炎作用，也可以直接作用于炎症细胞，抑制花生四烯酸的级联过程[73]。同非激素性抗炎剂阿司匹林、吲哚美辛一样，本方能阻碍花生四烯酸连锁反应中环氧化酶活性，抑制血中前列腺素E的生成和血小板聚集。就其抗炎效果而言，本方1.1g/kg浓度相当于泼尼松龙1mg/kg；与泼尼松龙4mg/kg合用，可获得相当于泼尼松龙16mg/kg的效果；实验中，泼尼松龙组有20%出现肾上腺萎缩，而并用组仅百分之几；本方还可改善合成类固醇制剂引起的白细胞、嗜酸粒细胞减少[70]。

尽管小柴胡汤与阿司匹林、吲哚美辛一样，具有抑制前列腺生物合成和血小板聚集作用，但其作用机制不尽相同。实验结果表明，本方口服给药1小时、5小时后对血小板聚集呈两个抑制峰，阿司匹林在4小时时呈强抑制作用，而地塞米松在1～5小时整个范围呈抑制作用，吲哚美辛亦呈两个抑制峰，与小柴胡汤作用曲线相似，但其在4小时的抑制率弱于14小时，而小柴胡汤第二峰高于第一峰。这表明本方对胶原诱发的血小板聚集具有多种作用机制，呈甾体样和非甾体样双重抑制作用[74]。

另外，小柴胡汤及其组成生药中的柴胡、半夏、黄芩、大枣、生姜对化合物48/80引起的小鼠腹腔内肥大细胞脱颗粒及组胺释放有抑制作用，其效果可与色甘酸钠相媲美[75]，说明本方及其构成生药具有抗过敏作用。

（5）抗肿瘤作用：本方抗肿瘤效应已被临床所证实，而其机制较为复杂，普遍认为与其免疫调节机制直接相关，其作用环节是多方面的。实验表明，本方试管内对11种不同分化程度的人肝、胆道系统癌细胞株的浓度依赖性抑制效果，特别是对胆囊、胆道系统腺癌细胞株作用明显，对肝癌细胞株不同分化程度而引起的细胞增殖抑制效果未见差异。其作用机制是抑制细胞周期的$G_0/G_1$期。对具有产生甲胎蛋白（AFP）功能的肝癌细胞株KLM-1，呈浓度依赖性减少单位细胞的AFP分泌功能，据此认为本方具有直接抑制癌细胞增殖的作用[76]。

将7，12-二甲基苯并蒽涂布在小鼠背部以诱导产生乳头状瘤，探讨本方对鳞状细胞乳头状瘤的形成和生长影响。结果表明，长期经口投予本方可明显降低琥珀酸脱氢酶（细胞存活的标志）和胸苷酸合酶（在DNA从头合成过程中起重要作用）的活性，从而抑制乳头状瘤的发病与生长[77]。

小柴胡汤能剂量依赖性地诱导外周血单核细胞产生肿瘤坏死因子，这是其预防癌变作用的重要因素[78]。而另一实验亦表明，本方通过诱导TGF-$\beta_1$（一种已知的能抑制细胞增殖的自分泌因子）而发挥对妇科癌细胞系增殖的抑制作用[79]。

（6）其他作用：小柴胡汤能使胆囊结石症女性病人的Oddi氏括约肌收缩增强，舒张加速，从而可有效防止十二指肠液由乳头逆流，亦可防止胆汁郁积，这种调节作用可能是其治疗胸胁苦痛的主要原因之一[80]。

本方能使血细胞因子的血细胞平均容积变化率增高和血浆因子与血清过氧化脂质水平下降，从而使血液黏度降低[81]。对伴有高过氧化脂质和抗凝血酶Ⅲ活性降低的高黏度血症，在改善血清过氧化脂质和抗凝血酶Ⅲ的同时，改善血黏度和血清皮质酮及肝脏肿大方面，本方较西药祛脂酸（CFA）显示出更为综合性的效应[82]。

长期应用本方，可抑制动脉硬化的发生，其作用机制包括减轻血管平滑肌损害、改善胆固醇代谢、抗氧化、调节血凝纤溶系统、抑制血小板凝集等[83]。实验表明，对由Ev方法得到的组织学所见，本方对胸腔大动脉粥样指数、动脉脂类及动脉羟脯氨酸含量均有作用，但对血清胆固醇含量并无作用[84]。另一研究亦证实，小柴胡汤具有改善耐糖功能的作用，但并不具备降低血清胆固醇的效应[85]。

小柴胡汤具有明显的促进血小板恢复作用，并直接抑制出血；同时还可激活造血干细胞的自我复制能力，其作用较十全大补汤更强。这种造血干细胞恢复的促进作用，对急性放射性损害的治疗而言，不仅表现为救命之效果，更重要的是对于造血系统的长期活性作用[86]。

根据中医理论，药物的煎服法与疗效密切相关。研究证实，小柴胡汤不同的给药时间（早餐前、后30分钟），其活性成分甘草甜素的血药浓度图呈不同形式，而甘草酸和黄芩素的血药浓度曲线没有差别，黄芩素的血药浓度曲线在两种给药时间呈两阶段性，故小柴胡汤的临床应用时间应根据病人的适应性和其他相关因素而定[87]。

## 参考文献


[1] 中岛修一 . 小柴胡汤治疗慢性胃炎 . 日本东洋医学杂 , 1994, (5): 174
[2] 祝建华 . 小柴胡汤治疗胃脘痛 151 例临床总结 . 河南中医 , 1995, 15(4): 212
[3] 谢士达 . 小柴胡汤或合用乙肝疫苗治疗慢性乙型肝炎 176 例 . 江苏中医 , 1995, (9): 7
[4] 沟口靖宏 . 小柴胡汤的免疫激活作用以及对乙型慢性肝炎的效果 . 国外医学·中医中药分册 , 1991, (5): 39
[5] 山内浩 , 等 . 对慢性乙型肝炎长期应用汉方制剂的临床效果——以柴胡剂、祛瘀血剂为中心 . 和汉医药学会志 , 1987, (4): 376
[6] 沈志平 , 等 .IFN 并用 UDCA 与小柴胡汤治疗慢性乙型肝炎 . 国外医学·中医中药分册 , 1994, (1): 20
[7] 薄场彰 , 等 . 小柴胡汤治疗术后肝损伤的效果 . 日本东洋医学杂志 , 1992, (1): 1
[8] 刘明皓 .38 例咳嗽用小柴胡汤加减治疗 . 上海中医药杂志 , 1994, (1): 19
[9] 谷崎胜朗 , 等 . 小柴胡汤治疗支气管哮喘的临床效果 . 临床と研究 , 1991, (7): 257
[10] 片冈明美 . 小柴胡汤低量疗法临床治疗慢性扁桃腺炎效果的探讨 . 国外医学·中医中药分册 , 1993, (4): 40
[11] 杨连竹 . 小柴胡汤治疗流行性腮腺炎 47 例 . 安徽中医学院学报 , 1995, (2): 35
[12] 田中裕士 , 等 . 间质性肺炎的汉方疗法 . 国外医学·中医中药分册 , 1993, (6): 28
[13] 黄光惠 . 小柴胡汤副作用所致的肺部病变 . 国医论坛 , 1994, (1): 47
[14] 王悦 . 小柴胡汤加减治疗春季发作性心脏期前收缩 16 例 . 南京中医药大学学报 , 1996.(1): 55
[15] 邵桂珍 , 王延国 , 康素燕 . 小柴胡汤加味治疗真心痛 77 例 . 山西中医 , 1994, (4): 20
[16] 关建国 . 小柴胡汤加味治疗眩晕症 42 例 . 上海中医药杂志 , 1995, (11): 14
[17] 赵鹏台 , 薛玉杰 , 石增怀 . 小柴胡汤加味治疗坐骨神经痛 23 例 . 辽宁中医杂志 , 1995, (12): 544
[18] 孙桂芝 . 小柴胡汤治疗坐骨神经痛 60 例 . 陕西中医函授 , 1995, (4): 31
[19] 陆胜年 . 加味小柴胡汤治疗坐骨神经痛 25 例 . 上海中医药杂志 , 1995, (3): 28
[20] 大山秀树 . 小柴胡汤治疗中枢性味觉障碍的经验 . 日本东洋医学杂志 , 1991, (1): 124
[21] 林志智 , 陈玲玲 . 小柴胡汤加味、消癥益肝片联合化学药物治疗原发性肝癌 13 例 . 福建中医药 , 1996, (1): 8
[22] 伊藤均 , 等 . 小柴胡汤合并 5- 氟脲嘧啶及环磷酰胺对 Lewis 肺癌的影响 . 国外医学·中医中药分册 , 1987, (6): 24
[23] 山本佑夫 , 等 . 小柴胡汤抑制肝硬化发生肝癌的效果 . 和汉医药学会志 , 1987, (3) ：231
[24] 冈博子 , 等 . 小柴胡汤预防肝癌的尝试 . 和汉医药学会志 , 1991, (3): 262
[25] 福武胜幸 , 等 . 两种汉方药对 HIV 感染者临床效果的研究 . 国外医学·中医中药分册 , 1991, (6): 28
[26] 三间屋纯一 . 对 HIV 感染血友病病人长期与汉方药的临床效果 . 中外医学·中医中药分册 , 1991, (6): 27
[27] 樱川信男 , 等 .HIV 感染者长期投与汉药的临床效果 . 国外医学·中医中药分册 , 1991, (6): 27
[28] 田北雅夫 , 等 . 小柴胡汤合半夏厚朴汤降低血中 IgE 抗体及减少类固醇用量的效果 . 日本京洋医学杂志 , 1990, (4): 81
[29] 大萱稔 , 等 . 对类风湿性关节炎用小柴胡汤的经验 . 和汉医药学会志 , 1987, (3): 388
[30] 訾占生 , 刘金山 , 王广军 , 等 . 小柴胡汤加减治疗脾切除术后发热 . 中医药学报 , 1995, (6): 24
[31] 王静 , 刘佳彬 . 小柴胡汤加减治疗慢性肾功能不全 30 例分析 . 天津中医 , 1994, (6): 33
[32] 杨刚 . 小柴胡汤治疗乳房病 36 例 . 四川中医 , 1994, (8): 47
[33] 井出正哲 . 小柴胡汤治疗继发性习惯性流产的经验 . 和汉医药学会志 , 1989, (3): 532
[34] 米仓修司 , 等 . 小柴胡汤治疗特发性血小板减少性紫癜的效果 . 临床と研究 , 1995, 72(4): 189
[35] 吉成一贞 , 等 . 小柴胡汤治疗口腔干燥症的临床研究 . 日本口腔外科学会杂志 , 1987, (10): 2053
[36] 须藤学 , 等 . 小柴胡汤治疗湿疹、皮炎的临床经验 . 日本皮肤科学会杂志 , 1987, (12): 1460
[37] 宫川三平 , 等 . 小柴胡汤对小儿尿路感染症的临床效果 . 国外医学·中医中药分册 , 1985, (6): 37

[ 38 ] 焦玄 . 小柴胡汤证的辨证原则及临床应用体会 . 中国医药学报 , 1996, (2): 37
[ 39 ] Sakae Amagaya, et al. 小柴胡汤及大柴胡汤对四氯化碳所致大鼠肝损伤的影响 . 国外医学·中医中药分册 , 1990, (1): 24
[ 40 ] 太田好次 , 等 . 经口给予小柴胡汤提取剂对 D- 半乳糖胺导致的大鼠肝损害的影响 . 医と生物 , 1994, (2): 87
[ 41 ] 满川博美 , 等 . 小柴胡汤对氟烷引起的大白鼠肝损害的效果 . 国外医学·中医中药分册 , 1991, (5): 40
[ 42 ] 栗原毅 , 等 . 小柴胡汤抑制慢性肝损害进展的效果：特别是用于摄取添加乙硫氨酸的缺乏胆碱食物大鼠模型 . 国外医学·中医中药分册 , 1994, (2): 19
[ 43 ] 中村东一郎 , 等 . 小柴胡汤对二氯化二甲联吡啶引起的肝损害的效果 . 国外医学·中医中药分册 , 1991, (5): 40
[ 44 ] Sakae Amagaya, et al. 小柴胡汤和大柴胡汤对大鼠实验性肝纤维化的影响。和汉医药学会志 , 1988, (2): 137
[ 45 ] 上什章二 , 杨晋翔 . 小柴胡汤及茵陈蒿汤对大鼠阻塞性黄疸解除后肝功能的影响 . 日本东洋医学杂志 , 1991, (3): 133
[ 46 ] 米山良树 , 等 . 小柴胡汤对实验性再生肝的影响 . 和汉医药学会志 , 1991, (3): 524
[ 47 ] 上村克也 , 等 . 汉方处方解析 ( 第 61 报 ): 关于小柴胡汤肝再生促进作用的基础研究 . 第九回和汉医药学会大会要旨集 , 1992: 32
[ 48 ] 小柴胡汤可促进肝细胞增殖 . 中国医学论坛报 , 1994.6.2.5 版
[ 49 ] 小田岛肃夫 . 小柴胡汤及柴胡皂甙的肝炎抑制作用——特别是作用机制 . 国外医学·中医中药分册 , 1986, (1): 3
[ 50 ] 雨谷荣 , 王文健 . 从药理和药化探讨小柴胡汤 (3). 国外医学·中医中药分册 , 1990, (4): 13
[ 51 ] 山铺昌由 , 等 . 小柴胡汤对癌症病人末梢血单核细胞 IL-1β、IL-6 及 GM-GSF 产生功能的影响 . 和汉医药学会志 , 1991, (3): 254
[ 52 ] 长谷川格 , 等 . 小柴胡汤对从末梢血单核细胞产生 IL-4 以及小鼠脾细胞产生 IL-6 的影响 . 和汉医药学会志 , 1990, (3): 280
[ 53 ] 三木俊治 , 等 . 体外试验探讨小柴胡汤对人外周血单核细胞 IL-8 产生的影响 . 和汉医药学会志 , 1992, (1): 52
[ 54 ] Watanabe K, 叶祖光 . 传统汉方方剂对艾滋病病毒感染的病人外周单核类细胞在体外的免疫调节作用 .International Journal of Oriental Medicine, 1990, (1): 1
[ 55 ] 齐藤滋 , 等 . 小柴胡汤对脐带血单核细胞体外抗体产生的影响 . 和汉医药学会志 , 1991, (3): 452
[ 56 ] 加藤由美子 , 等 . 大小柴胡汤在体外对新生儿产生抗体的影响 . 和汉医药学会志 , 1989, (3): 266
[ 57 ] Hiroko Iwama, et al. 汉方药对免疫反应的作用——活体内大小柴胡汤对羊红细胞及脂多糖抗体反应的研究 . 和汉医药学会志 , 1987, (1): 8
[ 58 ] Hiroko Iwama, et al. 和汉药方剂小柴胡汤对脂多糖促有丝分裂活性的作用 .Journal of Ethnopharmacology, 1987, (21): 45
[ 59 ] 各务伸一 . 小柴胡汤对末梢血抑制性 T 细胞和辅助 T 细胞功能的诱导作用 . 汉方医学 , 1985, (3): 21
[ 60 ] 安部英 , 等 . 小柴胡汤对免疫系统的作用 .JAMA( 日本语版 ) 别册付录最先端の汉方医学 , 1987, (2): 56
[ 61 ] 川杉和夫 , 等 . 小柴胡汤添加单核细胞培养上清对 T 细胞集落形成功能影响的研究 . 国外医学·中医中药分册 , 1991, (4): 46
[ 62 ] 沟口靖宏 , 等 . 肝病时的免疫异常及汉方药治疗 . 和汉医药学会志 , 1987, (3): 227
[ 63 ] 小柴胡汤对枯否氏细胞质中雌二醇受体量的影响 . 和汉医药学会志 , 1990, (3): 179
[ 64 ] 落合宏 , 等 . 汉方方剂对小鼠免疫功能的影响 . 国外医学·中医中药分册 , 1991, (4): 43
[ 65 ] 齐藤纪子 , 等 . 小柴胡汤对血小板产生过氧化物的影响 . 国外医学·中医中药分册 , 1993, (1): 34
[ 66 ] 山口守道 . 小柴胡汤抑制活性氧释放的机制 . 日本东洋医学杂志 , 1993, (5): 145
[ 67 ] 王金华 , 叶祖光 , 薛宝云 , 等 . 小柴胡汤及其与青蒿素配伍的免疫学作用研究 . 中国实验方剂学杂志 , 1995, 1(1): 28
[ 68 ] 北井浩一朗 , 等 . 小柴胡汤对丘脑 - 垂体 - 肾上腺皮质系统的影响 . 日本内分泌学会杂志 , 1993, (4): 312
[ 69 ] 北井浩一朗 , 等 . 小柴胡汤对丘脑下部 - 垂体 - 肾上腺皮质系统的影响 . 日本内分泌学会杂志 , 1992, (4): 266
[ 70 ] 荻原幸夫 . 柴胡剂抑制类固醇激素副作用的效果 . 日本皮肤科学会杂志 , 1987, (12): 1458
[ 71 ] 中西公王 , 等 . 小柴胡汤对垂体 - 肾上腺皮质系统的影响 . 和汉医药学会志 , 1991, (3): 364
[ 72 ] 雨谷荣 , 王文健 . 从药理和药化探讨小柴胡汤 (2) 关于抗炎作用 . 国外医学·中医中药分册 , 1990, (3): 10
[ 73 ] 沟口靖宏 , 等 . 小柴胡汤对花生四烯酸代谢的影响 . 国外医学 . 中医中药分册 , 1988, (5): 52
[ 74 ] Sakae Amagaya, et al. 小柴胡汤和大柴胡汤对胶原诱发血小板聚集和前列腺生物合成的抑制作用 .Planta Medica, 1986, (5): 345
[ 75 ] Shizuo Toda, et al. 小柴胡汤、大柴胡汤及柴胡加龙骨牡蛎汤对 48/80 复合物引起的小鼠腹腔肥大细胞脱颗粒及组胺释放的作用 . 和汉医药学会志 , 1987, (2): 77
[ 76 ] 沟口充志 . 小柴胡汤水溶性成分抑制人肝、胆道系统癌细胞株增殖作用的探讨 . 和汉医药学会志 , 1992, (2): 110
[ 77 ] Liu LH, et al. 小柴胡汤对 7, 12- 二甲基苯蒽引起的乳头状瘤抑制作用。American Journal of Chinese Medicine, 1994, 22(3/4): 35

[78] 山铺昌由，等 . 小柴胡汤对肿瘤坏死因子诱导作用的研究 . 国外医学·中医中药分册，1995, (5): 7
[79] 安井敏之，等 . 小柴胡汤对妇科癌细胞系增殖作用及其作用机制的研究 . 和汉医药学会志，1994, 11(3): 161
[80] 关正威，等 . 小柴胡汤对 Oddi 氏括约肌的调节作用 . 国外医学·中医中药分册，1991, (4): 46
[81] 裕忠人，等 . 小柴胡汤对大鼠血液流变学影响的研究 . 日本药学杂志，1987, (3): 119
[82] 裕忠人，等 . 大小柴胡汤、三黄泻心汤与祛脂酸对类固醇激素大鼠的改善作用的比较研究 . 国外医学·中医中药分册，1990, (2): 24
[83] 雨谷荣，王文健 . 从药理和药化探讨小柴胡汤 (4). 国外医学·中医中药分册，1990, (5): 5
[84] Masaorni Umeda et al. 小柴胡汤和大柴胡汤对大耳白家兔实验性动脉粥样硬化的影响 . 国外医学·中医中药分册，1990, (1): 21
[85] 后藤正子，等 . 汉方方剂对实验性无机物及脂质代谢异常诱发的自发糖尿病模型的影响 . 日药理志，1992, 100: 353
[86] 细川康，等 . 小柴胡汤对小鼠放射性损害的防护效果 . 和汉医药学会志，1985, (3): 694
[87] Nishioka Y, et al. 小柴胡汤提取剂的给药时间对其活性成分在血液中浓度的影响 .Chem Pharm Bull, 1992, (5): 1335

## 二、大柴胡汤方

### （一）方药

柴胡半斤　黄芩三两　芍药三两　半夏半升，洗　生姜五两，切　枳实四枚，炙　大枣十二枚，擘

上七味，以水一斗二升，煮取六升，去滓再煎，温服一升，日三服。一方加大黄二两，若不加，恐不为大柴胡汤。

### （二）治法

和解少阳，通下里实。

### （三）方解

本方以小柴胡汤为基础，仍以和解少阳半表半里为其主要攻效。去参草者，乃因其里虚不显而结热较甚，甘温壅补之品不宜也；呕吐较剧，故加重生姜剂量，增强降逆止呕之效；加枳实、大黄者，以泄热荡实，破结降气；芍药性味酸寒，敛阴和营，缓急止痛。诸药相伍，共奏和解少阳、通下里实之攻，实为少阳阳明同病之剂。

按原方组成无大黄，而方后注云："一方加大黄二两，若不加，恐不为大柴胡汤"。考唐以前诸家医典，如《金匮要略》《肘后方》《备急千金要方》《外台秘要》等，所载本方均有大黄，是故当以有大黄为是。在临床实践中，则可根据热结程度、便秘与否等具体情况，斟酌其去留及剂量多寡。

【经典原文】

太阳病，过经(1)十余日，反二三下之，后四五日，柴胡证仍在者，先与小柴胡；呕不止，心下急(2)，郁郁微烦者，为未解也，与大柴胡汤下之则愈。（103）

【词解】

（1）过经：邪离本经，传入他经，名曰过经。

（2）心下急：心下，指胃脘部；急，拘急窘迫之感。心下急指胃脘部拘紧急迫的感觉。

【提要】　邪郁少阳兼阳明里实的证治。

【原文分析】

本条论述少阳证误下后出现的少阳阳明并病的大柴胡汤证。若要全面认识大柴胡汤证，必须结合后文136条和165条加以理解。本证病理机制是邪郁少阳而兼阳明里实；临床表现为往来寒热或发热、呕吐明显、心下急或胸中痞硬、烦躁不安、下利（热结旁流）等；治疗大法为和解少阳，通下里实，方用大柴胡汤。

从病理演化过程来分析，本条讨论太阳邪传少阳，病程虽较长久，因其病证未变，唯宜以柴胡剂和而解之，不得妄用汗下诸法。而医者不审其证，反复误下，热必耗损其阴津，而成内传阳明、化燥结实之势。细玩文义，与101条"柴胡证不罢"不尽相同，此条"柴胡证仍在"语意暗寓"热结在里"（136条）之机于前，可理解为"热结在里而柴胡证仍在"之略语，观"先与"二字即知。病在少阳，反复误下，以致邪气有内传之势，然初涉阳明，而重心仍在少阳。小柴胡之"喜呕"变为"呕不止"，乃兼阳明腑气不通而浊气上逆；"心烦"而成"郁郁微烦"，是里热郁结更甚；"胸胁苦满"而转"心下急"，为阳明经气亦滞。凡此诸象，虽亦表明邪气渐转阳明，而往来寒热、口苦咽干、脉弦等症仍在，病证仍以少阳为主，下法仍当慎用，故可先以小柴胡汤运转枢机，通达表里，冀求"上焦得通，津液得下。胃气因和"（230条），而少阳阳明之邪悉数尽解，此为奇兵突袭、破其要塞之法。若不瘥，则表明少阳、阳明之邪者互为倚角，彼此呼应，独任和解之法，难奏其效；唯有全面出击，方可溃其防线，故主以和解攻下之大柴胡汤，毕其功于一役。

本证之"呕不止，心下急，郁郁微烦"诸症，原可视为小柴胡证"心烦喜呕"、"胸胁苦满"之变局，是以就本条文字而言，阳明里实征象并不突出。但以方测证，更参照136条之"热结在里"语，则大柴胡汤所主，必是少阳阳明同病而以少阳为主之证。唯有深刻理解这一病理机制，方可正确运用大柴胡汤。临床上本证常可兼见腹满便秘、舌红苔黄、口渴等症，可作为其辨证依据。

少阳阳明同病，有兼经热者，有兼腑实者。兼经热者，如后世之小柴胡加石膏、知母所主；兼腑实者，如本论之大柴胡、柴胡加芒硝汤证。尤须申言者，少阳阳明同病，其治仍当遵循表里缓急治疗原则。阳明里实热并不深重时，当先表后里，以和解为先，而清下为后，如229、230条以小柴胡汤治之，以及本条和104条先与小柴胡汤，皆是其例；特别是本条和104条所论，耐人寻味。尽管大柴胡与柴胡加芒硝汤均为两解之剂，其于少阳阳明同病本属的当，而仍先予小柴胡汤，说明下法之于少阳，应当慎之又慎。以少阳为表里出入之门户，阴阳转化之枢纽，而下法最易耗损正气，以致变证蜂起，祸端百出，不可不慎。

【原文选注】

汪苓友：此条系太阳病传入少阳、复入于胃之证。太阳病过经十余日，知其时已传入少阳矣，故以二三下之为反也。下之而四五日后，更无他变，前此之柴胡证仍在者，其时纵有可下之证，须先与小柴胡汤，以和解半表半里之邪。如和解之而呕止者，表里气和，为已解也。若呕不止，兼之心下急，郁郁微烦。心下者，正当胃府之中；急则满闷已极；郁烦为热结于里；此为未解也。后与大柴胡汤，以下其里热则愈。（《伤寒论辨证广注·卷七》）

钱天来：以太阳之邪，久而未解，当仍以汗解为是。而反二三下之，后四五日而柴胡证仍在者，则知虽屡经误下，而外邪犹未全入于里，尚在少阳半表半里之间，故先与小柴胡汤。服汤后而呕不止，则少阳半表半里之邪，犹未解也；心下急，则邪已入阳明之里，胃邪实而胀满矣；热邪在里，故郁烦也。表里俱未解，邪不独在少阳一经，小柴胡不中与也，当以表里两解之大柴胡汤下之，则愈矣。（《伤寒溯源集·少阳全篇》）

陆渊雷：太阳病十余日，虽已过经，无表证而有少阳柴胡证者，不可下，今乃二三下之，于治为逆，故曰反。又其后四五日，论日期，已入阳明，若柴胡证仍在者，仍当先与小柴胡汤，盖用药凭证，不凭日期也。呕本是小柴胡证之一，服小柴胡呕当止。今乃不止，且加心下急，郁郁微烦，则知别有癥结矣。心下者，胃及横结肠之部位，是必病挟食积为内实，水毒愈不得下降，故令呕不止。呕不止而下急，郁郁微烦，视小柴胡之默默不欲饮食，已更进一步。盖少阳未解，胃家已实，特未至大承气证之大实痛耳，少阳未解，则不可用承气；胃家已实，又不得不下，所以有取乎大柴胡也。大柴胡证，最所常见，不必误下后始有之。（《伤寒论今释·卷三》）

黄竹斋：上节言心中悸而烦者，虚也；此节言心下急而烦者，实也。上言不可以病日浅而为实，此言不可以病日久而为虚也。（《伤寒论集注·辨太阳病脉证并治中》）

【经典原文】

伤寒十余日，热结在里，复往来寒热者，与大柴胡汤。但结胸，无大热[(1)]者，此为水结在胸胁也，但头微汗出者，大陷胸汤主之。（136）

【词解】

（1）无大热：指外表无大热。

【提要】 论述大陷胸汤证与大柴胡汤证的鉴别要点。

【原文分析】

伤寒十余日不解，热结在里，必有大便不通等里热实见证（此处未提属省文笔法）。又见往来寒热的少阳证，则病属阳明热结而兼少阳不和，亦即邪犯少阳阳明二经。治当用大柴胡汤和解少阳，攻下里实，二经同治之法。

大柴胡汤证既是阳明热结在里，可能见有心下痞满而痛，少阳受邪，枢机不利，可见有胸胁苦满等症。此证候与大结胸证有类似之处。可从其热型、疼痛部位及腹诊情况等几个方面进行鉴别比较。

“但结胸无大热者”是谓结胸因热与水结，热被水遏，虽可有发热现象，但体表无大热，既不同于少阳证的往来寒热，也没有阳明证的日晡潮热。大柴胡汤证虽可有心下痞满而痛，但按之不石硬，而结胸证是水热互结于胸胁，以实邪结聚为主，典型症状是心下硬满而痛，若水热之邪弥漫腹腔，泛溢于上下，则可见从心下至少腹硬满，而痛不可近，病变范围广泛，病情程度严重，是阳明腑实证所不具备的。因其热邪与水互结郁遏，不能向外透越，故仅见头微汗出，而周身无汗，此亦是水热结胸的特征之一。此当用大陷胸汤泻热逐水破结以治疗热实结胸证。

【原文选注】

成无己：伤寒十余日，热结在里，是可下之证，复往来寒热，为正邪分争，未全敛结，与大柴胡汤下之。但结胸无大热者，非热结也，是水饮结于胸胁，谓之水结胸，周身汗出者，是水饮外散则愈。若但头微汗出，余处无汗是水饮不得外泄，停蓄而不行也，与大陷胸汤逐其水。（《注解伤寒论·辨太阳病脉证并治法下》）

柯韵伯：前条言热入是结胸之因，此条言水结是结胸之本，互相发明结胸病源。若不误下，则热不入，热不入则水不结，若胸胁无水气，则热必入胃而不结于胸胁矣。此因误下热入，太阳寒水之邪，亦随热而陷于胸胁间，水邪热邪结而不散，故名曰结胸。粗工不解此义，竟另列水结一症，由是多歧滋惑矣，不思大陷胸汤丸，仲景用甘遂、葶苈何为耶？无大热指表言，未下时大热，下后无大热，可知大热乘虚入里矣。但头微汗出者，热气上蒸也。余处无汗者，水气内结也。水结于内，则热不得散，热结于内，则水不得行，故用甘遂以直攻其水，任硝

黄以大下其热，所谓其次治六腑也。又大变乎五苓、十枣等法。（《伤寒来苏集·伤寒论注·陷胸汤证》）

【经典原文】

伤寒发热，汗出不解，心中痞硬，呕吐而下利者，大柴胡汤主之。（165）

【提要】 论述少阳兼阳明里实的证治。

【原文分析】

伤寒发热，若得汗出，则表解而热已，而本证汗出不解，热不为汗衰，且无恶寒之症，说明此热已非表热，更见心中痞硬，再次说明了邪热已经入里。心中痞硬，与103条“心下急”的病机相同，邪入少阳，枢机不利，气机阻滞，是“邪在胆，逆在胃”的一种表现。胆热犯胃，胃气上逆，而呕吐，此与103条“呕不止”同义。胆热内迫肠腑，则见下利。较之小柴胡汤证，其邪热较盛，故用大柴胡汤清泄少阳，通下邪热。

本条在伤寒发汗后，汗出不解，出现心下痞硬之症，应与心下痞硬的其他证候鉴别，如生姜泻心汤证、甘草泻心汤证、桂枝人参汤证、旋覆代赭汤证等。本证是少阳郁热兼阳明腑实证，心下痞硬因少阳枢机不利，气机痞塞所致，可伴见往来寒热，或发热，呕不止，心下急迫疼痛，大便秘结或下利等；生姜泻心汤、甘草泻心汤证，是寒热错杂于中，脾胃受损，中焦升降失司所致，除心下痞硬外，伴见呕吐、肠鸣、下利、干噫食臭、谷不化等；桂枝人参汤证，是太阴虚寒下利，兼表不解，其心下痞硬是脾失健运，浊阴上逆之故，下利属虚寒性质，与本证实热之性截然不同；旋覆代赭汤证，乃胃虚痰阻，虚气上逆，症见心下痞硬、噫气不除，而无呕吐、心下急、下利等症。

【原文选注】

成无已：伤寒发热，寒已成热也。汗出不解，表和而里病也。吐利心腹濡软为里虚，呕吐而下利，心下痞硬者，是里实也。与大柴胡汤以下里热。（《注解伤寒论·辨太阳病脉证并治下》）

柯韵伯：汗出不解，蒸蒸发热者，是调胃承气证；汗出解后，心下痞硬下利者，是生姜泻心汤证；此心下痞硬，协热而利，表里不解，似桂枝人参汤证；然彼在妄下后不呕，此则未经下而呕，则呕而发热者，小柴胡主之矣；然痞硬在心下而不在胁下，斯虚实补泻之所由分也。故去参甘之甘温益气，而加枳芍之酸苦涌泄耳。（《伤寒来苏集·伤寒论注·少阳脉证》）

《医宗金鉴》：下利之“下”字，当是“不”字，若是“下”字，岂有上吐下利，而以大柴胡汤下之之理乎？

伤寒发热汗出不解，表尚未已也；心中痞硬，大便不利，里病又急矣。呕吐，少阳、阳明兼有之证也。少阳、阳明两急，心中热结成痞，故以大柴胡汤，外解少阳发热未尽之表，内攻阳明成实痞硬之里也。（《医宗金鉴·订正仲景全书·伤寒论注·辨少阳病脉证并治》）

【方药论选】

成无已：柴胡味苦平微寒，伤寒至于可下，则为热气有余，应火而归心，苦先入心，折热之剂，必以苦为主，故以柴胡为君。黄芩味苦寒，王冰曰：大热之气，寒以取之；推除邪热，必以寒为助，故以黄芩为臣。芍药味酸苦微寒，枳实味苦寒，《内经》曰：酸苦涌泄为阴；泄实折热，必以酸苦，故以枳实芍药为佐。半夏味辛温，生姜味辛温，大枣味甘温，辛者散也，散逆气者必以辛；甘者缓也，缓正气者必以甘；故半夏生姜大枣为之使也。一方加大黄，以大黄有将军之号，而功专于荡涤；不加大黄，恐难攻下，必应以大黄为使也。（《伤寒明理论·诸

药方论》）

柯韵伯：此方是治三焦无形之热邪，非治胃腑有形之实邪也。其心下急烦痞硬，是病在胃口，而不在胃中；结热在里，不是结实在胃。因不属有形，故十余日复能往来寒热。若结实在胃，则蒸蒸而发热，不复知有寒矣。因往来寒热，故倍生姜，佐柴胡以解表；结热在里，故去参甘，加枳芍以破结。条中并不言及大便硬，而且有下利症，仲景不用大黄之意晓然。后人因有“下之”二字，妄加大黄以伤胃气，非大谬乎！……大小柴胡，俱是两解表里之剂，大柴胡主降气，小柴胡主调气。调气无定法，故小柴胡除柴胡甘草外，皆可进退。降气有定局，故大柴胡无加减法。（《伤寒来苏集·伤寒附翼》）

《医宗金鉴》：按许叔微曰大柴胡汤一方无大黄，一方有大黄。此方用大黄者，以大黄有荡涤蕴热之功，为伤寒中要药。王叔和云：若不用大黄，恐不名大柴胡汤。且经文明言下之则愈，若无大黄，将何以下心下之急乎？应以叔和为是。

柴胡证在，又复有里，故立少阳两解之法。以小柴胡汤加枳实芍药者，解其外以和其内也；去参草者，以里不虚也；少加大黄，所以泻结热也；倍生姜者，因呕不止也。（《医宗金鉴·订正仲景全书·伤寒论注·少阳全篇》）

【临床应用】

（1）张仲景对本方的应用

1）主治伤寒少阳胆火内郁而兼阳明热结之证。（见103、136、165条）

2）用治杂病心下满痛属实者。（见《金匮要略·腹满寒疝宿食病脉证治第十》。

（2）后世医家对本方的应用

1）《伤寒总病论》：干地黄汤，治妇人伤寒差后，犹有余热不去，谓之遗热，于本方去半夏枳实姜枣，加干地黄、黄连（方中用大黄）。

2）《卫生宝鉴》：柴胡饮子解一切骨蒸热，积热作发；或寒热往来，蓄热寒战；及伤寒发汗不解，或不经发汗，传受表里俱热，口干烦渴；或表热入里，下证未全；下后热未除及汗后余热劳复；或妇人经病不快、产后，但有如此证，并宜服之；于本方去半夏枳实大枣，加人参、当归、甘草（方中用大黄）。

3）《直指方附遗》：本方，治下痢舌黄口燥，胸满作渴，身热腹胀谵语，此必有燥屎，宜下，后服木香黄连苦坚之。又治疟热多寒少，目痛多汗，脉大，以此汤微利为度。

4）《医经会解》：本大柴胡汤证当下，医以丸药下之，病不解，胸胁满而呕，日晡潮热微利，仍宜再下，加芒硝。连日不大便，热盛烦躁，舌焦口渴，饮水短气，面赤脉洪实，加芒硝，心下实满，连于左胁，难以侧卧，大便闭而痛，加瓜蒌、青皮。昏乱谵语，加黄连、山栀。发狂，加生地、牡丹皮、玄参。发黄，加茵陈、黄柏。鼻衄，加犀角。夏月热病烦躁，脉洪大，加知母、麦门冬、石膏。

5）《伤寒绪论》：伤寒斑发已尽，外势已退，内实不大便，谵语者，小剂凉膈散或大柴胡汤微下之。

6）《方极》：大柴胡汤，治小柴胡汤证，而心下不痞硬，腹满拘挛，或呕者。

7）《方机》：治呕吐不止，心下急，郁郁微烦者；心下痞硬而痛，呕吐下利者；心下满痛，大便不通者；胸胁苦满，腹拘挛，大便不通者。

8）《漫游杂记》：痉病有太阳证，其手足拘挛类瘫痪者，以葛根汤发汗，表证既去，拘挛瘫痪不休者，与大柴胡汤四五十日则愈。

9）《蕉窗杂话》：应用大柴胡汤、大柴胡加芒硝汤之证，若概用承气汤，则泻下虽同，未足宽缓两胁及心下之痞硬，是二证之所以别也。盖承气汤之腹候，心下自宽，而脐上至脐下胀满特甚者也。又云俗间所称卒中风之证，虽心下急缩甚，有可治者，宜大柴胡汤；若急缩自心下及于脐下，脉见洪大弦紧，面戴阳者，不治。又云眼疾肝实者，可用大柴胡。

10）《类聚方广义》：大柴胡汤，治麻疹胸胁苦满，心下硬塞，呕吐，腹满痛，脉沉者。又云狂症，胸胁苦满，心下硬塞，膻中动甚者，加铁粉，奇效。又云：平日心思郁塞，胸满少食，大便二三日或四五日一行，心下时时作痛，吐宿水者，其人多胸胁烦胀，肩项强急，脐旁大筋坚韧，上入胸胁，下连少腹，或痛或不痛，按之必挛痛，或兼吞酸嘈杂等证者，俗称疝积留饮痛，宜长服此方，当隔五日十日，用大陷胸汤、十枣汤等攻之。又云：治梅毒沉滞，头痛耳鸣，眼目云翳，或赤眼疼痛，胸胁苦满，腹拘挛者，时时以梅肉散等攻之；大便燥结者，（大柴胡汤）加芒硝为佳。

（3）现代应用：本方临床应用多以胸胁苦满，心下拘急、痞硬疼痛，往来寒热，或发热，汗出不解，心烦呕吐较剧，下利不畅或大便秘结，舌苔黄、脉弦数为辨证要点。尤其在多种急腹症治疗方面，引人瞩目。

1）消化系统疾病：慢性胆囊炎、胆管炎、胆石症、胆道蛔虫症合并胆道感染、胰腺炎、肝炎、黄疸、胃炎、溃疡病、溃疡病急性穿孔、肠炎、结肠炎、阑尾炎、习惯性便秘、口臭、呃逆等，上腹部硬满疼痛，脉弦有力者。

2）心脑血管疾病：心脏瓣膜病、心肌梗死、心包炎、高血压、动脉硬化症、脑出血等，胸胁苦满或疼痛，心下有紧张压迫感，大便秘结。

3）呼吸系统疾病：急性化脓性扁桃体炎、支气管喘息、支气管扩张、肺气肿、胸膜炎等，发热或无热，胸胁苦满，胸痛，食欲不振，大便秘结。

4）神经系统疾病：半身不遂、肋间神经痛、癫痫、神经衰弱、神经官能症、失眠等，胸胁苦满，腹肌有力，脉弦劲有力。

5）传染性疾病：肠伤寒、流行性感冒、猩红热、丹毒、疟疾等，发热或往来寒热，胸胁苦满，或恶心呕吐，食欲不振，舌干燥苔黄，便秘。

6）其他：急慢性肾炎、前列腺炎、肾结石、急慢性盆腔炎、阳痿、血管神经性头痛、荨麻疹等，便秘，有少阳病见证者。

用本方加味治疗急性胰腺炎132例，发热加银花30g，连翘30g；黄疸加茵陈15g，金钱草30g；便秘腹胀，加元明粉9g，川楝子15g；呕吐，加竹茹9g，陈皮6g；腹痛持续者针刺阳陵泉、足三里；每日1～2剂。结果除3例急性坏死型死亡外，余皆痊愈，痊愈率高达97.7%[1]。另一报道为柴胡、枳壳、厚朴、桃仁各6g，黄芩、半夏、大黄、生白芍各10g，茯苓、腹皮、焦三仙各15g，银花、蒲公英、红藤各30g；随证加减，治疗13例，痊愈11例，好转2例；疗程最长7天，最短3天[2]。

李氏等报道，柴胡、黄芩、白芍、海金沙、郁金各15g，枳实、芒硝各10g，大黄20g，丹参25g，金钱草30g；胁腹痛甚加川楝、延胡索、五灵脂，恶心呕吐加竹茹、半夏、旋覆花，肝胆湿热并重加黄连、胆草、栀子、茵陈，大便燥结加重大黄、芒硝量，热象重加金银花、连翘；治疗30例胆石症（合并慢性炎症者22例，合并急性胆囊炎者5例），总有效率达80%[3]。而以大柴胡汤去半姜枣加茵陈、栀子为基本方，气滞加香附、郁金、川楝、芒硝，湿热加金钱草、虎杖，治疗慢性胆囊炎伴胆石症病人126例，有效率高达98.4%[4]。以本方为主治疗75例急性胆系感染病人，基本方：柴胡、半夏、黄芩、延胡、木香各15g，枳实20g，大黄15～20g，白芍、金钱草各30～50g，甘草10g，气滞加郁金，热重加银花、山栀，湿重加茵陈、白蔻仁，结石重用金钱草，加海金沙、鸡内金，胆道蛔虫加川椒、乌梅、槟榔；临床治愈56例（74.6%），好转17例（22.7%），无效2例[5]。以本方治疗慢性活动型肝炎4例（丙型3例）和丙型肝硬化3例，结果证明本方对肝功能持续异常、实证体型的慢活肝和初期肝硬化有效；其中5例用小柴胡汤肝功能无改善而改用本方，3例得以改善[6]。潘氏以本方加味治疗胆心综合征86例（柴胡10～30g，枳实、半夏、黄芩、降香各10g，赤白芍、制大黄、瓜蒌皮、丹参各15g，甘草5g，随证化裁），14天后显效57例，好转28例，总有效率为98.8%[7]。

王氏等介绍，以本方加减治愈胃扭转5例，基本方：柴胡15g，生大黄5g，枳实、黄芩、半夏、白芍各10g，生姜4片，水煎服[8]。中西药对照观察治疗胆汁反流型胃炎，中药组30例以本方化裁治疗（柴胡15g，枳实、白芍、黄芩、制半夏、制大黄各10～15g，生姜、大枣各20g，蒲公英、白及各15～30g，炙草5g，随证加味），15天后有效率达96.67%，半年后复发率为14.29%；西药组30例（甲氧氯普胺10mg，黄连素0.3g，每日3次），治疗15天后有效率为76.67%，半年后复发率为66.67%，两组差异显著（$P<0.01$）[9]另据报道，以本方加减，治疗10例高铅饮用水致麻痹性肠梗阻病人，柴胡、生大黄、杭芍、枳实各15g，半夏10g，黄芩9g，大枣6枚，姜3片，龙骨30g，儿童半量；年老体弱加黄芪30g，呕剧加左金丸20g，热盛烦躁、舌焦渴甚加芒硝6g，肝气郁滞、左胁痛甚加瓜蒌12g，青皮6g；结果痊愈9例，好转1例，疗程5～7天[10]。

在呼吸系统方面，彭氏报道，本方以赤芍易白芍，甘草梢易姜枣，加大青叶、蒲公英，治疗急性化脓性扁桃体炎60例，结果痊愈53例，好转5例，无效2例，总有效率达96.7%[11]。而以本方化裁（柴胡、黄芩各15g，生大黄、枳实、芒硝、法夏、白芍、生姜、大枣、红参、葶苈子各10g），治疗慢性肺源性心脏病心力衰竭30例，临床痊愈2例，显效18例，好转10例[12]。

本方除用于治疗抑郁症外，对急性精神病和非典型精神病也适用，但不是用于急性期，而是应用于恢复期机会较多。在精神医学方面，作为抑郁症状的大柴胡汤证，其依据应为体质好、胸胁苦满较严重；全身症状有失眠、全身倦怠感、食欲不振、性欲减退；局部症状有头重、耳鸣、口渴、肩酸、胸内苦闷、恶心呕吐、腰痛、便秘等[13]。以大柴胡汤治疗22例耳鸣病人，结果表明，本方可使血清总胆固醇和中性脂肪酸明显减少，10例病人耳鸣及伴随症状有改善倾向[14]。

杨氏等认为肝胆气滞为出血热少尿期之重要病机，采用大柴胡汤为主治疗12例，结果全部治愈；并体会到采用本方治疗该病，宜尽早施用[15]。张氏等则以本方加减（柴胡、大黄、枳实、黄芩、赤芍、当归、桃仁、红花、桔梗、川牛膝各10g，生地15g，甘草6g），治疗60例经期咽喉肿痛病人，结果服药3～18剂全部治愈[16]。

（4）医案选录

1）遗尿症：江某，女，30岁，农民，1979年5月以"遗尿8年"主诉就诊。诉婚后3个月突发遗尿，每晚必作，甚则数次，迭经医治无效，伴经期错乱，未曾孕育；大便干，2～3日一行，口苦咽干，不喜饮水，舌红苔黄厚，脉沉弦有力；有治愈的肝炎病史。处方：柴胡30g，大黄24g（后下），半夏、枳实各15g，黄芩、胆草各12g，山药10g，赤芍6g，姜3片，枣6枚。日1剂，水煎服。服药3剂，大便日行2～3次，苔渐退，夜间觉有溺意。思腑气已通，大黄改为9g，加菖蒲9g，续进4剂。三诊夜间有尿意即醒，遗尿症失；查苔尽化，脉转平，守上方4剂以巩固疗效。随访2年未发，并告已孕。[国医论坛，1994，（1）：16]

2）脑血管意外：原某，男，60岁。自觉头晕，半身无力，渐见口眼歪斜，左半身瘫痪，语言不利，面赤，心烦而呕，大便3日未行，诊断为"脑血管意外"。诊见舌苔黄厚而燥，脉弦滑有力。证属少阳相火兼阳明腑热上冲，方用大柴胡汤以清泄少阳、阳明之热，处方：柴胡5g，枳实、白芍各12g，黄芩、半夏、大黄各9g，生姜6g，大枣5枚，水煎服。3剂后大便得下，头晕面赤、语言不利等症悉除；继用补气养血调理而愈。[河南中医，1986，（2）：37]

3）心胸烦闷（高血压）：此方证所治之心胸烦闷（高血压）必为热邪入里，邪结胃肠。临床辨证中常见头晕头痛，胸胁苦满，心中烦闷，不欲饮食，干呕汗出，大便秘结，小便短赤，舌质红苔薄黄，脉弦数，若方中加入菊花、草决明、川芎其效更佳。刘某，女，47岁，1980年9月21日诊治。主诉：头晕头痛，心胸烦闷半个月。2年前头晕头重，经查血压160/110mmHg，经常感心胸烦闷，每夜仅能安睡4～5小时，恶梦频做，半个月前因生气后头晕、心胸烦闷加重，并头痛重，胸胁苦满，今求治，诊为高血压，服温胆汤合柴胡舒肝散多剂，效果不显。症见：形体肥胖，两目微闭，自诉心胸烦闷、头晕头痛头重，睁眼则头晕加重，胸胁苦满，大便已3日未行，2日已未进食，舌红苔薄黄，脉沉弦。血压180/115mmHg。证属热邪入内，邪结胃肠，虽2日未食，但实热之症已现。治宜解热除烦，清腑通便。方用：柴胡、黄芩、半夏、白芍各12g，枳实、厚朴各15g，生姜、大黄（后下）各10g。服药1次，即泻下如胶之漆黑大便1次，心烦大减，上方加云苓30g，菊花10g，草决明20g，减大黄为6g，服3剂后，血压降至140/95mmHg，上方加减共服24剂，血压降为130/90mmHg，头痛、头重消失，头晕已基本消失，夜能安睡，已无胸胁苦满、心烦欲呕之症，临床治愈。

4）腹痛（急性胆囊炎）：此方证所治之腹痛（胆囊炎）乃肝郁气结，腑气不利所致。临床辨证中常见右上腹疼痛，连及胃脘，口苦多呕，不思饮食，大便秘结，舌质红黄腻，脉沉弦。在临床中常于方中加入金钱草、郁金、厚朴、陈皮等，其效更佳。此病治疗之初，若大便秘结，必以通腑泻热为主，故大黄应后下，以增强其通便之力。王某，女，41岁，1992年6月7日诊治。主诉：右上腹剧烈疼痛3日。1年前患慢性胆囊炎，常感右上腹隐痛，并发低热，恶心、嗳气，食欲不振，腹部胀满，经服舒肝理气之品而缓解。3日前突发右上腹剧烈疼痛，服原处之方无效，又邀诊治。症见：右上腹剧痛，连及胃脘，大汗淋漓，服止痛药物亦不能止其疼痛，做B超检查示：急性胆囊炎，急注哌替啶针止其疼痛。病人述恶心欲呕，胸胁满闷，大便已3日未行，小便短赤，舌质红苔黄腻，脉弦数。证属肝郁气结，腑气不通腑气。方用：柴胡、黄芩、白芍、枳实、厚朴各15g，半夏、郁金、大黄（后下）各12g，金钱草30g。病人服药 1 剂后家人前来告之，就诊时注射哌替啶后疼痛止，但不久疼痛又作，恰中药已煎好，即频频服之，2小时后，泻下坚硬之大便1次，腹痛顿减，1剂药服完后疼痛已变为隐痛，上方加陈皮、鸡内金各12g，大黄减为6g，服10剂后诸症消失，临床治愈。追访2年胆囊炎未发。

5）胃脘痛：此方证所治之胃脘痛乃邪热内结，肝郁气滞所致。临床辨证中常见胃脘疼痛，时轻时重，恶心欲心，恶寒身热，大便不通，小便黄赤，舌质红苔黄腻，脉沉弦或弦细数。常以本方加减治疗胃溃疡、急慢性胃炎等，方中加入郁金、厚朴其效更佳。孙某，男，37岁，1980年7月12日诊治。主诉：胃脘隐痛半年，加重4日。半年前常感胃脘部胀闷疼痛，呕吐酸水，经钡餐透视诊为胃溃疡，由于经济条件较差，一直未予治疗，4日前因与人生气后感胃痛加重，胸胁苦满，大便4日未行，求治我院。症见：形体消瘦，面色青黑，表情痛苦，胃脘剧痛，大汗淋漓，呕吐酸水，胸胁苦满，不欲饮食，大便4日未行，舌质红苔黄腻，脉沉弦。证属邪热内结，肝郁气滞。治宜泻热通便，舒肝理气。方用：柴胡、黄芩、郁金、半夏各12g，白芍、枳实各15g，厚朴、大黄（后下）、生姜各10g，大枣5枚。服药1剂，泻下如脓之黑便，胃痛大减，继服药1剂，胃脘部已转隐痛，大便日三行，呕吐止，继以四逆散加理气健胃之品以善其后。

6）癫狂（精神病）：本方证所治之证乃阳明热盛，腑气不通所致。临床辨证中常兼见面红目赤，腹满坚硬，大便不通，狂躁不安，骂詈不休，胡言乱语，舌质红苔黄腻，脉沉数，常以本方加龙骨、牡蛎、酸枣仁治疗精神病，疗效显著。马某，女，48岁，1976年10月23日诊治。家属诉其狂躁不安，胡言乱语已3日。病人身体素健，1周前突遇惊吓导致精神失语，初胡言乱语，继则昏不知人，狂躁不安，骂詈不休，服镇静之药仅能缓解一时，旋即如故，家属无奈，又不愿将其送入精神病院，故前来诊治。症见：面红目赤，狂躁不安，胡言乱语，骂詈不休，在家人的劝说下配合诊断，按其腹满坚硬，问其大便已3日未行，舌质红苔黄腻，脉滑数。证属阳明热结，腑气不通。治宜泻热通腑。方用：柴胡、半夏、白芍各12g，黄芩、枳实、厚朴各15g，大黄（后下）、生姜各9g，龙骨、牡蛎（布包煎）各30g。服1剂，大便通利，狂躁不安减，再服2剂，精神正常，继以酸枣仁汤合桂枝龙骨牡蛎汤以善其后。

7）肠痈：本方证所治之肠痈乃胃气上逆，腑气不通所致。临床辨证中常见腹痛腹胀，右下腹尤甚，恶心欲呕，纳差便秘，舌质红苔黄腻，脉弦数等症，若加薏苡仁、郁金、厚朴，其效更佳。冯某，男，27岁，1980年5月21日诊治。主诉：右下腹疼痛3日，加重1日。病人3日前感腹部隐痛，由于症轻，而未加治疗，延至昨日，腹痛加重，右下腹尤甚，恶心呕吐，胃脘不舒，腹胀便秘，遂来院求治。症见：形体肥胖，面色青黑，表情痛苦，恶心欲呕，食欲不佳，腹胀，胃脘痞满，腹部疼痛，右下腹尤甚，阵发性加剧，大便秘结，舌质红苔薄黄，脉弦数。查血常规：白细胞计数$18.0 \times 10^9/L$，中性粒细胞0.80，淋巴细胞0.20。证属胃气上逆，腑气不通所致。治宜降逆和胃，通利腑气。方用：柴胡、黄芩、生姜、郁金各12g，枳实、厚朴、白芍各15g，大黄（后下）10g，大枣5枚。服药1剂，大便通利，矢气频频，腹痛减轻，继服2剂后，腹痛转为隐隐作痛，已能忍受，食欲增加，腹胀减轻，此急性已过转为慢性，当以薏苡附子败酱散治之，服药10剂，诸症消失，追访3年未复发。

【按语】

大柴胡汤本为少阳阳明同病而设，具有和解攻下、两解表里之功。后世医家将之广泛用于内伤、外感实热证而与少阳枢机不利相关者，而现代应用则更为广泛，尤以其救治急腹症的显著疗效，最为引人注目。尽管宋本原方无大黄，但现代临床每多依据王叔和等医家的观点，加用大黄，然其目的并非必为通便，而是通泄里热，这在急性传染病的治疗中体现尤为突出；至于用量，则往往据其里实热程度而定。

陈宝田所著《经方的临床应用》认为大柴胡汤证与小柴胡汤证相似，但比小柴胡汤证为实。辨证要点为：①体质壮实，多呈肥胖、肌肉丰满、骨骼发达的壮实体质，营养状态好，多见于女性；②有少阳证，如往来寒热、胸胁苦满等；③有阳明腑证，如便秘、郁郁微烦，或有潮热；④上腹部拘急疼痛。这一总结基本体现了本方的应用原则，可资临床参考。

【现代研究】

有关大柴胡汤的药理实验研究，在日本受到较为广泛的重视，并已取得相当的成就，值得研究者借鉴。

（1）调节脂质代谢及改善血液流变性：临床实验表明，大柴胡汤对高脂血症有效，并与降脂药Pravastatin有协同效应[17]。进一步的临床观察证实，本方虽对原发性高血压病人无降压作用，但有利于HDL（高密度脂蛋白）代谢[18]；能降低高脂血症病人血中$TXB_2$（血浆血栓烷$B_2$），使6-酮$PGF_{1\alpha}$（6-酮前列腺素$F_{1\alpha}$）上升，降低纤维蛋白原，并改善脂质和脂蛋白[19]。动物实验结果亦表明，本方可能对实验性高血脂豚鼠的中性脂肪代谢有影响[20]；能改善实验大鼠的耐糖功能，但未见降低血清胆固醇的效应[21]；能抑制倍他米松所致的血液黏度上升，改变血中脂质的上升，抑制凝固功能的亢进，改善低下的肾上腺功能[22]；对类固醇激素所致的大鼠高黏血症模型，在改善血清过氧化脂质和抗凝血酶Ⅲ的同时改善血液黏度、并改善血清皮质酮及肝脏肿大等方面，大柴胡汤较之祛脂酸CFP更具综合性效应[23]。本方同时对胶原诱发的血小板聚集呈抑制效应，在体外实验中能抑制$PGH_2$的合成；对照观察的结果表明其对血小板聚集呈甾体样和非甾体样双重抑制效应[24]。

（2）抗动脉粥样硬化作用：动脉粥样硬化与脂质代谢的紊乱密切相关，大柴胡汤具有调节脂质代谢的作用，因而自然可能具有抗动脉粥样硬化的效应。与此同时，本方尚可通过其他途径表现出这种效应。实验结果表明，大柴胡汤对胆固醇所致之胸腔动脉硬化模型，能改善其硬化指数、动脉脂类及动脉羟脯氨酸含量，但较小柴胡汤略差；同时表明本方对血清胆固醇含量并无影响，提示其可改善高脂血症所致的动脉内皮和平滑肌损伤[25]。对观察喂饲1年的家兔进行血清微量金属检测发现，大柴胡汤组的Mg与Zn较对照组明显升高，并比喂饲3个月和6个月者亦呈升高趋向；动脉壁Ca、Cu、K、Na、P，大柴胡汤组明显降低。一般认为Zn和Mg可以抑制动脉硬化进展，本次结果说明投与大柴胡汤有抗动脉硬化作用[26]。而另一研究结果表明，大柴胡汤虽有抑制喂饲高脂食物家兔动脉硬化发展的作用，但并不能进一步加速转用普食后家兔已有病变的消退，对进展中的动脉硬化的作用较小[27]。由上述可知，本方抗动脉硬化的作用机制是多途径、多方面的，但又彼此相互作用、相互影响，协同呈现这一效应。

（3）护肝作用：实验表明，本方对D-半乳糖胺所致的大鼠急性肝炎模型，能抑制其sGPT含量的升高，呈现出护肝效应。对于$CCl_4$所致的肝硬变，本方也有显著的抑制作用，能降低其肝胶原量，并可抑制脾指数增加和sGPT含量升高，以及肝纤维化的过程。值得注意的是，有研究表明，对于$CCl_4$所致的急性肝损伤（24小时），大柴胡汤对其 sGPT、sGOT活性升高及凝血原时间延长并无抑制作用[28]。对由猪血清和二甲基亚硝胺所致的不同肝纤维化病理模型，大柴胡汤可抑制其羟脯氨酸含量的升高，并恢复其延长的凝血酶原时间，表明本方可直接抑制肝纤维化形成；但对照结果显示，小柴胡汤优于本方[29]。

（4）调节免疫功能：实验表明，大、小柴胡汤对泼尼松龙引起的羊红细胞抗体反应的抑制，均有恢复作用，说明其可刺激T细胞功能；而环磷酰胺引起的对T细胞非依赖性抗原脂多糖的抗体产生抑制，可被大柴胡汤恢复，小柴胡汤则无此效应；由此说明，大柴胡汤提高免疫应答的方式不同于小柴胡汤，与吞噬细胞无关，但对抗体产生抑制则有改善[30]。另外大柴胡汤与小柴胡汤一样，对肥大细胞的组胺释放及脱颗粒作用有很强的抑制作用，其效应可与色甘酸钠相媲美[31]。

（5）其他作用：大柴胡汤同西咪替丁一样，可抑制阿司匹林引起的胃黏膜电位差低下，对由乙醇引起的则无作用[32]。另外，本方尚具有显著的抗炎、利胆、解痉等作用。

## 参考文献


[1] 蔡金伟. 大柴胡汤加味治疗急性胰腺炎 132 例体会. 辽宁中医杂志, 1986, (2): 21

[2] 李松贤. 大柴胡汤加味治疗急性胰腺炎 13 例. 山西中医, 1994, (5): 24

[3] 李春林, 赵惠琴. 大柴胡汤加减治疗胆石症 30 例疗效观察. 黑龙江中医药, 1993, (6): 19

[4] 武喜龙. 大柴胡汤加减治疗胆囊炎伴胆石症 126 例. 安徽中医学院学报, 1994, (1): 28

[5] 乔宦琏. 大柴胡汤治疗急性胆系感染 75 例. 上海中医药杂志, 1994, (12): 20

[6] 高森成一, 等. 大柴胡汤治疗实证体型慢性病毒性肝疾病的研究. 国外医学中·医中药分册, 1993, (5): 39

[7] 潘建华. 大柴胡汤加味治疗胆心综合征 86 例. 国医论坛, 1994, (2): 11

[8] 王兴瑞, 刘维盐. 大柴胡汤加减治愈胃扭转五例. 辽宁中医杂志, 1987, 12: 48

[9] 潘建华, 冯冬梅. 大柴胡汤治疗胆汁返流性胃炎及远期疗效观察. 国医论坛, 1994, (5): 14

[10] 周建宣, 陈勤英. 大柴胡汤治疗高铅饮用水致麻痹性肠梗阻 10 例. 福建中医药, 1996, (1): 1

[11] 彭士桥. 大柴胡汤治疗急性化脓扁桃体 60 例. 云南中医杂志, 1992, (1): 15

[12] 朱戊嵩. 大柴胡汤治疗慢性肺心衰 30 例. 湖南中医杂志, 1994, (6): 27

[13] 松桥俊夫. 大柴胡汤治疗抑郁症有显效. 国外医学·中医中药分册, 1990, (1): 49

[14] 池田胜久, 等. 大柴胡汤治疗耳鸣的临床效果. 和汉医药学会志, 1989, (3): 538

[15] 杨孝勤, 李响. 大柴胡汤治疗出血热少尿期 12 例. 陕西中医, 1992, (2): 50

[16] 张长义, 张庆新. 大柴胡汤加减治疗经行咽喉肿痛 66 例. 山东中医杂志, 1996, (4): 165

[17] 冈进, 等. 大柴胡汤及与他剂对高脂血症的效果. 和汉医药学会志, 1991, (3): 468

[18] 红英, 等. 大柴胡汤对血清脂质、脂蛋白、阿朴蛋白的影响 ( 第 2 报 ). 日本东洋医学杂志, 1991, (1): 184

[19] 山本昌弘, 等. 大柴胡汤对高脂血症病人中前列腺素类及纤维蛋白原的改善作用. 国外医学·中医中药分册, 1991, (4): 40

[20] 红英, 等. 大柴胡汤对血浆脂质、脂蛋白、肝内脂质的作用。国外医学·中医中药分册, 1991, (4): 39

[21] 后藤正子, 等. 汉方方剂对实验性无机物及脂质代谢异常诱发的糖尿病模型的影响. 日药理志, 1992, 100: 353

[22] 裕忠人, 等. 甾类激素对血液性状的影响和汉方方剂的改善作用及作用成分 ( 第 3 报 ). 生药学杂志, 1986, (1): : 65

[23] 裕忠人, 等. 大小柴胡汤、三黄泻心汤与祛脂酸对类固醇激素大鼠改善作用的比较研究. 国外医学 • 中医中药分册,

1990, (2): 24
[ 24 ] Sakae Amagaya, et al. 小柴胡汤和大柴胡汤对胶原诱发血小板聚集和前列腺素生物合成的抑制作用 .Planta Medica, 1986, (5): 345
[ 25 ] Masaomi Umeda et al. 小柴胡汤和大柴胡汤对大耳白家兔实验性动脉粥样硬化的影响 . 国外医学 • 中医中药分册 , 1990, (1): 21
[ 26 ] 池田忠生 , 等 . 大柴胡汤与动脉硬化的研究 (4). 国外医学·中医中药分册 , 1992, (5): 36
[ 27 ] 山田勉 , 等 . 大柴胡汤与动脉硬化的研究 (3). 国外医学·中医中药分册 , 1992, (5): 36
[ 28 ] Sakae Amagaya, et al. 小柴胡汤及大柴胡汤对四氯化碳所致大鼠肝损伤的影响 . 国外医学·中医中药分册 , 1990, (1): 24
[ 29 ] Sakae Amagaya, et al. 小柴胡汤和大柴胡汤对大鼠实验性肝纤维化的影响 . 和汉医药学会志 , 1988, (2): 137
[ 30 ] Hiroko Iwama, et al. 汉方药对免疫反应的作用 . 和汉医药学会志 , 1987, (1): 8
[ 31 ] Shizuo Toda, et al. 小柴胡汤、大柴胡汤及柴胡加龙骨牡蛎汤对 48/80 复合物引起的小鼠腹膜肥大细胞脱颗粒及组织胺释放的作用 . 和汉医药学会志 , 1987, (2): 77
[ 32 ] 高濑英树 , 等 . 几种汉方对胃机能的药理研究 ( 第 1 报 ). 国外医学·中医药分册 , 1988, (5): 36

## 三、柴胡桂枝汤方

### （一）方药

桂枝一两半，去皮　黄芩一两半　人参一两半　甘草一两，炙　半夏二合半，洗　芍药一两半　大枣六枚，擘　生姜一两半，切　柴胡四两

上九味，以水七升，煮取三升，去滓，温服一升，本云人参汤，作如桂枝法，加半夏、柴胡、黄芩，复如柴胡法。今用人参作半剂。

### （二）治法

和解少阳，兼以解表。

### （三）方解

本方取小柴胡汤、桂枝汤各用半量，合剂而成。以桂枝汤调和营卫，解肌辛散，以治太阳之表；用小柴胡汤和解少阳，宣展枢机，以治半表半里。因证情不重，用药剂量也较轻，故属太少表里双解之轻剂。综观本方，共奏和解少阳，发散太阳之功效。

方后服法中“本云人参汤，作如桂枝法……今用人参作半剂”非仲景文，省略不解。

【经典原文】

伤寒六七日，发热微恶寒，支节(1)烦疼，微呕，心下支结(2)，外证未去者，柴胡桂枝汤主之。（146）

【词解】

（1）支节：支，通肢。支节即四肢关节。

（2）心下支结：心下胃脘胀满并向两侧胁肋部支撑的感觉。

【提要】　太阳少阳并病的证治。

【原文分析】

伤寒六七日，发热，微恶寒、四肢关节烦疼，可见太阳表证未罢。同时又见轻微呕吐，并感心下支撑闷结，这是少阳病证已见，胆热犯胃，少阳经气不利。故此，本证是比较典型的太阳少阳并病，治宜太阳、少阳兼顾的方法。

但从发热微恶寒，仅见肢节烦痛，而无头项强痛及周身疼痛，说明太阳表邪已轻。微呕即心烦喜呕而微，心下支结与胸胁苦满同类而轻，可见少阳证虽已见而未甚。本证属太少并病而病情较轻者，故须小制其剂，用桂枝原剂之半治太阳，小柴胡汤原剂之半治少阳，合成柴胡桂枝汤。这种治疗方法不仅符合"有柴胡证，但见一证便是，不必悉具"的理论，更符合表里先后的原则，是一种比较周全的临床治疗方法。

【原文选注】

柯韵伯：伤寒六七日，正寒热当退之时，反见发热恶寒证，此表证而兼心下支结之里证，表里未解也。然恶寒微，则发热亦微。但肢节烦疼，则一身骨节不烦疼可知。支，如木之支，即微结之谓也。表证微，故取桂枝之半，内证微，故取柴胡之半，此因内外俱虚，故以此轻剂和解之。（《伤寒来苏集·伤寒论注·卷三》）

《医宗金鉴》：伤寒六、七日，发热微恶寒，支节烦疼，微呕，心下支结者，是太阳之邪传少阳也。故取桂枝之半，以散太阳未尽之邪；取柴胡之半，以散少阳呕结之病。而不名桂枝柴胡汤者，以太阳外证虽未去，而病机已见于少阳里也，故以柴胡冠桂枝之上，意在解少阳为主而散太阳为兼也。（《医宗金鉴·订正仲景全书·伤寒论注·辨少阳病脉证并治》）

程郊倩：此邪入少阳，而太阳证未去者也。发热恶寒，支节烦疼，太阳证也，乃恶寒而微，但支节烦痛，而不头项强痛，则太阳证亦稍减矣。呕而支结，少阳证也。乃呕逆而微，但结于心下之偏旁，而不结于两胁之间，则少阳亦尚浅也。若此者，惟当以柴胡汤和解少阳，而加以桂枝汤发散太阳，此不易之法也。（《医宗金鉴·订正仲景全书·伤寒论注·辨少阳病脉证并治》）

【方药论选】

王晋三：桂枝汤重于解肌，柴胡汤重于和里，仲景用此二方最多，可谓表里之权衡，随机应用，无往不宜。即如支节烦疼，太阳之邪虽轻未尽；呕而支结……不必另用开结之方，佐以桂枝，即为解太阳未尽之邪；仍用人参、白芍、甘草，以安营气，即为轻剂开结之法。（《伤寒古方通·和剂》）

柯韵伯：桂、芍、甘草，得桂枝之半，柴、参、芩、夏，得柴胡之半，姜、枣得二方之半，是二方合半非各半也。与麻黄桂枝各半汤又不同。（《伤寒来苏集·伤寒论注·卷三》）

【临床应用】

（1）后世医家对本方的应用

1）《外台秘要》：疗寒疝腹中痛。

2）《三因极-病证方论》：柴胡加桂汤（即本方）治少阳伤风四五日，身热恶风，颈项强，胁下满，手足温，口苦而渴，自汗，其脉阳浮阴弦。

3）《证治准绳》：柴胡桂枝汤，治疟疾身热汗多。

（2）现代应用

1）精神、神经系统：日本医学家善用本方治疗癫痫，并取得良好效果。在临床实践中，发现癫痫病人多有胸胁苦满、腹肌痉挛等腹证。应用超声波诊断技术对癫痫病人进行服药前后对照观察，发现内服柴胡桂枝汤可使癫痫病人的脑电波改善。本方对有脑的病理解剖学改变的病人无效。若柴胡桂枝汤治疗无效的病人，应怀疑是否为脑肿瘤或先天性异常所致的癫痫[1]。曾氏自1979年以来运用柴胡桂枝汤加味治疗癫痫84例，每日1剂，10剂为1个疗程，1个疗程后间歇3天，继续下一疗程。结果治愈25例，显效41例，好转13例，无效5例，总有效率为94.05%。同时认为本方对学龄前期、学龄期及青年期病人的效果更好，且对小儿的智力亦有一定提高[2]。王氏等认为本方尚可用治以惊、抽、搐、挛等气机不和为审证要点的下列病证：如神经衰弱、失眠、神经官能症、耳鸣、输卵管结扎术后肢体麻木、精神分裂症等[3]。王忠民用柴胡桂枝汤加味治疗神经衰弱病人60例，每日1剂，14天为1个疗程，结果一般1～2个疗程即获疗效[4]。

2）消化系统：柴胡桂枝汤可治疗溃疡病及预防消化性溃疡复发，对慢性胃炎、胃下垂、慢性胰腺炎、慢性肝胆疾患有一定疗效。对184例消化性溃疡的临床研究表明，柴胡桂枝汤7.5g/d，并用$H_2$阻滞剂800mg/d，8周后的溃疡治愈率可达92.4%。单用$H_2$阻滞剂和单用柴胡桂枝汤，在50岁以上人群中，两药的效果相同，但柴胡桂枝汤更适于预防老年人低酸性溃疡的复发[5]。对56例溃疡瘢痕治愈的胃溃疡病人进行分组对照，结果表明，本方能有效预防消化性溃疡的复发[6]。曲氏等用本方加减治疗慢性胰腺炎病人22例，获得较好疗效，13例基本治愈，8例好转，无效1例，总有效率为94.45%[7]。日本医家常用柴胡桂枝汤加味治疗肝胆疾患。矢数圭堂对胆石症引起的发热畏寒、右上腹疼痛、胸胁苦满、恶心呕吐、食欲不振等病人，应用本方加味常能治愈。亦有应用该方加味治愈肝胆证候群、胆结石术后腹痛及急性胆囊炎的报道。冈野氏应用柴胡桂枝汤加茵陈、大黄治愈1例糖尿病合并慢性肝胆炎症的病人。松下氏和童野氏均有应用该方加味治愈急性肝炎的报道[1]。刘茜等用本方加减治疗肝炎后综合征116例，并随机与西药组38例对照。两组均治疗2个月后评定疗效。结果治疗组的平均有效时间为（19.2 ± 4.4）天；对照组的平均时间为（18.9 ± 4.5）天。治疗组痊愈87例，有效21例，无效8例，总有效率为93.1%；对照组痊愈14例，有效11例，无效13例，总有效率为65.8%，两者有显著性差异[8]。艾华等对《伤寒论》古今医案柴胡桂枝汤证185例证治规律进行分析研究，结果表明，本证诊断指标为发热、恶寒、胸胁苦满、头痛、口苦、腹痛、舌淡红、苔薄白或薄黄、脉浮弦数。其病机为少阳兼表，治法以和解少阳兼解表邪为主。本方在临床应用时均为水煎口服，党参多代替人参。不仅适用于外感病，也广泛用于各种杂病，如胆囊炎、胆石症、肝炎、胰腺炎、胸膜炎、肋间神经痛、眩晕证、肋软骨炎等。其中以肝胆疾病为多[9]。

3）循环系统：王子融等用柴胡桂枝汤加减治疗多种心律失常病人24例，其中心电图显示心房颤动4例，房性期前收缩3例，室性期前收缩12例，房室传导阻滞2例，病窦综合征3例；诊断为冠心病9例，心肌炎8例，风湿性心脏病4例，肺心病2例，诊断不明确者1例。结果：治愈16例，好转4例，无效4例，其中心房颤动、室性期前收缩各2例[10]。卢氏以本方加减治疗胸痹（冠心病、心绞痛）1例，心电图提示T 波变化，证属痰阻脉络，胸阳不振。服药后胸痛除，诸症消失[11]。

4）呼吸系统：张氏用柴胡桂枝汤加减治疗感冒、流感、小儿扁桃体炎、老年性“慢支”等病症，均取得较好疗效[12]。曹氏对缠绵难愈之感冒合并证，如眩晕、呕吐、感冒周余胃痛满闷不思饮食、感冒十余日全身酸痛关节痛甚等病症，用本方加减，均收效满意[13]。傅氏用本方加石膏、川芎和苍术治疗病毒感染性发热112例，每日1剂，重症可1日2剂，一般服药5剂有效。结果痊愈85例，有效13例，无效14例，总有效率为87.5%[14]。

5）妇女更年期综合征：应用柴胡桂枝汤治疗妇女更年期出现的自觉燥热面赤、头痛、肩酸痛、疲乏倦怠感、食欲减退等证候者，可取得较满意的效果。有学者指出，柴胡桂枝汤是自主神经紊乱症的有效方。若患有头痛燥热、面部潮红、烦躁出汗、汗出以后面色苍白、畏寒等症，应用本方常有效。妇女若在更年期出现闭经，并有心下支结等证，用柴胡桂枝汤可获良效。该方有驱散瘀血的作用，若在更年期由于瘀血、血滞两种因素而出现手足麻、疼痛、耳鸣、大便秘结者，可用本方加大黄；兼有畏寒、自觉发热、头痛、恶心呕吐者，同样也可使用该方剂[1]。此外，本方对妇女经前期紧张症亦有较好疗效。

6）脂膜炎：苗氏用柴胡桂枝汤加味治疗脂膜炎病人13例，效果显著。结果除2例高热不退，经治疗体温下降，病情好转后失去联系外，其余11例均获痊愈。见效时间4天至3个多月，一般20天左右。随访观察除1例8个月复发1次，经本方加味而愈外，余10例均未见复发，最长者已达16年[15]。

7）其他：李氏认为柴胡桂枝汤能宣通营卫、通阳散结、疏通三焦，本方加减可用于治疗邪阻三焦、气机不畅所致的胸腹诸痛，如急性心绞痛、胆囊炎、胰腺炎、胆道蛔虫症、胃痉挛、阑尾炎、肠痉挛等急性发作之病。本方治疗胸腹痛，对突发者效果佳，慢性者效果稍差。一般临床有效剂量为柴胡25g，桂枝、白芍、半夏、生姜、甘草、人参、黄芩均为10g，否则疗效不显[16]。傅书勤等以本方加大白芍、炙甘草用量，另加生龙牡，治疗1例过敏性紫癜、紫癜性肾炎在治疗过程中因骤停激素而引起的“戒断综合征”，同时认为本方能调整免疫功能，阻止邪毒循经内传，对变态反应有治疗作用[17]。严氏以本方加减治愈夜半盗汗及子时胸痹2例时间性发病病例[18]。包氏多年来运用柴胡桂枝汤治疗急性肾炎、急性胃炎、急性泌尿系统感染和各种发热性疾病，均获显著疗效，并体会到，不论何种疾病，特别是在一些发热性疾病中，不管它的长短、轻重、缓急，只要具备有发热恶寒、口干口苦、不欲饮食、心烦喜呕，均可用柴胡桂枝汤加减治疗[19]。此外，尚有用柴胡桂枝汤加减治疗面瘫、不寐、坐骨神经痛、腹痛发热、无名高热及多囊肾发热等病证的疗效报道[20～23]。

（3）医案选录

1）无名高热：郑某，女，30岁，1986年9月20日以发热待查入院。入院后曾拟诊为伤寒、疟疾、肝炎等，但作相应有关检查，均未发现异常，曾先后进行试验性治疗21天，罔效。体温多在39.5℃左右，尤以下午1点左右为甚。后请中医科会诊。刻诊：病人寒战高热（39.6℃），伴有头痛、全身关节疼痛、胃脘胀满、纳呆、小便黄、大便正常，舌苔白质淡红，脉弦数。辨证为太少合病，治以表里双解法，拟柴胡桂枝汤加减。药用：柴胡24g，黄芩24g，桂枝15g，白芍15g，党参15g，甘草10g。水煎服，每日1剂。服2剂后，体温降至37.6℃，头痛、身痛亦减。继服2剂，自觉诸症悉除，胃纳渐佳，无不适感，体温稳定在36℃左右，于翌日痊愈出院。按：病人发热寒战、关节痛、头痛系太阳桂枝证，脘满、纳呆是少阳柴胡证。故以桂枝汤调和营卫，解表发散，以治太阳之表；小柴胡汤和解少阳，宣展枢机，以治半表半里。此类顽固性无名高热，每年夏末秋初呈流行之势，西药无法而中药往往可药到病除。［山东中医杂志，1992，11（2）：36］

2）流行性出血热：刘某，男，26岁，已婚，江西省高安人，农民，1988年12月18日（第4病日）入院，住院号：12959。起病即发热（T 40.1℃），恶寒，往来寒热，头痛腰痛，恶心纳差，渴喜热饮，小便短赤，大便数日未行，无“三红”症，眼球结膜轻度充血，咽部明显充血，可见少数针尖样出血点，全身皮肤未见出血点，舌红苔白厚润，脉弦细。证属伤寒少阳病兼太阳所致，法当和解兼汗，方用柴胡桂枝汤，柴胡40g，桂枝、白芍、甘草、黄芩、半夏、生姜、党参各15g，红枣6枚。水煎直肠滴注250ml，口服“出血热饮料”（以鲜茅根为主要成分），静脉滴注“清开灵”20ml，补液1000ml。经上述处理后，体温迅速由40.1℃下降至37.7℃，以至35.6℃，并越过低血压与休克期，而直接进入多尿期，住院5天，痊愈出院。［河南中医，1992，12（5）：221］

3）术后肢体麻木：林某，女，36岁，1986年10月15日初诊。输卵管结扎术后肢体麻木不舒1月余，术中顺利，之后不慎感受风寒，复与他人吵闹，恚怒不已，继而肢怠乏力，周身酸楚，胸闷太息，纳食减少，服西药治之，症情未减。旬余肢体见麻木不舒，某医投天麻丸、吲哚美辛等药效果不佳，遂来我院就诊。前证俱在，伴脘胀不适，太息频作，时心悸不安，精神抑郁，缄默寡言，四肢拘紧，郁怒后诸症明显加重，时泪流欷歔。舌质淡，苔薄白，脉沉弦。抗“O”及红细胞沉降率正常。证乃肝郁气滞，营血失充。治宜疏达气机，和营益阴，拟柴胡桂枝汤治之。柴胡15g，黄芩10g，清半夏10g，人参3g，炙甘草6g，桂枝12g，白芍12g，生姜6g，大枣10枚。服上方3剂，诸症见缓，麻木减轻，胸闷太息好转，纳食略增。方已中的，爰宗前法减柴胡至10g再进。又服3剂，诸症向愈，麻木感大减。为巩固疗效，再以上方续进，隔日1剂，先后共服药11剂，恙祛病除，随访半年，体健逾往。按：柴胡桂枝汤本治太少并病。据临床观察，本方有疏达肝郁调和气血之功。本例既有肝郁气滞之病机，又有营血失充之脉候，然病机以肝郁为主。《类证治裁》曰："妇人因悒郁气结，致发麻痹者，当舒郁"。肝郁气滞，复外邪内侵，以小柴胡汤扶正祛邪而疏达气机，邪气去则正安，郁得达则症除。桂枝汤调和营卫，气行则麻木消，营血和则不仁祛。以本方治之，气滞得除，脉络自通，故诸症可愈。［广西中医学，1992，15（1）：22］

【按语】

柴胡桂枝汤是小柴胡汤与桂枝汤的合方，全方有和解表里、调和内外、调和肝脾、舒肝和胃及调节神经功能的作用，临床应用非常广泛，主要用于下列病证：①以惊、抽、搐、挛等气机不和为审证要点的精神、神经系统疾病，如癫痫、失眠、神经衰弱、神经官能症等；②以脘痛、痞满、呕恶等胃气不和为审证要点的消化系统疾病，如消化性溃疡、慢性胃炎、慢性胰腺炎、慢性肝胆疾患；③以气血运行不利、气机升降失司为审证要点的循环系统疾病，如心律失常、冠心病心绞痛、高血压等；④以气机紊乱、升降失职、阴阳乖舛等为审证要点的妇女更年期综合征及经前期紧张综合征；⑤以发热恶寒、胸胁苦满、口干口苦为审证要点的各种发热，如病毒感染性发热、感冒合并症等。

【现代研究】

1）抗惊厥作用：柴胡桂枝汤能延长巴比妥酸盐的睡眠作用。动物实验证实可控制痉挛发作。细胞水平研究证实，可使戊四唑（PTZ）引起突发性活动（BA）得到控制。用神经纤维进行的研究表明本方有比普鲁卡因弱得多的麻醉作用，对各脏器无明显副作用。关于本方的机制，用蜗牛进行的研究证实，本方能阻止$Na^{+}$、$Ca^{2+}$、$K^{+}$引起的膜电流。显微分析证实本方可抑制BA时钙的病理性移动，可抑制细胞内5～7kDa蛋白质的增加和细胞膜附近钙的结合状态。用小鼠进行的实验证实本方可抑制cAMP含量的增加，还能纠正PTZ导致的脑电图功率变化，有促进胎生大鼠大脑皮质初代培养神经细胞神经突触增殖的作用，并能激活老化的星形胶质细胞。神经化学研究证实本方能使延髓、中脑的5-羟色胺水平和视丘下部的儿茶酚胺浓度增加，抑制N-脒苯酰胺诱发的发作波，使大脑半球的多巴胺增加[24]。

2）抗溃疡作用：用Wistar系雄性大白鼠做试验，实验分两组，A组单用疏乙胺（400mg/kg）；B组先口服柴胡桂枝汤（500mg/kg）后再给予疏乙胺，用药后比较观察12小时，结果表明，柴胡桂枝汤有抑制胃蛋白酶的分泌作用，可减低胃液对黏膜的损害作用。柴胡桂枝汤不仅能影响促胃液素的分泌，而且可以防止由于疏乙胺引起的促胰液素的分泌减少，并可使Brunner腺分泌碱性黏液减少得到纠正，从而加强十二指肠黏膜的防御功能，使疏乙胺引起的溃疡形成得以防止[24]。

3）对免疫功能的作用：动物实验结果显示，柴胡桂枝汤可激活正常幼鼠的免疫功能[18]。

4）对脏器的作用：动物实验结果表明，柴胡桂枝汤可使大鼠的肾上腺肥大及胸腺萎缩，由肥大的肾上腺组织学所见，可见囊状带及网状带细胞质内脂质小滴增加，这类似于应激状态恢复或脑下垂体障碍时肾上腺皮质所见。柴胡桂枝汤引起的肾上腺肥大及胸腺萎缩很可能是由方中的柴胡皂苷所致[24]。

5）抗炎作用：柴胡桂枝汤对实验性大鼠炎症的作用表明，本方具有较强的抗炎作用，对慢性炎症较急性炎症显著，并认为其抗炎作用主要与柴胡、黄芩、芍药、桂枝有关，它通过抑制化学解质的游离而抗局部炎症，其全身作用是刺激脑垂体-肾上腺的内分泌系统，调节由于炎症受到变化的生物体功能而呈现消炎效果[25]。

6）其他作用：有文献报道柴胡桂枝汤还具有解热镇痛作用；对血压有一定的降压作用；对肝损伤具有一定的保护作用[24]。

### 参考文献

[1] 陈抗生．柴胡桂枝汤的研究与应用进展．辽宁中医杂志，1981，(10)：39
[2] 曾文长．柴胡桂枝汤加味治疗癫痫 84 例．陕西中医，1990，11(7)：293
[3] 王付，秦德水，庞景三．《伤寒杂病论》汤方现代研究及应用．西宁：青海人民出版社，1993：126
[4] 王忠民．胡桂枝汤加味治疗神经衰弱 60 例．福建中医药，1986，17(4)：28
[5] JMT. 六君子汤和柴胡桂枝汤促进胃粘膜血流．实用中西医结合杂志，1990，3(3)：195
[6] 黄倬伟．柴胡桂枝汤的临床应用与实验研究．中医药信息，1992，9(6)：36
[7] 曲竹秋．柴胡桂枝汤治疗慢性胰腺炎的疗效观察．浙江中医杂志，1991，26(12)：535
[8] 刘茜，王忠民．柴胡桂枝汤治疗肝炎后综合征 116 例．湖南中医杂志，1991，7(4)：42
[9] 艾华，谭素娟．柴胡桂枝汤证证治规律的研究——《伤寒论》古今医案 185 例统计分析．辽宁中医杂志，1990，14(11)：8
[10] 王子融，毛凤仙．柴胡桂枝汤加减治疗心律失常 24 例．河南中医，1991，11(4)：11
[11] 卢莲英．柴胡桂枝汤临床应用体会．福建中医药，1993，24(6)：43
[12] 张志民．柴胡桂枝汤临床应用点滴．浙江中医杂志，1980，(11-12)：553
[13] 曹洪寿．柴胡桂枝汤验举隅．天津中医，1991，(6)：38
[14] 傅永魁．加味柴胡桂枝汤治疗病毒感染发热 112 例．山东中医杂志，1990，9(6)：17
[15] 苗子庆．柴胡桂枝汤加味治疗脂膜炎 13 例．中西医结合杂志，1991，11(4)：214
[16] 李天云，贾正平．柴胡桂枝汤治疗心腹卒中痛的体会．实用中医内科杂志，1992，6(1)：39
[17] 傅书勤，刘国铎．经方辨治变态反应性疾病 2 则．国医论坛，1994，9(3)：14
[18] 严仲庆，傅金藏．柴胡桂枝汤治愈时间性发病二例．河南中医，1992，13(5)：214
[19] 包高文．柴胡桂枝汤的临床应用．江西中医药，1987，(5)：54
[20] 李保生．运用经方验案四则．天津中医学院学报，1992，12(2)：17 ~ 18
[21] 樊中州．柴胡桂枝（皮）汤加减方治疗不寐．实用中西医结合杂志，1994，7(3)：165
[22] 赵东明．柴胡桂枝汤治疗坐骨神经痛一例．黑龙江中医药，1990，(2)：41
[23] 党兰玉，罗盛才．罗德扬用柴胡桂枝汤治发热验案举隅．国医论坛，1993，8(5)：22
[24] 肖子曾．柴胡桂枝汤的药理研究和临床应用．中成药，1994，16(12)：35
[25] 周本宏，揭金阶，蔡鸿生．柴胡桂枝汤的药理作用及临床应用研究进展．中成药，1993，15(10)：36

## 四、柴胡加龙骨牡蛎汤方

### （一）方药

柴胡四两　龙骨　黄芩　生姜切　铅丹　人参　桂枝去皮　茯苓各一两半　半夏二合半，洗　大黄二两　牡蛎一两半，熬　大枣六枚，擘

上十二味，以水八升，煮取四升，内大黄，切如棋子，更煮一两 沸，去渣，温服一升。本云，柴胡汤今加龙骨等。

### （二）治法

和解少阳，通阳泄热，兼宁心安神。

### （三）方解

本方由半量小柴胡汤去甘草加龙骨、牡蛎、桂枝、茯苓、铅丹、大黄诸药而成。方以小柴胡汤清疏少阳，扶正祛邪，使陷里之邪，得以枢转而出；加桂枝者，非取其解肌祛风，而欲其通阳透达，助小柴胡转出里邪；少量大黄，并无峻猛伤正之弊，而有泄热和胃之功；至于铅丹、龙牡，重镇安神，定惊除烦；妙在茯苓一味，既 可淡渗利水，疏通三焦，又能宁心安神以止烦惊；

去甘草者，不欲其甘缓之性妨碍祛邪也。如此攻补合用，而究以和解少阳为基础，而有此方诸般奇妙之用。

方中铅丹有毒，目前临床很少用之内服，可以磁石、青礞石、生铁落替代。

【经典原文】

伤寒八九日，下之，胸满烦惊，小便不利，谵语，一身尽重，不可转侧者，柴胡加龙骨牡蛎汤主之。（107）

【提要】 伤寒误下邪陷所致烦惊谵语的证治。

【原文分析】

本条论述太阳表证误下后所致邪气弥漫、虚实夹杂、表里俱病的变证及其治法方药。

伤寒时已八九日，本已暗伏内传之机，而反误下伤其正气，则邪气乘虚而入，而变证由生。误下致变，种类繁多，然皆取决于人体阴阳禀赋、病邪性质及轻重等因素。今见胸满而烦，是少阳枢机不利、胆火内郁之象；胆火上炎，更兼胃热上蒸，心神不宁，则有谵语惊惕之变；而小便不利者，是少阳三焦决渎失常，水道不调之故也；邪气郁于半表半里之界，内外气机无以正常运行，是以一身尽重而难于转侧。综观全局，虽然病象所涉脏腑经络较广，究以少阳胆与三焦为其病变重心；而外邪虽入里化热为患，同时亦有内生饮邪与之狼狈为奸。饮热互结，而正气却因误下而虚馁，是以形成如此虚实互见、表里俱病（其表者，少阳者；其里者，心胃也）之证，治宜和解少阳、通阳泄热，而兼宁心安神，方用柴胡加龙骨牡蛎汤。

【原文选注】

成无己：伤寒八九日，邪气已成热，而复传阳经之时，下之虚其里而热不除。胸满而烦者，阳热客于胸中也；惊者，心恶热而神不守也；小便不利者，里虚津液不行也；谵语者，胃热也；一身尽量不可转侧者，阳气内行于里，不营于表也。与柴胡汤以除胸满而烦，加龙骨、牡蛎、铅丹，收敛神气而镇惊；加茯苓以行津液，利小便；加大黄以逐胃热，止谵语；加桂枝以行阳气而解身重。错杂之邪，斯悉愈矣。（《注解伤寒论·卷三》）

钱天来：八九日，经尽当解之时也。下之，误下之也。胸满，误下里虚。邪气陷入也。烦者，热邪在膈而烦闷也。惊者，邪气犯肝，肝主惊骇也。小便不利，邪自少阳而入里，三焦不运，气化不行，津液不流也。谵语，邪气入里，胃热神昏也。一身尽重，《灵枢》谓脾所生病也。不可转侧，足少阳胆病也。言伤寒八九日，经尽当解之时而不解，因误下之后，使太阳之经邪，传至少阳而入里也……然此条经络纠纷，变症杂出，未可以寻常治也，故以小柴胡为主，加龙骨牡蛎汤主之。（《伤寒溯源集·少阳全篇·少阳坏病》）

吕震名：此证全属表邪误下，阴阳扰乱，浊邪填膈，膻中之气，不能四布，而使道绝，使道绝，则君主孤危，因而神明内乱，治节不行，百骸无主，以致胸满烦惊，小便不利，谵语，一身尽重，不可转侧，种种皆表里虚实、正邪错杂之证。（《伤寒寻源·下集》）

【方药论选】

汪苓友：……是方者，表里齐走，补泻兼施，通涩并用，恐非仲景之旧，或系叔和采辑时有差旬者。若临是证而用是药，吾不敢也，何也？倘谓胸满谵语是实证，则当用大黄者，不当用人参。倘谓惊烦、小便不利、身重是虚证，则当用人参、大枣、茯苓、龙骨等药者，不当用大黄。况龙骨、牡蛎、铅丹，皆系重坠收涩阴毒之品，恐非小便、身重者所宜。（《伤寒论辨证广注·辨少阳脉证并治法》）

《医宗金鉴》：是证也，为阴阳错杂之邪；是方也，亦攻补错杂之药。柴、桂解未尽之表邪，大黄攻已陷之里热，人参、姜、枣补虚而和胃，茯苓、半夏利水而降逆，龙骨、牡蛎、铅

丹之涩重，镇惊收心而安神明，斯为以错杂之药，而治错杂之病也。（《医宗金鉴·订正仲景全书·伤寒论注·坏病篇》）

陈恭溥：柴胡加龙骨牡蛎汤，启生阳以转枢之方也。凡病机内逆不出者，须藉此方以启之……夫烦者，三焦病也；小便不利者，亦三焦之气化病者；惊者，胆病也；谵语，惊所致也。三焦主枢，胆亦主枢，皆属少阳也。机枢窒，故胸不能开而满，身不能转而重，此误下内逆之坏病也，小柴胡汤不足以当之。方用龙骨，启少阴之生阳，以救三焦之枢；牡蛎启厥阴之生阳，以救少阳之枢；以救少阳之枢；桂枝茯苓助心主之神；铅丹气味辛寒，本金水之精，经火化而变赤，能镇惊除热下气，同大黄用以降内逆之火；加于柴胡汤中，助其枢转，则逆者顺矣。（《伤寒论章句·卷六》）

吕震名：病属表邪陷入，则阴阳出入之界，全藉少阳为枢纽，故以柴胡名汤。而阴邪之上僭者，复桂枝、生姜、半夏以开之；阳邪之下陷者，用黄芩、大黄以降之；使上下分解其邪，邪不内扰。而兼以人参、大枣扶中气之虚，龙骨、牡蛎、铅丹镇心气之逆。且柴胡、大黄之攻伐。得人参扶正以逐邪，而邪自解。龙骨、牡蛎之顽钝，得桂枝助阳以载神，而神自返。其处方之极错杂处，正其处方之极周到处。（《伤寒寻源·下集》）

【临床应用】

（1）后世医家对本方的应用

1）《伤寒类方》：此方能下肝胆之惊痰，以之治癫痫，必效。

2）《经验集录》：治小儿连日壮热，实滞不去，寒热往来，惊悸。

3）《方机》：小柴胡汤证而胸腹有动者，失精者，胸满烦惊者，柴胡加龙骨牡蛎汤主之。

4）《类聚方广义》：柴胡加龙骨牡蛎汤治狂症，胸腹动甚，惊惧避人，兀坐独语，昼夜不眠，或多猜疑，或欲自死，不安于床者。又治病痫症，时时寒热交作，郁郁悲愁，多梦少寐，或恶接人，或屏居暗室，殆如劳瘵者。狂痫二症，亦当以胸胁苦满、上逆、胸腹动悸等为目的。癫病，居常胸满上逆，胸腹有动，每月及二三发者，常服此方勿懈，则免屡发之患。

5）《方函口诀》：此方为镇坠肝胆郁热之主药，故不但治伤寒胸满烦惊，亦治小儿惊痫，大人癫痫。又有一种中风，名热瘫痫者，用此方亦有效。又加铁砂，治妇人发狂。

6）《经方传真》：本方辨证要点为小柴胡汤证见气冲心悸、二便不利、烦惊不安者。

7）《经方的临床运用》：本方以体质壮实、精神不安、胸胁苦满、腹胀满、动悸、便秘作为辨证要点。

（2）现代应用：本方组方意义较为复杂，故其临床运用亦因医家的理解不同而较为广泛。国内有研究认为凡病机属阳虚饮结及肝胆失调，临床症状表现为悸（心悸，脐腹悸动）、惊（易惊，恐惧，精神不安）、癫（狂躁，神志异常）、痫者，均可以本方加减运用。而日本则有人认为，本方是大柴胡汤加神经系统药（龙骨、牡蛎、茯苓），能除胸满、烦惊，多用于强烈的神经兴奋、失惊、不眠、头晕目眩、心悸等，以及神经痛、神经性心悸、动脉硬化症、高血压、甲状腺功能亢进等。

尽管本方运用较广泛，但其镇惊安神之功效仍属其应用要点，临床报道相对集中。刘氏等以本方化裁（磁石100g，生龙牡各30g，茯苓25g，柴胡18g，黄芩、半夏、太子参、菖蒲、郁金各15g，桂枝12g，大黄、姜、枣各10g），研末为丸，治疗26例狂躁性精神病（病程最短1个月，最长5年），治疗期间停用一切西药。结果痊愈21例，随访1年未发；3例因未坚持服药而复发；2例症状控制[1]。另有报道用本方加减（柴胡25g，党参、黄芩、桂枝、生姜、茯苓、大枣各15g，龙骨、牡蛎、姜夏各30g，大黄10～20g，铅丹5g），水煎服，每日1剂，治疗癫痫10例（平均病程26年，均经苯巴比妥、扑米酮治疗效差者），结果6年以上未发作者2例，2年以上未发作者6例，1年后复发而服上方仍效2例。服药后1天停止发作者5例，2天停止发作者3例，3天停止发作者3例，服药12~16剂，平均13剂[2]。而日本亦报道不辨证地并用本方，治疗29例成人局部症状性癫痫［病程（23.5±11.2）年］，结果10例癫痫发作或精神改善，而且疗效再现。获得改善的症状包括单纯性发作或较短时间的复杂性发作，以及轻度的失眠和焦躁[3]。另外，单用本方治疗神经官能症32例，显著改善6例，中等度改善6例，轻度改善14例，总改善率达到81.3%[4]。原田清行等治疗门诊更年期综合征病人39例，其中13例治以本方，并设对照组，观察其雌二醇、骨重、骨皮质指数，结果表明本方能明显改善上述各项指标，说明对更年期综合征有效[5]。

另据报道，对13例主诉不育的男性病人，每日投与柴胡加龙骨牡蛎汤7.5g，单独服用12周，结果其精子浓度明显增加（$P<0.01$），精子运动率显著改善（$P<0.01$），精子运动能量指数显著改善（$P<0.01$）[6]。

此外，本方可用于治疗肥胖症、支气管哮喘、心脏血管神经官能症、慢性胆囊炎和胆道功能紊乱、肾炎、肩周炎、脱发、湿疹、白内障、青光眼、结膜炎、梅尼埃病、中耳炎、复发性口疮等诸多病症[7]。

（3）医案选录

1）脑震荡后遗症：周某，男，49岁。1年前头部外伤，出现短暂昏迷，经检查诊为颅底骨折、脑震荡。后遗留头痛，反复发作，记忆力减退，心烦郁闷，夜寐不易入睡，梦多惊恐，思维不能调理。曾服镇静剂、维B及通窍活血汤等皆罔效。现在症：面白无华，寡言不续，寒热往来，苔薄腻，脉弦细略数。证属痰浊瘀血久恋，化热上扰神明，方以柴胡加龙骨牡蛎去铅丹加生铁落、珍珠母各30g，桃仁、五灵脂、远志、鲜菖蒲各10g。煎服3剂后，诸症减半；续进5剂，诸症悉除，追访5年未发。［辽宁中医杂志，1988，（4）：30］

2）帕金森综合征：潘某，女，59岁。高血压、动脉硬化史10年。2年前因两手颤抖，行走不稳，而经西医诊断为帕金森氏综合征，经西医治疗后好转。4日前因情绪波动而颤抖加剧，继用西药无效。刻诊病人两手呈节律性细颤，走路呈慌张态，头部前倾，摇摆不休。伴胸闷、烦躁、口苦、溲黄，舌微红，苔边白中黄，脉来弦劲。证属阴虚阳亢，郁怒化火，火盛生风，风火相煽，元神失主，筋脉失约所致。治宜调肝清热，潜阳息风，镇惊安神。药用柴胡12g，黄芩、茯苓、半夏、炒大黄、党参各9g，生龙牡各30g，桂枝、生姜各6g，铅丹1g，大枣6枚，蜈蚣2条，水煎服。上方服12剂后，颤抖明显减轻；继服24剂后颤抖消失，追访2年未发。［上海中医药杂志，1986,（4）：25］

3）心绞痛：某女，61岁。初诊为肥胖型实证，面赤，脉紧数有力，血压时高达200mmHg，自诉几年来常感冒，咳嗽咳痰量多，曾诊断为慢性支气管炎，经治疗不见好转，故而改求汉方治疗。予清肺汤服用3个月明显好转，近3年未服药。后来院自诉2个月前突觉胸闷心悸，气喘加重，胸部出现持续的压痛感，经医院检查为心绞痛，血压160/85mmHg，心悸气喘，持续胸背痛。因有胸胁苦满、脐上动悸，予柴胡加龙骨牡蛎汤加黄连1g，葛根5g，瓜蒌2g，薤白3g，枳壳1.5g，服药1月，诸症减轻，复诊时病痛基本消失，心电图正常，血压140/70mmHg，脉搏79次/分。［国外医学·中医中药分册，1993，（2）：29］

4）夜游症：王某，男，28岁。家属代诉病者患夜游症1年。1年来每在夜里11时前后，突然起床，不声不响，整装后，破门而出，到院内做广播操，或擦自行车，甚而有时做饭，事毕即回房沉睡到次日清晨，向他问及夜里之事，毫无所知。西医诊断为“夜游症”，未予特殊治疗，故来求治于中医。病人体质壮实，患慢性复发性口疮，自觉胸胁苦满，心下痞，烦躁，长期便秘，舌质红，脉弦有力。此少阳胆火，兼阳明腑实之证，宜投柴胡加龙骨牡蛎汤加减：柴胡12g，黄芩、党参、桂枝、半夏、甘草各10g，生姜3片，茯苓16g，大黄6g，大枣6枚，生龙骨、生牡蛎、浮小麦各30g，水煎服。服方3剂后，每周夜游减至2次，睡眠增多，大便通畅，复投3剂而愈。（《经

方的临床运用》)

5)惊悸抽搐：张某，女，63岁。34年前，产后受寒，遂致寒热往来，恶露漏下不止。经中医治疗漏下止，但此后每年入夏必发病一次，初起如感冒状，发热恶寒，头项强痛……右胁下隐痛，肠鸣腹泻，每日2～3次。数日后，每至晚上9时左右，先觉体表发烫，继则灼如燔炭，须用冷水擦身方觉舒适。隔数分钟惊悸抽搐一次，神昏谵语，有欲死而后快之状。每日发作，求治多人未效。遂投以柴胡加龙骨牡蛎汤去铅丹（软柴胡12g，半夏5g，黄芩5g，制川军6g，龙骨、牡蛎各30g，生姜4片，大枣6枚，川桂枝10g，茯苓10g）治之，3剂即愈。

【按语】

柴胡加龙骨牡蛎汤寒温并用，攻补兼施，以少阳邪郁而神志症状突出者为其主要适应证。历代医家或以之治偏虚者，或以之疗偏实者，或以之散饮结，或以之下里滞，每随医家之理解不同而用法有别，然其运用大旨仍不离和解少阳及镇惊安神两方面。

【现代研究】

本方对神经系统有明显的调节作用，这早已为临床实践所证明，而药理实验的结果也同样证实了这种作用。伊藤忠信等的研究结果表明，本方对DDY系雄性小鼠的自发运动量与生理盐水相当，而对甲苯丙胺（MAM）所致的自发运动量增大，在投药后第2、3小时有明显的抑制作用；但对戊巴比妥钠（PB）所致的自发运动量减少，在投药后第3小时比对照组增大[8]，说明本方对神经系统的作用并非单纯性抑制。在此基础上，伊氏等进一步研究了本方的抗癫痫作用，据《日本医学论坛报》报道，他们用小鼠先服此汤后，用通电方式诱发癫痫，结果可明显缩短较长时间的发作；用的士宁、戊四氮、印防己毒素等药物诱发小鼠癫痫，本方也可减少其发作次数和死亡率，延长存活期。认为脑内单胺代谢一旦受阻，则易发癫痫，而本方可促进与运动反射有关的纹状体的单胺化谢，由此改善传递物质的代谢而抑制癫痫发作[9]。这一推断已得到了某种程度的证实。道尻诚助等以DDY等雄性小鼠为对象，经口1次或多次（每日1次，7天）投予本方50mg/kg、400mg/kg，结果表明50mg/kg剂量对海马的单胺类物质无影响，但可促进大脑皮质和纹状体的DA系，抑制丘脑下部的NE系；其对纹状体的作用较400mg/kg剂量更显著[10]。

投与本方的鼠脑内5-羟色胺量，在边缘系、中脑、大脑皮质、小脑中明显降低，在纹状体、海马、丘脑下部、延髓部同对照组虽无明显差别，但显示了降低倾向，表明其有抑制脑内5-羟色胺代谢的作用。已确认本方在鼠纹状体中，能增加多巴胺的代谢产物3-甲氧酪胺及高香草酸，表明其能增加多巴胺的释放，并有能使其代谢亢进的作用[11]。

在固定刺激、强制游泳刺激和电休克负荷状态下，小鼠血清中肾上腺皮质甾酮含量明显上升，即使在应激负荷1小时前给予本方，对血清中甾酮含量亦无影响；但在条件恐怖刺激负荷和1小时前分别给药，却明显抑制应激负荷所致血清中肾上腺皮质甾酮含量的上升。由此表明，本方的抗应激作用，在精神因素大于物理因素的应激模型中，其效果更显著[12]。

在探讨本方对血小板聚集功能影响方面，中西幸三等作了大量工作，并取得了一定进展。研究表明，本方对血小板没有直接凝集作用，但能增强肾上腺素对血小板的凝集作用，这种凝集作用可被育享宾阻断，而不被哌唑嗪和乙基马来酰胺阻断，因此认为是对$\alpha_2$-肾上腺素能受体具有激动作用[13]。在通过急性负荷的临床病例中，也同样见到有增强肾上腺素的凝集及降低肾素活性的作用。实验结果亦表明，在方剂组成中，柴胡、黄芩、桂皮、大黄、龙骨及甘草有增强肾上腺素二次凝集作用，而半夏、茯苓、人参、生姜、牡蛎、枳实、芍药则无此作用；桂皮、黄芩、大枣、大黄及甘草有增强ADP二次凝集作用，而柴胡、半夏、茯苓、人参、生姜、龙骨、牡蛎、枳实、芍药则无此作用；任何生药对胶原凝集都无影响；柴胡加龙骨牡蛎汤的肾上腺素凝集增强作用，随着人参量的增加而被抑制[14]。

本方对心血管系统亦具有良好的调节作用。实验表明，本方对高胆固醇饲料喂养的DDY系小鼠的肝、心、主动脉脂质有使之降低的倾向，而且主动脉的Ca、P、Mg值及$^{45}$Ca结合量有降低倾向，胶原量降低，说明长期服用有防止动脉硬化的作用[15]。唐氏等给家兔滴注儿茶酚胺，持续1周，导致其心血管功能损伤，心输出量减少，心脏指数和心肌收缩能力显著降低，外周阻力和心室舒张压明显增加，发生急性左心衰和肺水肿，此时在组织学上可见心肌出血、心肌纤维变性坏死和肺瘀血及渗出等损伤。如使用本方可有效地在保护机体抵抗儿茶酚胺对心血管的上述损伤作用，并未见不良反应。研究者认为，循环儿茶酚胺水平的增加，在高血压、甲状腺功能亢进、动脉硬化、脑出血、心绞痛、心脏神经官能症和心瓣膜病等发病过程中有着密切的关联，因此本方防止儿茶酚胺对机体心血管的损伤作用，可能是其治疗高血压等心血管疾病的重要机制之一[16]。

### 参考文献

[1] 刘兴旺，刘芳琴．柴胡加龙骨牡蛎汤治疗狂躁性精神病．四川中医，1993, (10): 27
[2] 王锡伟．柴胡加龙骨牡蛎汤治疗癫痫 10 例．国医论坛，1994, (6): 15
[3] 先琦章．柴胡加龙骨牡蛎汤治疗成人局部症状性癫痫的效果．日本东洋医学杂志，1993, (5): 38
[4] 更井启介．柴胡加龙骨牡蛎汤用于神经官能症和加味逍遥散用于抑郁状态的经验．汉方医学，1986, (9): 26
[5] 原田清行．柴胡加龙骨牡蛎汤对更年期综合征的效果：关于血中雌激素及骨量．国外医学·中医中药分册，1993, (4): 37
[6] 平松正义，等．柴胡加龙骨牡蛎汤、补中益气汤治疗男性不育症的经验．国外医学·中医中药分册，1993, (3): 48
[7] 陈宝田．经方的临床运用．广州：广东科技出版社，1985: 165~167
[8] 伊藤忠信，等．柴胡龙骨牡蛎汤、抑肝散、加味逍遥散、加味归脾汤对小鼠自发运动量的效果．国外医学·中医中药分册，1986, (2): 30
[9] 柴胡加龙骨牡蛎汤可抑制癫痫．山东中医杂志，1994, (7): 326
[10] 道尻诚助，等．柴胡加龙骨牡蛎汤对小鼠脑内单胺类物质的影响．日本东洋医学杂志，1993, (5): 142
[11] 伊藤忠信．柴胡汤加龙骨牡蛎汤及加味逍遥散对中枢 5- 羟色胺关联物质的影响．国外医学·中医中药分册，1987, (9): 14
[12] 铃木健一，等．柴胡加龙骨牡蛎汤抗应激作用．国外医学·中医中药分册，1995, (5): 27
[13] 中西幸三，等．柴胡加龙骨牡蛎汤对血小板凝集功能的影响——与血小板受体的关系．现代东洋医学杂志，1987, (4): 111
[14] 中西幸三，等．柴胡加龙骨牡蛎汤对血小板凝集的影响（第 3 报）——柴胡加龙骨牡蛎汤和二三种柴胡方剂及其组成生药对血小板凝集的影响．现代东洋医学杂志，1990, (3): 116
[15] 原中琉璃子，等．六味丸、八味地黄丸、柴胡加龙骨牡蛎汤对动脉硬化的影响．国外医学·中医中药分册，1987, (2): 31
[16] 恩勤．经方研究．济南：黄河出版社，1989: 636

## 五、柴胡桂枝干姜汤方

### （一）方药

柴胡半斤　桂枝三两，去皮　干姜二两　栝蒌根四两　黄芩三两　牡蛎二两，熬　甘草二两，炙

上七味，以水一斗二升，煮取六升，去滓，再煎取三升，温服一升，日三服。初服微烦，复服汗出便愈。

### （二）治法

和解少阳，温化水饮。

## （三）方解

本方由小柴胡汤去半夏、人参、生姜、大枣加桂枝、干姜、瓜蒌根、牡蛎而成。柴胡、黄芩作为主药，仍用于清解少阳之热；因津伤口渴而不呕，故去半夏加瓜蒌根，生津胜热以止烦渴；枢机不利，水饮内停，而胸胁满微结，故去人参、大枣，加牡蛎软坚散结，桂枝配干姜，通阳化饮以行三焦，甘草调和诸药。是方寒温并用，攻补兼施，既有和解表里之功，又有温中散结之力。诸药相佐，可使少阳得和，枢机畅利，气化以行。阳生津复，诸证悉愈。方后云："初服微烦，复服汗出便愈"，此为初服药后，正气得药力相助，正邪相争，郁阳得伸，但气机一时尚未畅通，故有"微烦"之感。复服少阳枢机运转，气机得以宣通，郁阳得伸，表里协和，故周身汗出，内外阳气畅达而愈。

【经典原文】

伤寒五六日，已发汗而复下之，胸胁满、微结，小便不利，渴而不呕，但头汗出，往来寒热，心烦者，此为未解也，柴胡桂枝干姜汤主之。（147）

【提要】 少阳病兼水饮内结的证治。

【原文分析】

伤寒五六日，已用发汗、攻下等法治疗后，病仍不解。邪太阳转化入里，故胸胁满、往来寒热、心烦，因知为邪入少阳。今又见胸胁满、微结，小便不利，渴而不呕，知非纯属少阳，是兼水饮内结。知表未清，里未和，故言未解。因少阳主手足少阳两经及胆与三焦两腑，少阳枢机不利，胆火内郁，每可导致三焦决渎失职，以致水饮内结。水饮结于胸胁故胸胁满、微结；水饮内结，气化失司，所以小便不利、口渴；水饮与邪热郁结于里，不能外达而上冲，所以但头汗出，而身无汗；本证少阳枢机不利、水饮内结，主要病变在胸胁，胃气尚和，所以不呕，这也是本证与小柴胡汤证的区别之处。

本证与146条、结胸证应作鉴别。146条乃太阳少阳并病，本条为少阳枢机不利，兼水饮内结，结胸证为水热互结于胸膈；病证不一，146条发热微恶寒，支节烦疼，微呕，心下支结，本条见往来寒热，心烦，胸胁满微结，小便不利，渴而不呕，但头汗出是证。结胸证乃见，病证较重，心下痛，按之石硬，脉沉紧，治疗迥然不同，146条和解少阳，兼以解表，方用柴胡桂枝汤。本条和解少阳，温化水饮，但仍顾及未解之表，柴胡桂枝干姜汤主之。结胸证以泻热逐水，方用大陷胸汤。

【原文选注】

成无已：伤寒五六日，已经汗下之后，则邪当解。今胸胁满微结，小便不利，渴而不呕，但头汗出，往来寒热，心烦者，即邪气犹在半表半里之间，为未解也。胸胁满微结，寒热心烦者，邪在半表半里之间也。小便不利而渴者，汗下后，亡津液内燥也。若热消津液，令小便不利而渴者，其人必呕；今渴而不呕，知非里热也。伤寒汗出则和，今但头汗出而余处无汗者，津液不足而阳虚于上也。与柴胡桂枝干姜汤，以解表里之邪，复津液而助阳也。（《注解伤寒论·辨太阳病脉证并治法第七》）

柯韵伯：伤寒五六日，发汗不解，尚在太阳界。反下之，胸胁满微结，是系在少阳矣……此微结对大结胸言，是指胸胁痞硬。小便不利者，因下后下焦津液不足也。头为三阳之会，阳气不得降，故但头汗出，半表半里之寒邪未解，上下二焦之邪热已甚。故往来寒热心烦耳。（《伤寒来苏集·伤寒附翼·少阳方总论》）

唐容川：已发汗，则阳气外泄矣，又复下之，则阳气下陷，水饮内动，逆于胸胁，故胸胁满微结，小便不利。水结则津不升，故渴，此与五苓散证见一意也。阳遏于内，不能四散，但能上冒，为头汗出。而通身阳气欲出不能，则往来寒热，此与小柴胡汤同一意也。此皆水寒之气，闭其胸膈腠理，而火不得外发，则反于心包，是以心烦。（《伤寒论浅注补正·太阳篇》）

【方药论选】

方有执：……柴胡、黄芩，主除往来之寒热。桂枝、甘草，和解未罢之表邪，牡蛎、干姜，咸以软其结，辛以散其满。栝蒌根者以滋其渴，凉以散其热。是汤也，亦三阳平解之一法也。（《伤寒论条辨·辨太阳病脉证中》）

柯韵伯：此汤全是柴胡加减法：心烦不呕而渴，故去参、夏加栝蒌根；胸胁满微结，故去枣加牡蛎；小便不利，而心下不悸，故不去黄芩不加茯苓；虽渴而表未解，故不用参而加桂；以干姜易生姜，散胸胁之满也。初服烦即微者，黄芩、栝蒌之效。继服汗出周身而愈者，姜、桂之功也。（《伤寒来苏集·伤寒论注·少阳脉证》）

《医宗金鉴》：少阳表里未解，故以柴胡桂枝合剂而主之，即小柴胡汤之变法也。去人参者，因其正气不虚。减半夏者，以其不呕，恐助燥也。加栝蒌根，以其能止渴兼生津液也。倍柴胡加桂枝，以主少阳之表。加牡蛎，以软少阳之结。干姜佐桂枝，以散往来之寒。黄芩佐柴胡，以除往来之热，且可制干姜，不益心烦也。诸药寒温不一，必须甘草以和之。初服微烦，药力不及，复服汗出即愈者，可知此证非汗出不解也。（《医宗金鉴·订正仲景全书·伤寒论注·少阳全篇》）

【临床应用】

（1）后世医家对本方的应用

1）《外台秘要》柴胡桂姜汤即本方牡蛎增至三两，治“疟寒多，微有热，或但寒不热”。

2）《无求子活人书》以本方去黄芩，名干姜柴胡汤，治妇人伤寒，经水方来初断，寒热如疟，狂言见鬼。

3）《古方便览》用治妇人月经不调，脐下疼痛，脐上动悸，胸胁苦满之证。

4）《圣济总录》以本方去干姜名六味柴胡汤，治潮热不解，日晡即发，发则壮热如火，胸满呕逆之证。

5）《伤寒论今释》用治狂疾独语妄笑，头疮，肩背强痛，发疹等兼见邪郁少阳之证。

（2）现代应用

1）消化系统：如胃、十二指肠溃疡、胃下垂、慢性胃炎、慢性结肠炎、急慢性胆囊炎、胆石症、胆道感染、急慢性肝炎、肝硬化、亚急性腹膜炎等[1]。史氏等用柴胡桂枝干姜汤治疗慢性胆囊炎33例，总有效率为90.1%。并认为本方具有温脾和中、利胆化湿作用，适合于慢性胆囊炎具有脾土虚寒、胆郁湿阻的病理机制者[2]。刘渡舟认为本方既能清肝胆、利枢机，又能温脾阳、助气化，为后世治疗肝脾寒热杂揉之证开辟了途径，在临床对于慢性肝炎兼见腹胀泄泻，而具有太阴病阴寒机转者，投与此方往往有效[3]。聂氏认为本方和解少阳兼治脾寒，与大柴胡汤和解少阳兼治胃实形成鲜明对照，常用本方治疗慢性肝炎兼脾家寒，症见胁满、腹胀、大便不调者[4]。陈氏总括本方作用为“少阳证有阴证机转之人用之”，此法为治上焦阳气郁结而又兼有阳虚水停，或是脾虚下利，可以随证加减，为治疗慢性肝病、肝硬化腹水、心脏病等开拓了新的治法[5]。胡氏等用本方治疗1例因感外邪后误下而内陷少阳，郁结肝胆，克伐脾胃，上扰心神之“胆心综合征”，标本兼顾，胆心同疗，故径投辄效[6]。房氏等认为本方具有温中健脾、疏肝解郁、清肝利胆、化痰散结之功，以本方加味治疗慢性活动型肝炎147例，疗效较好，并认为临床运用首当辨寒热之多寡，若脾阳损甚，虚寒内盛，突出桂、姜用量；肝胆热盛者，黄芩、花粉、茵陈量宜加大[7]。

2）呼吸系统：如肺炎、肺结核、肺门淋巴腺炎、胸膜炎等[1]。蒲氏认为本方具有和解少阳、清热散结、温阳化气、软坚逐饮之功能，运用此方治疗胸膜炎、肺结核、支气管炎、胸膜炎后遗症，无论有无外感，只要证候合拍，用之多效[8]。董氏通过分析原文，以方药测证，以及结合临床实践反证，认为邪入少阳，胆火内郁，兼太阴（脾、肺）虚寒，水饮内聚是本证的基本病机。本证之太阴虚寒，不独为脾寒，也包括肺寒，因此可用治少阳郁热兼肺寒的咳嗽、咳痰证[9]。杨氏用本方加枳壳，治疗慢性支气管炎、咳嗽痰多、胸胁满闷不适、嗳气纳呆、舌苔薄腻微黄、脉弦者，疗效极佳[10]。辛氏治疗渗出性胸膜炎咳嗽气急、胸痛吐痰，伴发热2个月，经西药抗感染及内服中药十枣汤、控涎丹等治疗，收效欠佳，后以柴胡桂枝干姜汤调治1个半月，诸症消失[11]。

3）泌尿系统：如急慢性肾炎、肾病综合征、尿毒症等[1]。胡氏以本方和解少阳、逐饮开结、振奋胃阳、宣化水气、透达郁阳，加生焦山楂、云苓以增强健脾渗湿、行滞破结之功；加通花为引，以利尿通阳、透达少阳三焦气化，治疗水气病（肾病综合征），使多年痼疾获得较好疗效[12]。陈氏认为本方具有利尿、通淋作用，以本方加味可用于伴有寒热的泌尿系感染、肾炎、老年尿闭等[13]。

4）神经系统：如神经衰弱、癔症、神经质、癫痫病、心悸、不寐、脏躁等[16]。宋氏以本方合当归芍药散，健脾疏肝、降痰平冲治疗精神分裂症精神衰退，证属脾虚停饮，肝气挟痰浊泛逆者[14]。

5）妇科：如附件炎、子宫功能性出血、乳腺增生等[1]。杨氏以本方加减疏肝利胆、化痰软坚，治疗肝郁气滞，痰湿凝结之乳癖（乳腺良性肿瘤）获良效[10]。

6）其他：如急慢性中耳炎、头部疖肿、湿疹、结膜炎、糖尿病、慢性中耳炎等[1]。刘氏认为本方对糖尿病而兼少阳证，见口渴喜饮，如饮水稍欠则口中干苦，尤其夜间睡眠时，每每舌体干涩乃至麻木不仁，同时腰酸腹胀，而大便反溏、小便频数而短，脉弦滑无力，舌质红而少苔者，亦有一定效果[3]。辛氏用本方加味治疗梅尼埃病和阳痿[11]。袁氏以本方加味治疗“放疗后味觉缺乏症”；并以本方合苓桂术甘汤、真武汤加减治疗“特发性震颤综合征”[15]。陈氏认为本方除可用治七情侵扰所致之悸动不安、心烦等证外，还可用治伴有少阳病证候的窦性心动过速、室性期前收缩等心律失常[13]。

（3）医案选录

1）肝炎：刘某，男，54岁。患肝炎而腹胀作泻，不欲饮食，胁痛及背。服药无效，清余为治。脉弦而缓，舌淡苔白，此乃肝病及脾，脾阳先衰之象。为疏柴胡桂枝干姜汤：柴胡12g，黄芩4.5g，炙甘草9g，干姜9g，桂枝9g，花粉12g，牡蛎12g。凡四服而腹胀与泻俱止，饮食较前为多，精神亦有好转。后以肝脾共调，佐以健脾利湿之品，肝功能化验日趋正常而愈。（《新编伤寒论类方》山西人民出版社，1984年版）

2）胃脘痛：祁某，女，61岁，1983年5月26日初诊。胃脘疼痛已有1年余，某医院诊断为“胃下垂”。近1月来疼痛加剧，伴神疲乏力，纳少泛恶，口臭口干，胃脘部有振水音，心烦，大便时溏，舌边尖红苔薄白，脉细软无力。此属热郁肝胆，脾气虚惫，运化无权，水饮停聚胃中。治宜清利肝胆，温脾化饮，方拟柴胡桂枝干姜汤加味：柴胡10g，黄芩6g，干姜6g，桂枝6g，炙甘草6g，牡蛎12g，天花粉12g，茯苓10g。上方共进3剂，胃痛已减，口臭已愈，但出现腹中雷鸣。此为肝郁渐疏，脾气已运，上方加黄芪12g，服10剂，诸证果愈。［龚明礼.运用柴桂干姜汤的体会.四川中医，1985，（12）：11］

3）眩晕：衡某，女，65岁，退休干部，1987年6月4日就诊。自述：眩晕已有数年之久，时轻时重，甚则必平卧，缓则虽可坐立，但步履微艰。伴恶寒、无汗、面赤、胸闷、烦躁、失眠、乏力等证。舌略红，苔薄白，舌心少苔，脉弦细数。予柴胡桂姜汤合甘麦大枣汤，3剂。6月7日复诊：前方不效，诸证如故。再详审诸证，仍应用柴胡桂姜汤，并尊原方之量：柴胡25g，桂枝10g，干姜10g，花粉12g，黄芩10g，牡蛎6g，炙草6g。3剂。该方仅服1剂，眩晕即止。3剂毕，纳增，眠好，精神转佳，行走自如，唯微觉胸闷。继予原方，连服10余剂，以为善后。按：日人矢数道明的《汉方辨证治疗学》认为：柴胡桂姜汤属“气水剂”，可治疗血道证（气、血、水之平衡失调或停滞产生的各种证候）中偏于气水失调的证候，而眩晕就是其中一个常见的症状。在临床上，这类眩晕病人大多带有浓厚的精神因素色彩，或处于更年期，由于该方有调和阴阳、解郁散饮的作用，因此对这类眩晕具有较好的疗效。此外，某些外感所致的眩晕亦可用此方治疗。［内蒙古中医学，1989，（2）：27］

【按语】

对柴胡桂枝干姜汤的适应证，各家理解不一，大多医家认为本方具有和解少阳，温化水饮之功，故常用于邪陷少阳，兼水饮内结之证。亦有认为本方寒温并用，肝脾同治，既清肝胆之热，又温脾胃之寒，故亦可用治少阳病兼太阴脾家虚寒的肝脾寒热杂揉之证。本方组方严密，配伍得当，只要符合病机，无论何种疾病，均可根据夹杂之证，在原方基础上随证加味，灵活运用，用之得者，即可收效。

【现代研究】

方中以柴胡、黄芩为主药，具有解热、疏通、镇静等作用。并对体液免疫和细胞免疫有增强作用，对过敏介体释放有抑制作用，对多种细菌的病毒有抑制作用。桂枝有解表邪未尽，里气上冲，并有镇静、解热、抗惊厥、利尿等作用。牡蛎镇静止汗。干姜温里散寒，有振奋功能作用；瓜蒌根含多种氨基酸及蛋白质等，有滋阴、止渴、镇咳作用，并有抗早孕作用等。甘草健胃，具有类似皮质激素样抗炎作用，可抗过敏、解痉、镇咳祛痰、镇痛、利尿解热等。

### 参考文献

［1］孙广全，关庆增．柴胡桂枝干姜汤证证治规律的研究．中成药，1992, 14(10): 37
［2］史锁芳．柴胡桂枝干姜汤治疗慢性胆囊炎 33 例．江苏中医，1993, 14(3): 105
［3］刘渡舟．经方临证治验．中医杂志，1984, 25(3): 10
［4］聂惠民．柴胡剂群辨析．河南中医，1986, (6): 22
［5］陈大启，孙志浩．陈慎吾老师对柴胡剂之运用．北京中医，1987, (1): 3
［6］胡国珍，胡国俊．经方新用及浅识四则．辽宁中医杂志，1989, 13(2): 28
［7］房朝阳，李爱冈．治疗慢性活动型肝炎 147 例疗效观察．国医论坛，1987, (4): 47
［8］蒲元果．柴胡桂枝干姜汤新用．陕西中医，1993, 14(11): 515
［9］董正华．对柴胡桂枝干姜汤证病机的讨论．陕西中医函授，1993, (6): 40
［10］杨秀俊．柴胡桂枝干姜汤临床新用．新中医，1986, 18(9): 46
［11］辛文华．柴胡桂枝干姜汤新用．新中医，1994, 26(8): 57
［12］胡共和．经方验案二则．新疆中医药，1985, (3): 56
［13］陈津生．柴胡桂姜汤应用举隅．内蒙古中医药，1989, (2): 27
［14］宋乃光．精神分裂症精神衰退的中医药治疗．辽宁中医杂志，1989, 13(11): 44
［15］袁金声．袁家玑治验 2 则．中医杂志，1994, 35(10): 593
［16］肖合聚，张秀荣，陈丽萍，等．“热入血室”新解．浙江中医学院学报，1993, 17(2): 5

## 六、柴胡加芒硝汤方

### （一）方药

柴胡二两十六铢　黄芩一两　人参一两　甘草一两，炙　生姜一两，切　半夏二十铢，本云五枚，洗　大枣四枚，擘　芒硝二两

上八味，以水四升，煮取二升，去滓，内芒硝，更煮微沸，分温再服。不解，更作。

## （二）治法

和解少阳，兼以软坚泄热。

## （三）方解

本方药味组成乃以小柴胡汤为基础，但加芒硝而已，然就其剂量而言，则非小柴胡原方，仅用其原量的三分之一，加芒硝二两。体现了小柴胡和解少阳而运转枢机，芒硝软坚泄热以去其阳明实邪，诸药合用，共奏和解泄热之功，而有大柴胡之意向。

从方药组成分析，大柴胡方用大黄、枳实、芍药，而去人参、甘草，其泻热通腑之力较强。而本方不用大黄、枳、芍，仅加轻量之芒硝，重在软坚润燥，而其破结去壅之力则较大柴胡相去甚远；且更用参草，而具扶养正气之功。若大柴胡汤有小承气之意，则本方更似调胃承气之制。而其剂量较轻，则和解泄热之力，不足与大柴胡比肩，可用于大柴胡证之体虚者。

【经典原文】

伤寒十三日不解，胸胁满而呕，日晡所[1]发潮热[2]，已而微利，此本柴胡证，下之以不得利，今反利者，知医以丸药下之，此非其治也。潮热者，实也，先宜服小柴胡汤以解外，后以柴胡加芒硝汤主之。（104）

【词解】

（1）日晡所：晡，即申时，下午3～5时；所，约略之辞。日晡所，即下午3～5时之意。

（2）潮热：发热定时增高，如潮水之涌作有时。

【提要】 少阳兼里实误下后的证治。

【原文分析】

本条讨论少阳阳明同病误用攻下后所致的柴胡加芒硝汤证。柴胡加芒硝汤证的病机乃为少阳火郁兼阳明里实，其临床表现基本与大柴胡汤证相同，治法为和解少阳，兼以软坚泄热。

本条文其意可分作三段理解。“伤寒十三日不解”至“已而微利”，论述伤寒表证由表入里的情况。胸胁满而呕的征象出现，知邪入少阳，枢机不利而胆火内郁；而日晡所发潮热，则为典型之热炽阳明征象。如此少阳阳明同病，治宜和解攻下，前所言之大柴胡汤，为的当之剂，服之诸症可愈。“今反利者”，与病机不相符，则说明另有缘故。

自“此本柴胡证”至“此非其治也”，承接前之讨论下利原因。通过询问病史，方知误用丸药攻下于前，而利发于后。少阳兼里实，不得独行攻下，而宜和解通泄并举。医者不明其理，攻下后其肠道虽通，但肠中之热难除，所以尽管不利，而潮热依然存在，故曰“非其治也”。

后文明确诊断并拟定先表后里之治疗方案。下后虽利而潮热未除，说明里实仍在；胸胁满而呕等少阳征象未变，更因其误下致利，正气已然受损，和解攻下之法虽属正治，仍当虑其峻烈之性，故宜乎谨慎从事，先以小柴胡汤和解少阳。设若服后枢机运转，气机宣畅，则可能表里之邪尽解，而不必再行和解攻下之法。若服后少阳之邪稍退，而阳明燥实不除，则宜仿大柴胡法，稍变其制以求顾护正气，如此而主之以柴胡加芒硝汤。

【原文选注】

程郊倩：胸胁满而呕，日晡所发潮热，此伤寒十三日不解之本证也。本证经而兼腑，自是大柴胡，能以大柴胡下之，本证且罢，何有于已而之下利？乃医不以柴胡之辛寒下，而以丸药之热毒下，虽有所去，而热以益热，复还留中而为实。所以下利自下利，而潮热仍潮热。盖邪热不杀谷，而逼液下行，谓之热利是也。潮热者，实也，恐后人疑攻后之利为虚，故复指潮热以证之。

此实得之攻后，究竟非胃实，不过热邪搏结而成，只须于小柴胡汤外，后但加芒硝一洗涤之，以从前已有所去，大黄等并不可用，盖节制之兵也。（《伤寒论后条辨·太阳病脉证篇》）

钱天来：十三日不解，胸胁满而呕，则邪传少阳矣；日晡所发潮热，邪气又入阳明矣；已而微利者，因误下而胃虚邪陷所致也。此等胸胁满而呕者，本柴胡证，因少阳半表之邪未解，邪持表里之间，故下之而不得利。今反利者，知庸医不察表里，以丸药下之耳，盖丸药但能攻里而不能解表故也。以两经兼证，舍少阳之半表不治，而仅攻阳明之里邪，致胃气一虚，少阳之邪并陷入里而反下利，非其治也。前所谓潮热者，胃实也。胃邪虽实，奈少阳半表之邪未去，当先用小柴胡汤以解外邪，然后再以柴胡汤加入芒硝下之，则胃中之热邪亦解，所谓胃和则愈也。然有潮热胃实之证，仍留人参而不去者，以少阳本属虚邪，又以十三日之久，元气自耗，更因误下之虚，故虽加泻实之芒硝，而人参不去也。（《伤寒溯源集·少阳全篇》）

丹波元坚：此证既是兼里，乃似宜早从大柴胡双解之法，而先用小柴胡者，盖以丸药误下，不欲续以快药，仍姑清和，以待胃安也。且其下利，故壅实轻于大柴胡证，而燥结则有甚，是以不藉大黄之破实，而殊取芒硝之软坚矣。（《伤寒论述义·述少阳病》）

陆渊雷：伤寒十三日不解，其证为胸胁满而呕，日晡所发潮热，且微下利，此本大柴胡证，以其潮热，故当下之。伤寒用下剂而适宜，则畅利二三次后，热解而利亦自止。今下之，始则不得利，继乃微利不止者，知前医所用下剂，是丸药而非汤药，下法不适宜故也。下法不适，则热毒自在，故利虽不止，但潮热之实证，依然未除，是当消息复下之。但以其呕多，故先宜小柴胡解外。此外字，指少阳，对潮热为里实而言。又以曾经丸药峻下，不宜再与大柴胡，故用柴胡加芒硝汤主之。经文但云柴胡证，知是大柴胡者，以其本有潮热证，且承前条而言也。（《伤寒论今释·卷三》）

【方药论选】

吕震名：小柴胡汤原方加芒硝，而分两较轻，盖潮热固为内热之候，但其人业已微利，是里气已通，特因下不如法，故腑邪未解，则无取大柴胡之峻攻；其柴胡证之未罢者，亦已先用小柴胡汤以解外，此更无须柴胡之全剂，故复减约其分两，而但加芒硝微通其滞，此剂之最轻者。张令韶谓当用大柴胡汤加芒硝，与经旨大悖矣。（《伤寒寻源·下集》）

王晋三：芒硝治久热胃闭，少阳热已入胃而犹潮热、胁满者，则热在胃而证未离少阳，治亦仍用柴胡，但加芒硝以涤胃热，仍从少阳之枢外出，使其中无遗，乃为合法。钱塘张锡驹云：应以大柴胡加芒硝，其理亦通，姑志之。（《绛雪园古方选注·和剂》）

章虚谷：按此方以小柴胡三分之一，而重加芒硝者，因其少阳之证，误用丸药下之，余热留于阳明，而发潮热，故仍用小柴胡和少阳，而加芒硝咸寒攻下，以清阳明之热，不取苦重之药峻攻也。张锡驹言应以大柴胡汤加芒硝，然下焦燥急，方可用枳实、大黄加芒硝，今仲景申言，此本柴胡证，又曰今反利者，以丸药下之，非其治也，则是本系误下伤中，已经下利，并非燥结实邪，岂可再用枳实、大黄以伤中乎，可知必无用大柴胡之理矣。其用芒硝者，取其咸寒而不峻利，以清阳明无形之热，非为攻泻而设也，用者审之。（《伤寒论本旨·卷九》）

【临床应用】

（1）后世医家对本方的应用

1）《方极》：柴胡加芒硝汤，治小柴胡汤证，而苦满难解者。

2）《类聚方》：本方治小柴胡汤证，而有坚块者。

3）《方机》：小柴胡汤证，若潮热不去，大便不通者，柴胡加芒硝汤主之。

（2）现代应用：小柴胡汤证，潮热，粪块结滞，大便不通为本方的临床辨证要点。

由于本方的处方立意及功用与大柴胡汤相似，因而现代临床多偏重于大柴胡汤的化裁应用，而本方的验案较少，其应用范围可参考大柴胡汤的有关内容。

（3）医案选录

1）少阳阳明合病：李某，男，65岁。左胸不适，灼热感，胸闷气短，活动后明显，阜外医院诊断为心肌梗死，经住院治疗1个月，度过危险期，但胸闷等症状不见好转，因请中医会诊。近症：左胸灼热，憋气，时头胀，寒热往来，口腔上部肿疼，心下痞满，口苦咽干，纳差，大便干结，失眠，苔黄，脉弦细。证属少阳阳明合病，为小柴胡加芒硝汤的适应证。柴胡18g，半夏、芒硝（分冲）各15g，黄芩、栀子、党参、生姜各10g，炙甘草6g，大枣4枚。服6剂，诸症好转。因感冒咳嗽来诊，与半夏厚朴汤加瓜蒌遂安。按：心肌梗死，中医多以益气活血治疗。但本例病人未有气虚血瘀之征象，而是见往来寒热、胸闷憋气、口苦咽干、纳差脉弦之柴胡证。大便秘结不畅，临厕努责，会增加心脏负担，常可引发再次心肌梗死，甚至有生命危险，所以保持心肌梗死的病人的大便通畅，是治疗的重要环节。本例病人口腔局部肿痛、苔黄而大便干结，胃热结滞初显，虽未至潮热、腹满疼痛拒按之境地，但也适当通腑，所以给予用柴胡加芒硝汤。（《经方传真·柴胡汤类方》）

2）热入血室：郑某，女，29岁。病人因月经来潮忽然中止，初起发热恶寒，继即寒热往来，傍晚发热更甚，并自言乱语，天亮时出汗，汗后热退，又复恶寒。口苦咽干，目眩目赤，胸胁苦满，心烦喜呕，不欲饮食，神倦，9天不大便。经某医疗室血液检查，疟原虫阳性，诊为疟疾，按疟疾治疗无效。追询病史，云结婚多年，未曾生育；月经不正常，一般都是推迟，3～4月来潮1次，经期甚短，量小，继即恶寒发热，虽经服药治疗，但未能根治。苔白，脉象弦数。处方：黄芩、半夏、柴胡、党参、生姜、芒硝（另冲）各9g，炙甘草6g，大枣6枚，加清水2杯，煎取半杯，顿服。当日上午10时服药，下午4时许通下燥屎，所有症状解除。嘱常服当归流浸膏，月经恢复正常，至今4年未发，并生育2女。按：本案病人素有气血失调之病史，更因外感疟邪，内犯少阳半表半里之地，适逢经期而邪热乘虚内扰血室，故而于寒热往来、胸胁苦满之外，更见血热扰心之乱语多言、暮热早凉等症，其属热入血室，确然无疑。热入血室之证，多以小柴胡佐血药治之，今病人大便闭结不通已9天，此时若不以下药泄之，唯期以和血清解之品，则血室之邪终难得解，故以柴胡加芒硝汤和泄之，获效自在意料之中。（《伤寒论方医案选编·和解少阳类方》）

3）少阳病兼阳明里实误下（腹泻）：陈某，女，西安国棉六厂工人，纺织医院住院号：28627号。得伤寒十数日不解，在六厂卫生所打针不效，又误服丸药泻之，仍不愈。病人往来寒热，胸胁满闷，下午发热更甚，下利清水，口苦目眩，先服小柴胡汤2剂，服后热退，唯下午潮热，据《伤寒论》第104条，用此汤（柴胡加芒硝汤），服后大便通畅，下干黑屎六、七枚，诸症减轻，后以小柴胡汤去黄芩加白芍、桂枝，1剂服后病愈出院。按：本案临床症象典型，几似原文所述之翻版，录此以资参考。唯临床所见，不典型者恒多而典型者较少，学者只要紧扣病机，辨明病势，则可灵活运用，冀收桴鼓之效。（《伤寒论医案集·柴胡加芒硝汤》）

【按语】

本方仲景用治少阳兼阳明里实而正气略亏者，与大柴胡汤相较，重在软坚润燥，而破结通泻之力较弱。后世医家因其功用与大柴胡相似，对其应用较少，然本方仍不失为治大柴胡证而体弱者之良方。

【现代研究】

有关本方及证候的现代研究，目前尚未见报道，可参阅大、小柴胡汤证的相关内容。

# 第五章　栀子汤类方

## 一、栀子豉汤方、栀子甘草豉汤方、栀子生姜豉汤方

### （一）方药

**1. 栀子豉汤方**

栀子十四箇[1]，擘 香豉四合，绵裹

上二味，以水四升，先煮栀子，得二升半，内豉，煮取一升半，去滓，分为二服，温进一服，得吐者，止后服。

**2. 栀子甘草豉汤方**

栀子十四箇[1]，擘 甘草二两，炙 香豉四合，绵裹

上三味，以水四升，先煮栀子、甘草，取二升半，内豉，煮取一升半，去滓，分二服，温进一服，得吐者，止后服。

**3. 栀子生姜豉汤方**

栀子十四箇[1]，擘 生姜五两 香豉四合，绵裹

上三味，以水四升，先煮栀子、生姜，取二升半，内豉，煮取一升半，去滓，分二服，温进一服，得吐者，止后服。

【词解】

（1）箇："個"的异体字，今简化作"个"。

### （二）治法

清宣郁热。

### （三）方解

栀子苦寒，有清热除烦之效；豆豉其气上浮，有宣透之功，两者为伍，清热而不寒滞，宣透而不燥烈，为清宣胸中郁热，治心烦懊憹之良方。若兼少气者，加炙甘草以益气和中；若兼呕者，加生姜以降逆止呕。

使用本方，需先煮栀子，后内豆豉，才能发挥其清宣郁热的治疗作用。

另外，火热郁于胸膈，若药后热郁得伸，"热性炎上"，则有呕吐的可能，并且邪随吐解。但本方剂非"吐剂"，临证不可不察。

【经典原文】

发汗后，水药不得入口为逆，若更发汗，必吐下不止。发汗吐下后，虚烦[1]不得眠，若剧

者，必反覆颠倒，心中懊憹[2]，栀子豉汤主之；若少气[3]者，栀子甘草豉汤主之；若呕者，栀子生姜豉汤主之。（76）

【词解】

（1）虚烦：虚，非正气虚，而是以邪之有形无形为言，即无形之邪为虚（如六淫），有形之邪为实（如瘀血、痰、水饮、积滞等）。虚烦，指无形邪热扰于胸膈之心烦。

（2）懊憹：指心中烦郁闷乱，莫可名状。

（3）少气：气少不足以息。

【提要】 本条论述汗后发生吐下不止之证及热扰胸膈的证治。

【原文分析】

本条当分两段读，“发汗后……必吐下不止”，为前段。言发汗后水药不得入口，为误治之逆证，出现呕吐、下利的变证。发汗后，水和药入口，即见呕吐，是发汗不当使胃气受损所致。胃气虚弱，不能化饮，水药入口，停聚于胃，引动气逆，故而呕吐。胃气不降见呕，饮渍于肠则利。若再发其汗，则必胃阳更虚，水饮内停进一步加重，从而带来“吐下不止”的后果。

“发汗吐下后……栀子生姜豉汤主之”，为后段。论述了栀子豉汤及两个类方的汤证内容。其证仍以“心烦”为主要症状，目的是与前水不化津，因渴而“烦”者进行比较。本条是承上文误治而发，而证候有寒热虚实之不同转化，此即转化为热证实证，则其人素体阳旺可知，辛温发汗太过，则外邪入里化热，热邪上扰，心神不安，故虚烦不眠。此言虚烦者，与正虚之烦大相径庭，“虚”非指正气亏虚。因热邪之“无形”，与痰水、宿食、燥屎等“有形”之实邪相对而言，故谓“虚”，所以“虚烦”者，其性质属热、属实。因热而致烦，不仅有热，而且有郁。火热之邪蕴郁胸膈，不得伸展宣泄，其轻者，心烦不得眠；其重者，“必反覆颠倒，心中懊憹”，即坐卧不安，心中烦乱，无可奈何。

“若少气者，栀子甘草豉汤主之”是热邪不唯烦扰胸膈，而且耗伤正气，所谓壮火食气是也，因而少气不足以息，则于栀子豉汤加炙甘草，兼以益气和中。

“若呕者，栀子生姜豉汤主之”，是热邪内扰，兼犯胃气，使胃气上逆所致，则于栀子豉汤加生姜，兼以降逆和胃止呕。

【原文选注】

沈金鳌：因虚烦故不得眠，因不得眠故反复颠倒，故心中益觉懊憹，数语形容尽致，当作一气读，总由阴阳火热之邪上炎，动摇心君也。（《伤寒论纲目·懊憹》）

刘完素：或吐者，止后服，凡诸栀子汤，皆非吐人之药，以其燥热郁结之甚，而药顿攻之不能开通，则郁发而吐。因其呕吐，发开郁结，则气通，津液宽行而已，故不需再服也。（《伤寒直格·卷中》）

【经典原文】

发汗，若下之，而烦热[1]胸中窒[2]者，栀子豉汤主之。（77）

【词解】

（1）烦热：心中烦闷而热。

（2）胸中窒：胸中闭塞不舒。

【提要】 论述郁热所致胸中窒的证治。

【原文分析】

本条承前条而来，发汗或下之，表证虽已不存在，但无形之火郁于胸膈，气机自然不畅。当热郁发展到一定程度，以致胸中气塞，胃脘搅扰纠结，恶心呕吐，则病人自我感觉胸脘有痞满感，欲嗳气而不能，胸膈有窒塞感，吞咽不舒。在病机上虽比前条所述有所偏重，但仍以热郁胸膈为本，仍用栀子豉汤清宣郁热，是治病求本之法。因热郁得宣，则气机自然畅达，其证可解。

【原文选注】

方有执：窒者，邪热壅滞而窒塞，未至于痛而比痛较轻也。（《伤寒论条辨·辨太阳病脉证并治中》）

张令韶：窒，窒碍而不通也。热不为汗下而解，故烦热，热不解而留于胸中，故窒塞而不通也，亦宜栀子豉汤，升降上下，而胸中自通也。（《伤寒论直解·辨太阳病脉证》）

【经典原文】

伤寒五六日，大下之后，身热不去，心中结痛[(1)]者，未欲解也，栀子豉汤主之。（78）

【词解】

（1）心中结痛：心胸中如有物支撑，结闷而痛。

【提要】 论述热郁影响血分而见心中结痛的证治。

【原文分析】

心肺同居胸中，肺主气，协助心脏运行血液。热郁胸膈，气机不畅日久，可进一步影响到血液的运行。“伤寒五六日，大下之后，身热不去”，见“心中结痛”，是表邪化热入里，郁于胸膈，气滞而血行不畅，“不通而痛”使然。但“身热不去”，又说明表邪陷而未尽，“心中结痛”较之“胸中窒”病情更为深重，其致病之由仍是热郁，所以还用栀子豉汤治疗。

【原文选注】

成无己：伤寒五六日，邪气在里之时，若大下后，身热去，心胸空者，为欲解；若大下后，身热去而心结痛者，结胸也；身热不去心中结痛者，虚烦也。结胸为热结胸中，为实，是热气已收敛于内，则外身热去；虚烦为热客胸中，未结为实，散漫为烦，是以身热不去，六七日为欲解之时，以热为虚烦，故云未欲解也。（《注解伤寒论·辨太阳病脉证并治法中》）

徐灵胎：胸中窒、结痛，何以不用小陷胸？盖上陷胸证，乃心下痛，胸中在心之上，故不得用陷胸。何以不用泻心法？盖泻心证乃心下痞。痞为无形，痛为有象，故不得用泻心。古人治病，非但内外不差毫厘，即上下亦不逾分寸也。（《伤寒论类方·栀子豉汤类五》）

【经典原文】

凡用栀子汤，病人旧微溏[(1)]者，不可与服之。（81）

【词解】

（1）旧微溏：病人平素大便稀溏。

【提要】 论述栀子豉汤的使用禁忌。

【原文分析】

“凡用”二字，概括了76～80条的各种汤证。栀子汤，是指上述以栀子为主要成分的一类方剂。“旧微溏”，是指平素大便溏泄之人。“湿胜则濡泄”，脾阳虚而湿胜的溏泄，显然不宜用苦寒之栀子。质润之栀子，不同于苦寒燥湿的黄连、黄芩，不但不能燥湿，反易滑泄大肠，即使是湿热性的泄泻亦非栀子所宜。非用不可时，则应配伍其他药相制约。随证加减，以适应病情需要，亦“随证治之”之理也。如热郁胸膈、中虚下利之用栀子干姜汤之例。

综上所述，热郁胸膈病证，除了心烦不得卧，反复颠倒，心中懊憹外，还有烦热、胸中窒及身热而心中结痛，治用栀子豉汤清热解郁除烦。若兼少气者，则加炙甘草以补虚；若兼呕吐者，加生姜以和胃降逆止呕；若气机不畅由胸及腹而见腹满者，则用栀子豉汤去豆豉，更加厚朴、枳实以行气除满；若兼中寒下利者，则又当用栀子干姜汤清热温中。

另，因栀子苦寒质润，对湿胜而大便溏泄，尤其是脾阳气虚者，不宜使用。

【原文选注】

成无已：病人旧微溏者，里虚而寒在下也，虽烦，则非蕴热，故不可与栀子汤。（《注解伤寒论·辨太阳病脉证并治法中》）

黄坤载：栀子苦寒之性，泄脾胃而滑大肠，凡用栀子诸汤，设病人旧日脾阳素虚，大便微溏者，不可与服也。（《伤寒悬解·太阳经中篇》）

【经典原文】

阳明病，脉浮而紧，咽燥口苦，腹满而喘，发热汗出，不恶寒反恶热，身重。若发汗则躁，心愦愦[1]，反谵语。若加温针，必怵惕[2]，烦躁不得眠。若下之，则里中空虚，客气[3]动膈，心中懊憹，舌上胎[4]者，栀子豉汤主之。（221）

【词解】

（1）愦愦（kui，溃）：《集韵》“心乱也”。形容心中烦乱不安之状。

（2）怵惕（chu ti，触剔）：怵，恐也。惕，忧惧也。怵惕，即惊惧恐慌。

（3）客气：指外邪，此处指热邪。

（4）舌上胎：胎通苔，指舌上有黄白薄腻苔垢。

【提要】 阳明热证误治的各种变证及下后热留胸膈的证治。

【原文分析】

症见发热汗出，不恶寒，反恶热，表示表证已罢，热盛于里，邪热迫津外泄所致，无论阳明经证抑或腑证均可见此证候，是阳明病的热型，亦即阳明病外证。“阳明病，脉浮而紧”，与太阳伤寒之脉相似，脉浮紧多见于太阳伤寒。此为阳明燥热亢极，与正气相搏，邪实正盛，也见脉浮紧，当主邪热实。浮脉一般主表，而阳明之浮则是燥热充斥内外所致。其脉轻取有余，按之亦有余也。与太阳之浮紧不同，太阳脉浮紧，轻取为有余，而按之略呈衰减。然亦必综观证候，方可断太阳或阳明之浮紧脉。属太阳者，必发热恶寒，头项强痛；属阳明者，必见阳明经腑证证候。热蒸于上而津伤，故“咽燥口苦”；邪热阻滞气机，可见腹满；由于肺与大肠相为表里，肠胃实结气阻，则肺气不利，气逆而喘；身重是阳明经热盛，气血流行不畅所致，本证属于阳明热证，则非汗下之所宜，当用清热之法治之。

本证不属表证，若误将脉浮紧、发热等辨为邪在表，而用辛温发汗法治疗，则犹如火上添薪，必燔灼津液，致热邪更盛，酿成坏病。热扰心神，神失濡养，则会导致躁扰、昏乱、谵语等。躁者，躁扰不安；愦愦者，心烦意乱，更兼语言谵妄，咸由辛温之剂，助长邪热，心神被扰所致。若误用温针之法以发汗，是以火助热，发热治热，犯实实之戒。内劫心神，故有心惊恐惧、烦躁不得眠等症。

若用攻下，是诛伐无过，徒伤胃肠，无形之邪热乘虚而入，扰乱胸膈，故曰“胃中空虚，客气动膈”。热邪既扰于胸膈，必心烦懊憹，舌上生苔，或黄或白，或黄白相兼。治宜清宣胸膈郁热，以除烦懊，栀子豉汤主之。

太阳篇亦有栀子豉汤证，多由表证误下而致热扰胸膈引起。本条乃阳明经热证误下，胃中空虚，热留胸膈所致，其来路虽与太阳篇的栀子豉汤证有内外之别，而基本证候大体一致，故治法相同。

【原文选注】

吴谦：此条承前条互发其义，以明其治也。前条表证居多，戒不可误下；此条表里混淆，脉证错杂，不但不可误下，亦不可误汗也。若以脉浮紧而误发其汗，则夺液伤阴；或加烧针，必益助阳邪，故谵语烦躁，怵惕愦乱不眠也；或以证之腹满、恶热，而误下之，则胃中空虚，客气邪热，扰动胸膈，心中懊侬，舌上生苔，是皆误下之过，宜以栀子豉汤，一涌而可以安也。（《医宗金鉴·订正仲景全书·伤寒论注·辨阳明病脉证并治》）

柯韵伯：脉证与阳明中风同。彼以恶寒，故名中风，此反恶热，故名阳明病。阳明主肌肉，热甚无津液以和之，则肉不和，故身重，此阳明半表半里证也。邪已入腹，不在营卫之间，脉虽浮，不可为在表而发汗；脉虽紧，不可以身重而加温针；胃家初实，尚未燥硬，不可以喘满恶热而攻下，若妄下之，则肾液虚，故躁；心液亡，故昏昧而愦愦；胃无津液，故大便燥硬而谵语也。若谬加温针，是以火济火，故心恐惧而怵惕。土水皆因火侮，故烦躁而不得眠也。阳明中风，病在气分，不可妄下。此既见胃实之证，下之亦不为过，但胃中以下而空虚，喘满汗出，恶热身重等证或罢，而邪之客上焦者，必不因下除，故动膈而心中懊侬不安也。病在阳明发妄汗为重，妄下为轻。舌上苔句，顶上四段来，不恶反恶，皆由心主愦愦，怵惕懊侬之象，皆心病所致，故当以舌验之。舌为心之外候，心热之微甚，与苔之厚薄，色之浅深，为可征也。（《伤寒来苏集·伤寒论注·阳明脉证》）

钱天来：舌上苔……当是邪初入里，胃邪未实，其色犹未至于黄黑焦紫，必是舌中微黄耳。（《伤寒溯源集·阳明上篇》）

【经典原文】

阳明病，下之，其外有热，手足温，不结胸，心中懊侬，饥不能食(1)，但头汗出者，栀子豉汤主之。（228）

【词解】

（1）饥不能食：心烦懊侬太甚，胃脘嘈杂，似饥而又不能进食。

【提要】 阳明病下后余热留扰胸膈的证治。

【原文分析】

阳明病经攻下后，邪热大势已去，唯留有余热未清，故见其外有热，手足温，如热邪郁蒸不得发越，可见但头汗出，而周身无汗。不结胸表示无实邪结聚于里，而是无形之余热扰胸膈，故见心中懊侬。胃受热扰可见嘈杂似饥，然则毕竟胃为邪热所扰，不能正常受纳腐熟，故饥不能食。本证与太阳病篇中栀子豉汤证，只是病变的成因有别，太阳篇中所述为太阳病过汗或误用吐下后而成，本条为阳明病下后所致，但病变的性质相同，均属余热留扰胸膈和胃，故均取清热除烦和胃法治之。本证如病邪进一步亢盛并结聚于里，需与结胸证鉴别，本证心下（胃脘）部位按之濡或伴有轻微压痛，结胸证则按之硬满疼痛，甚或从心下至少腹硬满而痛不可近。

本条为无形邪热扰于胸膈，治用栀子豉汤，再与前面的白虎加人参汤证、猪苓汤证联系起来看，则都属于阳明热证，而未形成腑实。从病情看，在上的栀子豉汤证为热扰胸膈，在中的白虎加人参汤证为热伤胃气，在下的猪苓汤证为水热潴留，此阳明清法三方，即是柯韵伯所谓阳明病热证的“开手三法”。栀子豉汤证与白虎加人参汤证的主要鉴别点在于：栀子豉汤证见心中懊侬、头汗出等，病变部位较高；白虎加人参汤证见烦渴引饮、周身汗出等，是热伤胃气，病变部位偏中；猪苓汤证见脉浮发热、渴欲饮水、小便不利等，为水热潴留于下焦，病变部位偏下。

【原文选注】

张路玉：此湿热上攻之证，下之而外有热。手足温，不结胸，则外邪原不甚重。若其人头出汗者，亦是胸中郁热上蒸所致，宜因其高在扬之，用栀子豉汤以撤其热，则阳得以下通于阴，而

周身濈然汗出解矣。（《伤寒缵论·阳明下篇》）

柯韵伯：外有热是身热未除，手足温，尚未濈然汗出，此犹未下前证，见不当早下也。不结胸是胸下无水气，知是阳明之燥热。心中懊憹是上焦之热不除。饥不能食，是邪热不杀谷。但头汗出而不发黄者，心火上炎，而皮肤无水气也。此指下后变证。夫病属阳明，本有可下之理，然外证未除，下之太早，胃虽不伤，而上焦火郁不达，仍与栀子汤吐之，心清而内外自和矣。（《伤寒来苏集·伤寒论注·阳明脉证》）

汪苓友：此亦阳明病误下之变证。阳明误下，邪热虽应内陷，不比太阳病误下之深，故其身外，犹有余热，手足温，不结胸。手足温者，征其表和而无大邪。不结胸者，征其里和而无大邪。表里已无大邪，其邪但在胸膈之间，以故心中懊憹，饥不能食者，言懊憹之甚，则似饥非饥，嘈杂不能食也。但头汗出者，成注云：热自胸中熏蒸于上，故但头汗出而身无汗也。（《伤寒论辨证广注·辨阳明病脉证并治法》）

章虚谷：此即阳明余邪未净，而无燥尿者，下后，有形实邪已去，则无胀满之证矣。尚有无形邪热散漫，故外有热而手足温。并非误下邪陷，故不结胸，而但心中懊憹。邪热肆扰。故饥不能食，其热由胃上蒸而出头汗。故以栀子汤轻泄涌吐，使邪从上故也。（《伤寒论本旨·阳明篇》）

【方药论选】

成无己：……若发汗吐下后，邪气乘虚留于胸中，则谓之虚烦，应以栀子豉汤吐之，栀子豉汤吐胸中虚烦者也。栀子苦寒，《内经》曰酸苦涌泄为阴。涌者，吐之也。涌吐虚烦，必以苦为主，是以栀子为君。烦为热胜也，涌热者，必以若；胜热者，必以寒。香豉味苦寒，助栀子以吐虚烦，是以香豉为臣。《内经》曰：气有高下，病有远近，证有中外，治有轻重，适其所以为治，依而行之，所谓良矣。（《伤寒明理论·卷四》）

王晋三：栀子为轻剂，以吐上焦虚热者也。第栀子本非吐药，以此二者生熟互用，涌泄同行，而激之吐也。盖栀子生则气浮，其性涌，香豉蒸罯腐熟，其性泄。涌者，宣也；泄者，降也。既欲其宣，又欲其降，两者气争于阳分，自必从宣而上越矣。（《绛雪园古方选注·吐剂》）

柯韵伯：栀子苦能泄热，寒能胜热，其形象心，又赤色通心，故主治心中上下一切症。豆形象肾，又黑色入肾，制而为豉，轻浮上行，能使心腹之浊邪，上出于口，一吐而心腹得舒，表里之烦热悉除矣……若夫热伤气者少气，加甘草以益气，虚热相搏者多呕，加生姜以散邪，此为夹虚者立法也……如妄下后，而心烦腹满，卧起不安者，是热已入胃，便不当吐，故去香豉；心热未解，不宜更下，故以桂子除烦，佐枳、朴以泄药。此两解心腹之妙，是不承气汤主变局也。或以丸药下之，心中微烦，外热不去，是知寒气留中，而上焦留热，故任栀子以除烦，用干姜逐内寒以散表热。（《伤寒来苏集·伤寒论附翼·阳明方总论》）

陈元犀：此汤旧本有“得吐止后服”等字，故相传为涌吐之方，高明如柯韵伯，亦因其说，惟张隐庵、张令韶极辨其讹曰：瓜蒂散二条，本经（指《伤寒论》）必曰吐之；栀子豉汤六节，并不言一吐字。且吐下后虚烦，岂有复吐之理乎？此因瓜蒂散内用香豉二合，而误传之也。愚每用此方，不吐者多，亦或有时而吐，要之，吐与不吐，皆药力胜病之效也。其不吐者，所过即化雨露之用也。一服即吐者，战则必胜，即雷霆之用也。方非吐剂，而病间有，因吐而愈者，所以为方之神妙。（《伤寒论浅注补正·辨太阳病脉证并治中篇》）

李培生：用栀子豉汤，取栀子清热，香豉宣郁。为病在上焦者立法，亦是白虎、承气之先着，故柯氏首列于阳明篇，确有见地。但栀子豉汤非涌吐之剂……如少气，有中虚之象，则加炙甘草以益气和中。兼呕，是胃气上逆，宜加生姜以降逆止呕……（《柯氏伤寒论翼笺正·下卷》）

【临床应用】

（1）张仲景对本方的应用

1）栀子豉汤用于阳明病误下，胃中空虚，客气动膈，心中懊侬，舌上苔者。（见221条）

2）栀子豉汤用于阳明病误下，其外有热，手足温，心中懊侬，饥不能食，但头汗出者。（见228条）

3）栀子豉汤用于下利后更烦，按之心下濡者。（见375条）

（2）后世医家对本方的应用

1）《备急千金要方》：栀子豉汤治少年房多气短。

2）《肘后方》：栀子豉汤治霍乱吐下后，心烦腹满。

3）《圣济总录》：栀子豉汤虾蟆黄（黄疸之一种），舌上起青脉，昼夜不睡。

4）《小儿药证直诀》：栀子豉饮（即本方）治小儿蓄热在中，身热狂躁，昏迷不食。

5）《温病条辨》：栀子豉汤治太阴温病得之二三日，舌微黄，寸脉盛，心烦懊侬，起卧不安，欲呕不得吐，无中焦证者。又治下后虚烦不得眠，心中懊侬，甚致反复颠倒。

（3）现代应用：临床以心胸烦热，失眠，发热，尿黄舌苔黄腻，脘腹濡软，或伴心中结痛，胸中窒，饥不欲食，或手足温，但头汗出等为辨证要点。

1）呼吸、消化系统：食管狭窄、食管炎、肺炎、胃炎、胆囊炎、胃酸过多症、胃酸缺乏症、胃溃疡等，心胸烦热，疼痛，有烧灼感，嘈杂似饥，但不欲食。

2）循环、神经系统：心肌炎、心包炎、高血压、精神分裂症、癔症、神经衰弱、神经官能症、更年期综合征等，心烦，甚则起卧不安，失眠，舌苔黄腻。

3）泌尿系统：慢性肾炎、膀胱炎。

4）口腔炎、舌炎、咽喉炎等：局部发烫、心烦躁动。

5）咯血、吐血、功能性子宫出血、下血等血证：身热，心烦。

（4）医案选录

1）刘某，女，53岁。半个月来，每天上午自觉心烦，胸中如有物塞，随后鼻出鲜血，约半小时，心烦退，胸闷减，则鼻血止。经治疗数天无效。现症：鼻衄，血色鲜红，饮食及二便正常，舌红苔薄黄，脉弦稍数。证属邪热内扰胸膈，伤及血络，迫血妄行。治宜清热除烦，凉血止血。处方：炒栀子、淡豆豉各15g，白茅根10g。2剂血止。按：本例鼻衄的同时，见心烦，胸内有堵塞感，说明此出血与热郁胸膈有关，故用栀子豉汤加一味茅根而热退血止。

2）陈某，男，62岁，1994年2月10日诊。胃脘疼痛4个月，时时欲呕、呃逆，在某医院做胃镜检查诊为“浅表性胃窦炎”，经中西医治疗不效。细诊之，知其患病至今烦躁难耐，胃脘疼痛、嘈杂不舒，其苦莫可名状，大便正常，小便黄，苔黄，脉弦数。此属郁热犯胃，治宜清热解郁，除烦止痛。处方：栀子、豆豉各15g，竹茹、延胡各12g，生姜9g，3剂胃脘痛止。

3）刘某，男，素有前壁心肌梗死、心律失常、糖尿病等。4月13日初诊：胸前区痛，烦闷，恶心，呕吐，纳差，恶热不热，便干、溲黄，脉象弦，苔黄褐色。主诉胃中甚为痛苦，难以表达。此为胃中有陈腐之气，湿浊蕴郁而化热，致使清气不升浊气不降之故。拟栀子豉汤加味。栀子、豆豉、枳壳、藿香、荷叶、生大黄各9g、炒扁豆15g、薄荷6g（后下），6剂水煎服。4月20日复诊；腑气已通、舌苔已化，将生大黄改为熟大黄6g，加檀香9g，砂仁、黄连各6g，继续清化胃肠湿热。每日1剂，1周后下地活动，诸症明显好转。（高德《伤寒论方医案选编》湖南科技出版社，73页）

【现代研究】

（1）栀子豉汤的现代研究

1）药理

A.山栀取药果实，味苦寒，有利胆、抗微生物、镇痛及降压作用，为肝胆疾患常用之药。其收缩胆囊的作用，唯在服药30分钟时最强，此后逐渐减弱。［丁泡清.中药山栀对胆囊收缩功能的X线观察.江苏中医杂志，1986，7（5）：29］

B.豆豉含脂肪、蛋白质及酶等，本品不仅能滋养，且能助消化。故《备急千金要方》谓："栀子豉汤能治少年房短气。"此指治阴虚内热之证而言。李孔定先生认为：栀豉汤与黄连阿胶汤相同，仅养阴之力较黄连阿胶汤为小而已。其豆豉经一蒸一酵，已消失发表之力。并列举危亦林《世医得效方》用本品治尿血，其效在增水能敌火之故。［冯进.李孔定老师论栀豉汤的功效.四川中医杂志，1991，9（7）：7］

C.《伤寒论》83条所载栀子豉汤的禁忌，为"旧微溏者"即是脾家虚寒，若再用本方之苦寒，则重伤脾阳（使人体免疫功能衰弱）。［刘采倩.栀子豉汤类方的研究.中医学院学报，1991，14（3）：18～21］

2）临床应用

A.本方主要用于卡他性黄疸、食管癌、食管狭窄、不眠症、口腔炎、舌炎、咽喉炎、汗吐下后之虚烦、宿醉、痨核、咯血、吐血、下血、身热、心中懊侬、高血压、神经衰弱、神经官能症、肺结核、肺炎、心脏病、血脉症、流行性黄疸、胆囊炎、冻疮、湿疹、干癣、荨麻疹等烦热，胃炎、胃酸过多、胃酸缺乏、胃痛、胃溃疡、夏日烦热不得眠等。（矢数道明.临床应用汉方处方解说.北京：人民卫生出版社，1983年10月版：171～173）

B.龙野雄氏整理各种症状后，概括有以下几方面：胸部症状（心中懊侬、心中结痛、心愦愦、胸中窒、喘）、神经症状（不得眠、谵语、烦、烦躁）、腹部症状（腹满、胃中空虚、客气动膈、不结胸、心下濡、饥不能食、口苦、舌上有苔）、全身症状身热、恶热、烦热、躁、烦躁、忧惕、惊恐、反复颠倒、身重、头汗出、手足温）、热症状（虚烦、烦热、烦躁、外热、咽燥）。（同上）

C.现代多用本方治疗外感热病气分轻证者、神经官能症、自主神经功能紊乱、出血诸证、急性卡他性黏液性胃炎、伤寒、副伤寒的中后期、卒然发呃者、暑热霍乱等。其辨证见本方证者均可应用。（李文瑞《伤寒论汤证论治》人民军医出版社，1989年2月版：139）

（2）栀子甘草豉汤的现代研究

1）栀子的化学成分为两类，一类是橘红色的藏花素，一类为多种鸢尾糖苷。其主要药理为增加胆汁分泌、抑制胃液分泌、泻下作用（京尼平苷水解产物京尼平）；并且得出环烯醚萜类化合物利胆作用最长的是其鸡屎藤苷甲酯，利胆作用最强的是去乙酰草叶草苷酸甲酯配基（DAM-G）。［宫越正宣.汉方处方的解析.国外医学・中医中药分册，1989，（2）：104］

2）栀子除利胆外，尚有保肝、轻度镇痛、镇惊及抗惊、降温作用，并对多种细菌有抑菌作用。

3）甘草含三萜化类化合物、黄酮类物等。其主要有皮质激素样的抗炎作用、解痉、抗消化道溃疡、抑制胃酸分泌、解毒、镇咳祛痰、镇痛、抗菌、保肝等作用。近来又用于抗艾滋病病毒增殖的效果。另外尚有抗利尿、解热作用。（庞俊忠《临床中药学》中国医药科技出版社，1989年9月版：133～329）

4）栀子用于治疗出血症一概"炒"并不科学，尤其是用于血热型出血更不可以炒。实验证明栀子黄色素等在炒制的过程中遭到一定程度的破坏。［张德昌. 栀子治疗血热型出血症可不必沿用"炒"法.中国医院药学杂志，1987，（7）：333］

（3）栀子生姜汤的现代研究：栀子豉汤加生姜，为治栀子豉汤兼胃气不和而呕吐的方剂。因此本方除镇惊、降温、利胆保肝、抑菌、滋养助消化等作用外，尚应加生姜之作用。即温中止呕，兴奋血管运动中枢和呼吸中枢，升高血压，促进发汗，并参抑制某些常见的致病性皮肤真菌，灭杀阴道滴虫和抑制大鼠的蛋白性关节炎。（《中医大辞典・中药分册》人民卫生出版社，1982年10月版，105）

## 二、栀子干姜汤方

### （一）方药

栀子十四箇，擘　干姜二两

上二味，以水三升半，煮取一升半，去滓，分二服，温进一服。得吐者，止后服。

### （二）治法

清热除烦，温中散寒。

### （三）方解

方中栀子清上焦邪热以除心烦，干姜温中散寒以止下利，寒温，相反而相成。

【经典原文】

伤寒，医以丸药[1]大下之，身热不去，微烦者，栀子干姜汤主之。（80）

【词解】

（1）丸药：指当时通行的具有较强泻下作用的丸药，其组成不详。

【提要】　论述热郁胸膈兼中寒下利的证治。

【原文分析】

伤寒乃表病，本当汗解，不可攻下，而医以丸药重剂攻下，是为误治。下后则损伤中阳，因虚生寒。况且热邪蕴聚于上，为上焦有热，中焦有寒之证。其上热者微烦，但微烦较之胸中窒、心中结痛为轻；中焦有寒者，原文未明言症状，但从方中干姜推测，则腹泻或便溏，或少食、腹胀、腹痛之类，已在意料之中。故治以栀子干姜汤清上热、温中寒。

【原文选注】

柯韵伯：攻里不远寒，用丸药大下之，寒气留中可知。心微烦而不懊憹，则非吐剂所宜也。用栀子以解烦，倍干姜以逐内寒而散表热，寒因热用，热因寒用，二味成方，而三法备矣。（《伤寒来苏集·伤寒论注·栀子豉汤证》）

汪苓友：太阳伤寒，医误以丸药大下之，徒伤中气，邪热不除，所以身热不去，邪气乘虚客于胸中，而作微烦也。（《伤寒论辨证广注·辨太阳病脉证并治法中》）

【方药论选】

陈蔚：栀子性寒，干姜性热，二者相反，何以同用之，而不知心病而烦，非栀子不能清之，脾病生寒，非干姜不能温之，有是病则用是药，有何不可，且豆豉合栀子，坎离交媾之义也，干姜合栀子，火土相生之义也。（《伤寒论浅注补正·辨太阳病脉证中篇》）

柯韵伯：栀子苦能泄热，寒能胜热，其形象心，又赤色通心，故主治心中上下一切症。豆形象肾，又黑色入肾，制而为豉，轻浮上行，能使心腹之浊邪，上出于口，一吐而心腹得舒，表里之烦热悉除矣……或以丸药下之，心中微烦，外热不去，是知寒气留中，而上焦留热，故任栀子以除烦，用干姜逐内寒以散表热。（《伤寒来苏集·伤寒论附翼·阳明方总论》）

【临床应用】

（1）现代应用：以身热微烦，腹痛肠鸣下利为辨证要点。主要用于消化系统疾病，如急慢性肠炎、菌痢、胃炎、胆囊炎、慢性迁延性肝炎。

（2）医案选录

1）刘某，农民，壮年体健。胃脘剧痛，服中药无效，后住院，诊断“急性胃炎”，经注射镇静、镇痛药治疗，两日夜痛稍止。诊其脉象弦数有力，舌赤苔黄，心烦、口苦、时欲呕，胃脘剧痛不可按，此火郁中脘，胃气失和，治当清降。拟方：栀仁、川楝子各15g，炮姜6g，水煎服。上午9时进药，午后痛减，半夜痛止。2剂获痊愈。

2）李某，男，43岁。1987年夏病泄泻，经服些抗生素后，利止而腹胀，食则更甚，且时作呕，口苦舌绛，苔微黄，却不渴，胸腹痞胀，发热烦躁，大便正常，小便清利。经诊后，乃由泄泻伤脾胃，寒湿积中，以致食入则胸腹胀；舌绛、口苦、苔微黄，属肝胆之热上扰胸膈，而发热烦躁致呕。根据《伤寒论》80条“伤寒，医以丸药大下之，身热不去，微烦者，栀子干姜汤主之。”应用此汤：栀子12g，干姜6g，水煎服，经服3剂后诸症减轻，又服3剂而病获痊愈。

【现代研究】

本方栀子有利胆、解热、止血、抗菌、镇静、降压等同前栀子豉汤。方加干姜据现代药理研究有：促进血液循环，服后胃肠有温暖感觉，这如古人云“温中散寒”作用；健胃止呕；反应性兴奋血管运动中枢，通过交感神经兴奋，使血压上升。（崔树德等《中药大全》黑龙江科技出版社，1989年6月版，343～344）

## 三、栀子厚朴汤方

### （一）方药

栀子十四箇，擘 厚朴四两，炙，去皮 枳实四枚，水浸，炙令黄

上三味，以水三升半，煮取一升半，去滓，分二服，温进一服，得吐者，止后服。

### （二）治法

清热除烦，宽中消满。

### （三）方解

本方即栀子豉汤去豆豉加厚朴、枳实而成。栀子苦寒，清热郁热；厚朴苦温，宽中行气；枳实苦寒，破结消痞。因病变已波及脘腹，非栀子豉证局限于胸膈，故不用豆豉之宣透，而更加厚朴、枳实以行气除满。

【经典原文】

伤寒下后，心烦腹满，卧起不安者，栀子厚朴汤主之。（79）

【提要】 论述热郁胸膈心烦腹满的证治。

【原文分析】

本条讨论栀子豉汤之兼证。“心烦”“卧起不安”与栀子豉汤证之“虚烦”“反复颠倒”的词义相同，其病理机制亦是“热郁胸膈”。兼见“腹满”，此即是热邪乘机壅滞胃肠，气机不畅已由胸及腹。故治用栀子厚朴汤清热除烦，行气宽中除满。

【原文选注】

张隐庵：热留于胸则心烦；留于腹则腹满，留于胃则卧起不安。栀子之苦寒，能减心下之热烦；厚朴之苦温，能消脾家之腹满；枳实之苦寒，能解胃中之热结。（《伤寒论集注·辨太阳病脉证并治中》）

柯韵伯：用栀子以除烦，佐枳、朴以泄满，此两解心腹之妙，是小承气之变局也。（《伤寒来苏集·伤寒附翼·阳明方总论》）

【临床应用】

（1）现代应用：临床以心烦，腹满，苔厚腻，或兼身热等为辨证要点。用于：

1）食积化热、消化不良、肝胆疾病等，心烦，胸腹胀满痞闷，卧起不安。

2）急性胃肠炎、细菌性痢疾、伤寒、副伤寒等，身热不退，胸脘痞闷。

3）冠心病心绞痛、神经衰弱、脱肛、疝气、子宫脱垂等，见有心烦，腹满，舌红苔厚腻者。

（2）病案选录

1）李某，男，职工。于1976年患伤寒，发热，2日后寒热往来，胸胁满闷不欲食。在当地卫生所注射青霉素，发热未退，遂转人民医院住院治疗。住院用各种抗生素，热仍然不退，医生认为有蓄食，应用泻剂，泻后热不但不退，又增加了腹满胀而痛、烦躁不安等症，坐卧不安。诊其脉滑数，120次/分，舌苔灰黄厚腻，腹胀拒按。分析病情，既无三阳之实证，又非三阴之虚证，唯热与气结，壅于胸腹之间。根据《伤寒论》79条“伤寒下后，心烦腹满，卧起不安者，栀子厚朴汤主之。”以此汤论之，一服后，至夜间腹中响动，放屁后，腹满减轻，心烦稍安，二服热退身凉，复诊时病人下床，可在屋中散步。仍用前方一剂，服后放屁，又打喷嚏，这时七窍上下已通，腹中知饥，一顿可以吃一碗多饭，遂痊愈出院。按：“拒按为实，喜按为虚”，这是判断腹胀病变性质的常理。本例辨证的关键，就在于辨别“腹胀”的原因。腹胀拒按状似阳明燥实内结之象，但因其出现在服用“泻剂”之后，所以排除了阳明腑实证的可能，联系发热、心烦、苔厚腻等表现，可以确定为“热与气结，壅于胸腹”，栀子厚朴汤能清热止烦、理气除满，所以药后热退身凉，矢气腹胀减除。

2）某氏：患黄疸数月，在京浅田氏疗之不验。其证腹硬满，呼吸促迫，遍身黄黑色，昼夜卧起不安。予以栀子厚朴汤加术与硝黄丸互进，不日而胸腹烦闷减，宜投前方30余日，而病减半后，百余日与前方而止，遂至痊愈。（孙玉甫《名方与临床》广东科技出版社，1987年3月版，224）

【现代研究】

栀子厚朴汤中栀子有利胆、镇静、降温降压、抑菌止血、抑制胃肠道收缩，外用可治跌打扭伤等作用。方中厚朴有健胃助消化（挥发油）、降压、松弛骨骼肌（厚朴碱）、抑菌作用。其用量不宜过大（6～12g为宜），大剂量可引起呼吸肌麻痹，甚至死亡。方中枳实味苦、性寒，近代研究发现：对心血管系统有明显的作用，主要有升血压（直接兴奋α-受体）、增加冠状动脉流量的同时改善心肌代谢（释放去甲肾上腺素兴奋心血管的α-受体及β-受体），改善末梢循环，使胃肠运动的收缩节律增加，对兔子宫平滑肌无论离体或在体，无论已孕或未孕，均呈兴奋作用，有使收缩节律性增加，但对小鼠则无上反应。（吴葆杰《中草药药理学》人民卫生出版社，1983年11月版，128～154）

## 四、栀子柏皮汤方

### （一）方药

肥栀子十五个，擘　甘草一两，炙　黄蘖二两

上三味，以水四升，煮取一升半，去滓，分温再服。

### （二）治法

清解里热，除湿退黄。

### （三）方解

本方苦甘合剂，有清热利湿退黄之效。方中栀子苦寒质轻，清利之中有宣透作用，可清泄三焦之火，并通利三焦水道，开湿热壅结，还可除烦热。黄柏苦寒趋下，清热利湿燥湿。甘草和中，并制栀子、黄柏苦寒伤胃之弊。栀子偏于清上焦，泻心火；黄柏偏于清下焦，泻相火；甘草奠中，以缓苦寒之性，不使寒凉之药损伤脾胃。三药相伍，用于正气偏弱。阴中有伏热而黄疸日久不退的，最为合机。其效如喻昌所云："热已发出于外，自与内瘀不同，正当随热势清解其黄，俾不留于肌表间也。"

【经典原文】

伤寒，身黄，发热，栀子檗皮(1)汤主之。（261）

【词解】

（1）檗皮：即黄檗，也作黄柏。

【提要】　湿热郁滞三焦发黄证治。

【原文分析】

本条亦为湿热发黄证，属阳黄。从本方所用之药来推断证候，表现主要是身黄、目黄、尿黄、黄色鲜明、发汗、无汗、心烦、懊侬、口渴小便欠利。病机为湿热蕴结，郁滞三焦，肝胆受其熏蒸，胆热溢泄，以致发黄。因本证湿热内结不重，故无明显腹满、便秘等症。这一点亦是与茵陈蒿汤证的不同之处。故不以大黄通下瘀热，而以栀子、黄柏清解里热，除湿退黄。

【原文选注】

尤在泾：此瘀热而未实之证，热瘀故身黄。热未实，故发热而腹不满，栀子彻热于上，柏皮清热于下，而中未及实，故须甘草以和之。（《伤寒贯珠集·阳明篇下》）

汪苓友：此条系阳明发黄证。阳明伤寒而病身黄者，阳明居中属土，其色黄。兹者，身黄发热，则湿热已从里而发出，非若茵陈蒿汤证之里热腹满，为可下也。王太仆云：小热之气，凉以和之，故用栀子柏皮汤以清解郁热。武林陈氏云：发热，表证也，何不兼用麻黄、桂枝、葛根等发表之剂乎？答曰：身黄兼发热者，乃发黄证中之发热，而非麻黄、桂枝证之发热也。热既郁为黄，虽有表证而纯非表证，但当清其郁以退其黄，则发热自愈。（《伤寒论辨证广注·辨阳明病脉证并治法》）

【方药论选】

舒驰远：栀子苦寒，能使瘀壅之湿热屈曲下行，从小便而出，故以为君；黄柏辛苦入肾，益

水以滋化源，除湿清热为臣；甘草和中，为清解湿热之佐使也。（《伤寒论集注·阳明篇》）

钱天来：栀子苦寒，解见前方。黄柏苦寒，《神农本草》治五脏肠胃中结热黄疸，泄膀胱相火，故用之以泻热邪。又恐苦寒伤胃，故以甘草和胃保脾，而为调剂之妙也。（《伤寒溯源集·阳明中篇》）

【临床应用】

（1）后世医家对本方的应用

1）《宣明论》：栀子柏皮汤，头微汗出，小便利而微发黄者，宜服之。

2）《全婴方论》：柏皮汤（即本方）治小儿衄血至一二升，闷绝。

3）《方极》：栀子柏皮汤治身黄发热心烦者。又云，治身黄发热者，身黄心烦者，兼用解毒散。

4）《类聚方广义》：栀子柏皮汤，洗眼球黄赤热痛甚者效，又胞瞳糜烂痒痛，及痘疮落痂之后，眼犹不开者，加枯矾少许洗之，皆妙。

（2）现代应用：现代医家认为本方证由湿热郁蒸而热重于湿所致。症见身目俱黄、黄色鲜明、发热心烦、口渴、无汗、小便短少、舌红苔黄、脉数者。现代多用治疗传染性肝炎、菌痢、胆囊炎、尿路感染等证。

（3）医案选录

1）黄疸型传染性肝炎：《经方应用》载：盛某，男，28岁，初起发热恶寒，体温38.2℃，浑身骨节酸痛，汗出不畅，初治不利，继则也现胸脘痞满、不思饮食、食入腹胀、身面渐黄，尿色如浓茶样。黄疸指数20U，谷丙转氨酶600U，诊为急性黄疸型肝炎。舌苔黄腻，脉滑数。中医辨证为湿热黄疸，属阳黄之证。方予栀子柏皮汤合茵陈五苓散加减：茵陈18g，黄柏、泽泻各9g，栀子、猪茯苓各12g，生麦芽15g，甘草4.5g，上方随证出入10余剂后，黄疸消退，肝功恢复正常。后以原法更小其剂，并配入运脾和胃之品，调理月余，身体康复。（孙玉甫《名方与临床》广东科技出版社，1987年3月版，227～229）

2）肝昏迷：刘某，男，39岁，1975年10月13日就诊。乏力、纳呆20天余，黄疸指数12U，谷丙转氨酶200U，诊为黄疸型肝炎。住院20天出现腹水、昏迷。化验黄疸指数80U，凡登白双相阳性，射浊25U，射絮阳性，锌浊27U，脑絮阳性，总蛋白75.8g/L，白蛋白35g/L，球蛋白40.8g/L，谷丙转氨酶372U。西医诊断为：亚急性重型肝炎，肝昏迷。中医诊断：阳黄、急黄。治以解毒、清热、化湿。急投茵陈蒿汤合栀子柏皮汤化裁。处方：茵陈100g，黄柏、栀子各18g，大黄24g。水煎每日2剂，每服1剂。便3次，黑如糊，量约一痰盂。小便亦行，色赤如皂汁状。腹稍软，神志略清。2剂后，神志已清，进半流食；8剂后，脉较缓和，黄疸减退，腹水大减，将药改为其半，每日1剂。20天后黄退，便清长，腹水减，纳佳。自行慢步。病去八九，处在恢复阶段，再减其半，加双花、丹参、白芍、泽泻、茯苓、甘草。后又以丹栀逍遥散加茵陈，加保肝药调理18天，病痊愈。（共治38天）肝功复查正常，随访2年余未发。（高德《伤寒论方医案选编》，88～89）

3）痢疾：《福建中医药》1964年4月陈氏介绍栀子柏皮汤治疗急慢性痢疾，取得良好效果。方药组成和用法：黄柏12g，栀子9g，甘草6g，加水150ml，分2次服。如病人陈某，男，24岁。操作回队即发生腹痛，左下腹部乙状结肠处压痛明显，腹泻先是黄色稀便，后转为脓血性黏液便，量少，日18次，伴里急后重，畏寒、头痛恶心，四肢无力，即以栀子柏皮汤治疗，当晚全部症状消失。

【现代研究】

现代药理研究证实，栀子柏皮汤中栀子体外实验有广谱抗菌作用，其水浸膏醇浸膏，均有降血胆红素和促进胆汁分泌的利胆作用。黄柏含有小檗碱，小量棕榈碱、黄柏酮、黄柏内脂、甾醇类化合物等，抗菌谱很广，对痢疾杆菌、伤寒杆菌、大肠杆菌、绿脓杆菌、白喉杆菌、百日咳杆菌、结核杆菌均有抑制作用，可使尿量增加，并以增加肝脏功能而有明显的解毒作用。

## 五、枳实栀子豉汤方

### （一）方药

枳实三枚，炙　栀子十四个，擘　豉一升，绵裹

上三味，以清浆水[(1)]七升，空煮取四升，内枳实、栀子，煮取二升，下豉，更煮五六沸，去渣，温分再服，覆令微似汗。若有宿食者，内大黄如博棋子[(2)]五六枚，服之愈。

【词解】

（1）清浆水：《千金翼》卷十作“酢浆”。清浆水即酸浆水。清代吴仪洛《伤寒分经》曰：“清浆水，一名酸浆水。炊粟米熟，投冷水中，浸五六日，味酢生花，色类浆，故名。若浸至败者，害人。其性凉善走，能调中气，通关开胃，解烦渴，化滞物。”又徐灵胎《伤寒论类方》曰：“浆水即淘米泔水，久贮味酸为佳。”笔者以为，前说为是。

（2）博棋子：一说如方寸匕大小，如《备急千金要方》；一说长一寸、方一寸大小。据《中医杂志》1987年12刊：《博棋子小识》说博棋为秦汉间“博戏”之棋具之一，大小不一，质地以木、玉、象牙为之，长约2.5cm，宽约1.2cm，厚约1cm，类今日之麻将牌状。

### （二）治法

宽中行气，清宣膈热。

### （三）方解

本方是栀子豉汤豆豉增量，并加枳实组成。因劳复之热自内而发，浮越于胸膈，故用栀子清胸膈郁热，配小量枳实，微寒下气，使热随气降。本方重用香豉与栀子相配，相得益彰，能增强透邪散热之力。妙在清浆水煎药，以其性凉而善走，具有清热除烦，通关开胃，生津消食的作用，与药物相合，更为周到。又，清浆水必须空煮（不加药物）一定时间，是防腐变伤人。后内枳实、栀子，最后内香豉入煎，次序井然，意在取其宣透之力，犹恐不足者，曰“覆取微似汗”，用药如此周密，实堪效法。

本证与栀子豉汤证及栀子厚朴汤证至为相似，需仔细区别，三汤证相较，栀子豉汤证虽亦可因热郁盛而见“胸中窒”“心中结痛”等气机郁滞之候，但气郁部位偏于胸中（上）；枳实栀子豉汤证则气机郁滞偏于胃脘（中）；栀子厚朴汤证以栀子豉汤去豆豉之升浮，并径用枳实、厚朴两味直入腹中以行腹中气滞，部位应在腹中（下）。由此分析可见，虽然三汤证所治之方皆以栀子豉汤为基础，但稍作化裁则所得之方有上浮、中踞、下趋之妙，这种临证变通思想应是吴鞠通“治上焦如羽，非轻不举；治中焦如衡，非平不安；治下焦如权，非重不沉”治疗学理论演绎的基础。

尚应明确的是，劳复证之治用枳实栀子豉汤，仅是举例而已，临床所见劳复的证候型其实更为复杂，医生仍应结合所见之证灵活选方用药，如此才不致泥古不化。

【经典原文】

大病[(1)]差后[(2)]劳复[(3)]者，枳实栀子豉汤主之。（393）

【词解】

（1）大病：古称伤寒病等为大病，如《诸病源候论》曰："大病者，中风、伤寒、劳热、温疟之类是也"。

（2）差后：是热病过程中余邪未尽，正气损伤，机体功能尚未完全恢复正常时出现的一组病理变化的总称。应当指出，它不是一个独立的病症，而是包括了一组表现各异的临床证候。

（3）劳复：病后正气尚虚、邪犹未尽时，劳力过度诱发的病症。

【提要】 大病差后劳复的证治。

【原文分析】

大病，即伤寒之类。刘河间说："古以百病皆为杂病，惟伤寒为大病。"因其病变复杂，牵涉范围广泛，故称之为大病。差后，差同瘥，指临床症状消失，病情初愈而正气未复，每多余邪未尽。此时若过早劳作，以致病情复发者，名为劳复。其症多见胸脘烦热，闷痞不适，倦怠食少，口苦，小便黄等。还需说明，"劳"并不专指强力劳作，凡但活动太过，或坐立太久，或言谈过多而耗伤精神，均属此范围。因劳复之热踞于胸脘，故用枳实栀子豉汤轻清宣透，宽中下气。

此外，大病新愈，脾胃亦虚，倘若饮食不慎，又易引起食滞不化，而致余邪复萌，这又称为食复。其症多见胸中烦热，胃脘痞闷，不思饮食，大便秘结等。此种病情又当在上方中加适量大黄和胃泻实，推陈出新。本来这一内容在宋本《伤寒论》是列于枳实栀子豉汤煎服法之后，但成无已的《注解伤寒论》则将之纳入正文之中，这只是版本差异而已，而内容并无不同。

【原文选注】

成无已：病有劳复，有食复，伤寒新差，血气未平，余热未尽，早作劳动病者，名曰劳复病热少愈而强食之，热有所藏，因其谷气留搏，两阳相合而病者，名曰食复。劳复则热气浮越，与枳实栀子豉汤解之；食复则胃有宿积，加大黄以下之。（《注解伤寒论·辨阴阳易差后劳复病脉证并治》）

钱天来：凡大病新差，真元大虚，气血未复，精神倦怠，余热未尽，但宜安养，避风节食，清虚无欲，则元气日长，少壮之人，岂惟复旧而已哉。若不知节养，必犯所禁忌，而有劳复、女劳复、食复、饮酒复剧诸证矣。夫劳复者，如多言多虑多怨多哀，则劳其神；梳洗沐浴，早坐早行，则劳其力，皆可令人重复发热，如死灰之复燃，为重复之复，故谓之复。但劳复之热，乃虚热之从内发者，虽亦从汗解，然不比外感之邪，可以辛温发散取汗也，故以枳实栀子豉汤主之。惟女劳复，虽为劳复之一，而其见证危险，治法迴别矣……所以吴绶谓前人有在病新差，如大水浸墙，水退墙酥，不可轻犯之喻也。（《伤寒溯源集·差后诸证证治》）

【临床应用】

（1）张仲景对本方的应用：《金匮要略》载栀子大黄汤（即枳实栀子豉汤加大黄）治酒黄疸，心中懊侬，或热痛。

（2）后世医家对本方的运用

1）《伤寒蕴要》：本方治食复、劳复，身热，心下痞闷。如有宿食不下，大便秘实，脉中有力，可加大黄。

2）《内外伤辨惑论》：食膏粱之物过多，烦热闷烦者，宜服之。

3）《类聚方广义》：凡大病新瘥，气血未复，劳动饮啖过度，则或作心胸满闷，或作烦热，与此方将养则愈。若大便不利，有宿食者，宜枳实栀子大黄汤。

# 第六章　承气汤类方

## 一、大承气汤方

### （一）方药

大黄四两，酒洗　厚朴半斤，炙，去皮　枳实五枚，炙　芒消三合

上四味，以水一斗，先煮二物，取五升，去滓，内大黄，更煮取二升，去滓，内芒消，更上微火一两沸，分温再服。得下，余勿服。

### （二）治法

攻下实热，荡涤燥结。

### （三）方解

大承气汤由大黄、厚朴、枳实、芒硝四味组成。方中酒大黄清热泻火，推陈致新；芒硝咸寒，润燥软坚，通利大便。两药配伍具有清热通便之功。厚朴苦辛温，行气散满消胀；枳实苦微寒，破气宽中消痞。两者同用，均为气分药，可通达肠胃之气，具有破气消滞之功。全方相辅相成，具有攻下实热、荡涤燥结之功效。用于实热结聚、痞满燥热俱重之阳明腑实证。本方先煎厚朴枳实，去滓后再入大黄，避免了厚朴枳实吸收大黄的有效成分的不足，芒硝最后入药。分温再服，大便通畅后即停服。因本方可泻热破结，润燥软坚，顺理腑气，攻下燥屎，力大而峻，故名“大承气汤”。

使用本方，除应见潮热、汗出，特别是手足濈然汗出这两个典型症状外，还应参以腹诊、舌诊和脉诊。若见腹如合瓦、胀满疼痛拒按、舌苔黄燥、甚至有芒刺、脉沉迟而有力者，才可使用本方泻下。服大承气汤以后地，如大便已下，但量不多，脐周依旧硬满疼痛，乃为燥屎未尽，可再服药；若大便泻下较多，腹部已不痛不硬，为燥屎已尽，则当停药。

【经典原文】

阳明病，脉迟，虽汗出不恶寒者，其身必重，短气腹满而喘，有潮热者，此外欲解，可攻里也。手足濈然汗出者，此大便已硬也，大承气汤主之。若汗多，微发热恶寒者，外未解也一法，与桂枝汤。其热不潮，未可与承气汤；若腹大满不通者，可与小承气汤，微和胃气，勿令至大泄下。（208）

【提要】　辨阳明病可否攻下，以及大、小承气汤证的区别。

【原文分析】

本条可分三段认识。

阳明腑实证，其脉多为沉实有力。“脉迟”一般主寒，而阳明病出现脉迟为实热之邪结聚，腑气壅滞，气血运行不畅，脉道郁滞所致，故当迟而有力，为内实之象。“汗出不恶寒”为阳明病外证，一则知太阳表证已罢，再则热归阳明已经明显。阳明里实热盛，充斥内外，阳气不得流通，气机为之壅滞，故现身重。腑气壅滞，上逆犯肺，则短气腹满而喘。阳明之气，旺于申酉二时，若见有日晡潮热者，为腑实结聚确已形成，此乃阳明腑实证的辨证要点，故曰“外欲解，可攻里”。在上述证候的基础上，又见手足濈然汗出，则是大便已硬，燥屎内结的象征。因为手足为胃所主，阳明病，实热聚于胃，不能散发于外，势必迫津液旁走四肢，而见手足汗出连绵不断。阳明病见不大便、腹满疼痛、潮热、手足濈然汗出、脉迟有力，说明痞、满、燥、实诸证已经俱备，故用大承气汤攻下。

若汗多与微发热恶寒，而潮热未出现者，则是表证未罢、里热未盛、腑实未形成的证候在禁下之列。

本条提示阳明病是否可攻，既辨表证解与未解，又辨腑实成与未成。而大小承气汤之选择运用又当辨潮热之有无、燥坚之微甚。证候可以出现错综复杂，而原则不可更易。

【原文选注】

成无已：阳明病脉迟，若汗出多，微发热恶寒者，表未解也。若脉迟，虽汗出而不恶寒者，表证罢也。身重，短气，腹满而喘，有潮热者，热入腑也。四肢诸阳之本，津液足，为热蒸之，则周身汗出；津液不足，为热蒸之，其手足濈然而汗出，知大便已硬也。与大承气汤，以下胃热。《经》曰：潮热者，实也。其热不潮，是热未成实，故不可便与大承气汤，虽有腹大满不通之急，亦不可与大承气汤。与小承气汤微和胃气。（《注解伤寒论·辨阳明病脉证并治法》）

尤在泾：伤寒以身热恶寒为在表，身热不恶寒为在里。而阳明病无表证者，可下。有表证者，则不可下。此汗出不恶寒，身重，短气，腹满而喘，潮热，皆里证也。脉虽迟，犹可攻之。以腹满便闭，里气不行，故脉为之濡滞不利，非可比迟则为寒之例也。若手足濈然汗出者，阳明热甚，大便已硬，欲攻其病，非大承气不为功矣。若汗多，微发热恶寒，则表犹未解，其热不潮，则里亦未实，岂可漫与大承气，遗其表而攻其里哉。即腹大满不通而急欲攻之者，亦宜与小承气微和胃气。而不可以大承气大泄大下，恐里虚邪陷，变证百出，则难挽救矣。（《伤寒贯珠集·阳明篇下》）

舒驰远：阳明病脉迟者，其人里寒胜，多阴也。虽见汗出不恶寒之实证，尚不可下。然以脉迟终非阳明胃实者比，其身必重也。假如呼吸被阻而短气，里气搏聚而腹满，浊气上干而喘逆，如是而更验其有潮热者，方为外邪欲解，则虽脉迟身重，亦可攻其里也。然但言可攻而不出方者，乃是商量下法而有斟酌也。何也？恐便未硬也。然必手足濈然汗出，此为胃实阳亢，津液受蒸而外越，大便已硬也。乃真阳欲亡，故承气汤未可与。若腹大满不通者，法当急下，何以不用大承气，而云可与小承气汤微和胃气，且戒其勿令大泄下者，是何故耶？总为脉迟身重，未可遽行大下也。（《舒氏伤寒集注·阳明篇》）

方有执：脉迟不恶寒，表罢也，身必重，阳明主肌肉也。短气腹满而喘，阳明旺于申酉戌，故热作于此时，如潮之有信也。手足濈然汗出者，脾旺四肢而胃为之合，胃中热甚而蒸发，腾达于四肢，故曰“此大便已硬也”。承气者，承上以逮下，推陈以致新之谓也。曰大者，大实大满，非此不效也。枳实，泄满也；厚朴，导滞也；芒硝，软坚也；大黄，荡热也。陈之推，新之所以致也。汗多，微发热恶寒，皆表也，故曰“外未解”也。其热不潮，胃中未定热，阳明信不立也。小承气者，以满未硬，不须软也，故去芒硝而未复致大下之戒也。（《伤寒论条辨·辨阳明脉证并治》）

钱天来：脉迟，阳明中寒之脉也。表邪未解，当恶寒而无汗。今虽汗出而不恶寒者，是脉气已入阳明之里。然终是脉迟，为阴寒邪气。脾胃以膜相连，故有其身必重，短气，腹满之太阴兼证也。邪实中焦所以腹满身重。满则胃中膜胀，故短气而喘也。既汗出不恶寒而又潮热，乃外证欲解，邪已入胃，可以攻里之候也。然四肢皆禀气于胃，胃气实则手足濈濈然汗出，此为大便已硬，然后可与大承气汤主之。若其人微发热而恶寒者则又不然。汗多则知邪气已在阳明，发微热恶寒则又知太阳之表证未罢，故曰“外未解也”。凡邪实于胃，至申酉阳明之旺之时，必发潮热。若其热不潮，则阳明里邪未实，大便犹未硬也，故未可与大承气汤。然虽未可下，若腹大满不通者，不得已而欲下之，可与小承气汤，微和其胃气，勿令大泄下。何也？终以脉迟之故，胃中无大实热，所以不可与大下也。（《伤寒溯源集·阳明上篇》）

【经典原文】

阳明病，潮热，大便微硬者，可与大承气汤；不硬者，不可与之。若不大便六七日，恐有燥屎(1)，欲知之法，少与小承气汤，汤入腹中，转失气(2)者，此有燥屎也，乃可攻之。若不转失气者，此但初头硬，后必溏，不可攻之，攻之必胀满不能食也。欲饮水者，与水则哕。其后发热者，必大便复硬而少也，以小承气汤和之。不转矢气者，慎不可攻也。（209）

【词解】

（1）燥屎：即干结之粪便。

（2）失气：《玉函》卷三作“矢气”。“矢”通“屎”。肠中屎气下趋，俗称放屁。

【提要】　论燥屎是否形成，以及大、小承气汤的使用。

【原文分析】

阳明病发潮热为腑实已成之标志，故大便已硬，可用大承气汤攻下。但大承气汤为峻下之剂，适用于潮热，心烦，谵语，手足濈然汗出，腹满胀痛或绕脐痛，大便秘结或下利，舌红苔黄焦燥，脉滑数或沉实有力之典型腑实证，若大便结实不甚，腑实未成者，不可用之。而对于不大便六七日，可能有燥屎的腑实疑似证，可用小承气汤试探。若服小承气汤后，腹中转矢气者，为腑实结聚已成，且气机尚有通畅之机，为可攻之证，可进一步用大承气汤攻下。若不转矢气，为腑实未成，仅大便初硬，后必溏，为热而不实，或有虚寒，故不可攻，攻之则损伤脾胃之气，而出现腹部胀满，不能食，饮水则哕等变证。证之临床，“不转失气”颇复杂，或为燥屎未成，或为气虚津亏，或为腑实已成而气机严重闭塞，故“不转失气”者，可攻与否，当审证求因，审因论治。若攻下后又发热者，为邪热未尽而复炽，腑实尚存，大便当硬。但证情较前为轻，且已经大承气汤攻下，故用小承气汤轻下以和之。

【原文选注】

成无已：潮热者实，得大便微硬者，便可攻之。若便不硬者，则热未成实，虽有潮热亦未可攻。若不大便六七日，恐有燥屎，当先与小承气汤渍之，如有燥屎，小承气汤药势缓，不能宣泄，必转气下矢。若不转矢气，是胃中无燥屎，但肠间少硬尔。止初头硬，后必溏，攻之则虚其胃气，致腹胀满不能食也。胃中干燥则欲饮水，水入胃中，虚寒相搏，气逆则哕。其后却发热者，则热气乘虚还复聚于胃中，胃燥得热，必大便复硬，而少与小承气汤，微利与和之，故以重云不转矢气，不可攻内，慎之至也。（《注解伤寒论·辨阳明病脉证并治法》）

尤在泾：阳明病，有潮热为胃实，热不潮者为胃未实。而大承气汤，有燥屎者可与，初头硬者则不可与。故欲与大承气，必先以小承气汤，恐胃无燥屎。邪气未聚，攻之则病未必去而正已大伤也。服汤后转矢气者，便坚药缓，屎未能出而气先下趋也，故可更以大承气攻之。不转矢气者，胃未实也，但初头硬，后必溏，虽小承气已过其病，况可以大承气攻之哉？胃虚无气，胀满不食，所必至矣。又阳明病，能饮水者为实，不能饮水者为虚，如虽欲饮而与水则哕，所谓胃中虚冷，欲饮水者，与水则哕也。其后却发热者，知热气还入于胃，则大便硬而病从虚冷所变，故虽硬而仍少也，亦不可与大承气汤，但与小承气微和胃气而已。盖大承气为下药之峻剂，仲景恐人不当下而误下，或虽当下而过下，故反复辩论如此，而又申之曰：不转矢气者，慎不可攻也。（《伤寒贯珠集・阳胆篇下》）

汪苓友：此条阳明病，以潮热矢气，示人以可下之法也。阳明病潮热，虽属可攻，然亦必以大便之微硬、不硬。而定大承气汤之与、不与。微硬者，犹言略硬也。若潮热不大便已六七日，恐其腹中有燥屎，欲知之法，须少与小承气汤探之。汤入腹中转矢气者可攻，不转矢气者不可攻。转矢气者，成注云：转气下失也。转矢气者，则知大便已硬，胃肠中燥热亢盛，故其时转而下，俗谓之屁气是也。不转矢气者，则肠中虽有热而未至于燥，犹挟水湿，此但初头硬，后必溏也。故虽六七日不大便，不可以大承气汤攻之。攻之则其人胃肠受伤，必致胀满不能食也。欲饮水者，当津液去，思欲得水以自救也。与水则哕者，胃虚不能消水也，以故气逆而作哕也。设其人误攻之后，复发潮热，则虽有胀满不能食等证，不可为虚，其人大便必当复硬。但溏者既去，则所留者虽硬而甚少耳，只须复以小承气汤和之足矣。和之者，以胃肠中小热小实，用小承气汤下之，则实热安，胃气自和，然亦必转矢气者，乃可攻之，若不转矢气，并小承气汤不可攻之，盖慎之至也。（《伤寒论辨证广注・辨阳明病脉证并治法》）

张路玉：腹中之气，得攻药不为转动，则属虚寒，所以误攻而证变胀满，不能食及哕也。攻后重复发热，大便因可得硬，但为时未久，必不多耳，仍用小承气汤和之，若腹中气仍不转，则不但大承气大差，则小承气亦小差矣。（《伤寒缵论・阳明下篇》）

【经典原文】

伤寒若吐若下后不解，不大便五六日，上至十余日，日晡所[1]发潮热，不恶寒，独语如见鬼状。若剧者，发则不识人，循衣摸床[2]，惕而不安。微喘直视，脉弦者生，涩者死。微者，但发热谵语者，大承气汤主之。若一服利，则止后服。（212）

【词解】

（1）日晡所：日晡，傍晚时分；所，约略。一般指下午3~5时。

（2）循衣摸床：用捻衣摸床。病人神识不清，两手不自觉地反复摸弄衣被，多见于热病的危重阶段。

【提要】论阳明腑实重证的辨治及预后。

【原文分析】

本证经吐法下法治疗后仍不解为表邪入里化热伤津，故不大便多日，腑气壅塞既久，则腹胀而硬、疼痛拒按等，自在不言之中。日晡所发潮热，是为阳明腑实证的典型症状之一。以阳明旺于申酉之时，阳明热炽，逢其旺时而增剧，则发热有定时增高现象，如潮水之定时而至。不恶寒，指阳明外证而言，即身热、汗自出、不恶寒、反恶热，此阳明燥实内结之证，毕露于外。阴精受伤，火热上炎，扰乱心神，故若有所见，妄言妄语，声音高亢，或有惊呼，躁扰不宁，谓之“独语如见鬼状”。此与谵语同类，而语言乖妄更甚。病至如此，必以攻下为法，用大承气汤，泻其燥热，夺其实滞，以免津枯火炽。

若因循失治，当下不下，坐失治疗时机，病情进一步恶化，则燥热伤津增剧，心胃火燔严重，由妄言妄语竟至神志不清、昏不识人、循衣摸床、肢体躁动不安、精神不宁、微喘直视等脏阴竭乏、阴不敛阳、神不守舍、气不归根的危候，甚而昏迷不醒，全无知觉。循衣摸床者，是当昏迷未深之时，双手无意识之动作；惕者，惊恐也。病人每遇微小刺激，即有惊惕之状，此系阳明热盛伤及心气之候，总由热极津竭、邪实正虚所致。微喘者，呼吸急促而浅也，是胃热上炎于肺，肺失清润肃降，治节不行之象。直视者，目瞪而不能运转也，为津伤不能滋养筋脉所致。此时病情固属严重，然必参合脉象，而断其顺逆。若脉弦长有力，是病虽重，而其禀赋较厚，津液尚未全竭，正气尚存，还有生机，可作急下存阴之图，故曰脉“弦者生”。若脉见短涩，往来迟滞不畅，甚至三五不匀，至数不清，是正虚邪实，热极津涸，营血衰少，阴液将竭，胃气不存，生命难以为继，故曰脉“涩者死”。

针对上述病情，需要特别提醒医者，当阳明燥热已成之时，就应该提高警惕性和预见性，虽仅见“发热谵语”，亦当用大承气汤及时泻下，不能延误时机，以防病情加剧或恶化。“微者”是与“剧者”相对而言的，是说病势尚未极重，而并非指腑实轻证。此外，还寓有“见微知著”之义，“微”时不警觉，“剧”便遂即而至，与其“剧”时急下，莫若“微”时就改。

由于大承气汤是泻下峻剂，易生变乱，故又及时告诫医家：“若一服利，则止后服。”一服便利，寓有“体虚易动”之虑，既然燥热已下，就不宜再进峻猛之剂。强调中病即止，以免过剂伤正，防止另生他变。

【原文选注】

成无己：若吐若下，皆伤胃气，不大便五六日，上至十余日者，亡津液，胃气虚，邪热内结也。阳明旺于申酉戌，日晡所发潮热者，阳明热甚也；不恶寒者，表证罢也。独语如见鬼状者，阳明内实也，以为热气有余。若剧者，是热气甚大也，热大甚于内，昏冒正气，使不识人，至于循衣摸床，惕而不安，微喘直视。伤寒阳胜而阴绝者死，阴胜而阳绝者死。热剧者，为阳胜。脉弦为阴有余，涩为阴不足。阳热虽剧，脉弦，知阴未绝而犹可生；脉涩则绝阴，故不可治。其邪热微而未至于剧者，但发热谵语，可与大承气汤，以下胃中热。《经》曰：凡服下药，中病即止，不必尽剂。此以热未剧，故云若一服利，则止后服。（《注解伤寒论·辨阳明病脉证并治法》）

吴谦：伤寒，若吐若下后，津液已亡，而表不解，邪因入里，不大便五六日，上至十余日仍不大便，日晡所发潮热，不恶寒者，此乃表邪已罢，里热渐深也，仍宜大承气汤，荡尽余邪，以存阴液，自可愈也。若因循失下，以致独语如见鬼状，病势剧者，则不识人，循衣摸庆，惊惕不安，微喘直视，见一切阳亢阴微，孤阳无依，神明扰乱之象……若病势微者，但见潮热、谵语、不大便之证，而无前神昏等剧者，宜以大承气汤下之。若一服利，即止后服，盖恐其过也。（《医宗金鉴·订正仲景全书·伤寒论注·辨阳明病脉证并治》）

汪苓友：此条举谵语之势重者而言，伤寒若吐若下后，津液亡而邪未尽去，是为不解。热内结，不大便五六日，上至十余日，此为可下之时。日晡所发潮热者，腑实燥甚，故当其经气旺时发潮热也。不恶寒者，表证罢也。独语者，即谵语也……乃阳明腑实而妄见妄闻。病剧则不识人。剧者，甚也。成注云：热气甚大，昏冒正气，故不识人。循衣摸床者，阳热偏胜而躁动于手也。惕而不安者，胃热冲膈，心神为之不宁也。又胃热甚而气上逆而喘，今者喘虽微而直视，直视则邪干于脏矣。故其生死之机，须于脉候决之。《后条辨》云：以上见证，莫非阳亢阴绝，孤阳无依而扰乱之象。弦、涩皆阴脉，脉弦者，为阴未绝，犹待长养，故可生。脉涩者为阴绝，已成涸竭，以故云死。其热邪微而未至于剧者，但发潮热、谵语，宜以大承气汤，下其胃中实热，肠中燥结。一服利，止后服者，盖大承气虽能抑阳通阴，若利而再服，恐下多反亡其阴，必至危殆，可不禁之？（《伤寒论辨证广注·辨阳明脉证并治法》）

张路玉：按少阳阳明谵语脉短者死，盖阳明之脉本长，而反短者，为阴阳不附，故死也。此言脉弦者生，涩者死，盖弦为少阳之脉，虽木胜土，而土气未至于败极，犹能生养木气，故尚可生，涩则津液耗竭，血气尽亡，故死也。又土衰下奔，木邪难任，故弦为失，此便硬土实，故弦为生。（《伤寒缵论·阳明下篇》）

【经典原文】

阳明病，谵语有潮热，反不能食者，胃中[(1)]必有燥屎五六枚也；若能食者，但硬耳，宜大承气汤下之。（215）

【词解】

（1）胃中：此处实指肠中。

【提要】 续论以“能食”与“不能食”辨阳明腑实燥结之微甚。

【原文分析】

“燥屎”与“大便硬”是两个不同的概念。燥屎是积存于肠道内非常干涩坚硬的粪块，发病急重。大便硬是与大便溏对比而言的。

谵语潮热为阳明腑实证之主要表现，可用承气汤类攻下。若不能食者为腑实严重，燥屎内结，肠道壅滞，胃失受纳，故推测胃肠中有燥屎，可用大承气汤攻下，会腑气通胃气降，则诸证可解。文中“宜大承气汤下之”应放在“胃中必有燥屎五六枚也”之后，此为倒装句法。若能食者为腑实较轻，结聚不严重，反映胃气还能下降，未至燥屎阻结不通的严重程度，故曰“但硬耳”，只可用小承气汤之类和下即可，无须用大承气汤峻下。

另190条“阳明病，若能食，名中风；不能食，名中寒”，为阳明病的一般规律，乃以“能食”与“不能食”辨寒热。热能杀谷则能食；寒伤胃阳，水谷不能腐熟消磨，故不能食。若承接前条之意，本条的胃有热当能食，今却不能食者，是逆其常也，故曰“反”。本条的前提是阳明病见有谵语发潮热，为胃家实证已形成。虽“不能食”与前条一致，但寒热虚实性质迥别，不可混同看待。

【原文选注】

徐灵胎：胃中非存燥屎之所，此言胃中者，指阳明言，乃肠胃之总名也。盖邪气结成糟粕，未下则在胃中，欲下则在肠中，已结者，即谓之燥屎，言胃则肠已赅矣。（《伤寒类方·阳明篇》）

周扬俊：大承气汤宜单燥屎五六枚来。何者至于不能食？为患已深，故宜大下。若能食但硬，未必燥屎五六枚口气，原是推说只宜小承气汤可耶。（《伤寒论三注·阳明篇》）

钱天来：此条示人以机宜活法，未可以能食不能食，执泥其法，以为中风、中寒而致误也。阳明病而谵语、潮热，邪热已实于胃矣。反似阳明中寒之不能食，故曰反也。然所以不能食者何也？若果中于寒，必有中寒条内，胃中虚冷之变矣。今谵语潮热，乃因胃中实满，故不能食，是以知必有燥屎五六枚也。若能食者，胃中未至实满之极，但屎硬耳，然硬亦在所当下，故皆宜大承气汤。（《伤寒溯源集·阳明中篇》）

汪苓友：谵语、潮热，下证已具也。不能食，为肠胃皆实，故其屎既燥且硬，若能食为肠实胃虚，故其屎但硬耳，俱宜大承气汤下之。《尚论篇》云：同一谵语潮热，故同一治法，至于药剂之大小，必有分矣。愚按《补亡论》宜大承气汤下之句，在若能食者之前，盖能食既异，治法必不相同，仲景法，宜另调胃承气汤主之也。（《伤寒论辨证广注·辨阳明病脉证并治法》）

张路玉：“宜大承气汤下之”旧在“但硬尔”下，今正之。此以能食不能食辨燥结之微甚也。详仲景言，病人潮热谵语，皆胃中热盛所致，胃热则能消谷，今反不能食，此必热伤胃中津液，气化不能下行，燥屎逆攻于胃之故，故宜大承气汤急祛亢极之阳，以救垂绝之阴。若能食者，胃中气化自行，热邪原不为盛，津液不致大伤，大便虽硬而不久自行，不必用药反伤其气也。若以能食便硬而用承气，殊失仲景平昔顾虑津液之旨。（《伤寒缵论·阳明下篇》）

【经典原文】

汗一作卧，出谵语者，以有燥屎在胃中，此为风[(1)]也。须下者，过经[(2)]乃可下之。下之若早，语言必乱，以表虚里实故也。下之愈，宜大承气汤。（217）

【词解】

（1）风：犹感受风邪有表证。

（2）过经：病邪由一经传入另一经，而原来之病情已罢，只见另一经证候，如太阳病转阳明，而太阳证已罢，称为过经。此处指太阳经表证已解。

【提要】　论谵语兼表证的证治。

【原文分析】

"汗出谵语"为阳明病的主要表现，阳明热盛，迫津外泄汗出，热盛上扰神明则谵语。故曰"有燥屎在胃中"。但"汗出"一症也可见于表证，"此为风也"即是言太阳表邪未尽。因而本条实为阳明腑实兼表邪未解之证，乃表里同病，按常规治法，应先解表，后攻里。必俟太阳表证完全解除，纯见阳明里实，方可使用大承气汤攻下，故曰"过经乃可下之"。表证未解而下之，是为"下之过早"，这无异于开门揖盗，势必引外在之表邪乘虚入里，内陷阳明，使病情更加复杂严重。表邪内陷，胃热更炽，必致神识昏迷，谵语加重，以至"语言必乱"，这是"表虚里实"的缘故，也即是以表虚里实之证不当下而误下之过。由此可见，本条原为太阳表虚与阳明里实并见，观"过经乃可下之"也可证明。汗出是太阳表证未解，故曰"此为风"，可能还会有恶风寒、脉浮、头痛等症状存在。谵语是阳明腑实的主要见证之一，既有燥屎阻于肠道而见谵语，则腹满硬痛、不大便等，应寓其中。此属省文之笔。

攻下必待表证完全解除，纯见阳明里实，方可使用大承气汤，故"下之愈，宜大承气汤"应接在"过经乃可下之"后边，此属于倒装文法。

【原文选注】

成无己：胃中有燥屎则谵语，以汗出而表未罢，故云风也。燥屎在胃则当下，以表未和则未可下，须过太阳经，无表证乃可下之。若下之早，燥屎虽除，则表邪乘虚复陷于里，为表虚里实，胃虚热甚，语言必乱。与大承气汤，却下胃中邪热则止。（《注解伤寒论·辨阳明病脉证并治法》）

尤在泾：汗出谵语，谓风未去表，而胃实已成也，故曰有燥屎在胃中。又曰此为风也，须下之，过经乃可下之。见胃实须下，而风未去表，则必过经而后可下。不然，表间邪气又将入里……《外台》云：里病表和，下之则愈，汗之则死，故宜大承气汤以下里实。（《伤寒贯珠集·阳明篇下》）

钱天来：阳明外证本以自汗出，而中风亦自汗出，然谵语而汗出，则胃家实热也，所以有燥屎在胃中。风者，阳邪也。此因太阳中风之阳邪，传入阳明胃腑之所致，故曰此为风。但胃中之燥屎须下之。然必过经乃可下之。过经者，非所谓过经十余日及十三日方谓之过经，言太阳之表邪已罢，邪气已过阳明之经，入里而胃实，乃可下之。若有太阳证未罢，故不可下，即阳明之经邪尚未入里，亦不可遽下。下之若早，则胃气一虚，外邪必陷，必致热盛而神昏，语言必乱。盖以表间之邪气，皆陷入于里，表空无邪，邪皆在里，故谓之表虚里实也。邪既尽入于里，则邪热实于胃中，故下之则愈，宜大承气汤。（《伤寒溯源集·阳明中篇》）

【经典原文】

二阳并病，太阳证罢，但发潮热，手足漐漐汗出，大便难而谵语者，下之则愈，宜大承气汤。（220）

【提要】 论二阳并病转属阳明腑实的证治。

【原文分析】

“二阳”指太阳与阳明。“并病”是先病太阳而后病阳明。若太阳病证未罢，又出现阳明病，则称为“二阳并病”。今太阳病已消失，仅见潮热，手足漐漐汗出，大便难而谵语等症，则为典型的阳明腑实证。盖以潮热、谵语为腑实证之重要特征；阳明主四肢，在热盛而津液尚充时，多为全身汗出；在热结而津液较少时，因热势蒸腾，故手足漐漐汗出。大便难是肠腑燥屎阻结。谵语是胃热上犯于心神。知其为阳明腑实之确据，故用大承气汤苦寒攻下，泻燥热以存津液。

本条所述与219条比较：彼为阳明散漫之热，宜清而不宜下；此为胃腑成实，宜下而不宜清。

【原文选注】

成无己：本太阳病并于阳明，名曰并病。太阳证罢，是无表证。但发潮热，是热并阳明。一身汗出为热越，今手足漐漐而汗出，是热聚于胃也，必大便难而谵语。《经》曰：手足漐漐汗出者，必大便已硬也，与大承气汤，以下胃中实热。（《注解伤寒论·辨阳明病脉证并治法》）

柯韵伯：太阳证罢，是属阳明矣。先揭二阳并病者，见未罢时便有可下之证。今太阳一罢，则种种皆下证矣。（《伤寒来苏集·伤寒论注·阳明证下》）

汪苓友：此条系并病谵语之证。二阳并病者，乃太阳阳明，二经相并而病也。经病无可下之理。今者太阳证罢，已无恶寒头痛在表之邪矣。但发潮热，手足漐漐汗出，大便难而谵语，是为阳明入府之证，故云下之则愈。亦宜用大承气汤也。（《伤寒论辨证广注·辨阳明病脉证并治》）

尤在泾：此太阳并于阳明之证，然并病有并而未罢之证，虽入阳明，未离太阳，则可汗而不可下……此条为并病而已罢之证，虽曰并病，实为阳明，故可下而不可汗。潮热，手足漐漐汗出，大便难，谵语，皆胃实之征，故曰下之则愈，宜大承气汤。（《伤寒贯珠集·阳明篇上》）

【经典原文】

阳明病，下之，心中懊憹而烦，胃中有燥屎者，可攻。腹微满，初头硬，后必溏，不可攻之。若有燥屎者，宜大承气汤。（238）

【提要】 辨阳明病下后是否可以再行攻下的证治。

【原文分析】

“阳明病，下之”，实属阳明可攻之证。阳明病有下之即愈者；有下之不愈，仍需再下者；有下之失当而变生他证者。

本条所论述之下后的两种情况：一为下后，心中懊侬而烦，乃为积热未尽，热扰神明，或者有燥热复与糟粕相搏而结为燥屎，浊热上扰心神所致。既然复有燥屎阻结于内，其证除心中懊侬而烦外，当有腹满便秘，或绕脐疼痛等，自当以大承气汤再行下之。二为腹满尚轻，大便虽不甚通畅，但却是“初头硬，后必溏”，则非燥屎内结，故不可攻下。因初硬后溏之大便，多见于脾虚失润证候，妄攻则必更伤脾胃，而有可能转化为里虚之变证。

【原文选注】

尤在泾：阳明病下后，心中懊憹而烦，胃中有燥屎者，与阳明下后心中懊憹，饥不能食者有别矣。彼为邪扰于上，此为热实于中也。热实则可攻，故宜大承气。若腹微满，初头硬后必溏者，热而不实，邪未及结，则不可攻，攻之必胀满不能食也。（《伤寒贯珠集·阳明篇下》）

钱天来：前阳明上篇有下之而胃中空虚，客气动膈，心中懊憹，舌上苔者，不用攻下，而以栀子豉汤主之。及下之不结胸，心中懊憹，饮不能食……虽未结胸，而邪已入膈，乘其将陷未陷之时，故用高者越之之法，以涌出其邪耳。此以阳明病而不言外证，是已无表邪也。既无外证而下之，心中懊憹而烦者，当是热邪在里也。察其脉证，若舌苔黄黑，按之而满者，或脉大沉实者，乃胃中有燥屎，可攻之证也。若腹微满，则知证兼太阴，里无大热可知，若攻之，必初头硬，后必溏，故不可攻之也。若上截所谓胃中有燥屎者，乃胃实之证，宜大承气汤。（《伤寒溯源集·阳明中篇》）

曹颖甫：吴又可温疫论每言温病下后不妨再下，此深明仲景之旨，而高出吴鞠通、王孟英者也。夫下后心中懊憹，果属虚烦，直栀子豉汤证耳。设胃中燥屎未尽，其脉必实，且日久必发谵语，此当仍用大承气汤攻之。但腹见微满，大便不行，不过燥屎结于直肠之内。以上仍属溏薄，要不过脾约麻仁丸证，若辨证不精，正恐一下之后，溏泄不已，浸成寒湿之变，故仲景于下后再下，必加详审，而吴又可之说，抑又为通论矣。（《曹氏伤寒金匮发微合刊·阳明篇》）

【经典原文】

病人不大便五六日，绕脐痛，烦躁，发作有时者，此有燥屎，故使不大便也。（239）

【提要】 辨阳明腑实之燥屎内结证。

【原文分析】

病人不大便五六日，是邪热入里，归于阳明。“绕脐痛”是在“不大便五六日”的前提下发生的，这正是肠中燥屎内结、阻塞气机、腑气不通的反映。唯其燥屎内结，腑气不通，浊热上扰，故令烦躁。“发作有时”是指日晡证候更为明显，因阳明旺于申酉，故当日晡阳明气旺之时，正邪斗争激烈，诸证发作加剧。综上可见，燥屎的一般临床见症当为便秘、腹痛绕脐、烦躁、疼痛阵发性加剧等。

【原文选注】

钱天来：不大便五六日而绕脐痛者，燥屎在肠胃也。烦躁，实热郁闷之所致也。发作有时者，日晡潮热之类也。阳明胃实之里证悉备，是以知其有燥屎，故使不大便也。（《伤寒溯源集·阳明中篇》）

程郊倩：攻法必待有燥屎，方不为误攻，所以验燥屎之法，不可不备，无特转矢气之一端也。病人虽不大便五六日，屎之燥与不燥，未可知也。但绕脐痛，则知胃肠干，屎无去路，滞塞在一处而作痛。烦躁而发作有时者，因屎气攻动，则烦躁发作，又有时伏而不动，亦不烦躁，而绕脐痛者，断其有不大便，当无差矣，何大承气不可攻耶？（《伤寒论后条辨·阳明篇》）

汪苓友：此节承上文（按：指238条）而辨有燥屎之法。阳明病下之后，若病人不大便五六日，绕脐痛。绕脐痛者，邪已入下脘及肠中也。燥实，气不得通则痛。烦躁者，邪热内盛也。发作有时者，邪乘未申之时，阳明经气王，故为其时则烦躁发作。此是有燥屎之证，故使不大便也。愚按仲景用大承气汤证，必辨其有燥屎，则是前言潮热谵语，手足汗出，转失气，其法可谓备矣。此条复云绕脐痛，可见证候多端，医者所当通变而诊治之也。（《伤寒论辨证广注·辨阳明病脉证并治法》）

刘渡舟等：从《伤寒论》大承气汤证的有关条文来看，“有燥屎”可以说是用大承气汤泻下的一个重要指征。所谓燥屎，系指积留于大肠所形成的异常干燥的粪块。它不同于一般的大便硬，其形状如球不等，但均有顽固难下的特点，有时还通过腹诊触摸到屎块。本条所举之“绕脐痛”，又是辨燥屎的一个重要证候。只有在辨证准确的前提下，使用大承气汤峻下才能做到心中有数。（《伤寒论诠解·辨阳明病脉证并治法》）

【经典原文】

病人烦热，汗出则解，又如疟状，日晡所发热者，属阳明也。脉实者，宜下之；脉浮虚者，

宜发汗。下之与大承气汤，发汗宜桂枝汤。（240）

【提要】 根据脉象辨阳明病可攻与不可攻的证治。

【原文分析】

“病人烦热”，说明热势较甚，但辨识热型，还须结合脉诊，才能作定论。

如病属太阳表证，用解表发汗的方法治疗，则汗出表解而烦热消除。若汗后又出现阵寒阵热等寒热如疟的症状，是为太阳表邪未尽。“脉浮虚”（即脉浮缓而弱）提示病邪仍在太阳肌表，仍需用发汗解肌的方法以消散在表之病邪。“脉浮虚”已不能使用麻黄汤等发汗峻剂，以免过汗伤正，而只能取桂枝汤以疏风解表、调和营卫。

如病人从“如疟状”进一步发展为“日晡所发热”，则非病邪在表，而是属于阳明里热实证。“脉实”（即脉重按沉实有力）是阳明里实的确证，与“日晡所发热”并见，显示肠腑燥实热结已甚，必须改用大承气汤，以泄热逐实。

【原文选注】

成无己：虽得阳明证，未可便为里实，审看脉候，以别内外。其脉实者，热已入腑，为实，可与大承气汤下之。其脉浮虚者，是热未入腑，犹布表也，可与桂枝汤发汗则愈。（《注解伤寒论・辨阳明病脉证并治》）

张路玉：病人得汗后烦热解，以太阳经之邪将尽未尽，其人复如疟状，日晡时发热，则邪入阳明审矣。发热即潮热，乃阳明之本候也。然虽已入阳明，尚恐未离太阳，故必重辨其脉，脉实者，方为阳明腑证，宜下之。若脉浮虚者，仍是阳明而兼太阳经证，更宜汗而不宜下矣。（《伤寒缵论・阳明下篇》）

尤在泾：烦热，热而烦也，是为在里，里则虽汗出不当解，而反解者，知表犹有邪也。如疟者，寒热往来，如疟之状，是为在表，表则日晡所不当发热，而反发热者，知里亦成实也。是为表里错杂之候，故必审其脉之浮沉，定其邪之所在，而后从而治之。若脉实者，知气居于里，故可下之，使从里出。脉浮而虚者，知气居于表，故可汗之，使从表出，而下药宜大承气汤，汗药宜桂枝汤，则天然不易之法矣。（《伤寒贯珠集・阳明篇上》）

汪苓友：此条系太阳阳明证，病人烦热者，此太阳经风邪犹未尽也。汗出者，自汗出也。自汗出则其热暂解，至明日又烦，故云有如疟状，乃表证仍在也。日晡所发潮热者，热传阳明，邪已入腑而发潮热，乃里证已具也。然亦当审其脉，如脉实者，里证已的，宜下之，故云与大承气汤。如脉浮虚者，为表证未解，虽日晡发热，不过是烦热而非潮热，其邪未全入腑，犹在于经，故云宜桂枝汤，以透发其汗，候其证罢，然后斟酌下药。（《伤寒论辨证广注・辨阳明病脉证并治法》）

【经典原文】

大下后，六七日不大便，烦不解，腹满痛者，此有燥屎也。所以然者，本有宿食[(1)]故也，宜大承气汤。（241）

【词解】

（1）宿食：食物经宿不消，停积胃肠。

【提要】 大下后燥屎复结的证治。

【原文分析】

“大下”是因有可下之证，已经使用过了大承气汤。后六七日又不大便，并出现烦不解，腹满疼痛，这是下后邪热未尽，津液未复，调理不善，则数日所进之食物变为宿食，又与燥热相合而结为燥屎。内有实邪再次结聚，气机阻滞，“腹满痛”；胃热上扰心神则“烦不解”。只有用大承气汤再下。

【原文选注】

张路玉：大下后六七日重不大便，反加烦满腹痛，此先前所伤胃中宿食，因下后始得下，归大肠而复结也，当再攻之，则热邪与燥屎尽去，方得解散耳。（《伤寒缵论·阳明下篇》）

周扬俊：既曰大下，则已用大承气汤，而邪无不服，是用之已得其当矣。若尚有余邪，复结于六七日之后，则前此之下为未合，则何不成结胸与痞等证乎？仲景推原其故，乃知今日犹有燥屎者，则前日之所未下者，本有宿食也。宿食例中，不问新久，总无外邪，俱用大承气，则六七日前大下，概不为误。后邪复归于胃，烦满腹痛，则六七日之大下，自不可少。不明其理，必至逡巡而不敢下矣，又何以涤胃热乎。（《伤寒论三注·阳明篇》）

舒驰远：此证虽经大下，而燥屎急匿未去，是以大便复闭，热邪复集，则烦不解而腹为满痛也。所言有宿食者，即胃家实之互词，乃正阳阳明之根因也。若其人本有宿食，下后隐匿不去者，固有此证，且有三阴寒证，胃中隐匿宿燥，温散之后，而转实者，乃为转属阳明也。（《伤寒论集注·阳明篇》）

【经典原文】

病人小便不利，大便乍[(1)]难乍易，时有微热，喘冒[(2)]不能卧者，有燥屎也，宜大承气汤。（242）

【词解】

（1）乍：本义为“忽”。此处用作连词，犹说“或者”。

（2）喘冒：喘为气息不畅；冒为头目昏眩。喘冒就是因气喘而头昏目眩，此处的喘冒系因实邪内停肠道、浊气上攻所致。

【提要】　燥屎内结而大便乍难乍易的辨治。

【原文分析】

“大便乍难乍易”多称热结旁流，大便稀臭，其量不多。大便虽有暂通之时，但实邪依旧结聚肠胃，阻滞气机，影响肺气之宣肃，故见喘冒，乃肠病累及于肺，以肺与大肠相表里是也。阳明病一般小便利，则大便硬。今小便不利，盖腑实正在形成过程中，小便利则津液偏渗于膀胱，胃肠干燥，必致燥结成实。当腑实形成，胃家大实大满之际，气机被阻，则二便皆不通利，此为临床所常见，故小便不利，症见“时有微热”，是言发热不太高，此乃热邪深结于里，尚未透发于外之象。此时，即使外无大热而为微热，即使大便或难或易而非大便数日不行，仍属严重的阳明腑实证，有燥屎内结。故宜用大承气汤，以泻热去实。

【原文选注】

张路玉：时有微热，喘促昏冒不能卧，胃腑热邪内实也。以其人之膀胱素有蓄热，才病即小便不利，所以大便乍难乍易，津既渗入大肠，则膀胱愈涸，热邪愈固，故宜急下以救阴为务也。（《伤寒缵论·阳明下篇》）

钱天来：凡小便不利，皆由三焦不运，气化不行所致。惟此条小便不利，则又不然。因肠胃壅塞，大气不行、热邪内伤，津液枯燥，故清道皆涸也。乍难，大便燥结也，乍易，旁流时出也。时有微热，潮热之余也。喘者，中满而气急也。冒者，热邪不得下泄，气蒸而郁冒也。胃邪实满，喘冒不宁，故不得卧。《经》所谓：胃不和则卧不安也。若验其舌苔黄黑，按之痛，而脉实大者、有燥屎在内也，宜大承气汤。（《伤寒溯源集·阳明中篇》）

汪苓友：此条病，未经下而有燥屎，乃医人不易识之证。成注云：小便利则大便硬，此有燥屎，乃理之常，今者，病人小便不利，大便乍难乍易，何以知其有燥屎耶？盖大实大满之证，则前后便皆不通，大便为燥屎壅塞，其未坚结者，或有时而并出，故乍易。其极坚结者，终著于大肠之中，故乍难。燥屎结积于下，浊气攻冲于上，以故时有微热。微热者，热伏于内，不得发泄，此比潮热则更深矣。《后条辨》云：浊气乘于心肺，故既冒且喘。不得卧者，胃家为燥热所扰，即《经》云：胃不和则卧不安也。凡此者，皆是有燥屎之征，故云宜大承气汤。陈亮斯云：此为识燥屎之变法，医人不可以不知也。（《伤寒论辨证广注·辨阳明病脉证并治法》）

【经典原文】

得病二三日，脉弱，无太阳，柴胡证，烦躁，心下硬。至四五日，虽能食，以小承气汤，少少与，微和之，令小安。至六日，与承气汤一升。若不大便六七日，小便少者，虽不受食，一云不大便但初头硬，后必溏，未定成硬，攻之必溏；须小便利，屎定硬，乃可攻之，宜大承气汤。（251）

【提要】 辨大小承气汤的使用方法及其辨证要点。

【原文分析】

得病二三日，既无太阳表证，又无少阳柴胡证，而见烦躁，心下硬，且有不大便，此等证候是阳明里实之证。“烦躁”是里热上扰心神，或邪结肠胃所致，不伴有明显的潮热，可见里热之盛。“心下硬”提示邪结胃脘，均为阳明里实、胃气不和之证。

“至四五日”，能食，说明阳明病热势轻浅，不耐峻下攻伐，只能“以小承气汤，少少与”，以微和胃气。

若服药后至六日仍不见大便，则需加大药量，可给予小承气汤一升，则大便可下。

不大便六七日，小便少者，虽不能食，亦不可贸然使用大承气汤猛攻。因为小便少是津液尚能还入肠中，推测其大便尚“未定成硬”。大便不硬，燥屎未成，则不可攻之，有的还可能是大便初硬后溏，与脾虚失运有关，若误用大承气汤峻攻，必伤脾胃之气，以致运化失职，水谷不别而溏泄不止，故曰“攻之必溏”。

“须小便利”是紧承前文而引申可攻之证。即病者六七日不大便，而小便自利，则津液渗于膀胱，无以滋润肠燥，肠中糟粕因之结为燥屎，阻塞不通，故可攻下，宜大承气汤。推测津液偏渗而燥屎已经形成之时，腹满痛拒按、舌苔黄厚等里实燥结证候也当明显。

综观本条原文记录，从得病二三日，至四五日，至六日，到六七日，四个阶段，根据证情的逐步变化，烦躁、心下硬、不大便等证，尚难确诊燥屎成与未成，审证之法，需动态观察，采取相应的治疗措施。由此可见，对于邪热不重，但以邪结肠胃为主的腑实证，用攻下法尤其是用大承气汤要谨慎，若燥实确已形成，无禁忌证时才可用。倘未确诊之际，或有禁忌证之时，可先用小承气汤试探，以防误攻，伤人正气。

【原文选注】

张路玉：无太阳、少阳证，则烦躁、心下硬属正阳阳明之可下无疑矣。但其人脉弱，虽是能食，亦止宜小承气微和之，和之而当已觉小安，俟隔日再与小承气稍稍多进，总由脉弱，故尔踌躇也。至六七日，竟不大便，似乎胃实，乃小便复少，正恐胃弱而膀胱气化之源窒，转渗大肠，初硬后溏耳。所以小便利、屎定硬，乃可攻之。此段之能食不能食，全与辨风寒无涉。言能食者，不可以胃强而轻下；不能食者，不可以胃中有燥屎而轻下也。（《伤寒缵论·阳明下篇》）

喻嘉言：此段之虽能食，虽不能食，全与辨风寒无涉，另有二义：见虽能食者，不可以胃强而轻下也；虽不能食者，不可以胃中有燥屎而轻下也。前段云：“谵语，有潮热，反不能食者，胃中必有燥屎五六枚也”，与此互发。（《尚论篇·阳明篇》）

汪苓友：此条乃申大小承气，不可多用及骤用之意。得病二三日，不言伤寒与中风者，乃风寒之形皆有，不须分辨之病也。脉弱者，谓无浮紧等在表之脉也。无太阳柴胡证，谓无恶寒发热，或往来寒热，在表及半表半里之证也。烦躁，心下硬者，全是阳明腑热邪实。至四五日，则足阳明胃腑实热者，下而传于手阳明，当大肠之腑实热也。《经》云：肠实则胃虚，故能食。能食者，其人不痞不满，为下证未急，非阳明胃强，发狂能食比也。故云虽能食，只须以小承气汤，少少与，微和之。因其人烦躁，必不大便，欲令其小安也。至六日仍烦躁不安，而不大便者，前用小承气汤可加至一升，使得大便而止，此言小承气汤不可多用之意。"若不大便"句，承上文烦躁，心下硬而言，至六七日不大便，为可下之时，但小便少，乃小水不利，此系胃中之水谷不分清，故不能食，非谵证，潮热有燥屎之不能食也。故去虽不能食，便初头硬，后必溏。未定成硬而攻之，并硬者，必化而为溏矣。必待小便利，屎定成硬，乃可用大承气汤攻之，此言大承气汤亦不可骤用之意。（《伤寒论辨证广注·辨阳明病脉证并治法》）

【经典原文】

伤寒六七日，目中不了了[(1)]。睛不和[(2)]，无表里证[(3)]，大便难，身微热者，此为实也，急下之，宜大承气汤。（252）

【词解】

（1）目中不了了：两眼视物不清楚。

（2）睛不和：眼球转动不灵活。

（3）无表里证：表里，偏义复词，意在于表。无表里证，实指无表证。

【提要】　阳明燥热劫伤阴液，需急下存阴。

【原文分析】

"伤寒六七日"言其发病过程已久，表证已去，病邪完全化热入里，邪结肠胃，然仅见大便难者，其肠胃积聚似乎不重，但目中不了了，睛不和，提示邪热亢盛，灼伤阴液，并有动风之兆。盖五脏六腑之精气皆上注于目而能视，今视物不清，乃因脏腑阴精亏损，无以营目。叶天士云："热邪不燥胃津，必耗肾液。"故本证主要为胃肾之阴液的耗损所致。由于阴液亏损，里热蒸腾现象不重，故称"身微热"，此有别于蒸蒸发热。鉴于此，本证虽未见腹胀满痛，大便闭等邪热结聚肠胃之症，亦当急下，驱鸱张之热邪，以护消灼之阴精，切不可囿于肠胃燥实不显，而不取急下之法。若必待腹胀满痛，大便秘结悉具，而后急下，则阴液耗损殆尽，正气垂危，为时晚矣。故程郊倩言"夺实之下可缓，存阴之下不可缓"。

【原文选注】

张路玉：此一条，辨证最微细。大便难，则非久秘，里证不急也；身微热，则非大热，表证不急也，故曰无表里证。即此可验其热邪在中耳，热邪在中，亦不为急。但其人目中不了了，睛不和，则急矣。以阳明之脉络于目，阳明热甚，则土邪凌水，计惟急下以救阴为务也。（《伤寒缵论·阳明下篇》）

钱天来：六七日，邪气在里之时也，外既无发热恶寒之表证，内又无谵语腹满等里邪，且非不大便，而曰大便难。又非发大热而身仅微热，势非甚极也。然目中不了了，是邪热伏于里，而耗竭其津液也。《经》云：五脏六腑之精，皆上注于目。热邪内灼，津液枯燥，则精神不得上注于目，故目中不了了，睛不和也。此终为邪热内实于里也，当急下之，以救阴液，宜大承气汤。（《伤寒溯源集·阳明中篇》）

张隐庵：伤寒六七日，气当来复于高表，目中不了了者，乃悍热之气循眼系而上走于空窍也。睛不和者，脑为精髓之海，而精髓为瞳子，悍热之气入络于脑故也。无表里证者，言悍热之气只上走空窍，而非在表里也。即有里证而大便难，犹无里证也。即有表证而身微热，犹无表证也。此言空窍不虚，而热邪上实也。《经》云：火气在上，水气承之，亢则害矣，故宜急下之，宜大承气汤。若不急下，则髓枯神散矣。（《伤寒论集注·阳明篇》）

汪苓友：无表里证，里字当是传写错误，宜从删……不了了者，病人之目视物不明也。睛不和者，乃医者视病人之睛光，或昏暗，或散乱，是为不和。（《伤寒论辨证广注·辨阳明病脉证并治法》）

【经典原文】

阳明病，发热汗出者，急下之，宜大承气汤。（253）

【提要】 阳明病发热汗多，当急下存阴。

【原文分析】

阳明病发热汗多是阳明里热亢盛反映于外的证候，此时腑中燥热结实，不大便、腹满、疼痛、拒按等自不待言。在里之燥实热结不除，则发热汗出不止。泻除燥实热结，当用大承气汤，急下存阴，以免燥热焦燎，危及生命。对此证提出“急下”的关键在于“汗出多”。汗为人体五液之一，由津液所化生。汗出多，津液被耗而阴伤，阴伤则体内燥热愈盛；燥热愈盛，汗出亦愈多，从而形成发热汗出有不尽不已之势，不仅损伤阳明胃液，而且又有内竭肝肾真阴之虑。汗出多则热极津涸之候将接踵而至。此处提示医者要见微知著，遇有热汗不已者，亦当用大承气汤釜底抽薪，急下以存阴。

【原文选注】

张路玉：汗多则津液外渗，加以发热，则津液尽随热势蒸腾于外，更无他法以止其汗，惟有急下引热势从大肠而出，庶津液不致尽越于外耳。（《伤寒缵论·阳明下篇》）

程郊倩：发热而复汗多，阳气大蒸于外，虑阴液暴亡于中，虽无内实之兼证，宜急下之以大承气汤矣。此等之下，皆为救阴而设，不在夺实。夺实之下可缓，救阴之下不可缓。不急下，防成五实，《经》曰：五实者死。（《伤寒论后条辨·阳明篇》）

钱天来：潮热自汗，阳明胃实之本证也，此曰汗多，非复阳明自汗可比矣。汗多则津液尽泄，卫阳随之而外走，顷刻有亡阳之祸，故当急下，庶可以留阳气而存津液，故宜大承气汤；然必以脉证参之，若邪气在经而发热汗多，胃邪来实，舌苔未干厚而黄黑者，未可下也。（《伤寒溯源集·阳明中篇》）

沈明宗：此热蒸津外泄也。今阳明里实，以潮热微汗为证，兹见发热汗多，乃里热炽盛之极，蒸腾胃中津液，尽越于外，务必亟夺其邪，而救津液，稍涉迟徊，则瓮干杯罄，故宜大承气急下也。（《伤寒六经辨证治法·阳明篇》）

【经典原文】

发汗不解，腹满痛者，急下之，宜大承气汤。（254）

【提要】 发汗不解，化燥成实，腑气壅塞，宜急下存阴。

【原文分析】

伤寒发汗表尚未解，却转入阳明，迅速出现腹满痛的邪热结聚肠胃症。此时如不速去其邪，则正气愈伤，病情将很快恶化。所以急下祛邪，可防止病情传变。由此可见，取急下之法，多为邪热亢盛，正气有伤，尤其有阴液的耗损。

【原文选注】

成无己：发汗不解，邪热传入腑，而成腹满痛者，传之迅也。是须急下。（《注解伤寒论·辨阳明病脉证并治》）

张路玉：发汗不解，反腹中满痛，则邪不在表而在里，惟有急下一法，庶满去而病自解也。（《伤寒缵论·阳明下篇》）

程郊倩：发汗不解，津液已经外夺，腹满痛者，胃热遂尔迅攻，邪阳盛实而弥漫，不急下之，热毒熏蒸糜烂，速及胃肠矣，阴虚不任阳填也。（《伤寒论后条辨·阳明篇》）

曹颖甫：发汗不解，腹满痛，为太阳急传阳明之证。夫太阳阳明合病，原自有胃气不和，胁下硬满，不大便而呕，服小柴胡汤，濈然汗出而愈者。亦有汗出多而恶寒，宜桂枝汤发其汗者。又有无汗而喘，以麻黄汤发汗而愈者。若发汗不解而骤见腹满痛之证，则太阳表病未去，阳明燥实已成。腹满痛，为大小肠俱隔塞不通，若不急下，燥气将由大肠蒸逼小肠，有攻之而不能动者，为小肠容积甚隘，而疏导益难为力也。（《曹氏伤寒金匮发微合刊·阳明篇》）

陆渊雷：急下诸条，皆指本有下证者而言，非但各条本证也。（《伤寒论今释·阳明篇》）

【经典原文】

腹满不减，减不足言，当下之，宜大承气汤。（255）

【提要】 腹满不减当下的辨治。

【原文分析】

义接上文，阳明病虽下之，腹满严重，持续不减，即使有所减轻，然程度极微，不足言减，阳明腑实，腑气壅滞依旧严重。其治当用大承气汤攻下。“腹满不减，减不足言”已经暗示了以往攻下不效的治疗经历。

【原文选注】

成无已：腹满不减，邪气实也。《经》曰：大满大实，自可除下之。大承气汤下其满实，若腹满时减，非内实也，则不可下。《金匮要略》曰：腹满时减，复如故，此为寒，当与温药，是减不足言也。（《注解伤寒论·辨阳明病脉证并治》）

张路玉：腹满时减，复如故，为虚满，当用温药。今虽稍减，而实未尝不满，故为减不足言，言满至十分，即减去一二分，不足杀其势也，当下无疑。（《伤寒缵论·阳明下篇》）

喻嘉言：减不足言四字，形容腹满如绘，见满至十分，即减一二分，不足杀其势也。（《尚论篇·阳明篇》）

钱天来：此承上文，下之而腹满不减，虽或稍减，而不足言减，是胃中邪食过于坚实，不为攻下所夺也。当下之，宜大承气汤，然有下之而脉证不为减少者，死证也。（《伤寒溯源集·阳明中篇》）

【经典原文】

阳明少阳合病，必下利。其脉不负者，为顺[(1)]也。负者，失也，互相克贼，名为负[(2)]也。脉滑而数者，有宿食也，当下之，宜大承气汤。（256）

【词解】

（1）顺：根据五行生克学说，木不乘土，脉证相合为顺。

（2）负：与顺相对而言，木乘土，脉证不相符为负。

【提要】 辨少阳阳明合病证治。

【原文分析】

阳明少阳合病下利者，脉不负，为顺。负，为互相克贼，为逆。脉的胜与负、病情的顺与逆，是从五行生克学说的角度来分析的。今以阳明少阳合病为例，阳明胃腑属土，少阳胆腑属木。在生理状况下，木克土，为制约与促进之意，必无病象可言。在病理状况下，木邪克（乘）

土，即胆木之邪，加害属土，是病进一层。明乎此义，方能顺利理解本条精神。如少阳阳明合病下利时，阳明脉实大滑数，而未见少阳之弦紧，此为不负，反映了中土尚旺，木不能乘土，此为顺证。若阳明之脉负，即脉无实大滑数，而以弦紧相见，则为少阳之邪加害阳明，说明胃气不足，病情因之复杂，此为逆证，故曰“失也”“负也”。其后文曰“脉滑而数者，有宿食也”，是初为少阳阳明合病，然则阳明之脉不负，知胃热较盛，其病归于阳明燥化一途，使燥热与宿食相结，腑气不通，故“当下之，宜大承气汤”。

《伤寒论》中关于二阳合病而见下利的有：32条“太阳与阳明合病者，必自下利，葛根汤主之”；33条“太阳与阳明合病，不下利但呕者，葛根加半夏汤主之”，是太阳阳明合病，而病变偏甚于太阳，表证明显，无内热，亦无宿食，故取发散风寒、升津止利为法。172条“太阳与少阳合病，自下利者，与黄芩汤；若呕者，黄芩加半夏生姜汤主之”，是太阳传少阳之热，内迫肠胃而致吐利，亦为少阳阳明相互克贼之象。因无宿食，故主苦寒清热、坚阴止利。本条为阳明少阳合病见下利，是病邪偏重于阳明之里，所以治用大承气汤。前后三条分析比较，则层次分明。本条之阳明少阳合病，因属阳明有宿食内结，故其下利多属热结旁流，应伴有潮热、腹满疼痛、不欲食、恶闻食臭等症。三者虽都有下利，但脉因证治各异，临证须作鉴别。

【原文选注】

成无己：阳明土，少阳木，二经合病，气不相合，则必下利。少阳脉不胜，阳明不负，是不相克，为顺也。若少阳脉胜，阳明脉负者，是鬼贼相克，为正气失也。《脉经》曰：脉滑者，为病食也。又曰：滑数则胃气实，下利者脉当微厥，今脉滑数，知胃有宿食，与大承气汤以下除之。（《注解伤寒论·辨阳明病脉证并治》）

方有执：阳明属土，其主水谷；少阳属木，其主风，风主飧泄，故知下利可必也。阳明脉大，少阳脉弦，不负，谓大而不弦，无相胜负而相得也。失，得之反也。谓弦则木克土，不大则土受木贼，少阳盛而阳明负，为不相得，犹言不宜也。滑主食，数主热，宿食可知也。大承气汤者，陈宜推，所以通因通用也。（《伤寒论条辨·辨阳明病脉证并治》）

陈修园：合病既审其脉而知其顺与否，亦审其脉而知其可下与否。阳明为金土，少阳为木火，二阳合病，则土受木克，金被火刑，故必下利。若阳明脉大，与少阳脉弦相敌，其脉不负者，与病机为顺也。若只见少阳之脉弦，而不见阳明之脉大，为阳明负于少阳者，于正气为失也。然木火因能乘其所胜而克金土，金土却亦能乘其所不胜而侮木火，此胜彼屈，互相克贼，两败俱伤，名为负也。盖阳明负于少阳则下利，少阳负于阳明则有宿食，若脉滑而数者，乃内有宿食也。阳明戊土有余，少阳初生之甲木郁于土中，不得畅达，当下之以平土中之敦阜，而助初生之甲木，宜大承气汤。（《伤寒论浅注·阳明篇》）

【经典原文】

少阴病，得之二三日，口燥咽干者，急下之，宜大承气汤。（320）

【提要】 燥实伤津，真阴将竭，治当急下。

【原文分析】

少阴病热化证因阴虚阳旺而导致肠腑燥实，因肠腑燥实伤津而致真阴将竭，以致土燥水竭，用大承气汤旨在急下燥结以救真阴，即急下阳明之实而救少阴之阴。此乃少阴之变而非少阴之常。“口燥咽干”一证作为辨证眼目。口燥咽干虽然是燥热内结，蒸灼津液，肾阴损伤的表现，但作为急下的依据，似嫌不足。然条文言病属少阴，必与阳明胃家实热相关。当兼有阳明腑实燥结之证及其他阴分耗伤之证。是证本属阴虚，又见阴伤邪结，病才二三日即见如此重证，可见病之重急，若不急下在里之实邪，则燎原之火有竭尽西江的危险，所以必须急下，才能救被耗之阴。

【原文选注】

钱天来：此条得病才二三日，即口燥咽干而成急下之证，乃少阴之变，非少阴之常也……然但口燥咽干，未必即是急下之证，亦必有胃实之证，实热之脉，其见证虽属少阴，而有邪气复归阳明，即所谓阳明中土，万物所归，无所复传，为胃家实热之证据，方可急下而用大承气汤也……所以急下之者，恐入阴之证，阳气渐亡，胃腑败损，必致厥躁呃逆，变证蜂起，则无及矣，故不得不急也。（《伤寒溯源集·少阴篇》）

方有执：口燥咽干者，少阴之脉循喉咙挟舌本，邪热客于其经，而肾水为之枯竭也，然水干则土燥，土燥则水愈干，所以急于下也。（《伤寒论条辨·辨少阴病脉证并治》）

吴谦：邪至少阴二三日，即口燥咽干者，必其人胃火素盛，肾水素亏，当以大承气急泻胃火以救肾水，若复迁延时日，肾水告竭，其阴必亡，虽下无及矣。（《医宗金鉴·订正仲景全书·伤寒论注·辨少阴病脉证并治》）

陈亦人：本条主要论述土燥水竭，治以急下阳明之实，而救少阴之阴。然而叙证太简，只有口燥咽干一证，作为辨证眼目则可，如竟作为急下依据，似嫌不妥，必须结合全部脉证，进行分析，始可不误。既用大承气汤急下，一定还有其他实邪内阻和阴分耗伤症状。（《伤寒论译释·辨少阴病脉证并治第十一》）

刘渡舟：少阴病二三日即见口燥咽干，此为燥热之邪灼伤肾水，阴液将欲涸竭之象。故以大承气汤急下燥热，以救少阴阴液。（《伤寒论讲解·辨少阴病脉证并治第十一》）

程昭寰："少阴病得之二三日"，邪当在少阴之经，以少阴阳虚而太阳表寒不解为常见。但现在患"少阴病二三日"，时间短暂，乃因少阴君火上炎，邪郁迅速从热化，而转成阳明腑实。既见口燥咽干等君火上炎少阴阴液被劫之证，又当见腹胀不大便等阳明热实之证，故尤在泾说："非心下痛，腹胀不大便，亦未可与大承气轻试。"显系是少阴与阳明并病，伏热深重，津液阴精被劫，故虽二三日当急下阳明燥热，以保少阴之阴液。正如钱天来所云："此条得病才二三日，既口燥咽干而成急下之证者，乃少阴之变，非少阴之常也。"识常才能达变，此条显系少阴变局。（《伤寒心悟·辨少阴病脉证并治》）

张正昭：此条论少阴热化，里热炽盛证的辨治。"口燥咽干"既是主观症状，即病人自觉口咽干燥；同时也是客观体征，即口腔、舌面干燥乏津。这样的主客观症状，无疑是阴液缺乏的表现。一个少阴病，得病才二三日，没有吐利发汗等伤损津液的原因而出现阴液缺乏的证候，这只能说明是里热炽盛的缘故。必须迅速攻其里热，而不是为了下"燥屎"。实际上，即是阳明病之下"燥屎"，也是针对形成"燥屎"的原因——邪热，而非干燥的大便……一些注家提出本证只口燥咽干还不能用大承气，必须"痞满燥实坚"五大症悉备才能用之，文中未明言是"省文"等解释，都是错误的。（《伤寒论归真·辨少阴病脉证并治》）

【经典原文】

少阴病，自利清水，色纯青[(1)]，心下必痛。口干燥者，可下之，宜大承气汤。一法用大柴胡汤。（321）

【词解】

（1）色纯青：青，黑色，又草色。《说文解字》"青，东方色也"。色纯青，即大便呈黑色、绿色、或黑绿相杂之色。

【提要】 燥实阻结，迫液下泄，火炽津枯，治当急下。

【原文分析】

少阴病自利清水，不夹渣滓，与鸭溏或清谷迥异，且兼色纯青，心下痛，口干燥之证，可见不属寒而属热，乃因燥屎阻结，不能自下，迫液下奔而旁流，故所下纯是稀水，即所谓热结旁流之证。是证少阴之阴本虚，又见阳明燥实，证势急迫，不仅土实水亏，更见肝胆火炽，疏泄太过，胆汁因而大量混入肠中，于是所下之水颜色纯青；木火上迫，是以心下必痛；火盛水竭，故而口干燥。所以必须急下邪实，遏燎原之火，才能救垂绝之阴。本证除论中所列诸证外，亦当有阳明里实之证，虽自利清水，但必有腹满拒按、绕脐痛、舌苔焦黄等症状。本证之治，已经下利，复用攻下，乃通因通用之法，只有腑实去，利始能止，欲竭之阴始能得救。

热结旁流之证，以自利清水为特点，泻下纯为稀水，不夹渣滓，臭秽难闻，是燥实内结，不能自下，迫液下奔而旁流，故除自利清水外，必有阳明腑实之证可辨。

【原文选注】

成无已：少阴，肾水也。青，肝色也。自利色青，为肝邪乘肾，《难经》曰：从前来者为实邪。以肾蕴实邪，必心下痛，口干燥也，与大承气汤以下实邪。（《注解伤寒论·辨少阴病脉证并治》）

周禹载：热邪传至少阴，往往自利，至清水而无渣滓，明系旁流之水可知，色纯青而无他色相间，又系木邪乘土可知，况痛在心下，口且干燥，其燥屎攻脾，而津液尽灼又可知矣，故当急下以救阴津，此少阴转入阳明府证也。然则有渣滓而色不至于青者，非邪热可知，而又不可轻下也。（《伤寒论三注·少阴中篇》）

方有执：水，肾邪；青，肝色。肾邪传肝也，心下必痛者，少阴之脉，其支别者，从肺出络心，注胸中也。（《伤寒论条辨·辨少阴病脉证并治》）

钱天来：此亦少阴之变例也。自利，寒邪在里也，自利清水，即前篇所谓清水完谷，此则并无完谷而止利清水，其色且纯青矣。清水因属寒邪，而青则又寒色也，故属少阴，成氏及方注皆以为肝色，误矣。若证止如此，其为四逆汤证无疑，不谓胃中清水，虽自利而去，其谷食实渣滓热邪，尚留于胃，所以心下按之必痛，且口中干燥，则知邪气虽入少阴，而阳明实热尚在，非但少阴证也。其热邪炽盛，迫胁胃中之津液下奔，下焦寒甚，故皆清水而色纯青也，即《素问·至真要大论》中病机十九条之所谓“暴注下迫，皆属于热”之义也。阳邪暴迫，上则胃中之津液，下则肾家之真阳，皆可立尽，故当急下之也。（《伤寒溯源集·少阴篇》）

程扶生：热邪传入少阴，逼迫津水，注为自利，质清而无渣滓，色青而无黄赤相间，可见阳邪暴虐之极，反与阴邪无异。但阳邪来自上焦，热结于里，必下心痛，口必干燥。设系阴邪，必心下满而不痛，口中和而不燥矣，故宜急下以救阴也，火炽金流，故自利清水，金衰木旺，故利色纯青，火燥水涸，故心痛口干。（《伤寒经注·少阴清解》）

吴谦：少阴病自利清水，谓下利无糟粕也，色纯青，谓所下皆污水也。下无糟粕，纯是污水，此属少阴实热，所以心下必痛，口燥咽干，其为少阴急下之证无疑矣，故当急下之，宜大承气汤。（《医宗金鉴·订正仲景全书·伤寒论注·辨少阴病脉证并治》）

刘渡舟：少阴病下利，多属虚寒，所下之物多为稀薄清冷，或完谷不化，治宜急温少阴。本条之下利，为青黑色之污水，其气臭秽而无屎块，并伴有口干燥之证，此是燥热内结，逼迫津液下渗所致。津液下渗，少阴阴液被劫夺，故见口干、舌燥之证。然燥结之干屎，却又滞留肠间，而不随泻下排出体外，故又见里气壅实的“心下必痛”等证，此证愈甚，则津液愈伤而燥结亦愈重，热结旁流，不涸不止，治当急下存阴，宜大承气汤。（《伤寒论讲解·辨少阴病脉证并治第十一》）

张正昭：“自利清水，色纯青”，谓其所下为水样便，其色青黑污浊，与寒化证之“下利清谷”迥异。其症又兼口舌干燥，则热毒伤阴之病理更确定无疑。热毒内迫胃肠，津液下趋，络脉失养，所以心下（泛指脘腹以下）疼痛。证属热毒内迫，热毒不除，则利不能止，阴不能保，

故须急下之以承气汤，此乃《内经》所谓“通因通用”之法也。（《伤寒论归真·辨少阴病脉证并治》）

【经典原文】

少阴病，六七日，腹胀，不大便者，急下之，宜大承气汤。（322）

【提要】 肠腑不通，土燥水竭，治当急下。

【原文分析】

本条亦是土燥水竭之证，冠以少阴病，旨在提示是少阴阴虚，是少阴阴虚阳旺的热化证，病经六七日，又见腹部胀满、大便不通的阳明燥实证，肾阴势必进一步耗伤而濒临竭绝的危险，因而必须急下阳明之实，方可救将竭之阴。可见“腹胀，不大便”是本证的审证要点，其腹胀不是一般的腹胀，而是腹大满不通，或腹满不减，减不足言，说明燥屎内结，壅滞很甚。另外，302条有“口燥咽干”，321条有“口干燥”，本证“腹胀，不大便”的同时亦当有口咽干燥的肾阴将竭之证。

320条、321条、322条统称少阴三急下证，因叙证简略，实各有侧重，故当联系互参，不可孤立看待。

【原文选注】

钱天来：少阴病至六七日，邪入已深，然少阴每多自利，而反腹胀不大便者，此少阴之邪复还阳明也。所谓阳明中土，万物所归，无所复传之地，故当急下，与阳明篇腹满痛者急下之无异也，以阴经之邪，而能复归阳明之府者，即《灵枢·邪气脏腑病形篇》所谓邪入于阴经，则其脏气实，邪气入而不能客，故还之于府，中阳则溜于经，中阴则溜于府之义也，然必验其舌，察其脉，有不得不下之势，方以大承气汤下之耳。（《伤寒溯源集·少阴篇》）

尤在泾：腹胀不大便，土实之征也，土实则水干，故非急下不可。夫阳阳居中，土也，万物所归，故无论三阴三阳，其邪皆得还入于胃，而成可下之征。然太阴传阳明，脏邪还府，为欲愈也；愈阴传阳明者，木邪归土，不能复木也；惟少阴则肾邪入胃，而胃实复将消肾，故虽并用下法，而少阴之法，视太阴、厥阴为加峻矣。（《伤寒贯珠集·少阴篇》）

汪苓友：此条病，虽系少阴，实则阳明实热，证之显见者也，少阴邪热传入阳明胃府，成注云，阳明内热壅甚，腹满不大便，阳明病土胜，肾水则干，急与大承气汤，以救肾水。或问少阴之邪，既传阳明而见腹胀等证，何以不入阳明篇中？余答曰：此条病实承上二条口燥咽干之证而言，以故系之为少阴病，否则与阳明病实无以别矣，学者宜细诊之。（《伤寒论辨证广注·辨少阴病脉证并治法》）

黄坤载：脾病则陷，陷则脐以下胀；胃病则逆，逆则脐以上胀。太阴之腹胀，则湿盛而便利；阳明之腹胀，则燥盛而便坚。腹胀不大便，是阳明燥盛而约脾阴也，燥土克水，水涸而脾精枯槁，戊己合邪，以临残阳，水愈不支，更当急下。（《伤寒悬解·少阴篇》）

张路玉：少阴之证，自利者最多，虚寒则下利清谷，虚热则下利脓血，故多用温补。传经阳邪内结，则自利纯清水，温热病，则自利烦渴，并宜下夺清热。此以六七日不大便而腹胀，可见邪热转归阳明而为胃实之证，所以宜急下也。（《伤寒缵论·少阴篇》）

刘渡舟：钱天来对本证注释比较合理，他说：“少阴病而至六七日，邪入已深，然少阴每多自利，而反腹胀不大便者，此少阴之邪，复还阳明也。所谓阳明中土，万物所归，无所复传之地，故当急下，与阳明篇腹满痛者，急下之无异也。”（《伤寒论讲解·辨少阴病脉证并治第十一》）

程昭寰：本条为少阴三急下证之三。以“腹胀不大便”为急下之证，与254条阳明病“发汗不解腹满痛者，急下之，宜大承汤”条的病机是一致的。254条系因阳明病不当汗，而误汗致汗伤阴液、邪热更盛，糟粕剑结成燥屎，而气机壅滞，不急下燥屎，其化热伤阴之速，将有燎原竭尽西江之势。本条因少阴病，本多下利，但今不但不下利，反而不大便。病已六七日之久，又兼腹胀满，显系热化成实而复还归阳明腑实。因少阴病以虚为主要矛盾，阴虚生内热，故阴虚是本。现阳明腑实已成，阴虚之证更甚，所谓土实而水虚，不急下存阴，肾水将竭绝炎之危。虽本证未举出阴虚见证，但一以“少阴病”揭首，即有深意。二则承上条口燥咽干之证后，本条仍当有口燥咽干之证。若结合临床其他见证，如舌苔干燥，恶热饮冷等证，则用大承汤急下更为有据。又：本条与254条，仅举出腹诊一证。只是腹满痛与腹胀不大便之差，实则无大异。因热燥成实腹胀而又不大便，自无有不痛之理。腹满痛又汗多之后的阳明病，亦必有大便秘结之证。可见二条叙证是一致的。为什么本条不放在阳明病篇呢？正是因为少阴阴虚为病之本，阳明腑实乃病之标，仲景欲示人以辨证之阳明疑似，故放入少阴篇。所以汪苓友说：“此条病实承上二条口燥咽干之证而言，以故系之为少阴病，则与阳明病实无以知。”（《伤寒心悟·辨少阴病脉证并治》）

【方药论选】

成无已：承，顺也。伤寒邪气入胃者，谓之入府。府之为言聚也。胃为水谷之海，荣卫之源，水谷会聚于胃，变化而为荣卫。邪气入于胃也，胃中气郁滞，糟粕秘结，壅而为实，是正气不得舒顺也。《本草》曰：通可去滞，泄可去邪。塞而不利，闭而不通，以汤荡涤，便塞者利而闭者通，正气得以舒顺，是以承气名之。王冰曰：宜下必以苦，宜补必以酸。言酸收而苦泄也。枳实味苦寒，溃坚破结，则以苦寒这主，是以枳实为君。厚朴味苦温，《内经》曰：燥淫于内，治以苦温。泄满除燥，则以苦温为辅，是以厚朴为臣。芒硝味咸寒，《内经》曰：热淫于内，治以咸寒。人伤于寒，则为病热。热气聚于胃则谓之实。咸寒之物，以消除热实，故以芒硝为佐。大黄味苦寒，《内经》曰：燥淫所胜，以苦下之。热气内胜，则津液消而肠胃燥。苦寒之物，以荡涤燥热，故以大黄为使，是以大黄有将军之号也。承气汤下药也，用之尤宜审焉。审知大满大实，坚有燥屎，乃可投之也。如非大满，则犹生寒热而病不除。况无满实者，而结胸痞气之属，由是而生矣。是以《脉经》有曰：伤寒有承气之戒。古人亦特谨之。（《伤寒明理论·大承气汤方》）

许宏：议曰：中满者，泄之于内。此方乃通泄之剂也。伤寒之邪，自表传里，若至阳明则为内实之盛也。如谵语有燥屎，大热便闭，腹满不得通，烦热，脉沉实，阳明汗多，少阴口燥，厥阴囊缩。此非大下泄之剂，不能已也。轻者小承气汤，重者用大承气汤也。小承气汤少厚朴而无芒硝，以芒硝性寒而能润坚。厚朴能破大实，病未至盛，以此减之。大承气汤多厚朴而加芒硝，以其病之盛，而大满大实，非此不能除也。《经》曰：热淫所胜，治以咸寒，芒硝是也。燥淫所胜，以苦下之，大黄枳实是也。燥淫于内，治以苦温，厚朴是也。

议曰：……若大满大实者，属大承气汤。今此大热大便硬，未至于大实，只属小承气汤也。以大黄为君，而荡除邪热。以枳实为臣，而破坚实。以厚朴为佐使，而调中除结燥也。（《金镜内台方议·小承气汤》）

柯韵伯：夫诸病皆因于气，秽物之不去，由于气之不顺，故攻积之剂必用行气之药以主之。亢则害，承乃制，此承气之所由。又病去而元气不伤，此承气之义也。夫方分大小有二义焉。厚朴倍大黄，是气药为君，名大承气。大黄倍厚朴，是气药为臣，名小承气。味多性猛制大，其服欲令泄下也，因名曰大。味少性缓，制小，其服欲微和胃气也，故名曰小。二方煎法不同，更有妙义。大承气用水一斗，先煮枳朴，煮取五升，内大黄煮取三升。内硝者，以药之为性，生者锐而先行，熟者气纯而和缓。促景欲使芒硝先化燥屎，大黄继通地道，而后枳朴除其痞满，缓于制剂者，正以急于攻下也。若小承气则三物同煎，不分次第，而服只四合，此求地道之通，故不用

芒硝之峻。且远于大黄之锐矣。故称为微和之剂。（《伤寒来苏集·伤寒附翼·阳明方总论》）

喻嘉言：诸积热结于里而成满痞燥实者，均以大承气汤下之也。满者，腹胁满急䐜胀，故用厚朴以消气壅。痞者，心下痞塞硬坚，故用枳实以破气结。燥者，肠中燥屎干结，故用芒硝润燥软坚。实者，腹痛大便不通，故用大黄攻积泻热。然必审四证之轻重，四药之多少适其宜，始可与也。若邪重剂轻，则邪气不服。邪轻剂重，则正气转伤，不可不慎也。（《医宗金鉴·订正仲景全书·伤寒论注·阳明全篇》）

吴又可：三承气汤功用仿佛。热邪传里，但上焦痞满者，宜小承气汤。中有坚结者，加芒硝软坚而润燥，病久失下，虽有结粪，然多粘腻极臭恶物，得芒硝则大黄有荡涤之能。设无痞满，惟存宿结，而有瘀热者，调胃承气宜之。三承气功效俱在大黄，余皆治标之品也。不耐汤药者，或呕或畏，当为细末蜜丸汤下。（《温疫论·注意逐邪勿拘结粪》）

吴鞠通：承气者，承胃气也。盖胃之为腑，体阳而用阴，若在无病时，本系自然下降，今为邪气蟠踞于中，阻其下降之气，胃虽自欲下降而不能，非药力助之不可，故承气汤通胃结，救胃阴，仍系承胃腑本来下降之气，非有一毫私智穿凿于其间也。故汤方承气。学者若真能透彻此义，则施用承气，自无弊窦。大黄荡涤热结，芒硝入阴软坚，枳实开幽门之不通，厚朴泻中宫之实满。曰大承气者，合四药而观之，可谓无坚不破，无微不入，故曰大也。非真正实热蔽痼，气血俱结者，不可用也。若去入阴之芒硝，则云小矣。去枳、朴之攻气结，加甘草以和中，则云调胃矣。（《温病条辨·中焦篇》）

【临床应用】

（1）张仲景对大小承气汤的应用

1）大承气汤（详见上述条文）。

2）小承气汤（详见下节条文）。

（2）后世医家对大小承气汤的应用

1）刘完素将三方合为一方，名三一承气汤，通治大、小、调胃三承气汤所主诸证。

2）李中梓《医宗必读》：大承气汤治“五六日不大便，腹痛烦渴，少阴口燥咽干，日晡发热，脉实，三焦俱有邪”者。用小承气汤治“六七日不大便，腹胀满，潮热，狂言而喘，专泻上焦之痞热”。

3）吴瑭《温病条辨》：三方分别治疗阳明温病的不同证型，并在三方基础上增订了新加黄龙汤、宣白承气汤、导赤承气汤、牛黄承气汤、增液承气汤等，扩大了承气汤的临床应用范围。

4）《古今医统》：大承气汤治癫狂热壅，大便秘结。

5）《伤寒绪论》：大承气汤治病人热甚，脉来数实，欲登高弃衣，狂言骂詈，不避亲疏。盖阳盛则四肢实，实则能登高也。

6）《伤寒明理论》：承气汤，下药也，用之尤宜审焉。审之大满大实坚，有燥屎乃可投之也。如非大满，则犹生寒热。而病不除，况无满实者，而结胸痞气之属，由是而生矣。

7）《卫生宝鉴》：大承气汤治狂因触冒寒邪，失于解利，固转属阳明证；胃实谵语，本方加黄连。

8）《伤寒总病论》：凡脉沉细数，为热在里，又兼腹满咽干，或口燥舌干而渴者，或六七日不大便，小便自如，或目中瞳子不明，无外证者，或汗后脉沉实者，或下三部脉皆平，心下坚者，或连发汗已，不恶寒者，或已经下，其脉沉按之有力者，宜大承气汤。

9）《内台方义》：仲景所用大承气汤者二十五证，虽曰各异，然即泄下之法也，其法虽多，不出大满、大热、大实、其脉沉滑者则所当用也。

10）《景岳全书》：大承气汤阳明太阳伤寒谵语，五六日不大便，腹满烦渴，并少阴舌干口燥，潮热，脉实者。刘河间加甘草，名三一承气汤。

11）《伤寒论今释》：初学但知腹痛拒按为实证可下，然肠窒扶斯将出血穿孔时，亦腹痛拒按。腹膜炎附子粳米汤证，痛至手不可近，皆禁下者，故拒按可下之说大可商榷。

12）《直指方》：热厥者，初病身热，然后发厥，其人畏热，扬手掷足。烦躁饮水、头汗，大便秘，小便赤，怫郁昏愦，盖当下失下，气血不通，故四肢逆冷，所谓热深则厥深，所谓下证悉具见厥逆者此也，与大承气汤。

13）《小青囊》：大承气汤，治舌四边微红，中央见灰黑色，此由失下所致。用本方退之。又治舌见黄苔，黑点乱生者，其证必得而谵语。又治舌见灰黑色，有黑纹，脉实者。

14）《温病条辨》：面目俱赤，语声重浊，呼吸俱粗，大便闭，小便涩，舌苔老黄，甚则黑有芒刺，但恶热、不恶寒，日晡益甚者，传至中焦，阳明温病也。脉浮洪燥甚者，白虎汤主之。暑温、湿温、温疟，不在此例。又载：阳明温病，面目俱赤，肢厥，甚则通体皆厥，神昏，不大便，七八日以外，小便赤，脉沉伏，或并脉亦厥，胸腹满坚，甚则拒按，喜凉饮者，大承气汤主之。

15）《温疫论》应下诸证如次：曰舌白苔渐变黄者，曰舌黑苔、曰舌芒刺，曰舌裂，曰舌短、舌硬，舌卷、曰白硬苔，曰唇燥裂，唇焦色、唇口皮起，口吃臭、鼻孔如烟煤。曰口燥渴，曰目赤，咽干，气喷如火，小便赤黑，涓滴作痛，小便极臭，扬手掷足，脉沉而数。曰潮热，曰善太息、曰心下满，心下高起如块，心下痛，腹胀满，腹痛按之愈痛，心下胀痛，曰头胀痛，曰小便闭，曰大便闭，转屎气极臭，曰大肠胶闭（谓大便如粘胶极臭），曰协热下利，热结旁流，曰四逆，脉厥，体厥，曰发狂。案以上诸证，非谓皆大承气，亦有宜小承气、调胃承气者，学者当临事参酌。

16）《方机》：大承气汤治发潮热，大便硬者，腹满难解者，腹满胀而喘，两便不通，一身面目水肿，潮热谵语，大便硬或有躁屎者；腹满痛大便不通者，大便不通，须而腹满者，目中不了了，睛不和，大便硬者，自利清水，心下痛，口干燥者；胸满口噤，卧不着席，脚挛急，咬牙者；腹中有坚块，大便不通者；痘疮、腹大满，两便不通，或谵语，口干咽燥者；痢疾谵语，或腹中满而不能食者，食滞腹急痛，大便不通，或呕利者。

17）《方极》：大承气汤治腹坚满，若下利臭秽，若有燥屎者。凡有燥屎者，脐下必磊砢也，肌肤必枯燥也。雉间焕云：以手按腹，病人两手护之，眉皱作楚是也。

18）《类聚方广义》：（大承气汤）治狂证大言骂詈，昼夜不眠，饮啖过长，胸腹满，大便不通者。

19）《理伤续断方》：大承气汤治伤损瘀血不散，腹肚膨胀，大小便不能，上攻心腹，闷乱至死者，于大承气汤内加甘草、陈皮、红花、当归、苏木、木通名大成汤。

20）《伤寒蕴要》：大抵下药必切脉沉实，或沉滑、沉疾有力者可下也，以手按脐腹腹硬者，或叫痛不可按者，则下之无疑也。凡下后不解者，再按脐腹有无硬处，如有手不可按，下未尽也，复再下之。若下后腹中虚软，脉无力者，此为虚也。

21）《眼科锦囊》：大承气汤治热上冲眼，大便秘结。

22）《此事难知》：大承气汤治大实大满，大满则胸腹满，状若合瓦；大实则不大便。痞满燥实四证俱备则用之。杂病则进退用之。

23）《普济本事方》卷九：病伤寒八、九日，身热无汗，时时谵语，时因下利，大便不通三日矣，非烦非躁，非寒非痛，终夜不得眠，但心中无安宁时，或时发一声，如叹息之状。医者不晓是何证，予诊之曰：此懊憹怫郁，二证俱作也，胃中有燥屎，宜小承气汤，下燥屎二十余枚，得利而解。

24）《入门良方》：小承气汤治痢疾初发，精神甚盛，腹痛难忍，或作胀闷，里急后重，数至圊而不能通，窘迫甚者。

25）《医垒元戎》：小承气汤治痞实而微满，状若饥人食饱，腹中无转矢气，即大承气汤去芒硝。心下痞，大便或通，热甚，宜此方。

26）《方极》：小承气汤治腹满而大便硬者。

27）《方极》：小承气汤治腹满大便不通者。汗多大便硬，谵语者。发潮热，大便初头硬后必溏，微烦，小便数。下利谵语者。大便不通，哕而谵语者。

28）《伤寒绪论》：小承气汤治疗少阴病手足厥冷，大便秘，小便赤，脉沉而滑者。

29）《拔萃方》：顺气散（即小承气汤）消中者，热在胃而能食，小便赤黄，以此下之，不可多利，微微利。至不欲食而愈。

30）《幼科发挥》：三化丸（即小承气汤）去胸中宿食，郁蕴之热。

31）《小青囊》：小承气汤治痘饮冷伤食，腹痛甚者。

32）《伤寒瘟疫条辨》：阳明病，心腹胀满，潮热，狂言而喘，小承气汤主之。

（3）现代应用

1）大承气汤：现代医家认为大承气汤证为热结气滞均重的腑实重证。其临床运用广泛，病种繁多。

A. 呼吸系统：承气汤类广泛用于治疗普通感冒、病毒感染、大叶性肺炎、急性支气管炎等病证，只要合并阳明腑实证或表现为里实热证的就可应用。周氏用大承气汤加连翘、桑白皮、杏仁、桔梗、贝母等治疗小儿肺炎30例疗效明显。［新中医，1986，18（7）：19］王氏用大承气汤治疗壅实之喘息有效。［江苏中医杂志，1987，（3）：7］黄氏用大承气汤加味治疗腑结肺痹之喘急取效。［黑龙江中医药，1988，（2）：20］

B.消化系统

a.肠梗阻：程氏将大承气汤加莱菔子、赤芍，配合西医胃肠减压与对症治疗，通过胃管给药，治疗老年性肠梗阻196例，取得症状缓解，胀痛消失的满意疗效。［内蒙古中医药，1993，12（4）：20］欧阳氏介绍1982～1985年用大承气汤加味水煎口服或胃管灌入治疗急性肠梗阻38例。［浙江中医杂志，1986，（7）：298］莫氏用大承气汤加木香、番泻叶、莱菔子、桃仁、赤芍，水煎服或胃管灌入，治疗急性单纯性肠梗阻200例。［广西中医药，1981，（5）：18］刘氏用大承气汤治疗粘连性肠梗阻获效。［吉林中医药，1983，（6）：39］

b.急性胰腺炎：韩氏以大承气汤加黄芩、黄柏、柴胡为基本方，临床随证加减治疗急性胰腺炎48例，获痊愈。［辽宁中医杂志，1985，9（2）：24］

c.急性胆囊炎：曾氏以大承气汤加蒲公英、金钱草、三七为基本方，随证加减治疗急性胆囊炎75例，每日2剂，一般经1～2天治疗，症状及体征即缓解，总有效率为97%。［福建中医药，1992，23（1）：31］

d.胆道蛔虫症：朱氏对胆道蛔虫症病人，令其先饮米醋0.5～0.7ml/kg体重，再服大承气汤煎液100ml，名苦酒承气汤，治疗本症病人20例，除1例并发胆结石梗阻，转手术外，其余均获痊愈。［辽宁中医杂志，1988，12（6）：17］

e.上消化道出血：彭氏用大承气汤加味治疗上消化道出血，辨证属胃热炽盛、迫血妄行或肝火犯胃，络伤血溢者，取得满意疗效。［湖北中医杂志，1995，17（4）：44］

f.小儿肠套迭：孙氏用30%～40%的大承气汤200～400ml加入5%～10%的钡剂，加温开水适量灌肠，治疗小儿肠套叠，疗效明显而安全。［天津中医，1988，（3）：12］

此外，大承气汤还可应用于胆石症、急性腹膜炎、肠麻痹等消化系统疾病。

C.内分泌系统：承气汤用于治疗皮质醇增多症、糖尿病等病证。薛氏报道用大承气汤加生何首乌、龙胆草、黄精等治疗皮质醇增多症，糖代谢紊乱者6例，获痊愈。证明大承气汤对防止皮质

醇增多症，因糖代谢紊乱，合并糖尿病昏迷等有积极意义。［辽宁中医杂志，1985，9（3）：8］

D.泌尿系统：承气汤可用于治疗尿路感染、尿路结石、肾衰竭、尿毒症等。李氏报道将大承气汤加金钱草、海金沙、鸡内金、穿山甲、王不留行、车前草、木通、泽泻等，治疗泌尿系统结石138例，结石直径在1cm以内者129例，1cm以上者9例，结果治愈134例，无效4例，治愈率为97.2%。［中西医结合杂志，1989，9（11）：692］

E.精神神经系统：郭氏将大承气汤合逍遥散化裁治疗癫狂66例，疗效明显，大多数病人服8剂就获效。［浙江中医杂志，1990，25（6）：248］邓氏用大承气汤治疗高血压脑出血，其中1例经一般抢救治疗4天未见好转，经服用大承气汤加减，次日排便7次，后神清热退，言语自如。［中西医结合杂志，1988，8（5）：309］徐氏用大承气汤加蝉衣、甲硝唑灌肠，配合西医抗感染、中和外毒素、止痉、支持疗法等，治疗破伤风351例，中轻型、中型共249例，重型102例，结果轻、中型全部治愈。重型病人死亡33例，占102例重型病人的32.35%，其经验为务必做到尽早腑通，保持每天解大便1～2次。［中国中医急症，1995，4（3）：110］

F.外科

a.肠麻痹：杨氏报道用大承气汤加减灌肠治疗肠麻痹40例，病人除原有临床表现外，均存在持续性腹痛，X线透视见全腹高度胀气，部分病人有溢出状呕吐。经大承气汤加减灌肠后，获满意疗效。［中西医结合杂志，1992，12（11）b：695］

b.铅中毒腹绞痛：慢性铅中毒腹绞痛是临床急性痛症之一，徐氏用大承气汤加减治疗本病30例，腹痛剧烈者加延胡索、乌药，便秘日久者，重用硝、黄，食欲不振者加北山楂、莱菔子、鸡内金。结果服药1～2剂，15例在6～12小时内排便，14例在12～24小时内排便。大便一通，腹绞痛即消除或基本缓解。再配合西药短程间歇祛铅疗法，全部治愈。［江西中医药，1993，24（1）：17］

c.结肠脾（肝）曲综合征：常表现为腹胀腹痛，便秘，结肠充气，嗳气等症。周氏以大承气汤加木香、青皮、郁金、白芍、陈皮等为基本方，呕吐者加半夏、生姜，腹胀剧者加莱菔子，腹痛剧者加延胡索、川楝子，右上腹胀痛者加柴胡，无便秘者去芒硝，减轻大黄用量。治疗本病13例，结果获痊愈。［中西医结合杂志，1992，12（3）：183］

d.术后粘连：黄氏用大承气汤加金银花、赤芍、桃仁、莱菔子治疗各种腹部手术后因粘连造成的肠梗阻14例，结果显效12例，有效2例。［福建中医药，1989，20（5）：48］赵氏用大承气汤配合综合疗法预防反复发生的粘连性肠梗阻术后复发者47例，与对照组比较，发现对于促进胃肠功能的恢复，预防肠梗阻的复发，具有明显作用。［新中医，1990，22（5）：26］

e.术后感染：叶氏用大承气汤加白花蛇舌草、蒲公英、金银花、玄参等煎汁，于病人术前3天起，每天下午服头煎，至术前晚上再用二煎作一次性灌肠，观察25例肠道手术病人，发生切口感染者仅2例，证明大承气汤具有降低手术切口感染率的作用。［上海中医药杂志，1987，（12）：26］

f.梗阻性黄疸术后内毒素血症：本病病死率较高，而内毒素血症是本病术后并发症和病人死亡发生的主要原因。陈氏等用大承气汤加茵陈、丹皮、栀子、银花、蒲公英、黄芩，组成复方大承气汤治疗本病43例。于手术前5天服用本方，结果梗阻性黄疸临床体征明显减轻或消失，病人术后内毒素血症的发生率较对照组明显下降。提示复方大承气汤对梗阻性黄疸的内毒素血症有良好的防治作用。［中西医结合杂志，1991，11（12）：724］

G.骨伤科

a.呼吸窘迫综合征：本证是由创伤诱发的急性进行性缺氧性呼吸衰竭为主要特征的综合征。起病急，进展快，死亡率高。临床以呼吸窘迫、发绀、便秘、鼓肠为主要表现，与阳明腑实喘满证相似。刘氏等用大承气汤治疗本病30例，存活26例，有效率为86.7%，与对照组比较有明显差异（$P<0.01$），具有统计学意义。认为大承气汤的泻下通腑作用，促进了“肺与大肠相表里”功能

状态的恢复，改善肠道功能，可能促使肺脏损害的修复。［河北中医，1994，16（5）：2］

b.脊椎损伤性气膨症：郭氏报道用大承气汤加番泻叶、枳壳、红花、桃仁治疗脊椎骨折后腹部胀满，上下气机不通者，获得满意疗效。［浙江中医杂志，1987，22（10）：452］

H.传染病：马氏报道用大承气汤加丹皮、赤芍，治疗流行性乙型脑炎伴有腑实证者，取得满意疗效。［陕西中医，1996，17（1）：37］王氏报道，有人曾治流行性出血热少尿期病人86例，其中77例用中药泻下逐瘀，方用大承气汤去厚朴，加桃仁、生地、麦冬等，总有效率为99.51%。［四川中医，1991，（7）：3］

另外，大承气汤还可用于治疗妇产科疾病，如子痫、产后发热；五官科疾病，如乳蛾；皮肤科疾病，如荨麻疹、斑诊；以及痄腮、痔疮等病证。只要符合承气汤的适应证就可应用。

2）小承气汤：现代医家认为本方证为阳明腑实证中气滞较重型。以腹胀满、大便硬、微烦或烦躁、舌苔黄燥为主症。临床见于肠梗阻、痢疾、急性胃肠炎、乙脑、胆道蛔虫等疾病过程中。

A.消化系统

a.痢疾：徐氏介绍用小承气汤加味治疗急性细菌性痢疾所致的中毒性肠麻痹7例，均获治愈。［中医杂志，1984，（9）：42］

b.胃肠炎：秦亮用小承气汤治疗小儿急性肠炎效良。［国医论坛，1990，（1）：19］

c.胆道蛔虫：余信树介绍用小承气汤为主治疗小儿胆道蛔虫9例，一般1～2剂均获痊愈。［湖北中医杂志，1981，（6）：45］

d.腹痛：报道用小承气汤加味治疗证属食滞内停，腑气不通，效良。［上海中医杂志，1985，（5）：29］

e.胃痛：吴照平介绍小承气汤加味治疗证属肝郁犯胃，食滞中焦，气机不畅。［陕西中医，1984，（9）：25］

f.肠梗阻：吴照平介绍用小承气汤加味治疗肠梗阻有效。［陕西中医，1984，（9）：25］

g.脱肛证：万民安介绍用小承气汤加减治愈脱肛证，辨证属气滞腑实。［上海中医杂志，1984，（12）：29］

B.呼吸系统

a.哮喘：徐炳琅介绍用小承气汤治愈哮喘1例。此乃肺热下移大肠，津液消灼，肺体不润，大肠失濡，上下不通之故，治宜釜底抽薪，通腑泻热。［湖北中医杂志，1985，（6）：33］

b.肺炎：《经方应用》载夏治平治验：用小承气汤合麻杏甘石汤治小儿肺炎有效。

C.外科

a.术后肠功能紊乱：何氏用小承气汤为基本方治疗腹部手术后胃肠功能紊乱48例，其中血瘀型加大血藤、乌药、木香、川楝；气滞寒痛型加木香、青皮、肉桂、乌药、小茴香、干姜；气结型加木香、陈皮、青皮、砂仁、香附。每天服2剂，每3～4小时1次。结果10小时内排气者24例，占50%，10～24小时排气者20例，占41.6%，24～48小时排气者4例，占8.33%，明显早于对照组。［中西医结合杂志，1991，11（4）：241］

b.阑尾炎：梁氏将小承气汤加败酱草、红藤、丹参、桃仁、虎杖、白花蛇舌草等，同时服用甲硝唑，治疗阑尾炎150例，痊愈147例，占98%，好转2例，转手术治疗1例。与青霉素对照组比较，治愈率有非常显著之差异。［新中医，1985，17（11）：22］

c.胃石症：王氏以小承气汤加鸡内金、郁金、莱菔子、代赭石、陈皮、甘草为基本方，研为细末，每日3次，每次5g，用米醋20ml及开水冲服，治疗胃石症35例，痊愈23例，有效11例，无效1例，总有效率为96.7%。［实用中医内科杂志，1993，7（1）：32］

D.传染病：《蒲辅周医案》用小承气汤治乙脑。症见高热，脉沉数有力，腹满微硬，哕声连续，目赤不闭，无汗，手足妄动，烦躁不宁，有欲狂之势，神昏谵语，四肢微厥，下利纯青黑水。证属邪踞阳明，热结旁流，用小承气汤微和之。药后，哕止便通，汗出厥回，热退神清，诸症豁然。

E.其他

a.伍氏介绍用小承气汤治眩晕获效，证属气阻肠腑，传导失职，浊气上逆所致。［陕西中医，1984，（9）：25］

b.吴照平等介绍用小承气汤治自汗获效，此乃错投温补，热结胃肠，迫津外溢。［陕西中医，1984，（9）：26］

c. 蔡根兴介绍以小承气汤加减治疗过敏性紫癜效良，证为邪结阳明，热入血分，迫血妄行。［湖北中医杂志，1983，（4）：31］

（4）医案选录

1）癫痫：患儿，男，6岁半，于1986年5月23日初诊。宿有癫痫病史3年余，每于食香燥之品，大便秘结而诱发。曾辗转数医用中西药治疗，不能根治。3天前，突然昏倒，四肢抽搐，口吐黏沫，口中发出如羊叫声，气粗息高，面红目赤，口苦，大便秘结，5日未行，小便黄赤，舌质红，苔黄腻，脉滑数有力，证属燥屎内结，痰火相搏，上蒙清窍。治宜峻下痰火，佐以息风止痉，大承气汤加味治之。处方：枳实、厚朴、竹茹各10g，僵蚕、全蝎、芒硝（冲服）各6g，生大黄（后下）8g。

药服1剂，解下如羊屎状硬便6枚，原方不变，又进1剂，大便4次，质稀秽臭量多，挟有黏液，诸症消失，仿河车八味丸化裁，调理而愈。随访一年，未见复发。［天津中医，1989，（5）：45］

2）哮喘：王某，男，50岁，1991年8月26日入院。哮喘病史3年，初发病情较轻，每因寒温不调而突发胸闷气促，入冬更甚，缓解后如常人。这次因疲劳后淋雨受凉诱发。症见喘促气短，张口抬肩，倚息不得卧，胸脘痞闷，吸气困难，喉中有哮鸣音，动则喘促更甚，咳嗽有痰，痰多白稠，吐咯不尽，有时痰带血丝，口干欲饮，不思饮食，溲赤，大便5日一行。舌红，苔黄中心干黑，扪之无津，脉细数。此乃大肠实热，治宜通腑泻热。方拟小承气汤加味，处方：大黄（后下）20g，厚朴5g，杏仁、枳实各10g，麦冬15g，水煎服。1剂后，大便解出甚多，状如羊粪，咳嗽减轻。上方大黄减为15g，再进3剂。药后大便通畅，日行2次，能平卧及下床活动，思食，黑苔已退。后以清润之品调理1周而愈，随访至今未复发。按：哮喘多因痰饮阻塞气道，肺失宣降所致，而发于肺与大肠者，病变常互为因果。本例为肺热下移大肠，津液消灼，肺体不润，大肠失滋，上下不通之故。运用“上壅者疏其下”之治法，以小承气汤轻下之，泻而平之，可使火热之邪假阳明为出路而去。［新中医，1993，（2）：44］

3）中毒性痢疾：唐某，男，5岁，1991年3月15日入院。患儿因发热、腹泻2天而入院。其母亲代诉患儿素体健康，于3月13日下午出现发热，烦躁，在当地医院以“感冒”治疗，次日发热仍不退，腹泻2次，精神委靡而于3月15日来我院求医。查：T39.8℃，心率150次/分，腹膨胀，拒按。实验室检查：大便常规：见大量脓细胞和红细胞；尿常规无异常发现；血常规：WBC $21\times10^9$/L，N 0.88，L 0.12，入院诊断为：急性细菌性痢疾（中毒性）。中药给予白头翁汤加减，西药给予静滴氯霉素、补液、降温，口服呋喃唑酮处理，病情未见好转。次日，患儿高热不退，而色青灰，四肢厥冷，呼吸急促，腹胀明显，肠鸣音减弱，间见呕吐，舌质红，苔黄糙，脉细数有力。除继续用氯霉素静脉滴注外，并输氧、肌注洛贝林、物理降温、肛管排气及肌注新斯的明，虽经积极处理，但病情尚未能控制，经会诊决定，中药用大承气汤加减为主，以急下存阴，釜底抽薪，停用氯霉素，保留西药作适当对症处理。中药用：大黄（后下）、厚朴、枳实、莱菔子、车前子（包煎）各5克，白头翁、赤芍、怀山药各10g，黄连2g，玄明粉（冲服）1g，将药浓煎，纱布过滤取汁150ml，分次鼻饲。用药1剂后，即排出灰褐色大便1次，患儿腹胀明显减轻，腹部可闻及较活跃的肠鸣音。气促改善，精神转佳。次日原方去大黄、玄明粉，加广木香3g，焦三仙10g，每天1剂，连服2天，配合适当补液、纠正水、电解质平衡失调等对证处理。患儿体温下降至37～37.5℃，腹胀消失，无呕吐、腹泻，呼吸平稳，四肢转温，病已转危为安。遂更用健脾益气养阴之参苓白术散加减，3剂善后，其住院10天病愈出院。［陕西中医，1991，12（11）：508］

4）急性尿路感染、左输尿管结石：易某，女，36岁。1990年6月10日以发热，尿频、尿急、尿痛，左下腹阵发性绞痛2天之主诉就诊。病人于6月8日始，突然出现发热、尿频、尿急，排尿时小便淋漓刺痛，左下腹阵发性绞痛，伴呕吐，头昏痛，腹胀痛，拒按，小便色如洗肉水样，大便2天未解，舌苔黄腻，脉滑数。腹部X线平片提示：左输尿管下段见有一约0.3cm×0.3cm之密度增高影。尿常规检查：白细胞（＋＋＋），红细胞（＋＋＋），草酸钙结晶（＋）；血常规检查：WBC $13.5\times10^9$/L，N 0.81，L 019。入院诊断为：急性尿路感染、左输尿管结石。经西药静滴庆大霉素、氨苄西林、止痛药，中药煎服八正散加减等治疗后，病情无好转，病人腹胀痛益甚，拒按，发热不退，大便数日未解，脉滑数，此为阳明腑实已成之证，遂改用小承气汤加减：大黄（后下）、厚朴、黄柏、甘草梢各10g，枳壳、滑石（包煎）、车前子（包煎）、丹参、冬葵子各15g，金钱草30g，白茅根20g，田三七（另煎）5g。每日1剂，浓煎至600ml，分2 次服完。服药2 剂后，大便通畅，发热始退，腹胀、腹痛明显减轻，小便通利。继用原方加党参、麦芽各15g，连服10剂，体温复常，腹痛止，二便调，复查腹部X线平片与6月13日片比较提示：左输尿管下段结石影已消失。尿常规：白细胞（＋）；血常规：WBC $10.5\times10^9$/L，N 0.72，L 0.28，改用参苓白术散加减，西药复方新诺明、碳酸氢钠各每次2片，每日2次，以善后。共住院20天，病愈出院。［陕西中医，1991，12（11）：509］

5）破伤风：张某，男，25岁，农民，都昌县人，1988年3月21日初诊。病人旬日前因砍柴左食指被刀所伤，当时自用泥土按压伤口止血。10余日后，忽感头痛，恶寒发热，次日牙关紧急，烦躁不安，肌肉痉挛，苦笑面容，四肢抽搐，发热而不恶寒，即入县人民医院治疗。经用破伤风抗毒素、抗生素、氯丙嗪及对症处理多日，病人仍高热不退（39℃以上），神志昏蒙，时有谵语，汗出湿衣，项背强急，稍加惊扰则抽搐不已，甚则角弓反张，大便八九日未下，腹胀板硬如鼓，小便1日未通，病情极为危笃。西医欲行灌肠、导尿，又恐惊扰病者使病情加剧。遂邀余会诊。余细察病人，一派里实热证，再察舌按脉，见舌苔黄燥，脉沉实有力，即处以大承气汤加味：大黄（后下）25g，芒硝（冲）10g，厚朴、枳实各15g，白附子、天南星、天麻、防风各9g。煎汤鼻饲。药后数小时，泻下臭粪如败卵数次，上症减轻，再以原方2剂，煎汤频频灌服。泻下甚多，诸症大减，小便亦通，神志转清，后经中西医结合调治半个月而愈。按：本例病人，素体壮实，由于创伤止血不当，遂致风毒入侵，初犯肌腠经脉，营卫不得宣通，故风头痛恶寒发热，牙关紧闭，肌肉痉挛；风毒化热化燥，内传胃腑，与糟粕相结，影响腑气的通降，而成里热实证，故见上证。《金匮要略·痉湿暍病脉证治第二》曰："痉为病，胸满口噤，卧不着席，脚挛急，必龂齿，可与大承气汤"。下证俱在，故用大承气汤通腑泄热，急下存阴，配以祛风化痰止痉之品而取速效。［陕西中医，1996，17（1）：37］

6）不全性肠梗阻：毛某，女，37岁，工人。病人1993年3月21日在市某医院因"宫外孕"行右侧输卵管切除术，术后脐下反复腹痛，4月2日下午1时许，脐下刺痛拒按，呈阵发性加剧，即复诊于市某医院，该院主张再行手术治疗，病人恐惧手术来我院急诊，于当晚11时20分，以"不全性肠梗阻"收入我院。症见：脐下刺痛，呈阵发性加剧，痛甚则抱腹辗转，头冒珠汗，腹中雷鸣，时见包块，此起彼伏。10小时内呕吐2次胃内容物，嗳气呃逆，偶有矢气，大便未行。舌质经边见瘀点，苔黄燥，脉沉弦。查体：急性痛苦面容，腹软，无固定压痛点，肝脾未扪及，脐下可见一长约6cm的手术刀疤，肠鸣音亢进，偶可闻及水过音。腹部B超：可见游离气体，提示为不全性肠梗阻。分析此病人，乃手术之后，血瘀气滞，瘀久化热，热即与肠中燥屎相结，阻滞气机，失于通降，形成里实热病证，拟通里泻下法，用大承气汤加味：生大黄（后下）、枳实各10g，芒硝（兑入）5g，红藤、忍冬藤、厚朴各15g，生甘草3g，1剂。中药保留灌肠方：生大黄（后下）、芒硝（兑入）、炒枳实、广木香各15g，厚朴、莱菔子各30g。外敷方：芒硝120g（上盖热水袋，外敷痛处）。用药40分钟后，病人矢气增多，开始泻下稀便多次，次日凌晨腹痛已止，诸症悉除。再用中药保留灌肠方2剂，以巩固疗效。继以健脾、和胃、理气行滞方调理5剂收功，痊愈出院。按：病人病起于手术之后，血脉瘀阻可知，临证所见脐下刺痛，舌边瘀点，均为瘀象。腹痛拒按，苔黄燥为可下之明征，痞、满、燥、实悉具，故选用大承气汤，方中生大黄泻热通便，活血化瘀，实为荡涤肠胃，推陈致新的猛将。辅以通里泻下的芒硝，佐以破气行滞的厚朴、枳实。使之以红藤、忍冬藤，清热解毒，活血化瘀。药味虽简，但服后病人腑气即通，热瘀得清，痛随利减，诸症悉瘳。值得一提的是，本例采用内服与外用相结合，整体与局部相配合治疗，故能相得益彰。［江西中医药，1995，26（6）：9］

7）脑梗死：吴某，男，65岁，1990年7月9日初诊。平素嗜酒醴肥甘，形体丰腴，常有头昏。5日前突然昏仆，不省人事，牙关紧闭，身热面赤，气粗痰鸣，口臭，右侧肢体瘫痪，大便5日未行，小便短赤，舌深绛，苔黄焦生芒刺，脉弦数。检查：双侧瞳孔等大等圆，对光反射可，颈软无抵抗，病理反射未引出，血压170/110 mmHg，CT示：左侧脑梗死。西医诊断：脑梗死。证属肝阳上亢，风痰上扰，热结阳明。而肝阳上亢、风痰上扰，清窍被蒙，经脉阻滞为其本，阳明热结为其标，急则治其标，治以通腑泻热，涤痰开窍，活血通络。药用：大黄（后入）、菖蒲各15g，枳壳、制南星、生甘草各10g，瓜蒌、赤芍、桃仁、芒硝（冲）、地龙各12g，丹参20g。另用安宫牛黄丸2粒，分2次鼻饮灌入，药后泻下燥屎10余枚，神志转清，能说话，但謇涩不利，右侧肢体稍能活动。改用平肝化痰活血通络：天麻、菖蒲、远志各10g，地龙、当归、怀牛膝各15g，丹参20g，川芎、钩藤各12g，并配合针灸治疗月余，已能独立行走，病告痊愈。［江西中医药，1995，（5）：12］

8）癃闭：云某，女，26岁，1992年12月12日初诊，大便不通4天，尿闭1天，2天前欲大便，数登圊而不通，以致肛门、会阴坠胀渐及下腹。次日小便亦难排出，下腹胀痛难忍，就诊前一天下午，到当地卫生院服泻药并导尿，但以后仍不能自行排尿，大便仍未解，故来门诊求治。脉弦数，舌边尖红，苔黄腻，腹部微胀气，膀胱区轻度充盈，证属肠道积滞气结，下焦湿热。治宜破气结，泻热，坚阴化气。方用小承气汤合滋胃通关丸加味。药用大黄12g，厚朴、枳实、知母、黄柏各10g，黄连、桂枝、桔梗各6g。1剂。即煎服，嘱药后4小时若二便不通，请去急诊室复诊。翌晨病人又至，述药后二便已通，诸症消失，一如常人。隧仿麻子仁丸方加减3剂，隔日服用1剂，乃归。按：本例之癃闭，续发于大便不通之后，若大便通，小便之闭当自然缓解。而大便不通仅4日，恐尚未形成燥屎的程度，虽有燥结，其势尚轻，为慎重起见，应先用小承气作一次试探。脉弦数，舌边尖红，苔黄腻，下腹胀满疼痛，属肠道气滞结热，下焦湿热蕴结。所以选用小承气汤以大黄泻实热，以厚朴、枳实通气滞，知母、黄柏、黄连清利膀胱湿热，膀胱赖气化以运行，故用桂枝化气利水，桔梗宣肺气，使之通调水道，下输膀胱，上焦开，则下焦之水出焉。［中医函授通讯，1994，（1）：27］

【按语】

三承气汤是阳明腑实证的主要方剂，在《伤寒论》中除了治疗阳明腑实证外，还治疗太阳病的兼变证、热结旁流证、急下证等。大承气汤证以潮热，谵语，腹胀满痛，不大便，脉沉实有力为辨证要点，其病机为阳明热盛，肠胃有实邪结聚。若证情较轻或不典型者可选用小承气汤。调胃承气汤以潮热、谵语、腹胀满等里热炽盛证为辨证要点，对于燥热偏胜而肠胃结聚不盛的腑实证可选用调胃承气汤。急下证不必便硬而后下之，吴又可说："承气本为逐邪而设，非专为结粪而设""要知因邪热致燥结，非燥结而致邪热"，主张"有是证则投是药"。可知三承气汤以逐邪为第一要义，具有攻下实热，荡涤燥结之功效，只要是腑热炽盛就可用承气汤急下存阴。临证当根据病情轻重缓急区别应用三方。后世医家广泛运用三承气汤，不但用于外感热病，还用于内伤杂病，更用于危重病证，且疗效显著。但承气汤毕竟是攻下之剂，易于伤正，临床切勿犯"虚虚实实"之戒。

临床应用三承气汤还当注意煎服法。大承气汤当先煎厚朴、枳实，去滓后再煎大黄，以避免枳朴残渣吸收其汁。大黄若用于通便可用生大黄，煎煮时间不宜太长；若用于清热可用制大黄。芒硝最后纳入，也可冲服。调胃承气汤中的甘草大黄不宜与芒硝长时间同煎，有研究证明，若久煎芒硝能将大黄甘草中的有效成分沉淀。还当注意服药的灵活性，调胃承气汤有"顿服"与"少少温服"两种服法；小承气汤有"少少与之"的服法；大小承气汤均有得下余勿服的要求。临证应用三承气汤还当随证加减使用，吴鞠通《温病条辨》的承气汤类方可参考应用。

另外，凡正气内衰，又无可下之证者；或有表证未解者，均不宜用之。孕妇也应在禁用之例。

【现代研究】

20世纪70年代起有关大承气汤的研究屡有报道，认为大承气汤具有促进胃肠道的推进功能、降低毛细血管通透性、抑菌、增加肠血流量、改善肠血循环、促进腹腔内血液吸收及预防术后腹腔粘连等作用。近年来在此基础上有新的研究进展。

（1）对胃肠运动功能的影响：杨氏等通过观察大承气汤对豚鼠结肠带平滑肌细胞电活动的影响，提出直接增加肠道平滑肌的电兴奋性是大承气汤促进肠道运动功能的一种细胞水平的机制[2]。康氏等通过观察大承气汤对肠梗阻大鼠离体结肠平滑肌 $^{45}Ca$ 内流的影响，得出肠梗阻的发生与发展和平滑肌细胞内 $Ca^{2+}$ 浓度升高有关，大承气汤抑制梗阻结肠平滑肌 $^{45}Ca$ 内流增加，可能是该方剂治疗急性肠梗阻的离子机制之一。同时还发现大承汤对平滑肌 $^{45}Ca$ 内流的影响呈双向调节作用[3]。林氏等通过观察大承气汤对肠梗阻大鼠肠黏膜组胺水平的影响、对血浆去甲肾上腺素水平的影响，从细胞分子水平对大承气汤促进胃肠运动功能的机制进行了阐述[4, 5]。

（2）对脏器血流变化的影响：张氏等应用生物微球技术测量腹膜炎时兔腹腔主要脏器的血流变化及大承气汤对它的影响，结果表明大承气汤不仅有增加胃肠血流的作用，而且对腹膜炎时大部分腹腔脏器都有增加其血流的效果。其意义在于可增加肠壁或腹腔脏器的血氧供应，有利于腹腔内渗出物的吸收、炎症的消失，这是攻下法治疗腹膜炎的机制之一。此外还可使肠蠕动增加，改变炎症组织的血液循环，改变肠道细菌状态，促进腐败物分解排出，预防肠源性感染[2]。

（3）对血管通透性的影响：大承气汤通过抑制透明质酸酶而防止连接毛细血管内皮细胞的黏合质中所含的透明质酸解聚，从而降低毛细血管通透性，减少炎性渗出物，降低炎症病灶的扩散机制已经证实。近年来的研究认为血管活性肠肽（VIP）是所有胃肠功能的抑制因子。尤氏等通过观察肠梗阻家兔血管活性肠肽改变及大承气汤对其的影响后，认为大承气汤对生理和病理状态下的血管活性肠肽（VIP）水平表现为双向调节作用[6]，表明此机制有待进一步研究。林氏在观察大承气汤对家兔实验性肠梗阻血浆NA水平的影响后，认为大承气汤具有抑制早期毛细血管通透性，减少内毒素吸收，改善微循环，增加腹腔脏器及肠壁组织的血流量，减轻肠梗阻时的缺血、缺氧的功效[5]。

（4）肺与大肠相表里的研究：田氏等对大鼠经口服大剂量碱式碳酸铋，使大便秘结，直肠扩张（肠梗阻模型）后，再用大承气汤攻下。结果表明通过泻下能增强肺的肃降功能，刺激肺泡巨噬细胞增多，从而提高肺的免疫力[7]。薛氏制作呼吸窘迫综合征（RDS）家兔模型，观察大承气汤对肺功能及组织学的影响，表明大承气汤对模型有提高$PaO_2$和改善肺组织病变的治疗作用。同时认为能增强脏器血流、加快微循环血流速度、降低毛细血管通透性的作用，对改善肺组织病变、提高肺的通换气功能、升高$PaO_2$有积极意义[8]。

（5）菌毒并治作用机制的研究：多年来大承气汤在急性胰腺炎、胆系感染、急性肠梗阻、急性肺炎和化脓性阑尾炎的治疗过程中已显示出具有清热解毒、通里攻下、抑制细菌生长繁殖、排除和拮抗内毒素及防治内毒素血症、保护肝肾功能的功效。近年的研究又有进展，大承气汤对于内毒素血症的治疗和预防作用已得到肯定，田氏等报道当大承气汤稀释至256倍时，对鲎试剂-内毒素的凝胶反应仍呈阻断效应[2]。陈氏等通过复方大承气汤防治梗阻性黄疸时内毒素血症的临床研究，认为该方确实具有预防与治疗内毒素血症的作用[1]。解氏等总结国内近期文章，将大承气汤预防和治疗内毒素血症的作用机制归纳如下：①减少内毒素的产生和吸收：通过攻下作用使大量细菌和内毒素随肠内容物排出体外，缩小了肠道内毒素池。同时大黄等抑制细菌的生长和代谢，减少了内毒素的产生和吸收。②调动体内因素、促进内毒素灭活；通过改善微循环、降低血管通透性，增强网状内皮细胞功能等。③对血流中的内毒素产生直接拮抗作用。④对脏器的保护作用：通过对腹腔脏器血流的增加和改善组织微循环状态达到保护脏器的作用[2]。秦氏等采用酶联免疫吸附和放免测定方法观察腹内感染病人血浆内毒素、肿瘤坏死因子及前列腺素$E_2$在病程中的演变规律及对机体的损伤，并通过研究认为大承气汤对其异常指标早期得到改善，肿瘤坏死因子的检出率和含量明显下降，血浆前列腺素$E_2$明显降低，说明大承气汤确实对于内毒素介导的免疫细胞因子有作用[9]。

### 参考文献


[1] 陈海龙，周俊元，关凤林，等．复方大承气汤防治梗阻性黄疸时内毒素血症的临床观察研究．中国中西医结合杂志，1991，11(12): 724

[2] 解基良．大承气汤的临床与实验研究进展．天津中医药，1994, (1): 44

[3] 康毅，郭世铎，吴咸中，等．大承气汤对肠梗阻大鼠离体结肠平滑肌 $^{45}Ca$ 内流影响的实验研究．中西医结合杂志，1991, 11(2): 107

[4] 林秀珍，郭世铎，侯庆昌，等．大承气汤、芍苷汤、大黄素和番泻甙对肠梗阻大鼠肠粘膜组胺水平的影响．中国中药杂志，1992, 17(7): 427

[5] 林秀珍，任孝先．大承气汤对家兔实验性肠梗阻血浆 NA 水平的影响．中草药，1992, 23(1): 30

[6] 尤胜义，马丽云．肠梗阻家兔血管活性肠肽改变及大承气汤对其影响．中西医结合杂志，1991, 11(3): 162

[7] 田在善，沈长虹，李乐华，等．大承气汤对便秘大鼠肺泡巨噬细胞活力的影响——“肺与大肠相表里”的实验研究．天津中医，1992, (4): 19

[8] 薛芳．大承气汤治疗严重创伤呼吸窘迫综合征的实验与临床研究．中西医结合杂志，1992, 12(19): 541

[9] 秦明放．腹内感染时内毒素介导的免疫细胞学反应与通里攻下法的影响．中西医结合杂志，1993, 13(15): 266


## 二、小承气汤方

### （一）方药

大黄四两　厚朴二两，炙，去皮　枳实三枚，大者，炙

上三味，以水四升，煮取一升二合，去滓，分温二服。初服汤当更衣，不尔者尽饮之。若更衣者，勿服之。

## （二）治法

泻热通便，消痞除满。

## （三）方解

小承气汤由大承气汤去芒硝，除大黄用量不变外，减轻了厚朴枳实的用量。方中大黄亦当酒洗（疑本条有脱字），具有清热泻火、推陈致新之功；厚朴、枳实破气消滞，本方功效与大承气汤略同，唯以去芒硝，则攻下之力较大承气汤弱。用于治疗较轻的阳明腑实证或不典型的阳明腑实证，以及试探法。本方三药同煎，不分先后次第则大黄泻下之力变缓。同是大黄一药，因煎煮方法不同，其泻下作用有强弱之别，临床使用时应当注意。分温二服。大便通畅后即停服。若大便不通，则可继续服用，意在泻热除满。

【经典原文】

阳明病，脉迟，虽汗出不恶寒者，其身必重，短气腹满而喘，有潮热者，此外欲解，可攻里也。手足濈然汗出者，此大便已硬也，大承气汤主之。若汗多，微发热恶寒者，外未解也一法，与桂枝汤。其热不潮，未可与承气汤；若腹大满不通者，可与小承气汤，微和胃气，勿令至大泄下。大承气汤（208）

（原文分析等详见大承气条）

【经典原文】

阳明病，潮热，大便微硬者，可与大承气汤；不硬者，不可与之。若不大便六七日，恐有燥屎，欲知之法，少与小承气汤，汤入腹中，转失气者，此有燥屎也，乃可攻之。若不转矢气者，此但初头硬，后必溏，不可攻之，攻之必胀满不能食也。欲饮水者，与水则哕。其后发热者，必大便复硬而少也，以小承气汤和之。不转失气者，慎不可攻也。（209）

（原文分析等详见大承气条）

【经典原文】

阳明病，其人多汗，以津液外出，胃中燥，大便必硬，硬则谵语，小承气汤主之。若一服谵语止者，更莫复服。（213）

【提要】　辨阳明热盛伤津致便硬谵语的证治。

【原文分析】

阳明病多汗为热盛迫津外泄所致。汗出太多，更伤胃中津液，而致胃肠干燥，肠胃津少而失润，大便必干硬难下。同时由于里热炽盛，上扰神明则谵语。此为阳明病的一般发展规律，即由热成燥，由燥成实。由于本证属燥热初结，只见大便硬、谵语等症，为阳明腑实轻证，所以不用大承气汤，而以小承气汤泻下硬屎为治。若腑气通畅，谵语消失，即当停止服用，以免过剂伤正，防止另生他变。

【原文选注】

柯韵伯：阳明主津液所生病，故阳明病多汗。多汗是胃燥之因，便硬是谵语之根，一服谵语止，大便虽未利，而胃濡可知也。（《伤寒来苏集·伤寒论注·阳明脉证》）

徐灵胎：谵语由便硬，便硬由胃燥，胃燥由汗出津少，层层相因，病情显著。（《伤寒类

方·承气汤类》）

尤在泾：汗生于津液，津液资于谷气，故阳明多汗，则津液外出也。津液出于阳明，而阳明亦借养于津液，故阳明多汗，则胃中无液而燥也。胃燥则大便硬，大便硬则谵语，是宜小承气汤，以和胃而去实。（《伤寒贯珠集·阳明篇上》）

汪苓友：阳明病，指胃家实而言，其人多汗者，乃自汗出而多也。多汗则津液外泄，胃亡津液则燥。肠与胃相通，胃中燥则大便必硬，硬则热，邪不得下泄，阳明腑实，因作谵语，治法只须小承气汤，下其实热。得下，胃中稍空，则谵语止。更莫复服者，以亡津液，不堪过下也。（《伤寒论辨证广注·辨阳明病脉证并治法》）

【经典原文】

阳明病，谵语发潮热，脉滑而疾[(1)]者，小承气汤主之。因与承气汤一升，腹中转气[(2)]者，更复一升；若不转气者，勿更与之。明日又不大便，脉反微涩[(3)]者，里虚也，为难治，不可更与承气汤也。（214）

【词解】

（1）脉滑而疾：脉象圆滑流利，如珠走盘，应指快速，一息七八至。

（2）转气：又称转矢气，即肠腑有气从肛门排出。

（3）微涩：微弱无力，往来蹇涩，不流利。

【提要】 续论阳明腑实轻证的治法及禁忌。

【原文分析】

阳明病见谵语，发潮热，脉滑，为里热炽盛。若见脉滑而疾数，可能伏有里虚之机，为阳亢无制，真阴垂绝之候。虽阳热里盛，但燥实结聚未甚，尚未完全结聚成实。此时虽见潮热谵语，因有虚象，则不得妄用大承气汤峻下，故用小承气汤和下为宜。

本条先服小承气汤一升作试探，服药后腹中转矢气者，为气机尚通畅，是因药物作用于肠腑之燥结，推动浊气下趋，所谓“屎未动而气先行”。由此可推测出肠腑之燥结已经形成，可继续用小承气汤攻下。若不转矢气者，为虽有阳明腑实证，但气机闭塞，是病情复杂危重之候，不得再妄投承气汤。若明日又不大便，脉由滑疾转变为微涩，则里虚之象明显。因微主气虚，涩为血少。脉证合参，实为正虚邪实。阴津匮乏，已无力承受攻下。若强行攻下，则津气下脱，阴阳离决，立时殒命。补则反助病邪，壅滞气机，肠腑不通，亦是促死。病重势急，攻补两难，甚为棘手，故曰“难治”。

【原文选注】

尤在泾：谵语发潮热，胃实之征也。脉滑而疾，则与滑而实者差异矣。故不与大承气。而与小承气也。若服一升而转矢气者，知有燥屎在胃中，可更服一升，若不转矢气者，此必初硬后溏，不可更与服之。一如前二条之意也。乃明日不大便，而脉反微涩则邪气未去，而正气先衰，补则碍邪，攻则伤正，故曰难治。便虽未通，岂可更以承气攻之哉。（《伤寒贯珠集·阳明篇下》）

成无已：阳明病，谵语，发潮热，若脉沉实者，内实者也，则可下。若脉滑疾，为里热未实，则未可下，先与小承气汤和之。汤入腹中，得矢气者，中有燥屎，可更与小承气汤一升以除之。若不转矢气者，是无燥屎，不可更与小承气汤。至明日……反得微涩之脉者，里气大虚也。若大便利后，脉微涩者，只为里虚而犹可。此不曾大便，脉反微涩。是正气内衰，为邪气所胜，故云难治。（《注解伤寒论·辨阳明病脉证并治》）

钱天来：邪在阳明而谵语发潮热，则邪热当实于胃，而为可下之证矣。脉滑则食停于胃，疾则热邪过甚，躁动已极，其变态有不可测者，以未见实大之脉，不可轻下，故不用大承气汤，而以小承气汤主之。因与承气汤一升，若腹中行动而转矢气者，此胃中有实热也，更服一升，以去其邪热宿滞。若不转屎气者，是胃无实邪也，勿更与之。至明日而竟不大便，其脉反微涩者，知其内无真气矣。脉微则阳衰，涩则阴气竭，阴阳俱虚。以滑疾之脉而反变微涩，是邪盛正虚，所以为难治。如此者，正气将败，断不可更虚其虚，是以不可更与承气汤也。（《伤寒溯源集·阳明中篇》）

方有执：滑以候食，故为大便硬之诊。疾，里热盛也。然滑疾有不宁之象，不可不知。微者，阳气不充，涩者，阴气不足，故曰里虚也。难治者，气不充则无以运行，血不足则无以润送。（《伤寒论条辨·辨阳明病脉证并治法》）

陈修园：此以脉而辨谵语之虚实，前欲与大承气，以小承气为法。今欲与小承气，即以小承气先与，为试法，可知古人谨慎也。（《伤寒论浅注·阳明篇》）

张路玉：此条脉滑而疾，既有谵语，潮热，而无喘满实证，止宜小承气下之，下之而脉反微涩，证变虚寒，故为难治。（《伤寒缵论·阳明下篇》）

【经典原文】

太阳病，若吐若下若发汗后，微烦，小便数，大便因硬者，与小承气汤和之愈。（250）

【提要】　辨太阳病误治伤津致热结成实的证治。

【原文分析】

太阳表证，当发汗解表，妄用吐下，是为误治。先吐下而后再汗，是为治疗失序，其结果必致邪不解而内陷。今吐、下、发汗后，病人出现了微烦、小便数、大便硬等症，说明邪热内陷阳明，形成了阳明腑实证。误治津伤，促使病邪化热入里，热扰心神，则心烦不宁，由于邪热不盛，故烦躁轻。热迫津液偏渗于膀胱，故小便频数而多，大便干结而硬。此种既有里热，又有结聚的证候，尚未达到谵语、潮热、手足濈然汗出等燥屎结实的程度，且在汗、吐、下后正气受伤，故不宜大承气汤峻下，只可以小承气汤，泻热通便，使胃肠气机得以调和通畅则病可愈，故曰“与小承气汤和之愈”。

【原文选注】

汪苓友：此条系太阳阳明证，太阳病既经汗吐下，其邪为已减矣。所未解者，内入于胃，胃腑实热，必不大甚，故曰微烦，微烦者，大便未必能硬，其硬者，只因小便数故也。此非大实大满之证，故云与小承气汤，和之则愈。（《伤寒论辨证广注·辨阳明病脉证并治法》）

尤在泾：“若”与“或”同。病在太阳，或吐、或下、或汗，邪仍不解，而兼微烦，邪气不之表而之里也。小便数，大便因硬者，热气不之太阳之本，而之阳明之腑，可与小承气汤，和胃除热为主，不取大下者，以津液先亡，不欲更伤其阴耳。（《伤寒贯珠集·阳明篇》）

程郊倩：吐、下、汗后，而见烦证，征之于大便硬，固非虚烦者比。然烦既微，而小便数，当由胃家失润，燥气客之使然，胃虽实，非大实也。以小承气汤取其和也，非大攻之。（《伤寒论后条辨·阳明篇》）

【经典原文】

得病二三日，脉弱，无太阳，柴胡证，烦躁，心下硬。至四五日，虽能食，以小承气汤，少少与，微和之，令小安。至六日，与承气汤一升。若不大便六七日，小便少者，虽不受食，一云不大便但初头硬，后必溏，未定成硬，攻之必溏；须小便利，屎定硬，乃可攻之，宜大承气汤。（251）

【提要】 辨大小承气汤的使用方法及其辨证要点。

【原文分析】

得病二三日，既无太阳表证，又无少阳柴胡证，而见烦躁，心下硬，且有不大便，此等证候是阳明里实之证。“烦躁”是里热上扰心神，或邪结肠胃所致，不伴有明显的潮热，可见里热之盛。“心下硬”提示邪结胃脘，均为阳明里实、胃气不和之证。

“至四五日”，能食，说明阳明病热势轻浅，不耐峻下攻伐，只能“以小承气汤，少少与之”，以微和胃气。

若服药后至六日仍不见大便，则须加大药量，可给予小承气汤一升，则大便可下。

不大便六七日，小便少者，虽不能食，亦不可贸然使用大承气汤猛攻。因为小便少是津液尚能还入肠中，推测其大便尚“未定成硬”。大便不硬，燥屎未成，则不可攻之，有的还可能是大便初硬后溏，与脾虚失运有关，若误用大承气汤峻攻，必伤脾胃之气，以致运化失职，水谷不别而溏泄不止，故曰“攻之必溏”。

“须小便利”是紧承前文而引申可攻之证。即病者六七日不大便，而小便自利，则津液渗于膀胱，无以滋润肠燥，肠中糟粕因之结为燥屎，阻塞不通，故可攻下，宜大承气汤。推测津液偏渗而燥屎已经形成之时，腹满痛拒按、舌苔黄厚等里实燥结证候也当明显。

综观本条原文记录，从得病二三日，至四五日，至六日，到六七日，四个阶段，根据证情的逐步变化，烦躁、心下硬、不大便等症，尚难确诊燥屎成与未成，审证之法，须动态观察，采取相应的治疗措施。由此可见，对于邪热不重，但以邪结肠胃为主的腑实证，用攻下法尤其是用大承气汤要谨慎，若燥实确已形成，无禁忌证时才可用。倘未确诊之际，或有禁忌证之时，可先用小承气汤试探，以防误攻，伤人正气。

【原文选注】

张路玉：无太阳、少阳证，则烦躁、心下硬属正阳阳明之可下无疑矣。但其人脉弱，虽是能食，亦止宜小承气微和之，和之而当已觉小安，俟隔日再与小承气稍稍多进，总由脉弱，故尔踌躇也。至六七日，竟不大便，似乎胃实，乃小便复少，正恐胃弱而膀胱气化之源窒，转渗大肠，初硬后溏耳。所以小便利、屎定硬，乃可攻之。此段之能食不能食，全与辨风寒无涉。言能食者，不可以胃强而轻下；不能食者，不可以胃中有燥屎而轻下也。（《伤寒缵论·阳明下篇》）

喻嘉言：此段之虽能食，虽不能食，全与辨风寒无涉，另有二义：见虽能食者，不可以胃强而轻下也；虽不能食者，不可以胃中有燥屎而轻下也。前段云：“谵语，有潮热，反不能食者，胃中必有燥屎五六枚也”，与此互发。（《尚论篇·阳明篇》）

汪苓友：此条乃申大小承气，不可多用及骤用之意。得病二三日，不言伤寒与中风者，乃风寒之形皆有，不须分辨之病也。脉弱者，谓无浮紧等在表之脉也。无太阳柴胡证，谓无恶寒发热，或往来寒热，在表及半表半里之证也。烦躁，心下硬者，全是阳明腑热邪实。至四五日，则足阳明胃腑实热者，下而传于手阳明，当大肠之腑实热也。《经》云：肠实则胃虚，故能食。能食者，其人不痞不满，为下证未急，非阳明胃强，发狂能食比也。故云虽能食，只须以小承气汤，少少与，微和之。因其人烦躁，必不大便，欲令其小安也。至六日仍烦躁不安，而不大便者，前用小承气汤可加至一升，使得大便而止，此言小承气汤不可多用之意。“若不大便”句，承上文烦躁，心下硬而言，至六七日不大便，为可下之时，但小便少，乃小水不利，此系胃中之水谷不分清，故不能食，非谵证，潮热有燥屎之不能食也。故去虽不能食，便初头硬，后必溏。未定成硬而攻之，并硬者，必化而为溏矣。必待小便利，屎定成硬，乃可用大承气汤攻之，此言大承气汤亦不可骤用之意。（《伤寒论辨证广注·辨阳明病脉证并治法》）

【临床应用】（详见大承气汤条）

## 三、调胃承气汤方

### （一）方药

甘草二两，炙　芒硝半升　大黄四两，清酒洗

上三味，切，以水三升，煮二物至一升，去滓，内芒硝，更上微火一二沸，温顿服之，以调胃气。

### （二）治法

泻热润燥，软坚通便。

### （三）方解

谓胃承气汤由炙甘草、芒硝、大黄三味组成。方中大黄苦寒，酒洗，除了清热泻火外，还有推陈致新之功。芒硝咸寒，润燥软坚，通利大便。甘草甘平和中，以缓药性，使攻下而不伤正。三药同用具有泻热润燥，软坚通便之功效。用于治疗阳明腑实证，燥热偏胜的证型，即通过泻大便，以达到清热润燥的目的。本方先煎甘草、大黄，后入芒硝。其服法有二：一为“温，顿服”，用于热邪偏盛为主的阳明腑实证，意在泻热润燥，即方后所言“调胃气”。一为“少少温服之”，用于温药复阳后胃热扰心之谵语，意在泄热。

上述三方均是苦寒攻下之剂，其治疗均为阳明腑实证，但由于药物组成之同，剂量轻重之差异，故适应证也有轻重缓急之别，临床当灵活掌握，辨证应用。调胃承气汤治燥热在胃，证以燥热为主，故以甘草缓恋硝、黄于上，以使胃气调和，且有护正之义，而为缓下之法；小承气汤治大便成，硬在肠，腑气不顺，症以腹部痞满为主，但未到燥屎内结、肠气闭阻的程度，故只用大黄、厚朴、枳实，而不用芒硝，与大承气汤相较，则为和下之法；大承气汤治燥屎凝结在肠，腑气闭阻，证则痞、满、燥、实俱备，故方中行气、破结、软坚、泻下并用，以荡涤肠中燥屎，为峻下之法。这就是三个承气汤的不同之处，也是临证区别使用的主要依据。

【经典原文】

伤寒脉浮，自汗出，小便数，心烦，微恶寒，脚挛急，反与桂枝欲攻其表，此误也。得之便厥，咽中干，烦躁，吐逆者，作甘草干姜汤与之，以复其阳；若厥愈足温者，更作芍药甘草汤与之，其脚即伸；若胃气不和，谵语者，少与调胃承气汤；若重发汗，复加烧针者，四逆汤主之。（29）

（原文分析等详见甘草干姜汤条）

【经典原文】

发汗后，恶寒者，虚故也。不恶寒，但热者，实也，当和胃气，与调胃承气汤。（70）

【提要】　发汗后虚实不同的辨证。

【原文分析】

本条为发汗后之变证，而变证有虚有实，其虚实之根由，常与病者体质有关。误汗或汗不如法，汗后而恶寒，有多种病理机转。一是表邪未解，恶寒与发热同见，治疗仍需发汗。二是发汗

后，正气受损，但恶寒而不发热，如芍药甘草附子汤证。三是表邪未解而正气已虚，恶寒发热，又见正虚之象，如桂枝加附子汤证。如若不恶寒而但发热，是由于素体阳旺之躯，加之以辛温发汗，必蒸腾津液而外泄，病邪乘机化燥入里，形成阳明腑实之证，可用调胃承气汤治疗。

综观前70条，表病而用汗法，原属正治，但凡辨证准确，方药得宜，而体质尚无潜伏因素者，则多能汗出邪解，即令外邪未尽，再缓发其汗可也。若发汗太过或不及，均为失误，此变证原因之一也；素体阴阳虚实，脏腑盛衰，或宿疾之有无等，此变证原因之二也；感邪轻重，此原因之三也。试举例言之，如太阳主表而统领营卫，又与少阴为表里，若太阳虽病，而少阴不虚者，发汗但能祛邪，而不至累及少阴。若少阴不足，或妄汗伤阳者，每于发汗之后，太阳之邪解除与否未定，而少阴阳虚已见，即所谓"虚故也"。又如平素胃气实或胃阳偏亢者，发汗后常能使邪从热化，则为转属阳明，即所谓"实也"。而人体脏腑、阴阳、气血之盛衰，千差万别，因之变证种种不一，难以尽述，学者举一反三可也。

【原文选注】

成无已：汗出而恶寒者，表虚也。汗出不恶寒，但热者、里实也。经曰：汗出不恶寒者，此表解里未和，与调胃承气汤，和胃气。（《注解伤寒论·辨太阳病脉证并治法中》）

《医宗金鉴》：伤寒发汗，汗出病解，必不恶寒，亦不发热，始可为愈。若发汗后恶寒者，是阳虚也，宜用芍药甘草附子汤主之。今发汗后不恶寒但热，则是胃气实也，故与调胃承气汤，泄热以和胃。（《医宗金鉴·订正仲景全书·伤寒论注·辨太阳病脉证并治中篇》）

陈修园：此二节总结上文数节之意，言虚证固多，而实证亦复不少，而又有提出胃气二字，补出调胃承气一方，其旨微矣。太阳病从微盛而转属，阳微则转属少阴为虚证，以太阳与少阴相表里也。阳盛则转属阳明为实证，以太阳与阳明相递传也。（《伤寒论浅注·辨太阳病脉证篇》

【经典原文】

太阳病未解，脉阴阳俱停[1]一作微，必先振慄汗出而解。但阳脉微者，先汗出而解。但阴脉微一作尺脉实者，下之而解。若欲下之，宜调胃承气汤。（94）

【词解】

（1）脉阴阳俱停：指尺寸间的脉搏都隐伏不现。

【提要】 辨脉判断战汗自愈的机转。

【原文分析】

脉"停"同本条所言"脉微"，指脉搏隐伏不现，与生机即将终止的绝脉不同，是阳气欲驱邪外出，先积蓄力量，先屈后伸的反映。"振慄"，即病人身体震震摇动，内心感到寒冷的症状，是邪压正气，正邪相争，正欲胜而邪将却之征兆。

太阳病，脉阴阳俱停，已虚之正气与邪相争，首先振慄，待正气伸展而见发热，继之汗出，邪随汗解。

"但阳脉微者"，即寸部脉微微搏动，提示病邪在表，正气抗邪外出，故"先汗出而解"。

"但阴脉微者"，即尺部脉微微搏动，提示病邪在里，正气驱邪于下，须用下法而解，宜调胃承气汤和其胃气。

【原文选注】

成无已：脉阴阳俱停，无偏胜者，阴阳气和也。经曰"寸口、关上、尺中三处，大小浮沉迟数同等，此脉阴阳和平，虽剧当愈。"今脉阴阳俱和，必先振慄汗出而解，但阳脉微者，阳不足而阴有余也。经曰'阳虚阴盛，汗之则愈。'阴脉微者，阴不足而阳有余也。经曰"阳盛阴虚，下之则愈"。（《注解伤寒论·辨太阳病脉证并治法中》）

汪苓友：愚以邪气即乘之后，恐其脉搏未必尽出于微，若脉既微，必无用承气汤下之之理，大抵脉微二字，当活看。此非微弱之微，乃邪滞而脉道细伏之意，邪滞于经，则表气不得条达，故阳脉微；邪滞于腑，则里气不能通畅，故阴脉微。（《伤寒论辨证广注·辨太阳病脉证并治法中》）

【经典原文】

伤寒十三日，过经谵语者，以有热也，当以汤下之。若小便利者，大便当硬，而反下利，脉调和者，知医以丸药下之，非其治也。若自下利者，脉当微厥[(1)]，今反和者，此为内实也，调胃承气汤主之。（105）

【词解】

（1）脉当微厥：一作“脉微肢厥”，如张隐庵曰，“其脉当微，手足当厥”；一作单纯脉象解，即《伤寒论·辨不可下病第二十》所言：“厥者，脉初来大，渐渐小，更来渐大，是其候也。”主里虚有寒。二说可并以。

【提要】　阳明里实误用丸药攻下后的变证与治疗。

【原文分析】

本条阐述太阳表邪内转阳明而未涉少阳。

太阳表证不解，日久必致邪气内传，而内传之途，或入少阳，或犯阳明，甚则径至三阴，则每因人体阴阳盛衰、邪气轻重与性质及医护措施当否而定。今病已十余日，而见潮热谵语、小便自利等症，并未出现胸胁苦满、往来寒热等象，表明邪气内转阳明，而与少阳枢机无关。阳明内实，当有大便硬结闭塞不通之证，却反见下利，是与病机不合，必有所因。追索病源，仍属下法用之不当所致。若下利属里虚寒，脉象应随之而变，微弱无力，并伴肢厥恶寒等症。今虽下利，而脉象仍沉实有力，且兼谵语潮热，是误下而病机未变，治宜缓下热结，主以调胃承气汤。

本条与104条所论皆是太阳表证日久内传，而见潮热之症均因误下而见下利之象；本条是病转阳明而与少阳无关，104条是病在少阳而兼涉阳明，病象相似而病机有异，乃治法方药各自不同，必须细心鉴别，方不致误。

【原文选注】

汪苓友：谵语者，自言也。寒邪郁里，胃中有热，热气熏膈，则神昏而自言也。谵语有热，法当以汤荡涤之。若小便利者，津液偏渗。大便当坚硬而不出。今反下利，及诊其脉，又调和而非自利之脉，知医非其治，而以丸药下之也。若其人不因误下而自利者，其脉当微，而手足见厥，此为内虚，不可下也。今脉反和，反和者，言其脉与阳明腑证不相背之意。若脉果调和，则无病矣。此为内实，故见谵语下利等证。与调胃承气汤者，以下胃中之实热也……据仲景法，下利谵语者，有燥屎也，宜小承气汤，今改用调胃者，以医误下之故，内实不去胃气徒伤，故于小承气汤去厚朴枳实而加甘草，以调和之也。因大便坚实，以故复加芒硝。（《伤寒论辨证广注·辨阳明病脉证并治法》）

张隐庵：此言病气已入阳明胃腑，无分便硬自利，审为实热之证俱可从乎下解也。伤寒十三日不解，过阳明经而谵语者，以内有热也，当以汤药下之。若小便利者，津液下注，大便当硬，内热而燥，汤药下之可也。若过经谵语，而反下利脉调和者，医以丸药下之，夫丸缓留中，徒伤胃气，非其治也。若自下利，而涉于里阴者，其脉当微，手足当厥，今反调和者，此为阳明内实而腐秽当下也，调胃承气汤主之。（《伤寒论集注·辨太阳病脉证篇》）

【经典原文】

太阳病，过经十余日，心下温温欲吐[1]，而胸中痛，大便反溏，腹微满，郁郁微烦者。先此时自极吐下[2]者，与调胃承气汤。若不尔者，不可与。但欲呕，胸中痛，微溏者，此非柴胡汤证，以呕故知极吐下也。调胃承气汤。（123）

【词解】

（1）温温欲吐：温通愠，心中蕴郁不适之意。温温欲吐，指自觉心中蕴郁不畅，泛泛欲吐。

（2）极吐下：即大吐大下。

【提要】 太阳病误用吐下后的不同证治。

【原文分析】

太阳病经十余日，邪已入里化热，而误用吐下之法者，伤津耗液，化燥成实，而见胸中结痛、腹满微烦、欲呕等症，证属里邪壅滞、气机逆乱，不应有大便溏薄之症，而反见便溏者，是胃气因下而虚也，虚而夹滞，则便虽溏，必下而不爽也。究其根本，仍以胃气不和为其关键，故可以调胃承气汤微和胃气。其呕而胸痛，酷类少阳邪郁，然病起于误吐误下，更无寒热往来、口苦脉弦之象可资佐证，则知其并非少阳柴胡证也。

【原文选注】

柯韵伯：太阳居三阳之表，其病过经不解，不转属阳明，则转属少阳矣。心烦喜呕为柴胡证，然柴胡证或胸中烦而不痛，或大便微结而不溏，或腹中痛而不满，则此胸中痛，大便溏，腹微满，皆不是柴胡证，便以欲呕一证似柴胡，当深究其欲呕之故矣。夫伤寒中风有柴胡证，有半表证也，故呕而发热者主之，此病既不关少阳寒热往来，胁下痞硬之半表，是太阳过经而来，一切皆属里证，必十日前吐下而误之坏病也。胸中痛者，必极吐可知，腹微满，便微溏，必误下可知，是太阳病转属阳明而不属少阳矣。今胃气虽伤，而余邪未尽，故与谓胃承气汤和之，不用枳朴者，以胸中痛，上焦伤，既呕多虽有阳明证不可攻之谓也。若未经吐下，是病气分而不在胃，则呕不止，而郁郁微烦者，当属之大柴胡矣。（《伤寒来苏集·伤寒论注·柴胡汤证》）

尤在泾：过经者，病过一经，不复在太阳矣。心下温温欲吐而胸中痛者，上气因吐而逆，不得下降也，与病人欲吐者不同。大便溏而不实者，下气因下而注，不得上行也，与大便本自溏者不同。设见腹满郁郁微烦，知其热结在中者犹甚，则必以调胃承气，以尽其邪矣。邪尽则不特腹中之烦满释，即胸中之呕痛亦除矣，此因势利导之法也。若不因吐下而致者，则病人欲吐者，与大便自溏者，均有不可下之戒，岂可漫与调胃气汤哉，但欲呕，胸中痛，有似柴胡证，而系在极吐下后，则病在中气，非柴胡所得而治者矣。所以知其为极吐大下者，以大便溏而仍复呕也，不然，病既在下，岂得复行于上哉。（《伤寒贯珠集·太阳救逆法第四》）

【经典原文】

阳明病，不吐不下，心烦者，可与调胃承气汤。（207）

【提要】 论阳明燥热内盛而心烦的证治。

【原文分析】

可下之证意味着阳明燥实已形成。阳明病不吐不下而心烦者，为阳明燥热内盛，胃热上扰神明。本条突出“心烦”而不强调便秘，说明旨在泻热和胃。体现出由上到下、由浅入深、由轻到重的病变层次的治疗原则。

【原文选注】

吴谦：阳明谓已传阳明，不吐，不下，心烦者，谓未经吐下而心烦也，其为热盛实烦可知。

故与调胃承气汤泻热，而烦自除也。（《医宗金鉴·订正仲景全书·伤寒论注·阳明全篇》）

尤在泾：病在阳明，既不上涌，又不下泄，而心烦者，邪气在中土，郁而成热也。《经》曰：土郁则夺之。调胃承气汤盖以通土气，非以下燥屎也。（《伤寒贯珠集·阳明篇上》）

柯韵伯：言阳明病则身热，汗出，不恶寒反恶热矣。若吐下后而烦为虚邪，宜栀子豉汤。未经吐下而烦，是胃火乘心，从前来者为实邪，调其胃而心自和，此实则泻子之法。（《伤寒来苏集·伤寒论注·阳明脉证下》）

周扬俊：此太阳经入阳明腑候也。未经吐下，忽然心烦，则其烦为热邪内陷之征，与调胃下之，庶热去而烦自止耳。然而不言宜而曰可与者，明以若吐后则肺气受伤，若下后则胃气已损，其不可与之意已在言外。虽然调胃亦有在吐下后可与者正多，且又戒未极吐下者反不可与，岂仲景自相反耶？但吐下后可与，必有腹满便硬等证也。不吐下者反不可与，必有干呕欲吐等证也。（《伤寒论三注·阳明篇》）

【经典原文】

太阳病三日，发汗不解[(1)]，蒸蒸发热[(2)]者，属胃[(3)]也，调胃承气汤主之。（248）

【词解】

（1）发汗不解：指用发汗法后病仍未愈，不是太阳表证不解。

（2）蒸蒸发热：形容发热如热气蒸腾，从内达外。

（3）属胃：即属阳明病的意思。

【提要】 辨太阳病发汗后转属阳明腑实的证治。

【原文分析】

太阳病发热，其热型表现是发热恶寒，若治疗得法，则汗出热解。若病经三日发汗不解，是病邪由表入里，出现了蒸蒸发热的阳明病证候。故云“属胃也”。但因实热初结胃肠，尚未至潮热、腹满痛等燥屎内结的严重程度，故以调胃承气汤软坚润燥，泻热和胃，不必以大承气汤峻下热结。

【原文选注】

张路玉：本太阳中风，误用麻黄发汗，汗出过多，反伤胃中津液，所以不解。热邪乘虚内入，而为里热之证也。蒸蒸者，热势自内腾达于外也。惟热在胃，故用承气以调其胃，胃调则病涣然除矣。（《伤寒缵论·阳明下篇》）

程郊倩：何以发汗不解，便属胃？盖以胃燥素盛，故表证虽罢，而汗与热不解也。第征其热，如饮笼蒸蒸而盛，则知其汗必连绵濈濈而来，此即大便已硬之征，故曰属胃也。热虽聚于胃，而未见潮热、谵语等证，主以调胃承气汤者，于下法内从乎中治，其为日未深故也。表热未除，而里热已待，病势久蕴于前矣，只从发汗后一交替耳。（《伤寒论后条辨·阳明篇》）

汪苓友：此条言太阳病不可拘以日数，但见属胃之证，即可下也。有如太阳病方三日，曾发过汗矣，其不解者，非表邪不解，乃病热不能解也。太阳病只翕翕发热，明知其热在外，今变为蒸蒸发热。蒸者，熏也，炊也，火气上升之貌，《条辨》云：其热自内腾达于外，如蒸炊然，此系太阳之邪转属于胃。经云：已入于腑者，可下而已。与调胃承气汤者，以下证未全具，故大承气汤中只用硝黄，复加甘草，以调其中，而故下其实热也。或曰：太阳病暂三日，胃中何由而实？大便何由而硬？余答云：《尚论篇》云：其热蒸蒸，势必致其汗濈濈，汗出过多，则胃中燥实，大便必硬，但下证未急，故用调胃承气汤缓以攻之也。（《伤寒论辨证广注·辨阳明脉证并治法》）

【经典原文】

伤寒吐后，腹胀满者，与调胃承气汤。（249）

【提要】 辨太阳病吐后转属阳明燥实腹满的证治。

【原文分析】

伤寒本为太阳表证，不当吐而误用吐法，吐法耗气伤津，一方面，表邪入里化热，里热渐盛；另一方面，津亏肠燥，燥结成实，热实阻滞，腑气不降，故症见腹胀满。本证属里热渐盛，津亏肠燥，仲景选用调胃承气汤，意在泄热润燥，通腑降气。

以上两条，以蒸蒸发热和腹胀满的内外证候，反映并概括了调胃承气汤证的特点。由于此调胃承气汤证来自于太阳病汗吐后津伤化燥，初结阳明，病情还没有达至严重的程度，故其治不用大承气汤，而用调胃承气汤。

【原文选注】

成无己：《内经》曰：诸胀腹大，皆属于热，热在上焦则吐，吐后不解，复腹胀满者，邪热入胃也，与调胃承气汤下其胃热。（《注解伤寒论·辨阳明病脉证并治》）

张路玉：吐后腹满，则邪不在胸，其为里实可知。但腹满而不痛，终属表邪入里未实，故不宜峻下，少与调胃承气和之可也。（《伤寒缵论·阳明下篇》）

汪苓友：伤寒虽不指何经，大都是太阳病，既吐之后，则胸中热邪得越，表证亦随之而解，以吐中有发散之义故也。今者既吐之后，腹复胀满，是邪热不因吐解，留结于胃，而为里实之证无疑矣。与调胃承气汤者，以吐后，胃气受伤，不得不调之，以缓下其实也。或问治胀满，莫如厚朴、枳实，何以不用大承气？今者调胃承气中去枳、朴，反加甘草，经云：中满者，勿食甘，其汤不与病相佐耶？余曰：伤寒既经吐后，则胸中之实已去，其腹胀满者，实热在胃之下脘也。若用枳、朴，与病无与，徒伤上焦之阳气，且甘草虽能作满，亦能引泻满之药，直至胀满之所，以导去其实热，所以调胃承气汤中用甘草者，其佐硝黄而泻满之功更神……（《伤寒论辨证广注·辨阳明病脉证并治法》）

【方药论选】

柯韵伯：……不用气药而亦名承气者，调胃即所以承气也。《经》曰：平人胃满则肠虚，肠满则胃虚，更虚更实，故气得上下。今气之不承，由胃家之热实，必用硝黄以濡胃家之糟粕，而气得以下。同甘草以生胃家之津液，而气得以上，推陈之中便寓致新之义。一攻一补，调胃之法备矣。胃调则诸气皆顺，故亦得以承气名之。前辈见条中无燥屎字，便云未坚硬者可用，不知此方专为燥屎而设。故芒硝分两多于大承气，因病不在气分，故不用气药耳。（《伤寒来苏集·伤寒附翼·阳明方总论》）

张路玉：胃气及津液既不由吐下而伤，则心烦明系胃中热炽，故可与调胃承气以安胃而全津液也。可与者，欲人临病裁酌，不可竟行攻击也。（《伤寒缵论·阳明下篇》）

吴又可：三承气汤功用仿佛。热邪传里，但上焦痞满者，宜小承气汤。中有坚结者，加芒硝软坚而润燥，病久失下，虽有结粪，然多粘腻极臭恶物，得芒硝则大黄有荡涤之能。设无痞满，惟存宿结，而有瘀热者，调胃承气宜之。（《温疫论·注意逐邪勿拘结粪》）

【临床应用】

（1）张仲景对本方的应用

1）阳明虽复，其有胃燥：见有谵语者。（如29条）

2）燥热结于胃肠：见太阳病三日，发汗不解，蒸蒸发热者。伤寒吐后腹胀满者。（如248、249条等）

3）里热未清：心下温温欲吐，而胸中痛，大便反溏，腹微满，郁郁微烦。（如123条）

4）太阳病汗后，或吐下后，不恶寒，但热者，实也。（如70条）

5）误下里热未除：见谵语者。（如105条）

6）病邪在里：见太阳病未解，但阴脉微者，下之而解。（如94条）

7）里实热郁：阳明病，不吐不下，心烦者。（如207条）

（2）后世医家对本方的应用

1）刘完素将三方合为一方，名三一承气汤，通治大、小、调胃三承气汤所主诸证。

2）吴瑭《温病条辨》：三方分别治疗阳明温病的不同证型，并在三方基础上增订了新加黄龙汤、宣白承气汤、导赤承气汤、牛黄承气汤、增液承气汤等，扩大了承气汤的临床应用范围。

（3）现代应用

1）呼吸系统：本方广泛用于治疗普通感冒、病毒感染、大叶性肺炎、急性支气管炎等病证，只要合并阳明腑实证或表现为里实热证的就可应用。如阳氏用调胃承气汤加减治疗上呼吸道感染合并腑实证取得满意疗效。[陕西中医，1991，12（11）：508] 胡梦先介绍：用调胃承气汤治咳嗽取效。如某病人病已月余。现咳嗽痰多，舌黄糙，脉数无力，不思饮食，大便硬，用调胃承气汤，服后微下二三次，咳嗽若失。[天津医药杂志，1961，（8）：224]

2）消化系统：《伤寒论方古今临床》介绍用调胃承气汤加味治愈食滞头痛1例。某病人体质素壮，饮食不节，久留停滞不运，嗳气吞酸时作，腹胀便难，渐至头痛难忍。诊为食滞而发也，拟调胃承气汤加味，服药3剂头痛止。处方：甘草、元明粉、莱菔子各9g，酒大黄、麦芽各12g，山楂16g，薄荷6g。水煎服。

《山东中医研究所资料汇编》载治疮发红肿高热，用调胃承气汤加当归、金银花。又用大黄、甘草等分为末，芒硝化水调服，治疮痈初起，红肿胀痛，干则易之。病初起不过一二次即消，瘟毒发颐亦可用。

贵阳医学院外科介绍用调胃承气汤加柴胡、胆草、黄连、败酱草等，非手术治疗胰腺炎64例，全部治愈。他们认为过去西医治疗胰腺炎强调了一个“静”字，使胰腺功能处于相对静止状态，分泌减少，从而减低胰腺内压，使胰腺分泌不再外溢，以停止病变发展，但中西结合治疗，着眼一个“通”字，疏通消化道，消除痰积，恢复消化功能，贯穿一个“动”的过程。他们认为“动”和“静”的治疗作用，在胰腺炎中“动”是主要的。“静”的有利面是抑制了胰腺的分泌，但因禁食机体处于半饥饿状态，组织内出现消耗性分解代谢，又因胃管减压大量抽出胃液，引起水电质平衡紊乱，补液虽能供给一定热量、水分和电解质，但比起通过消化吸收的营养是远远不足的，而“动”则是积极的，着眼于“通”，有利于克服上述缺点。[《科研资料汇编》（内部资料），1973]

成湘兰介绍一胆石症病人，因“总攻”胆石下移形成肠梗阻，用调胃承气汤加莱菔子、广木香降气通下，服药2次，得快利3次，排出大型结石（4cm × 5cm × 5cm）2个，脐周阵发性疼痛、腹胀、便秘、呕吐等症状霍然消失。[湖南医药学杂志，1978，（3）：34]

吴宗让介绍用调胃承气汤加味，治愈2岁小儿热利证一例。患儿病下利，目闭，身冷。曾用理中、四逆之剂治之，病转危笃。诊其脉，寻按均不可得，据前医云，脉绝已半日。遂启齿观察，见其舌苔黄燥，再视其肛门，周围红赤异常，验其大便，则甚黏腻，下利虽频，而量极少，与少阴下利清谷大相悬殊。此系伏热，热深厥深，故见身冷脉伏。内真热而外呈寒象。遂依“热淫于内，治以咸寒，佐以甘苦”之旨，与调胃承气汤加味：朴硝7.5g，大黄4.5g，黄芩3g，黄连、甘草各2.4g。服后数小时，下黑粪甚多，脉出，肢温，知渴索饮。次日按原方服1剂，竟告获愈。[福建中医药，1961，（3）：封4]

3）内分泌系统：吕俊烈等介绍用调胃承气汤治中消证取效。如某病人3个月前起善食善饥，每天虽进7餐，仍感饥饿，并有上腹部嘈杂，疼痛。口不渴，小便如常，大便秘结，数日一通。苔黄不燥，脉滑有力。病属阳明里热实证，即所谓“中消”也，治宜清胃泻火，佐以养阴。处方：大黄、芒硝各6g，甘草5g，黄芩4.5g，知母、天冬、生地、牛膝各9g，石膏12g。水煎服。连服18剂，苔净脉和，食量正常，尿检查，尿糖转阴。［福建中医药，1964，（5）：44］

4）精神神经系统：王氏等用本方加枳壳、丹参、川芎、桃仁、赤芍、当归，名通腑化瘀法，治疗中风急性期实证50例，结果基本痊愈21例，占42%，有效26例，占52%，无效3例，占6%。［江西中医药，1995，26（5）：12］

陈华鹰介绍用调胃承气汤与竹叶石膏汤交替治愈蛛网膜下腔出血1例。病人突然头痛，伴呕吐，昏迷2天，经检查诊为“蛛网膜下腔出血”。经治疗神志已清，头痛呕逆，烦躁未见改善。转中医诊治，证见烦躁不安，头痛如裂（前额），恶心，饮水即吐，肢厥，屡见昏迷。脉弦细，按之实，苔黄，溲少，大便5日未行，脉证尚实，先作釜底抽薪计。处方：大黄、元明粉各9g，甘草3g。药后溏泻4次，约一痰盂，臭秽难闻。昏厥不作，但心中如焚，烦躁不堪。头痛略挫，呕吐更甚口干，颧赤，舌红中薄苔，脉转虚数。腑实虽通，胃阴受劫，胃热蒸腾。治宜清胃热复胃阴，兼用降逆镇呕。处方：党参、麦冬各12g，生石膏（先煎）30g，竹叶、粳米、半夏各9g，甘草3g，灶心土1块（研细，开水溶化后，沉淀去渣，冲入）。上方仅服2茶匙，呕吐即止。后随证加减，见功。［福建中医药，1966，（2）：29］

5）传染病：虞覲冠介绍用调胃承气汤加清热息风豁痰之品治疗重症乙脑获良效。病人在发病3～5天出现暑邪蕴结阳明，热痰胶着，风火相煽的证候。证见高热、抽筋、神志昏迷、腹胀便秘、脉象弦数、舌红或绛，苔黄厚腻等危重症状，即采用通下之调胃承气汤加味。方药：大黄、芒硝、钩藤、生石膏、龙胆草、大青叶、僵蚕、菖蒲、郁金、甘草。浓煎鼻饲，每日1～2剂。得泻后减芒硝，据病情酌用蚤休、竹叶、天竺黄、连翘等，不同兼证灵活变通。治多例重证乙脑，均取捷效。［河南中医，1982，（4）：36］

6）其他：《经方应用》载以本方治愈牙周炎1案。病人张姓，男，33岁。患上齿牙周炎已5日，牙龈红肿、疼痛、充血，大便秘结，已6日无便，脉滑数有力，舌苔黄厚，舌质红。辨证为胃火实热，用清泻胃火法，方用调胃承气汤加玄参15g，黄连3g。服2剂后，得泻数次，牙龈肿痛减轻，身热渐退，继以清胃散加减，以善其后。

《中医眼科学讲义》载：黄液上冲，病急势重，而见目赤畏光，头目疼痛，二便不利等症，急当通腑泻热，清火解毒为治。如眼珠灌脓方，或三黄石膏汤合调胃承气汤并服。另用立胜煎外点，以消炎止痛。

黄孝明介绍：凡具有下列指征之一者，即可用调胃承气汤加减攻下。①24小时尿量少于1000ml，或每小时尿量，少于40ml。②球结膜充血，伴腹痛。腹胀拒按，大便燥结。③少尿期血压在80/60mmHg，颈静脉明显充盈，或伴有高血容量综合征者。处方，调胃承气汤加减：生大黄（后入）、芒硝各12g，枳壳5g，厚朴、生甘草各6g，芦根30g，以及增液承气汤加减方，生大黄（后入）15g，生地30g，麦冬、元参各24g，元明粉（冲）、赤芍各12g，桃仁10g，煎成200ml药液作保留灌肠。［浙江中医杂志，1982，（6）：268］

（4）医案选录

1）肠梗阻：郭某，男，37岁，以腹部阵发性绞痛13小时，于8月13日入院。检查：体温37.5℃，神清，精神欠佳，发育正常，营养一般，两目凹陷，皮肤干燥，呻吟烦躁……腹壁紧张，膨胀明显，肠型明显，时隐，小腹胀痛异常。苔薄、脉弦。化验：WBC $9.2\times10^9$/L、N 0.84、L 0.16。治疗胃肠减压，肛门排气、输液等。下午中医会诊：处方：生绵纹30g，元明粉（冲）12g，粉甘草、广木香各4.5g，枳壳5g，槟榔、制香附、乌药各9g，煎汁，由胃灌注入。减去胃肠减压。观察至9时许，疼痛仍剧烈，肠鸣音阵发气过水音。欲手术时，解出大便稀红色约有一痰盂。当时痛减，昏昏入睡。次日情况良好，解大便四次，腹不胀，继续治疗至17日，一切如常人。18日出

院。（王琦《经方应用》宁夏人民出版社，1981年2月版，268~269）

2）治疗热厥：（蛛网膜下腔出血）林某，女，28岁，头痛呕吐昏迷2天，1963年8月10日住院。诊断：蛛网膜下腔出血。中医辨证：烦躁不安、头痛如裂（前额）、恶心饮水即吐，肢厥，屡见昏迷。脉弦细按之实，苔黄、溲少，大便5日未行，脉证尚实，先釜底抽薪计。处方：大黄、元胡粉各9g，甘草3g，1剂后溏泄4剂，臭秽难闻，昏厥不作，但心中如焚，烦躁不堪。头痛略挫，呕吐更甚。口干颧赤，舌红中薄苔，脉转虚数。胃阴受劫，胃热蒸腾。拟养胃阴清胃热，兼降逆镇呕。处方：党参、麦冬、半夏各12g，生石膏（先下）30g，竹叶、粳米各9g，甘草3g，灶心土1块（研细开水溶化后，沉淀去渣冲入），服2茶匙，呕吐即止，药后头痛心烦减，能入眠。后随从此方加减，或用僵蚕、菊花、大青叶之清肝泄热，间用蒌仁、元明粉泄热导下，症状日见缓和。（高德《伤寒论方医案选编》，113）

3）疔毒走黄：郑某，男，17岁。上口唇生一小疹，误认为粉刺而挤压。翌晨，红肿痛痒增剧，至午后而来诊。证见疮顶紫黯，无脓，上唇外翻，浮肿蔓及两侧颧颊，焮热拒按，高热41℃，气急，鼻煽，口渴，烦躁不宁，舌质红，苔黄燥，尿短赤，便秘5日未下，脉滑数有力，辨为疔毒走黄，属阳明胃腑之燥实证，急宜通里攻下。药用：生大黄（后下）、生甘草各6g，芒硝（冲）10g，麻黄9g，生石膏60g，银花40g，菊花12g，赤芍15g（外用金黄软膏局敷）。1剂，热降，便通，尿多，烦躁已安定，遂依原方去芒硝，减大黄为3g，加连翘15g（外治同前）。2剂，热降至37.2℃，肿痛大减，疮顶仅为少量脓液，气急鼻煽均平。宗原方去麻黄、大黄，石膏减量为30g，加生地、元参各30g，继进2剂，外治仍以金黄软膏收功。按：本案疔毒走黄，热毒鸱张，且腑气不通，邪热更炽盛。故用通下法，釜底抽薪，通下缓上是也。方中重用大黄、芒硝、甘草即调胃承气汤，以下而解腑实，上病下取是也。又少用麻黄合大量生石膏，宣肺泄热。菊花、银翘解毒。生地、元参、赤芍凉血分之热，化险为夷。[中医研究，1994，7（3）：31]

【按语】

见大小承气汤条。

【现代研究】

（1）抗菌作用：体外抗菌试验证实，本方剂原液及浓缩液对葡萄球菌均有一定的抗菌作用。

（2）泻下作用：实验研究显示本方具有促进胃肠蠕动的功能。

（3）抗炎作用及改善血液循环的作用：实验研究显示本方具有良好的抗炎作用，同时可改善血液循环。

## 四、桃核承气汤方

### （一）方药

桃仁五十筒，去皮尖　大黄四两　桂枝二两，去皮　甘草二两，炙　芒硝二两

上五味，以水七升，煮取二升半，去滓，内芒硝，更上火，微沸下火，先食温服[(1)]五合，日三服，当微利。

【词解】

（1）先食温服：即饭前温服。

## （二）治法

逐瘀泄热。

## （三）方解

本方为调胃承气汤减芒硝之量加桂枝、桃仁而成，意在假借通下之法以达逐瘀泄热之的，故以桃仁为君而冠以承气之名。方中桃仁活血化瘀，滑利下行，是为主药；得桂枝辛温通达，则活血之力更强；尤妙在以调胃承气汤疏瀹通道，而不失泄热逐瘀之原旨。大黄既可荡涤实热，又能凉血化瘀，为气血两调之圣品，以之相佐，则全方泄热通瘀之组方奥义昭然得显。芒硝咸寒软坚，润燥清热，以助大黄通泄之功，甘草益胃护中，调和诸药。诸药合用，通瘀于泄热之中，逐邪于行血之际，诚为配伍精妙之典范。

病在下焦，为使药力直达其所，故宜"先食温服"，空腹温服，则逐瘀下行之力更为迅速而药效显著。此临床用药所当着意处，不可漠然视之。

【经典原文】

太阳病不解，热结膀胱[(1)]，其人如狂[(2)]，血自下，下者愈。其外不解者，尚未可攻，当先解其外，外解已，但少腹急结[(3)]者，乃可攻之，宜桃核承气汤。（106）

【词解】

（1）热结膀胱：膀胱，此处泛指小腹部，非特指膀胱之腑。热结膀胱，即言邪热结聚在少腹下焦部位。

（2）如狂：将狂而未狂。

（3）少腹急结：自觉少腹部如物结聚，急迫不舒，而按之亦有轻度硬紧之感。

【提要】 太阳蓄血轻证的病因病机及证治方药。

【原文分析】

本条讨论了蓄血证的病因病机和证治方药及表里先后治疗原则。太阳经邪不能从外而解，循经入腑，瘀热互结下焦，而见少腹急结硬痛、躁扰如狂等症，治宜活血化瘀，通下瘀热，方选桃核承气汤。若兼表邪未尽者，宜先解表而后攻里。

太阳表证，误治失治，易内传生变。变化如何，多取决于病者之禀赋、体质强弱，以及病邪性质等因素。今表邪不解，循经入腑而化热，内陷下焦血分，邪热与血相互搏结，则形成瘀热互结之下焦蓄血证。故少腹部拘急不适。血热搏结，瘀热上扰心神，可致神乱而狂。本证病机责之于瘀血与邪热，则舌红瘀紫、脉涩沉实、渴饮便秘等象，自当伴见。

若血热蓄结轻浅，亦可于机体阴阳自调之际，邪热随其瘀血而下，则病有自愈之机。若外邪内传而表证仍存，以致表里同病，如此则当遵循先表后里之原则，先解其表，乃攻其里。解表可选桂枝汤，攻里自宜桃核承气汤以活血化瘀，通下热结。

【原文选注】

汪苓友：太阳病邪热不解，随经入府，结于膀胱。太阳为多血之经，府有结热，则经中之血与热相搏，蓄于下焦，其人如狂。如狂者，乃邪热之气，上熏于心，以故妄乱，与狂相似也。血自下者，邪热随血而出，故云愈也。若其人外不解，外即表也，表邪不解，里虽蓄血，尚未可攻。谓当先解其外，外得解已，但少腹急结者，此可验膀胱热结、下焦蓄血也，乃可竟用药以攻之。（《伤寒论辨证广注·伤寒辨注·卷四》）

《医宗金鉴》：太阳病不解，当传阳明，若不传阳明而邪热随经，瘀于膀胱荣分，则其人必如狂。如狂者，瘀热内结，心为所忧，有似于狂也。当此之时，血若自下，下者自愈；若不自下，或下而未尽，则热与瘀血，下蓄膀胱，必少腹急结也。设外证不解者，尚未可攻，当先以麻黄汤解外；外解已，但少腹急结痛者，乃可攻之，宜桃核承气汤，即调胃承气汤加桃核，所以攻热逐血也。盖邪随太阳经来，故又加桂枝以解外而通荣也。先食服者，谓空腹则药力下行捷也。

按太阳病不解，不传阳明，邪热随经入里，谓之犯本。犯本着，谓犯膀胱之府也。膀胱府之卫为气分，膀胱府之荣为血分。热入而犯气分，气化不行，热与水结者，谓之犯卫分之里，五苓散证也；热入而犯血分，血蓄不行，热与血结者，谓之犯荣分之里，桃核承气汤证也。二者虽皆为犯本之证，二方虽皆治犯本之药，而一从前利，一从后攻，水与血，主治各不同也。（《医宗金鉴·订正仲景全书·伤寒论注·太阳中篇》）

柯韵伯：阳气太重，标本俱病，故其人如狂；血得热则行，故尿血也。血下则不结，故愈。冲任之血，会于少腹，热极则血不下而反结，故急。然病自外来者，当先审表热之轻重以治其表，继用桃仁承气以攻其里之结血。此少腹未硬满，故不用抵当。然服五合取微利，亦先不欲下意。（《伤寒来苏集·伤寒论注·卷二》）

钱天来：愚谓仲景之意，盖以太阳在经之表邪不解，故热邪随经内入于府，而瘀热结于膀胱，则热在下焦，血受煎迫，故溢入回肠。其所不能自下者，蓄积于少腹而急结也……历见蓄血必从大便而出，未见有伤寒蓄血而出于小便者。若果出于小便，因何反用桃核承气及抵当通其大便乎。（《伤寒溯源集·太阳上篇》）

陈修园：太阳病不解，若从胸胁而入，涉于阳明、少阳之分，此小柴胡汤之证也。今从背经而入于本腑，名为热结膀胱。膀胱在少腹之间，经曰：膀胱者胞之室也。胞为血海，居膀胱之外。热结膀胱，熏蒸胞中之血。血者，阴也，阴不胜阳，故其人如狂。若血自下，则热亦随血而下者自愈。若其邪在外，犹是桂枝证，不解者，尚未可攻，当先解其外。外解已，但见少腹急结者，无形之热邪结而为有形之蓄血，乃可攻之。宜桃核承气汤方。（《伤寒论浅注·卷二》）

【方药论选】

尤在泾：此即调胃承气汤加桃仁、桂枝，为破瘀逐血之剂。缘此证热与血结，故以大黄之苦寒，荡实除热为君；芒硝之咸寒，入血软坚为臣；桂枝之辛温、桃仁之辛润，擅逐血散邪之长为使；甘草之甘，缓诸药之势，俾去邪而不伤正为佐也。（《伤寒贯珠集·太阳斡旋法第三》）

钱天来：观“外解已”三字，则表邪已去，下文“但”字之义，则更无余邪，是桃仁承气汤，未许用之于外证未解之前，但可用之于外证已解之后。外证既解，又何必仍加桂枝，以分解外邪乎。此方自成氏以来，即改桂为桂枝，其何故也。揣其臆见，是必因热结膀胱，迫血妄行，畏桂之辛热而不敢用，故易之以桂枝耳。不知血既瘀蓄，而以大黄之苦寒、芒硝之咸寒下之，非以桂之辛热佐之，安能流通其凝结、融化其瘀滞乎。况硝黄得桂，则无苦寒之虑；桂得硝黄，亦无辛热之虞矣。（《伤寒溯源集·太阳上篇》

《伤寒方论》：表邪新去，里血易动，所以不用抵当汤而用桃仁加入承气。其加桂枝者，一恐余邪稍有未解，其血得以留连不下；一恐膀胱在下，药无向导，则运转不灵。然利小便之药略入一味，即是利水，非利血矣。故因太阳腑邪，仍借太阳之药，凭硝黄之势，相将而成解散之功也。王三阳所谓原桂而非枝，疑枝之亲上而不下也。不知肉桂但有温阳之功，不能解太阳随经之瘀热。此虽桂枝而有硝黄以掣之使下，岂若甘草姜枣，全作一队，共为辛甘发散者乎。观桂枝加桂汤，以伐肾邪而治奔豚者，亦用桂枝，其治膀胱之非肉桂可知矣。（《伤寒方论·下剂》不著撰人）

吕震名：主用桃仁以利瘀，承气以逐实，使血分之结热，亟从下夺，与三承气之攻阳明胃实者不同。方主攻里，而仍用桂枝者，用以分解太阳随经之热……此与五苓散同为太阳府病立治法，膀胱为太阳之府，热伤膀胱气分则蓄溺，当导其热从小便而解；热伤膀胱血分则蓄血，当导其热从大便而解。（《伤寒寻源·下集》）

【临床应用】

（1）后世医家对本方的应用

1）《古今录验》：疗往来寒热，胸胁逆满，桃核承气汤。

2）《伤寒总病论》：桃仁承气汤，又治产后恶露不下，喘胀欲死，服之，十差十。

3）《三因阴颓门》：兼金丸，治热入膀胱，脐腹上下兼胁肋疼痛，便燥，欲饮水，按之痛者，本方五味为末，蜜丸梧子大，米饮下五七丸至十丸。妇人血闭疼痛，亦宜服之。

4）《直指方》：桃仁承气汤，治下焦蓄血，漱水迷妄，小腹急痛，内外有热，加生薄黄。

5）《儒门事亲》：妇人月事沉滞，数月不行，肌肉不减……急宜服桃仁承气汤，加当归，大剂料服，不过三服，立愈；后用四物汤补之。

6）《伤寒六书》：伤寒，按之当心下胀满而不痛者，宜泻心汤加桔梗，是痞满也；以手按之小腹苦痛，小便自利，大便兼黑，或身黄谵妄燥渴，脉沉实者，为蓄血，桃仁承气汤空心服，效。

7）《传信尤易方》：治淋血，桃仁承气汤空心服，效。

8）《温疫论》：胃实失下，至夜发热者，热留血分，更加失下，必致瘀血，初则昼夜发热，日晡益甚，既投承气，昼日热减，至夜独热者，瘀血未行也，宜桃仁承气汤。服汤后，热除为愈；或热时前后缩短，再服再短，蓄血尽而热亦尽，大热已去，亡血过多，余焰尚存者，宜犀角地黄汤调之。至夜发热，至夜发热，亦有瘅疟，有热入血室，皆非蓄血，并未可下，宜审。

9）《证治大还》：吐血势不可遏，胸中气窒，上吐紫黑血，此瘀血，内热盛也，桃仁承气汤加减下之。打扑内损，有瘀血者，必用。

10）《小青囊》：桃仁承气汤，治伤寒呃逆，舌强短者，以疟夜发者；又治脏毒，下瘀血；又治痘后失血证，乃余毒热邪迫于经，血妄行，自大便出；又治痘后狐惑证，其人好睡，不欲食，上唇有疮，虫食其府；下唇有疮，虫食其脏；其声哑嗄，上下不定，故名狐惑。此证最恶，麻疹后尤多。如大便不通，以此下之。

11）《识病捷法》：桃仁承气汤，治噎隔有积血者。

12）《张氏医通》：虚人虽有瘀血，其脉亦芤，必有一部带弦，宜兼补以去其血，桃核承气汤加人参五钱，分三服，缓攻之。可救十之二三。又云龋齿数年不愈，当作阳明蓄血治，桃核承气为细末，炼蜜丸如梧桐子大，服之；好饮者多此，屡服有效。

13）《伤寒来苏集》：此方治女子月事不调，先期作通，与经闭不行者最佳。

14）《方机》：桃核承气汤治血证，小腹急结，上冲者。

15）《方机》：治小腹急结，如狂者；胞衣不下，气急息迫者；产后小腹坚痛，恶露不尽，中不大便而烦躁，或谵语者；痢病，小腹急痛者。

16）《芳翁医谈》：齿痛难堪者，宜用桃核承气汤。龋齿、齿介疽、骨槽，诸种齿痛难堪者，余用之屡有效，盖多属血气冲逆故也。

17）《青州治谭》：妇人久患头痛，诸药不效者，与桃核承气汤，兼用桃花散，则愈。火患头疮，用前药亦效。

18）《类聚方广义》：治痢疾身热，腹中拘急，口干唇燥，舌色殷红，便脓血者；治血行不利，上冲心悸，小腹拘急，四肢坚痹，或痼冷者；治经水不调，上冲甚，眼中生厚膜，或赤脉怒起，睑胞赤烂。或龋齿疼痛，小腹急结者；治经闭，上逆发狂者；治产后恶露不下，小腹凝结，上冲急迫，心胸不安者。凡产后诸患，多恶露不尽所致，早用此方为佳。又云淋家小腹急结，痛连腰腿，茎中疼痛，小便涓滴不通者，非利水剂所能治，用此方，二便快利，痛苦立除。小便癃闭，小腹急结而痛者；打扑疼痛，不能转 侧，二便闭涩者，亦良。

19）《经方传真》：本方所治之辨证要点为调胃承气汤证见腹痛有定处、气上冲者。

（2）现代应用：本方为活血逐瘀之代表方剂，临床运用相当广泛。现据近十年有关报道简述如下。

1）神经精神系统：原著用治瘀热冲心之如狂发狂等症，为现代临床广泛应用本方治疗神经精神系统病证奠定了理论基础。一般而论，其现代运用辨证要点主要着眼于血热夹瘀或单纯性血分瘀滞，而不仅仅局限于下焦蓄血。日本汉方医学研究者曾报道运用本方治疗6例多发性脑梗死病人，3例有效，其瘀血得到明显改善[1]。因此，如若审证明确，常可用治脑挫伤、癫痫、精神分裂症、癔症、反应性精神病、三叉神经痛等诸多病症。

2）循环系统：循环系统功能障碍或其器质性病变而辨证属瘀属实者，多可选用本方治疗，而尤以血热相搏成瘀者最宜。流行性出血热虽属传染病范畴，临床以多系统损害和多功能障碍为其病理特点，然微循环障碍则是其重要病理环节，故而本方已作为该病治疗的重要手段之一。傅氏等报道以本方治疗流行性出血热症见显著蓄血证者19例，其中辨证属少阳蓄血者合小柴胡汤，少阳阳明并病蓄血者合大柴胡汤，阳明蓄血者与白虎汤或三承气汤同用，少阴蓄血表现为暖休克者合用四逆汤，冷休克者合用人参四逆汤或真武汤，而并见热结胸者合用大陷胸汤，寒结胸者并用三物白散。一般服药1～2剂则出血停止，而蓄血证消失。治疗结果除1例因投药稍晚继发肠道大出血、脑干出血而死亡外，其余18例均成功获救，蓄血见症全部消失[2]。他如脑血管意外、心肌梗死、动脉硬化、高血压等病证，若属瘀血内阻或血热互搏者，本方亦是其常用之剂。

3）泌尿生殖系统：以下腹部急结硬痛及小便、月经异常等为辨证要点。刘氏报道以本方化裁治疗特发性血尿22例，痊愈17例，5例无效病例中，3例服药中断，而2例为停药后复发。处方：桃仁、丹皮、当归各15g，芍药10g，大黄、玄明粉各5g，每日1剂，随兼症而略事加味[3]。慢性肾盂肾炎每多虚实错杂之证，若邪实为主者，仍可酌情选用本方。以本方治疗该病46例，便溏者去芒硝，尿频急者加滑石，小腹拘急明显者加重桂枝量，或加台乌；结果显效24例，好转15例，无效7例，总有效率达80.4%[4]。而井上雅晴对196例乳腺病病人按双盲法4：1比例随机分为桃核承气汤组和桂枝茯苓丸组，结果显示两组之间无显著差异[5]，说明本方与桂枝茯苓丸于本病化瘀消癥的作用基本相同。以本方加青蒿、柴胡、丹皮，并据证略事加减，治疗经行发热80例，结果痊愈73例，好转7例，总有效率达100%[6]。其他病症如慢性肾衰竭、尿路结石、肾炎尿毒症、运动性血红蛋白尿、尿潴留、产后感染、子宫肌瘤、胎死腹中等，若其病机相符，均可据证选用本方治疗。

4）消化系统：以饮食异常、腹痛、便血等为主要临床表现，而血热相结为其辨证要点。以本方化裁（桃仁、生大黄、枳实、厚朴各10g，芒硝30g，生甘草6g）治疗69例老年消化道术后肠功能减退者，并设63例对照病例。未置胃管者于术后6小时1～2次服完150ml，置胃管者于术后次日经胃管注入，夹管2～4小时，如恶心或胃胀不适，则随时松夹引流；一般1～2剂，部分病例3～4剂。结果服药组于10～48小时内排气排便率达69.56%，对照组为31.74%；服药组平均体温低于对照组0.2～0.5℃，4～5天体温复常，而对照组则为5～7天；白细胞计数服药组明显低于对照组，于3～4天复常，对照组为5～7天[7]。急性坏死性肠炎其病理特点与本方所主颇合，故有以之加减而获良效者。据报道，以桃仁、红花、大黄、芒硝、甘草、黄芩、黄连、银花、桂枝、枳实、莱菔子为基本方，随证化裁，治疗该病22例，结果痊愈19例，死亡2例（均因中毒性休克于入院5小时内死亡），转外科治疗1例（肠穿孔）[8]。另据报道，用本方治疗肝性血卟啉病35例，痊愈31例，好转3例，总有效率达97.1%。治疗时，根据该病皮肤、腹部和神经三大证候群，凡证属瘀热蓄血、腑气不通者，均采用本方化裁（桃仁、桂枝、大黄、芒硝、白芍、甘草），并随证略事加味，每日1剂，分2次服[9]。对于急慢性肝炎、急慢胆囊炎、肝昏迷、胰腺炎、机械性肠梗阻、消化性溃疡等，在病理机制相同的情况下，本方也可随证施用而每获良效。

5）内分泌系统：熊曼琪教授等研究人员，在认真分析古今文献的基础上，认为糖尿病这一内分泌疾病，有着“病久入络”的潜在性病理机制，且其小便频多见症正与《伤寒论》蓄血证辨证要点相符，故以加味桃核承气汤用于治疗本病，取得显著疗效。曾系统观察30例本病者的治疗效果，其中单纯中药组（上方）20例，中西药合用组10例。结果显示中药组有效率为为90%，其中显效率为55%；而合用组则分别为80%和0[10]，充分表明该病的病理机制与血瘀密切相关，而本方亦属的对之剂。

6）外科疾病：脑外伤后遗症、早期胸腰椎骨折合并肠麻痹、肠梗阻、腰痛、痔疮、肛门周围炎，有少腹急结、便秘者。

7）传染性疾病：细菌性痢疾、肠伤寒、脑炎、脑膜炎、猩红热、流行性出血热等，发高热、谵语、狂躁，见于腹部拘急者。

另外，本方也被广泛用于骨质增生、风湿病、结核、肠道寄生虫病、五官疾患、皮肤病等的临床治疗，而其应用标准皆不离瘀热结实的基本病机。

（3）医案选录

1）漏下症：徐某，女，45岁。停经4个月后再潮，量多色红。1周后因洗澡受凉，经量虽减但点滴连绵，延及月余。经血量少色黑，挟有少量瘀块，下腹胀痛，瘀块排出后痛减，腰酸，时胀痛，周身乏力，时头昏目眩，心烦，口不渴，纳差，大便3～4日一行，小便正常，舌质红，边有瘀点，苔薄黄，脉沉涩。证属冲任失调，气滞血瘀，阻于胞宫。方用桃核承气汤：桃仁、当归、大黄、元明粉、白芍各10g，桂枝6g，甘草5g，阿胶12g。1剂，水煎服。药后大便通利，经血量多，腰腹胀痛消失。又服1剂，经色红活。继以八珍汤加黄芪、阿胶，白芍改为赤芍以善后。随访3个月，月经正常。［陕西中医，1986，（5）：214］

2）瘀血如狂证：王某，女，30岁，1975年11月24日就诊。因早产后小腹作痛，伴腰痛，继见悲伤欲哭，时又大笑，不能自主，劝说不止，遂来求治。诊见病人体质尚佳，时而言语不休，诉说胸中憋闷，小腹作痛；时又沉默寡言，问不答话。脉沉实有力，舌质淡红，舌苔白。证属早产后下焦蓄血，小腹作痛，其人如狂。投以桃仁承气汤加麦芽，水煎服。服3剂后复诊，如狂之证消除，只觉小腹微微作痛，胸中郁闷，再投以桃仁承气汤加麦芽、香附、百合，3剂而愈。［福建医药杂志，1980，（2）：24］

3）痹证：刘某，男，35岁，1963年10月13日初诊。病人全身骨节疼痛7个月，以指、膝、趾关节尤甚，两侧膝踝关节红肿不能屈伸。发热，体温38℃，口渴欲饮，溲赤便秘，舌红苔黄而干，脉数而涩。处方：桃仁、酒炒大黄、桂枝各12g，苍术、元明粉各6g，甘草3g，炒黄柏4.5g，服2剂后大便得通，关节痛减；再守方3剂，膝踝关节红肿消退，能坐立行走，原方去元明粉，续服3剂而愈。随访2年，未见复发。［浙江中医杂志，1966，（5）：31］

4）前列腺肥大、尿潴留：吴某，男，65岁，1988年4月30日初诊。半年来常在尿后有尿意未尽感，尿次增多，尿流无力，淋沥不尽。曾在某医院肛检：两侧前列腺肥大如鸽卵，纵沟消失，诊为“前列腺肥大症”。坚持服“尿通”等药。自昨起小便不通，刻诊少腹胀急难忍，大便欲解不得，神志欠清，躁扰不安。虽经导尿，亦只能取快一时。舌红有瘀点，苔薄黄，脉沉而涩。辨证为血瘀气滞，膀胱不利，水道不通。治以活血化瘀，导热下行。予桃核承气汤：桃仁20g，生大黄12g，桂枝、甘草、芒硝各6g。服1剂后，约半时许，大便得下，小便亦行，躁扰不安转为喃喃自语；继服1剂，翌日神志清楚，二便如常。［四川中医，1992，（2）：39］

【按语】

仲景原著用本方主治外感热病太阳随经瘀热互结之下焦蓄血证，而其所治远不仅此。历代医家在长期临床实践中，大大扩展了其运用范围。不论内伤外感，无分三焦上下，凡病机不离血瘀热结者，皆可酌情以此方治之。而《经方发挥》之作者赵明锐先生认为：本方对证属寒凝血瘀者，也可通过加大桂枝用量，或酌加一些温补之品，制为丸散剂，缓缓服用，仍可收到预期效果。表明本方化瘀行滞之功效非凡，值得临床工作者借鉴和重视。然则从辨证论治之精确性和原则性而言，则仍当以热瘀互结为本方之应用准则，因其制方之主旨实着意于泄热逐瘀也。至于加减变化，活法圆机，乃遣方用药之巧妙，实另立新法之途径，如是则海阔天空，境界大开。

【现代研究】

本方以泄热逐瘀为其组方目的，因此，现代药理研究主要围绕其泻下和活血机制而进行。

在活血效应方面，本方明显抑制血小板形成，并显著抑制其聚集性能。家兔体外血栓试验结果表明，本方能缩短和减轻血栓长度、湿重和干重，较对照组有显著性差异，提示本方对血小板形成有明显抑制作用。而其原液对ADP和胶原诱导的血小板聚集表现出强烈的抑制作用，其抑制率分别达到91%和100%，且与浓度密切相关。多数研究结果均表明，本方能明显降低血小板黏附率、延长小鼠出血及凝血时间、减少血小板及白细胞计数等，充分证实了该方活血化瘀的临床效应具有客观的药理基础。

本方以调胃承气汤为基础加味而成，故其药理效应自当具有泻下作用。实验表明，无论对实热型、燥结型、或是脾胃虚寒型便秘，本方皆有显著的泻下作用，其作用机制当与其促进肠道蠕动密切相关。

本方尚能提高小鼠的排尿发生率，改善肾脏微循环，提高肾小球滤过率，进而改善肾脏功能。

另据报道，对6月龄雌性DDY小鼠及自然发病的幼年糖尿病小鼠（NOT），以口投与本方，共1～6个月。结果其全身状态良好，其中DDY小鼠6个月后生存率明显上升，血清脂质（TC、TG、β-Lip）明显下降，血浆及脑内LPO（过氧化脂质）下降，GSH（还原型谷胱甘肽）呈高值，而GSSG（氧化型谷胱甘肽）未见显著变化。NOT小鼠服药3个月后的糖尿病发生率与未服药之对照组无明显差异，但其血清脂质和LPO明显下降。研究者据此认为，DDY小鼠及NOT小服桃核承气汤能明显抑制血清脂质（TC、TG、β-Lip）上升，并通过降低血浆及脑中的LPO，推测该方有防止动脉硬化的作用。谷胱甘肽代谢与清除活性氧有广泛联系，根据桃核承气组GSH呈明显高值这一现象，认为本方防止机体内氧化的部分机制与谷胱甘肽代谢有关[11]。

就此方对糖尿病的作用机制，另有研究者认为，以桃核承气汤加味组方，对糖尿病及正常小鼠均有一定的降糖作用，其机制是由于该方益气养阴、活血祛瘀、润肠通下的协同作用，改善了胰岛细胞的功能，使体内胰岛素分泌增加，胰高血糖素分泌减弱，从而促进糖原合成，抑制糖原异生，达到降糖目的[12]。

本方尚有显著的抗惊厥作用，对异烟肼、硝酸士的宁、戊四氮及电刺激等所致的惊厥，均有显著效应，并可增强安定的抗惊厥作用。

本方具有显著的抗炎作用。据巴豆油性肉芽囊及棉球性肉芽组织增生的实验表明，该方具有显著的抗炎作用，能显著抑制急性炎性渗出，但抗增生力较弱。以大鼠鹿角菜胶性脚肿为指标的抗炎实验表明，该方有强烈的抑制脚肿作用。实验还证明该方的抗炎作用不被黄体酮所拮抗，提示其抗炎机制可能类似于非甾体抗炎药的作用。可见该方抗炎作用机制具有独有的特点[13]。

本方对动物脑缺氧的影响：①对大白鼠脑含水量及脑指数的影响：大鼠42只，雌雄各半，体重200～220g，分5组给药或等容量生理盐水，每天1次，连续灌胃3次。于第3天药后1小时，结扎大白鼠双侧颈总动脉造成不完全急性脑缺血模型。3天后断头，开颈取脑，称体重和脑湿重，计算脑指数。然后在110℃下烤至恒重，称其干重，计算脑含水量的百分率，结果10g/kg桃核承气汤能明显降低大白鼠脑含水量和脑指数[14]。②对大白鼠缺氧后脑电图的影响：大鼠30只，雌雄各半，体重230～240g，随机均分3组，灌服给药每天1次，连续3天。于第3天给药后1小时，以1g/kg乌拉坦麻醉，采用生理记录仪（6000型，日本产）分别记录切断双侧颈总动脉和迷走神经前及后1、2、3小时的脑电图变化。结果：切断后3小时生理盐水组10只中2只尚存1～4兆周/秒慢波，4只死亡，4只脑电图呈直线；曲克芦丁250mg/kg组慢波为3～6兆周/秒，无死亡和直线图形；桃承汤10g/kg组慢波为1～5兆周/秒，也无动物死亡和直线图形，表现桃核承气汤对切断双侧颈总动脉和迷走神经致大白鼠脑缺氧的脑电图有一定的改善作用[14]。③对小白鼠断头后喘气时间的影响：小鼠42只，雌雄各半，体重20～21g，分4组：Ⅰ组生理盐水；Ⅱ组500mg/kg曲克芦丁；Ⅲ组、Ⅳ组分别为20g/kg、10g/kg桃核承气汤。连续灌服给药3天，每天1次，于第3天药后1小时断头，以秒表记录断头后至小白鼠最后一次张口喘气呼吸的时间，结果生理盐水组为（17.85±1.54）秒；曲克芦丁500mg/kgⅡ组为（23.70±2.36）秒（$P<0.01$）；桃核承气汤20g/kg、10g/kg为（21.20±3.61）秒（$P<0.01$）及（19.80±2.20）秒（$P<0.05$），说明桃核承气汤能延长小鼠喘气呼吸的时间[14]。

本方对Lewis肺癌转移的影响：将105个Lewis肺癌细胞移植至C57BL小鼠的足阳跖，10天后从大腿部切除移植对侧，其后以自由摄食的方法，投予桃核承气汤1g/L，或次日腹腔内注入顺铂2mg/kg，10天后对肺转移病灶、移植病灶及淋巴细胞母细胞化进行对照研究，同时还进行病理学检查。结果：肺转移病灶数Ⅰ组（对照）7.2个，Ⅱ组（桃核承气汤）0.5个，Ⅲ组（顺铂）2.7个。移植病灶重量（g）Ⅰ组19.3±13.7，Ⅱ组5.1±3.4，Ⅲ组25.0±14.4，Ⅱ组的肿瘤增殖受到明显抑制。另外，淋巴细胞母细胞化试验表明Ⅱ组细胞免疫活性增强。病理学检查显示，与Ⅰ组比较，Ⅱ组转移病灶中混有变性的癌细胞[15]。

本方具有免疫调节作用。桃核承气汤是活血化瘀方剂的重要组成部分，临床应用范围日益广泛，尤其对免疫功能调节的研究更引人关注。目的在于探讨桃核承气汤对免疫功能低下模型鼠免疫功能的调节作用及其调节作用的机制，人体内存在着结构复杂的免疫系统，通过T细胞亚群和IL-2的检测来观察桃核承气汤对小鼠T细胞及细胞因子IL-2的影响，测定T细胞亚群和IL-2的分泌水平。实验结果表明，桃核承气汤能调节机体免疫功能，可明显提高CY小鼠的IL-2水平，对正常小鼠则无影响。通过对IL-2与其他实验的相关性分析，证实IL-2与其他指标均呈正相关关系。提示桃核承气汤的作用机制之一是通过IL-2来发挥免疫调节功能和免疫效应的。桃核承气汤同样可明显提高小鼠的T细胞总数、$CD4^+$细胞百分率及$CD4^+/CD8^+$比值，并使其与正常对照小鼠相接近，这表明，桃核承气汤对免疫受抑制小鼠的作用机制是增强T淋巴细胞总数和$CD4^+$细胞百分数，进而调整$CD4^+/CD8^+$细胞比例，恢复和增强小鼠的细胞免疫功能，加强免疫系统平稳机制，提高机体的抗病能力，该药物可提高机体免疫功能，为活血化瘀类中药的免疫调节作用提供免疫药理依据。实验中桃核承气汤对正常小鼠的T细胞亚群无影响[16]。

本方具有解热作用。桃核承气汤加减煎剂对内毒素致实验性发热大鼠有明显退热作用[17]。

本方对利多卡因毒性的影响：赵光东等研究桃核承气汤对利多卡因毒性的影响，腹腔注射桃核承气汤6g/kg能预防利多卡因的毒性，降低小鼠的死亡率，并增加大鼠对利多卡因的耐受量，预防利多卡因毒性的半数有效量为（5.35±0.08）g/kg，且其预防作用与剂量呈显著的量效关系。静脉注射桃核承气汤2g/kg救治利多卡因中毒能明显推迟其死亡发生的时间。结果表明，桃核承气汤对利多卡因引起的毒性有较好的防治作用。利多卡因中毒表现是多方面的，对心脏的毒性主要表现在抑制心肌收缩力，并引起心律失常，桃核承气汤能抗心律失常，提高机体耐缺氧能力，故对利多卡因中毒有明显的保护作用。提示桃核承气汤可作为利多卡因中毒的解毒药之一。桃核承气汤和安定一样都能对抗利多卡因的毒性，提示桃核承气汤对中枢神经系统的作用类似于安定。本实验结果为扩大桃核承气汤的临床应用提供了实验依据[18]。

本方临床药理研究：本方临床应用，可降低血黏度、改善血液流变学指标，以8名禁早餐的成人为受试对象，将桃核承气汤加水600ml，煎至100ml，一次服用，于上午9时测定血液黏度，再于服药后30分钟起做血液黏度测定。结果表明，对照组（饮温开水）随着时间的推移血液黏度增高，3小时的值平均增加1.5cp（384/s）。服桃核承气汤者血液黏度到120分钟后缓慢下降［平均1.5cp（384/s），37℃］。另有实验表明，给瘀血证者服桃核承气汤后，测各切线速度的全血黏度的变化，男性没有变化，女性稍有降低。对血液流变异常的大鼠灌胃给药11天。其全血黏度（比）、血浆黏度（比）分别为3.75±0.56、1.53±0.07，而模型组分别为4.26±0.52、1.65±0.15，全血黏度和血浆黏度明显降低。

### 参考文献


[1] 引网宏影, 等. 桃核承气汤对多发性脑梗塞病人的疗效. 日本东洋医学杂志, 1995, (5): 137

[2] 傅书勤, 刘文普, 童运科. 桃核承气汤在治疗“流行性出血热”中的应用. 国医论坛, 1986, (2): 25

[3] 刘昌华. 桃仁承气汤治疗小儿特发性血尿 22 例. 湖北中医杂志, 1987, (5): 42

[4] 刘国强. 桃仁承气汤治疗慢性肾盂肾炎 46 例. 吉林中医药, 1986, (4): 10

[5] 井上雅晴. 桃核承气汤治疗乳腺病的效果. 日本东洋医学杂志, 1992, (4): 15

[6] 王广见, 王淑瑞. 桃核承气汤加味治疗经行发热 80 例. 山东中医杂志, 1996, (1): 19

[7] 张文林, 丁沧清. 桃仁承气汤治疗老年人消化道术后肠功能减弱 132 例. 辽宁中医杂志, 1995, (3): 126

[8] 肖旭辉, 黄兆胜. 桃核承气汤加减治疗急性坏死性肠炎 22 例临床报告. 新中医, 1984, (2): 34

[9] 游开泓. 桃核承气汤加减治疗肝血卟啉病 35 例报告. 中医杂志, 1987, (5): 36

[10] 熊曼琪, 吴清和. 加味桃核承气汤(片)治疗糖尿病临床疗效观察. 新中医, 1988, (4): 53

[11] 原中琉璃子, 等. 桃核承气汤对增龄的影响. 日本东洋医学杂志, 1991, (1): 147

[12] 张国梁, 熊曼琪. 加味桃核承气汤降糖作用机制的初步探讨. 中国医药学报, 1991, (2): 28

[13] 寺泽捷年. 活血化瘀的血液研究. 国外医学·中医中药分册, 1984, (2): 53

[14] 管敏, 龚传美, 管喜文. 桃核承气汤对动物脑缺氧的影响. 中药药理与临床, 1998, 14(3): 11

[15] 武藤博. 桃核承气汤对 Lewis 肺癌转移的效果. 国外医学·中医中药分册, 1995, 17(1): 37

[16] 王雅贤, 孙洪, 李建志, 等. 桃核承气汤对免疫低下模型鼠免疫调节作用的实验研究. 中医药学报, 2001, 29(6): 54

[17] 谭毓治, 彭旦明, 肖舜玲, 等. 九个方剂对大鼠实验性发热的影响. 中国中药杂志, 1989, 14(5): 50

[18] 赵光东, 王骅丽, 宋忆菊, 等. 桃核承气汤对利多卡因毒性的影响. 解放军医学高等专科学校学报, 1997, 25(2): 22


## 五、抵当汤方

### （一）方药

水蛭熬　虻虫各三十个，去翅足，熬　桃仁二十箇，去皮尖　大黄三两，酒洗

上四味，以水五升，煮取三升，去滓，温服一升，不下，更服。

### （二）治法

破血逐瘀，泄热去实。

### （三）方解

本方以水蛭、虻虫直入血络，破血逐瘀，攻坚散结；以大黄泄热导瘀，疏通出路；更用桃仁之滑腻通利，活血化瘀，既增水蛭、虻虫破血之力，复佐大黄下泄之功，是一箭双雕之法。四药共成峻散峻行，其功效之强，猛于桃核承气汤。

【经典原文】

太阳病六七日，表证仍在，脉微而沉，反不结胸[1]，其人发狂者，以热在下焦，少腹当硬满，小便自利者，下血乃愈。所以然者，以太阳随经，瘀热[2]在里故也，抵当汤主之。（124）

【词解】

（1）结胸：证候名。指外邪与痰、水结聚于胸膈所引起的病证。

（2）瘀热：瘀，郁积之意。瘀热，即邪热郁积。

【提要】 本条论述蓄血重证的辨治。

【原文分析】

本条文论述了下焦蓄血重证的临床表现、治疗大法和方药。

蓄血重证与106条之蓄血轻证，在病因病机方面，理由无异，仍是太阳表邪不解，随经入腑，邪热深入下焦血分，血热互结而成，以里实热瘀为其病理特征。临床上以少腹硬满疼痛、小便自利、身热口渴、谵语躁扰、发狂、舌绛脉涩为其主要见证。治宜破血逐瘀，泄热去实。投以抵当汤。

文中“抵当汤主之”当移至“下血乃愈”之后。太阳表证，病延六七日，表证仍在，必有入里致变之机。然知传入何地，则当据证而辨。今见脉微而沉，躁狂不宁之象，无有结胸痞满等症，此属热邪不在胸膈，而在下焦，与下焦血分相结、瘀热内蓄之征，必见少腹硬满而小便自利。仲景自注“所以然者，以太阳随经，瘀热在里故也”。若机体阴阳调节功能较强，则蓄血自下，瘀热得通而病情缓解。但就临床实际而言，亦有下血而病仍不解者，则当咎之于瘀滞于里而血难归经、邪热亢盛而迫血妄行。此蓄血之证，既重且急，所以不得表里先后之常法，当及时破瘀泄热，方可杜绝莫测之变化，是以首选抵当汤，此为先里后表之法。

另外，值得注意的是，前言“其外不解者，尚未可攻，当先解其外，外解已，但少腹急结者，乃可攻之”；此条“表证仍在”而径用抵当汤主之。救里不及表之治疗，是表里先后原则之变例。一常一变，此乃辨证论治的原则性与灵活性之有机结合，颇堪玩味，值得学者借鉴。

【原文选注】

成无已：太阳经也，膀胱腑也，此太阳随经入腑者也。六七日邪气传里之时，脉微而沉，邪气在里之脉也，表证仍在者，则邪气犹浅，当结于胸中，若不结于胸中，其人发狂者，热结在膀胱也。经曰：“热结膀胱，其人如狂”。此发狂则热又深也，少腹硬满，小便不利者，为无血也，小便自利者，血证谛也，与抵当汤以下蓄血。（《注解伤寒论·辨太阳病脉证并治法中》）

柯韵伯：此亦病发于阳误下热入之证也。“表证仍在”下，当有“而反下之”句。太阳病六七日不解，脉反沉微，宜四逆汤救之。此因误下，热邪随经入腑，结于膀胱，故少腹硬满而不结胸。小便自利而不发黄也。太阳经少气多血，病六七日而表证仍在，阳气重可知，阳极则扰阴，故血燥而蓄于中耳。血病则知觉昏昧，故发狂。此经病传腑，表病传里，气病传血，上焦病而传下焦也。少腹居下焦，为膀胱之室，厥阴经脉所聚，冲任血海所由，瘀血留结，故硬满。然下其血而气自舒，攻其里而表自解矣。（《伤寒来苏集·伤寒论注·抵当汤证》）

《医宗金鉴》：太阳病六七日，表证仍在者，脉当浮大。若脉微而沉，则是外有太阳之表而内见少阴之脉，乃麻黄附子细辛汤证也。或邪入里，则为结胸，脏结之证。今既无太阳少阴兼病之证，而又不作结胸、脏结之病，但其人发狂，是知太阳随经瘀热，不结于上焦卫分，而结于下焦之营分也。故少腹当硬满，而小便自利者，是血蓄于下焦也。下血乃愈者，言不自下者，须当下之，非抵当汤不足以逐血下瘀，乃至当不易之法也。（《医宗金鉴·订正仲景全书·伤寒论注·辨太阳病脉证并治中》）

【经典原文】

太阳病身黄，脉沉结，少腹硬，小便不利者，为无血也。小便自利，其人如狂者，血证谛[1]也，抵当汤主之。（125）

【词解】

（1）谛（di，地）：审也，证据确凿之意。

【提要】　本条论述蓄血发黄的辨证及治疗。

【原文分析】

本条承上反复阐明蓄血重证的临床诊断及鉴别要点。脉来沉结，小便自利，如狂，少腹硬满，都是瘀热结聚下焦的表现。由于瘀热结滞血脉，营气不能正常敷布，可见身目发黄。但此发黄必须与湿热发黄相鉴别。

湿热发黄，当小便不利，其人不狂，治以茵陈蒿汤。今小便自利，说明此身黄与水湿无关，且见如狂，则蓄血证确信无疑，故曰“血证谛也”，治用抵当汤攻逐瘀热。

【原文选注】

柯韵伯：太阳病发黄与狂，有气血之分，小便不利而发黄者，病在气分，麻黄连翘赤小豆汤证也。若小便自利而发狂者，病在血分，抵当汤证也。湿热留于皮肤而发黄，卫气不行之故也。血结于膀胱而发黄，营气不敷之故也。沉为在里，凡下后热入之证，如结胸发黄蓄血，其脉必沉，或紧、或微、或结，在于受病之轻重，而不可以因症分也。水结、血结，俱是膀胱病，故皆少腹硬满，小便小利是水结，小便自利是血结。如字，助语辞，若以如字实讲，与蓄血发狂分轻重，则谬矣。（《伤寒来苏集·伤寒论注·抵当汤证》）

尤在泾：身黄，脉沉结，少腹硬，水病血病皆得有之，但审其小便不利者，知水与热蓄，为无血而有水，五苓散证也。若小便自利，其人如狂者，乃热与血结，为无水而有血，抵当汤证也。设更与行水，则非其治矣。仲景以太阳热入膀胱，有水结、血结之分，故反复明辨如此。（《伤寒贯珠集·太阳篇中》）

【经典原文】

阳明证，其人喜忘[1]，必有畜血[2]。所以然者，本有久瘀血，故令喜忘，屎虽硬，大便反易，其色必黑者，宜抵当汤下之。（237）

【词解】

（1）喜忘：喜犹“善”也，《外台秘要》作善忘可证。喜忘即健忘。

（2）畜血：畜通蓄，蓄有积聚、储藏之义。蓄血即血液积聚、储留，与瘀血意同。

【提要】　辨阳明蓄血的证治。

【原文分析】

阳明蓄血证系因阳明邪热与旧有之瘀血相结而成，可引起一系列病理变化，其主症为健忘、大便黑硬、排出反易。在外感热病中最易出现的是心脑功能异常，此乃心主血脉，又主藏神，脑主元神之府，主思维。血脉瘀阻，心脑首当其害，急性期可见狂乱、谵语，久则可见健忘、反应迟钝，乃因“久有瘀血”所致。正如《素问·调经论》云：“血气未并，五脏安定”“血并于下，气并于上，乱而喜忘”。热入血脉还可致血热妄行而出血，且瘀血亦可致血不循常道而外流，故本证症见出血。而本证瘀热主要在阳明，故肠胃受病出血，所述大便色黑即为明证。阳明病瘀热结于肠胃，大便硬结难解而今反易者，以血属阴类，“血主濡之”，尚有濡润作用，故曰“屎虽硬，大便反易，其色必黑”。其证既为蓄血与热邪相搏，故宜抵当汤下之。

【按语】

阳明蓄血证与太阳蓄血证均有心脑功能改变的症状，由于太阳蓄血证病程较短，病情较急，故见发狂或如狂；而本证病稍久，故以健忘为主。太阳蓄血证瘀热主要结于下焦，本证主要结于中焦，故太阳蓄血证见下血同时伴有少腹硬满或急结，本证以大便黑硬易出为突出表现。两者主症虽有不同，病变实质均属瘀热互结于里，故治疗均取活血逐瘀，方用抵当汤。

【原文选注】

张路玉：太阳热结膀胱，轻者如狂，桃核承气汤，重则发狂，用抵当汤。此阳明善忘之证，本差减于如狂，乃用抵当汤峻攻之者，以阳明多血，阳明之血结，则较太阳为难动故也。按大便色黑，虽曰瘀血，而热邪燥结之色未尝不黑也，但瘀血则粘黑如漆，燥结则晦黑如煤，此为明辨也。（《伤寒缵论·阳明下篇》）

汪苓友：此乃阳明胃腑血分实热证。阳明证其人喜忘者，好忘前言往事也。《条辨》云：志伤而好忘，心之所主谓志，心又为血之主，血为热壅，蓄积于胃，其瘀既久，必上干于心，故令喜忘。屎虽硬，非承气汤证，须验其大便易而色黑，此为瘀血欲下之证，治宜抵当汤以下瘀血，乃通因通用之法也。或问：屎既云硬，何以大便反易？余答云：大便中所下黑物，乃败血而非屎也。阳明本多血，故虽不至于太阳发狂之甚，亦当以抵当汤下之。仲景法，辨太阳营血证，必验其小便利；辨阳明蓄血证，必验其大便易，亦从其腑而言。（《伤寒论辨证广注·辨阳明病脉证并治法》）

钱天来：喜忘者，语言动静，随过随忘也。言所以喜忘者，以平日本有积久之瘀血在里故也。前太阳证中，因郁热之表邪不解，故随经之瘀热，内结膀胱，所以有如狂发狂之证。此无瘀热，故但喜忘耳。《素问·调经论》云：气血未并，五脏安定，血并于下，气并于上，乱而喜忘者是也。屎虽硬，大便反易者，以气分无热，所以不燥，况血乃濡润之物，故滑而易出也。屎皆瘀血所成，故验其色必黑，宜以抵当汤下之。（《伤寒溯源集·阳明中篇》）

【经典原文】

病人无表里证，发热七八日，虽脉浮数者，可下之。假令已下，脉数不解，合热[(1)]则消谷善饥，至六七日不大便者，有瘀血，宜抵当汤。（257）

【词解】

（1）合热：胃阳旺与里热相合之意。

【提要】 辨阳明里热可下证与瘀血证治。

【原文分析】

“病人无表里证”，此表里，意偏于表，指无表证。发热延续七八日，脉浮数，此为里热亢盛，充斥内外，气血流行偏旺，故脉见浮数，可以考虑用攻下法，以通腑泻热。“假令已下”，则气分之热可去，浮脉因而不现，但血分之热不因寒下而减，故“脉数不解”。至七八日不大便，乃热与瘀血相搏，而非燥屎结聚肠胃不通，以消谷善饥，腑中无燥屎阻塞故也。此外，血瘀则阻络，不通则痛，因而随瘀血之所在，而有腹中硬满疼痛。又因瘀血之新久，而有喜忘或发狂、小便利等症，如此则血证谛也。一般情况下，邪热在于胃肠，若伤津化燥而成为阳明燥实之证，则其人当不能食，而今却消谷善饥，表明邪热不在阳明气分，未形成腑实，而是热在血分，与血相搏结，为瘀血之证。其治当用抵当汤泄热破瘀。

【原文选注】

张路玉：病虽七八日，尚发热，脉浮数，仍属太阳表证，因误下引邪内入，所以脉数不解，内外合邪，而见消谷善食。谷入既多，反至六七日不大便，且不烦渴，是知其证非气结，而为血结，以其表证误下，尚兼太阳随经之热未尽，故以抵当为至当也。若脉数不解而下利不止，乃对假令已下、脉数不解五句之文。见已下，脉数不解，六七日不大便，则宜抵当；若下利不止，又当随其下血、不下血而异治。倘血分之热邪不除，必协热而便脓血也。详此条系仲景揣度庸工之设辞，意谓治病无问表里证，但发热至七八日，虽脉浮数意谓皆可下之，谓其日数既久，邪气已入于腑，可下而已，非实谓此证有可下也。仲景立法之至圣，断无脉浮发热，表证表脉，而教人可下之理。尚论以为七八日为时既久，势不得不用下法，殊觉昧昧。（《伤寒缵论·阳明下篇》）

柯韵伯：不头痛恶寒，为无表证；不烦躁呕渴，为无里证。非无热也。七八日下，当有不大便句，故脉虽浮数，有可下之理，观下后六七日，犹然不便可知。合热，协热，内外热也。前条据证推原，此条凭脉辨证，表里热极，阳盛阴虚，必伤阴络，故仍不大便者，必有蓄血。（《伤寒来苏集·伤寒论注·太阳脉证》）

钱天来：上四句所以发疑证之端，自假令以下，方进而推求疑证之实，以见临证之不易，宜详审不可忽也。无表里证者，言不恶寒而但发热，则邪不在太阳之表；但发热而不潮热谵语，则邪又不在阳明之里矣。既无表里证而又发热，其证已属可疑，其热邪自有蓄留之处矣。脉浮数为邪热在表，然发热至七八日，量其邪热已入阳明，即所谓身热不恶寒反恶热之证，故脉呈浮数，似有表证未除，亦为可下之证也。下之则胃中之热去，脉数可以解矣。假令已下之后，而脉数仍不解者，是邪不在胃，与气分无涉，而在阴分血分矣。若苟邪热在胃，则热伤气分，非惟客热不能杀谷，且有潮热、谵语、腹满、烦躁之证矣，岂能消谷善饥耶？或邪不在胃，但虚无热，则当胃气和平，亦不至消谷善饥，此因热在血分，虽不在胃，而人之营卫气血，两相交互，环注于一身内外者也。虽以空虚无邪之胃，而胃中虚阳，与血分热邪并合，则能消谷善饥，故曰合热则消谷善饥，盖热邪留看之处则异，而其熏蒸之气则同受也。前发热七八日，血受煎迫，而已内溢矣。《灵枢·百病始生》篇云：阴络伤则血内溢，内溢则后血者是也。自此而又六七日不大便，则离经之血瘀蓄不行，故宜抵当汤下之。（《伤寒溯源集·阳明中篇》）

【方药论选】

成无已：苦走血，咸胜血，虻虫、水蛭之咸苦，以除蓄血。甘缓结，苦泄热，桃仁、大黄之苦，以下结势。（《注解伤寒论·卷三》）

柯韵伯：水蛭，虫之巧于饮血者也；虻，飞虫之猛于吮血者也。兹取水陆之善取血者攻之，同气相求耳。更佐桃仁之推陈致新，大黄之苦寒以荡涤邪热。名之曰抵当者，谓直抵其当攻之所也。若虽热而未狂，小腹满而未硬，宜小其制，为丸以缓治之。（《伤寒来苏集·伤寒附翼·太阳方总论》）

尤在经：抵当汤中水蛭、虻虫食血去瘀之力，倍于芒硝，而又无桂枝之甘辛，甘草之甘缓，视桃仁承气汤为较峻矣。盖血自下者，其血易动，故宜缓剂，以去未尽之邪。瘀热在里者，其血难动，故须峻药以破固结之势也。（《伤寒贯珠集·太阳篇上》）

李培生等：本方为攻逐瘀血之峻剂。方中水蛭、虻虫逐恶血，破血积，配以大黄荡涤邪热，导瘀下行，更得桃仁之滑利，以活血行瘀，如此则破血逐瘀之力峻猛，其药力大大强于桃核承气汤。

抵当汤破血与攻下之力均猛，只在确认有瘀血的实证，才能用之。方后“不下更服”，含有从小剂量开始之意，同时亦示人得下则止后服。年高体弱，或有内出血倾向者，当慎用；正在出血者及孕妇忌用。（《高等中医院校教学参考丛书·伤寒论·辨太阳病脉证并治》）

【临床应用】

（1）张仲景对本方的应用

1）用于太阳蓄血之如狂发狂者。（如124、125条）

2）用治阳明蓄血之喜忘便黑者。（如237条）

3）用治妇人血瘀经闭者。（如《金匮要略·妇人杂病脉证并治第二十二》）

（2）后世医家对本方的应用

1）《方极》：抵当汤、抵当丸，治瘀血者。凡有瘀血者二焉：少腹硬满、小便快利者，一也；腹不满，其人言我满者，二也。急则以汤，缓者以丸。

2）《方机》：抵当汤，治小腹硬满、小便自利、发狂者；喜忘、大便硬、反易通、色黑者；脉浮数而善饥、大便不通者；经水不利者。

3）《类聚方广义》：堕扑折伤、瘀血凝滞、心腹胀满、二便不通者；经闭、少腹硬满、或眼目赤肿疼痛、不能瞻视者；经水闭滞、腹底有癥、腹皮见青筋者，并宜此方。若不能煮服者，为丸，以温酒送下，亦佳。

（3）现代应用：临床辨证要点为下腹部胀满，压之有抵抗及疼痛，或硬满疼痛；有精神症状，如烦躁、狂乱，喜怒异常，或健忘；有瘀血征象，如口唇、牙龈、舌、皮肤、爪甲有瘀血斑等。

本方作为破血逐瘀、泄热通下之峻剂，临床运用较为慎重，因之大样本临床观察报道甚为罕见，而以个案报道占主导地位，而涉及病种有急慢性前列腺炎，痛经，闭经，月经不调，子宫肌瘤，卵巢囊肿，盆腔血肿，血块，血栓，习惯性便秘，黄疸，精神分裂症，癫痫等。日本杵渊彰等通过对日本汉方医学文献有关资料分析，认为本方所主之证，以30岁左右的女性最为多见，出现的症状多数与流产、月经不调有关。［杵渊彰等.抵当丸的探讨.国外医学·中医中药分册，1987，（9）：15］

（4）医案选录

1）如狂、发狂："发狂"为乱说乱动、弃衣而走、登高而歌、逾墙越壁等狂妄表现，"如狂"则是指还没有达到"发狂"的程度，两者轻重不同而已。抵当汤证的如狂和发狂与阴阳离决之躁扰不安有着本质的区别。本汤证的发狂乃瘀血所引起，临床常兼见面色晦暗或红赤，舌苔黄而少津，舌质紫绛或有瘀斑，大便干或不畅，脉多沉涩等症。程某，男，53岁，教师，1973年8月12日诊治。病人有头痛眩晕病已10余年，血压经常持续在100～170/70~90mmHg，头痛恶热，得凉稍减。久服清热祛风、潜阳养阴之剂，病情时轻时重。因炎夏感受暑热，加之情志不舒而晕倒，昏不知人。住院服中西药治疗无效，邀诊治。症见：形体肥胖，面色晦暗，昏不知人，骂詈不休。舌黄少津，质有瘀斑，少腹硬满，疼痛拒按，大便不通，脉象沉弦。血压165/80mmHg。此素有血行不畅，又值暑热内侵，加之情志不舒，遂入血分，热与血结，瘀血攻心，致使神识昏迷。治宜通瘀破结，泻热通便。方用：酒大黄（后下）、桃仁、白芍各15g，水蛭12g，虻虫4.5g。上方服后，泻下硬而黑晦如煤之便，腹痛减轻，神志清醒。续服2剂，又泻下4次，血压降至140/70mmHg，诸症好转，继以他药调治而愈。

2）喜忘：喜忘亦称健忘、善忘、多忘、好忘，指前事易忘。喜忘之病因颇多，大多因思虑过度，脑力衰弱所致。随着年龄的增长，精神渐衰，记忆减退亦常多见。林羲桐说："人之神，宅于心，心之精，依于肾，而脑为元神之府，精髓之海，实记性所凭也。"仲景于蓄血证论述的喜忘一症，病机为宿瘀与邪热相合，心气失常而致喜忘。所以瘀血是病源，喜忘是病症。吾师论述此方证时说："治喜忘用滋养心肾者较多，对于瘀血之证易被忽略，人身清阳之气和气血之精微皆上荣于头，今脉络瘀滞，浊邪填于清阳之位而致喜忘。抵当汤证之喜忘临床常兼见面色晦暗或紫黑，毛发干枯而少光泽，眼眶青紫，口唇紫绀，舌紫或有瘀斑，漱水不欲咽，脉多弦大，大便不爽者居多。只要有以上见症，对于便色漆黑有泽、少腹硬满之症不必悉具。"吾师还讲到本方能治喜忘阳事易举之症，服之多效，近年来用以治疗脑动脉硬化所致的善忘失眠之症，也取得了较好的疗效。

吾30年前治一已婚青年，由于相火偏旺，阳事易举，房事过度，善忘失眠。服滋阴补肾药多剂无效，失眠日甚，喜忘加重。诊其面色晦暗，眼眶青紫，肌肤觉热，舌有瘀斑，脉象弦数，诊为瘀血之证，投抵当汤。服后泻下黏如胶漆之便，遂夜能成眠。后改汤为丸，服月余而愈。

3）脉象的辨识：《伤寒论》中运用“脉沉细”“脉微而沉”等脉象来辨别病邪的深浅和决定治疗的先后。盖脉为血府，脉中水谷之精气流布经络，灌溉脏腑，游行四肢，贯注百骸。若气血脏腑发生病变，其脉必受影响。脉沉说明其病邪部位在里。脉结者，气血流动缓慢，示涩滞之状。沉结相兼，瘀血在里。脉微而沉者，沉滞不起之状，系气血壅阻所致。当沉而有力与沉而无力，本于精虚者有别。以本方加减辨治血栓闭塞性脉管炎、静脉血栓形成、无脉症和冠心病等属瘀热在里而见脉沉、微、结、数或脉消失之病人，多获效。杨某，男，56岁，教师，于1979年9月26日住院治疗。病人因左上肢动脉搏动消失合并头昏、头痛、眼花、心跳、胸闷而赴北京某医院检查，确诊为大动脉炎。后因休克频发曾两次住院，计2年余，服补益气血中药及西药治疗均无效。既往有结核病史，1967年患过结膜炎。症见：形体消瘦，面色青黑，唇口紫暗，精神委靡，少气懒言，舌质紫暗，夹有瘀斑，苔黄厚腻，常觉低热。少腹部硬满，扪之疼痛，大便干燥，小便正常。左上肢腋、肱、尺、桡动脉消失，血压测不到，肌肉萎缩、麻木、酸胀，皮肤凉；右上肢及双下肢动脉搏动正常，右寸口脉沉数。此瘀热阻于血脉，治宜通瘀泻热 。方用：水蛭、大黄、红花、桂枝（各）15g，虻虫 6g，桃仁10g，云苓30g。上方服后，泻下黏黑如胶之便（扪之不碎），少腹硬满减轻。应病人要求继用此方，先后共服80剂，苔黄腻转薄黄，舌质瘀斑去，左上肢腋、肱动脉搏动恢复，尺、桡动脉已能触及，但仍沉细，血压已能测到，右寸口脉沉细，继以活血养阴药物调治，诸症减轻。

4）少腹硬满：系指脐下部位坚硬胀满的症状。盖冲任奇经属少腹，大肠、小肠、膀胱及妇女胞宫者藏于此。若冲任不调，月经错杂，肠道失运，膀胱郁热，以及外邪内传，热与血结蓄于下焦，均可导致少腹硬满之症。潮热谵语、腹满绕脐痛而不能食者为阳明腑实，小便不利为蓄水。本方证的少腹满除有喜忘、发狂、小便自利的兼症外，临床还需掌握面垢不泽，或两目唇口暗黑，苔燥或燥，舌紫或有瘀斑，口干而不喜饮，但欲漱，大便干或不畅，脉沉涩或弦数等症。

以本方治疗慢性阑尾脓肿所致的右少腹硬满，与薏苡附子败酱散合用，每取卓效。治结肠炎所致的少腹硬满加川黄连、乌梅。治膀胱炎之少腹硬满或急结之状如金钱草。至于妇女经行腹痛、月经错杂等病所致的少腹硬满之症，只要辨准其确系热与血结之病机，投之能收异病同治之效。郭某，女，37岁，1963年8月14日诊治。病人有痛经病10余年。经前腹痛，连及腰背，经色紫暗，夹有瘀块，淋漓不畅，少腹硬满，脉象弦数，诊为气血瘀滞。治以调气活血、行瘀止痛，投血府逐瘀汤，但未能见效。处方几经变化，病情仍无转机，老师辨其面垢唇黑，苔黄少津，质有瘀斑，小腹部硬满拒按，认为此瘀血重证，草木之属难以胜任。仲景谓“妇人经水不利下，抵当汤主之”。嘱处：水蛭、大黄、桃仁（各）15g，虻虫4.5g。上方服后，下瘀紫之血，少腹硬满疼痛减轻，继服4剂，诸证好转，此后行经疼痛治愈。

5）发黄：发黄者，皮肤黄染之症也，脾胃湿热蕴蒸能引起黄疸；血液停瘀，郁积生热，致伤其阴，荣气不能敷布亦能导致发黄。湿热发黄多有小便不利，尿黄而浊，色黄鲜明如橘子色，脉滑而数或濡数。本汤证之发黄则多兼见两目暗黑，形瘦面黄，黄色如熏，肌肤烦热，腹满食少，大便干燥或不畅，小便自利，尿色不变，脉象沉涩或沉结等症。以抵当汤治疗劳伤伤疾患见面黄如薰，证似正虚，而内夹瘀血之疾者，用之多效。对于肝脏疾病见体表发黄，辨其属瘀热之证，亦能收到较好的效果。丁某，男，49岁，1977年6月13日诊治，病人半年前患传染性黄疸型肝炎。黄疸消退后，形瘦面黄，身黄如熏，查黄疸指数在正常范围，服补益气血药多剂无效。症见：两目暗黑，肌肤微热，五心烦热，失眠多怒，腹满食少，大便不畅，小便自利，时黄时清，脉沉涩，舌瘦有瘀斑。此瘀热于内，治宜化瘀泻热。方用：水蛭、桃仁、大黄各90g，虻虫30g，共为细末，蜂蜜为丸。每服3g，日3次。上方初服泻下黑便，饮食增加，心烦止。继服夜能入眠，身黄渐去，药尽病愈。

【按语】

抵当汤之证治，仲景论述颇详，后世医家更有发扬。其症脉繁多，临床应用时既要合看，又要分辨。只要详细辨证，紧扣病机，可不受中西医各病种所限，投之能收异病同治之效。若一症突出时，应辨其病位之深浅，病情之轻重，用药亦应灵活变通，以奏其效。若病重势急，则用大剂抵当之。若病轻热缓，可改汤为丸，以图缓攻。若瘀血在上，加桂枝、大黄酒制，促其上行；在下，重用水蛭以破下焦污积之血，同时酌增桃仁以滑利污浊，加川牛膝以引药下行。热重瘀甚，增大黄之量；兼湿热者加黄柏；脉沉结兼有寒热错杂之证加附子以通阳破结，又有泻下止痛之功。总之须观其脉症，辨其瘀积，随证治之。

吾师在论述本方剂的运用时说："抵当汤药物性味峻猛，医家用时多望而后畏，而仲景于方中处水蛭30枚，其大者过钱，小者亦有数分，其用量在1至2两之间，并嘱大剂频服，在用量和煎服法上给我们树立了楷模。"基于此说，我们在数十年的临床中，水蛭用量常在10~30g，运用之多，不可胜数，近治一王姓病人，系深静脉血栓形成，属瘀血重证，用水蛭30g后收到满意的效果，未见有不良反应和中毒之弊。方中虻虫属虫类走窜之品，常用量3~6g，即使用至15g，一般亦无不良反应。从临床观察到：水蛭、虻虫若研细冲服，虽量减三分之二，但有同样的效果，方中大黄后下，其泻下之力更著。

【现代研究】

实验研究表明，对全血比黏度、血浆比黏度、白细胞比容及纤维蛋白原含量明显增高的模型大鼠，用抵当汤治疗后，使全血黏度、血浆黏度及白细胞比容显著降低，纤维蛋白原含量亦降低。其降低全血黏度、血浆黏度作用明显优于桃核承气汤及单味水蛭，而降低红细胞压积作用明显优于桃核承气汤。［浙江中医杂志，1988，（7）：319］

## 六、抵当丸方

### （一）方药

水蛭二十箇，熬　虻虫二十箇，去翅足，熬　桃仁二十五箇，去皮尖　大黄三两

上四味，捣分四丸，以水一升，煮一丸，取七合服之。晬时（1）当下血，血不下者更服。

【词解】

（1）晬时：即一昼夜的时间。

### （二）治法

破血逐瘀，泄热去实。

### （三）方解

抵当丸所用药物与抵当汤相同，其中水蛭、虻虫已减三分之一，且一剂分四丸，每次仅服一丸，所以一次服用量较抵当汤为小。加之以汤改丸，故其破血作用相对缓和。服药采取"煮丸之

法”，连药渣一并服下，故云“不可余药”。大陷胸丸和理中丸亦是采用这种煎法，值得研究和重视。

因丸药性缓，其下瘀血之力比汤药和缓而作用持久，故服药后“晬时当下血”。若不下者可再服。

【经典原文】

伤寒有热，少腹满，应小便不利，今反利者，为有血也。当下之，不可余药[(1)]，宜抵当丸。（126）

【词解】

（1）不可余药：药液和药渣一同服下。

【提要】 本条论述蓄血重证而病势相对较缓者的证治方药。

【原文分析】

伤寒发热，说明表证仍在。表邪不解，每多循经入里。病见少腹胀满，当为蓄水所致，应小便不利，今小便反利，推知是下焦蓄血，治当攻下瘀血。因本证仅见“少腹满”，未见少腹硬，也未见如狂或发狂，说明其病情不急，故治以丸剂，减量缓攻。

【原文选论】

成无已：伤寒有热，少腹满则蓄血于下焦。若热蓄津液不通，则小便不利，其热不蓄，津液行，小便自利者，乃为蓄血，当与桃核承气汤、抵当汤下之。然此无身黄屎黑，又无喜忘发狂，是未至于甚，故不可余峻之药也，可与抵当丸，小可下之也。（《注解伤寒论·辨太阳病脉证并治法中》）

柯韵伯：有热即表证仍在，少腹满而未硬，其人未发狂，只以小便自利，预知其为有蓄血，故小其制，而丸以缓之。（《伤寒来苏集·伤寒论注·抵当汤证》）

尤在泾：有热，身有热也。身有热而少腹满，亦在阳热邪传本之证。膀胱者，水溺所由出，其变为小便不利，今反利者，仍血瘀而非水结，如上条抵当汤下之之例也。（《伤寒贯珠集·太阳篇中》）

【临床应用】

（1）现代应用：抵当丸所治病证以有形积聚及病程长为特点。该方有软化消除瘀血肿块的作用，治疗癥瘕积聚，如血吸虫性肝硬化、炎性包块等。

（2）医案选录

1）腹中癥块：钱某之妻，经停9个月，腹中有块攻痛，自知非孕，医予三棱、莪术多剂未应，当予抵当丸10g，开水送下。入夜病者在床上反复爬行，腰痛不堪，天将旦，随大便下污物甚多，其色黄白红夹杂不一，痛乃大除。次日复诊，予加味四物汤调理而愈。（李培生《伤寒论》引《经方实验录》，171）

2）身黄发狂：有人病伤寒七八日，脉微而沉，身黄发狂，小腹胀满，脐下冷，小便利。予曰：仲景云太阳病身黄，脉沉结，小腹硬，小便不利者，为无血也，小便自利，其人如狂者，血证谛也。投以抵当丸。下黑血数升，狂止得汗解。（宋代许叔微述，《普济本事方》上海科学技术出版社，1959年9月版，121）

3）血吸虫病：蒋某，女，29岁，家庭妇女，肺结核治疗期间，见肺尖有罗音，心率频、脾大肋下4指，大便培养几次找到毛蚴，因之迫切要求治疗……当时就试用仲景抵当丸，每次5~6g、饭前1小时吞服，每日2次，共服18天。在服药期间，并无下血，便泄及其他反应，反觉食欲渐趋旺盛，未用其他中西药物，脾脏减少，大便孵化几次均呈阴性。（高德《伤寒论方医案选编》湖南

科技出版社，1981年4月，309）

【现代研究】

本丸药有抗凝血和扩张血管作用，因而有促进血液循环作用。

丸中水蛭能阻止（庞俊忠《临床中药学》中国医药科技出版社，1989年9月1日版，80～177）凝血酶对纤维蛋白原之作用，阻碍血液凝固，醇制剂强于水制剂，20mg水蛭素可阻止100g人血之凝固。虻虫有提高小白鼠耐缺氧作用，能扩张兔耳血管而增加血流量；并有加强离体蛙心收缩力的作用；对脑垂体后叶素所致的急性心肌缺血有一定改善作用。桃仁可促进初产妇的子宫收缩及子宫止血作用；有抗凝作用；对血流阻滞，血行障碍有改善作用；能增加脑血流量，扩张兔耳血管；有抗炎及促进炎症吸收及抗过敏作用；对呼吸中枢呈镇静作用；脂肪油有润肠缓下作用。副作用：过量引起头痛、目眩、呕吐、心悸、惊厥以致呼吸衰竭而死亡。大黄的作用较广泛，但在本方中主要是致泻作用为主。另外与其利胆、解痉、抑制T细胞活性，抗菌消炎等作用有关。抗菌的机制为抑制菌体糖及糖代谢中间产物的氧化、脱氨和脱氢，并能抑制蛋白质和核酸的合成。

## 七、十枣汤方

### （一）方药

芫花熬　甘遂　大戟

上三味等分，分别捣为散，以水一升半，先煮大枣肥者十枚，取八合，去滓，内药末，强人服一钱七，羸人服半钱，温服之。平旦服。若下少，病不除者，明日更服，加半钱。得快下利后，糜粥自养。

### （二）治法

攻逐水饮。

### （三）方解

十枣汤是芫花、甘遂、大戟三味药等分研粉，用枣汤调服“半钱匕”或“一钱匕”。芫花、甘遂、大戟三味都是峻下逐水药，三药合用，药力尤猛。故用肥大枣煎汤调服，以顾护胃气，并缓和诸药的烈性和毒性，使邪去正不伤。但三味药都有一定的毒性，因此，用药要慎重，剂量要因人而异，严格掌握。从病情出发，结合病人体质强弱及对药物的耐受程度，从小剂量（0.5～1g）开始，逐渐加大剂量，视病情需要，或连续用药，或间隔一二日或数日再用。本方刺激肠黏膜产生腹泻而逐水，因此，必须清晨空腹服，药在胃内停留时间短，可减少对胃的刺激，避免发生不良反应。服药得畅利后，糜粥自养，以补养正气。对于邪实而正气已虚者，当慎用。对孕妇禁忌。若近期有消化道出血、或有出血倾向者、发热者，均不宜使用。由于药末对口腔及咽喉有刺激作用，现多装入胶囊服用。服药后常有恶心、呕吐、头晕等不良反应，当注意观察。若恶心呕吐剧烈，当予停药。

本方剂是“治标”之剂，未能解除引起水饮停聚的病因，所以在应用时，宜配伍其他“治本”之法。

【经典原文】

太阳中风，下利呕逆，表解者，乃可攻之。其人漐漐汗出，发作有时，头痛，心下痞硬满，引胁下痛，干呕短气，汗出不恶寒者，此表解里未和也，十枣汤主之。（152）

【提要】 论述悬饮的证治。

【原文分析】

本条讨论外邪诱发饮停胁下的证治。太阳中风的病程中，可引动胁下水饮宿疾。水饮结聚于胁下，阻碍气机升降，饮邪犯胃则见呕逆；水饮下注大肠，则见下利。如是外有表邪，里停水饮，表里同病。由于水饮之邪窝居两胁之下，一般渗利之剂难以取效，必须用攻逐泻水之峻剂。但须先行解表，表解后方可攻逐水饮。切不可先后失序，否则攻伐水邪损伤正气，而招致表邪内陷。故仲景告诫曰："表解者，乃可攻之。"

饮为有形之邪，由于水饮结聚胁下，胸阳被阻，气机不利，以致心下痞硬满，引胁下痛。胸胁为阴阳升降之通路，水邪集居于此，气机升降失常，加之水性流溢，变动不居，故或见之证复杂多端，往往因水邪影响的脏腑部位不同，而出现各种不同的表现。若水饮外溢肌肤，影响营卫失和，则其人漐漐汗出；正邪相争，时而气机暂通，饮邪暂不外攻，故汗出发作有时。饮邪上干，蒙蔽清阳则头痛；水饮犯胃，胃气上逆，则见干呕；若水饮迫肺，肺气不利，则呼吸气短。干呕、汗出、头痛类似太阳中风，而实非太阳中风，区别在于本证以心下痞满、引胁下痛为主症，虽见漐漐汗出，但发作有时；虽有头痛，但不恶寒。为表邪已解，里有悬饮，外证已不存在，故曰"此表解里未和也"。以上诸症，乃水饮结聚胁下不解，流走攻窜，上下充斥，妨碍三焦，牵连周身所致。一般的化饮祛水之剂，已无济于事，故用十枣汤攻逐水饮。

本证"心下痞硬满"与大结胸证、痞证相似，应予鉴别。大结胸证为水热互结于胸膈，故心下痛，按之石硬，甚则从心下至少腹硬痛，手不可近，伴潮热、烦渴、舌苔黄燥等热象。治以大陷胸汤泻热逐水。痞证乃寒热互结，阻塞于中焦，故以心下痞、按之柔软为主症。治以泻心汤和胃消痞。悬饮证水邪停积胸胁之间，故不仅心下痞硬满，更有转侧动身、或咳嗽、呼吸、说话等都可牵引胸胁疼痛，即文中所谓"引胁下痛"，此为悬饮的辨证要点。同时伴头痛汗出、呕逆咳嗽等症，但热象不显。本证虽有心下痞硬满，但病发部位主要在胁下，胁下与胃脘部相邻近，胁下病变，常影响于胃，而出现痞硬，治以十枣汤攻逐水饮。

【原文选注】

成无已：下利、呕逆，里受邪也。邪在里者，可下，亦须待表解者，乃可攻之。其人漐漐汗出，发作有时，不恶寒者，表已解也；头痛，心下痞硬满，引胁下痛，干呕，短气者，邪热内蓄而有伏饮，是里未和也，与十枣汤，下热逐饮。（《注解伤寒论·辨太阳病脉证并治法下》）

柯韵伯：中风下利呕逆，本葛根加半夏汤证。若表既解而水气泛溢，不用十枣攻之，胃气大虚，后难为力矣。然下利呕逆，固为里证，而本于中风，不可不细审其表也。若其人漐漐汗出，似乎表证，然发作有时，则病不在表矣。头痛是表证，然既不恶寒，又不发热，但心下痞硬而满，胁下牵引而痛，是心下水气泛溢，上攻于脑而头痛也。与"伤寒不大便六七日而头痛，与承气汤"同。干呕汗出为在表，然汗出而有时，更不恶寒，干呕而短气为里证也明矣。此可见表之风邪已解，而里之水气不和也。然诸水气为患，或喘，或渴，或噎，或悸，或烦，或利而不吐，或吐而不利，或吐利而无汗。此则外走皮毛而汗出，上走咽喉而呕逆，下走肠胃而不利，浩浩莫御，非得利水之峻剂以直折之，中气不支矣。此十枣之剂，与五苓、青龙、泻心等法悬殊矣。（《伤寒来苏集·伤寒论注·十枣汤证》）

尤在泾：此外中风寒，内有悬饮之证。下利呕逆，饮之上攻而复下注也，然必风邪已解，而后可攻其饮。若其人漐漐汗出而不恶寒，为表已解；心下痞硬满引胁下痛，干呕短气，为里未

和；虽头痛而发作有时，知非风邪在经，而是饮气上攻也，故宜十枣汤下气逐饮。（《伤寒贯珠集·太阳篇上》）

喻嘉言：此证与结胸颇同，但结胸者，邪结于胸，其位高。此在心下及胁，其位卑，然必表解乃可攻之，亦与攻结胸之戒不殊也。其人漐漐汗出，发作有时，而非昼夜俱笃，即此便是表解之征，虽有头痛，心下痞硬满引胁下痛，干呕短气，诸证乃邪结之本证，不得以表证名之。若待本证尽除，后乃攻之，不坐误时日乎。故复申其义，见汗出不恶寒，便是表解可攻之侯，虑何深耶。盖外邪挟饮，两相搏结，设外邪不解，何缘而得汗出津津乎。攻药取十枣汤者，正与结胸之陷胸汤相仿。因伤寒门中种种下法，多为胃实而设。胃实者，邪热烁干津液，肠胃俱结，不得不用苦寒而以荡涤之。今证在胸胁，而不在胃，则胃中津液未经热耗，而荡涤胸胃之药，无所取矣。故取蠲饮逐水于胸胁之间，以为下法也。（《尚论篇·太阳经下篇》）

【方药论选】

柯韵伯：仲景利水之剂种种不同，此其最峻者也。凡水气为患，或喘或咳，或利或吐，或吐利而无汗，病一处而已。此则外走皮毛而汗出，内走咽喉而呕吐，下走肠胃而下利，水邪之泛滥者，既浩浩莫御矣。且头痛短气，心腹胁下皆痞硬满痛，是水邪尚留结于中，三焦升降之气，拒隔而难通也。表邪已罢，非汗散所宜；里邪充斥，又非渗泄之品所能治，非选利水之至锐者以直折之，中气不支，亡可立待矣。甘遂、芫花、大戟，皆辛苦气寒，而秉性最毒，并举而任之，气同味合，相须相济，决渎而大下，一举而水患可平矣。然邪之所凑，其气已虚，而毒药攻邪，脾胃必弱，使无健脾胃之品主宰其间，邪气尽而元气亦随之尽，故选枣之大肥者为君，预培脾土之虚，且制水势之横，又和诸药之毒，既不使邪气之盛而不制，又不使元气之虚而不支，此仲景立法之尽善也。（《伤寒来苏集·伤寒附翼·十枣汤》）

汪苓友：李东壁云：十枣汤驱逐里邪，使水气自大小便而泄，乃《内经》所谓洁净府、去陈莝法也。芫花、大戟、甘遂之性，逐水泄湿，能直达水饮窠囊隐僻之处，但可徐徐用之，取效固捷，不可过剂，泄人真元也。陈无择《三因极-病证方论》以十枣汤药为末，用枣肉和丸，以治水气喘急浮肿之证，盖善变通者也。（《伤寒论辨证广注·辨太阳病脉证并治法下》）

许宏：用芫花为君，破饮逐水，甘遂、大戟为臣。佐之以大枣，以益脾而胜水为使。《经》曰：以辛散之者，芫花之辛，散其伏饮。苦以泄之者，以甘遂、大戟之苦，以泄其水。甘以缓之者，以大枣之甘，益脾而缓其中也。（《金镜内台方义》）

王晋三：攻饮汤剂，每以大枣缓甘遂、大戟之性者，欲其循行经髓，不欲其竟走肠胃也，故不明其方而名法，曰十枣汤。芫花之辛，轻清入肺，直从至高之分去菀陈莝，以甘遂、大戟之苦，佐大枣甘而泄者缓攻之，则从心及胁之饮，皆从二便出矣。（摘录自《伤寒论译释·辨太阳病脉证并治下》）

【临床应用】

（1）张仲景对本方的应用

1）用本方治悬饮。（见本条及《金匮要略·痰饮咳嗽病脉证并治第十二》）

2）《金匮要略·痰饮咳嗽病脉证并治第十二》用本方治“咳家其脉弦，为有水，十枣汤主之”。又“支饮：夫有支饮家，咳烦胸中痛者，不卒死，至一百日或一岁，宜十枣汤”。

（2）后世医家对本方的应用

1）《外台秘要》：深师朱雀汤（即本方，大枣用十二枚）治久病癖饮，停痰不消，在胸膈上液液，时头弦痛，苦挛，眼睛、身体、手足、十指甲尽黄，亦疗胁下支满，饮辄引胁下痛。

2）《三因方》：控涎丹即本方去大枣、芫花，加白芥子，治痰涎在胸膈上下者。

3）《丹溪心法》：卷一，舟车丸，又名舟车神佑丸，即本方去大枣，加牵牛、大黄、青陈皮、广木香而成，证治相同，但较十枣汤稍为缓和。卷三，十枣丸，即十枣汤以枣肉作丸，梧桐子大，每服三十丸，早晨服，以利为度。治水气病，四肢浮肿，上气喘急，大小便不利。

（3）现代应用：临床以饮停胸胁，升降不利，咳唾胸胁引痛，以下痞硬，干呕短气，甚则胸背掣痛不得息，舌苔薄或白滑，脉沉弦等为辨证要点。

临床上主要用于治疗胸腔积液（悬饮）、腹水（肝硬化腹水）及肾性水肿（肾炎、肾病综合征、流行性出血热少尿期肾衰竭）等病证。

1）胸腔积液：常氏治疗14例渗出性胸膜炎，方用十枣汤。以芫花、甘遂、大戟三味生用，等量研末，装入胶囊内，每粒重0.5g。晨起空腹以大枣10枚煎汤送服1～3g，日服1次。每日量和间隔时间根据病人体质和胸腔积液多少而定，一般服4～8次。病程最短10天，最长20天，胸腔积液消除，无1例用胸腔穿刺抽液，经复查仅有1例胸膜轻度粘连[1]。张氏等自1989～1992年共收治结核性渗出性胸膜炎48例，随机分组，其中甲组20例，以十枣汤加抗结核药治疗；乙组28例采用抗结核药加胸腔抽液治疗。甲组痊愈16例，占80%，好转3例，无效1例。乙组痊愈23例，占82%，好转5例。两组从治愈率比较无显著差异，但症状缓解、胸腔积液消失时间，甲组明显优于乙组，且甲组胸腔积液重复出现率少，很少形成胸膜粘连。因此认为，十枣汤能排除胸腔积液，但只是一种对症治疗，还需配合抗结核治疗，以巩固和提高疗效。本方对干性胸膜炎和脓胸无效[2]。曾氏等以十枣汤合血府逐瘀汤，攻逐饮邪，活血祛瘀，治疗陈旧性结核，左胸腔血性积液1例[3]。张亚声以十枣汤加减外敷治疗恶性胸腔积液34例，病人中Ⅲ、Ⅳ期原发性肺癌23例，转移性肺癌11例。方法：取生大黄、香白芷、枳实、山豆根、石打穿等药研成细末，作为基质，以十枣汤加减，芫花、甘遂、大戟等为主药，煎成浓汁，作为溶剂。取药粉60g溶入50ml溶剂中，加少许冰片，调成膏状，外敷肺俞及病变部位2～4小时，无皮肤反应者可适当延长，每日2次，每用2日停1日。用药1～4日后，完全缓解（胸腔积液不再复发至少30日）7例，显效15例，有效8例，无效4例，总有效率88.2%，生存期2～36个月，中位生存期7.5个月。对改善病人临床症状效果十分明显，能控制恶性胸腔积液增长速度，明显提高病人的生存质量。外用药不经口服，不影响病人食欲，无创伤性，无副作用，病人易接受[4]。

2）腹水：十枣汤对消除多种疾病所致的腹水有一定疗效。靳氏治肝硬化腹水1例，以芫花、甘遂、大戟各5g，枣20枚，捣泥为丸，3日量，日服1次，药后稍有呕恶腹痛之感，泻水多次，腹部松软，间服清热利水、健脾化瘀之品调养，视其精神尚好，又以上方各减量2g，大枣10枚捣泥为丸，3日量，间日1服，药后又泻水多次，腹胀顿消，继以补气健脾益肾之品调理，近百付终愈。认为肝硬化腹水病人，多有食管静脉曲张，十枣汤易引起呕吐，有使静脉曲张破裂而导致出血不止之恶果，因而用枣泥为丸，则呕恶可减[5]。王氏等以本方治疗渗出性胸膜炎6例，肝硬化腹水5例，平均在4～5天内积液显著减少，改善最快者3天，最慢者14天[6]。宾学森治疗晚期血吸虫病、肝硬化腹水1例，采用先攻后补法，先用十枣汤攻逐水饮，后改用调理肝脾法以善其后，1个月后好转出院[7]。

3）肾性水肿：张薏农用十枣汤治疗40例急、慢性肾炎致全身水肿病，获得满意疗效。其中1例急性肾炎，症见面目四肢浮肿，腹部肿胀，尿少。尿液检查：红细胞（++）、白细胞（++）、蛋白（+++）。先以风水论治未效，改用十枣丸2次，每次4.5g，药后下利稀水甚多，水肿消退，继用健脾培补之剂，肾功能、尿液检查恢复正常而痊愈[8]。别福仙等以附子泻心汤合十枣汤化裁攻补兼施，治疗慢性肾炎尿毒症1例，3剂后尿量增多，浮肿减轻。7剂后浮肿、腹水消失，尿量稳定，1000～2000ml/24小时，酚红试验总排除率恢复至20%，自觉症状均减轻，但尿蛋白仍（+++～++++），后改为与济生肾气丸化裁，继续治疗半年余，诸症消失，尿蛋白微量（-）阴性，酚红试验总排泄率恢复至65%。出院后随访3年无复发[9]。江氏、卢氏等用本方治疗肾病综合征并顽固性水肿效果满意。药后尿量迅速增多，水肿消退，肾功能改善明显[10, 11]。

4）其他疾病：房氏等用十枣汤治疗小儿耐药菌株肺炎，有显著效果。方法：芫花、甘遂、大戟三药等量，用醋煮沸后晾干，研成细末，置干燥处备用。6个月以内小儿服0.5g，6个月至1岁服0.75g，1～1.5岁服1.0g，1.5～3岁服1.5g，4岁以上服1.5～2g。服用时以大枣10枚煎汤约50ml冲服，每日1次[12]。对某些顽固的痰饮咳喘重证，因饮邪留伏，用一般的化痰饮药收效不显，只要病人正气尚可，朱紫来常用十枣汤峻逐之，取其斩关夺将，直捣窠臼，效果甚佳。但此法只可用于邪正俱实，病情较急，且最近又未用过此类药者，否则不可轻试[13]。刘氏用十枣汤治愈顽固性便秘1例[14]。吕同杰认为慢性肥厚性胃炎等胃部疾患，证属水饮内聚，饮邪犯胃及停于胸胁者，同样可以应用十枣汤辨治，并改散剂为汤剂，通过本方逐水泻下和刺激胃肠致吐、致泻作用，使水饮尽除，一次廓清，邪祛正安[15]。

（4）医案选录

1）良性颅内压增高症：汪某，女，42岁，1986年4月5日初诊。病人3个月前因经常头痛，恶心呕吐，经某医院检查：眼底有片状出血，视神经乳头水肿。脑室造影诊断为“颅内压增高症（良性）”。病人自诉头痛眩晕，以前额为重，视物不清，颊木唇麻，恶心呕吐，胃纳欠佳，嗜卧肢沉，小便短赤，大便正常。察其形体肥胖，Bp120/80mmHg，舌质淡，苔微黄，脉弦滑，证属风痰。治以逐痰利水，通络息风之法，方用十枣汤加味：大枣10枚，芫花、大戟、甘遂各6g，钩藤10g，全蝎2g。水煎服10剂，药后诸症好转，尿量增多，每晚3～5次。为攻邪不伤正，间服香砂六君子汤，共服十枣汤49剂，香砂六君子汤14例，头痛、呕吐等症消失，视乳头水肿消退，脑脊液压力正常。随访至今未复发。按：本例病人，因体质肥胖，中阳素虚，脾虚运化无权，痰湿停聚，引动肝风，痰液壅盛，上犯于头，致使头目眩晕而痛，视物不清；风痰犯胃，则恶心呕吐；阳明之脉挟唇环口，故颊木而唇麻，符合百病多由痰作祟之说法，顽痰上逆于头，非峻逐痰饮利水药不能除矣。犹如水能克火，但杯水车薪仍无济于事尔。十枣汤中大戟、甘遂、芫花皆泻水逐饮之圣药，伍以钩藤、全蝎搜之，使上逆之痰水从尿路排出，痰去邪却；间服香砂六君子汤，使克邪而不伤正，其病乃愈。［陕西中医，1991，12（2）：29］

2）结核性渗出性胸膜炎：宋某，男，农民，1993年3月15日初诊。半月前有劳累受凉病史，一周来潮热、盗汗、胸闷、气急。查体右侧胸廓饱满，语颤减弱，呼吸音低，叩诊实音。胸透为大片胸腔积液，经胸试穿抽取胸腔积液5ml送检。胸水淡黄，透明，放置后有毛玻璃状，利凡他试验阳性，细胞数为500/mm$^3$，分类以淋巴细胞为主，诊为结核性渗出性胸膜炎。常规抗痨治疗，选用链霉素、异烟肼，经治1个月未愈。病人低热，胸闷气急不减，胸透仍有大片积液，配用十枣汤，芫花、甘遂、大戟3味等分为末，每服0.5～1.0g，大枣10枚先煎，送服，每日1剂，早空腹服，以排稀便日2～3次为宜，便后喝稀粥，隔日胸透1次，观察胸腔积液消失情况。7天吸收，除有稀便轻泻外无任何不良反应，胸水吸收后停服中药，观察1周，病情无反复出院。嘱继续抗痨治疗一年半。门诊随访无复发。［实用中医内科杂志，1994，8（3）：139］

【按语】

十枣汤为峻下逐水方，治疗多种疾病引起的胸腹水及全身水肿有一定疗效，尤以结核性渗出胸膜炎、肝硬化腹水、肾性水肿最为常用，且疗效较好。但治疗此种疾病，逐水仅是对症治疗，属治标之法，未能治疗引起水饮停留的原因。因此，在用十枣汤同时，宜配合其他治法，积极治疗原发病，提高疗效。十枣汤药性峻猛，逐水同时也损伤正气，易导致脱水、电解质紊乱，故宜从小量开始试用。服用法宜晨起空腹，最好临时用生药研末，效力最强。体质虚弱者，虽有水饮积聚，也要慎用。

【现代研究】

（1）药理实验证明芫花、甘遂、大戟均有不同程度的导泻作用。芫花的芫花黄碱素，甘遂、大戟所含的大戟乳脂等有效成分对肠黏膜有强烈的刺激，可引致炎症性充血，使肠蠕动增加，而造成峻泻[16]。

（2）动物药理实验证明，小白鼠口服生甘遂的泻下作用较口服炙甘遂的乙醇浸膏强，而口服炙甘遂煎剂后泻下作用并不明显。证实了此类药物的有效成分难溶于水而不入汤剂，采用冲服药末的服药方法是正确的[16]。

（3）大枣的药理实验证明，大枣的化学成分有皂苷、生物碱、黄酮、氨基酸、糖类、维生素、微量元素、cAMP、有机酸等物质，而具有cAMP活性，抗变态反应，调节中枢神经，护肝，强身，缓痛等作用[16]。

### 参考文献


[1] 常济公. 十枣汤治疗悬饮体会. 山西中医, 1988, 4(2): 18

[2] 张作银, 涂胜. 十枣汤并抗结核药治疗结核性渗出性胸膜炎. 中国中西医结合杂志, 1993, 13(10): 630

[3] 曾昭明, 谢国材. 活血化瘀法治疗疑难杂症验案 4 则. 新中医, 1994, 26(9): 44

[4] 张亚声. 十枣汤加减外敷治疗恶性胸水 34 例临床观察. 中成药, 1992, 14(11): 23

[5] 靳文清. 十枣汤的临床应用. 山西中医, 1987, 3(5): 10

[6] 王翠娥, 王宙田. 十枣汤及其临床应用. 中华中医药学刊, 1988, 7(1): 23

[7] 宾学森. 下法在急症中的应用. 国医论坛, 1993, 8(3): 23

[8] 张薏农. 应用十枣丸治疗水肿病的体会. 新中医, 1975, (1): 40

[9] 别福仙, 李吉茹. 慢性肾炎治疗体会. 新中医, 1989, 21(7): 32

[10] 江尔逊. 对肾病综合征用十枣汤控涎丹利尿消肿的经验. 河南中医, 1981, (6): 32

[11] 虞觐冠, 袁茹坚. 十枣汤的临床运用体会. 辽宁中医杂志, 1980, (12): 25

[12] 房念东, 孙天顺. “十枣汤”治疗小儿耐药菌株肺炎. 中西医结合杂志, 1985, 5(7): 407

[13] 戴玉. 朱紫来运用经方治疗寒饮咳喘的经验. 湖北中医杂志, 1993, 15(2): 4

[14] 刘明军. 十枣汤治愈顽固性便秘. 四川中医, 1991, 9(12): 32

[15] 包培蓉. 十枣汤治疗胃病举隅. 山西中医, 1993, 9(2): 4

[16] 熊曼琪. 临证实用伤寒学. 北京: 中国科学技术出版社, 1991: 94 ~ 95


## 八、大陷胸汤方

### （一）方药

大黄六两，去皮　芒消一升　甘遂一钱匕

上三味，以水六升，先煮大黄取二升，去渣，内芒消，煮一两沸，内甘遂末，温服一升，得快利，止后服。

### （二）治法

泻热逐水破结。

### （三）方解

方中甘遂峻逐水饮，用量为一钱匕，大黄泻热荡实，芒硝软坚破结，其中大黄六两，为大承气汤中大黄用量之1.5倍；芒硝一升是大承气汤用量的3倍多，是调胃承气汤中芒硝用量的1倍，故能峻下逐水，泻热破结。以方测证，可知大结胸证结聚严重，证情危急。此方煎服法：先煮大黄，去滓，后内芒硝，待溶化后，用药汁送服甘遂末。因本方泻下峻猛，故应中病即止，不可过服，免伤正气，所谓“得快利，止后服”。方名所以称陷胸者，如成无己所说：“结胸为高邪，陷下以平之，故治结胸曰陷胸汤。”

【经典原文】

太阳病，脉浮而动[1]数，浮则为风，数则为热，动则为痛，数则为虚。头痛发热，微盗汗出，而反恶寒者，表未解也。医反下之，动数变迟，膈内拒痛，胃中空虚，客气[2]动膈，短气躁烦，心中懊憹，阳气[3]内陷，心下因硬，则为结胸，大陷胸汤主之。若不结胸，但头汗出，余处无汗，剂颈而还，小便不利，身必发黄。（134）

【词解】

（1）动：脉见于关上，其形如豆，滑数有力，脉体较短，无头无尾。主痛，又主惊。

（2）客气：此处指外来邪气。

（3）阳气：此处指表邪而言，不是指正气。

【提要】 太阳病误下的不同转归及结胸的证治。

【原文分析】

本条分三段解释。第一段，从“太阳病”至“表未解也”，讲的是从脉证分析而知表邪未解。“太阳病，脉浮而动数”，浮是太阳主脉，数为有热，但还未形成阳明里实，所以说“数则为虚”。动是浮数之中有时脉搏动而弹指，这是正邪相争，阴阳相搏的脉象，主头痛。脉数而动，症见“头痛发热”。头痛发热的同时见微盗汗出，说明邪已化热传里。但又见恶寒，说明表邪未尽化热入里，故曰“头痛发热，微盗汗出，而反恶寒者，表未解也”。

第二段，从“医反下之”至“大陷胸汤主之”，讲了误下后的两种转归。上段的临床症状表明病证是表邪部分化热入里，且入里之热未致成实，不可攻下，故下之曰“反”。误下后可致邪热内陷，其一，若病人原本无痰、水、宿食等有形之邪，即“胃中空虚”，邪热留扰胸膈，可致“短气躁烦，心中懊憹”，仲景未出方治，联系76条原文，可知当用栀子豉汤。其二，若阳热内陷与痰水之有形之邪相结，可致结胸，出现“心下因硬”等症，当用大陷胸汤泻热逐水破结。

第三段从“若不结胸”至“身必发黄”，讲的是误下后的又一种转归。若病人湿气内盛，误下后，邪热内陷，以至热与湿合，湿热郁蒸而发黄。热被湿遏，故“但头汗出，余处无汗，剂颈而还”；从小便出，是湿无去路之象。治当清热利湿，方如茵陈蒿汤。

仲景从病人体质出发，比较全面地叙述了邪热入里的三种不同病证。若病人原无邪气留滞，则无形邪热扰于胸膈则成栀子豉汤证；若饮停于上，则热与水结而成结胸证；若湿停于中，则热与湿结，湿热郁蒸而形成湿热黄疸。

【原文选注】

方有执：太阳之脉本浮，动数者，欲传也。浮则为风四句，承上文以释其义。头痛至表未解也，言前证，然太阳本自汗而言微盗汗，本恶寒而言反恶寒者，稽久而然也。医反下之，至大陷胸汤主之，言误治之变，与救变之治。胸，心胸之间也。拒，格拒也，言邪气入膈，膈气与邪气，相格拒而为痛也。空虚，言真气与食气，皆因下而致亏损也。客气，邪气也。短气，真气不足以息也。懊憹，悔恨之意，心为邪乱而不宁也。阳气，客气之别名也，以本外邪，故曰客气，以邪本风，故曰阳气，以里虚也，因而陷入，故曰内陷。（《伤寒论条辨·辨太阳病脉证并治上》）

喻嘉言：动数变迟，三十六字，形容结胸之状殆尽。盖动数为欲传之脉，而变迟则力绵势缓而不能传，且有结而难开之象。膈中之气，与外入之邪，两相格斗，故为拒痛。胃中水谷所生之精华，因误下而致空虚，则不能借之以冲开外邪，反为外邪冲动其膈。于是正气往返邪逼之界，觉短气不足以息，更躁烦有加，于是神明不安……无端而生懊侬，凡此皆阳邪内陷所致。（《尚论篇·太阳经中篇》）

程郊倩：结胸一证，虽曰阳邪陷入，然“阴阳”二字从虚实寒热上区别，非从中风伤寒上区别。表热盛实转入胃府，则为阳明证；表热盛实不转入胃府，而陷入膈，则为结胸证，故不必误下始成。伤寒六七日，有竟成结胸者，以热已成实而填塞在胸也。脉沉紧，心下痛，按之石硬，知邪热聚于此一处矣。不因下而成结胸者，必其人胸有燥邪，以失汗而表邪合之遂成里实。此外之紧脉以痛得之，不作寒断。（《伤寒论后条辨·辨太阳病脉证》）

【经典原文】

伤寒六七日，结胸热实[1]，脉沉而紧，心下痛，按之石硬者，大陷胸汤主之。（135）

【词解】

（1）结胸热实：指结胸证的性质属热属实。

【提要】　承接上条论大结胸的证治。

【原文分析】

误下而成结胸，不是绝对的，一是误下后不一定都成结胸，已如上条所述；二是误下并非是结胸形成的唯一条件，本条伤寒六七日，虽未经误下，但治不及时，以致邪热内陷与水相结，同样成为结胸证。“结胸热实”，“热实”是本条结胸证的病理，即热与水结，其病性属热、属实。脉沉而紧、心下痛、按之石硬，概括称之谓“结胸三证”，犹如“麻黄八证”一样，是临床辨证的要点。脉沉而紧，沉脉候里且主水，紧脉为实又主痛，皆是热实结胸当见之证。病人自觉心下疼痛，按其病位，则有“石硬”之感。石硬者，虽寓有夸张之意，但实指其上腹部腹肌紧张坚硬，其疼痛拒按自在言外。以上的结胸主脉症既具，则大陷胸汤势在必用。

【原文选注】

柯韵伯：结胸有热实亦有寒实，太阳病误下，成热实结胸，外无大热，内有大热也。太阴病误下，成寒实结胸，胸下结硬，外内无热证也。沉为在里，紧则为寒，此正水结胸胁之脉，心下满痛，按之石硬，此正水结胸胁之证，然其脉其证，不异于寒热结胸，故必审其为病发于阳误下热入所致，乃用大陷胸汤则谓治病必求其本耳。（《伤寒来苏集·伤寒论注·陷胸汤证》）

喻嘉言：此条热实二字，形容结胸之状甚明，见邪热填实于胸间不散温也。上条言寸脉浮，关脉浮，此言脉沉紧更明。盖脉紧有浮沉之别，浮紧主伤寒，无汗，沉紧主伤寒结胸，与不风之阳邪结胸迥殊途同归，此所以不言浮也。（《尚论篇·太阳经中篇》）

程郊倩：结胸一证，虽曰阳邪陷入，然阴阳二字从虚实寒热上区别，非从中风伤寒上区别。表热盛实转入胃腑，则为阳明证，表热盛实，不转入胃，而陷入膈，则为结胸证，故不必误下始成。伤寒六七日有竟成结胸者，以热已成实，而填塞在胸也。脉沉紧，心下痛，按之石硬，知邪热聚于此一处矣。不因下而成结胸者，必其人胸有燥邪，以失汗而表邪合之遂成里实，此处之紧脉以痛得之，不作寒断。（《伤寒论后条辨·太阳病脉证》）

【经典原文】

伤寒十余日，热结在里，复往来寒热者，与大柴胡汤。但结胸，无大热[1]者，此为水结在胸胁也，但头微汗出者，大陷胸汤主之。（136）

【词解】

（1）无大热：指外表无大热。

【提要】 论述大陷胸汤证与大柴胡汤证的鉴别要点。

【原文分析】

伤寒十余日不解，热结在里，必有大便不通等里热实见证（此处未提属省文笔法）。又见往来寒热的少阳证，则病属阳明热结而兼少阳不和，亦即邪犯少阳阳明二经。治当用大柴胡汤和解少阳，攻下里实，二经同治之法。

大柴胡汤证既是阳明热结在里，可能见有心下痞满而痛，少阳受邪，枢机不利，可见有胸胁苦满等症。此证候与大结胸证有类似之处。可从其热型、疼痛部位，以及腹诊情况等几个方面进行鉴别比较。

“但结胸，无大热者”是谓结胸因热与水结，热被水遏，虽可有发热现象，但体表无大热，既不同于少阳证的往来寒热，也没有阳明证的日晡潮热。大柴胡汤证虽可有心下痞满而痛，但按之不石硬，而结胸证是水热互结于胸胁，以实邪结聚为主，典型症状是心下硬满而痛，若水热之邪弥漫腹腔，泛溢于上下，则可见从心下至少腹硬满，而痛不可近，病变范围广泛，病情程度严重，是阳明腑实证所不具备的。因其热邪与水互结郁遏，不能向外透越，故仅见头微汗出，而周身无汗，此亦是水热结胸的特征之一。此当用大陷胸汤泻热逐水破结以治疗热实结胸证。

【原文选注】

成无己：伤寒十余日，热结在里，是可下之证，复往来寒热，为正邪分争，未全敛结，与大柴胡汤下之。但结胸无大热者，非热结也，是水饮结于胸胁，谓之水结胸，周身汗出者，是水饮外散则愈。若但头微汗出，余处无汗是水饮不得外泄，停蓄而不行也，与大陷胸汤逐其水。（《注解伤寒论·辨太阳病脉证并治法下》）

柯韵伯：前条言热入是结胸之因，此条言水结是结胸之本，互相发明结胸病源。若不误下，则热不入，热不入则水不结，若胸胁无水气，则热必入胃而不结于胸胁矣。此因误下热入，太阳寒水之邪，亦随热而陷于胸胁间，水邪热邪结而不散，故名曰结胸。粗工不解此义，竟另列水结一症，由是多歧滋惑矣，不思大陷胸汤丸，仲景用甘遂、葶苈何为耶？无大热指表言，未下时大热，下后无大热，可知大热乘虚入里矣。但头微汗出者，热气上蒸也。余处无汗者，水气内结也。水结于内，则热不得散，热结于内，则水不得行，故用甘遂以直攻其水，任硝黄以大下其热，所谓其次治六腑也。又大变乎五苓、十枣等法。（《伤寒来苏集·伤寒论注·陷胸汤证》）

【经典原文】

太阳病，重发汗而复下之，不大便五六日，舌上燥而渴，日晡所小有潮热，从心下至少腹硬满而痛，不可近者，大陷胸汤主之。（137）

【提要】 认述水热结胸兼阳明腑实的证治。

【原文分析】

太阳病重发汗而复下之，是治失其宜，以致津液损伤，邪热内陷入里。津伤胃燥，故五六日不大便，舌上燥而渴，又见日晡所小有潮热，此乃阳明腑实见证。但阳明里实之腹痛仅限于脐部周围，本证“从心下至少腹”疼痛，则病变范围广泛，且“硬满而痛，不可近”，又是水热互结之象。

综观全局，病属水热结胸而兼阳明腑实，承气汤仅能泻下阳明之燥热，而无逐水开结之能，若用于大结胸兼阳明腑实证，虽肠胃之燥热可下，但胸腹间水饮之邪难除，故非其治也。用大陷胸汤治疗，既可泻热逐水破结，又可攻下燥屎，一举两得，最为适宜。

以上数条，论述了大结胸证的治证。脉沉紧有力，心下硬满疼痛按之石硬，是其脉证特点。邪热与水饮相结于胸膈，病位或偏于上，或旁及于胁，或涉及腹部。病偏于上见项强者，必须与柔痉相区别；旁及于胁者，应该与少阳阳明证鉴别；波及于全腹者，又当与阳明腑实相区别。

【原文选注】

成无己：重发汗而复下之，则内外重亡津液，而邪热内结，致不大便五六日，舌上燥而渴也。日晡潮热者属胃，此日晡小有潮热，非但在胃。从心下至小腹，硬满而痛不可近者，是一腹之中，上下之邪气俱甚也，与大陷胸汤以下其邪。（《注解伤寒论·辨太阳病脉证并治法下》）

喻嘉言：不大便，燥渴，日晡潮热，少腹硬满，证与阳明颇同，但小有潮热则不似阳明大热，从心下至少腹手不可近，则阳明又不如此大痛，因是辨其为太阳结胸，兼阳明内实也。缘误汗复误下，重伤津液，不大便而燥渴潮热，虽太阳阳明亦属下证，但水饮内结，必用陷胸汤，由胸胁以及胃肠荡涤始无余。若但下肠胃结热，反遗胸上痰饮，则非法矣。（《尚论篇·太阳经中篇》）

【经典原文】

伤寒五六日，呕而发热者，柴胡汤证具，而以他药下之，柴胡证仍在者，复与柴胡汤，此虽已下之，不为逆，必蒸蒸而振，却发热汗出而解。若心下满而硬痛者，此为结胸也，大陷胸汤主之。但满而不痛者，此为痞，柴胡不中与之。宜半夏泻心汤。（149）

（原文分析等详见半夏泻心汤条）

【方药论选】

成无己：结胸为高邪，陷下以平之，故治结胸曰陷胸汤。甘遂味苦性寒，苦性泄，寒胜热，虽曰泄热，而又能直达陷胸破结，非直达者不能透，是以甘遂为君；芒硝味咸性寒，《内经》曰："咸味下泄为阴"，又曰："咸以软之"，气坚者以咸软之，热胜者以寒消之，是以芒硝为臣；大黄味苦性寒，将军也，荡涤邪寇，除去不平，将军之功也，陷胸涤热，是以大黄为使。利药之中此为剂，伤寒诸恶，结胸为甚，非此汤不能通利之，剂大而数少，取其迅疾分解结邪，此奇方之制也。（《伤寒明理论·卷四》）

尤在泾：大承气汤专主肠中燥粪，大陷胸并主心下水食。燥粪在肠，必借推逐之力，故须枳朴；水食在胃，必兼破饮之长，故用甘遂，且大承气汤先煮枳朴而后纳大黄，大陷胸先煮大黄而后纳诸药。夫治上者制以缓，治下者治宜急，而大黄生则行速，熟则行迟，盖即一物而其用不同如此。（《伤寒贯珠集·太阳篇下》）

【临床应用】

（1）后世医家对本方的应用：《方函口诀》载大陷胸汤为热实结胸之主药，其他胸痛剧者有特效。

（2）现代应用

1）肠梗阻：天津南开医院以本方加厚朴、枳实组成复方大陷胸汤治疗急性肠梗阻，辨证为肠腑热结、正气未衰型，有较好效果。大陷胸汤的临床应用剂量可大可小，以达到祛邪而不伤正之目的[1]。北京海淀医院改汤为散，用甘遂0.9g，大黄0.6g，芒硝0.3g，称"321峻剂"，主治粘连性肠梗阻、蛔虫性肠梗阻及轻度肠扭转[2]。北京第六医院以甘遂硝黄散（生甘遂0.9g，大黄末0.6g，芒硝0.3g）治疗急性高位机械性、完全性、单纯性肠梗阻，并认为绞窄性肠梗阻为本方之禁忌[3]。李氏则用加味大陷胸汤（大黄12g，桃仁9g，甘遂3g）治疗麻痹性肠梗阻[4]。

2）急性流行性出血热：王氏等从1983年11月初到12月底共收治流行性出血热112例，运用伤寒六经辨证治疗，病死率1.79%。根据临床发现，出血热若出现高血容量综合征及肺水肿等严重合并症时，与结胸证颇多相似，可急投大陷胸汤：制大黄30~50g，芒硝10~15g（冲服），甘遂末1~2g（冲服）。服药后病人常出现水样便，使大量水分和毒素由肠道排出体外，循环血容量得到动态平衡，从而减轻肺水肿、脑水肿，减轻心脏负荷，使高血容量综合并征得到缓解与纠正[5]。傅氏等报道，以中药泻法为主，治疗流行性出血热并发急性肾衰竭（ARF）25例，效果满意。病人如高血容量综合征明显（浮肿、血压和中心静脉压升高，脉洪大，甚至心力衰竭、肺水肿），用大陷胸汤冲剂（大黄50g，芒硝15g，甘遂3g，共为细末冲服）。如凝血功能紊乱明显（皮肤黏膜出血斑点，腔道出血、出凝血时间异常），用桃仁承气汤（大黄50g，芒硝15g，桃仁20g，桂枝、炙草、水蛭各10g）煎取200ml，温服。不能口服者，用胃管注入。傅氏等认为，按《伤寒论》六经辨证，出血热 ARF属结胸证候，由于“水结胸胁”引起胸胁以下，甚至少腹疼痛、硬满拒按，或伴有心中懊侬、烦躁之大结胸证，宜用大陷胸汤主之。尤其适用于没有透析条件的基层医院使用，但注意严重消化道出血或有失血性休克的病人不宜用此法。低血压休克期与少尿期重叠时，应先纠正休克，待血压稳定后再进行导泻[6]。马氏等在总结流行性出血热常见危重症的中西医结合治疗体会中指出，流行性出血热重度急性肾衰竭，在逐渐加大利尿剂的基础上，若腹胀明显、拒按、不大便，可合用大陷胸汤。流行性出血热合并心力衰竭、肺水肿及ARDS，治疗当限制输液，并予吸氧、强心、稳压、导泻、利尿。中医辨证如属水气上逆、凌心射肺，治宜泻肺利水，可用大陷胸汤加葶苈子[7]。

3）急性胰腺炎：孙氏用清胰Ⅰ号加大陷胸汤治疗急性出血性坏死性胰腺炎，中医辨证：热结阳明，即腹膜炎肠麻痹期。方用柴胡10g，黄芩10g，胡连10g，木香10g，延胡索10g，杭芍15g，大黄10～30g（后下），芒硝15～30g（冲），甘遂2～3g。服2～3剂，煎汤从胃管内分次注入。肠麻痹症状3天左右能得以恢复，腹膜炎也能在3～4天内得控制，腹腔的血性渗出液3天左右吸收[8]。

4）急性胆系感染：林氏认为急性胆系感染，包括急性胆囊炎、急性胆管炎，祖国医学胆胀、结胸、胁痛、心下急等病症，均属本病范围，所用大柴胡汤、大陷胸汤确有良效[9]。邓氏用大陷胸汤加厚朴、枳实、茵陈治愈1例胆囊炎胆石症[10]。

5）溃疡病穿孔：继发性腹膜炎。董氏用大陷胸汤治愈胃溃疡并发穿孔、继发性腹膜炎1例，方用大黄20g（先煎），芒硝25g（烊），甘遂末2.5g（冲服）[11]。

6）肺基底部肺炎与渗出性胸膜炎：乔氏认为肺基底部肺炎与渗出性胸膜炎，类似水热结胸，与（或）小结胸，可用大陷胸丸与小陷胸汤，这两方也常用于治疗渗出性胸膜炎、支气管肺炎及心力衰竭肺水肿、急性呼吸窘迫综合征（ARDS）等，且颇有成效[12]。

7）其他疾病：胃痛、胃石症、纹窄性膈疝等，凡属实热病邪结聚于胸腹部者，皆可按结胸辨治。许氏用大黄15 g，芒硝12g，甘遂末2g，治疗1例纹窄性先天右侧摩甘尼孔膈疝，服药2剂，诸症缓解，继以小陷胸合泻心汤，服用5剂而愈[13]。

（3）医案选录

1）大结胸证：曹颖甫治陈孩，年14，一日忽得病，邀余出诊，脉洪大，大热，口渴，自汗，右足不得屈伸，病属阳明，然口虽渴，终日不欲饮水，胸部如塞，按之似痛，不胀不硬，又类悬饮心痛，大便五六日不通，上湿下燥，于此可见，且太阳之湿内入胸膈，与阳明内热同病，不攻其湿痰，燥泻焉除，于是遂书大陷胸汤与之。制甘遂4.5g，大黄9g，芒硝6g。服药后大便畅通，燥屎同痰涎先后俱下，乃复书一清热之方，以肃余邪。寥笙注：本案为热邪传里，与痰水相结而成大结胸证。此案辨证要点：口虽渴，终日不欲饮水，乃胸中素有水饮之故，此其一。胸部如塞，按之似痛，不胀不硬，是邪初传入，结尚未甚之故，此其二。大便五日未通，可知不独水热结于胸，且肠中亦已燥结，此其三。似此上下俱病，若但清其上，则邪无出路，徒攻其下，则胸中之邪不能解。大陷胸汤功能荡涤逐水，方用甘遂苦寒为君，使下陷之阳邪，上格之水邪，俱从膈间分解；芒硝、大黄之咸寒、苦寒为臣，软坚泻热，共奏下夺之功，本方上下两顾，剂大而味数少，取其迅疾，分解结邪，此奇方之制也，故服后大便通畅，燥屎与痰涎俱下而愈。（《伤寒名

案选新注》四川人民出版社，1981，68～69）

2）急性腹膜炎：李姓女孩，15岁，患高热、周身不适与头痛等证，五六日后，突然发生胸腹疼痛，下午发热更甚。经某医院诊断为急性腹膜炎，并令其住院治疗。其父因经济关系，乃转请中医诊治。诊其脉紧而数，舌苔黄厚，大便从发病至今未解，小便红赤涩少，不欲饮食，时有谵语，皮肤亢热，腹肌板硬拒按。此外感邪热内陷，同水饮相搏，为大结胸证，脉证皆符，当急下之。乃疏大黄、芒硝各6g，冬瓜子、薏米各15g，甘遂末1g（另包）。先煎大黄等药，汤成，内入芒硝火上烊化，再下甘遂末得匀，分二次服。药后约一时许，即泻下，但不甚快，又将第二服分其半与之。服后不久，大便畅行，水与大便齐下，约半痰盂，患儿脘腹疼痛顿减，随之腹肌变软，热渐退，胃纳亦开，乃令糜粥自养而愈。（《伤寒论诠解》天津科学技术出版社，1983，88）

3）胃穿孔：赵某，男，30岁，农民。病人于1991年7月3日，门诊以胃穿孔急诊收入病房。主诉：全腹疼痛近6小时。病史：3日凌晨2时许，于睡眠中突因上腹部剧痛而醒，呼吸受限，呈刀割样持续性疼痛，阵发性加剧，迅速漫延到全腹。无汗出吐泻、暴饮暴食与服用药物史，有胃溃疡病史4年。查体：体温37.6℃，脉搏103次/分，血压105/70mmHg。神清，呈急性病容，屈膝侧卧，双手护腹，呻吟不止。心肺（－）。全腹压痛（＋＋）、反跳痛（＋）、肌紧张（＋＋），肝浊音界缩小，肠鸣音几乎消失，舌淡红、苔黄燥，脉弦数紧。实验室检查：白细胞$12.4\times10^9$/L，中性0.76，淋巴0.24。X线胸腹连透示膈下有半月形游离气体。诊断：胃溃疡并发穿孔，继发性腹膜炎。中医证属腹痛。此与水热互结之大结胸极相类似。因病人拒绝手术，而施保守治疗。住院后禁食，未施胃肠减压术，给予静脉输液与抗生素，急投大陷胸汤一剂：大黄20g，芒硝25g，甘遂末2.5g。先煎大黄取汁200ml，烊化芒硝，内甘遂末，温服100ml。药后即得快利，共泻下4次，每次为黏液稀便约150ml，且每于泻后腹痛递减。次日晨查房：病人主观感觉腹痛减其近半，上腹部及全腹压痛（＋）、反跳痛（±）、肌紧张（＋），X线复查示仍见膈下游离气体。嘱将剩余之100ml药液服完。此次药后共泻下6次，每次泻后腹痛递减，最后2次腹泻已无腹痛。7月5日查房：上腹部及全腹压痛（－）、反跳痛（－）、腹软，除腹稍胀、乏力外，余如常人。X线复查示膈下游离气体消失。给予宽中健脾消导之剂以善后。7月7日痊愈出院。［中医药学报，1993，（5）：45］

4）胃痛：病人，男，41岁，1988年4月9日初诊。胃痛10余载，每年发作4～5次，近年来，发作尤频，曾在某医院作钡餐和胃镜检查提示为溃疡。此次发作已月余，服中、西药未效。现症：胃脘部灼热疼痛，按之坚硬，压时痛甚，心烦嘈杂，口干不欲饮，大便7日未行，潮热微咳，自觉食管、胸部如啖蒜，神疲纳呆，舌红、苔黄白厚腻，脉弦滑略数。证属痰热水湿互结，气机阻滞，治宜泻热逐水、破结通腑，方用大陷胸汤：大黄、芒硝（冲服）各12g，甘遂末3g（分三次吞服）。服药3次，得快利，疼痛十去其七，余症大减，后用清热化湿行气之品以善其后。［天津中医，1990，（3）：19］

【按语】

结胸是一个证候，可以出现于许多疾病中，如流行性出血热少尿期、肠梗阻、急性胆囊炎、急性胰腺炎、腹膜炎等，临床表现上腹部或全腹疼痛、压痛、硬满拒按，舌红苔黄腻，脉弦数等。辨证属实热病邪结聚于胸腹部，均可按结胸辨治。大陷胸汤为泻热逐水破结之剂，临床应用时应注意病人正气情况。辨证要点：正气未衰，以实邪结聚为主，热邪为次，便可虑大陷胸汤证。由于结胸证较危重，临床可采用汤剂或散剂口服或自胃管注入，2～4小时一次，以保证疗效。但因泻下峻猛，有些病人药后有腹痛加剧、下利频频的表现，此时应中病即止，不可久服。

【现代研究】

（1）管氏等通过对大陷胸汤抗急性肾衰竭的实验研究，发现本方具有利尿、保护肾功能及提高免疫机能的作用。

1）利尿作用：大陷胸汤具有类似呋塞米的利尿作用，此作用可能与抑制肾小管对$Na^+$、$K^+$重吸收有关，因而其治疗急性肾衰竭和肺水肿的临床效果，可能与其利尿和泻下而导致血容量减少有关。临床观察对大剂量呋塞米治疗无效的病例，用此依然有效，可能与其导泻作用有关。导泻作用减轻了体内过多的水分，减轻了肾周围组织水肿对肾皮质的压迫，以致肾小球滤过功能得以恢复，尿量增加。

2）保护肾功能：该方可促进尿闭动物排尿，减少尿毒症性胸腹水，促进利尿可加速毒物排泄，减轻$HgCl_2$对肾脏的损害程度，对肾脏具有某种保护作用，如促进再生，或加强肾组织的防卫功能等。

3）提高免疫机能：该方对小鼠腹腔巨噬细胞吞噬功能实验结果表明，对机体非特异性免疫机能有增强作用[15]。

（2）应用大陷胸汤治疗流行性出血热所出现的高血容量综合征及肺水肿等合并症，可合大量水分和毒素从肠道排出体外，从而减轻肺水肿，减轻心脏负荷，使高血容量综合征得以缓解与纠正。［辽宁中医杂志，1985，9（4）：22］

（3）药理研究证明，本方能有效促进肠内容物的推进，具有增强肠蠕动和很强的导泻作用。有利尿，改善急性肾衰竭的症状，提高小鼠腹腔巨噬细胞吞噬能力等作用。［中药药理与临床，1989，5（2）：5］

## 九、大陷胸丸方

### （一）方药

大黄半斤　葶苈子半升，熬　芒消半升　杏仁半升，去皮尖，熬黑

上四味，捣筛二味，内杏仁、芒消，合研如脂，和散，取如弹丸一枚，别捣甘遂末一钱匕，白蜜二合，水二升煮取一升，温顿服之，一宿乃下，如不下，更服，取下为效，禁如药法。

### （二）治法

逐水破结，峻药缓图。

### （三）方解

大陷胸丸用大黄、葶苈子研末；杏仁、芒硝合研如脂，然后合和两者为丸，如弹丸大，取一丸，与甘遂末一钱匕，白密二合，加水二升，煮取一升，趁温连药渣服下。方中甘遂峻水饮，破其结滞，为主药。大黄、芒硝泄热破结，以荡实泻热，使泻下作用更为全面，但用量不易大，为峻药轻用之法。葶苈、杏仁泻肺利气，使肺气开豁，水之上源通畅，其凝结于高位之邪随之泻下，荡涤无余。加白密可减缓甘遂峻猛之性，使攻下不致过猛，而缓缓发挥作用，达到峻药缓攻，以攻为和之目的。

【经典原文】

病发于阳，而反下之，热入因作结胸；病发于阴，而反下之，因作痞(1)也。所以成结胸者，以下之太早故也。结胸者，项亦强，如柔痓(2)状，下之则和，宜大陷胸丸。（131）

【词解】

（1）痞：证候名，即痞证，是无形之邪内阻，中焦升降失常，气机痞塞所致。痞证的特点是心下痞闷不舒，但满而不痛，按之柔软。

（2）柔痓：痓，《玉函》卷三作“痉”。痉是以项背强直，角弓反张为主症的疾病。有汗的叫柔痉，无汗的叫刚痉。

【提要】 论述结胸与痞证的成因，以及结胸病位偏上的证治。

【原文分析】

结胸与痞证都是因表证误下所致，便因体质宿疾的差异，其结果截然不同。“发于阳”是指体质较强，胃阳素旺者，若兼有水饮留滞，患表证误下之后，邪热内陷与水饮相搏，结于胸胁而成结胸证。“发于阴”即指体质较弱，胃阳不足者，患表证误下之后，胃气愈伤，邪气内陷，或化热，或寒热夹杂，结于心下，使中焦升降失常，气机痞塞，形成痞证。实邪阻滞为可下之证，但若表邪未解，则不可下，故言“下之太早”；而痞证给终不可下，所以谈不上下之迟早。

大结胸证，必以心下硬满疼痛为主症。水热互结于胸胁，属热实结胸。此处言“结胸者，项亦强，如柔痓状”，据此可知，本条所言之结胸证，除有心下硬满疼痛之外，尚有颈项强直、俯仰不能自如、汗出等类似柔痉的临床表现。是因热与水结而病位偏高，邪结高位，项背经脉受阻，津液不布，经脉失其所养所致，尚可见短气喘促等肺气不利之证。由于邪热内陷，蒸腾水液外泄，故见汗出。治以大陷胸丸攻逐水热，水热既去，心下硬满疼痛等证自可解除；津液通达，水精四布，则项部亦转柔和，故曰“下之则和，宜大陷胸丸”。

【原文选注】

钱天来：此论结胸与痞之所由作，乃痞结之纲领也。发于阳者，邪在阳经之谓也；发于阴者，邪在阴经之谓也。反下之者，不当下而下也。两反下之其义迥别，一则以表邪未解而曰反下，一则以始终不可下而曰反下也。因者，因误下之虚也。结胸则言热入者，以发热恶寒，表邪未解，误下则热邪乘虚陷入而结胸。以热邪实于里，故以大小陷胸攻之。痞不言热入者，盖不必言，亦难言之也。其不必言者何？阴病本属无阳，一误下之，则阳气愈虚，阴邪愈盛，客气上逆，即因之而为痞硬……曰如柔痉状，所以结胸之汗出，不恶寒者也。以结胸而状如柔痉之汗出不恶寒，其无表证而宜下可知，故曰下之则和。（《伤寒溯源集·结胸心下痞》）

张隐庵：病发于阳者，发于太阳也。太阳主表，宜从汗解，而反下之。则胃中空虚，邪热内人，而结于胸膈之阳分，因作结胸。病发于阴者，发于少阴也，少阴上火下水，而主神机出入，治当助其君火之阳，而反下之，则邪入于胸膈之阴分，因作痞也。（《伤寒论集注·辨太阳病脉证篇》）

汪苓友：或问脉沉紧，焉知非寒实结胸？答曰：胸中者，阳气之所聚也。邪热当胸而结，直至心下，石硬且痛，则脉不但沉紧，甚至有伏而不见者，乌可以脉沉紧为非热耶？大抵辨结胸之法，但当凭证最为有准。（《伤寒论辨证广注·辨太阳病脉证并治法下》）

吴坤安：结胸又有不因误下而成者。如论云，伤寒六七日，结胸热实，脉沉而紧，心下痛，按之石硬者，大陷胸汤主之是也。此不云下早，但云热实，乃伤寒实邪传里，不因误下而自结聚于胸者也。（《伤寒指掌·卷三·伤寒变症》）

【方药论选】

方有执：大黄、芒硝、甘遂前有之矣（指大陷胸方解），葶苈有逐饮之能，杏仁以下气为用，白蜜甘而润，导滞最为良，名虽曰丸，犹之散耳，较之于汤，力有加焉。（《伤寒论条辨·辨太阳病脉证并治上》）

尤在泾：与葶苈之苦，甘遂之辛，以破结饮而泄气闭；杏仁之辛，白蜜之甘，以缓下趋，而去上膈之邪；其芒硝、大黄，则资其软坚荡实之能……汤者荡也，荡涤邪秽，欲使其速下也。丸者，缓也。和理脏腑，不欲其速下也。大陷胸丸，以荡涤之体，为和缓之用，盖以其邪结在胸，而至如柔痉状，则非峻药不能逐之，而又不可以急剂一下而尽，故变汤为丸，煮而并渣服之，乃峻药缓用之法。峻则能胜破坚荡实之任，缓则能尽际上迄下之邪也。（《伤寒贯珠集·太阳篇下》）

【临床应用】

（1）后世医家对本方的应用

1）《伤寒总病论》：虚弱家不耐大陷胸汤，即以大陷胸丸下之。

2）《医宗金鉴·删补名医方论》：大陷胸丸，治水肿、肠澼，初起形气俱实者。

（2）现代应用

1）辨证要点：心下结硬，胸脘疼痛较轻而项背强急。

2）临床多应用于小儿喘息型支气管炎、绞窄性膈疝、失语。

（3）医案选录

1）哮喘持续状态：朱某，男，38岁，1959年6月24日诊。哮喘10年余，外感引起宿疾。刻下：喘促不得卧，痰黄稠黏不易咳出，喉中痰声漉漉，两肩耸起，面唇青紫，自觉胸胁胀闷，灼热如焚，口干欲饮、饮则不舒，脘腹痞满、口苦纳呆，大便秘结，一周未便。脉滑实，舌红苔黄厚腻。迭进清肺化痰，破结通腑。用大陷胸丸改汤加减：生大黄（后下）9g，玄明粉9g（分冲），炙葶苈子4.5g，桑白皮9g，杏仁12g，甘遂4.5g，象贝9g，竹沥6g（不煎），炒枳实4.5g。服上方3剂，大便通畅，喘证显减，胸胁胀满、脘腹痞满均改善；续服3剂，喘平诸证皆除，面色华润。（龚文德整理《仲景方在急难重病中的运用》20）

2）绞窄性膈疝：赖某，男，42岁，农民，1983年10月20日入院。8个月前开始上腹部常间歇性闷痛不适，胸闷恶心，食欲欠佳。近2天吃酸臭饮食后，下甲耕地，俯曲操作，过3～4小时，暴发上腹部剧烈绞痛，不久后弥漫全腹，宛如刀剔，辗转反侧，坐立不安，呼号不停，放射至右肩胛，伴呕吐3次，为胃内溶物。即送某医院急诊：X线示右肺底部半圆形阴影，突向肺野上缘锐利。透视见右膈运动受限，腹内肠管明显胀气。拟诊为膈疝嵌闭，须行胸外科手术。因经济困难，转中医治疗。

病者2日未排气便，但有发热无汗，声高气粗，呼吸急促，口气臭秽，口唇发绀，端坐位，小便短赤、舌质偏红、苔腐腻、脉弦紧。体检：39℃，脉搏90次/分，呼吸40次/分，血压110/90mmHg，面色黯黄、巩膜黄染、右胸叩诊鼓音，听诊呼吸音减弱，腹肌紧张，有压痛反跳痛，未见肠型及蠕动波，3分钟未闻及肠鸣音，叩诊无移动性浊音，肝浊音区缩小，肝脾扪诊不满意。化验：Hb100g/L，WBC$2.1\times10^9$/L、N0.87，L0.12，E0.01。X线：右肺野纵隔旁见边缘模糊阴影，右膈面膜糊上升。左肺及心脏正常，腹腔中等量郁气。病讨论认为，属绞窄先天性右侧摩甘尼瓦孔膈疝。治拟大陷胸丸改汤加减：大黄（后下）、芒硝（冲）、葶苈子、杏仁、厚朴各10g，甘遂（研冲）2g。服1剂后感觉稍舒，腹部可闻及肠鸣音。更进一剂，肠鸣矢气，大便6次，小便9次，量多臭秽，痛减大半，少腹硬满即解，身热减退，体温37.6℃，腐苔转退，脉弦缓。唯心下尚硬满痛，拒按，继以小陷胸汤和枳术汤化裁：川连6g，瓜蒌、半夏各15g，枳实、白术、薤白各30g，4剂后体温正常，心下硬痛渐消，可胜重按，食欲增加，二便自调，睡眠尚可，巩膜黄染渐退，再守上方加枳实、白术至各60g，神曲10g，麦芽30g，服12剂而安。［杜上卿.大陷胸丸治疗绞窄性膈疝.浙江中医杂志，1988，（3）：128］

【按语】

结胸证是有形之邪凝结于胸膈，以胸脘部疼痛为主症，本丸剂治结胸之较重者，其位较高者，以峻药小其制用之，且以丸剂煎而顿服法。药后须观一宿，意在药用不可过。凡年老体弱者、孕妇、未成结胸者，或为寒性结胸者，或纯表证者等，均不宜应用本丸剂。

【现代研究】

大陷胸丸药理类似大陷胸汤，因其量减而作用缓和。现将所增药物药理介绍如下：

葶苈子分南北两种，（庞俊忠《临床中药学》中国医药科技出版社，1989年9月版，P336~351）两种葶苈子醇提取物均有强心作用，使心肌收缩为加强，心率减慢，心传导阻滞。对衰弱的心脏可增加输出量，降低静脉压。另外葶苈子（中山医学院《药理学》人民卫生出版社，1979年9月版，475）还有利尿作用。

杏仁中（庞俊忠《临床中药学》中国医药科技出版社，1989年9月版，336~351）苦杏仁苷分解后产生微量氢氰酸，能轻度抑制咳嗽中枢而起镇咳、平喘作用。过量可中毒，成人服杏仁60g可致死。其苯甲醛成分，可抑制胃蛋白酶的消化功能。

白蜜对多种细菌有抑制作用，且能维持很久不会消失。但温度过高、或中性条件下加热，则使抗菌力大大减弱或消失。蜂蜜有解毒和保肝作用及促进肝组织再生作用。静脉注射可使犬的血压下降，冠状动脉扩张；对心脏有双重作用，主要取决于心脏的机能状态；有近似雌激素样作用。

## 十、小陷胸汤方

### （一）方药

黄连一两　半夏半升，洗　栝蒌实大者一枚

上三味，以水六升，先煮栝蒌，取三升，去滓，内诸药，煮取一升，去滓，分温三服。

### （二）治法

清热化痰开结。

### （三）方解

小陷胸汤亦由三味药组成，但药力比大陷胸汤为小、为缓，为辛开苦降、清热化痰之方。方中黄连苦寒，清泄心下热结；半夏辛温滑利，化痰涤饮；瓜蒌实甘寒滑润，清热化痰开结而兼润下，导痰浊下行，既能配黄连清热，又能协半夏化痰开结。三药合用，使痰热各自分消，结滞得以开散。本方以化痰开结为主，清热为辅。

【经典原文】

小结胸病，正在心下，按之则痛，脉浮滑者，小陷胸汤主之。（138）

【提要】　小结胸汤的病机和证治。

【原文分析】

小结胸是热实结胸轻证，其成因与大结胸类似，亦多由表邪入里，或表证误下，邪热内陷与痰相结而成。“正在心下”说明病变范围比较局限，仅在心下胃脘部，所以胀满范围比大结胸小。按之则痛，不按不痛，说明邪热较轻，结聚程度比大结胸要浅，临证虽也有不按也痛的，但远比大结胸疼痛拒按、手不可近要轻。脉浮滑是痰热互结，病势轻浅的反映。浮主阳热之邪所结部位较浅，滑主痰涎。由于本证属痰热互结，病势轻浅，病位局限，这和大结胸证水热结实，病位广泛，邪结深重，从而脉沉紧、心下硬痛、手不可近不同，故称“小结胸”。治宜小陷胸汤清热化痰开结。

【原文选注】

张兼善：从心下至少腹，石硬而痛，不可近者，大结胸也；正在心下，未及腹胁，按之痛未至石硬，小结胸也；形证之分如此。盖大结胸者，是水结在胸腹，故其脉沉紧；小结胸者，是痰结于心下，故其脉浮滑。水结宜下，故用甘遂、葶、杏、硝、黄等；痰结宜消，故用栝蒌、半夏等。（《伤寒论纲目·太阳经症》）

《医宗金鉴》：大结胸，邪重热深，病从心下至少腹，硬满痛不可近，脉沉实，故宜大陷胸汤，以攻其结，泻其热也。小结胸，邪浅热轻，病正在心下硬满，按之则痛，不按不痛，脉浮滑，故用小陷胸汤以开其结，涤其热也。（《医宗金鉴·订正仲景全书·伤寒论注·辨太阳病脉证并治上》）

王肯堂：上文云硬满而痛不可近者，是不待按而亦痛也；此云按之则痛，则手按之，然后作痛尔。上文云至少腹，是通一腹而言之；此云正在心下，则少腹不硬痛可知矣。热微于前，故云小结胸也。（《伤寒证治准绳·结胸》）

【方药论选】

钱天来：夫邪结虽小，同是热结，故以黄连之苦寒主之，寒以解其热，苦以开其结，非比大黄之苦寒荡涤也。邪结胸中则胃气不行，痰饮留聚，故以半夏之辛温滑利，化痰蠲饮，而散其滞结也。栝蒌实，李时珍谓其甘寒不犯胃气，能降上焦之火，使痰气下降，盖亦取其滑润也，亦非比芒硝甘遂之咸寒逐水之峻也……此方之制，病小则制方亦小，即《内经》所云：有毒无毒，所治为主，适大小为制也。（《伤寒溯源集·结胸心下痞》）

尤在泾：胸中结邪，视结胸较轻者，为小陷胸……是以黄连之下热，轻于大黄；半夏之破饮，缓于甘遂，栝蒌之润利，和于芒硝，而其蠲除胸中结邪之意，则又无不同，故曰：小结胸汤。（《伤寒贯珠集·太阳篇下》）

【临床应用】

（1）后世医家对本方的应用

1）《千金翼方》：陷胸汤，主胸中心下结坚，食饮不消。方由大黄、瓜蒌、甘草、甘遂、黄连组成。

2）《内台方议》：小陷胸汤又治心下结痛，气喘而闷者。

3）《证治大还》：本方加枳实、栀子，治火动其痰而嘈杂者。

4）《张氏医通》：凡咳嗽面赤者，胸腹胁常热，唯手足有凉时，其脉洪者，热痰在膈上也，小陷胸汤主之。

5）《羽间宗元》：本方加芒硝、甘遂、大黄、葶苈、山栀，名中陷胸汤，治惊风。

（2）现代应用

1）消化系统：常用于食管炎、食管憩室、急慢性胃炎、急性胆囊炎、慢性肝炎等。高氏认为小陷胸汤主治小结胸证，主要病机是痰热互结胸中或胃脘，阻滞气机。方中黄连苦寒清热燥湿，同时根据现代医学认为，许多胃炎是由幽门螺旋杆菌所致，而黄连具有良好的杀灭幽门螺旋杆菌的作用。半夏辛温为化痰之要药，与黄连配伍，取半夏之辛开，黄连之苦降，用于非辛不开，非苦不降之痰热互结。瓜蒌微苦性寒，善降胃涤痰，又能疏肝泄热。三药合用，二寒一温，祛痰不耗阴，清热不伤阳，实为治痰热互结在胸、脘的最佳配伍。高氏以本方加香豆豉、炒山栀、炒枳壳、代赭石、生甘草治反流性食管炎；本方加郁金、炒山栀、生甘草治胆汁反流性胃炎；加郁金、菖蒲、炒山栀、枳壳、生草，治幽门螺旋杆菌相关性胃炎；加竹茹、百合、北沙参、三棱、生草，治慢性浅表性萎缩性胃炎[16]。顾氏以小陷胸汤加味，结合抗生素治疗急性湿热型胆囊炎62例，治愈25例，显效26例，好转6例，无效5例，总有效率为91.9%[17]。邵氏用加味小陷胸汤治疗乙型肝炎日久成肝硬化病人72例，药用瓜蒌、半夏、黄连、枳实、佛手、白术、甘草，30日为1个疗程。伴黄疸、腹水病人，待症状消退后再用本方。经治1～2个疗程，41例症状消失，肝功能恢复正常；29例症状及肝功能得到不同程度的改善；2例改用他方治疗[18]。

2）呼吸系统：可用于急慢性支气管炎、肺气肿、肺炎、渗出性胸膜炎等。李氏以小陷胸汤加味治疗渗出性胸膜炎22例，根据病情，适当配伍用抗痨药或消炎药，显效（用药1个疗程，胸痛、咳嗽、气促消失，X线片复查：胸腔积液吸收，胸膜肥厚消失）13例，有效（用药1个疗程以上，胸痛、咳嗽、气促减轻，X线片复查：胸腔积液80%吸收，胸膜肥厚减轻）7例，无效（治疗前后无变化或加重）2例，总有效率为90.9%[19]。樊氏用小陷胸汤合瓜蒌薤白半夏汤治疗煤工尘肺合并肺部感染33例，药用瓜蒌、生龙牡、半夏、黄连、桂枝、薤白、杏仁，每日1剂，水煎服。20日为1个疗程，治疗2～3个疗程，显效28例，好转3例，无效2例[20]。

3）心血管系统：郭氏认为真心痛于3～5天内，见舌苔黄厚腻时，为宿食化热生湿之故，此时当“以通为顺”，可用小陷胸汤或温胆汤加藿香、佩兰、酒军以通腑泻热化湿。体弱者可用熟军、番泻叶缓泻之。若腑气不通，湿热不去，则可加重胸阳闭阻之苦[21]。李氏用生脉小陷胸汤加味（太子参、麦冬、全瓜蒌、半夏、五味子、黄连），治疗肺心病缓解期32例，显效19例，有效7例，无效6例，总有效率为81%[22]。路氏以加味遗粮汤（土茯苓）、小陷胸、菖蒲、郁金等汤于一方，共奏清热解毒、开胸散结之功，治疗梅毒性心脏病1例，3剂后症状明显改善，易佛手为旋覆花，增活血开结之力，更进20余剂，诸证悉除，追访3年，未再复发[23]。

4）流行性出血热：耿氏等认为，出血热初起，多为寒湿犯表，郁遏卫阳而发热，或湿热郁遏卫气，随着病情的发展，表邪入里，邪热渐盛，轻者可炼津成痰，而成痰热互结的小结胸证。此证多见于出血热的发热期或多尿期，病邪尚浅，症见发热，或恶寒，或不恶寒，咳嗽痰黄而黏，胸闷，心下硬满，按之痛，不欲饮食，恶心欲吐，口渴但饮不多，舌红苔黄腻或黄白相间而腻，脉浮滑或滑数，用小陷胸汤加味（加黄芩、枳壳、蔻仁、木通、淡竹叶、青蒿）清热化痰散结[24]。

5）其他方面：常用治胸膜粘连、肋间神经痛等病。凡见有胸胁间阵发性胀痛或触痛，深呼吸及咳嗽时增剧，每多选用本方合四逆散加减治疗[25]。江氏曾治膈下脓肿，以及妇人乳痈初起，均以此方为基础，加上清热解毒、活血排脓之药，收效亦佳[26]。

（3）医案选录

1）胃窦炎胃脘痛：张某，男性，军人，1975年10月9日来诊。病人喜饮酒，2个月前开始感到每酒后胃脘胀痛不适，渐至食后亦胀痛，且有堵塞感，其后不时发作，夜眠常因痛而醒。饭量大减，不敢食辣味，不敢饮酒。无矢气嗳气。曾服复方氢氧化铝片等西药，效果不显。X线钡餐透视，确诊为胃窦炎。便结如羊屎，现已五六日未行，诊其心下拒按，脉浮缓而虚，用《伤寒论》小陷胸加枳实；黄连6g，半夏9g，全瓜蒌9g，枳实6g。10月27日二诊：前方服3剂，饭后及夜间脘痛减轻，怕冷，右脉滑大而缓，便仍稍干，此脾胃正气仍虚，寒热杂邪未能尽去，改为甘草泻心汤加吴萸、柴、芍、龙、牡，以辛苦开降：甘草30g，黄芩6g，干姜6g，半夏9g，大枣4枚，吴萸3g，柴胡9g，白芍9g，龙牡各18g。10月30日三诊：疼痛已止，大便仍干，右脉滑象已减，仍用上方改吴萸为6g，干姜为炮姜6g，再服数剂。1976年2月1日来信云：愈后两个半月期间脘痛未发，食欲明显增加，辛辣亦不复发。（《岳美中医案集》人民卫生出版社，1978，46）

2）急性黄疸型肝炎：郑某，男，成年。脾胃升降失司，湿热蕴结于内，面目周身黄染如橘，呕恶厌油，纳谷无多，胸满不舒，心中懊憹，时有鼻衄，小便短赤，大便秘结，苔黄腻，脉滑数。肝功能黄疸指数24U，射浊度13.5U，射絮30U，硫酸锌浊度14U，谷丙转氨酸348U，西医诊断为急性黄疸型肝炎。拟用小陷胸汤合小承气汤，泄热散结、通腑祛邪。黄连3g，瓜蒌15g，半夏12g，生军9g，芒硝9g（冲），甘草3g，枳壳9g，连服10剂，黄疸显著消退，大便虽溏，而纳谷渐增，精神日趋振作，鼻衄亦止，1个月后肝功正常，续进一贯煎加味善后而愈。（王琦《经方应用》宁夏人民卫生出版社，1981年版，231~232）

3）肺心病：王某，男，59岁，咳逆倚息不得卧，心悸而气短，每日靠地戈辛维持治疗。其人面色黧黑，大便已数日未解，舌苔白腻根黄，脉数而时结。辨证：痰热内结，腑气不畅，肺气膹郁则喘，心虚有饮则脉结。此证本虚标实，治当先清痰热以利肺，后以温阳化饮以治心。处方：瓜蒌30g（先煎），半夏9g，黄连6g。服2剂，喘咳减，唯标病虽解、本虚未复。况脉结心悸犹在，固乃疏：茯苓12g，桂枝9g，五味子6g，炙甘草6g，杏仁9g，半夏9g。6剂喘咳皆平，脉不结而出院。（《伤寒论方医案选编》湖南科技出版社，1981，77）

4）右中肺大叶性肺炎：王某，男，31岁，工人，1984年2月14日初诊。3天前突然畏寒不适，旋即高热，体温39.2℃，厂医务室诊为“上感”，给予阿司匹林、银翘解毒片等药未效，遂来我院急诊。经化验、胸部X线透视等检查，诊断为“右中肺大叶性肺炎”，因青霉素皮试阳性，病人拒用西药治疗，要求中医诊治，症见面色潮红，口唇干燥，上唇有疱疹，呼吸气促，咳嗽胸痛，痰黄黏稠，痰中夹有少量血丝，头痛身热，口渴心烦，便结溲赤，舌质红、苔黄腻，脉滑数。中医辨证为喘证，系风热壅肺，痰热结胸所致。治当清热化痰，宣肺定喘。方用麻杏陷胸汤：川黄连、制半夏、全瓜蒌、炙麻黄各10g，杏仁（打）12g，生石膏60g，炙甘草6g，5剂，水煎服，日服1剂，分3次。嘱卧床休息，多饮开水，忌烟酒，2月19日二诊：服上方后，诸症明显减轻，胃纳欠佳，体温37.5℃。药中病机，痰热渐清，续服前方石膏减为30g，加白蔻仁5g，以醒脾开胃，3剂。2月22日三诊：诸恙已平，但觉体倦乏力，舌红少苔，脉细数。此乃痰热已去，气阴耗伤，继以益气养阴，清热生津之竹叶石膏汤调治1周，病获痊愈。按：本案属风热喘咳。因风温邪犯肺卫、肺失宣肃，津液失布，灼津炼痰，痰热壅肺，肺气不利，而成结胸之证。治用小陷胸合麻杏石甘汤清热化痰，宣肺定喘，俾肺气得宣，痰热得清，继用竹叶石膏汤益气养阴，兼清余热，病获痊愈。[新中医，1987，19（8）：15]

【按语】

小结胸证是热实结胸轻证，病机为邪热内陷与痰饮互结于心下，可向上影响肺气，使肺失宣降，则咳痰喘鸣并作。其在心下者，涉及于胃，使胃气不降，则呕恶兼见。小陷胸汤功能清热祛痰开结，为痰热内结证之良方，治疗重点在“痰、热、结”三字。临床上凡属痰热互结，症见胸脘痞满，按之疼痛，或咳嗽、气急、痰黏、便秘、口苦、苔黄腻、脉浮滑者皆可用之。故多以本方加减用于治疗呼吸系统及消化系统疾病。

【现代研究】

本方特点以胸脘痞闷、疼痛、发热、舌苔黄为立方的主要标志。

临床应用于胸部及上腹部之急慢性炎症。如胃痛、肺病（肺气肿、肺炎、支气管炎、支气管扩张、肺心病等）、心脏病（心肌梗死属痰热阻滞型）、肝胆病（肝炎、胰腺炎、胆囊炎）、腹膜炎、胸膜炎、麻疹、疳积、惊风、挛急、肋神经痛、精神病等。

本方仅有三味药组成：其中的黄连（庞俊忠《临床中药学》中国医药科技出版社出版，1989年9月，140~242）抗菌谱广，如肺炎双球菌、脑膜炎球菌、金黄色葡萄球菌、霍乱弧菌等皆有较强的抑制作用，对痢疾杆菌、白喉杆菌、百日咳杆菌、结核杆菌等，也有抑制作用；另外对某些病毒（如流感病毒、新城病毒）、钩端螺旋体、阿米巴原虫、滴虫、黑热病原虫等也有一定杀抑作用。

其药静脉注射或口服均可引起血压下降（与扩张血管有关），对心脏小剂量兴奋、增加冠流量，而大剂量则抑制心脏。小蘖碱对血管平滑肌有松弛作用，对其他平滑肌有兴奋作用。口服小蘖碱有利胆作用。

另外小蘖碱还有解热、抗利尿、局部麻醉、镇痛、镇静、抗肿瘤作用等。

方中的半夏有止咳、镇咳作用，生半夏有催吐作用，制半夏有止吐作用。半夏中的葡萄糖醛酸的衍化物，有显著解毒作用；半夏蛋白有抗早孕作用；煎剂口服有降低眼压作用，可用于青光眼的治疗。

方中的瓜蒌有泻下作用。其皮较弱，瓜蒌仁所含脂肪油有致泻作用。瓜蒌皮祛痰较强，与总氨基酸有关。瓜蒌对冠状动脉有扩张作用，对缺血心肌有保护作用，可提高常压、低压缺氧的耐受力，并有降脂作用。有一定降压作用，而对心率无改变。

另外瓜蒌对葡萄球菌、肺炎双球菌、溶血性链球菌、流感杆菌等有一定抑制作用。

### 参考文献

[1] 天津南开医院，遵义医学院. 新急腹症学. 北京：人民卫生出版社，1978: 212

[2] 北京海淀医院外科急腹症小组. 甘遂黄硝散在外科急腹症的应用. 中草药通讯，1979, (9): 35

[3] 北京市第六人民医院外科中西医结合病房. 甘遂硝黄散在外科急腹症上的应用. 急腹症通讯，1977, (1): 7

[4] 李吉仓. 大陷胸汤加味治疗麻痹性肠梗阴. 四川中医，1994, 12(5): 29

[5] 王迎春，李彦卿，栾维云，等. 六经辨证治疗流行性出血热临床疗效分析. 辽宁中医杂志，1984, 8(8)：17

[6] 傅书勤，仝运科，郑均山. 中药泻法为主治疗出血热并急性肾功能衰竭 25 例. 辽宁中医杂志，1994, 21(5): 213

[7] 马超英，耿耘，万兰清，等. 流行性出血热常见危重症的中西医结合治疗体会. 中国中医急症，1994, 3(4): 166

[8] 孙同全，叶再元. 急性出血性坏死性胰腺炎的中西医非手术治疗（附 11 例临床分析）. 浙江中医学院学报，1994, 18(5): 32

[9] 林宗广. 急性胆系感染的中医防治. 上海中医药杂志，1990, (4): 24

[10] 邓启源. 大陷胸汤加减的临床应用. 浙江中医学院学报，1985, 9(5): 22

[12] 乔富渠.《伤寒论》结胸证证治及其实质浅探. 实用中医药杂志，1993, 9(2): 32

[13] 许振亚. 大陷胸汤治急症举隅. 辽宁中医杂志，1990, 14(8): 32

[14] 郭训礼. 大陷胸丸治验三则. 河南中医药学刊，1994, (5): 61

[15] 管喜文，龚传美，兰克信. 大陷胸汤抗急性肾衰竭的实验研究. 中药药理与临床，1989, 5(2): 5

[16] 高玉凤. 用小陷胸汤治疗上消化道疾病. 四川中医，1994, 12(3): 25

[17] 顾家成. 中西医结合治疗争性胆囊炎 62 例. 江苏中医，1994, 15(4): 161

[18] 邵桂珍，郭志强. 加味小陷胸汤对肝功能恢复的疗效观察. 吉林中医药，1992, (1): 18

[19] 李正. 小陷胸汤加味治疗渗出性胸膜炎 22 例. 陕西中医，1994, 15(8): 368

[20] 樊智勇. 小陷胸汤合瓜蒌薤白半夏汤治疗煤工尘肺合并肺部感染 33 例. 北京中医药大学学报，1994, 17(1): 37

[21] 郭维琴，王延周，校学国，等. 郭士魁治疗冠心病经验简介. 中医杂志，1985, 26(11): 14

[22] 李寿彭. 中药治疗肺心病缓解其 32 例. 陕西中医，1991, 12(7): 302

[23] 路志正. 医林集腋四则. 北京中医学院学报，1985, 8(1): 23

[24] 耿耘，马超英. 流行性出血热结胸证探讨. 四川中医，1992, 10(3): 5

[25] 辽宁省中医研究院. 伤寒论方证研究. 沈阳：辽宁科学技术出版社：128~129

[26] 江克明. 小陷胸汤的方证与应用. 福建中医药，1985, 16(5): 49

## 十一、白散方

### （一）方药

桔梗三分　巴豆一分，去皮心，熬黑，研如脂　贝母三分

上三味为散，内巴豆，更于臼中杵之，以白饮和服，强人半钱匕，羸者减之。病在膈上必

吐，在膈下必利，不利进热粥一杯。利过不止，进冷粥一杯。身热皮粟不解，欲引衣自覆，若以水潠之，洗之，益令热劫不得去，当汗而不汗则烦。假令汗出已，腹中痛，与芍药三两，如上法[1]。

【词解】

（1）身热皮粟不解……如上法：此四十八字《玉函》卷八无。

## （二）治法

温寒逐水，涤痰破结。

## （三）方解

寒实结胸，因胸中水寒结实，非热药不足以开水寒，非峻药不足以破结实。三物白散由巴豆、贝母、桔梗三味药组成。巴豆辛热有毒，攻逐寒水，泻下冷积，破其凝结，为本方之主药。贝母解郁开结去痰，桔梗开提肺气，既可利肺散结去痰，又可载药上浮使药力作用于上，更有助于水饮之邪泻下。三药并用，使寒痰冷饮一举而出。邪结于上者，可从吐而解；邪结于下者，可从泻下而解。因三药颜色皆白，故名“三物白散”。本方药性峻猛，吐下易伤胃气，故以白饮和服，既能和养胃气，又可制巴豆之毒性。若欲加强泻下之力，可进热粥以助药力；若泻下过猛，可进冷粥以抑制泻下。用粥之冷热 以调节药物作用，又可借水谷以保胃气、存津液。困本方药性峻猛，属温下寒实之剂，故身体羸弱，应减量而行。原方剂量为桔梗三分、巴豆一分、贝母三分，为了便于控制剂量，现有的按三味药等分，研极细末，和匀备用。用此方的关键在于巴豆的炮制，为减低毒性，大多制成巴豆霜用。

【经典原文】

病在阳，应以汗解之，反以冷水潠之[1]，若灌之，其热被劫不得去，弥更益烦[2]，肉上粟起，意欲饮水，反不渴者，服文蛤散；若不差者，与五苓散。寒实结胸，无热证者，与三物小陷胸汤。白散亦可服[3]。（141）

【词解】

（1）以冷水潠之：同“潠”（音同“训”），喷出。《后汉书·郭宪传》“含酒三潠”。“以冷水潠之”，意即含水喷洒（病人），是古代的一种退热方法。

（2）弥更益烦：烦热更重。弥、更、益义同，皆是“更加”之意。

（3）与三物小陷胸汤。白散亦可服：《玉函》卷三、《千金翼》卷九作“与三物小白散”，无“陷胸汤”和“亦可服”六字，是。

【提要】 寒实结胸及文蛤散的证治。

【原文分析】

文蛤散证乃表邪不解，热与水结在表。病在表，当治以汗法，根据病情可选用桂枝汤或麻黄汤之类发汗解表之剂。若反以冷水喷淋或冷水洗浴，这虽也是一种降温退热之法，然用于太阳表证，不仅表不能解，反使邪热郁伏于内，不得外散，即“其热被劫不得去”，故“弥更益烦”。烦者，热也，即发热比前加重。这是因为表热被冷水闭郁，皮毛腠理收敛，阳气郁而不宣所致。由于寒凝于外，热郁于内，皮肤上泛起如粟粒状的“鸡皮疙瘩”，此即“肉上粟起”。同时可有发热、无汗、身体痛等症。因寒凝热闭，体表的津液得不到宣通，热与水结于太阳之表，故虽口渴而不欲饮水。证属表邪不解，阳郁水结，治用文蛤散清热利湿。若服药后病不愈，又见烦渴、小便不利等症，为表邪不解，水蓄膀胱，则当用五苓散通阳化气，解表利水。

寒实结胸是结胸证的一种，其病为寒邪与痰水相结于胸。因寒痰冷饮结聚于胸膈，心胸阳气受阻，故可出现胸胁或心下硬满疼痛等症。因水寒内结，阻滞胸阳，而致气机不利、津液不布，故常见畏寒喜暖，喘咳气逆，甚至大便不通等症。脉多沉紧有力。因属寒实结胸，故无发热、烦渴，而有小便清利，口中和，苔滑。治疗可用三物白散，温寒逐水，涤痰破结。

本条分别论述了寒实结胸与文蛤散、五苓散的证治，以体现水邪有表里寒热的不同。

【原文选注】

柯韵伯：病发于阳，应以汗解。庸工用水攻之法，热被水劫而不得散，外则肉上粟起，因湿气凝结于玄府也。内则烦热，意欲饮水，是阳邪内郁也。当渴而反不渴者，皮毛之水气入肺也。（《伤寒来苏集·伤寒附翼·太阳方总论》）

又：太阳表热未除，而反下之，热邪与寒水相结，成热实结胸，太阴腹满时痛，而反下之，寒邪与寒药相结，成寒实结胸。无热证者，不四肢烦疼者也。名曰三白者，三物皆白，别于黄连小陷胸汤也。旧本误作三物，以黄连栝蒌投之，阴盛则亡矣。又误作白散，是二方矣。黄连巴豆，寒热天渊，云亦可服，岂不误人。（《伤寒来苏集·伤寒论注卷四·三白散证》）

尤在泾：病在阳者，邪在表也，当以药取汗，而反以冷水潠之，或灌濯之，其热得寒被劫而又不得竟去，于是热伏水内而弥更益烦，水居热外而肉上粟起。而其所以为热，亦非甚深而极盛也，故意欲饮水而口反不渴。文蛤咸寒而性燥，能去皮间水热互结之气。若服之不差者，其热渐深，而内传入本也。五苓散辛散而淡渗，能去膀胱与水相得之热。若其外不郁于皮肤，内不传于膀胱，则水寒之气必结于胸中，而成寒实结胸。寒实者，寒邪成实，与结胸热实者不同，审无口燥渴烦等证见者，当与三物白散温下之剂，以散寒而除实也。本文小陷胸汤及亦可服七字，疑衍。（《伤寒贯珠集·太阳篇下》）

《医宗金鉴》：无热证下，与三物小陷胸汤，当是“三物白散”，“小陷胸汤”四字，必是传写之误。桔梗、贝母、巴豆三物，其色皆白，有三物白散之义，温而能攻，与寒实之理相属；小陷胸汤，乃栝蒌、黄连，皆性寒之品，岂可以治寒实结胸之证乎？“亦可服”三字，亦衍文也。（《医宗金鉴·订正仲景全书·伤寒论注·辨太阳病脉证并治上》）

【方药论选】

柯韵伯：文蛤生于海中而不畏水，其能制水可知。咸能补心，寒能胜热，其壳能利皮肤之水，其肉制止胸中之烦……按本论以文蛤一味为散，以沸汤和方寸匕，服满五合。此等轻剂，恐难散湿热之重邪。《金匮要略》云，渴欲饮水不止者，文蛤汤主之。审症用方，则此汤而彼散，故移彼方而补入于此。（《伤寒来苏集·伤寒附翼·太阳方总论》）

又：贝母主疗心胸郁结，桔梗能开提血气利膈宽胸。然非巴豆之辛热斩关而入，何以胜硝黄之苦寒，使阴气流行而成阳也。白饮和服者，甘以缓之，取其留恋于胸，不使速下耳。散者散其结塞，比汤以荡之更精。（《伤寒来苏集·伤寒论注卷四》）

张隐庵：按桔梗色白味辛，开提肺气之品，故本经主治胸痛。贝母色白，其形若肺，能消郁结之痰。巴豆辛热有毒，主破坚积、开闭寒、利水道。用散者，主开胸痹，以行皮肤而散水气也。（《伤寒论集注·辨太阳病脉证篇下》）

《医宗金鉴》：是方也，治寒实水结胸证，极峻之药也。君以巴豆，极辛极烈，攻寒逐水，斩关夺门，所到之处，无不破也；佐以贝母，开胸之结；使以桔梗，为之舟楫，载巴豆搜逐胸邪，悉尽无余。膈上者必吐，膈下者必利。然惟知任毒以攻邪，不量强羸，鲜能善其后也。故羸者减之，不利进热粥，利过进冷粥。盖巴豆性热，得热则行，得冷则止。不用水而用粥者，借谷气以保胃也。（《医宗金鉴·订正仲景全书·伤寒论注·辨太阳病脉证并治上》）

【临床应用】

（1）张仲景对文蛤散的应用

1）主治表邪不解，阳郁水结证。（见141条）

2）主治渴欲饮水不止者。（见《金匮要略·消渴小便利淋病脉证并治第十三》）

（2）后世医家对三物白散的应用

1）《外台秘要》：仲景桔梗白散（即本方）治咳而胸满，振寒脉数，咽干不渴，时出浊唾腥臭，久久吐脓如米粥者，为肺痈。方后云：若利不止者，饮冷水一杯则定。

2）《类聚方广义》：此方对肺痈、幽门痈、胃脘痈及胸膈中有顽痰而胸背挛痛者，咳家胶痰缠绕、咽喉不利、气息秽臭者，皆有效。卒中风、马脾风、痰潮息迫、牙关紧。

（3）现代应用：临床以胸满疼痛，咳唾脓浊而属寒实证者为辨证要点。主要用于：

1）肺痈、重症支气管炎，胸闷疼痛，咳唾腥臭，浊痰不畅，咽干不渴。

2）白喉及其他咽喉肿痛，痰阻胸咽，或有痈脓之变，以至呼吸困难。

3）流行性出血热，辨证属寒热结胸者。

4）痫证、狂证，为寒饮蕴肺所致者。

（4）医案选录

1）糖尿病：朱某，男，50岁，工人，1979年2月6日诊：糖尿病半年余，口渴多饮，咽干舌燥，心烦不安，饥而欲食，但食而不多，全身乏力，两眼视物模糊，舌尖红，苔薄黄而干，脉偏数。尿糖定性（＋＋＋），眼底检查：早期白内障。此肺胃热盛，耗伤津液所致，治以清热解渴，宣肺布津。方用文蛤汤加减：文蛤20g，麻黄3g，生姜1片，生石膏60g，杏仁6g，大枣2枚，鲜石斛30g，麦冬10g。上方20剂，上述诸症基本消失。化验检查：尿糖（－）。上方加熟地30g，女贞子10g，山萸肉15g，山药20g，又服30剂，体力和精神完全恢复正常，长驱步行十多里不觉疲累。随访一年余，病人一切良好。［河南中医，1982，（2）；34］

2）寒实结胸：郑某，70岁余，素有支饮嗜酒多年……两手脉滑有力，满口痰涎粘连，舌苔厚腻垢浊，呼之不应，二目直视，瞳孔反应正常，按腹不蹙眉、便秘、小便自遗，因作寒实结胸论治。用桔梗白散1.5g，服药2次呕吐黏腻胶痰，即有叹息声，3次药后，腹中肠鸣，得泻2次，病人始觉胸痛、发热、口渴、欲素饮，继以小陷胸汤两剂而愈。［（叶橘版泉治验）叶橘泉.点滴经验回忆录；江苏中医，1961，（8）：40］

3）治疗肺痈：钱某，男，28岁，咳嗽胸痛40天余，痰臭气、咳嗽甚剧、寐差、发热、神疲……T37.8 ℃，痰稀黄，量中等，臭气口干，脉数，舌黄腻薄苔。诉胸隐痛，诊为肺痈。经用苇茎汤、葶苈大枣泻肺汤、桔梗汤、泻白散加减、犀角醒消丸等，治疗未效。1周后来诊，T39.2℃，症同前外，增纳差，乃试用桔梗白散。处方：巴豆霜0.18g，象贝母0.9g，桔梗0.9g，共研末，开水送下。下午服药、晚大便泄泻10余次，服冷粥一碗泻止。次日热退、咳嗽大减、痰无臭气、胸中甚畅，诸恙如释。检查：T37.5℃，脉平、舌净。偶有咳嗽，而无臭痰、精神表情良好，为处肃肺化痰剂，去余邪……迄今壮健如常人。（高德《伤寒论方医案选编》湖南科技出版社，1981，123~124）

4）肺痈：历某，女，53岁，体颇健壮，农民，初病时似感冒，医治未愈。继而咳吐浓痰，带有腥臭，间染血液，右侧胸背胀痛，午后发热，口渴气粗、舌苔黄、脉数。余往诊之。诊断为肺痈。用葶苈大枣泻肺汤、苇茎汤加鱼腥草、凤尾草，服10剂，并配青霉素80万U，肌内注射2次/日，10天余症不减。细察其精神尚未大惫，每餐进稀粥一碗，胃气尚存，正气未馁，犹堪一击，处以巴豆霜0.9g，桔梗5g，浙贝母3g，共研细末，开水冲服，服药后1小时许，吐脓血约半痰盂，腥臭异常。次日下午往诊，热退、胸不痛、稍咳、痰不多不臭。转以清热解毒养阴之品治疗10日痊愈。［陈义范.经方的临床运用.湖南中医杂志，1991，（4）：19］

【按语】

三物白散本为治疗寒实结胸而设，方用桔梗、贝母以开胸痹，化顽痰；巴豆辛温峻热，为温下猛药，服后不但能使人剧烈地泻下，并可引起剧烈呕吐，而起“开通闭塞”的作用。三药合用温寒逐水，涤痰破结。对气管食管间停潴壅塞的痰涎异物，可以通过呕吐或泻下而迅速排除。临床运用的病例多有一定的热象，如体温升高、咳痰黏稠黄浊、苔黄、脉数等，服药后，出现上吐下泻而病亦趋愈。此时用本方，取其峻逐痰浊之力，痰浊一去，热亦随之而散。但本方毕竟偏温，故吐泻之后，可用冷粥调其偏，用清热药除其余热，方可巩固疗效。

【现代研究】

（1）文蛤散：文蛤中有蛤素，对小白鼠（《中国动物药》吉林人民出版社，1981，54）肉瘤180g和克雷布斯-2腹水癌均有抑制作用。

文蛤中还含有碳酸钙、甲壳质等。其1kg鲜肉中含甜菜硷4.4g，酐醣4g，尚有维生素A、B、D等。（《中药大辞典》上册，上海人民出版社，1977，495）

临床应用：《全国中药汇编》记载本方用于慢性支气管炎、胃及十二指肠溃疡、慢性胃炎、淋巴结核，外用治疗皮肤湿疹。

《中草药学》记载本方治疗慢性支气管炎、支气管扩张见有咳嗽、气喘、痰稠不易吐出；溃疡病、慢性胃炎见吐酸水者；肺结核咯血者；瘰疬、瘿瘤、痰核子；外阴炎、外阴湿疹、外阴溃疡等。内服入煎剂6~12g，或入散剂，外用研末调敷。

《青岛中药手册》记载（余传隆《中药辞海》中国医药科技出版，1993年12月版）：治淋巴结核，甲状腺肿大：文蛤12g，海藻15g，牡蛎15g，夏枯草18g，水煎服。治酒渣鼻：煅文蛤壳15g，轻粉7.5g，青黛12g，黄柏3.5g，煅石膏15g，研末加50ml光麻油调匀，外涂患处。治胃痛用煅文蛤、香附各90g共研末，每服9g，3次/日，或煅文蛤、瓜蒌各等分，研末，每服6g，3次/日。治抽风、鸡爪风：煅文蛤9g，广木香3g，研末，每服12g，2次/日，或临发病前黄酒冲服。治中耳炎：文蛤3g，冰片0.3g，枯矾0.6g，研末，吹入耳内。治外阴炎，外阴湿疹，外阴溃疡：煅文蛤3g，章丹4.5g，冰片1.2g，研末，用液体石蜡制成膏，用1∶1000苯扎溴铵清洗患部后，将上药涂患部表面，覆盖沙布，每天2次。

（2）三物白散：本方温散寒邪，涤痰破结，药性猛烈，只用于寒实结胸而体不衰者。方中（庞俊忠《临床中药学》中国医药科技出版社，1989年9月，185~244）桔梗含桔梗皂苷α-菠菜固醇、α-菠菜醇-β-D葡萄糖甙、$\Delta^7$-豆固醇、白华脂醇、菊糖、桔梗聚糖、桔梗酸A、桔梗酸B、桔梗酸C等。其中桔梗皂苷，对咽及胃黏膜有刺激作用，引起轻度恶心，反射性地引起呼吸道黏液分泌量增加，使痰液稀释，易于排出。桔梗皂苷尚有抗炎，降低过敏反应小鼠的毛细血管通透性；抑制大鼠胃液分泌和抗消化溃疡作用；镇静、镇痛、解热作用、抗乙酰胆碱和组胺作用等。

方中贝母品种又有浙贝、川贝之分。本方用川贝。川贝总生物碱及非生物碱部分，均有镇咳作用。川贝碱可使动物血压降低。西贝碱对豚鼠离体回肠、兔十二指肠在体大小肠均有明显松弛作用；另外尚有使动物子宫张力增加，减少唾液和支气管分泌等作用。

方中巴豆含巴豆油34%~57%、巴豆毒素、巴豆苷、生物碱等。对皮肤黏膜及消化道均有强烈刺激作用，对肠肌有兴奋作用，可产生剧烈腹泻，并有催吐作用、镇痛作用，还能抑制蛋白质的合成，巴豆油中的活性成分PMA是一种有力的血小板凝集剂。巴豆［纪志武.乌桕射干和巴豆油对3-甲基胆蒽诱发小鼠皮肤肿瘤的促进作用的研究.癌症，1989，8（5）：350~351］含有促癌成分（巴豆油），其中TPA是其促癌成分当中的主要一种。但也有抗癌的活性物质。煎剂对金黄色葡萄球菌、白喉杆菌、流感杆菌等有一定抑制作用。巴豆油20滴可致人亡。本药多用其霜。目前巴豆临床应用较广，其中有［何敏.巴豆的临床研究进展.中医药信息，1990，（1）：25~28］用治成人或儿童的实热咳喘，有用于噎膈、膨胀、乳食积滞、久泻不愈、急惊风、痹证、疔毒、疥癣、肠气结、鼻渊、白喉、鹅口疮、牙痛；另外尚有用于妇科葡萄胎、癌肿晚期止痛、慢性［兰也隆等.巴豆丸巩固慢性骨髓炎疗效的临床观察.上海中医杂志，1988，（2）：24~26］骨髓炎等。

## 十二、麻子仁丸方

### （一）方药

麻子仁二升　芍药半斤　枳实半斤，炙　大黄一斤，去皮　厚朴一尺，炙，去皮　杏仁一升，去皮、尖，熬，别作脂

上六味，蜜和丸如梧桐子大，饮服十丸，日三服，渐加，以知[(1)]为度。

【词解】

（1）知：愈，见效之义。《方言》卷三曰：“知，愈也。南楚病愈者谓之差，或谓之间，或谓之和”。

### （二）治法

润肠通便，兼清热利气。

### （三）方解

麻子仁丸即小承气汤加麻子仁、杏仁、芍药而成。大黄、厚朴、枳实具有小承气汤意，有泻热去实、行气导滞之功，冀胃热衰减，脾不受制，可望恢复运转，行其津液。麻子仁润肠滋燥，通利大便。杏仁润肠，又能润肺而肃降，使气下行，从而有利于传导之官，芍药和营血而缓急迫。本方合和，以蜜和丸，旨在缓行润下。又曰：“丸如梧桐子大，饮服十丸，日三服”，知药量甚小，是缓而又缓也。“渐加，以知为度”，亦见其病有轻重，禀赋有厚薄，投量多少，可审情度势而定。然多少之间，必以知为度，是不使其太过或不及。

【经典原文】

趺阳脉[(1)]浮而涩，浮则胃气强，涩则小便数，浮涩相抟，大便则硬，其脾为约，麻子仁丸主之。（247）

【词解】

（1）趺阳脉：即足背动脉，在冲阳穴处，足背第二、三跖骨之间，属足阳明胃经。

【提要】　辨脾约脉证和治法。

【原文分析】

本条所论脾约证的主症是大便硬，其病机是脾阴亏损，肠胃干燥，里热未清。治以润肠通便兼清里热，方用麻子仁丸。趺阳脉属足阳明胃经，诊之可候胃气的虚衰，其脉浮为阳脉，主胃中有热，即“胃气强”；涩为阴脉，主脾阴不足。胃强脾弱，脾不能为胃行其津液，津液偏渗于膀胱，致使肠道津液减少，故小便数，大便硬。

从本证的病变性质和临床实际看，本条所论脉象和症状当属外感热病后期阶段，病之初起为阳明腑实证，由于病邪结聚肠胃，趺阳脉可呈沉实之象，经治疗后病邪大部分去除，沉实脉亦

去，故曰“浮”。同时胃气逐渐恢复，故曰“强”。此即原文“浮则胃气强”之意。由于邪去热退，人体气机逐渐恢复畅通，尤其是三焦气化的恢复，原来小便短赤逐渐恢复正常，故曰小便数，此小便数非指小便过多。但一方面，在外感病热盛期阶段津液受损的情况尚未恢复，机体仍处于阴液亏乏的状态，故脉涩。由于气机流通的恢复较之津液复原来得快，故小便数与脉涩在外感病恢复期的早期阶段可同见。由于津液未复，脾阴亏乏，故肠胃干燥，另一方面病邪虽大部分已去，但尚留有余热，由此两方面的原因，致大便干硬，即“浮涩相抟，大便则硬”，此乃脾约证的病理变化实质。治疗当润肠滋液，兼清热利气。

脾约证属阳明病范畴，但与阳明腑实证不同，其鉴别要点是脾约证虽大便硬或大便难，但无腹胀满痛，无潮热谵语等实热病邪结聚肠胃和里热亢盛的症状，而是以肠胃干燥，无水行舟，为本病之关键，可以有热邪，但甚轻，处于次要地位。阳明腑实证是以热邪亢盛，邪结肠胃为契机，可以有津伤，但非腑实之关键，故脾约证治以润肠滋液通便，而腑实证需攻下实热，只有祛邪才能保津。

【原文选注】

成无己：趺阳者，脾胃之脉，诊浮为阳，知胃气强；涩为阴，知脾为约。约者俭约之约，又约束之约。《内经》曰：饮入于胃，游溢精气，上输于脾，脾气散精，上归于肺，通调水道，下输膀胱，水精四布、五经并行，是脾为主胃行其津液者也。今胃强脾弱，约束津液，不得四布，但输膀胱，致小便数，大便难，与脾约丸通肠润燥。（《注解伤寒论·辨阳明病脉证并治》）

程郊倩：脾约者，脾阴外渗，无液以滋，脾家先自干槁了，何能以余阴荫及胃肠，所以胃火盛而肠枯，大便坚而粪粒小也。麻仁丸宽肠润燥，以软其坚，欲使脾阴从内转耳。（《伤寒论后条辨·阳明篇》）

徐灵胎：此即论中所云，太阳阳明者，脾约是也，太阳正传阳明，不复再传，故可以缓法治之。（《伤寒类方·阳明篇》）

【方药论选】

成无己：《内经》曰：脾欲缓急食甘以缓之，麻子、杏仁之甘，缓脾而润燥。津液不足，以酸收之，芍药之酸以敛津液。肠燥胃强，以苦泄之，枳实、厚朴、大黄之苦，下燥结而泄胃也。（《注解伤寒论·辨阳明病脉证并治》）

柯韵伯：凡胃家之实，多因于阳明之热结，而亦有因太阴之不开者，是脾不能为胃行其津液，故名脾约也。承气诸剂，只能清胃，不能扶脾，如病在仓卒，胃阳实而脾阴不虚，用之则胃气通而大便之开阖如故。若无恶热自汗，烦躁、胀满、谵语、潮热等证，饮食小便如常，而大便常自坚硬，或数日不行，或出之不利，是谓之孤阳独行，此太阴之病不开，而秽污之不去，乃平素之蓄积使然也。慢而不治，则饮食不能为肌肉，必至消瘦而死。然腑病为客，脏病为主。治客须急，治主须缓。病在太阴，不可荡涤以取效，必久服而始和，盖阴无骤补之法，亦无骤攻之法，故取麻仁之甘平入脾，润而多脂者为君。杏仁之降气利窍，大黄之走而不守为臣。芍药之滋阴敛液，与枳朴之消导除积者为佐。炼蜜为丸，少服而渐加焉，以和为度，此调脾承气，推陈致新之和剂也。使脾胃更虚更实，而受盛传导之官，各得其职，津液相成，精血相生，神气以清，内外安和，形体不敝矣。（《伤寒来苏集·伤寒附翼·麻仁丸》）

吴仪洛：此治素惯脾约之人，复感外邪，预防燥结之法。方中用麻仁、杏仁，以润肠燥，芍药以养阴血。枳实大黄以泄实热，厚朴以破滞气也。然必因客邪加热者，用之方为合辙。后世以此概治老人津枯血燥之秘结，但取一时之通利，不顾愈伤其真气，得不速其咎耶。（《伤寒分经·诸方全篇》）

【临床应用】

（1）张仲景对本方的应用

1）用于阳明病脾约证。（见247条）

2）《金匮要略·五脏风寒积聚病脉证并治第十一》：本方治脾约证。

（2）后世医家对本方的应用

1）《太平惠民和剂局方》：本方治肠胃燥涩，津液耗少，大便坚硬，或秘不通，脐腹胀满，腰背拘急及有风人大便结燥。

2）《仁斋直指方论》：本方治风秘及脾约证，小便数，大便秘。用枳壳散送下。

3）《活人书》：脾约丸（即本方）治老人津液少，大便滞，又脚气有风，大便燥结者。

4）《方极》：麻子仁丸治平日大便秘结。

5）《外台秘要》：引古今录验载：麻子仁丸疗大便难，小便利，而反不渴者，脾约。

6）《方函口诀》：引闲斋曰治老人秘结最佳。

7）《圣济总录》：麻仁丸（其丸由大麻仁、大黄、厚朴、枳壳组成）。治大便秘难。雉间焕云：麻子仁丸宜痔病。

8）《济生方》：脾约麻子仁丸，虽不言治肿，然水肿人，肾肿水气不可行者，三服神验。

9）《长沙药解》：伤寒麻仁丸治阳明病脾约便难，以脾气约结，糟粕不能顺下，大肠以燥金主令，敛涩不泄，日久缩约而为燥结不下，是以便难。

（3）现代应用

1）便秘：麻子仁丸润肠通便，作用较缓和，临床常用于津亏燥热的便秘。王氏等报道用麻子仁汤（丸）防护肛肠病术后并发症327例，因便秘既是肛肠病手术后并发症之一，又是形成其他并发症的主要原因，因此，防治便秘尤为重要。方法是术前1天服用，对手术前有便秘者，提前3～5天服用。结果表明，服用本方后对术后痔、裂、瘘及肛旁脓肿等并发症均有明显的防治作用，且缩短了愈合时间，对于肛裂的预防治疗作用尤其明显，有效率高达98.5%[1]。唐氏认为麻子仁丸之大便难乃脾阴不足，大便干燥所致，临床以面色晦暗，舌质红绛，舌苔黄燥，食纳减少，胸胁痞闷微烦，大便秘结，小便频数，脉沉涩等症为常见。方中麻子仁用15～30g为宜，酌加麦冬、玄参以清热养阴，用治糖尿病、冠心病、不完全性肠梗阻引起的大便难，多能取效[2]。朱氏认为临床使用不必论其是否“脾约”，也不论何病，只要见证为邪郁肠胃，大便秘结而又不宜使用承气攻下或单纯养阴润下者，皆可投以此丸。但本方虽是润肠缓下，仍兼有攻下破气之弊，因此，在临床上应推广张仲景的经验，即“日三服，渐加，以知为度”，必须适可而止[3]。

2）肺系疾病：根据中医理论“肺与大肠相表里”，临床上常有肠腑不通，肺气不降者，如见咳嗽、哮、喘等病证，徐氏报道用麻子仁丸加瓜蒌、苏子、桑皮等治疗16例（其中支气管哮喘6例、肺炎3例、肺气肿并感染2例、老年慢性支气管炎急性发作5例）。肠腑一通，咳喘渐平[4]。朱氏治疗一肺气肿病人，大便秘结近2个月，咳嗽，喘息加重，服止咳化痰平喘药及补肾纳气药物均无效，舌红，苔薄黄，脉细数，用麻子仁丸加当归、生地、川贝等药，3剂，大便通畅，诸症减轻，续予5剂，咳喘渐平[3]。唐氏报道以麻子仁丸方加减治疗肺源性心脏病、高血压心脏病之咳喘及老年支气管哮喘伴有大便不通之症者，多能取效。杏仁用量为10～15g，蜂蜜以30～60g为宜，酌加麦冬、沙参、桔梗以养阴清热[2]。

3）胆系疾病：朱氏用麻子仁丸合柴胡、黄芩、金钱草等药治疗胆石症，症见右胁疼痛，呕吐腹胀，大便干结，3剂而诸症皆除。又治胆道蛔虫症，病人突然右下腹疼痛，阵发性加剧，呈钻顶样，并向右肩背部放散，伴恶心呕吐，并吐蛔虫2条，大便2日未解，烦躁不安，手足厥冷，舌苔薄黄。治用麻子仁丸合乌梅、柴胡、槟榔等药，2剂后疼痛减半，大便1次，有蛔虫两条，复予2剂，痛止，大便日行4次，又下蛔虫2条，后予西药驱蛔而安[3]。

4）噎膈：可见于贲门痉挛、慢性咽炎、幽门梗阻、食管癌等疾病中。唐氏报道以麻子仁丸加减治疗非占位性病变所致的噎膈，多取取效。对于占性病变，服后亦能缓解症状。临床常见症状有形体消瘦，面色晦暗，肌肤枯燥，吞咽困难，胸膈痞闷，大便干，小便频数或黄赤，舌质红而少津，脉细数。方中厚朴用量在15～30g，酌加旋覆花、代赭石[2]。徐氏认为食管癌病人病至后期，多见胃津亏耗，虚热内生，肠腑燥结，症见吞咽梗塞，口干咽燥，大便干结，舌红少津。以麻仁丸合韭汁牛乳饮，徐徐咽下。治疗5例，2～3天后，大便溏软，热渐去而津渐生，症状缓解可进半流质饮食，能延缓病人生命[4]。

5）其他：徐氏用麻子仁丸加生地、龟甲、杭菊等药，治疗高血压兼有肠燥便秘者48例，其中44例在2～3天内血压下降，病情好转，有效率达91.6%[4]。又治吐血见大便干结，心烦易怒，脘腹胀闷，舌红脉数等症，用本方加仙鹤草、丹皮、栀子、黄芩之属，下而兼清之列，治疗7例，腑通热清，其血即止。徐氏还用本方合神曲、焦山楂、莱菔子等治疗因宿食内停，积热化燥，胃气不和的失眠证，每获效验[4]。

（4）医案选录

1）大便难：此方证之大便难乃脾阴不足，大便干燥所致。临床辨证中常兼见面色晦暗，舌质红绛，舌苔黄燥，食纳减少，胸胁痞闷，郁郁微烦，大便秘结，小便频数，脉沉涩等症。常用此方治疗糖尿病、冠心病、不完全性肠梗阻引起的大便难，多能取效。麻子仁用15～30g为宜，酌加玄参、麦冬以清热养阴。

姚某，男，58岁，干部，1980年8月30日诊治。有冠心病史已10余年，患糖尿病5年余，经常胸闷、心前区疼痛，曾因心绞痛晕倒数次，尿糖持续在（+++~++++），常以西药降糖类药物及扩张冠脉药物治疗，兼服中药活血化瘀、益气养阴之剂。近几个月来经常大便不通，服润肠药物后，尚可暂解一时之苦，停药后旋即如故，7日前因劳倦过度，使心前区疼痛加剧，大便不通，小便频数，饮食减少，心胸烦闷，做灌肠输液，先后经3次灌肠，大便干如羊屎，坚硬如石，继则又恢复原状，秘结不通。病人拒绝做灌肠通便，要求用中药治疗。症见：形体消瘦，面色萎黄，大便不通，心中烦闷，胸痛彻背，饮食减少，自汗出，小便频数，舌质红绛，边有瘀斑，苔黄燥，脉细数，心电图提示：冠状动脉供血不足，化验：尿糖（++++）。此属脾阴不足，燥热内结，治宜，泻热逐瘀，润肠通便。方用：酒大黄、厚朴各15g，杏仁10g，枳实12g，白芍20g，火麻仁、蜂蜜（冲服）各30g。服上药1剂，大便通畅，余症明显好转，继用益气养阴之剂以善后，心绞痛次数减少，尿糖（+）。于1981年6月24日又大便干，仍以上方，服后即愈。

2）噎膈：此方证所治之噎膈乃浊阴不降，津液不能输布，大便艰涩所致，临床辨证中常兼见形体消瘦，面色晦暗，肌肤枯燥，吞咽困难，胸膈痞闷，大便干，小便频数或黄赤，舌质红少津，脉细数等症。常以本方加减治疗贲门痉挛、慢性咽炎、幽门梗阻等病，改厚朴为君，用量在15～30g，酌加旋覆花、赭石，非占位性病变所致的噎膈服后多能收效，对于占位性病变服后亦能缓解症状。

高某，男，48岁，于1980年8月19日住院治疗。久有大便秘结病史，每4~5日一行，服泻下之剂，病情稍有缓解，但旋即如故。近年来由于精神刺激，加之胸部外伤，遂感食管梗膈不顺，吞咽困难，因怀疑食管癌，先后做放射线钡餐透视、食管拉网检查，排除占位性病变，住院后先后服行气化痰、疏肝宽胸之剂无效，于8 月31日再次查房。症见：形体消瘦，面色晦暗，精神抑郁，唇燥咽干，吞咽困难，胸脘痞闷，饥不欲食，大便秘结，小便黄赤，舌质红，苔黄燥，脉弦数。病人述每次排便后始感症状减轻。仲景有“知何部不利，利之则愈”的教导，故投用润燥通便之剂以试之。方用：白芍、蜂蜜（冲服）各30g，火麻仁20g，厚朴、枳实各15g，杏仁12g，大黄（后下）10g，旋覆花（包煎）3g。本方先后共服12剂，大便通利，咽部梗噎消失，余症均除，临床治愈出院。

3）哮喘：此方证的哮喘，乃津液耗伤，肺失宣降，大肠失其濡润，虚热内停所致。临床辨证中常兼见面色潮红，胸胁痞闷，食欲不振，咽干口燥，咳喘痰少，大便不通，舌质红，少津，苔薄黄或腻，脉细或数等症。以本方加减治疗肺心病、高血压心脏病之喘咳及老年支气管哮喘伴有大便不通之症者多能取效，杏仁用量以10～15g，蜂蜜需30～60g为宜，酌加麦冬、沙参、桔梗以养阴清热。

马某，男，74岁，于1981年6月18日诊治。患肺心病已10余年，常感胸闷，咳喘气短，常服止哮平喘、益气温阳之剂，症情时轻时重，近半年来，大便秘结，咳喘加剧，夜难入眠，用止咳化痰药物多剂无效，服可待因只能维持片刻。症见：形体消瘦，面色潮红，咽干口燥，头晕气短，胸胁痞闷，喘咳痰少，大便秘结，舌质红，少津，苔薄黄，脉细数。此属阴液耗伤，宣降失职，虚热内停，大肠失其濡养，大便闭誓，邪无出路，壅遏于上，肺与大肠相表里，浊气上逆则喘咳。治宜宣肺养阴，润肠通便。方用：杏仁、麦冬、厚朴、枳实、白芍各15g，大黄（后下）12g，蜂蜜（冲服）60g，火麻仁30g。服上方2剂，大便通畅，饮食量增加，又服5剂，胸闷咳喘减轻，继以他药调治，肺心病症状明显减轻。

4）烦躁：此方证之烦躁，乃阴液耗伤，邪郁化热，大便不通所致。临床辨证中常兼见面色潮红，心烦口苦，甚则烦躁不安，胸满厌食，大便不通，舌质红，苔黄少津，脉细数等证。以本方加减治疗老年精神病，重用火麻仁、蜂蜜、白芍15~30g。治疗脑血栓形成后的大便不通，改以大黄为君，用量在9～15g，多能取效。

岳某，男，66岁，于1974年10月25日诊治。久有心烦失眠之症，常常头晕目眩，近一年来大便干结，小便频数，时昏不知人，骂詈不休。经上级医院诊断为老年性精神病，即予以清热泻火、安神之剂病情稍有减轻，旋即如故，经多方治疗，病仍不瘥，大便不通病即发作。症见：大便干结已5日不通，口苦心烦，急躁易怒，时昏不知人，骂詈不休，胸胁痞闷，舌红少津，边有瘀斑，苔薄黄，脉弦细。此乃津液不足，大肠干燥，肝胆失条达，肺失宣降，瘀热上犯，上蒙清窍所致。治宜泻火逐瘀，润燥滑肠。方药：大黄（后下）9g，杏仁、白芍、火麻仁、枳实、厚朴各15g，蜂蜜（冲服）60g。服上方3剂，泻下干硬，黑晦如煤之便，烦躁减轻，神识清楚，继服2剂，又泻3次，诸症好转，用上方改汤为丸，调治而愈。

【按语】

麻子仁丸在《伤寒论》中主治津液亏乏，肠胃干燥，大便因硬的脾约证，后世医家大都沿袭仲景用法。近代医家注意到大便秘结在许多疾病中起着举足轻重的作用，因此将本方不仅用于外感热病的善后调治，还广泛用于内伤杂病中见有大便干结的病证，使腑气得通，则诸症随减。本方属缓下之剂，既可祛邪之有余，又可补津之不足，故适应证较广，其辨证要点是肠燥便秘，虚实夹杂，纯虚证的腑气不通，非本方所宜。在具体运用中，有医家认为改丸为汤，其效更佳。麻仁、杏仁质润多脂，宜久煎；大黄以后下为宜；蜂蜜待药煎好后兑于药内混匀频服，疗效较好。亦有认为以开水或汤药送服此丸力大，共煎力小。本方服用时还须注意中病即止，掌握此点再加上辨证而用，多方兼顾，可不为年老体弱所囿。

【现代研究】

麻子仁丸方的通便泻下作用：彭氏等经实验研究结果表明，麻仁丸对燥结便秘模型小鼠有润肠通便作用，能增强小鼠排便粒数、排便重量并软化大便。麻仁丸能增加离体豚鼠回肠低温下的收缩频率、最大振幅和平均振幅，提高肠平滑肌的收缩性能[5]。对麻仁丸的剂型，不少学者经实验证明，麻仁丸方的蜜丸、片剂、软胶囊等剂型，其通便作用有差异。郭氏等报道，麻仁软胶囊与麻仁水蜜丸均非强烈致泻药，在作用强度下，两种剂型之间无明显差异，但部分指标显示，麻仁软胶囊有强于蜜丸趋势，鉴于软胶囊在体内崩解时限短，生物利用度会提高，临床生物效应有可能较明显强于蜜丸剂型[6]。冯氏等报道，麻仁片中大黄蒽醌含量比麻仁丸中高，动物致泻作用麻仁片比麻仁丸效果似乎要持久些[7]。

## 参考文献


[1] 王胜文, 李改非. 麻子仁汤(丸)防治胆肠病术后并发症 327 例. 国医论坛, 1994, (1): 21

[2] 唐祖宣. 麻子仁丸的异病同治. 浙江中医杂志, 1985, (4): 174

[3] 朱炳林. 麻子仁丸临床运用举隅. 江西中医药, 1989, (2): 24

[4] 徐炳琅. 麻仁丸在老年病症中的引伸应用. 中成药, 1991, 13(9): 46

[5] 彭芝配, 蒋孟良. 麻仁丸与果导片润肠通便药理作用的实验研究. 湖南中医学院学报, 1992, 12(3): 47

[6] 郭建生, 蒋孟良. 麻仁软胶囊通便作用的实验研究. 中国中药杂志, 1993, 18(4): 239

[7] 冯汉鸽, 张亚志, 王国珍, 等. 麻仁片与麻仁丸的实验研究. 时珍国药研究, 1992, 3(4): 159

# 第七章　泻心汤类方

## 一、生姜泻心汤方

### （一）方药

生姜四两，切　甘草三两，炙　人参三两　干姜一两　黄芩三两　半夏半升，洗　黄连一两　大枣十二枚，擘

上八味，以水一斗，煮取六升，去滓，再煎取三升，温服一升，日三服。附子泻心汤，本云加附子。半夏泻心汤，甘草泻心汤，同体别名耳。生姜泻心汤，本云理中人参黄芩汤，去桂枝、术，加黄连。并泻肝法[1]。

【词解】

（1）“附子泻心汤……并泻肝法”：此五十字，《玉函》卷八、《千金翼》卷九、《注解伤寒论》卷四并无。

### （二）治法

和胃降逆，散水消痞。

### （三）方解

本方即半夏泻心汤减干姜二两，加生姜四两而成，仍为辛开苦降、和胃消痞之剂。因本证水饮食滞较甚，故重用生姜为君，其辛温善散，宣泄水饮，配半夏而和胃化饮，降逆止呕之功著；更以芩连之苦寒，清热泄痞；干姜、人参、枣、草甘温守中，补益脾胃，合而辛苦并用，开泄寒热痞结，水气得宣，谷物得化，中焦升降复常，则痞利诸症自除。

【经典原文】

伤寒汗出解之后，胃中不和，心下痞硬，干噫[1]食臭[2]，胁下有水气，腹中雷鸣[3]，下利者，生姜泻心汤主之。（157）

【词解】

（1）干噫：噫（yi，意），即嗳气。

（2）食臭：臭（xiu，袖）指嗳气中有食物的馊腐气味。

（3）腹中雷鸣：指肠鸣音亢进，漉漉有声。

【提要】　论述了胃虚水饮食滞致痞的证治。

【原文分析】

痞证可因误下邪陷所致，而本条未言误下，而言伤寒汗出解后，可见痞证不特有误下可致，

汗出表解后亦可形成，关键是辨认有邪气内陷，胃中不和，升降失利之机及心下痞满，呕而下利之证，即可判断，绝不可为误下所即定。

伤寒汗出解后，说明表证已解，但胃中不和，其原因，可为汗后致虚，亦或是脾胃禀赋不足所致。胃乃水谷之海，因虚易致寒热邪气滞于中。损伤脾胃，则运化失健，转输不力，水饮内停，谷物不化，留滞而化作馊腐，障碍中焦气机流通，水饮食滞致气机痞寒较甚，故心下痞满而硬；中焦升降失利，胃中不和，胃气上逆，则干噫食臭；水气横逆下趋，流走肠间，气水相击，激荡有声，故胁下有水气，肠鸣下利。当用生姜泻心汤和胃散水而消痞。

痞证以心下痞满，按之柔软而不痛为其特征。本证之心下痞硬，乃邪气阻结较重，心下痞硬是相对之词，即按之心下紧张稍硬，并非结胸证之石硬，且按之不痛，仍与结胸证有别。

【原文选注】

尤在泾：汗解之后，胃中不和，既不能运行真气，并不能消化饮食，于是心中痞硬，干噫食臭，《金匮》所谓中焦气未和，不能消谷，故令噫是也。噫，嗳食气也。胁下有水气，腹中雷鸣下利者，土德不及而水邪为殃也。故以泻心汤消痞，加生姜以和胃。（《伤寒贯珠集·太阳篇下》）

陈修园：伤寒汗出，外邪已解之后，唯是胃中不和，不和则气滞内结，故为心下痞硬，不和而气逆而上冲，故为干噫。盖胃为所司者，水谷也，胃气和则谷消而水化矣，兹则谷不消而作腐，故为食臭，水不化而横流，故胁下有水气。腹中雷鸣下利者，水谷不消，糟粕未成而遽下，逆其势则不平，所谓物不其得平则鸣者是也，以生姜泻心汤主之。（《伤寒论浅注·辨太阳病脉证》）

汪苓友：伤寒于表，表病以汗出而得解者，胃中以汗出而欠和，夫胃为津液之主，汗后则津液亡故也。胃不和，则脾气困而不运，以故心下痞硬，痞硬者，湿与热结也。噫，饱食息也，食臭，嗳馊酸也，伤寒初解，脾胃尚弱，饮食不化，以故干噫食臭也。胁下有水气者，中州土虚，不能渗湿散热，以故成水而旁渗于胁下也。腹中雷鸣者，脾为阴，胃为阳，阴阳不和，因搏击有声也。夫阴阳不和，则清浊亦不分，湿热下注而为利也。故与泻心汤以开痞清湿热，兼益脾胃之气。可见痞证，不皆由误下而成，有汗后津液干，脾胃气虚，阴阳不能升降而成痞者，医人不可以不察也。（《伤寒论辨证广注·辨太阳病脉证并治法下》）

陈亦人：由于胃虚气滞，纳运失常，水谷停留，湿热壅聚，所以在心下痞硬的同时，还有消化不良的干噫食臭，水气不化而流走肠间的肠鸣下利。所谓“胁下有水气”，实际是肠中不水气，因为升降结肠的部位正当两胁的下方。正由于这种痞证兼有水食不化，所以用生姜泻心汤苦泄辛开兼和胃散水。（《伤寒论译释·下编·辨太阳病脉证并治下》）

【方药论选】

方有执：生姜、大枣，益胃而健脾，黄芩、黄连，清上而坚下，半夏、干姜，蠲饮以散痞，人参、甘草，益气而和中。然则泻心者，健其脾而脾输，益其胃而胃化，斯所以为泻去其心下痞硬之谓也。（《伤寒论条辨·辨太阳病脉证并治中》）

王晋三：泻心汤有五，总不离乎开结、导热、益胃，然其或虚或实，有邪无邪，处方之变，则各有微妙。先就是方胃阳虚不能行津液而致痞者，惟生姜辛而气薄，能升胃之津液，故以名汤。干姜、半夏破阴以导阳，黄芩、黄连泄阳以交阴，人参、甘草益胃安中，培植水谷化生之主宰，仍以大枣佐生姜，发生津液，不使其再化阴邪，通方破滞宣阳，是亦泻心之意也。（《绛雪园古方选注·和剂》）

《医宗金鉴》：名生姜泻心汤者，其义重在散水气之痞也。生姜、半夏散胁下之水气；人参、大枣补中州之土虚；干姜、甘草以温里寒，黄芩、黄连以泻痞热，备乎虚水寒热之治，胃

中不和下利之痞，焉有不愈者乎？（《医宗金鉴·订正仲景全书·伤寒论注·辨太阳病脉证并治中》）

【临床应用】

（1）后世医家对本方的应用

1）《施氏续易简方》：用本方治大病新差，脾胃尚弱，谷气未复，强食过多，停积不化，心下痞硬，干噫食臭，胁下有水，腹中雷鸣，下利发热，名曰食复，最宜服之。

2）《伤寒论新注》：用本方治卒痫干呕。

3）《类聚方广义》：凡患噫气干呕，或吞酸嘈杂，或平日饮食，每觉心烦满，胁下水饮增降者，其人多心下痞硬或脐上有块，常服此方。

（2）现代应用：临床以寒热错杂，中虚饮停。心下痞硬，干噫食臭，腹中雷鸣，下利，舌苔白或黄，脉弦或沉，或兼上腹部疼痛，心下有振水音等为辨证要点。

1）消化系统：本方主要用于治疗胃中不和，兼水饮食滞的消化系疾病的治疗，凡证见心下痞硬，胃脘嘈杂，干噫食臭，呕吐酸水，腹中雷鸣下利，脉弦滑，苔腻者，均可用本方或其加减治疗。常用于治疗急慢性胃肠炎、胃炎、胃溃疡、幽门梗阻、胃肠功能紊乱、胃下垂、慢性结肠炎、心下痞、胃脘痛、呕吐、泄泻、嘈杂、胃扭转、胃弛缓扩张、多酸症等。如刁氏报道用生姜泻心汤治疗心下痞证245例，发现在7、8、9月发病较多，故认为本证与长夏之际，暑热下迫，湿气上蒸之气候有关。这些病人临床症状均有两肋以下，脐部以上之胃脘部位满而不痛，唯感气壅不舒为主证。发作时鼓之有声，休止时腹部柔软，按之无物。多为午后发作，逐渐加重，至半夜后逐渐减轻，或至黎明得下利而消者。早午如常人，早宽暮急，周而复始，多伴有嗳气、口臭、厌食等症。用生姜泻心汤，偏热者减姜、夏，偏寒者减芩、连。结果痊愈187例，有效45例，无效13例，总有效率为94.7%[1]。杜氏报道用生姜泻心汤加川朴、白术、茯苓，治肠鸣泄泻，胃脘痞闷，干噫食臭，泻下如水，舌苔厚腻，脉浮滑者获效[2]。

2）其他：由于心胃关系密切，很多心病的病人，临床表现有心下痞的症状，泻心汤亦常用于心脏疾患的治疗。如李氏报道某些急性传染病、黄疸、黏液性水肿等疾病过程中常可见“窦性心动过缓”，若证见头昏胸闷，呕吐清涎，脘腹鸣响，大便稀溏，舌晦滞，苔薄滑，脉迟而虚者，可用生姜泻心汤化裁治疗[3]。梁氏据“胃不和则卧不安”之理论，用本方治疗因食滞不化，影响心神而致夜寐不安，并见脘腹痞满不适，嗳腐吞酸，厌食，大便不爽或泄泻，苔厚腻，脉滑等症获得良效[4]。呙氏报道用本方加肉桂、茯苓、白术治愈1例舌体肿痛，证属脾胃不和，水阻中焦，寒热错杂者[5]。

（3）医案选录

1）心下痞：张某，女，19岁，1986年9月1日初诊。起病月余，心下痞满不舒，昼轻夜重，子夜时尤甚，至黎明下利后始安，痞满发作时嗳气口臭，口干，不欲饮食，面色萎黄，行走无力，苔薄黄而干，脉沉。证属胃虚，水饮食滞停于心下，寒热互结，升降失调，气机壅滞。治宜和胃消痞，宣散水气，生姜泻心汤主之。生姜15g，炙甘、党参、黄芩、半夏各10g，黄连、干姜各4g，大枣10枚。3剂后痞满减轻，已能进食，腹中雷鸣、下利消除，继服4剂告愈。按：本例脾胃不足，水食不化，停滞于中，故痞利肠鸣俱见，用生姜泻心汤散水和胃，数剂而寒热除，水食得化，脾胃升降复常，故痞利肠鸣诸症得愈。［浙江中医杂志，1988，23（2）：75］

2）心律失常：陈某，女，34岁，农民。1979年患急性黄疸型肝炎，服中药黄疸退净，陡增胸闷频呕，恐生他变，乃就诊于余：脉甚迟缓，心率46次/分，查心电图为“窦性心动过缓”。处方：川连5g，法半夏、炙甘草、干姜各12g，红参须（另炖）15g，生姜4.5g，进口肉桂0.2g。进1剂，心率升为64次/分，闷呕消失；复进1剂以巩固之，复查心电图正常。按：本例脉甚迟缓，可知脾胃虚弱；黄疸退后，胸闷频呕，乃水饮湿热扰于中之故；胃络通心，胃气不和，升降逆乱，影响于心，则心率迟缓，治以生姜泻心汤加肉桂，清热散水，和胃降逆，使水饮湿热之邪除，胃气调和而心律复常。［新中医，1986，（3）：10］

3）幽门梗阻：康某，男，27岁，1985年4月患幽门梗阻，十二指肠球部溃疡，经治症状缓解。近1周来，上腹胀甚，呕吐加重，朝食暮吐，吐酸腐食物及清水痰涎，水食不能入，入则即吐，形体消瘦，呈慢性病容，面色萎黄少华，唇淡，舌质偏红，苔薄白滑腻，脉沉细，剑突下有压痛，上腹部有明显振水音，胃液分析总酸度和游离酸增多，胃镜示：胃窦部黏膜呈片状糜烂，上有灰白色分泌物，周围黏膜充血水肿，高低不平，幽门不全梗阻，方用生姜泻心汤加吴萸3g，7剂而愈。按：本例胃窦炎，幽门不全梗阻，证属寒热错杂，水食停滞心下，中焦升清降浊失调，致心下胀满，呕吐酸腐及清水痰涎，治以生姜泻心汤宣散水气，和胃降逆，加吴萸以温胃降浊，使胃气和降，诸证悉平。［辽宁中医杂志，1986，10（10）：41］

4）慢性结肠炎：刘某，男，30岁，工人，1990年3月6日初诊。病人腹痛腹泻反复发作3年。以左下腹痛为甚，伴肠鸣，心下痞满，泻下物为水样便，带少量白色黏液，泻后腹痛减轻，舌质淡，苔黄微腻，脉濡缓。曾先后作过10次大便检查，均无异常发现。屡用土霉素、PPA、诺氟沙星等治疗无效，曾到某医院做纤维肠镜检查，提示肠管痉挛时间延长，收缩频繁，未见器质性病变，诊为慢性结肠炎，为脾虚失运，湿热蕴肠所致，即按上方服药（生姜12g，半夏10g，干姜10g，大枣10枚，黄连6g，黄芩10g，党参15g，白芍20g、炙甘草10g，水煎服，每日1剂），用药至3周后腹痛消失，大便带白黏液已止，再用药1周，大便正常，病告痊愈。随访1年，未见复发。按：慢性结肠炎是一较难治愈的疾病，本例脘痞腹胀，腹痛肠鸣，泻利水样夹黏液，舌质淡，脉濡缓，但苔黄腻，证属寒热夹杂，湿热蕴结又见脾虚湿盛之候，故用生姜泻心汤使湿热得除，脾胃之气复健，清阳得升，浊阴得降，再以芍药行血痹止腹痛，故服药1个月，痛泻俱止。（国医论坛，1995，3：15）

【按语】

见甘草泻心汤证158条。

【现代研究】

药理研究证明，本方对大鼠应激型、吲哚美辛型、盐酸-乙醇型和幽门结扎型胃溃疡均有显著的抗溃疡作用。生姜泻心汤的水煎液对离体蛙心有明显的兴奋作用，可使其心肌收缩力增加；对离体肠管在小量时就呈现明显的兴奋作用，可使其收缩幅度增大，剂量加大后亦未见痉挛性收缩。

### 参考文献

[1] 刁金山 . 生姜泻心汤治疗心下痞证 245 例 . 浙江中医杂志 , 1988, 23(2): 75
[2] 杜俊声 . 用《伤寒论》泻心汤治疗外感引起腹泻 48 例 . 国医论坛 , 1987, (2): 24
[3] 李浩然 . 浅谈泻心法治心律 失常症 . 新中医 , 1986, (3): 10
[4] 梁柳文 . 伤寒方治“胃不和”之“卧不安”. 新中医 , 1988, 20(3): 18
[5] 呙青松 . 生姜泻心汤治舌体肿痛一例 . 中医杂志 , 1991, 20(3): 18

## 二、甘草泻心汤方

### （一）方药

甘草四两，炙　黄芩三两　干姜三两　半夏半升，洗　大枣十二枚，擘(1)　黄连一两

上六味，以水一升，煮取六升，去滓，再煎取三升，温服一升，日三服。

臣亿等谨按：上生姜汤心汤法，本云理中人参黄芩汤，今详泻心以疗痞，痞气因发阴而生，是半夏、生姜、甘草泻心汤三方，皆本于理中也。其方必各有人参，今甘草泻心汤心中无者，脱落之也。又按，《千金》并《外台秘要》治伤寒䘌食，用此方，皆有人参，知脱落无疑。

【词解】

（1）擘：擘字下，《千金翼方》卷九下有“一方有人参三两”。《金匮要略》卷上治狐惑病用甘草泻心汤有人参，知脱落无疑，当补。

### （二）治法

和胃补中，消痞止利。

### （三）方解

本证为寒热错杂，中焦升降失司致痞，但因脾胃虚甚，故方以半夏泻心汤加重炙甘草用量而成。重用炙甘草，并以之为名，其甘温补中，健脾和胃，以缓客气之上逆。佐人参、大枣，更增其补中之力；干姜、半夏温中散寒，辛降和胃，芩连苦寒清热消痞，合而使脾胃健而中州得复，阴阳调而升降协和，故痞利干呕诸证除。

《伤寒论》载本方无人参，考《金匮要略·百合狐惑阴阳毒病证治第三》用本方有人参，《千金方》《外台秘要》治伤寒䘌食，用本方亦有人参；又半夏泻心汤、生姜泻心汤中皆有人参。再观方后臣亿等谨按“其方必各有人参，今甘草泻心汤中无者，脱落之也”。本证是误下脾胃更虚，痞利俱甚之证，加入人参是为合理，故本方脱落人参之说可从。

【经典原文】

伤寒中风，医反下之，其人下利日数十行，谷不化[1]，腹中雷鸣，心下痞硬而满，干呕心烦不得安。医见心下痞，谓病不尽，复下之，其痞益甚，此非结热[2]，但以胃中虚，客气上逆[3]，故使硬也，甘草泻心汤主之。（158）

【词解】

（1）谷不化：食物不消化。

（2）结热：指实热之邪聚结。

（3）客气上逆：指邪气上逆。

【提要】 误下致脾胃虚弱，痞利俱甚的证治。

【原文分析】

本条论述了脾胃虚弱，痞利俱甚的甘草泻心汤证的病机及证治。太阳伤寒或者中风，都应发汗解表，若用下法，是为误治。下后损伤中气，外邪乘虚内陷，致寒热之邪结于心下，气机痞塞，升降逆乱，遂成痞证。下后脾胃虚甚，运化失健，气机痞塞较重，故心下痞硬而满。脾胃失于腐熟运化之力，谷物不化，清浊难别，清阳不升，浊气不流，则腹中雷鸣有声，下利日数十行；浊阴不降，胃中虚气上逆，则干呕心烦不得安。此为寒热错杂于中，脾胃虚弱较甚，水谷不化的甘草泻心汤证。但医见心下痞证仍在，误以为心下之实邪未尽，复以下之，一误再误，重伤脾胃，中气愈虚，中焦升降愈复逆乱，阳陷阴凝，胃中虚甚，浊气因虚上逆更剧，故心下痞硬加重，文中特别指明“其痞益甚”之因，非是结热，而是胃中虚，客气上逆之故。所谓客气者，乃胃中之邪气。本证心下痞硬较甚，非实热结滞之实痞，怎能一下再下，犯虚虚实实之误。

半夏泻心汤证、生姜泻心汤证、甘草泻心汤证，三者皆有寒热错杂于中，中焦升降失司，气机痞塞，而致心下痞，呕而肠鸣、下利之证。但半夏泻心汤，以心下痞、呕而肠鸣为主；生姜泻心汤证，水饮食滞较甚，故以心下痞硬，干噫食臭，腹中雷鸣下利为主；甘草泻心汤证，脾胃虚弱较甚，水谷不化，故以心下痞硬而满，腹中雷鸣，下利繁剧，干呕心烦不得安为主。三者病机、证候大体相似，但侧重不同，证候亦同中有异，其治法均以寒温并用，辛开苦降，和胃消痞为主，半夏泻心汤为其代表方剂，生姜泻心汤重在宣散水气，甘草泻心汤重在补中和胃，当细心鉴别。

【原文选注】

成无己：伤寒中风，是伤寒或中风也。邪气在表，医反下之，虚其肠胃而气内陷也。下利日数十行，谷不化，腹中雷鸣者，下后里虚胃弱也。心下痞硬，干呕心烦，不得安者，胃中空虚，客气上逆也。与泻心汤以攻表，加甘草以补虚，是内损阴气，故加甘草。（《注解伤寒论·辨太阳病脉证并治法第七》）

柯韵伯：上条是汗解后水气下攻症，此条是误下后客气上逆症，总是胃虚而稍有分别矣。上条腹鸣下利，胃中犹寒热相半，故云不和。此腹鸣而完谷不化，日数十行，则痞为虚痞，硬为虚硬，满为虚满也明矣。上条因水气下趋，故不烦不满。此虚邪逆上，故心烦而满。盖当汗不汗，其人心烦，故于前方去人参而加甘草。下利清谷，又不可攻表，故去生姜而加干姜。不曰理中仍名泻心者，以心烦痞硬，病本于心耳。（《伤寒来苏集·伤寒论注·泻心汤证》）

陈修园：此一节，承上节胃不和而言胃中虚之证也。伤寒中风，医反下之，虚其肠胃，则水寒在下而不得上交，故其人下利日数十行，谷不化，腹中雷鸣。火热在上而不得下济，故其人心下痞硬而满，干呕心烦不得安，此上下水火不交之理，本来深奥，医者不知，只见其心下痞，谓邪热之病不尽，复误下之，则下者益下，上者益上，其痞益甚，此非结热，但误下以致胃中虚，客气乘虚上逆，故使心下硬也，以甘草泻心汤主之，此交上下者，调其中之法也。（《伤寒论浅注·辨太阳病脉证》）

丹波元简：谷不化……以完谷不化为解，非也。谓胃弱不能转运，故水谷不得化，留滞于腹中，作响而雷鸣也。（《伤寒论辑义·辨太阳病脉证并治下》）

【方药论选】

方有执：甘草大枣之甘，益反下之虚，干姜半夏之辛，散上逆之满，黄芩、黄连之苦，解邪热之烦……不用参术，恶益气也，用大枣，取滋干也。以既误复误而痞益甚，故用芩连以为干姜之反佐，协同半夏以主散。（《伤寒论条辨·辨太阳病脉证并治中》）

柯韵伯：本方君甘草者，一以泻心而除烦，一以补胃中之空虚，一以缓客气之上逆也。倍加干姜者，本以散中宫下药之寒，且以行芩、连之气而消痞硬，佐半夏以除呕，协甘草以和中，是甘草得位而三善备，干姜任重而四美具矣。（《伤寒来苏集·伤寒附翼·太阳方总论》）

《医宗金鉴》：方以甘草命名者，取和缓之意也。用甘草、大枣之甘，补中之虚，缓中之急；半夏之辛，降逆止呕；芩、连之寒，泻阳陷之痞热；干姜之热，散阴凝之痞塞。缓中降逆，泻痞除烦，寒热并用也。（《医宗金鉴·订正仲景全书·伤寒论注·太阳中篇》）

徐灵胎：两次误下，故用甘草以补胃，而痞自除，俗医以甘草满中，为痞呕禁用之药，盖不知虚实之义也。（《伤寒论类方·泻心汤类》）

【临床应用】

（1）张仲景对本方的应用

1）《伤寒论》用治脾胃虚弱，痞利俱甚之证，其人下利日数十行，谷不化，腹中雷鸣，心下痞硬而满，干呕心烦不得安。（158）

2）《金匮要略》用治狐惑之为病，状如伤寒，默默欲眠，目不得闭，卧起不安，蚀于喉为

惑，蚀于阴为狐，不欲饮食，恶闻食臭，其面目乍赤、乍黑、乍白。蚀于上部则声喝。（《金匮要略.百合狐惑阴阳毒病证治第三》）

（2）后世医家对本方的运用

1）《张氏医通》用治噤口痢，“痢不纳食，俗名噤口，如因邪留胃中，胃气伏而不宣，脾气因而涩滞者，香连枳朴、橘红、茯苓之属。热毒冲心，头疼心烦，呕而不食，手足温暖者，甘草泻心汤去大枣，易生姜。此证胃口有热，不可用温药。”

2）《伤寒六书》用本方治动气在上，下之则腹满，心痞，头眩者。

3）《勿误药室方函口诀》用治产后口糜有奇效。

4）《温知医谈》用治走马牙疳特奇验。

5）《类聚方广义》用治慢惊风。

（3）现代运用：辨证要点为寒热错杂，脾胃虚弱。心下痞硬而满，干呕，心烦不得安，肠鸣，下利频作，水谷不化，舌苔滑腻，或白或黄，脉弦或沉。或兼脘腹疼痛。

1）消化系统：本方为补中之虚，缓中之急，苦辛并用，和胃消痞之剂，常用于脾胃虚弱，寒热错杂于中，中焦升降失司而致心下痞硬胀满，腹中雷鸣，下利至甚，水谷不化，干呕心烦不安诸证的治疗，凡属此病机之寒热互见，虚实夹杂的消化系统疾病，均可用本方或其加减治疗。据报道急慢性胃炎、消化不良、溃疡病、胃脘痛、慢性胰腺炎、肝胆疾病、肠道易激综合征、严重腹泻导致的低钾血症、食管裂孔疝、胃脘颤动等符合上述病机者，皆可用之。如毕氏用重剂甘草泻心汤［药味不变，只按原方比例加重其剂量：甘草60g，干姜45g，大枣30g（去核），黄连15g（捣），半夏100g，黄芩45g。加水2000ml，煎至1000ml，去滓，再浓缩药液至500ml，共分3次服，日服3次］治疗急性胃肠炎60例，呕吐频繁者，先服生姜汁30～50ml，再服药液。未用西药，服药1剂而愈者8例，2剂而愈者23例，3剂而愈者15例，4剂而愈者8例，5剂而愈者6例，治愈率100%[1]。万氏用甘草泻心汤加减治疗肠道易激综合征23例，获得良好疗效，肠道激综合征为常见的肠道功能性疾病，其发病与平滑肌反应异常有关，目前西医药对此病尚缺乏特效疗法，其临床表现为经常腹痛、腹泻，或有时腹泻与便秘交替出现，颇似甘草泻心汤证，故笔者以甘草泻心汤去黄芩，加白芍20g，合而补中和胃，缓急止痛，所治23例中，治愈15例，占65%；有效6例，占26%；无效2例，占9%，总有率为91%，收到满意疗效[2]。沈氏报道用本方治疗严重腹泻所导致的低血钾5例，心电图恢复正常，全部治愈[3]。此外，还有报道用治噤口痢、湿滞中焦之便秘等，均获良效。

2）白塞综合征：本病相似于《金匮要略》之狐惑病，仲景认为由感染虫毒、湿热不化而引起，主予甘草泻心汤清热解毒，安中化湿。本病以口、眼、外阴三部溃疡为主要表现，肠道溃疡亦为主要临床表现，常有恶心呕吐、腹胀腹泻、嗳气食少等症，西医药现主要有肾上腺皮质激素治疗，可暂时缓解症状，然复发率高，目前尚无特效疗法。本病初为湿热毒邪壅盛，多为实证，但病情迁延日久致虚，又多本虚标实，虚实夹杂，用甘草泻心汤加减，多获较好疗效。如王氏报道用甘草泻心汤加味治疗21例白塞综合征病人，以本方加白花蛇舌草、土茯苓、当归为基本方，久病阴虚加生地、元参；气虚加黄芪；湿阻脾胃，舌苔厚加蚕砂、苍术；腹痛加炒大黄。结果痊愈10例（临床症状全部消失，局部症状减轻），疗效良好[4]。姚氏报道用甘草泻心汤和重剂板蓝根（30g）治疗狐惑病31例，其有1/4病例兼有胃肠症状，急性发作期治愈率100%，3～5年随访治愈率84.6%，6～13年随访根治率为100%。笔者的体会是：①选用甘草泻心汤为主方，随证加减，辨证施治，在急性活动期，重用板蓝根（或大青叶注射液）、生甘草清热解毒，剂量要大（20g），时间适当延长，且不可临证见效而停药。②脾气虚弱，重用人参与黄芪和胃扶正，增强白细胞及肝脏、网织内皮系统的吞噬能力，增强机体的免疫能力，促进机体产生干扰素，促进抗体的产生。③在缓解期，要间断服用板蓝根冲剂或大青叶口服液及六味地黄丸或金匮肾气丸，具有防止复发的作用[5]。焦氏报道，赵锡武善用甘草泻心汤治疗白塞综合征，赵老体会甘草的用量一定要重（30～35g），如果疗效不佳，则要用人参代党参。此病的溃疡灶常常时好时坏，较易复发，用药时间较长，同时要配合外用药物[6]。王氏、姚氏、上官氏均有用甘草泻心汤辨证加减，或配合外治疗药物治疗白塞综合征获效的报道[7~9]。

3）其他：甘草泻心汤还常用治心下痞硬而满，肠鸣下利，干呕心烦，大便不调诸多病证。如谷氏报道用甘草泻心汤治疗口腔溃疡21例，结果痊愈18例（用药3～7天溃疡消失，随访半年无复发）；有效3例（用药7天内溃疡消失，半年内复发1～2次，再次应用本方仍有效）[10]。郭氏根据《金匮要略》用甘草泻心汤主治狐惑为病，该方清热利湿，扶正解毒之功力宏，用治“淋病”、“尖锐湿疣”42例，取得显著疗效。本方重用生甘草30g，加土茯苓30g，白花蛇舌草30g，紫草15g，为基本方，淋病者加蒲公英30g，车前子（包煎）30g，滑石60g；尖锐湿疣加穿山甲5g，皂刺15g，茜草15g。疣体多或大者可配合氟尿嘧啶外点。日1剂水煎服。20剂为1个疗程。煎剂第三遍可熏洗或湿敷外阴30分钟。结果淋病31例中，1个疗程治愈者6例，2个疗程治愈者12例，3个疗程治愈者13例，总有效率为100%；尖锐湿疣11例中（其中3例配合氟尿嘧啶外点而愈），1个疗程治愈者3例，2个疗程治愈者5例，3个疗程治愈者3例，总有效率为100%。以上病人无再冶游，1年后随访无复发[11]。王氏报道用本方加黄柏9g，大黄6g，泽泻12g，治湿热蕴结，毒热内扰之阴部溃烂瘙痒获效[12]；荆氏报道本方清热解毒，燥湿安中，辨证加减，用治男科的急性尿道炎、龟头溃疡、前列腺炎、不射精均获良效[13]；白氏用本方内服、外洗治疗药物过敏（四环素过敏4例，青霉素过敏1例）5例，反应引起皮肤黏膜皮疹、外阴龟头溃烂，取得显著疗效[14]。宣氏报道用本方治疗湿热上蒸之舌溃烂[15]；李氏报道用本方加陈皮、内金治疗脾胃虚弱，寒热内蕴中焦，上扰心神所致的不寐症均获良效[16]。陈氏用治脏躁、癔症、梦魇、失惊、夜游症、舌皲裂[17]，还有报道用治神经官能症、癫痫、心房颤动、心力衰竭、艾滋病外阴腐蚀等疾，均可获效。

（4）医案选录

1）肠道易激综合征：李某，男，39岁，干部，1991年5月6日就诊。患腹痛、腹泻反复发作2年半，以左下腹痛为甚，肠鸣增强，泄泻常于餐后出现，泻后腹痛减轻，无发热，发病后体重减轻4kg，曾先后作过12次粪便检查，均无异常发现，屡用诺氯沙星、土霉素、磺胺脒等治疗均无效。曾到广州市某医院作纤维结肠镜检查，提示肠管痉挛时间延长，收缩频繁，未发现器质性病变。诊断为肠道易激综合征。舌淡、苔黄白相兼，脉弦滑。余按以上方法治疗（甘草泻心汤加减：炙甘草、法半夏各12g，干姜、大枣各10g，黄连5g，党参、白芍各20g，水煎服，每天1剂）用药至3周后，症状已明显减轻，再用药2周，病告痊愈。经随访1年，未有复发，体重恢复正常。按：肠道易激综合征为肠道功能紊乱所致，无器质性病变可察，目前西医药尚缺乏特效疗法。综观本例，以腹痛腹泻肠鸣为主，为寒热错杂，胃肠功能紊乱之证，故用辛苦并调之甘草泻心汤治疗，因腹中痛，去黄芩之苦寒凝滞，而重用芍药，以在补虚和胃，复其升降的基础上，增强酸甘比阴，缓急止痛之力，使脾胃功能得复，寒热除，气机调，故痛泻之症得愈。［新中医，1994，29（9）：25］

2）低血钾：刘某，女，65岁，1990年8月15日诊，病人腹泻2天，呈水样便，有黏液，日10余次，心下痞满较甚，乏力，心悸气短，舌淡红，苔白腻，脉沉细。心电图提示低血钾，便常规示：白细胞8～10个/高倍镜。遂投上方（甘草12g，党参10g，半夏6g，黄芩6g，黄连6g，干姜9g，枣5枚）3剂，诸症皆平，复查心电图恢复正常，便常规示未见异常，告愈。按：甘草泻心汤证与严重腹泻导致的低血钾很相仿，我们活用于临床，不论有无表证误下，只要下利后，里虚胃弱，心下痞满，心烦不安便应用此方治疗，收效颇佳。现代药理研究，党参、大枣可增强机体的抵抗力，黄芩、黄连有抑制大肠杆菌、痢疾杆菌的作用；甘草，其主要成分为甘草甜素，含有甘草酸的钾、钙盐，其作用则因机体状态不同而起双向调节作用，笔者在治疗腹泻低血钾时，选用甘草

泻心汤，获得了较好的疗效。[河北中医，1991，（6）：32]

3）不寐：张某，女，58岁，1989年6月14日入院。病人四年来夜不能寐，每晚靠服安定片或水合氯醛等西药维持，才能入睡2～3小时，但稍闻声响，便醒而不寐，屡治网效。近20天来彻夜不寐，虽加倍服用安定片，亦目不能瞑，不得卧，心烦易躁，疲倦乏力，两目胀满乃突，胸脘痞满嘈杂，口干苦，纳呆不食。症见身体消瘦，面色不华，舌苔黄厚，脉沉细，乃脾胃虚弱，寒热内蕴中焦，上扰心神所致。治宜调理中焦，开结除痞，初用归脾汤、安神定志丸治疗未效，再以甘草泻心汤化裁：甘草18g，黄芩、半夏、内金、陈皮、干姜各10g，党参15g，黄连5g，大枣4枚。服药1剂后，自觉胸脘痛满顿开，思食，睡眠略有改善，余思药中病机，守方继进，先后共服20余剂，睡眠安稳，窗外电闪雷鸣仍安然入梦，余症悉除。按：甘草泻心汤具有缓中补虚，开结除满之功，原用治疗中焦虚弱，胃气不和之病证。本案为脾胃不健，寒热错杂，胃气不和之不寐，遵《素问·逆调论》云："胃不和则卧不安"，故投以甘草泻心汤以和胃，方中黄芩、黄连、半夏、干姜调理中焦，协调阴阳；甘草、党参、大枣缓中补虚；佐以内金、陈皮以助健脾之功。药证合拍，故收良效。[四川中医，1990，（5）：30]

4）药物过敏反应：王某，男，36岁，1989年9月20日诊。病人因咽痛服抗菌优1天（4片），于当晚出现全身胀痒不适，口唇、肛门、阴囊等部位瘙痒微痛，次晨上唇、左手拇指间出现药疹，阴囊、龟头肿胀瘙痒，经服氯苯那敏等药，痒轻，唇、手部皮疹消退，但阴茎、龟头与会阴部溃烂，并有水样渗出，色微黄，胸微闷，心中溃溃然烦杂无奈，进食不馨，就诊于中医。诊见：痛苦面容，阴茎、龟头如小米粒大溃疡面5个，会阴部有如豌豆粒大溃疡面1个，舌红，苔薄黄，六脉虚大稍数。处方：生甘草30g，干姜、黄连、半夏各6g，黄芩15g，党参10g，苦参20g，大枣3枚，头二煎煮取200ml，分3次1日服尽，第三煎取1000ml熏洗阴部，用药2天痊愈。按：甘草泻心汤，《金匮要略》用其治疗狐惑病，张师曰："狐惑之为病……蚀于喉为惑，蚀于阴为狐"，药物过敏出现口唇或阴部药疹溃烂者，笔者据有证用是方的原则，选用甘草泻心汤加苦参试治该病，竟获意外之效。[新中医，1991，（2）：47]

【按语】

半夏、生姜、甘草泻心汤三方所主治的证候、病机、方药组成大致相同，都是用于治疗寒热错杂于中，气机痞塞，脾胃升降失职而致的心下痞，呕而肠鸣下利之证，但同中略有差异，所同者，以半夏泻心汤为基本方，均以黄芩、黄连，苦寒泄降，清中焦之热；干姜、半夏，辛温开通，除中焦之寒，辛开苦降，寒热并调为主；辅以参、枣、草甘温补中，益脾胃之气，共奏和胃消痞之功。所异者，半夏泻心汤证以心下痞，呕逆较著，故以半夏为主，和胃降逆；生姜泻心汤证因兼有水饮食滞，以干噫食臭为主，故于半夏泻心汤中加生姜四两，减干姜二两，重在宣散水气，和胃降逆；半夏泻心汤证，脾胃虚弱较甚，以干呕、心烦不安、腹中雷鸣、下利较甚、谷物不化为主，故于半夏泻心汤中增炙甘草至四两，以增补中缓急之力。三方大同小异，是治疗系统疾病之良方，主要用治心下痞满，呕吐，肠鸣，下利，苔黄白相兼，脉滑数，属寒热夹杂，虚实互呈之证。临证加减，用之甚广。近十年来报道用治的疾病很多，不论是消化系统，还是消化系统以外的疾病，凡见上述证候者，均可广为应用。

三个泻心汤均属和剂，重在清热祛寒，补益中气，以调和胃气而消痞结。《景岳全书》谓："和方之剂，和其不和者也。凡病兼虚者，补而和之；兼滞者，行而和之；兼寒者，温而和之；兼热者，凉而和之，和之为义广矣。"此三方之应用除掌握上述辨证要点外，当辨其兼夹，如寒者，可加重干姜用量，酌加附子、肉桂；热者，可加重黄芩、连用量；气滞者，可入枳实、厚朴、广香之属；实火者，可加大黄；表不解呕吐剧烈者，可加苏叶、竹茹；腹中痛者，可重用白芍、甘草；湿热下利者，可加白头翁、马齿苋；夹痰热者，可与小陷胸汤合方；湿盛苔腻者，可加藿香、白术、蔻仁等，可据证而随宜加减，犹如《医学心悟》所曰："……和之义则一，而和之法变化无穷焉"，因而贵在抓住主证与病机，随宜而施，多获良效。

【现代研究】

研究表明，甘草对动物离体肠管有抑制作用，并能解除乙酰胆碱、氯化钡、组胺所致的肠痉挛。这和中医药学中甘草能够"缓急"的认识颇为一致。（张丰强《中医名方应用大全·现代方证学》中国医药科技出版社，1992，146）

药理实验证明，本方具有明显的抗炎、抗变态反应作用。甘草有类肾上腺皮质激素样作用，甘草次酸对大白鼠白棉球肉芽肿、甲醛性浮肿、角叉茶胶浮均有抑制作用。方中甘草、黄连等药有很强的抑制胃酸分泌、抗溃疡作用。整方能增强机体对多种有害刺激的防御能力。通过对胃溃疡表面、胃液游离酸度、总酸度、胃蛋白酶活性等指标观察，证明了本方对大鼠幽门结扎型胃溃疡有保护作用，对醋酸性胃溃疡有明显的治疗作用。其机制是能加强胃液屏障作用，促进黏膜细胞再生修复。[陕西中医学院学报，1987，（3）：13]

### 参考文献

[1] 毕明义. 重剂甘草泻心汤治疗急性胃肠炎 60 例. 山东中医杂志, 1986, (3): 14
[2] 万志成. 甘草泻心汤加减治疗肠道易激综合征 23 例. 新中医, 1994, 26(9): 25
[3] 沈海萍. 甘草泻心汤治疗低血钾 5 例. 河北中医, 1991, 12(6): 32
[4] 王丽娜. 甘草泻心汤加味治疗白塞氏病 21 例. 河南中医, 1992, 12(3): 133
[5] 姚念宏. 中药治愈肠道白塞病 2 例报道. 江西中医药, 1992, 23(4): 24
[6] 焦东海. 赵锡武善用甘草泻心汤治白塞氏综合征. 上海中医药杂志, 1990, (2): 24
[7] 王素芝. 甘草泻心汤治疗白塞氏综合征. 辽宁中医杂志, 1992, 19(10): 33
[8] 姚念宏. 甘草泻心汤合重剂板蓝根治疗狐惑病远期疗效观察. 山东中医杂志, 1989, 8(6): 17
[9] 上官钧. 甘草泻心汤为主治疗白塞氏综合征一例. 河南中医, 1990, 10(1): 30
[10] 谷海亮. 甘草泻心汤治疗口腔溃疡 21 例临床观察. 新中医, 1994, 26(5): 28
[11] 郭本传. 甘草泻心汤味治疗性病 42 例. 国医论坛, 1994, (6): 11
[12] 王志斌. 经方运用举例. 黑龙江中医药, 1985, (2): 16
[13] 荆棘. 男科应用甘草泻心汤体会. 河南中医, 1990, (5): 11
[14] 白峻峰. 甘草泻心汤治疗药物过敏反应. 新中医, 1991, 23(2): 47
[15] 宣建芳. 经方验案三则. 江西中医药, 1989, 20(2): 26
[16] 李秀华. 甘草泻心汤治疗不寐. 四川中医, 1990, 8(5): 30
[17] 陈亦人. 伤寒论译释. 第三版. 上海: 上海科学技术出版社, 1992: 691

## 三、半夏泻心汤方

### (一)方药

半夏半升，洗　黄芩　干姜　人参　甘草炙，各三两　黄连一两　大枣十二枚，擘

上七味，以水一斗，煮取六升，去滓，再煎取三升，温服一升，日三服。须大陷胸汤者，方用前第二法(1)。一方用半夏一升。

【词解】

（1）须……第二法：此十二字《注解伤寒论》无。

### (二)治法

和中降逆消痞。

## （三）方解

本证因寒热错杂，中焦痞塞，升降失常所致，症以呕吐为主，故方以半夏为君，并以之为名。其性辛滑走散，燥湿化痰，降逆止呕，下气消痞，对于无形之气结气逆和有形之痰浊皆有良效。干姜辛热为治脏寒之要药，尤擅温运脾胃，驱散中寒，姜夏配用，辛温复燥，可使阳气布化，阴寒四散，痰饮湿浊消退，痞结之邪气解除。黄连寒以泄热，苦可燥湿，又能降逆止呕，故凡湿热、痰热所致的呕吐、恶心、嗳气都用之。黄芩苦寒，在此加强黄连清热燥湿之功。连芩与姜夏相伍，寒温同用，辛开苦降，斡旋中焦，可使阴阳和调，寒散热清，升降反作之势得以平复。甘温之人参、甘草、大枣补脾益胃，健运中焦，其中人参更能安补五脏，振奋元气，强壮体质。甘补与辛温两组药配伍，散寒补虚之力尤著，脾土健旺，凡中焦阳气亏虚，因虚生寒者，每必用之。温中有补，补中有散，可使气机调畅，虚痞消除。

本方既须泻心下之邪，又要扶脾胃之气，故辛、苦、甘温合用，是为和剂，方后云去滓再煎者，为其特殊的煎服法，意在使药性纯和，并停留胃中，利于和解。

【经典原文】

伤寒五六日，呕而发热者，柴胡汤证具，而以他药下之，柴胡证仍在者，复与柴胡汤，此虽已下之，不为逆，必蒸蒸而振[(1)]，却发热汗出而解。若心下满而硬痛者，此为结胸也，大陷胸汤主之。但满而不痛者，此为痞，柴胡不中与之。宜半夏泻心汤。（149）

【词解】

（1）蒸蒸而振：蒸蒸，形容发热较甚，里热向外蒸腾之貌。振，为周身振栗颤抖。

【提要】 论述小柴胡汤证误下后的三种不同转归及半夏泻心汤证治。

【原文分析】

本条阐述了误下少阳形成的柴胡、陷胸及泻心汤证的三种不同转归与证治。

其一，为柴胡证仍在。伤寒表证，经五六日，见呕而发热之少阳主证，而无恶寒头痛等表证，据101条“柴胡证，但见一证便是，不必悉具”所言，可见太阳表邪已传入少阳，故曰柴胡证俱，当以柴胡汤和解其邪，而反误用攻下，所幸正气较强，病未因误下致变，柴胡证仍在，故仍以小柴胡汤和之，正气得药力之助而奋起抗邪，于是振寒颤栗，蒸蒸发热汗出，即后世所称之战汗而病解。其二，变为大陷胸汤证。若其人素有水饮内停，少阳病误下后，可致邪热内陷，与水饮结于胸膈，则成心下满而硬痛的结胸证，当以大陷胸汤，泻热逐水以夺其实。其三，成为半夏泻心汤证。若其人内无痰水实邪，误下后，可损伤脾胃之气，且邪陷入里，致寒热错杂于中，脾胃升降失常，气机痞塞，形成心下痞，按之濡软不痛的痞证。本条叙证较简，仅提及满而不痛，参《金匮要略·呕吐哕下利病脉证治第十七》曰：“呕而肠鸣，心下痞，半夏泻心汤主之”。说明本证当有呕吐与肠鸣。又据生姜泻心汤、甘草泻心汤证条文记载均有下利，推之本证亦可有下利。治当予半夏泻心汤，辛开苦降，复其脾胃升降，令胃和而痞消。

本条少阳病误下虽同，但变证则有柴胡、陷胸、痞证之异，其缘由正如章虚谷所云：“以人有强弱，邪有重轻”之故。三者各有特征，临证当须明辨，柴胡证乃邪陷少阳，致胆火上炎，枢机不利，病位以胸胁为主，证见呕而发热，胸胁苦满为著；大结胸证则因水热互结于胸胁心下，证以心下满而硬痛为特征；半夏泻心汤证则因寒热错杂于中焦，脾胃升降失常所致，系无形之邪气壅滞，故以心下“但满而不痛”为特征。误下少阳，因涉及胸胁心下，文中提及柴胡、结胸、痞证，此仲景示人据证而辨，圆机活法之奥义，其变证非只此三种，绝不可以此而印定眼目。

【原文选注】

方有执：若心下满以下二节，乃复言其变，以出其治，结胸乃其变之重者，以其重而结于胸，故从大陷胸汤，痞则其变之轻者，以其轻而痞于心，故用半夏泻心汤。（《伤寒论条辨·辨太阳病脉证并治中》）

柯韵伯：呕而发热者，小柴胡症也。呕多虽有阳明症，不可攻之。若有下症，亦宜大柴胡。而以他药下之，误矣。误下后有二症者，少阳为半表半里之经，不全发阳，不全发阴，故误下之变，亦因偏于半表者成结胸，偏于半里者心下痞耳。此条本为半夏泻心而发，故只以痛不痛分结胸与痞，未及他症。（《伤寒来苏集·伤寒论注·卷二·泻心汤证》）

尤在泾：结胸及痞，不特太阳误下有之，即少阳误下亦有之，柴胡汤证具者，少阳呕而发热及脉弦口苦等证具在也，是宜和解而反下之，于法于逆，若柴胡证仍在者，复与柴胡汤，和之即愈，此虽已下之，不为逆也。蒸蒸而振者，气内作而与邪争胜，则发热汗出而邪热解也。若无柴胡证，而心下满而硬痛者，则为结胸；其满而不痛者，则为痞。均非柴胡所得而治之者矣。结胸宜大陷胸汤，痞宜半夏泻心汤，各因其证而施治也。（《伤寒贯珠集·太阳篇下》）

钱天来：他药者，即承气之类，非有别药也……若误下之后，无他变证，若柴胡证仍在者，当复以前对证之柴胡汤，必身体蒸蒸而振。蒸蒸，身热汗欲出之状也。振者，振振然摇动之貌，即寒战也。言肤体蒸蒸然，却发热汗出而邪气解矣。其所以战而后汗者，以下后正气已虚，难于胜邪，故必战而后汗也。如此，则虽有从前他药误下之失，已幸而不为变逆矣。若误下之后，柴胡证不仍在者，则邪气必乘虚陷入矣，邪陷而心下满，按之硬痛者，此为热入之结胸也，以大陷胸汤主之。若但满而按之不痛，其非硬结可知，已属气痞……宜半夏泻心汤。（《伤寒溯源集·太阳中篇》）

【方药论选】

成无己：辛入肺而散气，半夏之辛，以散结气；苦入心而泄热，黄芩、黄连之苦，以泄痞热；脾欲缓，急食甘以缓之，人参、甘草、大枣之甘，以缓之。（《注解伤寒论·辨太阳病脉证并治法第七》）

柯韵伯：盖泻心汤方，即小柴胡汤去柴胡加黄连干姜汤也。不往来寒热是无半表症，故不用柴胡。痞因寒热之气互结而成，用黄连、干姜之大寒大热者，为之两解，且取其苦先入心，辛以散邪耳。此痞本于呕，故君以半夏。生姜能散水气，干姜善散寒气。凡呕后痞硬，是上焦津液已干，寒气留滞可知，故去生姜而倍干姜。痛本于心火内郁，故仍用黄芩佐黄连以泻心也。干姜助半夏之辛，黄芩助黄连之苦，痞硬自散。用参、甘、大枣者，调既伤之脾胃，且以壮少阳之枢也。（《伤寒来苏集·伤寒附翼·太阳方总论》）

尤在泾：痞者，满而不实之谓，夫客邪内陷，即不可从汗泄，而满而不实，又不可从下夺，故惟半夏、干姜之辛，能散其结。黄连黄芩之苦，能泄其满。而其所以泄与散者，虽药之能，而实胃气之使也。用参、草、枣者，以下后中虚，故以益气，而助其药之能也。（《伤寒贯珠集·太阳篇下·太阳救逆法第四》）

【临床应用】

（1）张仲景对本方的应用

1）用半夏泻心汤治疗寒热错杂，中焦升降失司，心下满而不痛之痞证。（《伤寒论》149条）

2）《金匮要略》用本方治呕而肠鸣，心下痞者。（《金匮要略·呕吐哕下利病脉证治第十七》）

（2）后世医家对本方的应用

1）《备急千金要方》“心虚实门”用本方治老少下利，水谷不消，肠中雷鸣，心下痞满，干呕不安。"冷痢门"载泻心汤去大枣，加瓜蒌根、橘皮治卒大下利热，唇干口燥，呕逆引饮。

2）《类聚方广义》用治痢疾腹痛，呕而心下痞硬，或便脓血者，及饮食汤药后，下腹部每漉漉有声转泄者；癥瘕、积聚，痛浸心胸、心下痞硬、恶心、呕吐、肠鸣、下利者。

3）《三因极一病证方论》"心实热门"用治心实热，心下痞满，身黄发热，干呕不安，腹中雷鸣，溺溲不利，水谷不化，欲吐不吐，烦闷喘息。

（3）现代应用

1）消化系统：凡因寒热错杂于中，损伤脾胃，导致中焦升降失司，症见心下痞闷，按之濡软不痛，呕吐，肠鸣、下利，食欲不振者均可应用本方或加减治疗。现代报道本方主要用于治疗很多消化系统疾病，并非拘于心下痞一证，凡属中焦寒热错杂，虚实相兼者，均可应用。较多地用于治疗胃炎（急性胃炎、浅表性胃炎、萎缩性胃炎、糜烂性胃炎、胆汁反流性胃炎、疣状胃炎）十二指肠炎、溃疡（胃溃疡、胃十二指肠溃疡、胃窦部溃疡、胃角部溃疡、胃大弯溃疡、胃小弯溃疡）、上消化道出血、消化系统溃疡大出血、贲门痉挛、急性肠炎、痢疾、泄泻、慢性结肠炎、小儿暑泻、小儿消化不良、胃下垂、便秘、胃扭转、胆囊炎、消化道肿瘤（胰头肿瘤、贲门癌、食管中段癌术后综合征）、病毒性肝炎、慢性活动性肝炎转氨酶持续异常、胃黏膜脱垂、多涎症、假性胰腺囊肿等。

A.胃炎、十二指肠炎：柴氏报道用半夏泻心汤治疗幽门螺旋杆菌相关性胃炎72例，并与西药痢疾灵治疗40例进行对照，病人多见胃脘痛、胃脘堵闷、嗳气、纳食差、大便异常及舌象变化的主要表现，结果半夏泻心汤组总有效率93%，痢疾灵组总有效率68%，半夏泻心汤组的疗效明显高于痢疾特灵组，$P<0.05$，有显著差异。认为本方不仅能治疗脾胃虚弱、升降失司、寒热错杂之痞证，而且对胃肠疾病致功能失调，寒热错杂之证有较好的治疗效果。国外报道慢性胃炎中幽门螺旋杆菌的检出率高达90.5%[1]；柴氏报道324例慢性胃炎中幽门螺旋杆菌阳性率达71.3%，如此高的检出率，说明幽门螺旋杆菌参与胃炎的发病过程，为致病因素之一。另外，幽门螺旋杆菌的存在对慢性胃炎的复发也是一个重要因素。因此，清除幽门螺旋杆菌可以明显降低胃炎的复发率。体外抑菌试验证实黄连、黄芩、干姜、党参、甘草均有不同程度的直接杀灭幽门螺旋杆菌的作用。这些药物还可以消除胃肠及肝、胆等的慢性炎症，并能拮抗炎性反应物质所致的变态反应和攻击因子，有利于炎症消失[2]。从而认为半夏泻心汤能明显改善症状，减轻胃黏膜炎症，对幽门螺旋杆菌感染有较好的清除作用。李氏报道用半夏泻心汤治疗慢性胃炎263例，临床表现为胃脘部痞闷胀痛，食欲减少，恶心呕吐，嗳气吐酸，长期反复发作。治以半夏泻心汤为基本方，呕吐甚，加吴萸、代赭石；痛甚加砂仁、九香虫；嗳气吐酸者，加龙骨、牡蛎，腹胀纳差者加山楂、神曲。每日1剂，6天为1疗程，服药期间，禁食生冷及对胃肠道有刺激性的食物。结果显效181例，占69%；有效63例，占24%；无效19例，占7%，总有效率93%。疗程最短者为10天，32例，11~30天者157例，1月以上者74例[3]。宋氏报道用本方加味治疗胆汁返流性胃炎[4]、毛氏用治疣状胃炎[5]，均取得明显疗效，王氏用本方加减治疗胃窦炎60例，服药最少者15剂，最多者36剂，一般服21剂临床症状消失，经治疗痊愈35例，好转23例，胃黏膜脱垂2例无效，总有效率为96.66%，均取得满意效果[6]。

B.上消化道出血：多种消化道疾病均可以出现消化系统出血，或呕血，或便血，若证见胃脘隐痛作胀，呕吐，口干，口苦，苔黄腻等寒热错杂，脾胃不和者，亦可用半夏泻心汤加减治疗，取得很好的止血效果。如张氏报道用本方加味治疗上消化道出血24例，其中有慢性胃炎、胃十二指肠溃疡、贲门黏膜糜烂并浅表性胃炎、胃癌等所导致的吐血、便血，用本方加大黄、白及、三七（粉、冲服），气虚者，加黄芪、加重人参用量；腹痛者，加延胡索、九香虫。水煎取汁300ml，待温后频服，6天为1个疗程。配合对症治疗，如纠正休克，血红蛋白$<60$g/L者给予输血、输液等。结果痊愈22例，无效2例（1例胃溃疡穿孔，1例胃癌转手术治疗）。服药1个疗程大

便转黄，大便隐血转阴20例；服药2个疗程大便转黄，大便隐血转阴22例，总有效率达92%。

C.消化系统溃疡、幽门梗阻、贲门痉挛：这些疾病临床常见胃脘痞闷、胀满不适、嗳气返酸，恶心呕吐，或大便不调，甚至呕血、便血等表现，寒热夹杂，中焦升降失调，用本方或加味治疗，每能收到满意疗效。如徐氏用半夏泻心汤治疗胃脘痛158例，其中十二指肠球部溃疡61例，占38.7%，胃小弯溃疡13例，占8.2%，复合性溃疡9例，占5.7%，余为各种胃炎等。用半夏泻心汤加味，以本方加川楝、延胡索、丹参为基本方，寒热错杂型，投基本方治疗；肝胃气滞型用基本方加柴胡、香附、白芍；肝胃郁热型，基本方减干姜之量，黄连用至9g，吴萸2g；脾胃虚寒型，基本方去黄芩，加大干姜用量，增入香附、高良姜。此外，反酸加乌贼骨、瓦楞子；嘈杂加南沙参、麦冬；大便色如柏油样加白及、云南白药；呕吐频作加生姜。1个月为1个疗程，一般治疗1～3个疗程。结果近期治愈87例，占55.1%，显效39例，占24.6%，好转22例，占13%，无效10例，占6.4%，总有效率为93.6%[7]。中国人民解放军第一军医大学第一附属医院溃疡病科研协作组报道，对280例溃疡病按中医辨证分型治疗，其中属寒热错杂142例，并设对照组观察，结果半夏泻心汤分型治疗平均治疗日为39.6天，与对照组51.1天比较$P<0.05$[8]。刘氏报道用本方加旋覆花、代赭石为基本方，加减治疗贲门痉挛41例，总有效率为90.2%[9]。林氏报道用本方加生大黄为基本方，再辨证加减，治疗幽门梗阻41例，总有效率达85.37%[10]，疗效均较满意。

D.肠炎、痢疾、泄泻或便秘：如邹氏等报道用加味四君半夏泻心合方（党参、黄连、黄芩、白术、茯苓、干姜、扁豆、芡实、生甘草、半夏、大枣）治疗慢性非特异性溃疡性结肠炎141例，证见湿热夹杂。若湿热重加二花、败酱草、白头翁；寒重加制附片、吴茱萸；腹痛加白芍、延胡索；腹胀甚加木香；夹食滞加焦三仙；里急后重加枳壳、槟榔；脓血便加三七粉（冲服）、仙鹤草。15剂为1个疗程，可服1~3个疗程。结果治愈100例，有效27例，无效5例，总有效率为96.4%[11]。任氏报道用半夏泻心汤治疗小儿寒热夹杂泄泻90例，总有效率为94.4%。提示本方有泄热、温中、降逆止呕、补中益气，调节胃肠功能等作用[12]。林氏用本方加石菖蒲、地榆、白芍治疗非溃疡性消化不良[13]；李氏用本方加葛根、茯苓、车前子治疗小儿消化不良顽固性呕吐、泄泻[14]，均获良效。

E.其他消化系统疾患：近10年有用半夏泻心汤治疗食管癌、胰头肿瘤[15]、胆囊癌致肝转移[16]、贲门癌[17]个案报道，均取得满意疗效。近几年有报道用半夏泻心汤配合化疗，减少化疗的毒副作用的报道。如张氏等用半夏泻心汤配合化疗，治疗老年人食管癌25例，结果可见病变或转移灶缩小，全部病人均有轻度纳差、乏力，但无白细胞下降及血小板减少反应，化疗顺利[18]。赵氏等报道，食管癌的联合化疗是目前主要治疗方法之一，化疗的毒副反应主要表现在胃肠道功能紊乱和抑制骨髓造血功能两方面，临床表现为恶心、纳差、脘闷、腹泻、周围血象降低、体质下降等，大部分符合半夏泻心汤证，故而用本方在化疗开始时便同时服用，每日1剂，分两次温服，连服7周。胃脘痞满较重，厌油，舌质红，苔黄厚腻者，去干姜，加藿香、佩兰，以芳香化浊，醒脾健胃；大便稀薄，日行两次以上者，加炒山药、焦白术、焦三仙以健脾燥湿；WBC$\leqslant 3.5\times10^9$/L，RBC$<3.00\times10^{12}$/L，出现乏力嗜卧者，加黄芪40g，以益气养血；口咽干燥、舌红苔黄燥者，去干姜，加生地、石斛，以养阴润燥。结果26例病人，25例顺利完成1个疗程化疗，疗程完成率为96%，高于文献报道的单纯化疗组之化疗完成率50%~70%。控制胃肠道反应：仅见轻度恶心，极少出现呕吐症状。缓解骨髓抑制：化疗期间Hb$\geqslant$90g/L，RBC$\geqslant 3.00\times10^{12}$/L，WBC$\geqslant 3.0\times10^9$/L。根据“食管癌药物治疗疗效标准”，26例病人经1个疗程的治疗，部分缓解达100%，完全缓解19例，达73%。经1年随访，26例病人仅1例死亡，其余25例均能进食半流汁以上饮食，生存质量明显优于单纯化疗者。从而认为本方对化疗的减毒增效作用明显，疗效满意[19]。

李氏报道用本方加减，治慢性肝炎转氨酶持续异常，获得较好疗效。用本方加苍术、白术、茯苓、茵陈为基本方，随证加减，口苦咽干，尿黄，苔黄腻加山栀、车前草；纳呆腹胀，加川朴、鸡内金；五心烦热，舌红少苔，腰膝酸软加生地、枸杞子、麦冬；胁肋疼痛加延胡索、制香附。每日1剂，水煎分2次服，1个月为1个疗程。结果所治的81例病人中痊愈（3个月内谷丙转氨酶复常，临床症状消失）46例；好转（谷丙转氨酶下降超过30%，临床症状改善）19例；无效16例[20]。

总之，属于寒热错杂，虚实互呈的很多消化系统疾病，具有半夏泻心汤证表现者，用本方及其加减治疗，可获良效。

2）泌尿系统：近几年有报道将本方用于治疗肾病综合征或肾衰竭，因这些病患虽病位在肾，但就临床证候而言，湿浊弥漫，寒热错杂于中，中焦升降失常，常出现心下痞闷，恶心呕吐，口干口苦，大便不调。本方能寒热并调，复其中焦升降，清热化痰，降逆和胃，故可用其加味治之，取得较好的治疗效果。如刘氏报道用大黄黄连泻心汤加生大黄9g（后下）。每日1剂，水煎，分早晚两次服。另用大黄附子汤加味高位保留灌肠，治疗1例慢性肾炎尿毒症，取得良效[21]。肖氏亦报道用半夏泻心汤加枳壳、泽泻治疗1例肾病综合征病人，病程5年，尿蛋白常为（+~++）。近半个月颜面及下肢浮肿加重，阵发性恶心欲吐，头晕，上腹痞满，胃纳锐减，尿少而黄，苔薄黄稍腻，脉细数。证属寒热错杂中焦，升降失调。故以上方寒温并调，升清降浊，5剂后，小便增多，呕恶消失，症状明显改善。再续服10剂，上腹痞满消失，能进食二两左右，浮肿消退，尿蛋白（±~+），获效满意[22]。此外，还有报道，用治尿路感染、肾炎尿毒症尿素性肠炎获得疗效。

3）循环系统：凡属寒热错杂，心下满闷，恶心欲呕，或呕吐痰涎，食少腹胀，心悸胸闷，或心律不齐等心血管疾病，可用本方或其加减治疗取效。据报道属此证候之心悸、胸痹、高血压、病毒性心肌炎、心力衰竭、心肌炎、心律失常，均可用本方治疗。如肖氏报道用本方加炒枳壳、苏梗、瓜蒌皮、生姜治疗1例胸痹属湿热互结，症见胸闷痛，气短、胃脘痞满，遇冷胃脘痛，头重如裹，舌质红，苔黄腻，脉滑数，心电图检查S-T段下降，服15剂而诸症消失[23]。黄氏用本方加焦栀子、神曲、茯苓、草豆蔻治1例心下动悸不宁，又兼脘痞隐痛，恶心欲呕，头晕，口苦，嗳气食臭，饮食减少，二便尚调，苔薄腻，脉弦细滑，续进4剂而愈[24]。肖氏治风心病心力衰竭，心房颤动，用本方加瓜蒌壳、蒲黄、枳实、泽泻、前仁，服40剂后，取得满意疗效[22]。

4）妇科：由于湿热或痰热内阻，致胸脘痞闷，恶心呕吐，或肠鸣腹泻，寒热夹杂，脾胃不和，升降失司者，均可用本方或加减治疗。较多地用于妊娠恶阻的治疗，如徐氏报道治疗25例妊娠恶阻，用半夏泻心汤，火盛者，重用芩连；痰涎多者，重用姜、夏；脾不虚者，减去党参；剧吐伤阴者，党参改为沙参。结果痊愈19例（其中服药3剂治愈者13例），有效6剂，总有效率为100%[25]。汪氏报道用本方加味，治疗子烦、子嗽、妊娠泄泻、恶阻、妊娠呃逆，均取得良效[26]。此外，对行经口糜、不孕症、经闭[27]、带下等证，用本方加味获效。

5）其他：据报道半夏泻心汤还可用治呼吸系统的痰热喘咳、慢性支气管炎；神经系统的失眠、头痛、梅核气；生殖系统的阳痿、早泄、遗精；五官科的过敏性鼻炎、口舌生疮、美尼尔综合征、顽固性啮齿；外科的手术后顽固性呕吐，眼科术后呕吐；皮肤科的湿疹、带状疱疹。此外，亦有报道用本方治疗嗜酸粒细胞增多症、肝血卟啉症、小舞蹈症、午时腋汗等，均获疗效。

6）半夏泻心汤的汤剂及散剂疗效探讨：巴氏报道将半夏泻心汤制为汤剂、散剂，与常规应用西药组对照观察治疗急性热证胃痛的疗效，汤剂为本方煎制成200ml药液（相当于生药48g），1次顿服；散剂为本方研末，6g，温开水调成糊状，吞服；西药对照组常规使用654-2、颠茄合剂、普鲁苯辛、阿托品或西咪替丁等药物。将114例急性热证胃痛病人随机分为3组，治疗A组37例用半夏泻心汤剂治疗，总有效率为75.68%；治疗B组35例用半夏泻心方散剂治疗，总有效率为80.00%；对照组42例用常规西药治疗，总有效率为73.81%，经统计学处理，三组总有效率无明显差异（$P<0.05$），但中药组无西药对照组普遍存在的口干、心悸、皮肤干燥、潮红等不良反应。在给

药方法上，半夏泻心方散剂这种口服形式，一方面能及时给药，适应临床急症的需要，另一方面用量仅相当于汤剂用量的八分之一，节约了药材，从临床观察看，这种给药剂量仍能获得满意的效果。由此可见，本方散剂具有给药简便、价格低廉、无毒副作用等特点，充分显示了散剂的优越性[28]。

（4）医案选录

1）小儿寒热夹杂泄泻：李某，女，80天，1994年9月8日初诊。患儿生后50天开始腹泻，为黄绿色稀水便，日10余次，有黏液，伴有不消化奶瓣，无脓血，经多家医院治疗，用药不详，效果均不佳。查体：无脱水貌，舌淡，苔白薄，指纹紫，腹微胀，大便常规：脂肪球（＋），脓球个别。中医诊断：泄泻（寒热夹杂型），处方：半夏泻心汤加减，半夏曲6g，太子参、六曲、麦芽各9g，黄连、干姜、甘草各3g，黄芩4.5g，大枣3枚。2剂水煎频服，上药用完后，大便每日减少到5次，奶瓣消失，精神食纳好转，伴有轻咳，喉中痰鸣，处方同上，加陈皮，茯苓各9g，2剂后，大便日1~2次，糊状便，精神、食纳正常，粪常规正常，喉中痰鸣消失，病告痊愈。按：本方是小柴胡汤去柴胡，加黄连、干姜而成，有化湿热，和肠胃的作用。方中黄芩、黄连能泄肠胃热结；干姜能温中止利；半夏降逆止呕；党参、甘草、大枣补中益气，使寒热并调，肠胃得和，升降复常，肠胃机能自复，下利可止。［陕西中医，1996，17（8）：344］

2）十二指肠溃疡出血：黄某，男，32岁，工人，1987年10月11日初诊。上腹胀痛6天，黑便4天，入院前3天因解黑大便8次（半日内），经急诊室抢救（静脉用甲氰咪呱、酚磺乙胺、氨甲苯酸）3日后血止回家，行至途中，突然晕倒。入院时面色苍白，头昏，心慌，上腹作胀，口苦，口干，口臭，舌质淡，苔黄腻，脉虚数。血压10.4/7.6kPa、心率112次/分 、律齐、肠鸣音活跃，血红蛋白42.5g/L。辨证属胃炽热，迫血妄行，兼有气随血脱之象。治拟清热泄火，降逆和中，佐以益气固脱。半夏泻心汤化裁：半夏、炙甘草各6g，人参（另煎）、大黄各12g，黄芩、黄芪各10g，白及15g，三七粉（冲服）、黄连各5g。水煎待凉频服。输血400ml，辅以静脉输液补充血容量及能量合剂。4日后大便转黄，半个月后纤维胃镜检查示：“十二指肠球部溃疡愈合期”。服药18剂后改为健脾和胃，益气养血善后。党参、茯苓、炒麦芽、熟地黄各12g，黄芪15g，白术、当归、陈皮各10g，砂仁、炙甘草各6g，乌贼骨20g，每日1剂水煎服。守方1个月，恢复良好。按：本例急性大量失血后兼气血亏虚，气随血脱之象。此时有形之血不能速生，无形之气必当急固，半夏泻心汤中的人参、炙甘草起到益气摄血的作用。况且此类出血多由慢性长期病变而成，“久病身虚”其病理特点乃本虚标实。半夏泻心汤加味辛开苦降、寒温并用、降逆和中、补泻兼施，即符合“阳明之气以下为顺”“六腑以通为用”的生理特点，又与此类出血虚实错杂的病理特点相吻合。方中三七粉、白及与大黄合用具有止血而不留瘀的作用。本方煎汤待凉频服，使药液直接作用于创面止血效果更佳。止血以后，尤需针对病情，治其根本，以及饮食调养，以绝血证之源。［安徽中医学院学报，1995，14（3）：26］

3）关格（慢性肾炎尿毒症）：冯某，女，42岁，教师，1985年4月12日入院，住院号85079。患慢性肾炎15年，时轻时重，多方医治无效。近来因过度劳累出现小便不利，双下肢浮肿，恶心呕吐，口干口苦，大便时干时溏，周身皮肤干燥瘙痒，阴道出血淋漓不尽，舌质淡，苔厚微黄，脉细数。查血压140/70mmHg，P100次/分，Hb40g/L，尿蛋白定性（＋＋），$CO_2CP$ 10mmol/L，BUN 26.78mmol/L，血肌酐707μmol/L，24小时尿蛋白定量2.7g。西医诊断为慢性肾炎尿毒症期。中医诊断为关格。证属湿浊弥漫，脾胃气机受阻，升降失常。治当调和脾胃，泻浊活血解毒。选半夏泻心汤加味：半夏、黄芩各10g，黄连、干姜各6g，党参15g，大枣5枚，甘草5g，生大黄9g（后下）。每日1剂，水煎，分早晚2次服。另用大黄附子汤加味（生大黄、黄芪、丹参各30g，附片10g，红花20g。加水800ml，煎至300ml）高位保留灌肠，每日1次。4天后恶心呕吐消失，大、小便通利，出血减少。遂改为单用内服方，20天后诸症消失，复查Hb 85g/L，尿蛋白定性（－），

$CO_2CP$ 22mmol/L，BUN 5.89mmol/L，肾功能明显改善，病情稳定而出院。出院后仍继续服用上方，巩固治疗半年追访，病情一直保持稳定状态，未再复发。按：慢性肾炎尿毒症期多为湿浊为患，而湿浊最易阻滞气机，影响脾胃之升降和三焦的水液代谢功能，使湿浊进一步潴留，从而形成恶性循环。此例病人病程较长，病情复杂，辨治时必须抓住寒热错杂、虚实互见、湿浊弥漫、气化失司、脾胃升降失常这一关键而遣方用药。俾脾胃得调，湿浊得除，气机升降正常，则肾功能得以明显改善。［国医论坛，1994，（4）：10］

4）经闭：杨某，20岁，1989年5月28日初诊。病人去年中学毕业，在家日无事事，素性沉默，喜静而多忧思，常失眠多梦，近半年月经未至（初潮年龄14岁），近日自觉四肢倦怠沉重，贪睡，不思饮食，伴全身烦热，动则心悸，胃脘部灼热，大便秘结。舌苔黄厚腻，脉滑数。证属肠胃湿热，治当清热燥湿，泻热通便。方用半夏泻心汤加味，处方：半夏、川厚朴、黄芩各10g，黄连5g，党参15g，大黄（后下）、甘草各6g，芒硝（冲）3g。2剂，水煎分2次温服。药后大便已软，胃脘部灼热消失，食量增加，夜梦亦少。药已中病，上方去芒硝、大黄再进2剂。月经来潮，量少色淡，四肢仍感倦怠，动则心悸，切脉细弱。此乃平素忧思过度，阴血暗耗，血海空虚所致。治宜补肝益肾养血。处方：当归12g，熟地、淮山药、茯苓、鸡血藤、丹参、何首乌各15g，石菖蒲、石斛各10g。为巩固疗效，嘱病人于每月经行前服上方5剂，连续3个月。后追访月经已如期而至。按：本病例平素忧思过度，胃气不和，而致经闭。《素问病机气宜保命集》中说："女子不月，先泻心火，血自下也。"半夏泻心汤虽重在调理胃肠，然芩连又为清泻心经之热的要药，故投之则心火平，经血通，继以补肝益肾养血而善后。［新中医，1992，24（1）：45］

【按语】

见甘草泻心汤证158条。

【现代研究】

（1）对胃溃疡的防治作用：据王氏[29]、刘氏[30]研究表明甘草、人参、干姜、半夏、黄连均有治疗胃溃疡的作用。李氏通过胃溃疡面积、胃液游离酸度、总酸度、胃蛋白酶活性等指标，观察了本方对大白鼠实验性胃溃疡的防治作用。结果表明半夏泻心汤对大鼠醋酸型胃溃疡有显著的治疗作用，对幽门结扎型有预防作用，但对胃液量、胃酸、胃蛋白酶等指标作用不显著，只提示了一定趋势，尚难确认有无抑制攻击因子的作用，不过可以推测其对防御因子有强化作用。对幽门结扎型可能是促进黏膜和黏液屏障，防止或减轻对溃疡的发生。对醋酸型可能是排除和加强黏膜和黏液屏障，防止溃疡加重外，主要是促进黏膜的修复与再生，从而加速溃疡愈合[31]。

（2）抗缺氧作用：李氏报道，本方的水醇法提取液，每10g体重动物给药200mg，经多种动物模型试验，均有明显的抗缺氧作用。有对抗常压下小鼠整体缺氧的作用、抗异丙肾上腺素所致的小鼠心肌缺氧作用、抗氰化钾中毒致小鼠细胞缺氧的作用、抗亚硝酸钠中毒致小鼠缺氧的作用、抗结扎双侧颈总动脉致小鼠脑缺氧的作用[32]。周氏的实验亦表明小鼠对异丙肾上腺素、亚硝酸钠、氰化钾、结扎小鼠两侧颈总动脉所致的缺氧，有明显的拮抗作用，可使缺氧的小鼠存活时间显著延长。同时，还提示该方可减少动物整体的耗氧量，增加心肌细胞和组织细胞内耐缺氧的能力，以提高脑组织对缺氧的耐受力和降低脑组织的耗氧量，从而产生明显的抗缺氧作用，使急性缺氧动物存活时间显著延长[33]。

（3）本方药物配伍对酶抑制活性的影响：日本人大本太一等利用酶的活性为指标，探讨本方各味生药的配伍效果。结果表明，本方的抑制活性，来自黄芩、甘草。大枣对这些生药的抑制活性呈拮抗作用，人参呈相乘作用，黄连与抑制活性强的黄芩、甘草组合，抑制活性降低，与黄芩组合，抑制活性上升[34]。

（4）关于心下痞实质的探讨：孙氏对75例心下痞病人进行了胃镜分析，除1例正常、1例胃癌外，余73例均为胃炎。由此推论，心下痞多为胃部炎症引起，其中以浅表性胃炎居多。心下痞偏寒者，多为局部贫血，缺血，微循环障碍的慢性炎症；偏热者为组织充血、水肿、局部代谢增强的急性炎症，或慢性炎症的急性发作[35]。

（5）心下痞硬与相关症状的研究：日本人土佐宽顺等随机选取门诊病人136例，空腹拍X线平片，拍后立即腹诊，检查心下痞硬、胸胁苦满、脐旁压痛、腹部振水音、下肢浮肿等症。从而辨别心下痞硬与消化系统症状有明显的相关关系[36]。

（6）心下痞硬和去甲肾上腺素的关系：日本人本佐宽顺等对11名病人于禁食3小时进行抽血，并立即进行腹诊。结果表明，心下痞硬者，血中去甲肾上腺素水平明显升高，由此认为，心下痞硬的发生与交感神经功能相关[37]。

（7）对Ⅳ型变态反应的影响：日本江田昭英观察到，该方诸药对Ⅳ型变态反应所致的动物接触性皮炎和足垫反应均呈抑制或抑制倾向。还发现并不作用于Ⅳ型变态反应的诱导期，而是抑制效应期中淋巴因子的游离及其所致的炎症，特别是对后者，有强烈的抑制作用[38]。

（8）灭菌作用：柴氏应用本方进行体外抑菌试验研究结果表明，黄连、黄芩、干姜、党参、甘草均有不同程度的直接杀灭幽门螺旋杆菌的作用。而近年来，国内外学者认为幽门螺旋杆菌是胃部疾患的重要致病因素之一[2]。

## 参考文献


[1] 陈寿坡，等．慢性胃炎与幽门弯曲菌的关系及胶体铋剂的疗效．中华内科杂志，1988, 27(4): 202

[2] 吴葆杰．中草药药理学．北京：人民卫生出版社，1983: 74, 223, 235

[3] 李尧学．半夏泻心汤加减治疗慢性胃炎 263 例．湖南中医杂志，1990, (3): 48

[4] 宋旭东．辛开苦降法治疗胆汁返流性胃炎．实用中医内科杂志，1996, 10(1): 7

[5] 毛志耀．半夏泻心汤合良附丸治疣状胃炎．四川中医，1991, (3): 22

[6] 王科先，徐桂芬．半夏泻心汤加减治疗胃窦炎 60 例．山东中医杂志，1994, 13(7): 296

[7] 徐洪峰．半夏泻心汤治疗胃脘痛临床体会．湖北中医杂志，1989, (5): 19

[8] 第一军医大学第一附属医院溃疡病科研协作组．溃疡病的中医分型及其病理基础探讨．中医杂志，1980, (2): 17

[9] 刘浩江．半夏泻心汤加减治疗贲门痉挛 41 例．江苏中医杂志，1986, (3): 21

[10] 林群莲，黄发盛．半夏泻心汤治疗不全性幽门梗阻 41 例．浙江中医杂志，1994, 29(2): 104

[11] 邹世光．加味四君半夏泻心合方治慢性非特异性溃疡性结肠炎 141 例．四川中医，1996, 14(1): 26

[12] 任军芳．半夏泻心汤治疗小儿寒热夹杂泄泻 90 例．陕西中医，1996, 17(8): 344

[13] 林则杰．半夏泻心汤加减治疗非溃疡性消化不良 60 例．新中医，1996, 28(1): 51

[14] 李金刚．半夏泻心汤加减治疗小儿消化不良．四川中医，1990, (5): 11

[15] 程绍斌．半夏泻心汤加味治疗胰头肿瘤验案两则．国医论坛，1990, (1): 19

[16] 郑玉玲．半夏泻心汤治疗胆囊癌致肝转移 1 例．河南中医，1988, (增刊): 30

[17] 杨瑞合．半夏泻心汤调治消化道肿瘤三则．陕西中医，1988, (4): 171

[18] 张晓丽．POD 加半夏泻心汤治疗老年人食管癌 25 例．辽宁中医杂志，1993, 20(18): 30

[19] 赵国华，张新，戴卫东．半夏泻心汤在食管癌化疗中减毒作用的临床观察．中医研究，1996, 9(2): 40

[20] 李平，梁勇．半夏泻心汤加减治疗慢活肝转氨酶持续异常．新中医，1996, 28(10): 49

[21] 刘玉三．经方新用三则．国医论坛，1994, (4): 10

[22] 肖晖．半夏泻心汤临床运用举隅．湖南中医杂志，1993, 9(3): 6

[23] 房朝阳．半夏泻心汤的临床新用．河南中医，1988, (2): 32

[24] 黄梅春．半夏泻心汤临床新用五则．新中医，1985, 17(5): 48

[25] 徐小林．半夏泻心汤治疗恶阻 25 例临床观察．河南中医，1988, (3): 12

[26] 汪国圣．半夏泻心汤治疗妊娠病举隅．新中医，1989, 21(8): 37

[27] 李志亮．半夏泻心汤治疗经闭二则．新中医，1992, 24(1): 45

[28] 巴元明．半夏泻心汤剂与散剂治疗急性热证胃痛的比较研究．中国中医急症，1993, 2(3): 103

[29] 王浴生．中药药理与应用．北京：人民卫生出版社，1983: 265

[30] 刘良．抗溃疡中药及其复方研究．中成药研究，1985, (8): 23

[31] 李惠林. 半夏泻心汤对大鼠实验性胃溃疡防治作用的研究. 陕西中医学院学报, 1987, 10(3): 11
[32] 李在邻. 四种泻心汤抗缺氧作用的实验观察. 解放军医学杂志, 1989, 14(6): 441
[33] 周永良. 半夏泻心汤的抗缺氧作用. 河南中医, 1991, (3): 13
[34] 大本太一, 等. 利用酶抑制活性探讨汉方. 国外医学·中医中药分册, 1988, 10(1): 37
[35] 孙固祖. 75 例心下痞胃镜分析. 山东中医学院学报, 1989, (6): 31
[36] 土佐宽顺, 等. 心不痞硬及其相关症状的研究. 日本东海医学杂志, 1986, 36(3): 1
[37] 土佐宽顺, 等. 汉方腹证"心下痞硬"和血清儿茶酚胺的关系. 和汉医药学会志, 1985, 2(3): 656
[38] 俞娜珍译. 汉方药理. 国外医学·中医中药分册, 1986, 8(3): 39

## 四、大黄黄连泻心汤方

### (一)方药

大黄二两　黄连一两

上二味，以麻沸汤(1)二升，渍(2)之须臾(3)，绞去滓，分温再服。

臣亿等看详大黄黄连泻心汤，诸本皆二味。又后附子泻心汤，用大黄、黄连、黄芩、附子，恐是前方中亦有黄芩，后但加附子也，故后云附子泻心汤，本云加附子也。

【词解】

(1)麻沸汤：即沸水。钱天来《伤寒溯源集》载："曰麻沸汤者，言汤沸时泛沫之多，其乱如麻也。"

(2)渍：浸、沤之意。

(3)须臾：很短的时间。

### (二)治法

清热消痞。

### (三)方解

大黄黄连泻心汤，方中仅有大黄黄连两味，但按林亿等方后注及考《千金翼方》等记载，当有黄芩为是。三者均为苦寒之味，大黄泄热和胃；黄连泄心胃之火；黄芩泄中焦实火，三者合用，使邪热得除，则痞结得开，气机流畅，心下痞闷之证自除。本方苦寒泄热，专治无形邪热壅滞之热痞。值得重视的是，三味药物用量轻，大黄二两，仅为承气之半，黄连、黄芩各一两，用量亦轻，且煎法特殊，以麻沸汤浸渍短时，去滓温服，是取其气之轻扬，以泄心下热结。不用煎煮法，系不取重浊之味，以免达下导泻。全方重在泄心下热结消痞，不在于泻下燥结荡实。

《金匮要略·惊悸吐衄下血胸满瘀血病脉证治第十六》的泻心汤，与本方药物相同，治吐血衄血，但用煎煮之法，而且顿服。可见同一方剂，由于采用不同的煎服法，其主治病证因此有别，可谓法中之法，值得我们研究学习。

【经典原文】

心下痞，按之濡，其脉关上浮者，大黄黄连泻心汤主之。(154)

【提要】　论述热痞的证治。

【原文分析】

“心下痞，按之濡”是痞证的特点，是无形邪气痞结心下所致，与心下硬满疼痛的结胸证及腹满疼痛拒按的阳明腑实证极易鉴别。

心下为胃脘部，《伤寒溯源集》曰：“心下者，心之下，中脘之上，胃之上脘也，胃居心之下，故曰心下也”。心下痞，按之濡，指胃脘部堵闷不适，按之柔软。“其脉关上浮”，进一步揭示了痞证病理属性。关脉居尺寸之中，主中焦病，用以候脾胃。“浮”主阳邪。关上见阳脉，反映中州有火热之邪。此一证一脉，充分反映了本证的病位、病机。脉症合参，不难看出，此证属火热之邪壅滞心下，使胃气不和而作痞。

本条言简意赅，临床除心下痞、按之濡、关脉浮等主要脉症外，还可见心烦、口渴、吐衄出血、小便短赤、舌红苔黄、脉数等热证表现。

【原文选注】

成无己：心下硬，按之痛，关脉沉者，实热也。心下痞，按之濡，其脉关上浮者，虚热也，大黄黄连汤，以导其虚热。（《注解伤寒论·辨太阳病脉证并治法第七》）

尤在泾：成氏所谓虚热者，对燥屎而言也，非阴虚阳虚之谓，盖热邪入里，与糟粕相结，则为实热，不与糟粕相结，即为虚热，本方以大黄、黄连为剂，而不用枳、朴、芒硝者，盖以泄热，非以荡实也。（《伤寒贯珠集·太阳篇下》）

钱天来：心下者，心之下，中脘之上，胃之上脘也，胃居心之下，故曰心下也。痞者……以邪气痞塞于中，上下不通而名之也……按之濡，即所谓气痞也。其脉关上浮者，浮为阳邪，浮主在上，关为中焦，寸为上焦，因邪在中焦，故关上浮也。若结胸之脉，则寸浮而关沉矣，结胸因热邪水饮并结，按之石硬，或心下至少腹皆痛不可近，故治之以大陷胸汤。此则关上浮，按之濡，乃无形之邪热也，热虽无形，然非苦寒以泄之，不能去也，故以大黄黄连泻心汤主之。（《伤寒溯源集·卷三·结胸心下痞》）

【方药论选】

汪苓友：麻沸汤者，熟汤也。汤将熟时，其面沸泡如麻，以故云麻。痞病者，邪热聚于心下，不比结胸之大实大坚，故用沸汤，渍绞大黄黄连之汁，温服，取其气味皆薄，则性缓恋膈，能泻心下痞热之气，此为邪热稍轻之证，大抵非虚热也。（《伤寒论辨证广注·辨太阳病脉证并治法下》）

徐灵胎：此又法之最奇者，不取煎而取泡，欲其轻扬清淡，以淡上焦之邪。又曰：凡治下焦之补剂，当多煎以熟为主，治下焦之泻剂，当不煎以生为佳。此亦治至高之热邪，故亦用生药。（《伤寒论类方·泻心汤类七》）

钱天来：谓之泻心汤者，非用黄连以泻心脏之火也，盖以之治心下痞而名之也……若夫大黄黄连泻心汤者，因伤寒郁热之邪，误下入里而痞塞于心下，虽按之濡而属于无形之气痞，然终是热邪，故用大黄之苦寒泄之，以攻胃分之热邪，黄连之苦寒开之，以除中焦之郁热，而成倾否之功。在五泻心汤中，独为攻热之剂也……但以麻沸汤渍服，取其气薄而泄虚热也，盖因按之软，则胃中无大宿垢，关脉浮，则中气不实，故但渍而不煎，为泄虚热而非攻下之剂。（《伤寒溯源集·心下痞证治第四》）

【经典原文】

伤寒大下后，复发汗，心下痞。恶寒者，表未解也，不可攻痞[(1)]，当先解表，表解乃可攻痞。解表宜桂枝汤，攻痞宜大黄黄连泻心汤。（164）

【词解】

（1）攻痞：此处之攻，是指治疗。攻痞，即治疗痞证。

【提要】 论述热痞兼表证不解的治法。

【原文分析】

伤寒失治，先下后汗。先下者，邪引入内，因成痞；复发汗，邪滞内而不易外宣，故恶寒。此医家之误，致表里同病，当先解表，表解后再治其里。若先攻痞，将重蹈覆辙，诱邪深入。

表里同病的治疗原则，当据表里证情的轻重缓急而定。通常里证不急者，当先表后里；里证危急时，可先里后表；表里均不甚急时，可表里同治。前条（163条）桂枝人参汤证，太阳病下后，心下痞硬，是以里证为重为急，而表证尚轻，故以温里为主，解表次之。本证亦为伤寒误下，心下痞，是热痞而兼表不解，里证不甚急，故宜先表后里。此外124条之抵当汤证；91条、92条之少阴兼表证，是里证急重，故宜先里后表。

本条强调表里同病，当先表后里的原则，先以桂枝汤解表，表解后，再以大黄黄连泻心汤清热泄痞。本条既曰：伤寒，何以不用麻黄汤，反用桂枝汤？大约如57条之例，即伤寒汗后，腠理开张，纵有表邪未解，亦不宜用麻黄汤之峻汗，以免过汗伤证，酿成变证，故用桂枝汤调和营卫，解肌祛风。

【原文选注】

成无己：大下后，复发汗，则表里之邪当悉已，此心下痞而恶寒者，表里之邪俱不解也。因表不解而下之，为心下痞，先与桂枝汤解表，表解，乃与大黄黄连泻心汤攻痞。《内经》曰：从外之内而盛于内者，先治其外，而后调其内。（《注解伤寒论·辨太阳病脉证并治法第七》）

尤在泾：大下复汗，正虚邪入，心下则痞，当与泻心汤如上法矣。若其人恶寒者，邪虽入里，而表犹未罢，则不可迳攻其痞，当先以桂枝汤解其表，而后以大黄黄连泻心汤攻其痞。不然，恐痞虽解，而表邪复入里为患也，况痞亦未必能解耶。（《伤寒贯珠集·太阳篇下·太阳救逆法第四》）

陈修园：此一节，汪苓友谓其重出，而不知仲景继上节而复言之，已见表之邪热虽同，而里之变证各异，且表里同治，有用一方而为双解之法，双解中又有缓急之分，或用两方而审先后之宜，两主中又有合一之妙，一重复处，开出一新境，不可与读书死于句下者说也。（《伤寒论浅注·太阳篇下》）

【临床运用】

（1）张仲景对本方的应用

1）大黄黄连泻心汤主治热痞。（见154条）

2）《金匮要略》：用泻心汤治邪火有余，迫血妄行之“吐血、衄血”“亦治霍乱”。服法有别，是用水三升，煮三黄，取一升，顿服。

（2）后世医家对本方的应用

1）《备急千金要方》：三黄散，治黄疸，身体面目皆黄，即是大黄、黄连、黄芩各四两，捣筛为散，先食服方寸匕，日三服。亦可为丸服。《外台秘要》集验疗黄疸亦载。

2）《千金翼方》：三黄汤，主治腹胀痛，下焦热结，不得大便即是大黄、黄连、黄芩各三两，水七升，煮取三升，分为三服，一方作丸。又载三黄丸，治男子五劳七伤，消渴不生肌肉，妇人带下，手足寒热。即是用大黄、黄连、黄芩，随四时加减其量，捣末，炼蜜和如大豆，饮服五丸，日三服，不知，稍增至七丸，服一月病愈。

3）《太平圣惠方》：大黄黄连泻心汤治热蒸在内，不得宣散，先心腹胀满，气急，然后身后悉黄，名为内黄。

4）《太平惠民和剂局方》：三黄丸，即三黄各等分，捣末，炼蜜为丸，如桐子大，每服三十丸，热水吞服。治丈夫、妇人三焦积热。上焦有热，攻冲眼目赤肿，头项肿痛，口舌生疮；中焦有热，心膈烦躁，不美饮食；下焦有热，小便赤涩，大便秘结。五脏俱热，即生背疖疮痍及痔疾，粪门肿痛，或下鲜血。亦治小儿积热。

5）《活人书》：泻心三黄汤，即大黄黄连泻心汤，治妇人伤寒，六七日，胃中有燥屎，大便难，烦躁谵语，目赤，毒气闭塞不得通。如目赤睛痛，宜加白茯苓、嫩竹叶，泻肝之余气。

6）《拔萃方》：大黄黄连泻心汤加地黄，治血积胸中，热甚，血在上焦者。

7）《张氏医通》：大黄黄连泻心汤加木香，治噤口痢，有积秽太多，恶气熏蒸者。

8）《肘后方》：恶疮三十年不愈者，大黄黄连各三两为散，洗疮净，粉之且三，无不瘥。又治乳中起瘰病痛方：大黄黄连各三两，水五斤，煮取一升三合，分三服，得下即愈。

9）《临证指南医案》：凡吐血成盘碗者，服大黄黄连泻心汤最效。

10）《保赤全书》：大黄黄连泻心汤治麻疹赤白痢，里急后重，身黄者。

11）《慎斋遗书》：大黄黄连泻心汤加减治牙根烂。牙根烂，非胃火也。因肾水不足，大肠膀胱之火横行，而与心火合炽者。

12）《眼科六经法要》：大黄黄连泻心汤治太阳伤风证，服桂枝汤不解，目赤痛，小便黄，大便结，心下痞，眵多而硬。

（3）现代应用：大黄黄连泻心汤是一首清泻实火的方剂，仲景为心下痞热及邪火迫血妄行之吐衄而设，历来医家应用甚广，现代，凡属实热邪火诸证，无论各科，均可应用。

1）消化系统：本方可清泄脾胃之实热，凡由于热邪所致的脾胃功能紊乱，气机升降失调，脘痞心烦，热利口渴，苔黄脉数之证，均可应用。如王氏报道急慢性胃肠炎、细菌性痢疾、上消化道出血、胆囊炎、化脓性胆管炎合并胆道出血、伤寒、急性阑尾炎、慢性阑尾炎、非特异性结肠炎、酒客热痞等属邪热扰乱肠胃者，可用本方或加味治疗[1]。本方治上消化道出血，属火热迫血妄行者，疗效甚为满意。程氏报道用本方加白及、乌贼骨、生地榆、仙鹤草、侧柏炭、茜草炭浓煎成300ml，每日1剂，分3次服。治疗上消化道出血24例，症见烦躁不安，口干渴，舌质红，苔黄腻，脉弦数，属胃热者，其中十二指肠球部溃疡14例，胃溃疡5例，慢性胃炎5例，止血率100%，呕血1~2天停止，黑便转黄时间2~5天[2]。袁氏报道，用本方加味，治疗一例罕见之贲门撕裂病人，狂暴吐血，下血如注，属胃火炽盛，戕伤血络，火迫血溢，奔流无制，在禁食、输血、补液等支持疗法的基础上，应用大黄黄连泻心汤与四生丸合方加减（本方加生地、丹皮、生荷叶、侧柏炭），1剂而吐血止，再剂便血停的佳效[3]。

2）循环系统：由于热迫血分，导致的循环系统疾病，亦可用本方或其加味治疗。如高血压、高脂血症、血管硬化、脑出血、脑血栓形成等，属于邪热内迫之病机者，均可应用。刘氏报道治疗1例高血压眩晕病人，血压200/120mmHg，左手拘挛，不能伸开，腿僵直而行路不便，心烦乱，脉数有力，舌红苔黄，为心火独盛，引动肝风，以本方泻三焦之实热，以折心肝之火，取实则泻其子，泻心即所以泻肝之义。药后二便通利，心烦顿释，头目清爽，血压降至170/100mmHg，获得卓效[4]。李氏报道用泻心法治心律失常症，其中气热互结，窘迫心君，导致的心动过速，症见胸宇闷窒，脘痞不舒，口苦便结，舌苔薄，脉滑者，治疗以清热散痞为主，用大黄黄连泻心汤加味获效[5]。山田氏报道，本方与Ca拮抗剂并用，治疗6例高血压病人，证明对降低血压有相乘作用[6]。这些经验与研究，说明本方对心血管疾病的治疗，有可喜苗头。

3）呼吸系统：由于热邪内陷迫肺所致的发热咳喘，烦躁不安，舌红苔黄，脉数；或热邪灼伤肺络，血热妄行之咯血、鼻衄，本方或加味治疗，常获良效。如肺炎、急性支气管炎、肺性脑病[7]、支气管扩张[8]、胸膜炎、多种原因所致的咯血（如肺癌、肺结核、支气管扩张）、鼻衄[9]属实热者，均可应用。

4）精神、神经系统：本方的清热泻火作用，常用于治疗邪热扰乱心神，神明失主，表现为实火内盛的各种精神、神经疾病的治疗，每能获效。如精神分裂症、癫狂、三叉神经痛、失眠、头痛、肝豆状核变性等均有报道。乔氏用本方加黄柏、生石膏为基本方，加减制成Ⅰ、Ⅱ、Ⅲ号方，每日1剂，水煎连服24剂为1个疗程，一般用1～2个疗程，治疗精神分裂症500例，痊愈401例，好转93例，无效6例，治愈率为80.2%，总有效率为98.8%[10]。日人尾崎哲等用本方提取剂7.5g/d，分3次服，连用4周，治疗精神分裂症6例，总有效率达90.9%[11]。杨氏单纯用本方加半枝莲、泽泻、鱼腥草，每日1剂，水煎连服4周，治疗107例肝豆状核变性，显效9例，好转81例，无效17例，总有效率达84.2%[12]。陈氏报道，用本方加山栀、石决明、钩藤、甘草、羚羊粉，治实火头痛如裂，日服2剂，5日后头痛大减，改为日服1剂，3日后头痛而愈[13]。日本近几年将本方用治精神科疾患，发现本方对不安感、焦躁感显示有速效的镇静作用，无其他嗜睡、乏力等副作用[13、14]。

5）五官科：本方清泄三焦实火，常用于治疗火热炽盛，邪热上扰清窍所致的五官科疾患。如王氏报道，用本方或加减可治急性溃疡性口腔炎、口鼻生疮、鹅口疮毒、耳疖、眼痛、针眼、风赤疮痍、风炫烂眼、胬肉攀睛、天行赤眼、目衄、鼻衄、齿衄、牙痛、唇肿[1]等疾。李氏用本方加五倍子、大青叶、竹叶为基本方，治疗小儿急性口疮33例，均见发热、舌边尖、颊黏膜、唇内侧、牙龈、咽峡部有大小不等的糜烂溃疡，表面覆以黄白色假膜，溃疡边缘绕以红晕，口痛拒食或吮乳困难，口臭多涎，烦渴，唇红面赤，便秘溲赤，舌红苔黄，脉数。热甚者加生石膏；津耗阴伤者，加玄参、麦冬；体温达40℃以上者结合物理降温。同时加强口腔护理，适当给予冰硼散吹入口疮表面。服药1天退热者10例，2天后退热者16例，3天退热者7例，溃疡在2～5天内愈合者25例，5～7天内愈合者8例，总有效率达100%[5]。戴氏等用本方加味治眼科急性结合膜炎、巩膜外层炎、砂眼性角膜炎、急性虹膜睫状体炎、风热郁于肺经者，本方加麻黄、赤芍、刺蒺藜；瘀热滞结肺经者，加夏枯草、制香附、生甘草；肝经郁热者，加石决明、蝉衣、木贼草；阳明热甚者加生石膏、知母、天花粉、生甘草，均取得满意效果[16]。陈氏用本方加栀子、龙胆草、甘草、石决明治疗1例头痛头晕，视物不清，属心火炽盛，肝火上炎者，对视力的恢复及眼底出血的吸收有良效[17]。

6）其他：据报道，本方或其加减，还可用于治疗属实火炽盛的下述诸症：倒经（子宫内膜异位证）、心火内迫之多汗症、脂溢性脱发[18]、急性湿疹、带状疱疹、生殖系疱疹、烧伤、肾盂肾炎、糖尿病性肾功能不全、银屑病、再生障碍性贫血、慢性骨髓炎、乙型脑炎、急性扁桃体炎、疮疡等。如刘氏等报道用本方加味治疗湿热为主的急性湿疮，症以皮肤潮红、灼热、瘙痒、水疮、糜烂、渗液为主，基本方为本方加地肤子、白蘚皮、茵陈，湿热型加银花、连翘、黄柏；湿阻型，加炒山药、炒白术、云苓。另据发病部位加引经药，发于上部或全身者，加菊花、蝉衣；发于下部者，加川牛膝、防己；部分渗水过多者，加土茯苓，重用茵陈。外用黄连5份，甘草1份，共研细末，渗水多者，干撒患处，渗水少或无渗液者，香油适量调涂患处，每日2次。对泛发全身者可用六一散外扑。1周为1个疗程。1～3个疗程后停药观察。痊愈99例，占59.71%；显效33例，占19.88%；无效14例，占8.36%，总有效率为91.64%[19]。顾氏等将泻心汤加紫草、虎杖、地榆、珍珠等研末过120目筛消毒，凡士林调制成膏，清创后每日用1～2次，3天后逐渐减少用药次数，必要时配抗感染药对症处理，共治疗1000例，治愈998例，未愈2例，总治愈率达99.8%[20]。此外，刘氏还报道用泻心汤加柴胡、鱼腥草、白芍、枳实等，每日1剂，水煎连服21天为1个疗程；治疗阿片成瘾戒断综合征20例，治愈17例，好转3例，总有效率达100%，且治疗后血清可卡因、吗啡、烟碱明显降低[21]。亦有报道用治肝性血卟啉病湿热型获效。

（4）医案选录

1）癫狂：病人张某，男，38岁。2个月前，因家事纠纷，而致精神失常，本市某医院诊为

“精神分裂症”，服氯丙嗪、氯普噻吨等药无效，遂邀刘渡舟教授诊治。就诊时，病人言语无羁，怒目视人，口味臭秽。又询，知其大便数日不行，舌红苔焦黄而干，脉滑疾，诊为气郁化火，心火内盛之证。处大黄黄连泻心汤：大黄9g，黄连9g，黄芩9g，水煎服3剂。二诊，服上药3剂，大便已通，且能入睡，烦躁诸证亦好转。又嘱其继服3剂，而告痊愈。随访至今未复发。按“精神分裂症”多属中医之“狂”证。《素问・至真要大论》曰：诸躁狂越，皆属于火。又云：“重阳则狂”。因而本证每因情志不遂或隐曲抑郁，五志郁而化火，火热扰神，轻者烦躁不安，重者蹬高越垣，打人骂人。据舌红脉疾等症，刘老诊为气郁化火之证，使用清泻心火之法，使火清神宁，诸症自愈。［北京中医学院学报，1987，10（3）：34］

2）麻疹后肺炎合并心力衰竭：汪某，女，3岁，婺源人，1985年4月28日来我院初诊。病孩一周前出麻疹，麻疹将收完时热仍不退，今日热势增高，呼吸喘促，烦躁不安，神倦嗜睡，呕吐不食，大便多日未解，门诊以急诊收治观察。查体：T39.8℃，R41次/分。呼吸急促，胸高鼻煽，面青唇绀，咽部焮红，两肺可闻及细小湿啰音，心音低钝，心率154次/分，体若燔炭，四末厥冷，舌质红绛苔黄而厚干，脉弦数重按有力，查外周血象：WBC $9.6\times10^9$/L，N0.58，E0.41，L0.01。西医诊断：麻疹后肺炎合并心力衰竭。中医辨证：麻毒内陷，化火窜营，急宜清热解毒，通腑泻火，用大黄黄连泻心汤化裁。处方：生大黄10g（后下），黄连6g，黄芩10g，鱼腥草20g，生石膏40g（先煎），大生地12g，淡竹叶10g。1剂，急煎，频频少量灌服。另又以安宫牛黄针4ml加入5%葡萄糖液静脉滴注。药后先泻下大便3～4次，体温逐渐降至38℃，四末逐渐转温，他症亦有明显改善，后以清热解毒，养阴益气之品而收效，1周后痊愈。按：麻疹后期并发肺炎，一般患儿气阴两伤，疹毒化火，内攻心肺，治疗十分棘手。本例病儿为麻疹后出现高热不退，喘促气憋，神烦嗜睡，便秘不食，四末厥冷等一派疹毒蕴聚，内陷心肺之危候。当此之际，力应挫其壮烈之火毒，争取救其欲绝之化源。肺与大肠相表里，故重用生大黄以泻阳明腑热，下其上燔之火势，大肠通利，肺之壅塞可解，起到透邪平喘之功，急下存阴之效；又以黄连、黄芩、鱼腥草清热解毒；石膏、淡竹叶、生地甘寒清肃；安宫牛黄针清心火涤痰浊，共助大黄清热泻火解毒。热邪最能伤阴，配合静滴补液以救阴，故病势虽危，因治中机宜，扭转危机。［江西中医药，1989，（2）：7］

3）经行吐衄：邱某，33岁，已婚，1993年12月7日初诊。病人经行吐血2年，屡治不愈。始为月经来潮吐少量鲜红血液，经量中等，继则“上多”“下少”，近17个月来，唯有经期大量吐血，月经点滴全无。吐血前伴有心烦急躁，胸中憋闷，自觉有热气上冲，面红目赤，头胀头痛，两乳胀痛，刻下吐血已过21日，口苦，便干，舌质红，苔黄、脉弦。心电图、胸透、胃肠钡餐及B超检查均无异常。实验室检查：血红蛋白95g/L，出凝血时间均正常。综其脉证及以往治疗，诊为肝胃火旺，冲气上逆。治宜清厥阴，泻阳明，平冲逆。方以泻心汤加味：大黄（后入）15g，黄连10g，黄芩20g，生代赭石粉12g（冲服），瓜蒌仁20g，川牛膝15g，水煎服，日1剂。药进2剂，口不苦，大便不干，轻微腹痛。上方赭石粉增至15g，加白芍30g，甘草10g。继进2剂，值月经周期未见吐血，唯齿龈有少量出血。药已奏效，嘱其下次经前3～5日继用上方3剂。如是共调理3个月经周期而愈。随访至今无恙。按：经云：怒则气逆，甚则吐血，冲为血海，属肝经，本案乃肝经郁火，挟冲气上逆犯胃，迫血妄行而定时吐血。遵《内经》“热者清之”“逆者平之”之训，投泻心汤以清胃火，加赭石、蒌仁、牛膝以平冲镇肝引血下行潜归血海。药证相符，故收到不止其血而血自止，不通其经而经自通的良好效果。［国医论坛，1995，（3）：12］

4）急性虹膜睫状体炎：徐某，女，64岁，1987年10月17日初诊。右眼红，疼痛，视物模糊伴口干喜饮3天。检查：右眼视力0.1，左眼0.3。左眼抱轮红赤，睫状区压痛（＋），虹膜纹理模糊，瞳孔缩小。裂检：角膜后KP（＋），前房内大量絮状渗出。舌红少苔，脉细而数。当通泄三焦之热，宜泻心与白虎共投。处方：川黄连3g，黄芩10g，生大黄6g，生石膏30g，知母10g，生甘草6g，天花粉10g。3剂。配合1%阿托品扩瞳。10月21日二诊：右眼视力0.5，左眼0.4。右眼已不疼痛，睫状区压痛亦消失，虹膜纹理清晰，角膜后KP（阴性），前房絮状渗出物全部消失，瞳孔不规则散大，舌红，脉细数。改进泻热益阴之剂。处方：炒川连3g，炒大黄6g，炒黄芩6g，生地10g，知母10g，生甘草3g。3剂。10月24日三诊：右眼视力0.6，左眼0.4。除右眼瞳神呈干缺状态外，余均属正常，嘱服明目地黄丸以巩固疗效。按：本案瞳神紧小症，发病急骤，病程短暂，病人口干喜饮，舌红脉数，虽属瞳神疾病，但热邪仍在气分，并用泻心与白虎，配合扩瞳药，以挽救眼科重症。三黄泻心汤方简力专，确是治疗火热目疾之良剂。［黑龙江中医药，1989，（3）：43］

【按语】

大黄黄连泻心汤为仲景治心下痞，按之濡，其脉关上浮者，乃攻实之剂，主要用于热痞的治疗，但临床应用甚广，凡因邪热实火所导致的各种病证，不仅是脾胃，对消化系统以外的各科病证，均可应用本方或其加减治疗。李时珍谓："仲景治心气不足，吐衄血者，用泻心汤，实泻心包、肝、脾、胃四经血中之伏火也。"足见本方涉及的脏腑较宽，所及病证较多，不仅限于心下痞及吐衄之证，《太平惠民和剂局方》所载三黄丸，即本方，治"丈夫妇人三焦积热。上焦有热，攻冲眼目赤肿，头项肿痛，口舌生疮；中焦有热，心膈烦躁，不美饮食；下焦有热，小便赤涩，大便秘结。五脏俱热，即生背疖、疮痍及痔疾，粪门肿痛，或下鲜血。亦治小儿积热。"现代临床报道，所治更为广泛，关键是掌握实火邪热的病机，当有口渴脉数，苔黄溲赤等各种热实的证候，据证加减，火势得挫，每能奏效。如因火而动之吐衄，本方加生地、丹皮、赤芍、枳壳、三七（粉吞）；鼻衄者可入白茅根、藕节炭；痰热内扰之失眠，可用本方合温胆汤；热利者，本方选加广香、白芍、马齿苋、地榆、白头翁；热毒疮疡皮疹，可选加丹皮、地肤子、白鲜皮、荆芥炭、红花、蒲公英、银花、连翘，亦可用本方研粉，调敷患处；火热上扰清窍之目赤肿痛，可加入山栀、龙胆草、草决明、车前子。总之，随证而施，可获得满意疗效。

本方煎煮法，颇具特色，可用沸水渍之，取其味薄清淡，以泄心下痞热，亦可煎煮，取其苦寒味厚，直折火势，以止吐衄。此外，后世及现代还可为丸剂服用，可作散剂调敷。本方纯属苦寒之剂，临证对非实火者不可用，对阴虚内热者，亦不可单纯使用。

【现代研究】

（1）抗菌作用：本方煎剂体外能明显抑制金黄色葡萄球菌、溶血性链球菌、痢疾杆菌、大肠杆菌及变形杆菌。其中对大肠杆菌的抑菌圈与链霉素相同，对金黄色葡萄球菌的抑菌圈与青霉素相似。

（2）导泻作用：本方煎剂灌胃能使实验性大鼠大便次数明显增多，粪质变为稀软状。

（3）抗消化性溃疡作用：本方提取剂100mg/kg，对五肽胃泌素和2-去氧葡萄糖引起的大鼠胃酸分泌有明显抑制作用。其提取剂＞50mg/kg，能明显抑制阿司匹林和乙醇致实验性大鼠胃损伤。当其提取剂用量在100~300mg/kg下能明显抑制牛磺胆酸盐引起的胃黏膜损伤。其抑制胃酸和抗溃疡机制与甲氰咪呱和阿托品不同，可能与其增强胃黏膜的前列腺素合成功能有关。

（4）增强机体免疫功能：本方浸渍剂和煎剂能增加实验性小鼠抗体滴度，增强巨噬细胞吞噬能力，并使末梢血中白细胞总数明显增加，但对免疫复合物形成无明显影响。该方提取剂能对抗类固醇致大鼠免疫器官胸腺、脾脏及肾上腺重量减轻，可见泻心汤对机体细胞和体液免疫均有增强作用。

（5）解热作用：本方加味煎剂能明显降低内毒素致实验性发热大鼠体温（$P<0.05$），其退热时间持续4小时左右。金氏的研究证实本方有清热作用，其机制与抑制交感神经系统和垂体-甲状腺系统功能有直接关系[22]。

（6）镇静、抗惊厥作用：本方煎剂能明显推迟实验性动物惊厥发生的时间。应用泻心汤提取剂治疗失眠呈现明显镇静作用。

（7）抗血小板聚集作用：本方煎剂28.57mg/ml体内能明显抑制血小板聚集作用（$P<0.01$），其抑制率达75.24%，较0.25mg/ml双嘧达莫疗效高2倍。

（8）抗凝血作用：本方提取剂能明显降低类固醇激素致实验性大鼠血黏度和血细胞比容升高，明显抑制纤维蛋白原的升高，提高抗凝血酶Ⅲ活性。该方煎剂体外还可明显抑制血小板聚集性。

（9）降血脂降血压作用：本方提取剂能明显降低类固醇激素致实验性大鼠血磷、三酰甘油、β-脂蛋白升高（$P<0.05$），降低大鼠过氧化脂质升高。应用本方提取剂治疗高血压取得了明显降压作用。

（10）抗肾功能损伤作用：本方提取剂能明显降低实验性大鼠肾衰竭的甲基胍和腺嘌呤所致的实验性大鼠肾衰竭的BUN，并能抑制顺铂对BUN的升高[23]。

（11）抗缺氧作用：该方水醇法提取液，对常压下异丙肾上腺素、亚硝酸钠和氰化钾等方法引起的动物急性缺氧现象，有明显的对抗作用，其抗缺氧机制可能与增强心肌耐缺氧能力、降低脑的耗氧量、提高脑对缺氧的耐受力及减少整体细胞耗氧有关。

（12）改善肝肾功能：实验证明，该方能改善苯肼所致的中毒家兔之肝肾功能[1]。

## 参考文献


[1] 王付，秦德水，庞景三.《伤寒杂病论》汤方现代研究及应用. 西宁：青海人民出版社，1993: 19
[2] 程如海. 泻心汤加味治疗上消化道出血 24 例观察. 黑龙江中医药，1991, (4): 15
[3] 袁金声. 袁家玑教授治疗消化系出血的经验. 北京中医药大学学报，1994, (5): 32
[4] 刘渡舟. 漫谈三黄泻心汤及其临床应用. 中医杂志，1987, (3): 19
[5] 李浩然. 浅谈泻心法心律失常症. 新中医，1986, (3): 10
[6]〔日〕山田修久. 关于三黄泻心汤与 Ca 的拮抗剂的并用. 汉方研究，1991, (4): 10
[7] 欧阳东. 泻心汤加味治血证. 湖南中医杂志，1989, (4): 20
[8] 张方东. 三黄泻心汤治疗血证验案. 江西中医药，1989, 20(1): 38
[9] 任世存. 泻心汤加味治疗高原地区鼻衄 20 例. 四川中医，1994, (12): 52
[10] 乔玉川. 中药代号方治疗精神分裂症 500 例. 上海中医药杂志，1984, (10): 12
[11]〔日〕尾崎哲，等. 三黄泻心汤对精神科疾患的运用. 国外医学·中医中药分册，1993, (1): 29
[12] 杨任民，韩咏竹，任明山，等. 中药治疗肝豆状核变性 107 例疗效观察. 中医杂志，1993, 34(11): 676
[13]〔日〕尾崎哲. 三黄泻心汤对精神科疾患的应用. 诊断と治疗，1991, 79(10): 2311
[14] 王清海，顾也力. 三黄泻心汤临床应用二则. 国医论坛，1992, (4): 48
[15] 李细春. 大黄黄连泻心汤治疗小儿急性口疮 33 例. 湖南中医杂志，1988, (4): 44
[16] 戴书悦，三黄泻心汤在眼科的临床应用. 黑龙江中医药，1989, (3): 48
[17] 陈秀琴.《金匮》泻心汤治急症三则. 吉林中医药，1989, (1): 15
[18] 陈宝明. 刘渡舟教授活用大黄黄连泻心汤. 北京中医学院学报，1987, 10(3); 34
[19] 刘天骥，马玉德. 泻心汤加味治疗急性湿疹 166 例. 四川中医，1996, 14(5): 46
[20] 顾馨，季信息. 中药烧伤湿润膏治疗烧伤 1000 例疗效观察. 中草药，1994, 25(3): 143
[21] 刘东亮，董祖强. 戒毒灵对阿片成瘾病人血清可卡因、吗啡、烟碱含量的研究. 中国中西医结合杂志，1994, (2): 92
[22] 金星，梁月华，任红. 三黄汤的一般药理作用及对大鼠脑中枢提取物影响的研究. 中国中药杂志，1995, 20(10): 626
[23] 秦增祥. 大黄黄连泻心汤药理与应用. 中成药，1995, 17(12): 39


# 五、附子泻心汤方

## （一）方药

大黄二两　黄连一两　黄芩一两　附子一枚，炮去皮，破，别煮取汁上四味，切三味，以麻沸汤二升渍之，须臾绞去滓，内附子汁，分温再服。

### （二）治法

清热消痞，扶阳固表。

### （三）方解

附子泻心汤即大黄黄连泻心汤加附子，方用大黄、黄连、黄芩，经麻沸汤浸渍，取其气而薄其味，意在清心下之热而消痞。附子另煮取，使其发挥温肾阳、固肌表的作用。此寒热异其气，生熟异其性，药虽同行而功效各奏。

附子泻心汤亦是寒热并用的方剂，然与和解寒热的半夏泻心汤等方剂的立意不同，因其主治的病证是心下邪热壅盛而卫阳虚于外，寒热分踞内外，所以该方的使用必须达到既能清在里之热，又驱在外之寒的目的。若苦寒与辛温四药同煮则药性相互牵制，不能发挥各自的功效。如何使寒药与热药并行不悖，取得应有的疗效，其特殊的煎服法就成了应用该方的关键。

【经典原文】

心下痞，而复恶寒汗出者，附子泻心汤主之。（155）

【提要】　论述热痞兼表阳虚的证治。

【原文分析】

本条承接154条仍言“心下痞”，亦是热邪壅滞之痞。复有恶寒汗出之症，而不曰“表未解”，且从附子泻心汤看，为大黄黄连泻心汤但加温阳之附子而成，以方测证，当为热痞之证又兼见阳虚之候，其恶寒汗出、无头痛发热脉浮等表证，当是表阳虚，卫外不固，失于温分肉、肥腠理、充皮肤、司开合之故。本证寒热并见，虚实互呈，单与清热泻痞，则阳虚难复，纯予扶阳固表，则痞结难除，故治用附子泻心汤，寒温并用，消补兼施，使热痞除，表虚得固，则心下痞，恶寒汗出解矣。

【原文选注】

钱天来：此又承上文言……伤寒郁热之邪，误入而为痞，原非大实，而复见恶寒汗出者，知其命门真阳已虚，以致卫气不密，故玄府不得紧闭而汗出，阳虚不任外气而恶寒也。（《伤寒溯源集·卷三·结胸心下痞》）

尤在泾：此即上条引其说，谓心下痞，按之濡，关脉浮者，当与大黄黄连泻心汤，泻心下之虚热。若其人复恶寒而汗出，证兼阳虚之不足者，又须加附子以复表阳之气，乃寒热并用，邪正兼治之法也……此证邪热有余，而正阳不足，设治邪而遗正，则恶寒益甚，或补阳而遗热，则痞满愈增，此方寒热补泻，并投互治，诚不得已之苦心，然使无法以制之，鲜不混而无功矣。方以麻沸汤渍寒药，别煮附子取汁，合和与服，则寒热异其气，生熟异其性，药虽同行，而功则各奏，乃先圣之妙用也。（《伤寒贯珠集·太阳篇下》）

舒驰远：此汤治上热下寒之证，确乎有理。三黄略浸即绞去滓，但取轻清之气，以去上焦之热。附子煮取浓汁，以治下焦之寒。是上用凉而下用温，上行泻而下行补，泻取轻而补取重，制度之妙，全在神明运用之中。（《舒氏伤寒集注·太阳中篇》）

【方药论选】

汪苓友：麻沸汤者，熟汤也，汤将熟时，其面沸泡如麻，以故云麻。痞病者，邪热聚于心下，不比结胸之大实大坚，故用沸汤，渍绞大黄黄连之汁温服，取其气味皆薄，则性缓恋膈，

能泻心下痞热之气，此为邪热稍轻之证，大抵非虚热也。（《伤寒论辨证广注·辨太阳病脉证治法下》）

李士材：以三黄之苦寒，清中济阴，以附子之辛热，温经固阳，寒热互用，攻补并施而不悖，此仲景之妙用如神也。（《百大名家合注伤寒论·辨太阳病脉证并治法》）

舒驰远：三黄略浸即绞去滓，但取轻清之气，以去上焦之热，附子煮取浓汁，以治下焦之寒，是上用凉而下用温，上行泻而下行补，泻取轻而补取重，制度之妙，全在神明运用之中，非仲景其孰能之。（《舒氏伤寒集注·太阳中篇》）

【临床运用】

（1）后世医家对本方的应用

1）《此事难知》：附子泻心汤治病人身热而烦躁不宁，大小便自利，脉浮满无力，按之全无者。

2）《类聚方广义》：附子泻心汤治老人瞀闷昏例，不省人事，心下满，四肢厥冷，面无血色，额上冷汗，脉伏如绝，其状仿佛中风者，谓之饮郁食厥。

3）《珍本医书集成》：附子泻心汤治脘腹胀满，心下连少腹，中横一纹，如葫芦状。此中宫痞塞，阴阳结绝。勉进附子泻心汤，温阳泻浊，通便挽危，否则恐致喘汗厥脱。

（2）现代应用：本方为热痞又兼表阳不固，而复恶寒汗出而设的一首寒温并用的方剂，现代临床常用于热邪内盛，又兼阳气不足的寒热错杂、虚实互呈之各种疾病的治疗，不单用于消化系统疾病，亦用于治疗消化系统以外的诸多疾病。

1）消化系统：凡由于热邪内阻，又兼阳虚的病理机制所致的脘腹痞闷，饮食欠佳，恶寒，汗出者，均可使用本方或其加减治疗。据报道上消化道大出血、胃及十二指肠溃疡病、肠炎、结肠炎、胃脘痛、下利热厥、沙门菌属感染、慢性痢疾、复发性口疮、便秘等，符合上述病机者，皆可应用。如李氏用本方加味治疗胃脘痛21例，腹胀痛，走窜两胁者，加醋柴胡、炒枳壳，舒肝解郁，消胀除痞；呕恶不能食者，加佛手、白蔻仁，温中行气，醒脾开胃；气短乏力加炒山药、炙黄芪，益气健脾。结果痊愈14例，好转5例，无效2例，总有效率为94.28%[1]。熊氏用本方加田七末治疗十二指肠球部溃疡便血；用本方合失笑散加佛手、珍珠层粉（冲服）治疗浅表性胃炎、十二指肠溃疡，取得良效[2]。姜氏用本方加西洋参治疗慢性胃炎及十二指肠溃疡吐血1例，证属热邪壅滞中焦，气火上炎，络血外溢，呕血后虚阳外越，气虚不摄，上热下寒，服药2剂，神志转清，胸脘痞闷消失，呕血停止的显著效果[3]。杜氏用本方加桂枝、党参、生姜、甘草治疗胃脘痞闷，恶寒汗出，苔白，脉浮数之外感引起的腹泻获效[4]。

2）循环系统：凡属邪热内郁，又兼阳虚，以眩晕、胸脘痞闷、恶寒汗出为辨证要点的病证，均可用本方或其加减治疗。如符合此病机的高血压、脑血管意外（中风）。熊氏报道用本方加味治中风后盗汗不止[2]；姜氏用本方加味治疗中风后言謇语塞、左侧肢体瘫痪[3]均取得显著疗效。

3）泌尿系统：郭氏等报道慢性肾衰竭（尿毒症）具本虚标实，阳虚阴盛，浊毒泛滥，气乱溲闭的特点，属于正阳虚衰，热邪内郁，脘腹胀满，恶心呕吐证型，选用附子泻心汤扶正祛邪，泄浊解毒，寒温并用，攻补兼施正为合拍。故用本方加马鞭草、六月雪，再据阴阳气血虚衰偏重，酌加黄芪、党参、或生地、当归，每日1剂，早晚分2次口服，21天为1个疗程，并与肾安注射组为对照，对72例慢性肾衰竭病人（原发病中慢性肾小球肾炎20例、慢性肾盂肾炎2例、肾小动脉硬化3例、多囊肾5例、痛风性肾病4例、梗阻性肾病2例、狼疮性肾炎1例，其中肾功能不全代偿期2例、氮质血症期12例、尿毒症期23例）随机分成两组，观察中药组、肾安注射组的疗效，发现中药组总有效率为91.89%，肾安组为64.86%，经统计学处理，中药组优于肾安组（$P<0.05$）。且副

作用小，症状改善明显，有可喜的临床价值。该项研究证明中药组能纠正机体内环境平衡，也就是中医认为的调节机体气血阴阳错乱，通过轻补重泄，解毒祛邪，荡涤三焦壅塞之浊毒，缓急分明，恰到好处，通利二便，增进食欲，改善精神状态等，均优于肾安组（$P<0.05$）。从而认为中医药对保护肾功能，降低尿毒素，延缓肾衰竭过程，改善临床症状，有广阔前景，值得进一步发掘及探讨其机制[5]。

4）其他：据现代报道，血管神经性头痛、阳虚感冒兼慢性胃炎、牙痛、口腔溃疡、肝性血卟啉病、齿衄、上热下寒证、痈、疖等，凡属阳气虚衰，热邪内阻者，均可应用本方或其加减治疗。

（3）医案选录

1）上热下寒证：宋某，男，48岁，1985年9月18日就诊。主诉：腰以上时汗出而心烦，腰以下无汗而发凉，伴梦遗，阴部发冷而阴器回缩，大便稀溏，日一行，舌质暗红，脉沉滑。辨证：上下阴阳不和，水火不相交济。治法：清上温下，交通阴阳。处方：附子泻心汤：炮附子10g（水煎煮），黄连、黄芩、大黄各6g（沸水泡渍），和汁兑服，2剂。9月21日复诊：服药后大便日二三次而甚稀，心烦汗出已止，阴缩遗精之症皆愈，下肢已由凉转热，唯阴部似有凉冷感，舌边尖红而苔白，脉沉，是火热已清，尚未遍达之象，以四逆原方3剂而愈。按：本证寒热错杂，寒是真寒，热是真热，临证较难辨治，刘（刘渡舟教授）认为，大凡上热者，极易导致下寒，这是因为人体的阴阳处于一个相对平衡的状态，如果在上之阳气被郁而不能下达，则必然导致下焦的阳气不足而生内寒，所以用附子泻心汤，专煎附子以温下寒，另渍三黄以消上热，如此寒热异其气，而生熟异其性，药虽同行而功则各奏，使阴阳调和，水火交济，则诸证自愈。［北京中医，1986，（4）：4］

2）上消化道大出血：岳某，女，48岁，1985年9月25日诊。素患“胃痛”病，曾作胃肠钡餐X线摄片，诊断为“胃溃疡”。两天前胃痛复发，自服“去痛片”等药后，症情加重，反增呕吐，初为食物残渣，昨日晚突然呕吐鲜血，挟有血块，吐后冷汗淋漓，畏寒，今晨又吐血一次后，突然昏厥，急来就诊。诊见面色苍白，声低气弱，冷汗淋漓，汗出粘手，口干苦，心下痞满胀痛，但腹部按之柔软，胃脘部有压痛，便干色黑如柏油，棉被裹身，四末厥冷，舌苔黄燥，脉浮大中空。证属邪热内郁，伤及血络，血随气逆，气随血脱。治以“釜底抽薪”益气温阳。用附子泻心汤泻热温阳，寒热并举，加参、芪益气固摄以扶正。处方：熟附子50g（先煎半小时），黄连、黄芩、大黄、党参各15g，黄芪30g，甘草10g。水煎分3次服。服1剂后，血止呕停，痞痛诸症均减，能进食稀饮。再服1剂后，以参苓白术散加减收功。随访两年，未复发。按：附子泻心汤主治心下痞，而复恶寒汗出者。本方用治吐血，是因吐血之证多由胃来，正如《血证论》说：“血入胃中，则胃家实，虽不似伤寒证，以胃有燥屎，为胃家实证；然其血积在胃亦实象也。”治疗上又指出“必亟夺其实，釜底抽薪，然后能降气止逆，仲景泻心汤主之”而出血之后，往往气随血脱，导致瘀热郁于内，阳气脱于外，故必须兼以温阳固脱方为合拍，本病以呕吐鲜血，心下痞满，冷汗淋漓，脉浮大中空为辨证要点。［四川中医，1989，（2）：20］

3）中风、疝气、盗汗不止：黎某，男，64岁，住院号：35333。病人因左侧肢体麻木乏力，活动不灵，时流涎，于1985年4月24日入我院。体验发现左侧阴囊肿大如拳，内容物可自行纳入腹腔。中医诊断为中风（中经络）、疝气；西医诊断为脑血栓形成，左侧腹股沟斜疝。入院后经用补气活血化瘀通络的补阳还五汤、磷酸川芎嗪、丹参注射液、针灸等治疗，肢体活动明显好转。至5月17日因左侧阴囊壁嵌顿性斜疝行疝修补术，手术过程顺利。术后发热、咳嗽，经用麻杏石甘汤合千金苇茎汤加减，一周后热退，咳嗽减轻，但夜晚盗汗甚多，伴头晕头痛，舌质淡暗，苔黄厚腻，脉弦滑。曾先后用温胆汤、玉屏风散、桂枝汤等治疗，历经20天，盗汗不止，肢体活动也毫无进步。其时天气炎热，虽出汗很多，仍用大毛巾被裹身而睡，面色㿠白，气短，神疲，舌苔仍见黄厚而腻。全面来看，此属本虚标实，寒热相兼之证。清其热则恐损其阳，温其阳又虑助热，唯附子泻心汤正合拍。又考虑到厚腻黄苔，乃胃中蕴热所致，湿重当通阳，通阳在乎利小便，故用：炮附片15g（先煎），大黄6g，川黄连3g，黄芩9g，滑石18g，煅龙骨、牡蛎各30g（先煎），绵茵陈15g，茯苓24g。方中附子温阳固表，三黄泻胃火，滑石、茵陈、茯苓利小便以通阳，龙牡敛阴，共奏温阳固表，泄热利湿之功。服药3剂后，盗汗减少，再进3剂，完全停止，遂转用补气活血通络方药。按：有人将附子泻心汤证的基本病理概括为表阳虚衰，胃中蕴热。本病例正是由于中风之后，复经手术创伤，正气受损，以致表阳不固，而盗汗不已。同时长期有黄厚腻苔，说明胃中蕴热，继而痰湿内生，确属整体反应性和局部层次共同构成的复杂证候，故非寒温并用的本方不效。［仲景学说研究与临床，1985，（4）：27］

【按语】

附子泻心汤，是仲景为热痞又兼表阳不固，恶寒汗出而设，其应用当以邪火内郁，又兼阳虚为辨证要点，所用亦广，大凡大黄黄连泻心汤证又见阳气不足，寒热错杂，虚实互呈之证，均可应用。其煎煮之法，三黄渍之，附子另煎，合而各施其职，寒热并治，临证当予重视。

【现代研究】

（1）抗缺氧作用：田氏的实验研究证明本方的醇提取液给小鼠腹腔注射，可提高小白鼠的耐缺氧能力；对氰化钾、亚硝酸钠、异丙肾上腺素和结扎小白鼠双侧颈总动脉所致的急性缺氧均有不同程度的对抗作用，而延长小白鼠在缺氧条件下的存活时间。该方的抗缺氧作用可能与减少动物机体耗氧量，提高心肌、脑组织抗缺氧能力有关，显然有利于改变机体在血脉妄行以致出血等心火亢盛时的功能状态，促进疾病痊愈，这可能是该方“扶阳”的机制所在[6]。

（2）抗凝血作用：万氏的实验研究证实附子泻心汤水醇法提取液具有延长出血时间，减少血小板和白细胞计数的作用。对体外血栓的形成有明显的抑制作用，对血红蛋白的含量无明显影响，这些作用可能是附子泻心汤水醇法提取液用于热痞兼表阳不足等证的药理基础。热痞多见于血郁引起的某些出血性疾病，表阳不足即指体弱、乏力等证。该方减少血小板和抑制血栓形成的作用，可能是其破解血郁、消除痞患、扶助阳气、强壮身体的潜在机制，促进疾病的痊愈[7]。

## 参考文献


[1] 李祥舒. 附子泻心汤加味治疗胃脘痛 21 例. 北京中医, 1986, (4): 27

[2] 熊曼琪. 附子泻心汤的理论与临床. 仲景学说研究与临床, 1985, (4): 27

[3] 姜琴. 附子泻心汤治验举隅. 北京中医杂志, 1993, (2): 50

[4] 杜俊声. 用《伤寒论》泻心汤治疗外感引起腹泻 48 例. 国医论坛, 1987, (2): 24

[5] 郭佩玲, 张卫新, 骆仙芳, 等. 附子泻心汤治疗慢性肾功能衰竭 37 例疗效观察. 浙江中医学院学报, 1995, 19(4): 34

[6] 田秋芬, 李松冈, 李再邠, 等. 附子泻心汤的抗缺氧作用研究. 黑龙江中医药, 1988, (2): 41

[7] 万敏, 万佳, 张军, 等. 附子泻心汤抗凝血实验研究. 中医函授通讯, 1991, (6): 42


# 六、黄连汤方

## （一）方药

黄连三两　甘草三两，炙　干姜三两　桂枝三两，去皮　人参二两　半夏半升，洗　大枣十二枚，擘

上七味，以水一斗，煮取六升，去滓，温服，昼三夜二。疑非仲景方(1)。

【词解】

（1）疑非仲景方：《玉函》卷八、《千金翼》卷九、《注解伤寒论》卷四均无。

### (二)治法

清上温下，和胃降逆。

### (三)方解

黄连苦寒，以清在上之热；干姜辛热，以温在下之寒；桂枝辛温，既可温散下寒，又可交通上下之阳气，共为本方主药。配人参、甘草、大枣之甘温，补脾益气、和胃安中，以复中焦升降之职；半夏辛温和胃，降逆止呕。全方寒温并用，辛开苦降，清上温下，有平调寒热、和胃降逆、升降阴阳的作用。

本方与半夏泻心汤药味相近，但主治病证迥然有别。半夏泻心汤有黄芩无桂枝，去滓再煎，取其药性和合，每日三服，温服一升。用治寒热错杂于中焦，气机壅滞，以心下痞为主的病证。本方用桂枝无黄芩，治上热下寒、寒热分踞上下，表里不和，心烦、腹痛为主的病证，况且只煎一次，取其各自功效，日三夜二，采用小量频服，可免药后呕吐，利于提高疗效。

【经典原文】

伤寒，胸中有热，胃中有邪气[(1)]，腹中痛，欲呕吐者，黄连汤主之。(173)

【词解】

(1)邪气：此指寒邪。

【提要】 论述上热下寒，腹痛欲呕吐的证治。

【原文分析】

本条为寒热夹杂的黄连汤证治。证由太阳伤寒变化而来，其病机有两个方面，一部分是寒邪入里化热；一部分是寒邪入里侵入肠胃。条文中“胸中”与“胃中”乃指上下部位而言。“胸中有热”，即指胸中有邪热，包括胃脘，上至胸膈。“胃中有邪气”，即指腹中有寒邪。胃与胸相对部位较低，主要是肠中有寒气。因而本证也可看作是上热下寒证中的一种类型。胸胃有热而气逆，所以欲吐；肠中有寒邪而气滞，所以腹中痛。胃热肠寒，主要因阴阳升降失其常度，阳在上不能下交于阴，则下寒者自寒；阴在下又能上交于阳，则上热者自热。此外，还可出现心烦、痞胀、腹泻等证。

本证与泻心汤证都是寒热夹杂，气机升降失常，但病机却有不同。三泻心汤证寒热互结，阻塞于中焦，故以心下痞为主症，且清阳不升浊阴不降，故伴见肠鸣呕利；本证是寒自为寒，热自为热，寒热上下互阻，胃热气逆于上，肠寒气滞于下，故以欲呕吐、腹中痛为主症。

【原文选注】

成无己：此伤寒邪气传里，而为下寒上热也。胃中有邪气，使阴阳不交，阴不得升而独治于下，为下寒腹中痛；阳不得降而独治于上，为胸中热，欲呕吐。与黄连汤，升降阴阳之气。(《注解伤寒论·辨太阳病脉证并治法下》)

柯韵伯：今胃中寒邪阻隔，胸中之热不得降，故上炎作呕；胃脘之阳不外散，故腹中痛也。热不在表，故不发热；寒不在表，故不恶寒。胸中为里之表，腹中为里之里，此病在焦府之半表里，非形躯之半表里也。(《伤寒来苏集·伤寒论注·黄连汤证》)

吴谦：伤寒未解欲呕吐者，胸中有热邪上逆也；腹中痛者，胃中有寒邪内攻也。此热邪在胸，寒邪在胃，阴阳之气不和，失其升降之常，故用黄连汤，寒温互用，甘苦并施，以调理阴阳而和解也。(《医宗金鉴·订正仲景全书·伤寒论注·辨少阳病脉证并治》)

【方药论选】

成无己：上热者，泄之以苦，黄连之苦以降阳；下寒者，散之以辛，桂、姜、半夏之辛以升阴；脾欲缓，急食甘以缓之，人参、甘草、大枣之甘以益胃。（《注解伤寒论·辨太阳病脉证并治法下》）

柯韵伯：用黄连泻心胸之热，姜桂去胃中之寒，甘枣缓腹中之痛，半夏除呕，人参补虚，虽无寒热往来于外，而有寒热相搏于中，所以寒热并用，攻补兼施，仍不离少阳和解之治法耳。此证在太阴、少阳之间，此方兼泻心、理中之剂。（《伤寒来苏集·伤寒附翼·少阳方总论》）

《医宗金鉴》：君黄连以清胃中之热，臣干姜以温胃中之寒，半夏降逆，佐黄连呕吐可止，人参补中，佐干姜腹痛可除，桂枝所以安外，大枣所以培中也。然此汤寒温不一，甘苦并投，故必加甘草协和诸药。此为阴阳相格，寒热并施之治法也。（《医宗金鉴·订正仲景全书·伤寒论注·辨太阳病脉证并治》）

【临床应用】

（1）后世医家对本方的应用

1）《张氏医通》：本方治胃中寒热不和，心下痞满。

2）《保赤全书》：本方治痘疮热毒在胃中，以致腹痛，甚则欲呕吐。

（2）现代应用：辨证要点为上热下寒，胸中烦热，口苦，腹中痛，欲呕吐，舌红苔薄白，脉虚数，或兼恶寒发热。

1）消化系统：本方对急慢性肠胃炎、慢性胆囊炎胆石症、某些溃疡病及其他肠胃疾患，只要见症有胁痛、心下痞满、恶心呕吐、腹痛、食少、或大便利下，证属阴阳失调、寒热上下者，均可以之和调升降[1]。王氏等以本方加味治疗慢性萎缩性胃炎98例，治愈16例，显效64例，有效17例，无效1例，总有效率为98.97%。并认为本方对慢性萎缩性胃炎属上热下寒者，尤为允当，非上热下寒者，则不宜用之[2]。姬见心下痞满拒按，脘痛时如锥刺刀割，恶心欲呕，饮食不进，口干不欲饮，或喜热饮，大便干结或溏薄，畏寒肢冷，体无热或微热，舌质红，苔微黄滑腻，脉弦细或弦缓，为上下寒热不调，阴阳升降失调，兼微有表证之胃痛。治愈22例，好转16例，无效2例，总有效率为95%。疗程最短者3天，最长者10天，平均6天[3]。苏氏以本方治疗慢性浅表性胃炎25例，认为本病皆由饮食与情志所伤，虽病因各异，但病变重在脾胃。脾胃不和，中州升降失调，水津不能四布，病久不愈，邪居胃中，使阴阳不交，阴不得升而寒留于下，阳不得降而热隔于上。故用黄连汤清上温下，升降阴阳之气，使其脾胃协调，肝脾得和，病可获愈[4]。何氏认为胆囊炎之病、证，多为寒热错杂，阴阳失其升降。对慢性胆囊炎，或伴有胆石症，症见胸中有热，胃中有邪气，胁腹痛欲呕吐，用黄连汤为首选方。用以升降阴阳，寒热并投，上下兼治，寒散热消，胃和逆降，其证自愈[1]。

2）妇科：熊安民以本方治疗胎动不安及经漏各1例。两病例虽有异病机相同，皆为寒热互见，清阳不升，浊阴不降，表里不和所致，故均以黄连汤治之而效[5]。

3）其他：王德元认为本方非特具有调节阴阳、畅达气机之能，且具燥湿化痰、调脾和胃之用。它既可用于胃寒胸热，又可用于胃热胸寒；既可用治失眠，又可用于多寐；既可用治呕吐，又可用于泄泻，还能治疗便秘，具有双向调治作用。本方升降阴阳，平调寒热，斡旋胃气，可治疗因上中二焦阴阳相格所致之胸寒胃热及胸热胃寒。本方用于肝郁呕、泄症，则辛开苦降，畅达气机，散结除痞，常能信手奏功。方中黄连苦寒燥湿，半夏燥湿化痰；桂、草、姜辛甘化阳，温振心阳；连、桂一寒一热，一苦一辛，泻火振水，交泰心肾；半夏、草、枣更能和胃而宁神，故而因痰湿作祟所致之失眠与多寐症，均能获效。本方尚能化湿悦脾，畅气安中，故对脾胃气弱引起的泄泻、便秘能收异病同治之效[6]。

（3）医案选录

1）慢性胆囊炎：陈某，男，38岁，1981年4月初诊右胁及脘部疼痛，时发进瘥，已历多日，胸部闷滞，略有热灼感，泛泛欲吐，饮食减少，大便溏烂，苔腻，脉弦。经B超示胆囊大，诊断为慢性胆囊炎。处方：黄连5g，党参9g，炙甘草6g，桂枝6g，姜半夏9g，干姜6g，红枣12枚。7剂。复诊：谓服药2剂后，胁脘痛减轻，大便较成形，服完7剂，饮食有增加。再服原方14剂。以后未闻复发。［浙江中医学院学报，1988，12（6）：45］

2）泄泻：李某，男，10岁，上腹痞满、腹泻反复发作1月余，近几天来，腹胀腹泻加重，每日2～3次，伴腹痛口渴，恶心，纳食少，舌质红，苔薄黄，脉弦紧。证属上热下寒。用药：半夏6g，桂枝6g，党参10g，干姜6g，黄连6g，炙甘草3g，生姜3片，大枣3枚。3剂，日1剂，水煎服。服药后腹泻、腹痛减轻，原方继服6剂，诸症消失，疾病痊愈。［实用中西医结合杂志，1992，5（11）：687］

3）胃痛：史某，女，40岁，1981年7月23日初诊。胃痛半年，迩来脘际，嘈杂，易饥思纳，胸痛连背，痛处抚熨舒适，苔黄略腻，脉弦滑。诊断为饮停中州，上犯心胸。予苓桂术甘汤合瓜蒌薤白汤，药后未见效机。复诊见苔黄而干，脉弦滑有力，独右关沉迟。此胸寒胃热之局，喻昌谓“饮入胃中，听胃气之上下敷布”，黄连汤“不问下寒上热，上寒下热，皆可治之也”。故改用黄连汤。处方：黄连、干姜各4.5g，桂枝3g，炒党参、姜半夏各10g，甘草5g，大枣6枚。3剂。药后苔黄渐化，舌上有津，脉转缓和，胸脘之痛均减。原方加薤白10g，连服10剂而安。［江苏中医杂志，1984，5（4）：17］

4）腹痛、腹泻：时某，女，32岁，干部，1984年5月16日初诊。大便夹带脓血，便秘与腹泻交替出现已2年多。经常腹痛，有痛泻现象，大便每日六七次，消瘦，全身无力，胸闷脘憋，发病原因不明，久治未效。大便培养：痢疾菌（阴性）。钡剂灌肠：降结肠中段至横结肠，黏膜粗乱，肠袋变浅，并有痉挛及激惹征。舌苔薄白，脉左右上关上滑。印象：腹泻。辨证：湿热蕴结，气血凝滞。治则：除湿祛热，温胃健脾。处方：黄连9g，桂枝9g，半夏9g，党参15g，干姜9g，大枣3个，防风18g，没药9g，服6剂。5月21日复诊：症状显著好转，腹痛大减，大便渐成形，日二三次。又服上方60剂，症状消失，大便正常，于1984年9月6日又作钡剂灌肠复查。结肠黏膜纹理正常，无激惹现象。半年后无复发。（刘景祺《经验方》呼和浩特：蒙古人民出版社，1987，40）

【按语】

黄连汤实为小柴胡汤之变方，以桂枝代柴胡，以黄连代黄芩，以干姜代生姜。所谓：“从中而和之法”。故其能收平调寒热，升降阴阳，和胃降逆之功。正如喻嘉言说的：“不问下寒上热，上寒下热，皆可治之也”[7]。

【现代研究】

秦彩玲等对黄连汤的胃黏膜损伤保护作用及镇吐作用进行了实验研究，结果如下：

（1）急性毒性：实验结果表明，小鼠口服黄连汤27g/（kg·d）未见明显毒副反应，此量为最大耐受量，相当于黄连汤临床用量的400倍。

（2）黄连汤对乙醇胃损伤的影响：黄连汤对乙醇诱发的大鼠胃黏膜损伤有明显的保护作用。黄连汤1g/kg及2g/kg灌胃对溃疡指数具有明显的抑制作用（$P<0.01$；$P<0.001$），抑制率分别为43.4%及77.4%；500mg/kg稍有抑制作用，但与对照组比较无明显差别；甲氰咪呱100mg/kg对溃疡指数也有明显的抑制作用（$P<0.001$），抑制率为64.0%。

（3）黄连汤对盐酸胃损伤的影响：大鼠经盐酸灌胃1小时后，腺胃区黏膜有多发性条索状及点状损伤。黄连汤2g/kg灌胃对溃疡指数有明显的抑制作用（$P<0.001$），抑制率为 90.3%。

500mg/kg及1g/kg虽有抑制趋向，但与对照组比较没有显著差别，抑制率分别为29.2%及30.3%。甲氰咪呱100mg/kg灌胃有明显的抑制作用（$P<0.01$），抑制率为57.6%。

（4）黄连汤对阿司匹林胃损伤的影响：阿司匹林灌胃后4小时，大鼠腺胃区黏膜出现多发性条索状或点状溃疡，黄连汤1g/kg及2g/kg灌胃对溃疡指数有明显的抑制作用（$P<0.05$及$P<0.001$），抑制率分别为29.1%、72.4%。500mg/kg灌胃有抑制趋向，但与对照组比较没有显著差异，抑制率为18.9%。甲氰咪呱100mg/kg灌胃则有非常显著的抑制用。

（5）镇吐实验：硫酸铜诱发的鸽子呕吐，黄连汤2g/kg灌胃有明显的镇吐作用，它使致吐的潜伏期延长（$P<0.05$），呕吐次数减少（$P<0.05$），镇吐百分率为59.1%。1g/kg能延长致吐潜伏期（$P<0.05$），对呕吐次数虽有减少趋向但与对照组比较无显著差别，镇吐百分率为30.2%。500mg/kg虽有镇吐趋向，但与对照组比较无明显差别，其镇吐百分率为21.6%。甲氧氯普胺10mg/kg灌胃有显著镇吐作用（$P<0.05$），镇吐百分率为66.7%。黄连汤一次给药未见明显镇吐作用。以上实验研究证明了黄连汤对硫酸铜致鸽子呕吐具有明显镇吐作用及乙醇、盐酸、阿司匹林诱发的三种大鼠胃黏膜损伤均有明显的保护作用，而且随剂量增加其保护作用增强，尤其是对乙醇胃黏膜损伤的抑制作用表现出良好的效量关系。小鼠口服黄连汤27g/（kg・d），400倍于临床用量无任何毒副作用。实验结果表明，甲氰咪呱100mg/kg灌胃，对阿司匹林胃损伤的抑制作用较强，抑制率达98.7%。而对乙醇胃损伤及盐酸胃损伤的作用较弱，抑制率分别为64.0%和57.6%。黄连汤对三种胃黏膜损伤的抑制作用差不多。提示黄连汤不但能增强胃黏膜的抵抗力，而且有抑制胃酸分泌的作用，两者的作用强度差别不大[8]。

## 参考文献

[1] 何任．治胆囊炎之升降阴阳法．浙江中医学院学报，1988, 12(6): 44
[2] 王付．黄连汤加味治疗慢性萎缩性胃炎．实用中西医结合杂志，1995, 8(1): 51
[3] 姬云海．黄连汤加减治疗胃痛 40 例疗效观察．浙江中医杂志，1993, 28(9): 393
[4] 苏敏．黄连汤治疗慢性浅表性胃炎 25 例临床疗效观察．黑龙江中医药，1994, (1): 12
[5] 梁开发．熊安民运用黄连汤治验二则．新中医，1992, 24(7): 4
[6] 王德元，贾美华．黄连汤双向调节的实践例证．江西中医杂志，1984, 5(4): 17
[7] 刘鹤鸣．中西医结合治疗小儿肺炎 110 例疗效观察．天津中医，1989, (2): 8
[8] 秦彩玲，刘君英，程志邻．黄连汤对实验性胃粘膜损伤的保护作用及镇吐作用的研究．中国中药杂志，1994, 19(7): 427

# 七、黄芩汤方、黄芩加半夏生姜汤方

## （一）方药

**1. 黄芩汤方**

黄芩三两　芍药二两　甘草二两　炙　大枣十二枚，擘

上四味，以水一斗，煮取三升，去滓，温服一升，日再夜一服。

**2. 黄芩加半夏生姜汤方**

黄芩三两　芍药二两　甘草二两，炙　大枣十二枚，擘　半夏半升，洗　生姜一两半，一方三两切

上六味，以水一斗，煮取三升，去滓，温服一升，日再夜一服。

## （二）治法

（1）清热坚阴，缓急止利。

（2）清热止利，和胃降逆。

## （三）方解

黄芩汤用黄芩之苦寒，清泄肝胆邪热，燥湿止利；芍药味酸微苦，养阴补血，制肝胆损逆之气，缓急止痛；芩芍配伍，酸苦相济，调中存阴以止利，是治热利之要药。甘草、大枣益气和中，调补正气。诸药合用，共奏清热止利之功。若胃气上逆而呕吐者，则加半夏生姜，和胃降逆上呕。

《伤寒论》中论合病下利者，共三条，证治各异，应予鉴别：32条太阳与阳明合病下利，病变重在表，治用葛根汤，解表和里。256条阳明与少阳合病，病变重在阳明，其下利属内有宿食之热结旁流之属，治用大承气汤泻热通腑而止利。本条则是太阳与少阳合病下利，病变重在少阳，治用黄芩汤清热止利。

【经典原文】

太阳与少阳合病，自下利者，与黄芩汤。若呕者，黄芩加半夏生姜汤主之。（172）

【提要】 论述太少合病下利或呕的证治。

【原文分析】

条文首言太少合病，即太阳与少阳的病证同时俱见，既有头痛发热等症，故称太阳；同时还有口苦、咽干、心烦、胁痛、不欲食等症，故称少阳。仲景以“自下利或呕”作为主证，据理推断，当以少阳受邪为主。对表证略而不提，说明病证偏重于里，乃少阳邪热逆于胃肠所致。治宜清少阳邪热以止利，方用黄芩汤。若少阳邪热上逆于胃，胃气上逆而呕，以黄芩加半夏生姜汤清热止利，和胃降逆。

【原文选注】

成无己：太阳阳明合病，自下利为在表，当与葛根汤发汗；阳明少阳合病，自下利为在里，可与承气汤下之；此太阳少阳合病，自下利为在半表半里，非汗下所宜，故与黄芩汤，以和解半表半里之邪。呕者，故加半夏生姜以散逆气。（《注解伤寒论·辨太阳病脉证并治法下》）

柯韵伯：两阳合病，阳盛阴虚，阳气下陷入阴中，故自下利。太阳与阳明合病，是邪初入阳明之里，与葛根汤辛甘发散，以从阳也。又下者举之之法，太阳与少阳合病，是邪已入少阳之里，与黄芩汤酸苦涌泄，以为阴也，又通因通用之法。（《伤寒来苏集·伤寒论注·黄芩汤证》）

汪苓友：太少合病而至自利，则在表之寒邪悉郁而为里热矣，里热不实，故与黄芩汤以清热益阴，使里热清而阴气得复，斯在表之阳热自解矣。所以此条病，若太阳桂枝在所当禁，并少阳柴胡亦不许用也。（《伤寒论辨证广注·辨少阳病脉证并治法》）

【方药论选】

柯韵伯：凡太少合病，邪在半表者，法当从柴胡桂枝加减。此则热淫于内，不须更顾表邪，故用黄芩以泄大肠之热，配芍药以补太阴之虚，用甘枣以调中州之气，虽非胃实，亦非胃虚，故不必人参以补中也。若呕是上焦之邪未散，故仍加姜夏，此柴胡桂枝汤去柴桂人参方也。（《伤寒来苏集·伤寒附翼·少阳方总论》）

尤在泾：少阳居表里之间，视阳明为较深，其热气尤易内侵。是以太阳与少阳合病，亦自下利，而治法则不同矣。太阳阳明合病者，其邪近外，驱之使从外出为易。太阳少阳合病者，其邪近里，治之使从里和为易。故彼用葛根，而此与黄芩也。夫热气内淫，黄芩之苦，可以清之。肠胃得热而不固，芍药之酸，甘草之甘，可以固之。若呕者，热上逆也。故加半夏、生姜，以散逆气。而黄芩之清里，亦法所不易矣。（《伤寒贯珠集·卷一太阳篇上·合病证治六条》）

陈恭溥：黄芩汤清标阳相火合热而自利之方也。凡病太少之阳内郁，不并不转者用之。本论曰：太阳与少阳合病，自下利者，此方主之。夫太阳主开，不能开则标阳内陷，迫本气之水而下趋。少阳主枢，不外转，则相火合于标阳而下迫，此下利之由也。方用黄芩为君，别名腐肠，内可清相火之里热，外可退标阳之表热，佐芍药以清脾络，甘草、大枣，以资中土，则开与枢俱顺，而利自止矣。然须知此方，不可用之脉迟者。本论厥阴篇曰：伤寒脉迟六七日，反与黄芩汤彻其热，脉迟为寒，今与黄芩汤，复除其热，腹中应冷，当不能食，今反能食，此名除中，必死。当须识此，勿令误也。（《伤寒论章句·方解·卷下》）

钱天来：用黄芩撤其热，而以芍药敛其阴，甘草、大枣，和中而缓其津液之下奔也。若呕者，是邪不下走而上逆，邪在胃口，胸中气逆而为呕也，故加半夏之辛滑，生姜之辛酸，为蠲饮治呕之专剂也。（《伤寒溯源集·附合病并病篇》）

【临床应用】

（1）后世医家对本方的应用

1）《活人书》：本方去大枣，名黄芩芍药汤，治鼻衄。

2）《活法机要》：本方去大枣，名黄芩芍药汤，治热痢、湿热痢，或火升鼻衄。

3）《济生拔粹》：治泄痢腹痛，或里急后重、身热久不愈、脉洪疾，及下痢脓血稠粘。

4）《类聚方广义》：治痢疾，发热腹痛，心下痞，里急后重，脓血便者。

5）《外台秘要》：本方去芍药、甘草，加半夏、人参、干姜、桂枝，名外台黄芩汤，治干呕下痢。

6）叶天士：《三时伏气外感篇》本方治春温。

7）《温病条辨》：本方去大枣，加猪苓、茯苓、泽泻、白术、厚朴、陈皮、木香、名四苓芩芍汤，治湿食交阻之初痢，并见尿短者。

（2）现代应用：辨证要点为湿热下迫、热痢、便有黏液或脓血，口苦口干、腹痛、恶心呕吐、或里急后重、或口渴。舌红苔黄腻、脉沉弦、弦数。

1）消化系统：现代本方常用于治疗急性胃肠炎、细菌性痢疾、阿米巴痢疾等病症。王氏用黄芩汤合白头翁汤治疗1例痢疾，症见腹痛下痢脓血，肛门灼热，里急后重，口渴，粪检：白细胞（+++），脓球（+++），红细胞（++），黏液（+++）。服上方3剂后，腹痛下利均止再以原方小其制，续服4剂痊愈[1]。杨氏报道用黄芩汤为主治疗阿米巴痢疾1例。病人妊娠2个多月，症见腹痛频频，下痢红白黏液，日二三十次，里急后重颇剧，少腹坠胀，有如欲产情形，体温37.9℃，大便检出阿米巴原虫。方用黄芩3g，白芍10g，甘草4.5g，香连丸3g，服2剂后症情明显好转，下利次数大减，日仅二三次，原方再进16剂，下利止，先后2次检查大便未发现阿米巴原虫[2]。曹氏以本方加减，表里同治，湿热兼顾，治疗婴幼儿泄泻，属湿食内蕴郁久化热，又为外邪所袭，表里同病，脾胃湿热下迫暴注所致[3]。姜氏以本方加减清化湿热，治疗下焦湿热，邪气旺盛，正气不衰之慢性腹泻[4]。王立基用本方加味清肠化湿，通腑泄热治疗肠腑湿热所致慢性结肠炎[5]。

2）儿科：传染性单核细胞增多症，是小儿时期常见的急性传染病之一。师群等认为，本病属祖国医学“温病”范畴，多因外感风温，热毒内生或化热入里。其主要病机为正邪相争，邪热内陷，血热互结，气滞血瘀。在治疗上，根据叶天士“在卫汗之可也，到气才可清气，入营犹可透热转气”之说及吴鞠通的“治上焦如羽，治中焦如衡，治下焦如权”的大法，对于气营热盛者，以黄芩汤合清营汤为主苦寒清热，清营解毒[6]。

3）其他：吴勤文用黄芩汤治诸病气血不和，属于热证者，莫不应手取效。以本方加防风、秦艽、生苡仁清热祛风除湿，治疗风湿热痹。治黄疸，尤以小儿湿热发黄及妊娠妇女发阳黄之黄疸证，则以本方加猪苓、怀山药、茯苓、泽泻以利小便，扶脾退黄。治妇女白带，则以本方加苍术燥湿，海螵蛸收敛而热清、湿化、带止。治崩漏，以本方加山栀子、藕节、地榆、炒蒲黄，和血调经而崩漏自止[7]。

（3）医案选录

1）下利腹痛：沈某，学生，男，13岁，腹痛下利，日三五行，有红白黏液，脉弦舌红苔薄。诊为：少阳胆热乘于肠胃，迫其阴液下注。为疏：黄芩10g，白芍20g，甘草6g，大枣4枚，服2剂而下利与腹痛俱除。（刘渡舟《伤寒挈要》）

2）阿米巴痢疾：欧阳某，22岁，9月21日入院。下痢红白，腹痛，里急后重已2天……经化验检查，诊断为阿米巴痢疾。方用黄芩汤加减，黄芩3g，白芍9g，甘草4.5g，香连丸3g。服上药3剂后，腹痛、晨急后重已除，下痢次数大减，日仅二三次，并带有黄色稀粪。体温正常，唯觉起床行走时，头晕足软。再给原方去香连丸，加党参9g，当归6g。调理数日，连检大便2次，未见阿米巴原虫。于9月29日出院。（《岳美中医案集》人民卫生出版社，1978）

3）协热下利：骆某，男，39岁。因饮食不节腹痛便泄，小便赤涩，心中烦热，排泄之便热气灼肛，脉象沉滑舌燥少津，余以协热下利治之。与加味黄芩汤，黄芩10g，芍药15g，泽泻10g，滑石10g，枳壳10g，服3剂，小便清长，大便亦减轻，后以清热导滞之剂调理而愈。（《伤寒论临床实验录》天津科学技术出版社，1984）

4）少阳胆热：王某，男，28岁。初夏迎风取爽，而头痛身热，医用发汗解表药，热退身凉，头痛不发，以为病已愈。又三日，口中甚苦，且有呕意，而大便不利黏秽，日4～5次，腹中作痛，且有下坠感，其脉弦数而滑，舌苔黄白相杂。辨为少阳胆热，下注肠而胃气不和之证。方用黄芩10g，白芍10g，半夏10g，生姜10g，大枣七枚，甘草6g，服3剂而病痊愈。（《新编伤寒论类方》山西人民出版社，1984）

5）急性胃肠炎：吕某，男，52岁，因饮食过度发生吐利之证。初起腹痛剧烈，继发吐利，气势汹涌，吐利无度。诊为“急性胃肠炎”，余诊时大便20～30分钟一次，口干饮水即吐，脉弦滑，舌苔黄腻，心中烦热，小便赤。此系夏令饮食不节，伤及胃肠。而脉弦滑，心中烦热是热邪内犯所致。宜黄芩加半夏生姜汤为主，镇呕止泄。处方：黄芩10g，白芍15g，枳实10g，半夏10g，泽泻10g，生姜6g，藿香10g，佩兰6g，猪苓10g，茯苓10g，厚朴6g，甘草3g，服3剂呕吐止，而泄泻减轻，心烦宁，小便顺利，以后和胃理肠止泻之剂，调理而愈。（《伤寒论临床实验录》天津科技出版社，1984）

【按语】

黄芩汤清热止利，多用于治疗腹痛下重，大便不爽的热痢。治疗痢疾之方，如朱丹溪的黄芩芍药汤、张洁古的芍药汤，多以此演化而来，故《医方集解》称黄芩汤为“万世治痢之祖”。本方不限于治下利，亦用于伏气温病，为清里热之主方。叶天士根据其方苦寒直清里热的作用特点，以及春温初起即有阴精素亏、里热炽盛的病理特点，亦选之作为正治之方。《三时伏气外感篇》春温条：“春温一证……昔贤以黄芩汤为主方，苦寒直清里热。热伏于阴，苦味坚阴乃正治也。”此为温病学家对《伤寒论》的发展。

【现代研究】

实验表明，黄芩汤具有非常明显的抗炎、退热、解痉、镇痛和一定的镇静等作用。这与黄芩汤清热止痢、缓急止痛的主治功效相应[8]。

（1）从复方和单味药同步实验结果分析，黄芩汤的抗炎解痉作用是各组成药物：黄芩、甘草、乌枣和芍药共同配伍作用的结果。黄芩汤的退热作用与方中黄芩和甘草的作用有关。芍药配伍甘草有明显的镇痛作用，黄芩汤的镇痛作用与此有关，但并不排除方中具有其他镇痛配伍关系存在的可能性。黄芩汤的镇静作用主要是黄芩的作用[8]。

（2）从组方分析，本方包括了芍药甘草汤，此方临床用于治疗各种疼痛，其中也包括胃肠痉挛所致的肠鸣、腹泻、腹痛等证，黄芩汤及其组成药物，和芍药加甘草对小白鼠乙酰胆碱引起的强直性肠收缩，均有非常明显的抑制作用。黄芩汤、芍药加甘草对小白鼠乙酸扭体所致疼痛反应也有非常明显的抑制作用。黄芩汤能非常明显地延长小白鼠甩尾实验的痛阈反应时间，从而初步阐明了本方缓急止痛的机制[8]。

（3）拆方研究实验结果表明，全方对大鼠离体回肠的收缩频率、收缩幅度及紧张性有非常明显的抑制作用。如果减去君药黄芩，则呈现相反的兴奋作用。全方与各单味药比较，全方作用最佳，从而证明全方作用优于单方。君药在复方中起主要作用，这一方剂学理论的合理性、科学性得以证实，本方如果减去君药，加大芍药、甘草和大枣的用量至古方用量的4倍，其解痉作用强度与全方古方用量相等，也证明了经方配伍优于其他配伍关系。本方清热止痢的功效，可能以黄芩为主，而缓急止痛功效，可能主要是芍药配甘草的作用。君臣药配伍（黄芩配伍芍药）有助长药理作用的相须关系。佐使药甘草和大枣在全方中也发挥一定的作用[9]。

（4）黄芩加半夏生姜汤具有和解少阳之意，为小柴胡汤变方加减而成。从方中半夏、生姜药物来看，本方具有调节胃肠功能，止呕吐，抗炎和解毒，抑杀伤寒杆菌、霍乱弧菌、堇色癣菌及阴道滴虫等作用；从白芍、甘草药物来看，本方应具有镇静、镇痛、解痉、抗血栓形成和保肝、增加心肌营养性血流量等作用；再从黄芩主药来看，本方还应有较强的抗过敏、解热、利尿和广谱抗菌作用等。总之以上多种药理的组合，反证中医的“和解”即是多种药效的组合，并非其他疗法所代替的疗法。（庞俊忠《临床中药学》中国医药科技出版社，1989年9月版；陈可冀《抗衰老中药》中医古籍出版社，1989年7月版）

### 参考文献


[1] 王琦 . 经方应用 . 银川 : 宁夏人民出版社 , 1981: 322
[2] 杨志一 . 经方实验录 . 江西中医药 , 1954, (10): 46
[3] 曹希和 . 婴幼儿泄泻诊治琐谈 . 江苏中医 , 1991, 12(8): 27
[4] 戴克敏 . 姜春华治疗慢性腹泻的经验 . 山西中医 , 1994, 10(6): 3
[5] 王立基 . 慢性结肠炎的治疗体会 . 辽宁中医杂志 , 1987, 11(2): 26
[6] 师群 , 马烈 , 王秋艳 , 等 . 中西医结合治疗小儿传染性单核细胞增多症 . 陕西中医学院学报 , 1992, 15(1): 36
[7] 林天东 , 余昭秀 , 吴多泰 . 吴勤文名老中医学术思想简介 . 新中医 , 1988, 20(4): 8
[8] 黄黎 , 叶文华 , 蔡波文 , 等 . 黄芩汤及其组成药物药理作用的初步研究 . 中国中药杂志 , 1990, 15(2): 51
[9] 黄黎 , 刘菊福 , 李德冈 , 等 . 黄芩汤的组方配任研究 . 中国中药杂志 , 1991, 16(3): 177


## 八、干姜黄连黄芩人参汤方

### （一）方药

干姜　黄芩　黄连　人参各三两

上四味，以水六升，煮取二升，去滓，分温再服。

### （二）治法

苦寒泄降，辛温通阳。

## （三）方解

本方芩、连苦寒清热，热清则胃气得降，呕吐自止；干姜辛温祛寒，寒去则脾气得升，下利可停。人参甘温，益气补中，以复中焦升降斡旋之职，更利于寒热诸药各行其道，以解阴阳寒热之阻格。寒热并用之中，以苦寒泄降为主；攻补兼施之中，以祛邪为首。辛开苦降甘调，制方颇类半夏泻心汤。

【经典原文】

伤寒本自寒下，医复吐下之，寒格[1]更逆吐下，若食入口即吐，干姜黄芩黄连人参汤主之。（359）

【词解】

（1）寒格：寒邪阻格。

【提要】 寒邪阻格而致上热下寒吐利证治。

【原文分析】

伤寒原有寒性下利，医者反用吐下之法，使吐下更加严重，其下利属虚寒无疑。其呕吐若见朝食暮吐或暮食朝吐者，则为胃寒气逆，因寒性凝滞，故见隔时而吐。但今见食入口即吐，则应属胃热气逆气致，因火性急迫，故见随吃随吐。此上热下寒之证，皆因寒邪阻格，使阴阳寒热不得交通所致。

此外，本证与前述黄连汤证、栀子干姜汤证虽皆属胃热脾寒，但其间病机、证候表现又有细微差异。概括而言，本证以脾寒胃热相格拒的胃热气逆、食入即吐为主；黄连汤证虽亦可见及胃热上逆，但“欲呕吐”的一个“欲”字反映其呕吐表现未至太甚，或仅有泛恶之感，而以脾寒络阻的腹中痛更加明显，这可能正是方中用桂枝以通阳和络止痛的目的所在；与上两证不同，栀子干姜汤证的上热较轻，未至胃热气逆，而仅见胃热“微烦”之候，脾寒则存在较多的相似。

【原文选注】

吴谦：《经》曰，格则吐逆。格者，吐逆之病名也。朝食暮吐，脾寒格也；食入即吐，胃热格也。本自寒格，谓其人本自有朝食暮吐寒格之病也。今病伤寒，见可吐可下之证，遂执成法复行吐下，是寒格更逆于吐下也，当以理中汤温其太阴，加丁香降其寒逆可也。若食入口即吐，则非寒格，乃热格也，当用干姜、人参安胃，黄连、黄芩降胃火也。（《医宗金鉴·订正仲景全书·伤寒论注·太阴全篇》）

尤在泾：伤寒本自寒下，盖即太阴腹满自利之证。医不知而复吐下之，里气遂虚，阴寒益甚。胃中之阳，被格而上逆；脾中之阴，被抑而下注，得不倍增吐下乎？至食入口即吐，则逆之甚矣。若从寒治逆，则寒下转增，或仅投温剂，则必格拒而不入。故以芩连之苦以通寒格，参姜之温以复正气而逐阴邪也。（《伤寒贯珠集·厥阴温法》）

陆渊雷：此条寒下字、寒格更逆字，皆不可解，必有讹夺。唯食入口即吐一句，为本方之证候。凡朝食暮吐者，责其胃寒，食入即吐者，责其胃热。胃热故用芩连。本方证胃虽热而肠则寒，故芩连与干姜并用。以其上热下寒，故入之厥阴篇。（《伤寒论今释·辨厥阴病脉证并治》）

【方药论选】

柯韵伯：此寒邪格热于上焦也，虽不痞硬，而病本于心，故用泻心之半。干姜以散上焦之寒，芩连以清心下之热，人参以通格逆之气而调其寒热以至和平。去生姜、半夏者，胃虚不堪辛散。不用甘草、大枣者，呕不宜甘也……不名泻心者，以泻心汤专为痞硬之法耳。（《伤寒来苏

集·伤寒附翼·太阳方总论》）

王晋三：厥阴寒格吐逆者，阴格于内，拒阳于外而为吐，用芩、连大苦，泄去阳热，而以干姜为之向导，开通阴寒。但误吐亡阳，误下亡阴，中州之气索然矣，故必以人参补中，俾胃阳得转，并可助干姜之辛，冲开阴格而呕止。（《绛雪园古方选注·和剂》）

陈蔚：方用干姜辛温以救其寒，芩连苦寒降之且以坚之。然吐下之后，阴阳两伤，胃气索然，必藉人参以济之，俾胃气如分金之炉，寒热各不相碍也。方名以干姜冠首者，取干姜之温能除寒下，而辛烈之气又能开格而纳食也。（《长沙方歌括·厥阴方》）

【临床应用】

（1）后世医家对本方的应用

1）《伤寒来苏集》：凡呕家夹热者，不利于香砂桔半，服此方而晏如。

2）《类聚方广义》：治胃反、心胸郁热、心下痞硬或嘈杂者，骨蒸劳热、心胸烦闷、咳嗽干呕，或下利者，宜此方。

3）《保幼大全》：四味人参汤，治伤寒脉迟，胃冷呕吐。即本方。

4）《方函口诀》：此方治膈有热，吐逆不受食者，与半夏、生姜诸止呕吐药无寸效者，有特效。又治噤口痢。

（2）现代应用：现代临床应用本方的报道，相对较少，而且主要用于治疗消化系统疾病。如刘氏用之治疗夏月炎热时贪食寒凉，而致吐泻交作，以呕吐为主，伴心烦口苦、舌苔黄润、脉滑数之证；治幼儿便溏、吐乳，伴口舌糜烂等证[1]。田氏用之加味治疗消化性溃疡56例，效果甚佳[2]。张氏治一例百日咳疫苗后当夜发热恶寒，食入即吐、胸痛，大便3日未解，神志昏沉，肛温38℃，舌红苔黄，脉沉细。证为冒风伤胃，用本方1剂症消，继用小柴胡汤1剂和其表里而愈[3]。王氏常用本方加减治疗急慢性肠炎、痢疾等，属于中虚夹热，或寒热夹杂者，多可获效[4]。

（3）医案选录

1）消化性溃疡：唐某，男，45岁，1982年5月20日诊。上腹疼痛，嗳气反酸，反复发作已5年多，遇精神刺激、饮食不当或寒冷则复发，服抗酸药无效。检查：脐上至剑突间有明显压痛、拒按，舌淡，苔薄微黄，脉虚数，大便隐血试验阳性。X线胃肠造影见：①壁龛；②十二指肠球有激惹现象。辨证：证属胃热脾寒之胃脘痛。治法：调肝和胃，行气止痛。处方：干姜15g，黄芩、黄连、木香各10g，党参25g。服1剂后好转，3剂后，大便隐血阴性。随访未复发。按：干姜辛温散寒，以降低脾脏中凝聚之阴寒，促脾为胃敷布津液；芩连苦寒泄热消炎，降低胃中积热；佐木香行气导滞止痛，使胃气下降；人参扶正气，温清并用，补泻兼施，使邪去正复，阴阳平衡。［四川中医，1989，（7）：27］

2）呕吐：林某，50岁。患胃病已久，近来时常呕吐，胸间痞闷，一见食物便产生恶心感，有时勉强进食少许，有时食下即呕，口微燥，大便溏泄，一日二三次，脉虚数。与干姜黄连黄芩人参汤。处方：潞党参15g，北干姜9g，黄芩6g，黄连4.5g，水煎，待稍和时分4次服。本证属上热下寒，如单用苦寒，必致下泄更甚；单用辛热，必致口燥，呕吐增剧，因此只宜寒热辛苦并用，调和其上下阴阳。又因素来胃虚，其脉虚弱，故以潞党参甘温为君，扶其中气。药液不冷不热分其4次服，是含“少少以和之”之意。因胸间痞闷热格，如果顿服，虑其药被拒不入。服1剂后，呕恶、泄泻均愈。因病者中寒为本，上热为标，现标已愈，应扶其本。仍仿照《黄帝内经》“寒淫于内，治以甘热”之旨，嘱病者购生姜、红枣各500g，切碎和捣，于每日三餐蒸饭时，置取一酒盏米上蒸熟，饭后食服。取生姜辛热散寒和胃气，大枣甘温健脾补中，置米上蒸熟、是取得谷气而养中土。服一疗程（即尽两斤姜枣）后，胃病几瘥大半，食欲大振。后病又照法服用一疗程，胃病因而获愈。（《伤寒论汇要分析·厥阴病篇》）

3）食积：魏某，男，21岁。因饮食不节，胃脘胀满，有时隐隐作痛，嗳气泛酸，头眩气短，脘部按之作痛，大便溏稀，经常排泄二次。口臭苔腻，略见薄黄，脉象弦滑无力。诊断为慢性胃炎。余因其脾胃素弱，又因饮食不节，胃气损伤，诱起慢性炎症，为今之治，宜扶脾胃之阳，以清热消炎而泻痞满。与干姜黄芩黄连人参汤，取干姜人参以温脾阳，用芩连以清热散痞满。与干姜黄芩黄连人参汤，取干姜人参以温脾阳，用芩连以清热散痞。干姜10g，人参6g，黄芩10g，黄连4.5g，五灵脂10g，姜半夏10g，甘草10g。连服3剂，满胀痛消，症状均退，后以和胃理气健脾之剂，调理而愈。（邢锡波《伤寒论临床实验录》天津科学技术出版社，1984）

4）慢性胃炎，脘痛：崔某，女，45岁。病人平素有慢性胃病史，经常呕吐吞酸，食少乏味，胸胁及脘腹胀满，每逢忧思、郁怒和饮冷食硬则疼痛加重。近一周来因和家人生气而呃逆呕吐，胃脘胀满，口舌生疮，而腹部喜暖怕冷，大便溏泻。观其舌苔白腻，脉见弦紧，乃寒热格拒，试投干姜黄连黄芩人参汤加味：干姜9g，黄芩9g，川连6g，党参15g，柴胡10g，炒积壳10g，甘草10g，藿香9g。服上药2剂后，脘腹鸣鸣作响，自觉寒气下行。吐止胀减痛消，又用原方加川朴，继进3剂而愈。（《张仲景药法研究》科学技术出版社，1984）

【按语】

干姜黄芩黄连人参汤辛开苦降甘调，寒热并用，攻补兼施，故对寒热阻格、升降紊乱、虚实兼见之呕吐、下利、胃脘疼痛等证有效。《伤寒论》中寒热并用、攻补兼施的组方有多首，但作用又各有特点，如泻心汤类寒热并用、攻补兼施之中偏于和中消痞；乌梅丸寒热并用、攻补兼施之中则偏于酸收驱蛔；麻黄升麻汤寒热并用、攻补兼施之中偏于发越阳郁；而干姜黄芩黄连人参汤则在寒热并用、攻补兼施之中偏于苦泄降逆。故本方在临床应用上虽治吐利，但仍应以胃热气逆之呕吐为主要表现，而脾家虚寒则为病本。

【现代研究】

本方现代常用于急慢性胃肠炎、霍乱吐泻等病而见本方证者。据研究［巢志茂摘.干姜的灭螺和抗血吸虫活性.国外医学·中医中药分册，1991，13（3）：52］，干姜的乙醇提取物100.0PPm浓度对波多黎各的螺有20%的死亡率。萃取，层析得到的姜辣素、姜烯酮有显著的灭螺活性。据笠原义正［笠原义正等.半夏和干姜的药理作用（同上），1984，6（4）：30~31］等报告：干姜的$LD_{50}$，折合生药33.5g/kg干姜对小鼠的自发运动有抑制倾向，虽与半夏本质不同，但两者合用有协同作用。干姜有抑制硫酸铜诱发的呕吐；干姜浸剂有抑制血管通透性的倾向、抗利尿作用，并对胃液分泌、胃液酸度有抑制倾向，抑制乙酰胆碱、组胺、氯化钡等引起的各种收缩反应。

方中黄芩一般用于急性炎症性热［全国中草药汇编组《全国中草药汇编》（上册）人民卫生出版社，1975，758~760］病，它有较广泛的抗菌谱，如痢疾杆菌、白喉杆菌、绿脓杆菌、葡萄球菌、链球菌、肺炎双球菌、脑膜炎球菌等均有抑制作用，对试管内流感病毒$PR_8$株有抑制作用，外用对致病性真菌也有抑制作用。

黄连主要对痢疾杆菌、百日咳杆菌、结核杆菌、伤寒杆菌、金黄色葡萄球菌、溶血性链球菌、肺炎双球菌及白色念珠菌有明显抑制作用。另外对流感病毒PR8、FM1、1233、Lee等也有抑制作用。

人参的药理作用广泛，在（庞俊忠《临床中药学》中国医药科技出版社，1989年9月版，318~319）本方中主要起到加强机体免疫功能、兴奋肾上腺皮质作用，促进蛋白质、DNA、RNA的生物合成等，使肌体的免疫功能加强而有抗应激、抗疲劳，从而有利于祛邪药物的作用发挥，而且人参本身也有祛邪作用，如抗肿瘤作用等。

综上所述，本方是扶正祛邪，调理上下，立法清、补、温、下俱存，使肌体逐渐康复之良方。

# 九、旋覆代赭汤方

## (一)方药

旋覆花三两　人参二两　生姜五两　代赭一两　甘草三两，炙　半夏半升，洗　大枣十二枚，擘

上七味，以水一斗，煮取六升，去滓，再煎取三升。温服一升，日三服。

## (二)治法

和胃化痰，镇肝降逆。

## (三)方解

本方以旋覆花、代赫石为伍，“诸花皆升，旋覆独降”，以旋覆花为主药，味咸苦辛，主下气消痰，软坚散结消痞，降气行水，主治心下痞满，噫气不除；代赭石苦寒入肝镇肝降逆，两者相合，下气消痰，镇肝胃之虚逆，佐以半夏、生姜，化痰散饮，和胃降逆；人参、大枣，甘草补中益气，扶脾胃之虚，使脾胃之气得健，痰饮之邪得除，肝胃气逆得平，痞硬噫气之证可除。

本方即半夏泻心汤去黄芩、黄连、干姜，加旋覆花、代赭石而成。本证里无热邪，非寒热错杂，故不用黄芩、黄连；阳虚不甚，故不用干姜；因本方同属和解之剂，故在煎服时，要去滓重煎，以使药性充分和合。

使用本方时，代赭石一药的用量须特别注意，原方中代赭石用量与生姜、甘草、人参、旋覆花的比例是1：5：3：2：3。本证病本中虚，因虚生痰，痰生气阻。代赭石重镇降逆，但用量宜小不宜大。因其质重性坠，若用量过大，必伤其已伤之气，噫气、痞塞不但不除，反会加重。

【经典原文】

伤寒发汗，若吐若下，解后，心下痞硬，噫气不除者，旋覆代赭汤主之。（161）

【提要】　伤寒解后胃虚气逆，心下痞硬的证治。

【原文分析】

伤寒发汗，乃正治之法，或吐或下，则为误治，表证虽解，但中阳受损，致脾胃腐熟运化功能失职，痰饮内生，阻于中焦，胃气不和，气机痞塞，故心下痞硬。胃气已虚兼之土虚木横，肝胃气逆，故噫气不除。宜旋覆代赭汤和胃降逆，化痰消痞。

本证与生姜泻心汤证均为伤寒误治，脾胃之气受损，而见心下痞硬、嗳气之症。但生姜泻心汤证不仅中气受损，且有水饮食滞，寒热错杂之邪阻滞心下，故在心下痞硬的同时伴见干嗳食臭、腹中雷鸣下利，治用生姜泻心汤，寒温并用，辛开苦降，和胃散水，而痞利自除。而本证是伤寒误治后脾胃受损，胃中不和，痰浊内生，肝气横逆，致气机痞塞，肝胃气逆，见心下痞硬，更见噫气不除之主症，虽噫气而无食臭，亦无肠鸣下利，是以气逆为主证候，故以旋覆代赭汤补中和胃，化痰蠲饮，镇肝降逆为治，当予鉴别。

【原文选注】

成无已：大邪虽解，以曾发汗吐下，胃气弱而未和，虚气上逆，故心下痞硬，噫气不除，以旋覆代赭石汤降虚气而和胃。（《注解伤寒论·辨太阳病脉证并治法第七》）

喻嘉言：此亦伏饮为逆，但因胃气亏损，故用法以养正，而兼散余邪，大意重在噫气不除，

上既心下痞硬，更加噫气不除，则胃气上逆，全不下行，有升无降，所谓弦绝者，其声嘶，土败者其声哕也。故用代赭领人参下行，以镇安其逆气，微加散邪涤饮，而痞自开也。（《伤寒论尚论篇·太阳经中篇》）

唐容川：引节言治病后之余邪，宜于补养中，寓散满镇逆之法。（《伤寒论浅注补正·太阳篇下》）

【方药论选】

成无己：硬则气坚，咸味可以软之，旋覆之咸，以软痞硬。虚则气浮，重剂可以镇之，代赭石之重，以镇虚逆。辛者散之，生姜、半夏之辛，以散虚痞。甘者缓之，人参、甘草、大枣之甘，以补胃弱。（《注解伤寒论·辨太阳病脉证并治法第七》）

周扬俊：旋覆花消痰结软痞，治噫气；代赭止反胃，除五脏血脉中热，健脾，乃痞而噫气者用之，谁曰不宜；于是佐以生姜开结，半夏逐饮，人参补正，甘枣益胃。每借之以治反胃噎食，气逆不降者，靡不神效。（《伤寒论三注·痞篇》）

钱天来：旋覆花，《神家本草经》言其能治结气胁满，除水下气，故用之以为君。李时珍云，代赭石乃手足厥阴之药，取其重镇，故能除上走之噫。（《伤寒溯源集·太阳中篇·心下痞证治》）

尤在泾：伤寒发汗，或吐或下，邪气则解，而心下痞硬，噫气不除者，胃气弱而未和，痰气动而上逆也。旋覆花咸温，行水下气；代赭石味苦质重，能坠痰降气；半夏、生姜辛温；人参、大枣、甘草甘温，合而用之，所以合胃气而止虚逆也。（《伤寒贯珠集·太阳篇上·发汗吐下解后病脉证》）

吴仪洛：此但云噫气，比食臭则无滞而虚也，故治法但以补虚镇逆为主，而兼消饮。惟噫气而饮留致痞，痞之故不在饮而在虚也。土虚则肝木乘之，因假其气而上逆，故以人参补虚为君；代赭石之苦寒镇重而入肝，领人参下行以镇安其逆气为臣；旋覆花之咸温，能软坚行水下气，合生姜、半夏开痞为佐；甘草、大枣味甘，调胃之主药，故以为使。（《伤寒分经·卷八》）

【临床运用】

（1）后世医家对本方的应用

1）周扬俊《伤寒三注》：用本方治反胃噎食，气逆不降，靡不神效。

2）朱肱《活人书》：用治有旋覆代赭石证，其人或咳逆气虚者，先服四逆汤；胃寒者，先服理气丸，次服旋覆代赭汤，为良。

3）《医学纲目》：用治呕吐之证，大便秘结者。

4）《伤寒附翼》：用旋覆、半夏作汤，调代赭末，治顽痰结于胸膈，或涎沫上涌者最佳，夹虚者加人参甚效。

（2）现代应用：临床以脾胃虚弱，痰湿内阻，肝胃气逆。心下痞硬，按之不痛，嗳气频作，或呕吐或呃逆不止，或噎膈，舌苔白滑，脉弦。或兼胃脘疼痛，眩晕等为辨证要点。应用范围：

1）消化系统：本方镇肝降逆，化痰和胃，现代报道较多，常用于治疗胃虚气逆，肝胃不和，痰饮内阻之嗳气、呕逆、噎膈反胃、心下痞硬等证，如急慢性胃炎、胃及十二指肠溃疡病[1]、幽门梗阻[2]、胃肠神经官能症、食管炎[3]、食管梗阻、贲门痉挛[4]、食管癌、胃癌、肝炎、便秘[5]、食管贲门失弛缓症[6]、十二指肠壅积症、胃扭转、胃痒症[7]等，凡见上述证候者，均可用本方加减治疗获效。王氏报道，用本方治疗浅表性胃炎40例，肝胃不和者，加柴胡；脾胃虚者，加白术；胃内蕴热者，加黄连；每日1剂，水煎服，30天为1个疗程。治疗1个疗程后，胃镜检查，治愈15例，好转21例，无效4例，总有效率为90%[8]。又有报道，用旋覆代赭汤合小柴胡汤加郁金、竹茹、瓦楞壳，治疗胆汁反流性胃炎100例，肝胃不和，加白芍、枳壳、香附；气滞血瘀，加蒲黄、绛香、五灵脂、延胡索、乳香、没药、三七；脾胃虚寒，加白术、公丁香、小茴香、吴茱萸。每日1剂，水煎服。结果痊愈56例，好转29例，无效15例，总有效率为85%，其中以肝胃不和型和气滞血瘀型疗效最佳[9]。

2）神经系统：本方的和胃降逆消痰作用，常用治神经系统疾患，较多报道的是眩晕、呕吐、美尼尔综合征、神经官能症、癔症。此外，还有失眠、头痛、脑膜炎后遗症等，属胃虚气逆痰阻者。如栾氏报道，因痰湿中阻，痰浊上扰所致的眩晕、痰浊扰及心神之失眠、痰浊上扰心神之头痛（血管神经性头痛），用本方化裁，和胃降逆，化痰降浊，均取得良好效果[10]。亦有报道用本方治疗神经性呕吐、癔症[11]、中风呃逆[12]等，疗效满意。

3）呼吸系统：本方健脾和胃，降气消痰，常用于治疗痰饮咳喘，肺胃气逆之证，如急慢性支气管炎、哮喘、肺气肿、肺心病、咯血等，加减适当，均可取得满意疗效。戴氏报道，慢性支气管炎、哮喘，证见肺胃气逆，咳喘痰多、心下满闷、呕吐痰涎者，用本方降逆下气，和胃消痰，随证加减，若属痰热者，可用本方与小陷胸汤合方；寒痰者，可入麻黄、款冬、百部，均获良效[13]。李氏报道，用旋覆代赭汤升清降浊，涤痰散结，治愈一例罕见支气管结石[14]。

4）循环系统：据报道本方还可用于脾胃失和，痰气阻遏的某些循环系统疾病的治疗。如陈氏用平肝潜阳，化痰下气法，以本方合半夏白术天麻汤化裁，治疗肝风夹痰之高血压危象一例，取得良好效果[15]。田氏报道，由于中焦不足，气机郁结，痰饮内聚，脾胃失和，心失所养，导致的室性阵发性心动过速，用本方加活血化瘀、理气化痰之品，调治30余日而愈[16]。赵氏报道，脾胃气虚，湿郁生痰，胃失降浊，痰湿阻遏心阳，心阳不振而导致之心绞痛，有冠心病所致者，有心肌梗死所致者，用本方加减化湿降浊，使邪去正安，心痛可愈，疗效满意[17]。

5）妇科：本方调理脾胃，降气消痰，临床报道较多用于妊娠恶阻的治疗，效果甚佳。如王氏[18]、刘氏[19]均报道用本方加味，治疗妊娠恶阻，获得良效。刘氏认为："方书虽记载赭石、半夏为妊娠禁忌药物，但据张赞臣《本草概要》记载，半夏与参术并行，但有开胃之功而不损胎元，代赭石具有安胎健脾，镇逆止呕之效。笔者亦认为半夏，赭石为降逆止呕圣药，屡用于治疗妊娠呕吐，无纤毫不爽者。"此外，亦有报道用本方加味治疗不全流产[20]、产后恶露淋漓不尽均获良效。

6）外科：有些外科疾病，手术或非手术治疗后，出现胃虚气弱，嗳气不止，或腹胀呕吐，心下痞硬，神疲纳差的证候，用旋覆代赭石汤补虚和胃，斡旋中州，降逆化痰，和胃消痞，可取得满意的疗效。如刘氏报道，用本方加味治疗食管癌手术后并发症（术后吻合口狭窄、反流性食管炎、胃肠功能紊乱）46例，症见呕吐、胸痛、嗳气、呃逆、纳差、腹胀、便溏等，服药1～3个月，显效29例，占63%，好转13例，占28.3%，无效4例，占8.7%，总有效率为91.3%[21]。又有刘氏报道用本方加柴胡、郁金、云苓、陈皮、竹茹治一77岁高龄老妪行直肠癌切除腹壁造瘘术，6年后并发的粘连性不全肠梗阻，取得佳效[22]。此外，亦有报道用本方加味治疗脑外伤后遗症之眩晕呕吐，证属胃虚气逆者，胆石症术后重证呕吐等，均获良效。

7）其他：现代报道，凡属胃虚气弱，噫气不除，肝胃不和的多种疾病，均可用本方加减取效。如眼科之视歧（复视、视物倒转）；关格；长期低热；肝失疏泄，肝胃气逆之奔豚证；肝火上升而致的吐血、衄血、咯血用之均获得满意疗效。

（3）医案选录

1）胃溃疡：薛某，男，56岁。患胃溃疡，常噫酸嗳气，呕去始快，食后腹胀。近10日来食量减少，苔腻，脉滑。用旋覆代赭合加味乌贝散治之：旋覆花、姜半夏、枳壳、乌药各9g，代赭石24g，丁香1.5g。又乌贼骨30g，大贝、乳香、元胡各9g，共研细粉，每次服3g。每日3次。药后痛减，不噫酸嗳气，照前方继服5剂。按：本案胃溃疡，有嗳气噫酸症状，用旋覆代赭汤加减降逆温胃。另配加味乌贝散有制酸止痛作用，盖乌贼骨制酸，大贝有类似阿托品样的解痉及抑制胃

酸分泌作用，乳香外用生肌收口，也可用于胃溃疡，元胡理气止痛。［辽宁中医杂志，1988，12（8）：6］

2）失眠：曹某，女，45岁，1989年1月8日初诊。失眠4个月，初睡难以入眠，甚则彻夜不寐，服镇静催眠药效不佳。入夜则脘腹痞闷，嗳气频作，或恶心呕吐痰涎，头晕目眩，心悸烦躁，神疲乏力，饮食乏味。舌质淡，苔白腻，脉缓滑。证为痰浊中阻，扰及心神。拟和胃化痰，安神宁志法。方用旋覆代赭汤合温胆汤加减。旋覆花（布包）10g，代赭石10g，党参20g，半夏10g，莱菔子10g，茯苓10g，炒枣仁20g。陈皮10g，枳实10g，竹茹10g，炙甘草5g，远志10g，生姜3片，大枣5枚，水煎服。服药4剂，脘痞除，嗳气呕吐止，食欲增进，睡眠转安。续服12剂，睡眠正常。按：痰浊中阻，清阳不升，浊阴不降，痞塞中焦，阳不入阴，是“胃不和则卧不安”。旋覆代赭汤合温胆汤和胃化痰，使痰涎得消，逆气得平，中虚得复，心神得安，失眠自愈。［实用中医内科杂志，1991，5（1）：41］

3）视歧：段某，女，10岁，1986年12月25日诊。父代诉：30天前突感上腹部不适，噫反胃，呕吐涎沫，后出现视一为二，双眼视物均有复影，头晕目眩，颜面抽搐，纳食不振，口渴不欲饮，心烦不寐，虽多方求医，获效不佳。视见：目光呆滞，睛球转动不灵，上睑下垂，神倦委靡，舌体肥胖，舌质淡，苔白滑，脉弦而虚。在某医院眼底检查，左眼视乳头色泽较混浊，右眼视乳头充血。双眼无红赤浮肿。视力左0.8，右0.5。左眼向内外活动稍好，右眼向内转运动稍差。证属中阳不足，升降失司，浊阴上逆，痰浊阻滞窍络所致。治宜降逆化痰，益气和胃。旋覆代赭汤加味：旋覆花（布包煎）、姜半夏、石决明、草决明各10g，代赭石15g，人参、甘草、大枣各5枚。水煎服。5剂后，双目复视症发作次数减少，精神较振，纳食有味，舌淡苔白，脉弦缓。原方再进10剂，诸症消失。复查眼底正常。双眼视力恢复到1.0。随访至今，病未复发。按：视一为二，别名视歧。《诸病源候论》曰：“目是五脏六腑之精华，凡人脏腑不足，精虚而邪气乘之，则精散，故视一物为两也。”《审视瑶函》载：“视一为二，为肝肾不足。”该病人未见肝肾不足，惟发作前有呕逆，舌肥胖苔厚，故断为胃气虚弱，浊阴上逆，痰湿内阻，升降失常，精不上举，五脏六腑之精华不能上注于目，故视一为二。方用旋覆代赫汤加味以降逆化浊，使经脉能畅，精血得以养目而获效。［四川中医，1991，（4）：40］

4）妊娠恶阻：沈某，女，26岁，1989年4月21日来诊。怀孕50天，近日胃脘嘈杂，烦躁不安，呕吐不止，进食尤甚，大便数日未行，每日仅进少量流汁饮食，舌尖红，苔薄白，脉滑数，此乃脾胃不和，郁热所致之妊娠恶阻证，治以调理脾胃，清热止呕，用旋覆代赭汤加减：旋覆花、太子参、姜半夏各10g，代赭（先煎）24g，黄芩、竹茹各12g，大枣3枚，甘草3g，每日1剂，水煎，冷后频饮，2剂后，呕吐止，即能进食。按：《名医别录》谓赭石能坠胎，一般方书也谓孕妇须慎用之，但《内经》则有“有故无殒亦无殒也”的明训，《医学衷中参西录》亦谓其平肝气冲逆，降冲脉之气，无破血之弊，于胞胎无损，且有一定补血作用。如胎至六七个月，赭石镇坠之功则能下有形滞物，服之有碍，须忌用。方用旋覆花下气降逆，太子参健脾益气，姜半夏和胃止呕，黄芩、竹茹清热止呕安胎，大枣和中，甘草调和诸药，全方共奏和胃理脾、清热止呕作用。［四川中医，1991，9（1）：43］

【按语】

旋覆代赭汤具有和胃化痰，镇肝降逆之功，《伤寒论》主治胃虚痰阻，肝胃不和，心下痞硬，噫气不除之证，本条虽言本方主治伤寒发汗后噫气不除，但历来医家用于治痰饮，止呕逆，调肝胃，应用甚广，更多地应用于杂病的治疗，以消化系病症应用最为常见，凡属脾胃虚弱，痰气不逆之噫气、呕逆、心下痞硬等证，不论病属何科，均可加减应用。

本方代赭石为重镇降逆之要药，原方用量较轻，而临证可酌情重用，有用至30g而收佳效者。

兼热者可入黄连、黄芩、竹茹；兼寒者，可加干姜、丁香、柿蒂；气虚者，可用入黄芪、黄精；阴虚者，可加沙参、麦冬、石斛，去半夏、人参；血虚者，可加黄芪、当归、生芍；脾虚甚者，加白术、茯苓；痰多者，加陈皮、茯苓；纳差者可加山楂、麦芽之属；肝胃不和，可入白芍、枳实、制香附，因证而施，灵活加减，可获满意疗效，对某些难治重证亦可建奇功。

【现代研究】

本方（复方）的现代药理研究尚较缺少，马氏、刘氏报道了方中各味药物的现代药理作用。旋覆花所含旋覆花黄酮能缓解组胺引起的豚鼠支气管痉挛，故能平喘；对离体豚鼠气管亦有抗组胺作用，但较氨茶碱发生的作用慢而弱；据初步实验，尚未发现有镇咳、祛痰作用。旋覆花中含有大量的绿原酶与咖啡酸，而绿原酶则能显著增强大鼠、小鼠的肠蠕动功能，还可提高大鼠的中枢兴奋性。

代赭石主要含三氧化二铁，含铁量占40%~60%，另含少量镁、钙、铝、砷等杂质。本品口服后能收敛胃肠壁，保护黏膜面；吸收入血，能促进血细胞的新生；有明显的促进兔子肠蠕动功能；所含砷盐仅占十万分之一，故偶用对人体无害，但长期大量服用，则有发生慢性砷中毒的可能。生姜含有人体必需的十几种氨基酸成分，对胃液的分泌有明显的促进作用，能促进消化功能。半夏中含有丰富的生物碱性物质，这些物质对呕吐有明显的抑制作用；此外还具有镇咳作用。人参能兴奋中枢，使红细胞及血红蛋白增加，提高动物与人的体力与智力活动能力，并能增强机体对各种有害刺激的非特异性抵抗力，是一种全身性的强壮滋补药。大枣含营养物质，有助于滋养。甘草有被动痰止咳作用。综观全方，具有明显的镇吐作用、止咳平喘作用及滋补强壮作用[22、23]。

## 参考文献


[1] 胡顺金. 加减旋复代赭汤合丹参注射液治疗胃脘痛 30 例疗效分析. 辽宁中医杂志, 1991, 18(1): 20
[2] 吴忠文. 经方运用三则. 新中医, 1988, 20(2): 19
[3] 陈明昶. 旋覆代赭汤加减治疗食管炎. 浙江中医杂志, 1991, 26(7): 321
[4] 夏俊杰. 旋覆代赭汤加减治疗贲门痉挛. 四川中医, 1992, 10(2): 21
[5] 许成群, 王采甫. 旋覆代赭汤临床验案 2 则. 国医论坛, 1996, 11(6): 16
[6] 顾荣斌. 旋覆代赭汤治疗食道贲门失弛缓症 42 例临床分析. 实用中西医结合杂志, 1996, 9(2): 127
[7] 刘丽玲. 旋覆代赭汤治验 3 则. 国医论坛, 1994, (2): 12
[8] 王立照. 旋覆代赭汤治疗浅表性胃炎 40 例. 国医论坛, 1993, (5): 16
[9] 王水明. 小柴胡汤加旋覆代赭汤治疗胆汁返流性胃炎 100 例. 福建中医药, 1994, 25(3): 1
[10] 栾春香. 旋覆代赭汤在神经科的临床应用. 实用中医内科杂志, 1991, 5(1): 41
[11] 冯西勇. 旋覆代赭石汤治疗癔症球. 四川中医, 1990, 8(1): 26
[12] 江尔逊, 江文瑜. 旋覆代赭汤为主救治危重证两例. 国医论坛, 1987, (3): 19
[13] 戴克敏. 姜春华教授运用旋覆代赭汤经验. 辽宁中医杂志, 1988, 12(8): 6
[14] 李补常. 旋覆代赭汤治疗支气管结石. 浙江中医杂志, 1991, 26(10): 468
[15] 陈仁康. 旋覆代赭汤运用举隅. 四川中医, 1988, 6(3): 8
[16] 周继友. 旋覆代赭汤治愈室性阵发性心动过速. 四川中医, 1988, 6(8): 17
[17] 赵纪生. 旋覆代赭汤在急症中的运用. 江西中医药, 1985, (2): 36
[18] 王拥军. 旋覆代赭汤加减治妊娠恶阻. 四川中医, 1991, 9(1): 43
[19] 刘春云. 旋覆代赭汤临证治验举隅. 黑龙江中医药, 1988, (3): 23
[20] 胡国珍. 经方新用及浅识四则. 辽宁中医杂志, 1989, 13(2): 29
[21] 刘浩江. 旋覆代赭汤治疗食管癌手术后并发症 46 例. 河南中医, 1987, (1): 22
[22] 刘胜利. "旋覆代赭汤"治疗粘连性不全肠梗阻. 中医药学报, 1987, (1): 41
[23] 马有度。医方新解. 上海: 上海科学技术出版社, 1980: 212

## 十、厚朴生姜甘草半夏人参汤方

### （一）方药

厚朴半斤，炙，去皮　生姜半斤，切　半夏半斤，洗　甘草二两　人参一两

上五味，以水一斗，煮取三升，去滓，温服一升，日三服。

### （二）治法

健脾温运，宽中除满。

### （三）方解

方中厚朴下气燥湿，消胀除满；半夏、生姜燥湿化痰，和胃降逆；人参、甘草益气补中，健脾助运。在用量上，厚朴、生姜宜大，人参、甘草宜轻，以使全方共成七消三补之剂，以防大剂甘补，壅滞助满之变，此方对实多虚少之证尤为相宜。

【经典原文】

发汗后，腹胀满者，厚朴生姜半夏甘草人参汤主之。（66）

【提要】　脾虚气滞腹胀的证治。

【原文分析】

发汗以后，发生腹部胀满的，应当用厚朴生姜半夏甘草人参汤治疗。

发汗过多损伤脾阳，或素来中虚之人，欲发汗，然必顾护中气，若先用汗法，最易损伤脾阳。脾阳不足，则运化失职，转输无能，故气滞于腹，而生腹胀满。据方药组成推测，本证当以气滞腹胀为主，脾虚次之。乃虚实夹杂之证，故治宜消补兼施，而以消法为主。

腹胀满为常见症状，当辨虚实，《金匮要略·腹满寒疝宿食病脉证治第十》有“病有腹满，按之不痛者为虚，痛者为实”“腹满时减，复如故，此为寒，当与温药”“腹满不减，减不足言，当须下之”等记载，则辨析本证虚实，可得其要领。

【原文选注】

成无己：吐后腹胀与下后腹胀，皆为实，言邪气乘虚入里为实。发汗后，外已解也，腹胀满，知非里实，由脾胃津液不足，气涩不通，壅而为满，与此汤和脾胃而降气。（《注解伤寒论·辨太阳病脉证并治法中》）

程郊倩：胃为津液之主，发汗亡阳则胃气虚，而不能敷布诸气，故壅滞而为胀满，是当实其所虚，自能虚其所实矣。虚气留滞之胀满，较实者自不坚痛。（《伤寒论后条辨·辨太阳病脉证篇》）

汪苓友：发汗后者，谓外邪已解也。成注云：外邪已解而腹胀满，由脾胃津液不足，气涩不通，壅而为满，与此汤，以和脾胃，而通滞气。按成注云，吐下后腹胀满者，皆为实，言邪气乘虚入里故也。此必是外邪未解，而早吐早下所致，否则既吐且下，腹中之物已尽，焉知非气虚作胀耶？上云发汗后而腹胀满，假使其人先伤食而复伤寒，吾恐外邪虽解，腹中之物未消，亦系实证，难言虚也。此条病，乃汗后气虚腹胀满，其人必内虽作胀，外无胀形，故汤中有炙甘草等温补药无疑。（《伤寒论辨证广注·辨太阳病脉证并治法中》）

【方药论选】

成无己：《内经》曰：脾欲缓，急食甘以缓之，用苦泄之，厚朴之苦以泄腹满；人参、甘草之甘，以益脾胃；半夏、干姜之辛，以散滞气。（《注解伤寒论·辨太阳病脉证并治法中》）

钱天来：厚朴味苦辛而性温，下气开滞，豁饮泄实，故能平胃气而泄腹满。张元素云：治寒胀而与热药同用，乃结者散之之神药也。此虽阳气已伤，因未经误下，故虚中有实，以胃气未平，故以之为君，生姜宣通阳气，半夏蠲饮利膈，故以之为臣。参、甘补中和胃，所以益汗后之虚耳，然非胀满之要药，所以分两独轻，由此推之，若胃气不甚亏而邪气反觉实者，尚当消息而去取之，未可泥为定法也。观《金匮》之治腹痛腹满，仲景以厚朴三物、七物两汤治之，皆与枳实大黄同用，则虚实之分自见矣。（《伤寒溯源集·太阳中篇》）

尤在泾：发汗后，表邪虽解而腹胀满者，汗多伤阳，气窒不行也，是不可以徒补，补之则气愈窒，亦不可以佐攻，攻之则阳亦伤。故以人参、甘草、生姜，助阳气；厚朴、半夏行滞气，乃补泄兼行之法也。（《伤寒贯珠集·太阳篇上》）

王晋三：太阴病，当腹满，是伤中也，与吐下后邪气入里腹胀治法不同。厚朴宽中下气；生姜散满生津；半夏利窍通阴阳，三者有升降调中之理。佐以甘草和阴；人参培阳，补之泄之，则阴结散，虚满消。（《绛雪园古方选注·和剂》）

曹颖甫：……发汗后腹胀满，伤及统血之脾，其病在本，此即俗所谓脾虚气胀也。脾虚则生湿，故用厚朴、生姜、半夏以去湿。脾虚则气不和，故用甘草以和中；脾虚则津液不濡，故用人参以滋液，则水湿下去，中气和而血液生，汗后之腹满自愈矣。（《伤寒金匮发微合刊·伤寒发微·辨太阳病脉证并治中》）

【临床应用】

（1）后世医家对本方的应用

1）《备急千金要方》厚朴汤，治发汗后腹满，即本方。

2）《张氏医通》用本方治胃虚呕逆，痞满不适。

3）《伤寒论尚论篇》移此治泄后腹胀果验。

（2）现代应用

1）慢性胃炎、慢性肠炎、慢性胰腺炎、溃疡病、慢性肝炎、早期肝硬化、胃下垂、胃扩张、腹膜炎等消化功能紊乱所致腹胀，甚则腹痛，呕吐，或伴有嗳气及吞酸者。

2）急性胃肠炎、食物中毒引起吐泻之后，胸腹部手术后，见腹胀、嗳气者。

（3）医案选录：叶某，男，39岁，1973年8月10日就诊。病人行胃次全切除术后，恢复良好。唯出院后逐渐感觉胃腹痞满，嗳气频作，大便不畅，虽少食多餐以流质软食为主，亦感痞满不饥，病情日见明显。脉象细弱，舌白润。病者虽属手术之后腹胀满，但与《伤寒论》“发汗后，腹胀满”对照，病因虽不同，而病证相同，故用厚朴生姜半夏甘草人参汤加味论治。党参12g，法半夏9g，枳壳6g，厚朴9g，炙甘草6g，佛手片9g，广木香6g，生姜片3g。5剂后自觉气往下行，腹胀嗳气大减。继服至20余剂，每隔一至二日服一剂，治疗2个多月一切正常。一年后腹胀未发作，消化良好，体略发胖。［新医药学杂志，1977，（6）：17］

**按**：本例术后气伤，脾运无力，气机壅滞，故而脘腹胀满，胃气不能下降反而上逆，所以嗳气频作而大便不畅。病证虚实夹杂，以胀为主，用厚朴生姜半夏甘草人参汤治疗甚为合拍。方中厚朴未重用，但加入枳壳、佛手、木香后，其理气与补气药的用量比例和原方一致。

（4）现代研究：厚朴生姜甘草人参汤治太阴病腹胀满证，它是通过消补兼法，治虚中夹实。对本方的现代研究，整方者少，现将以单味药的研究介绍如下：方中厚朴含厚朴酚（庞俊忠《临床中药学》中国医药科技出版社，1989年9月版，233，259）、四氢厚朴酚、异厚朴酚和挥发油，还有厚朴箭毒碱、皂苷等。药理有防止盆腔手术中的鼓肠现象，且能提早排气；抗菌作用如葡萄球菌、痢疾杆菌等；对骨骼肌有松弛作用。

半夏含挥发油、少量脂肪、淀粉、烟碱、黏液质、天门冬氨酸、谷氨酸、精氨酸、β-氨基丁酸等、生物碱类、皂苷等。药理有镇咳、止吐（生半夏有催吐作用）、解毒、降低眼内压、对小鼠有明显的抗早孕作用。

生姜可使胃分泌增加（陈可冀《抗衰老中药学》古籍出版社，1989年7月版，128，179，199），并刺激游离酸分泌，止呕驱风，抗痢疾杆菌，促进外围循环，兴奋呼吸、血管运动中枢、心脏，温暖发汗等作用。

甘草对实验性溃疡有抑制作用，抑制胃酸分泌，对乙酰胆碱、组胺等引起的肠管痉挛有抑制作用；保肝、解毒、延长细胞寿命、镇咳祛痰、抗菌、抗利尿、抗脂肪肝、抑制艾滋病病毒增殖等效果。另外因有皮质激素样抗炎作用，所以还有一定的抗过敏作用。

人参的作用广泛，其主要有增强机体的免疫力，促进抗体和补体的形成，促进淋巴细胞转化，调节大脑的兴奋与抑制过程，使两者平衡，抗疲劳、抗应激作用，保肝解毒，抗肿瘤，抗利尿作用，升高血压等作用。

# 第八章　白虎汤类方

## 一、白虎汤方

### （一）方药

知母六两　石膏一斤，碎　甘草二两，炙　粳米六合

上四味，以水一斗，煮米熟汤成，去滓。温服一升，日三服。

### （二）治法

清燥热，救阴液。

### （三）方解

白虎汤是《伤寒论》中辛寒清气分大热的代表方。石膏甘寒滋润，而味辛，既可解肌热，透邪外出，又可生津止渴，以制阳明之热，而重在清泻肺胃，除烦热，可谓一举三得，为君药。知母性苦寒，但质润，清肺胃之实热，养阴，助石膏以清热，为辅药。两味配合则清热除烦之力更强。甘草甘温、粳米甘平，两药和胃护阴，缓石膏、知母的苦寒重降之性，以防寒凉伤中之弊，并使药气留连于胃，使诸药充分发挥作用，共为佐使。本方药虽四味，但清热生津之功却甚显著，气热得清，则大热、大汗、大渴、脉洪大等诸证自解，实为气分大热之良方。本方适应证一般以“四大（即身大热、汗大出、大烦渴、脉洪大）”典型症状为依据，但在实际使用中遇脉数有力、高热、大汗、烦渴者即可使用。白虎汤临床应用虽广泛，但亦不能滥用。清代名医吴鞠通，对本方提出了“四禁”，即脉浮而弦细、脉沉、不渴、汗不出者，皆不可与之。其主旨在于非阳明内热者勿用，可供参考。

白虎汤的煎服法，以煮至米熟汤成即可。从目前临床应用来看，石膏当打成细末，并宜先煎，治疗此类疾患，宜生用，并宜大剂量频服，则效果更好。

【经典原文】

伤寒脉浮滑，此以表有热，里有寒，白虎汤主之。（176）

【提要】 论述白虎汤的证治。

【原文分析】

本条指出伤寒外邪入里化热，不恶寒但发热、脉浮滑的证治。对本条注家意见颇不一致。争论的焦点在于对“表有热，里有寒”一句，尤其对“里有寒”的提法认为不妥。宋代林亿校正时已发现原文有误，提出应改正为“表有寒，里有热”。因为以方测证，白虎汤为甘寒重剂，主治阳明热盛，充斥表里。论中有关白虎汤证的条文，均讲的是“表里俱热”或“里有热”，所以本

条“表有热，里有寒”当改为“表里有热”或“表里俱热”，才合乎情理。本条在写法上详于脉而略于证。“脉浮滑”，不仅言其脉象，而且也是对病机的概括。滑为热炽于里，为里有热；兼见浮象，是气血外达，热在内而见于外的表现。脉浮滑，表明其证属阳，反映了阳热亢盛，与表里俱热相符。因阳明里热蒸腾，充斥于表里，弥漫于周身，故除脉浮滑或洪大外，当有身热、汗出、口渴及心烦等气分大热的见证。因气分热势炽盛而正气尚未虚衰，故以白虎汤清气分之热则愈。

【原文选注】

成无己：浮为在表，滑为在里，表有热，外有热也。里有寒，有邪气传里也。以邪未入腑，故止言寒，如瓜蒂散证云，胸上有寒者是矣。与白虎汤以解内外之邪。（《注解伤寒论·辨阳明病脉证并治法》）

《医宗金鉴》：注176条：里有寒之“寒”字，当是“热”字。若是“寒”字，非白虎汤证也，当改之。（《医宗金鉴·订正仲景全书·伤寒论注·正误存疑篇》）

此言伤寒太阳证罢，邪传阳明，表里俱热，而未成胃实之病也。脉浮滑者，浮为表有热之脉，阳明表有热，当发热汗出。滑为里有热之脉，阳明里有热，当烦渴引饮。故曰：表有热，里有热也。此为阳明表里俱热之证，白虎乃解阳明表里俱热之药，故主之也。不加人参者，以其未经汗吐下，不虚故也。（《医宗金鉴·订正仲景全书·伤寒论注·辨阳明病脉证并治》）

【经典原文】

三阳合病(1)，腹满身重，难以转侧，口不仁(2)，面垢(3)，谵语，遗尿。发汗则谵语；下之则额上生汗，手足逆冷。若自汗出者，白虎汤主之。（219）

【词解】

（1）三阳合病：即太阳、少阳、阳明三经的证候同时出现。

（2）口不仁：口中麻木。可表现为食不知味、语言不利等。

（3）面垢（gou，够）：而部如油垢污浊。

【提要】 三阳合病治从阳明的证治及禁例。

【原文分析】

“三阳合病”当理解为发病之初，太阳、阳明、少阳三经证候同时出现。随着病情的发展，太阳、少阳之邪已归并阳明，表现为阳明里热独盛之证。太阳经行于背，阳明经行于腹，少阳经行于胁，三阳经被邪热所困，但以阳明经之邪热壅盛为重，故见腹满；热盛耗气，经脉不利，因而身重，难以转侧。里热炽盛，津液被灼，口舌俱为焦燥，故食不知味、语言不利等。足阳明之脉循于面部，手阳明之脉亦上行面部，今阳明邪热壅滞，熏蒸胃肠浊气上泛，因而面部如有油垢而不净。里热循经上扰，神明不安，而见谵语。热盛神昏，膀胱失约，故小便失禁。“若自汗出者”正说明阳明里热炽盛，迫津外泄所致。以上为阳明里热炽盛之证，用白虎汤清阳明里热。若误认为有表证而用汗法，可使谵语加重。若误认为阳明腑实证而妄用下法，必致阴竭阳亡，而见额上生汗，手足逆冷。

另，腹满、谵语、遗尿等，在阳明腑实证中亦可出现，但本条既无潮热、便闭、脉沉实等症，又出现“自汗出”，故不用承气汤攻下，泻燥热以存津液，而用白虎汤清里热以救阴液。因此“自汗出”为本证的辨证要点。全面认识白虎汤证，须参阅176条“伤寒脉浮滑，此以表有热，里有寒，白虎汤主之”，350条“伤寒脉滑而厥者，里有热，白虎汤主之”，以及26条“服桂枝汤，大汗出后，大烦渴不解，脉洪大者，白虎加人参汤主之”等条文。白虎汤证散见在太阳、阳明、厥阴病篇。但基本病机是一致的，均为阳明里热炽盛，邪热充斥表里；基本脉证为壮热、汗出、心烦、口渴、脉滑数，还可见厥等症状，后世归纳为身大热、大汗出、大烦渴、脉洪大等，对临床有指导意义；其治法为清燥热，救阴液。

【原文选注】

柯韵伯：此本阳明病而略兼太少也。胃气不通故腹满。阳明主内，无气以动故身重。难以转侧者，少阳行身之侧也。口者，胃之门户，胃气病则津液不能上行故不仁。阳明病则颜黑，少阳病则面微有尘，阳气不荣于面故垢。膀胱不约为遗溺，遗尿者太阳本病也。虽三阳合病而阳明证多，则当独取阳明矣。无表证则不宜汗，胃未实则不当下。此阳明半表里证也，里热而非里实，故当用白虎而不当用承气。若妄汗则津竭而谵语。误下则亡阳而额汗出手足厥也。此自汗出为内热甚者言耳，接遗尿句来。若自汗而无大烦大渴证，无洪大浮滑脉，当从虚治，不得妄用白虎。若额上汗出手足冷者，见烦渴谵语等证与洪滑之脉，亦可用白虎汤。（《伤寒来苏集·伤寒论注·白虎汤证》）

吴谦：三阳合病者，太阳、阳明、少阳合而为病也。必太阳之头痛、发热，阳明之恶热、不眠、少阳之耳聋，寒热等证皆具也。太阳主背，阳明主腹，少阳主侧，今一身尽为三阳热邪所困，故身重难以转侧也。胃之窍出于口，热邪上攻，故口不仁也。阳明主面，热邪蒸越故面垢也。热结于里则腹满；热盛于胃故谵语也。热迫膀胱则遗尿；热蒸肌腠故自汗也。证虽属于三阳，而热皆聚胃中，故当从阳明热证主治也。若从太阳之表发汗，则津液愈竭，而胃热愈深，必更增谵语。若从阳明之里下之，则阴益伤而阳无依则散，故额汗肢冷也。要当审其未经汗下，而身热自汗出者，始为阳明的证，宜主以白虎汤，大清胃热，急救津液，以存其阴可也。（《医宗金鉴·订正仲景全书·伤寒论注·辨合病并病脉证并治》）

陈修园：谵语亦有三阳合病者，太阳、阳明、少阳合而为病。腹满，阳明经经热合于前也。身重，太阳经热合于后也。难以转侧，少阳经热合于侧也。三证见而一身之前后左右俱热气弥漫矣。口不仁而垢，热合少阳之腑也。谵语，热合阳明之腑也。遗尿，热合太阳之腑也。三证见而身内之上中下俱热气充塞矣。大抵三阳主外，三阴主内，阳实于外，阴虚于内，故不可发汗，以耗欲绝之阴，若发汗则谵语。阳浮于外，则阴孤于内，故不可下夺，以伤其欲脱之微阳。若下之则额上生汗，手足逆冷。医者审其未经汗下之误，兼治太阳少阳，不如专顾阳明。若自汗出一证者，从阳明而太阳少阳之总归，白虎汤主之。苟非自汗出，恐表邪抑塞，亦不敢鲁莽而轻用也。（《伤寒论浅注·阳明篇》）

陆渊雷：诸家释口不仁甚析，而不及面垢，惟《金鉴》以为阳主面，热邪蒸郁，故面垢，亦言其因而不言其状。面垢者，皮脂腺分泌亢进，故面色垢晦，即后世所谓油妆也。温热家以面之光洁垢晦，辨伤寒温病，而不知面垢之本是阳明证，可谓疏矣。此证腹满谵语而不可下者，必因表热炽盛，正气犹有祛病外向之势，故不主承气而主白虎也。白虎虽清热之剂，其效犹偏走表，昔贤谓石膏质重气轻，专达肌表，有以也。身重遗尿，皆因神经受热灼而麻痹之故。自汗出为本条证用白虎之标准，故冠以“若”字，此句当接遗尿句看。（《伤寒论今释·太阳篇》）

徐灵胎：三阳合病，腹满身重，难以转侧，口不仁而面垢，谵语遗尿。以上皆阳明热证之在经者，以三阳统于阳明也。但身重腹满，则似风湿，宜用术附。面垢谵语，则似胃实，宜用承气。此处一惑，生死立判。如何辨别，全在参观脉症，使有显据，方不误投。发汗则谵语，阳从此越。下之则额上生汗，手足厥冷，阴从此脱。若自汗出者，白虎汤主之。自汗则热气盛于经，非石膏不治。（《伤寒论类方·白虎汤类》）

【经典原文】

伤寒，脉滑而厥者，里有热，白虎汤主之。（350）

【提要】 无形邪热亢盛致厥的证治。

【原文分析】

紧承前条脉促而厥，本条复言脉滑而厥的证治。滑为脉来动数流利，与四肢厥冷同见，可以肯定此厥非寒非虚，乃属热属实。脉象流利而不涩滞，表明实热虽盛，但并未与有形实邪相结，故治法当用白虎清解而不用承气攻下。里热清透，阳气宣通，则肢厥自愈。

【原文选注】

喻嘉言：滑为阳脉，其里热炽盛可知，故宜行白虎汤以解其热，与三阳之治不殊也。（《尚论篇·厥阴经全篇》）

汪苓友：伤寒本热病，热伤阳明则脉滑。脉滑者，《脉经》云，往来流利，乃热盛气壅之诊也。脉虽滑而外证见厥，厥者，手足逆冷也。叔和因其手足逆冷，遂撰入厥阴篇，以厥阴者阴之尽，邪伤其经，不分冷热而外证见厥者多，殊不知足阳明胃府属土，土主四末，府热亢极，则气壅而血不流通，以故四肢之末见厥，在里则燥热实盛，乃厥深热亦深也，故宜用白虎汤以解其热。（《伤寒论辨证广注·辨阳明病脉证并治法》）

钱天来：滑者，动数流利之象，无沉细微涩之形，故为阳脉。滑主痰食，又主胃实，乃伤寒郁热之邪在里，阻绝阳气，不得畅达于四肢而厥，所谓厥深热亦深也。为阴经之邪复归阳明，故当清泻胃实，而以白虎汤主之。（《伤寒溯源集·厥阴篇》）

尤在泾：伤寒脉微而厥者，阴邪所中，寒在里也。脉滑而厥者，阳邪所伤，热在里也。阳热在里，阴气被格，阳反在内，阴反在外。设身热不除，则其厥不已，故主白虎汤，以清里而除热也。此阳明热极发厥之证，误编入厥阴者也。（《伤寒贯珠集·厥阴篇》）

吴谦：伤寒脉微细，身无热，小便清白而厥者，是寒虚厥也，当温之。脉乍紧，身无热，胸满而烦厥者，是寒实厥也，当吐之。脉实，大小便闭，腹满硬痛而厥者，热实厥也，当下之。今脉滑而厥，滑为阳脉，里热可知，是热厥也，然内无腹满痛不大便之证，是虽有热而里未实，不可下而可清，故以白虎汤主之。（《医宗金鉴·订正仲景全书·伤寒论注·辨厥阴病脉证并治》）

【方药论选】

成无己：白虎，西方金神也，应秋而归肺。热甚于内者，发寒下之；热甚于外者，以凉解之；其有中外俱热，内不得泄，外不得发者，非此汤则不能解之也。夏热秋凉，暑暍之气，得秋而止，秋之令曰处暑，是汤以白虎名之，谓能止热也。知母味苦寒，《内经》曰：热淫所胜，佐以苦甘。又曰：热淫于内，以苦发之。欲撤表热，必以苦为主，故以知母为君。石膏味甘微寒，热则伤气，寒以胜之，甘以缓之。欲除其热，必以甘寒为助，是以石膏为臣。甘草味甘平，粳米味甘平。脾欲缓，急食甘以缓之。热气内蕴，消烁津液，则脾气燥，必以甘平之物缓其中，故以甘草、粳米为之使。是太阳中暍，得此汤则顿除之，即热见白虎而尽矣。（《伤寒明理论·药方论·白虎汤方》）

汪讱庵：此足阳明手太阴药也。热淫于内，以苦发之，故以知母苦寒为君。热则伤气，必以甘寒为助，故以石膏为臣。津液内烁，故以甘草粳米甘平益气，缓之为使。不致伤胃也。又烦出于肺，燥出于肾。石膏清肺而泻胃火，知母清肺而泻肾火，甘草和中而泻心脾之火。或泻其子，或泻其母。不专治阳明气分热也。（《医方集解·泻火之剂·白虎汤》）

尤在泾：方用石膏，辛甘大寒，宜清胃热为君，而以知母咸寒佐之，人参、甘草、粳米为甘，则以之救津液之虚，抑以制石膏之悍也。曰白虎者，盖取金气彻热之义云耳。（《伤寒贯珠集·太阳篇上》）

张锡纯：方中重用石膏为主药，取其辛凉之性，质重气轻，不但长于清热，且善排挤内蕴之热息息自毛孔达出也。用知母者，取其凉润滋阴之性，既可佐石膏以退热，更可防阳明热久者之耗真阴也。用甘草者，取其甘缓之性，能逗留石膏之寒凉不至下趋也。用粳米者，取其汁浆浓郁能调石膏金石之药使之与胃相宜也。药止四味，而若此相助为理，俾猛悍之剂归于和平，任人放胆用之，以挽回人命于垂危之际，真无尚之良方也。何犹多畏之如虎而不敢轻用哉？（《医学衷中参西录·医论·阳明病白虎汤证》）

【临床应用】

（1）张仲景对本方的应用

1）用于伤寒脉浮滑，表有热，里有寒。（见176条）

2）用于三阳合病，以阳明为主者。（见219条）

3）用于"伤寒脉滑而厥者"。（见350条）

4）《金匮要略·疟病脉证并治第四》篇：本方加桂枝治疗温疟"其脉如平，身无寒但热，骨节疼烦，时呕"。

（2）后世医家对本方的应用

1）《类证活人书》：本方加苍术名白虎加苍术汤，治湿温多汗，身重足冷。

2）《温疫论》：本方加生姜同煎，治"温疫脉长洪而数，大渴复大汗，通身发热"。

3）《温病条辨》：本方称为"辛凉重剂"，治疗"太阴温病，脉浮洪，舌黄，渴甚，大汗，面赤，恶热者"。并提出了"脉浮弦而细者，不可与也；脉沉者，不可与也；不渴者，不可与也；汗不出者，不可与也"的四大禁忌证。

4）《医学入门》：本方治一切时气、瘟疫、杂病、胃热、咳嗽、发斑及小儿疱疮、瘾疹、伏热等证。

5）《医学衷中参西录》：本方治"阳明之实热，一半在经，一半在腑"者。

（3）现代应用：白虎汤证属阳明病热证。病机为无形燥热亢盛于里，充斥内外，气阴被伤。凡见此病机者，不论内科杂病，或急性热病，如流感、流行性乙型脑炎、肺炎、麻疹、中暑、痢疾、夏季热、糖尿病、钩端螺旋体病、流行性出血热、皮肤瘙痒、天行赤眼等，均属其适应证范围。

1）呼吸系统：广泛用于治疗普通感冒、流行性感冒、病毒性感染、大叶性肺炎等急性感染性病证。辨证要点以气分热盛为主，其机制与本方有抗炎、退热、解毒作用有关。若兼有表邪常表里同治，并可酌加清热解毒之品。范氏等制成"知石清解注射液"（知母、石膏、连翘、大青叶、大黄、丹皮等），治疗风温肺热（包括急性肺炎、支气管周围炎、急性支气管炎等）20例，治愈13例，总有效率为100%。提示该方有抑菌、抗炎、调节免疫功能的作用[1]。范氏将本方加味治疗感冒发热689例，认为发热较高者早配白虎汤，未见寒凉冰遏，引邪深入之危害。却有阻止传变，防患于未然之优点。如果必定要在出现"四大症"时才使用，则不仅疗程拖长，且热盛伤津，反而被动[2]。杨氏总结近来采用中药治疗急性发热的临床报道，认为单味药应用频率，白虎汤中的生石膏为第1位，知母为第7位[3]。

2）神经系统：脑血管意外病人常伴有腑实证，对于此类病证张锡纯多先投大剂白虎汤加人参汤，倘经数剂治疗后，仍燥屎未下，则断服大黄或芒硝少许，并认为此法的功效妙于承气汤类。刘氏等用大剂白虎汤加味（常加大黄等）治脑出血伴腑实证23例，获得显效18例，有效3例的疗效。昏迷时间缩短为5.6天，在控制高热，降低血压，防止再次脑出血，制止应激性溃疡出血，防治继发感染等方面似有显著效果[4]。

3）传染病

A.流行性乙型脑炎：20世纪50年代石家庄地区用本方加减治疗本病初起，症情较轻，辨证属

“暑病”者，从而提供了经验。近年来在辨证的前提下继续用于本病的治疗。如张氏等认为本病出现气分证，可用白虎汤加味（生石膏、知母、甘草、粳米、大青叶、板蓝根）治疗[5]；王氏等报道用清气凉营法治疗本病，其中清气用生石膏、知母疗效满意[6]；俞氏认为若本病由卫入气，表现为阳明里热炽盛，宜辛凉清气，可用白虎汤加味[7]。

B.流行性出血热：本病发热期常出现高热、口渴、烦躁、谵妄、颜面潮红、皮肤黏膜充血、出血等阳明热盛的表现，白虎汤为首选方剂。李氏用白虎汤加味治本病47例，其中发病1～2天就诊的16例病人，全部越过低血压休克期和少尿期而进入多尿期，占100%。3～5天服本方者，30例中有18例未经低血压少尿期而进入多尿期，占60%，提示用本方及早治疗的重要性[8]。李氏报道，本病初热期用白虎汤加味疗效明显，认为早期用药，要量大又专，如抓住初热期，迅速对症用药，则越期率会大大提高[9]。

C.钩端螺旋体病：本病初起常表现为高热、畏寒、头痛、全身酸痛无力、腓肠肌疼痛、眼结膜充血等，可用白虎汤治疗。如陈氏认为本病属暑温、湿温范畴，治疗宜谨守病机，贵在权变。采用辨证分型的方法，对于热重于湿型用白虎汤加味治疗[10]。

4）内科其他疾病：对于风湿性关节炎，用白虎汤治疗较为有效，临证以风湿热痹，表现为关节红肿热痛，或呈游走性疼痛，口渴，苔黄，舌红，脉数等为辨证要点。若表现为头重身困，胸闷，苔白腻等湿重者，可于白虎汤中加苍术等；若表现为关节疼痛为主者，常以白虎加桂枝汤加减，并酌加清热解毒、祛风通络之品。邹氏用白虎汤加桂枝、忍冬藤、威灵仙、赤芍、黄柏、蚕砂等治疗急性风湿热，亦取得满意疗效[11]。

A.糖尿病：白虎汤治疗糖尿病，以临证表现为多饮、多食、多尿、消瘦，即“三多一少”者效果明显。本证内热炽盛，灼耗水谷，伤津耗气，用白虎汤有效。石膏辛甘大寒，善消阳明之热，其质润可滋胃燥。知母苦寒质润助石膏清气泄热，又能养阴生津。刘氏等认为糖尿病为阴虚火盛，有热在肺、胃、肾之分，可重用石膏清胃热，用知母清肾火[12]。

B.高热危症：韩氏等报道用本方重用石膏治疗肝脓肿术后高热、一氧化碳中毒高热、产后高热、病毒性肺炎合并泌尿系统感染高热等，认为本证临床表现错综复杂，力求审证求因，只要具备适应证，不论内伤、外感、内外、妇诸科均可投之[13]。许氏认为对于不明原因的高热，只要无腑实证，用白虎汤加味能收到药到热退之功。高热甚可加大石膏用量，佐以粳米，则无伤胃之虞[14]。刘氏报道用本方加减治疗肺癌、肝癌、白血病、鼻咽癌、乳腺癌术后感染的高热，认为用本方退热，可不限于阳明证，能够减轻症状和病人的痛苦，并可为进行其他治疗创造条件[15]。

此外白虎汤还被广泛用于内科其他病证，如风湿性心脏病、变应性亚急性败血症、高血压、中暑等，取得较好疗效。

5）小儿科：白虎汤也常用于小儿疾病，主要治疗上呼吸道感染、高热、夏季热、麻疹、大叶性肺炎等病证。麻疹发疹初期，常以白虎汤加蝉衣、浮萍、芫荽等，疹已出齐则用白虎汤加黄芩、黄连、银花、竹叶之类，后期则加鲜生地、沙参、石斛、花粉等。上官氏用白虎汤加味治疗麻疹壮热，取得满意疗效[16]。苏氏用白虎汤加味治疗小儿高热取效[17]。

6）皮肤科：皮肤发斑发疹，只要是属于实热性质的，如肺胃之热、热毒之邪郁于气分，外侵肌肤等，均可用白虎汤治疗。徐氏报道用白虎汤酌加银花、连翘、熟大黄、丹皮等清热解毒、凉血散瘀之品，治疗急性皮炎、痤疮、药疹、毒性红斑、皮肤瘙痒症、夏季皮炎、日晒伤等皮肤病收到较好疗效[18]。

7）眼科：白虎汤广泛用于胀大头、天行赤眼、陷翳、银星玉粒、涌波翳等多种外障眼病。临床以眼睛局部红肿较甚，刺激症状明显，伴面色红润，口干鼻燥，烦渴，舌红少津，或舌苔黄燥，脉数等热象为辨证要点。刘氏报道以白虎汤加味，清肺胃之热为主，佐以吲哚美辛、阿托品滴眼液等西药，治疗急性虹膜睫状体炎69例77只眼。治愈66例74只眼，好转3例3只眼，有效率为

100%，治愈率为95.70%[19]。

8）其他：白虎汤还用于治疗风湿热、产后发热、偏头痛、精神病、自汗等多种病证。只要符合本方的病机或辨证要点，即可应用。

（4）医案选录

1）癫痫：张某，男，52岁，患痫证8年，由于受凉和生气而引起。大发作每月数次，局限性发作每天10余次，共服2000余剂中药，更医10余名，始终未能控制发作。近年来胃脘憋胀，头昏，大便时干，苔薄白，脉滑。此乃脾胃升降失调，聚湿生痰，一旦肝气失和，阳升风动，挟痰上逆，蒙蔽清窍，即突然发作。治宜辛开苦降，祛风止痉。处方：枳实、黄芩、半夏、甘草各9g，党参15g，黄连须、干姜各6g，大枣3枚，钻地风、千年健各30g，钩藤30g，防风21g。6剂，水煎服，每日1剂。服药后心悸、胸胁满闷消失，癫痫发作次数也略有减少，唯近来胃中发热，口渴喜冷饮，苔黄白，脉两关滑而有力。此属阳明燥热。治宜清热生津，祛风止痉。处方：生石膏45g，知母、粳米各18g，炙甘草12g，钩藤、千年健各30g，防风21g。服6剂，局限性发作完全停止。又服15剂，发作停止。追访6年无复发。［新中医，1986，（4）：52］

2）流行性乙型脑炎：张某，男，20岁，壮热不退3天。伴呕吐，神志昏糊不清，口斜肉瞤，腹硬，便秘，脉弦细，苔黄。脑脊液检查，白细胞$0.75 \times 10^9/L$，N0.87，压力200ml，潘氏试验（+）。热势鸱张，腑气闭结，邪热内炽更甚，急应清下开窍。处方：生石膏30g（先下），知母9g，粳米30g（包），生甘草6g，鲜菖蒲9g，鲜芦根、鲜茅根各30g，鲜竹叶心15g，生军9g（后下），石决明30g（先下），另紫雪丹1.5g，全蝎、地龙、蜈蚣各9g研末冲服。先服1剂。药后便泻，但神识未清，上方随证加减2剂，神志较清。但见痰声漉漉，处方则合竹沥、川贝、瓜蒌、胆星、菖蒲、乌药治疗。病渐见好转，后经调理，痊愈出院。（邓嘉成《仲景方在急重病中的应用》，1～2）

3）治疗脑型钩端螺旋体病：刘某，男，37岁，1965年9月27日入院。刻下：发热头痛加重，尿色深黄，全身酸痛，尤以腰及下肢为重，右侧胸刺痛。既往有疫水接触史。体查：T37.5℃、急性病容，皮肤灼热、微汗，背见出血点，口腔两颊黏膜、腮腺口有出血点，扁桃体充血、Ⅰ°肿大，颈微强痛，腰压痛，肝区叩痛（+），腰椎叩痛（+），胫胃前缘及左侧腓肠肌压痛。化验：GPT142单位，GOT142单位，血补体结合及凝集试验：秋季型：1∶3000（++），地方株H2：1∶300（+++），M37：1∶100（+++）。诊断为钩端螺旋体病。青霉素、合霉素等治疗3天。体温逐升，T39.6℃，头痛剧烈，并放射至耳。颈项强直，肩及胸、背、腰、腹及下肢均酸痛厉害。目胀，复视，大汗淋漓。背及腰部有多处散在出血点，克匿格征阳性，心尖部可闻1级吹风样杂音，肺部出现干性啰音，请中医会诊，病人面容潮红，大汗淋漓，口渴欲热饮。脉来洪大有力，舌苔白腻而厚。系病在阳明，邪热挟温。处方：生石膏30g，知母9g，生草6g，秫米15g，苍术12g，川芎6g，羌活6g。1剂体温降至37℃，诸症减。服3剂，可以下床活动，克匿格征阴性。5剂症状消失。半个月脑脊液复查正常，住37天痊愈出院。（高德《伤寒论方医案选编》湖南科学出版社，1981年版，58～59）。

4）糖尿病：黄某，女，55岁，工人，1988年8月12日初诊。近2年来口咽干燥，口渴喜饮，一昼夜喝水15磅（5磅×3瓶），多食善饥，每餐约200g，1日4餐，小便量多，形体逐渐消瘦，体重由65kg降至46kg，血糖9.8mmol/L，尿糖（＋＋＋），曾在湖南医科大学附一院诊断为糖尿病。长期服用甲苯磺丁脲、格列本脲、格列齐特等药效果不显，病人不愿意接受胰岛素治疗，要求服中药。查：舌质红，苔黄少津，脉滑实有力，脉证合参，证属上中下三消，以上中消为主，属肺胃热盛，消耗水谷，灼伤津液所致。治宜清胃泻热，养胃生津，方用白虎汤加减。处方：石膏30g，玉竹、知母、天花粉各15g，甘草3g，西洋参6g，石斛、黄芩各10g，麦冬12g。水煎服，1日1剂。服药15剂后，多饮多食症状明显减轻，小便次数减少，复查血糖7.8mmol/L，尿糖（＋）。舌质淡红，苔薄黄少津，原方去黄芩加生地15g，连服30剂，诸症消失，体重增加5kg，空腹血糖正常，尿糖阴性，随访2年未发。按：糖尿病属祖国医学消渴范畴。消渴一病的记载首见于《内经》，因发病原因及临床表现的不同而有不同的名称，如“消渴”“消瘅”“肺消”“消中”等。后人在实践中根据其主要证候的不同，归纳总结为上中下三消，如《医学心悟》云：“多饮为上消，消谷善饥为中消，口渴小便如膏者为下消”。引起该病的原因是肺燥、胃热、肾虚。此例病人，以口渴引饮，消谷善饥，脉实有力为主证，证属肺燥伤津，胃热炽盛，故以白虎汤清阳明实热为主，佐以益气养阴。方中石膏辛甘大寒，善清阳明之热，其质润可滋胃燥而不损阴；知母苦寒质润，助石膏清气泄热，其质润可养阴生津；甘草益气养胃，协知母以生津。再加西洋参、天花粉、石斛、麦冬、玉竹以增强养阴生津之功。综观全方清热不损阴，养阴不伤胃。糖尿病本属难治之病，不能急于求成，一旦有效，就要坚持治疗。故此病人，服药月余方愈。不可忽略。［湖南中医学院学报，1995，（3）：28］

5）热痹：李某，女，56岁，教师，1984年2月5日初诊。全身关节红肿热痛，屈伸不利一月，抗“O”为500单位以上，红细胞沉降率为45 mm/h，西医确诊为“风湿热”，病人要求转中医治疗。刻诊体温38.8℃，全身大关节红肿热痛，步履艰难，肘膝屈伸不利，时而掣动。伴见恶见，口苦，口干喜冷饮，五心烦热，夜不能寐，小便黄短，大便干结，舌红紫暗，苔黄腻，脉滑细数。治以清热解毒，凉血通络法：生石膏（先煎）60g，寒水石（先煎）、银花藤、蒲公英、土茯苓、桑枝各30g，黄柏10g，生地、丹皮各20g，赤芍、知母、连翘各15g，六一散（包）、木瓜各12g。水煎服，每日1剂。二诊：服药5剂后关节红肿热痛大减，关节活动，口干烦热，溲黄均好转，体温37.8℃，舌红，苔薄黄腻，脉滑细数。药已中鹄，仍守上方。三诊：服药10剂后，身凉脉和，关节已不红肿疼痛，屈伸自如，复查抗“O”为500单位以下，红细胞沉降率为8mm/h。守上方酌加滋养肝肾药10剂，停药后，热痹未再复发。［中医杂志，1991，（4）：14］

6）冬温发斑：王某，女，9岁，因发热于1990年12月27日住院治疗。12月29日下午中医会诊。据病历记载，病人持续38～39℃高热一周，曾去某医院就医，给先锋四号、肺炎合剂，肌内注射林可霉素治疗。高热不退，入院后改用青霉素、氨苄西林，并服麻杏石甘汤（生石膏用20g）治疗，发热依然不降。现症：高热39.5℃，精神委靡，不时咳嗽，痰少，胸背及面部出现殷红斑疹，口唇干裂，不思饮食，小便黄，大便干，舌体红绛而干，脉细数。诊为冬温发斑。辨证：温邪入营，伤阴动血。治法：清营凉血，透营化斑。处方：生石膏（先煎）200g，生地、玄参、地骨皮各12g，麦冬、百部各10g，知母、青蒿各8g，丹皮6g，芦根30g，沙参15g。3剂，水煎，昼夜频服。药进首剂热退，2剂斑回，3剂未服，勿使过之。按：以上重用生石膏是取捷效的关键。石膏用量在200g以上，原其为硫酸盐矿石，质重无毒，若小剂量用之似杯水车薪，无济于事。通过大量的病例证明，小剂量退高热效果不好，大剂量才能奏效。本例即如此，前医生石膏仅用20g退热不效，遂改用200g才有桴鼓之效。正如张锡纯所说，外感有实热者，放胆用之，直胜金丹。张氏用生石膏治外感实热，轻症亦用至两许；若实热炽盛，则用至四、五两或七八两，或单用或与其他药同用，必煎汤三四茶杯，分四五次徐徐温饮下，热退不必尽剂。个人体验，张氏的经验是可靠的，我用其退高热时，用量必在200g以上，无论成人或儿童，用之十之八九多验，从未出现弊端。在外感初期发热，不管有汗无汗，恶寒或不恶寒，在辨证的前提下早用生石膏，其好处不仅退热快，缩短病程，而且无毒副作用。［中医杂志，1991，（7）：17］

【按语】

白虎汤是阳明经证的主方，具有辛寒清气之功效，其主症为壮热，汗出，心烦，口渴，脉滑数等阳明热盛之证。发热不恶寒，汗出热不退是其辨证要点。后世归纳为身大热，大汗出，大烦渴，脉洪大等“四大症”，对临床有指导意义。白虎汤在《伤寒论》中分布于太阳、阳明、厥阴病篇中，除了治疗阳明经证外，还治疗太阳病表有寒里有热及热厥等证。其病机均为阳明热盛，故都用白虎汤。《金匮要略》用本方加人参治疗太阳中暍证，加桂枝治疗温疟。后世医家对本方颇有研究，把它作为主治气分热盛证的代表方。《温病条辨》称本方为辛凉重剂，用以治疗太阴温病，并提出了白虎"四禁"。现代临床不但将白虎汤用于治疗外感热病，而且广泛用于治疗内伤杂病。事实上本方既能清肺胃肾之热，又能滋润救阴，内伤杂病只要符合"里热炽盛"这一病机即可应用。

临床应用白虎汤当注意剂量、煎服法及加减变化。凡治外感病石膏当生用，要打碎先煎，并宜大剂量应用。用于清热常与知母同用，其清热之力则既迅速又持久。方中粳米也不能少，除能养胃气外，还有助于石膏作用的发挥。方后有"煮米熟，汤成"的记载，但石膏一定要先煎透。以本方为基础的加减方有白虎加人参汤、白虎加桂枝汤、白虎加苍术汤等，临证可选择应用。

【现代研究】

（1）解热作用：20世纪60年代有报道硫酸钙是石膏的主要成分，其解热强度与氨基比林相仿，解热作用快，但不持久。70年代有报道认为石膏的增钙作用可能是白虎汤降温退热的机制之一。80年代王氏报道石膏退热维持时间较短，知母较长，两药配伍则效果最佳，体现了中药配伍的科学性。并认为白虎汤退热成分不是石膏所含的微量物质，而主要是知母所含的黄色结晶C-芒果苷，支持白虎汤以知母为君药的观点[20]。90年代徐氏报道白虎汤较强的退热作用与钙离子溶解度及其吸收的量无关，而是和知母中芒果苷、石膏中的微量物质有关[21]。目前对白虎汤退热机制的认识尚未统一，有待进一步研究。

（2）抗病毒作用：有报道将本方用于流行性乙型脑炎病毒皮下感染的小鼠，于感染后24小时灌服本方，与对照组比较，可显著降低实验小鼠的死亡率，证明本方有抗病毒作用[22]。

此外白虎汤中知母煎剂对葡萄球菌、伤寒杆菌有较强的抑菌作用，对痢疾杆菌、大肠杆菌、霍乱弧菌也有抑制作用，以及降糖作用等亦早有报道。

白虎汤对实验性流行性乙脑炎病毒皮下注射而致感染的小鼠，能提高存活率，显著降低感染小鼠的死亡率，与对照组比较有明显差异。［丘福喜.一些中药用于流行性乙型脑炎病毒感染实验治疗的初步报告.中华医学杂志，1964，（7）：456］白虎汤还能显著保护巴氏杆菌感染的小鼠，降低死亡率，延长生存时间。［中国实验方剂学杂志，1995，（1），5］

白虎汤能增强家兔肺泡巨噬细胞对白色葡萄球菌及胶体的吞噬能力，并能促进吞噬细胞的成熟。近又研究证明，本方中所含钙离子可提高肺泡巨噬细胞的吞噬捕促率，加强其吞噬活性，而肺泡巨噬细胞的吞噬功能是呼吸道最为重要的非特异性防御功能之一，在肺部感染上具有重大的意义。因而，白虎汤对肺泡巨噬细胞的激活，可能是治疗肺部及其他急性感染的重要药理基础之一。［吴贺算.白虎汤对免疫功能的影响.中成药研究，1984，（12）：43；谭兴贵.关于白虎汤的临床研究.湖南医药杂志，1980，（3）：54］

白虎汤对伤寒副伤寒菌苗、内毒素所致家兔发热，有一定的退热作用。白虎汤对实验动物退热作用存在明显的个体差异，此差异与血清钙增加量关系密切。凡钙含量增加超过2mg%者均有较好的退热效果；低于1.7mg%者，退热效果甚微。［时钧华等.白虎汤退热作用的研究.药学通报，1983，18（11）：32；陈杨荣等.白虎汤降低家兔气分证体温的观察.安徽中医学院学报，1993，12（2）：49］

气分热盛，相当于全身性炎症的极期，机能性病变阶段，药理研究表明，石膏解热作用很强，而且有持续性，特别适用于高热，但解热而不发汗，抑制发热中枢，解热的同时抑制发汗中枢而止汗，并有镇压静、镇痉、消炎作用。知母有明显的解热作用，对高热微热均有效，此外，尚有镇静、抗菌、消炎及轻度滋润作用。这些作用为本方主治阳明气分证提供了药理依据。（张

丰强.中医名方应用大全・现代方证学.北京：中国医药科技出版社，1992：213）

参考文献

[1] 范淑惠，戴双明，李同新．知石清解针治疗风温肺热病20例．陕西中医，1994,(4): 159
[2] 范德斌．白虎银翘汤治疗感冒发热689例．中医研究，1995,(1): 23
[3] 杨林．急性发热的中医药研究进展．中医药信息，1994,(6): 27
[4] 刘风树，王佣文，郭钦洲．大剂白虎汤加味治疗胃腑实热证脑出血．中国中医急症，1993,(1): 35
[5] 张志华，刘玉章．流行性乙型脑炎中医辨治琐谈．河北中医，1989,(3): 33
[6] 王志英，周仲瑛．清气凉营治疗流行性乙型脑炎临床观察．四川中医，1993,(3): 22
[7] 俞圣贤．浅谈“乙脑”证治．江西中医药，1995,(4): 7
[8] 李淑香．白虎汤加味治出血热．陕西中医学院学报，1986,(4): 19
[9] 李鹏举，李伟，李鹏翔，等．辨证分型治疗流行性出血热20例分析．中医研究，1991,(1): 37
[10] 陈敏时．钩端螺旋体病急性肾功能衰竭辨治经验．浙江中医杂志，1994,(3): 100
[11] 邹碧玉．白虎汤证治新验．湖南中医学院学报，1995,(3): 28
[12] 刘峰，等．糖尿病治疗八法．江西中医药，1987,(2): 25
[13] 韩振坤，庞维新，许宝群．高热危症重用生石膏验案四则．新中医，1995,(4): 32
[14] 许鸿超．白虎汤加减治疗不明原因高热．河北中医，1989,(4): 28
[15] 刘浩江．白虎汤加减治疗恶性肿瘤高热．吉林中医药，1985,(8): 22
[16] 上官钧．石膏的临床应用．山东中医杂志，1985,(6): 19
[17] 苏煜文．白虎汤合四草汤治小儿高热．四川中医，1991,(9): 17
[18] 万细丛．徐宜厚运用白虎汤治疗皮肤病经验．陕西中医，1988,(3): 99
[19] 刘克欣．白虎汤加味为主治疗急性虹膜睫状炎．中国中医眼科杂志，1994,(2): 90
[20] 王爱芳．对白虎汤清热原理及知母退热成分的初步研究．上海中医药杂志，1981,(6): 43
[21] 徐宏春．白虎汤与单石膏煎剂中钙离子在麻醉大鼠小肠的吸收．上海医药学通报，1990,(4): 13
[22] 王付，秦德水，庞景三．《伤寒杂病论》汤方现代研究及应用．西宁：青海人民出版社，1993: 62

## 二、白虎加人参汤方

### （一）方药

知母六两　石膏一斤，碎　甘草二两，炙　人参二两　粳米六合

上五味，以水一斗，煮米熟汤成，去滓，温服一升，日三服。此方立夏后立秋前，乃可服。立秋后不可服。正月二月三月尚凛冷，亦不可与服之，与之则呕利而腹痛。诸亡血虚家亦不可与，得之则腹痛利者，但可温之，当愈。

### （二）治法

辛寒清热，益气生津。

### （三）方解

白虎加人参汤是清热与益气生津并用的方剂。盖壮火可以食气、热盛可以伤津。故以白虎汤辛寒清热，加人参益气生津，为热盛津气两伤之良方。白虎加人参汤证之所以需要加参，其辨证关键是在白虎汤证的基础上出现汗出过多、大烦渴、微恶风寒与脉洪大无力。其机制为热邪炽盛，不仅伤津，而且耗气。

本条方后有“此方立夏后立秋前，乃可服。立秋后不可服……”六十二字，疑是后人所掺。

《金镜内台方义》对此曾加以评论说："古人一方对一证，若严冬之时，果有白虎汤证，安得不用石膏；盛夏之时，果有真武汤证，安得不用附子；若老人可下，岂得不用硝黄；壮人可温，岂得不用姜附。此乃合用者必需之，若是不合用者，强而用之，不问四时，皆能为害也"。此说非常中肯，可资参考。

【经典原文】

服桂枝汤，大汗出后，大烦渴不解[(1)]，脉洪大者，白虎加人参汤主之。（26）

【词解】

（1）大烦渴不解：烦是心烦，渴是口渴，大是形容烦渴之甚，不解是指病未愈。

【提要】　论服桂枝汤大汗出后津伤化热的证治。

【原文分析】

本条承上第25条，阐述了服桂枝汤大汗出后变证的证治。其主症是大烦渴不解，病因病机是太阳病发汗太过，热盛津伤，转属阳明，治疗大法是清热益气生津。

太阳中风服桂枝汤发汗，应遍身漐漐微似汗出为宜，不可令如水淋漓，否则不仅病不除，而且常易发生传变，今服桂枝汤而大汗出，汗后伤津助热，致使邪热转属阳明，其证大烦、大渴，甚至于渴欲饮水数升而不解。同时脉见洪大，此为阳明里热蒸腾，鼓动气血之象。此外尚伴有身热、汗自出，不恶寒、反恶热，舌苔黄燥等症。

本症与白虎汤证同属阳明热证，其辨证要点在于大烦渴不解，表明本证胃热津伤较甚，胃热者，法当清热；津伤则应生津，故于白虎汤中加人参，取清热益气生津之法。

本条与25条前半段"服桂枝汤，大汗出，脉洪大者，与桂枝汤，如前法"，文字近似，而病机、治法相去甚远。25条是服桂枝汤，汗不如法，以致大汗出而表未解，脉由前之浮缓变为洪大，乃大汗出，阳气盛于外使然。虽脉洪大，但里无烦渴等热证，表明脉变而证未变，其病仍在太阳之表，故与桂枝汤如前法。而本条"服桂枝汤，大汗出后"，多一"后"字，是说大汗出之后，不仅变为洪大之脉，而且伴随"大烦渴不解"之证，脉证俱变，为里热燔灼，病入阳明，故以白虎加人参汤治疗。两证鉴别的关键在于烦渴是否出现，表证的有无。

若将太阳病初服桂枝汤，反烦不解；服桂枝汤，大汗出，脉洪大（25条）；服桂枝汤，大汗出后，大烦渴不解，脉洪大三条联系起来对比分析，就不难从其所举服桂枝汤后不同的临床反应，辨证关键及处理方法中，体会出仲景辨证论治的精神。

此承25条，意在便于比较分析，颇有辨证意义，足见《伤寒论》条文编排顺序之用心，完全从阐述辨证论治理论出发，所以说《伤寒论》的精髓是其所阐述的辨证论治理论。

【原文选注】

周禹载：此与上条同，而多大烦渴，盖比上条而汗更出过多，亡津液而表里燥热更甚，所以用白虎两解表里之热，加人参润其燥而消其渴也。（《伤寒论三注·太阳下篇》）

成无己：大汗出，脉洪大而不渴，邪气犹在表也，可更与桂枝汤。若大汗出，脉洪大，而烦躁不解者，表里有热，不可更与桂枝汤，可与白虎加人参汤，生津止渴，和表散热。（《注解伤寒论·辨太阳病脉证并治法上》）

钱天来：此因大汗出后，遂致胃中津液耗竭，阳邪乘虚入里，至大烦渴不解……今大烦渴而脉见洪大，则邪不在太阳，而已传入阳明矣，即阳明篇所谓阳明脉大者是也，故以白虎汤解胃中之烦热，加人参以补其大汗之虚，救其津液之枯竭也。（《伤寒溯源信集·太阳下篇》）

陈古愚：主以石膏之寒以清肺，知母之苦以滋水，甘草粳米之甘，人参之补，取气寒补水以制火，味甘补土以生金，金者水之源也。（《长沙方歌括·太阳方》）

尤在泾：方用石膏辛甘大寒，直清胃热为君，而以知母之咸寒佐之，人参、甘草、粳米之甘，则以之救津液之虚，抑以制石膏之悍也。曰“白虎”者，盖取金气彻热之义云尔。（《伤寒贯珠集·太阳篇上》）

刘渡舟：本条和上条合看，论述了服桂枝汤大汗出后的三种情况：一是脉变洪大而表证未变，仍当服桂枝汤。二是营卫之间有小邪不解，用桂枝二麻黄一汤微发其汗。三是邪入阳明，里热蒸腾，气阴两伤，用白虎汤加人参清热，生津，益气。三者成因虽一，证候各异，治法不同。由此可体现仲景圆机活法，“随证治之”的辨证论治精神，于临证颇有启发……本条“大烦渴不解”，突出了“口渴”一证。这就为后世用白虎加人参汤治疗中焦热盛，津气两伤，以口渴、多饮为主证的消渴病辟一蹊径。（《伤寒论译释·辨太阳病脉证并治上第五》）

陈亦人：两条（指25条与26条）并列在一起，意在便于比较分析，极有辨证意义。有些注家把本条移于阳明病篇，似乎有利于全面了解白虎加人参汤证，实则变灵活为呆板，失去了最有科学价值的辨证精神。（《伤寒论译释·辨太阳病脉证并治上》）

【经典原文】

伤寒，若吐若下后，七八日不解，热结在里，表里[(1)]俱热，时时恶风，大渴，舌上干燥而烦，欲饮水数升者，白虎加人参汤主之。（168）

【词解】

（1）表里：此指人体内外，不是指表证、里证，“表里俱热”，即内外皆热。

【提要】 论述阳明燥热，津气两伤的证治。

【原文分析】

本条论述太阳伤寒因误治，转化为表里俱热的白虎加人参汤证。

太阳伤寒因治疗不当，病邪由表化热入里，邪传阳明，邪热炽盛，充斥内外，不仅伤津，而且耗气。“热结在里，表里俱热”，是指里热炽盛，充斥于表里内外，所以高热持续；邪热迫津外出则汗出；热盛伤津，故口燥而渴；热盛于里上扰神明则心烦。由于热盛伤津，汗出过多，故表热不显，扪之皮肤无灼手感，热极汗多，发展到脱液耗气，胃中津液耗损严重，所以口燥渴，舌上干燥而烦，大量饮水仍不解渴；由于热极汗多，肌腠疏松，所以在高热的同时出现轻微恶寒，即所谓“时时恶风”。结合原文26条，因热盛耗气，脉当洪大，治宜白虎加人参汤清热益气生津。

白虎加人参汤证之恶寒与太阳之恶寒不同。太阳恶寒，常与病俱来，与病俱去，一般较重，且无口渴心烦之象。本证“时时恶风”与“背微恶寒”系阳明里热炽盛，汗出肌疏，气阴两伤，不胜风寒所致，所以见风则恶。因背为阳之府，是阳气会聚的地方，热迫汗出津气两伤，卫阳失于固密和温煦职能时，就可以引起背部微恶寒，程度一般较轻，故加人参以益气生津。

【原文选注】

钱天来：伤寒但言吐下，不言发汗，明是失于解表，故七八日不解。又因吐下之误，邪气乘虚陷入，故热邪内结于里，表里俱热。时时恶风，是邪未尽入，当以表里两解为是。若大渴，舌上干燥而烦，欲饮水数升，则里热甚于表热矣。谓之表热者，乃邪热已结于里，非尚未有表邪也。因里热太甚，其气腾达于外，故表间亦热，即阳明篇所谓蒸蒸发热，自内达外之热也。时时恶风者，言时常恶风也，若邪气在表，只称恶风而不曰时时矣。谓之时者，即上篇第七条（指54条）所谓时发热之时也。热既在里而犹时时恶风，即所谓热则生风，及内热生外寒之义，故不必解表，而以白虎汤急解胃热，更加人参者，所以收其津液，而补其汗下之虚也。（《伤寒溯源集·太阳下篇》）

汪苓友：此条伤寒病，自太阳经传来，要之既吐且下，而其邪不解，至七八日之时，寒郁为热，已入阳明之腑，而热邪更甚矣。里者，腑也。表者，经也。热结在里者，谓腑热甚于经也。表里俱热者，表热，则阳明经肌肉间热。时时恶风者，仍热极汗多，不能收摄，腠理疏，以故时时恶风也。里热，则胃腑中燥热，以故大渴，舌上干燥而烦，欲饮水数升，此因吐下之后，胃气虚，内亡津液，以故燥渴甚极也。与白虎加人参汤，扶正气以分解内外之邪热。（《伤寒论辨证广注·辨阳明病脉证并治法》）

【经典原文】

伤寒无大热，口燥渴，心烦，背微恶寒者，白虎加人参汤主之。（169）

【提要】　承上条再论阳明热盛、津气两伤证治。

【原文分析】

上条“表里俱热”是里热充斥内外，与之相较，本条邪热深伏于里，所以肌表“无大热”，口燥渴、心烦是“里热”之确据。“背微恶寒”与上条“时时恶风”的病机相同，只是表现形式不同。治疗仍以白虎加人参汤清热益气生津为宜。

本条重点在于对“无大热”“背微恶寒”两证的辨析。无大热是指“表”无大热，并非里无大热。表无大热，与“口燥渴，心烦”同见，说明其里热仍然很盛。表“无大热”非绝对无热，而是相对于炽盛的里热而言，体表之热较轻而已。里热炽盛而表热较轻，可能是由于热迫汗出的同时，带走部分表热所致。同样是热迫汗出，腠理疏松，而见“背微恶寒”一证。由于背为阳之府，是阳气会聚的地方，故当热迫汗出，津气两伤，卫阳失于固密和温煦职能时，则背部恶风寒最为明显。“无大热”与“背微恶寒”的病理基础都是里热炽盛，“口燥渴，心烦”是辨证眼目，可与少阴阳虚证鉴别。少阴阳虚证虽也见背恶寒，但必是口中和而不燥渴，并见脉微厥逆等虚寒证象，与本证截然不同。

【原文选注】

成无已：无大热者，身无大热也。口燥渴心烦者，当作阳明病，然以背微恶寒为表未全罢，所以属太阳也。背为阳，背恶寒，口中和者，少阴病也，当与附子汤。今口燥而渴，背虽恶寒，此里证也。则恶寒亦不至甚，故云微恶寒，与白虎汤和表散热，加人参止渴生津。（《注解伤寒论·辨太阳病脉证并治法下》）

《医宗金鉴》：伤寒身无大热，不烦不渴，口中和，背恶寒，附子汤主之者，属少阴病也。今伤寒身无大热，知热渐去表入里也。口燥渴，心烦，知热已入阳明也。虽有背恶寒一证，似乎少阴，但少阴证，口中和，今口燥渴，是口中不和也，背恶寒非阳虚恶寒，乃阳明内热熏蒸于背，汗出肌疏，故微恶之也。主白虎汤以直走阳明，大清其热。加人参者，盖有意以顾肌疏也。（《医宗金鉴·订正仲景全书·伤寒论注·辨太阳病脉证并治下》）

【经典原文】

伤寒脉浮，发热无汗，其表不解，不可与白虎汤。渴欲饮水，无表证者，白虎加人参汤主之。（170）

【提要】　论述白虎汤的禁忌证和使用白虎汤的原则。

【原文分析】

脉浮，发热，无汗，是太阳伤寒见证，其恶寒身疼的表现自在言外。邪在表，当治以汗法。此时即或兼见烦渴等里热之证，亦应表里两解，或先解表后清里，而不可先以白虎汤清其里热，即所谓“其表不解，不可与白虎汤”。这是因为白虎汤是甘寒清热的重剂，在表寒证存在的情况下，径用白虎汤，每可冰伏表邪，郁遏阳气，甚或引邪内陷。“其表不解，不可与白虎汤”，也说明白虎加人参汤也必须没有表证的情况下，才能使用。吴鞠通在《温病条辨》中进一步明确了白虎汤的治禁，他指出“白虎汤本为达热出表，若其人脉浮弦而细者，不可与也；脉沉者，不可与也；不渴者，不可与也；汗不出者，不可与也；常须识此，勿令误也。”吴氏的这个补充，完全符合《伤寒论》精神，足供参考。

“渴欲饮水，无表证者，白虎加人参汤主之”，此渴欲饮水，非一般的口渴可比，必是大渴引饮。烦渴引饮，即使不见大热之证，亦可用白虎加人参汤。

【原文选注】

钱天来：此所以申明太阳阳明表里之辨，而赅其治法也，脉浮，风邪在表也。发热无汗，寒邪亦在表也。以风寒皆在表而不解，则邪热犹在太阳，未入于里，当以解表为急，犹未可以寒凉为治，故曰不可与白虎汤，恐其既不能解表，而邪又未入于里，徒伤胃气故也。若渴欲饮水，则知邪热已入阳明之里，胃中之津液枯燥矣。然犹必审其无表证者，方以白虎汤解其烦热，又加人参以救其津液也。然白虎一方，但能除胃热，而不能治胃实，倘舌苔黄黑焦裂，脉实大而胃脘绕脐硬痛者，仍当以承气攻之也。（《伤寒溯源集·太阳下篇》）

汪苓友：伤寒脉浮，此兼有风也。发热无汗，乃太阳在表风寒之邪未除也。白虎汤但能解肌表之热，不能解皮表之寒，故云不可与也。若渴欲饮水，无太阳在表之证，腑燥热极，有汗者，方可与白虎汤。成注疑其不可加人参，因云临床之工，大宜精别，愚以人参一味，诚不宜轻加也。（《伤寒论辨证广注·辨阳明病脉证并治法》）

尤在泾：此条复示白虎之戒，谓气虽入阳明之腑，而脉证犹带太阳之经者，则不可便与白虎汤。与之则足以留表邪，而伤胃气也。而又申之曰：渴欲饮水，无表证者，白虎加人参汤主之，其叮咛反复之意，可谓至矣。（《伤寒贯珠集·阳明篇上》）

【经典原文】

若渴欲饮水，口干舌燥者，白虎加人参汤主之。（222）

【提要】阳明热盛伤津的证治。

【原文分析】

本条是承上条论述阳明经热亢盛，热邪入于中焦，伤及气分，耗损津液，则出现口干舌燥，渴欲饮水的证候，当伴有身大热，大汗出，脉洪大，治宜白虎加人参汤。用白虎汤以清热，加人参以生津益气止渴，使邪热清，津液复，而渴欲饮水、口干舌燥等证则自愈。

【原文选注】

沈明宗：若渴欲饮水，口干舌燥，邪已入胃，阳热炽盛，以防津液亏竭，故用人参白虎，生津解热而止渴。（《伤寒六经辨证治法·阳明篇》）

汪苓友：此条本在前条栀子豉汤证之下，成注云：“此下后之见证”。愚意云：此条不但误下，兼之误汗所致。误下则胃中虚。误汗则胃中不惟虚，而且燥热极矣。渴欲饮水，口干舌燥者，此热邪伤气耗液之征也。故用白虎加人参汤，以清热补气润燥。（《伤寒论辨证广注·辨阳明病脉证并治法》）

【方药论选】

柯韵伯：石膏大寒，寒能胜热，味甘归脾，质刚而主降，备中土生金之体，色白通肺，质重而含脂，具金能生水之用，故以为君。知母气寒主降，苦以泻肺火，辛以注肺燥，内肥白而外皮毛，肺金之象，生水之源也，故以为臣。甘草皮赤中黄，能土中泻火，为中宫舟楫，寒药得之缓其寒，用此为佐，沉降之性，亦得留连于脾胃之间矣。粳米稼穑作甘，气味温和，禀容平之性，为后天养生之资，得此为佐，阴寒之物，则无伤损脾胃之虑也。煮汤入胃，输脾归肺，水精四布，大烦大渴可除矣。白虎主西方金也，用以名汤者，秋金得令，而暑清阳解，此四时之序也。更加人参，以补中益气而生津，协和甘草、粳米之补，承制石膏、知母之寒，泻火而火不伤，乃操万金之术者。（《伤寒来苏集·伤寒论注·白虎汤证》）

方有执：所以用白虎两解表里之热，加人参润其燥而消其渴也。（《伤寒论条辨·辨太阳病脉证并治下》）

王晋三：阳明热病化燥，用白虎加人参者，何也？石膏辛寒，仅能散表热；知母甘苦，仅能降里热；甘草、粳米仅能载药留于中焦，若胃经热久伤气，气虚不能生津者，必须人参，养正回津，而后白虎汤乃能清热化燥。（《绛雪园古方选注·寒剂》）

【临床应用】

（1）张仲景对本方的应用

1）白虎加人参汤治阳明热盛，津气两伤者。（见26、168、169、170、222条）

2）白虎加人参汤治伤暑偏于热盛。见《金匮要略·痉湿暍病脉证治第二》）

（2）后世医家对本方的应用

1）《续名医类案》：治疗暑证证见头痛，发热，或时烦躁，汗大出，大渴引饮，喘气。

2）《活人辨疑》：化斑汤（即白虎加人参汤）治赤斑，口燥烦渴，中暍。

3）《古今医案》：白虎加人参汤治疗老人昏热谵语，喘乏遗尿之三阳合病证。

4）《保赤全书》：人参白虎汤治暑盛烦渴，痘出不快，又解麻痘、斑疹等热毒。

（3）现代应用：白虎加人参汤是辛寒清热、益气生津良方，现代临床常用于治疗下列多种病证：

1）呼吸系统：如大叶性肺炎、小儿支气管肺炎、麻疹合并肺炎等。刘鹤鸣根据吴鞠通《温病条辨》“太阴温病，脉浮大而芤，汗大出微喘，甚至鼻孔煽者，白虎加人参汤主之”。若脉散大者，急用之，倍人参，用清邪扶正之法治疗肺气将绝，以白虎加人参汤治疗小儿肺炎合并心力衰竭，效果良好，可以减少对毛地黄药物的依赖。并认为该方不但能强心，而且能消炎，对中医治疗急证显示了良好的前景。在临床应用时，如口服有困难，可鼻饲或保留灌肠[1]。

2）疫证：如流行性乙型脑炎、流行性脑脊髓膜炎、流行性出血热、流感等急性热病属阳明气分热盛、气阴两伤者。焦氏曾以本方加减治愈乙脑9例，另外3例先投白虎汤症状有改善，但未能痊愈。后以本方治疗而收全功。并指出使用白虎汤治疗后有的病人症状虽减，而体温却未能降至正常，甚至有的病人体温反而上升，有的症状亦不好转，此时改用白虎加人参汤，体温即可很快下降，诸症随之消失[2]。

3）热证：临床常用于暑热、小儿夏季热及其它热病。汪氏以本方退35天高热[3]。孙氏等用本方合生化汤加减治疗产后高热[4]。熊氏以本方加味治疗感冒高热不退[5]。郭氏等以本方加鲜荷叶适量治疗中暑，其中生石膏用至1000g[6]。

4）糖尿病：属中医消渴范畴，该病多因饮食不节、情志失调等引起，临床症状以三多（多饮、多尿、多食）为特征，其病理变化主要是阴虚燥热，而以阴虚为本，燥热为标，互为因果。总的治疗原则是泻热降火，生津滋阴。陈氏治疗糖尿病180例，其中用本方治疗肺燥型11例[7]。李氏等用中西医结合治疗糖尿病51例，对肺胃热盛，表现烦渴多饮，口舌干燥，消谷善饥，形体消瘦，大便或干，舌质红，苔薄黄，脉滑数者，以本方加味清热养阴[8]。刘氏用本方治疗老年糖尿病92例，总有效率达79%[9]。吴氏等以加味白虎人参汤治疗胃热型糖尿病128例，有效率达86.72%，且对口渴冷饮、唇干咽燥、消谷善饥、胃灼热等胃热症状有明显的改善作用[10]。

5）其他：干氏用本方治疗慢性咽炎、干燥津枯、充血红艳和鼻衄出血过多者[11]。张氏以本方救治甲状腺危象2例，并认为甲状腺危象临床所出现的身大热、汗大出、口大渴、脉虚大无力，符合《伤寒论》中所述白虎加人参汤证[12]。范氏用本方治疗尿崩症，因肾阴不足，肾气失固，肺燥气导失敷布，水液不得散于周身，直趋膀胱而致多尿，以白虎加人参汤加味，滋肾育阴，清热泄火，生津止渴而获效[13]。李氏用白虎加人参汤化裁，益气生津，清热养阴并举，治“小儿痟渴证”[14]。陈氏以本方治疗严重饥饿症14例，均为女性，病程3个月~6年。临床表现为饥饿能食，伴心慌、气急、躁热、周身大汗，食后症状消失，片刻后症状再发，需反复进食，致体重迅速增加，大便频数，气虚无力。西医检查无异常。均予知母、粳米各12g，石膏30g，甘草、红参各10g。水煎分2次服。服本方6~30剂后全部治愈，平均服药11.14剂。病人用药后食量减少，体重下降，气虚症状缓解，均于1个月内恢复正常生活和劳动[15]。张开荣用白虎加人参汤合生脉散加减治疗癃闭1例，病人系糖尿病、冠心病、糖尿病肾病、胃肠功能紊乱，因受凉发热，相继出现二次心力衰竭后，不能自主排尿。辨证阳明热盛，气津两伤，水道失调。药后阳明热清，气津得复，水道得通而癃闭自愈[16]。

（4）医案选录

1）糖尿病：路某，女，54岁。1992年9月11诊。病人一周前，过度劳累后，烦渴引饮频繁，小便次数增多，明显异于往常。查：血糖9mmol/L，尿糖（++++）。舌红、苔薄白少津，脉细弱。诊断为糖尿病。属中医上消。为肺胃热盛，津液受伤。药用人参白虎汤合生脉散加减，生石膏100g，潞党参50g，麦冬20g，五味子6g，知母、甘草各10g。服药3剂后，症状迅速好转，复查尿糖转阴，血糖恢复正常。以后随症加减用药，调理巩固疗效。至今正常。按：病人烦渴频饮，小便次数增多，是肺胃热盛、津液耗损所致。重用生石膏100g，以折热势，保护津液，用生脉散（潞党参、麦冬、五味子）益气生津；知母增强石膏清泄肺胃郁热而润燥，同达到清热生津、益气养阴之目的，药中病机，故获奇效。［四川中医，1993，11（7）：28］

2）暑厥：林某，女，38岁。夏月午睡后，昏不知人，身热肢厥，汗多，气粗如喘，不声不语，牙关微紧，舌苔黄燥，脉象洪大而芤。证属暑厥，暑为大热之邪，燔灼阳明，故见身热炽盛；暑热内蒸，迫津外泄，则多汗而气粗如喘；热郁气机，所以四肢反见厥冷；邪热内迫，扰于心神，正又不能胜邪，故神昏不语，脉见洪大而芤。治以清暑泄热，益气生津，投白虎加人参汤。朝鲜白参、知母、粳米各15g，石膏30g，甘草9g。服1剂后，脉静汗止，手足转温，神识清爽，频呼口渴，且欲冷饮，再投1剂而愈。［浙江中医杂志，1965，（8）：7］

3）白虎加人参汤退35天高热：杨某，女，15岁。于1992年5月20日晚突然高热后，至1992年6月25日一直高热不退，体温38~40.5℃。曾住院作血常规、大小便常规、红细胞沉降率、血培养、痰培养、肝功能、肥达试验、骨髓穿刺、心电图、B超、胸片等检查未发现明显异常而无法确诊；先后用过大量青霉素、先锋霉素、氨苄西林、奎宁、异烟肼等均无效。1992年6月25日下午诊见病人高热39.7℃，精神差，但神志清，无汗出，口干渴欲饮，不欲食，小便短大便3日未解，舌尖红苔薄黄，脉洪数，全身无斑疹。诊断为阳明白虎证。予白虎加人参汤：生石膏45g（先煎），山药（代粳米）20g，知母、党参各12g，甘草6g。2剂水煎服，每2小时1次，并密切观察体温。服药2次后，体温降至38.7℃，次晨体温为37.7℃。下午复诊，精神好转，体温37.6℃，能进食，口干不甚，舌尖红苔微黄，脉细弱，热邪已大减，但津伤邪恋。再予生石膏30g，山药20g，生地15g，知母、党参、玄参各12g，甘草6g，生姜9g，大枣3枚为引。2剂，煎服法同前，26日晚8时体温36.5℃。27日病人精神明显好转，口不干，饮食大增，且大便通畅而愈。随访1个月，体温正常，健康如故。［四川中医，1993，11（3）：30］

【按语】

白虎加人参汤以白虎汤清泄弥漫之邪热，加人参益气生津，为清补合用之剂。对阳明热证且有气阴两伤者，均能取得满意疗效。后世医家对其运用有了许多发展，广泛应用于临床各科，以壮热、烦渴、大汗、舌红少津、脉洪大而芤为主要运用指征，甚则出现少气懒言、精神疲惫等症。近年来，尤多用于糖尿病属肺胃热盛、口渴喜饮之证。

【现代研究】

降血糖作用：据药理研究，人参主要成分是人参皂苷。人参具有抗应激、降血糖，抑制某些细菌、原虫和结核杆菌等多种作用。而白虎加人参汤的降血糖作用又明显优于单味人参。有人运用动物实验性糖尿病，对本方及其药理组成的复合作用，作了较详细的观察，结论是方中知母为降血糖的主药，甘草、粳米能辅助发挥作用，它与人参配合，反有拮抗作用，而石膏的加入又使之相互协调。日本人本村正健通过动物实验研究白虎加人参汤及八味丸对糖尿病的作用，证实了这些方剂均有降血糖作用，但又以白虎加人参汤较优，并且也发现了知母、人参、石膏在降血糖方面的协同作用。白虎加人参汤对四氧嘧啶性糖尿病和抗胰岛素血清性糖尿病的酮体有抑制作用，其效力强弱按人参、粳米、甘草、石膏、知母依次排列，但降血糖的作用却以知母为首[17]。

## 参考文献


[1] 刘鹤鸣 . 中西医结合治疗小儿肺炎 110 例疗效观察 . 天津中医 , 1989, (2): 8
[2] 焦树德 . 治疗 31 例流行性乙型脑炎的初步观察与体会 . 中医杂志 , 1958, (4): 246
[3] 汪贤聪 . 白虎加人参汤退 35 天高热 . 四川中医 , 1993, 11(3): 30
[4] 孙效奎 , 桂晓波 , 逢淑芸 . 热病 5 则治案 . 中医药学报 , 1994, (3): 24
[5] 熊海涛 . 运用经方治疗急难重症的体会 . 甘肃中医 , 1994, 7(2): 13
[6] 郭艾清 , 郭洪文 . 经方治验 2 则 . 四川中医 , 1991, (4): 11
[7] 陈满良 . 辨证分型治疗糖尿病 180 例临床观察 . 四川中医 , 1994, (4): 22
[8] 李方玲 , 郑明荣 . 中西医结合治疗糖尿病 51 例 . 实用中西医结合杂志 , 1994, 7(6): 373
[9] 刘永寿 . 白虎加人参汤治疗老年糖尿病 92 例 . 河北中医 , 1992, 14(6)：14
[10] 吴仕九 , 孟庆棣 , 许俊杰 . 加味白虎人参汤治疗胃热型糖尿病的临床与实验研究 . 河南中医 , 1994, 14(5): 266
[11] 干祖望 . 张仲景方在耳鼻喉科病的运用 . 福建中医药 , 1989, 20(5): 9
[12] 张博明 . 白虎加人参汤救治甲状腺危象二例 . 湖南中医杂志 , 1990, 206(3): 39
[13] 范文亚 . 尿崩症治验三则 . 新中医 , 1984, (8): 38
[14] 李宝珍 . 李少川教授儿科治验三则 . 天津中医 , 1994, 11(1): 6
[15] 陈定生 , 刘旗升 , 陈晓月 . 白虎加人参汤治疗严重饥饿症 . 中医杂志 , 1989, 30(5): 24
[16] 张开荣 . 白虎加人参汤治疗癃闭案 . 成都中医学院学报 , 1989, 12(1): 35
[17] 熊曼琪 , 张横柳 . 临证实用伤寒学 . 北京 : 中国科学技术出版社 , 1991: 99 ~ 100


# 三、竹叶石膏汤方

## (一)方药

竹叶二把 石膏一斤半夏半升，洗麦门冬一升，去心人参二两甘草二两，炙粳米半升

上七味，以水一斗，煮取六升，去渣。内粳米，煮米熟，汤成去米，温服一升，日三服。

## (二)治法

清热和胃，益气生津。

## (三)方解

本方是白虎加人参汤去知母，加竹叶、麦冬、半夏而成。由于白虎加人参汤具有清热益气生津的功效，故以此方作基础方，加淡竹叶清热除烦；以其病后余热，热势不盛，故去知母，使石膏与竹叶相配，以清肺胃之热邪。人参、炙甘草益气生津；半夏和胃降逆止呕，且能开胃行津液；麦冬、粳米滋阴养胃。诸药合用，共收滋阴清热、益气和胃之效。尤妙者，麦冬与半夏为伍，既无滋腻之嫌，又无辛燥之弊，对后世遣方用药颇有启迪。

本方与白虎加人参汤相比较，两方似同而实异，应当注意鉴别。本方为清补之剂，适用于病后虚多实少，而用于治疗“伤寒解后”胃虚津伤、余热未清、胃气不和之证。白虎加人参汤则为清热润燥、益气生津之重剂，为实多虚少而设，故适用于伤寒化热入里、阳明热炽津伤证。

【经典原文】

伤寒解后，虚羸(1)少气(2)，气逆欲吐，竹叶石膏汤主之。(397)

【词解】

(1)虚羸：虚弱消瘦。

(2)少气：即短气。

【提要】 伤寒解后，胃虚津伤，余热未尽的证治。

【原文分析】

伤寒病解后证见“虚羸”，是因津液损伤，形骸失养，故虚弱而消瘦；“少气”，即气伤不足以息，此津气两伤之候。又因伤寒化热入里，故又兼中焦邪热。“气逆欲吐”，是胃虚余热未尽，虚热上逆，胃气失和所致。可见本条的病机是胃虚津伤，余热未尽，故用益气和胃、清热生津的竹叶石膏汤治疗。

【原文选注】

方有执：羸，病而瘦也。少气，谓短气不足以息也。气逆欲吐，饮作恶阻也。盖寒伤形，故寒解则肌肉消削而羸瘦。热伤气，故热退则气衰耗而不足。病后虚羸，脾胃未强，饮食难化，则痰易生，痰涌气逆也。(《伤寒论条辨·辨阴阳易瘥后劳复脉证并治》)

吴谦：伤寒解后虚羸，寒伤形也；少气，热伤气也；气逆欲吐，余邪挟饮犯胃也。故宜竹叶石膏汤，益虚清热，以降逆气也。(《医宗金鉴·证正仲景全书·伤寒论注·辨 差后劳复食复阴阳易病脉证并治》)

钱天来：伤寒邪气已解，自当热退身凉，得谷而愈矣。但邪之所凑，其气必虚，此其常也。乃虚弱羸瘦，少气力绵，呼吸短浅，更气上逆而欲吐者，此胃中虚而未和也。仲景虽未言脉，若察其脉虚数而渴者，当以竹叶石膏汤主之；虚寒者，别当消息也。(《伤寒溯源集·差后诸证证治》)

陆渊雷：方氏云：“羸，病而瘦也。少气，谓短气不足以息。”《金鉴》云：是治病后虚热也。钱氏云：“仲景虽未云脉，若察其脉虚数而渴者，当以竹叶石膏汤主之；虚寒者，别当消息也。”汤本氏云：余之经验，本方证，病者常肉脱消瘦，有疲劳困惫之状，脉概虚数无力，屡发喘咳，腹部凹陷，甚则如舟底状，食欲不振，常恶心。然证属阳虚(案谓阳证而虚者，下仿此)，而非阴虚证，故有热状，而无寒状。呼吸及其他排泄物，辄有臭气，尿亦浓稠而赤浊，有此等内热情状可征焉。渊雷案：汤本所言证候，盖从方药揣测而得，颇觉显明，惟本方证当有身热，无热者难用，不可不知。(《伤寒论今释·辨阴阳易瘥后劳复病脉证并治》)

【方药论选】

尤在泾：竹叶石膏汤乃白虎汤之变法，以其少气，故加参麦之甘以益气，以其气逆有饮，故

用半夏之辛以下气蠲饮，且去知母之咸寒，加竹叶之甘凉，尤于胃虚有热者，为有当耳。（《伤寒贯珠集·差后诸病》）

徐灵胎：……此仲景先生治伤寒愈后调养之方也，其法专于滋养肺胃之阴气，以复津液……（《伤寒论类方·白虎汤类》）

吴谦：是方也，即白虎汤去知母，加人参、麦冬、半夏、竹叶也。以大寒之剂，易为清补之方，此仲景白虎变方也。经曰：形不足者，温之以气；精不足者，补之以味。故用人参粳米，补形气也。佐竹叶、石膏，清胃热也。加麦冬生津；半夏降逆，更逐痰饮；甘草补中，且以调和诸药也。（《医宗金鉴·订正仲景全书·伤寒论注·辨差后劳复食复阴阳易病脉证并治》）

【临床应用】

（1）后世医家对本方的应用

1）《外台秘要》：文仲疗天行表里虚烦，不可攻者，竹叶汤，即本方。方后云：此仲景方。

2）《和剂局方》：竹叶石膏汤治伤寒时气表里俱虚，遍身发热，心胸烦闷，或得汗已解，内无津液，虚羸少气，胸中烦满，气逆欲吐，及诸虚烦热，并宜服之。诸虚烦热与伤寒相似，但不恶寒，身不疼痛，头亦不痛，脉不紧数，即不可汗下，宜服此药。

3）《伤寒总病论》：竹叶汤（即本方）治虚烦病，兼治中暍，渴，吐逆而脉滑数者。

4）《直指方》：竹叶石膏汤治伏暑内外热炽，烦躁大渴。

5）《伤寒选录》：竹叶汤，阳明汗多而渴，衄而渴欲水，水入即瘥，复渴，即本方，汤成去滓，入生姜汁三匙，再煎一沸服，神效。

6）《张氏医通》：上半日嗽多，属胃中有火，竹叶石膏汤降泄之。又云：唇青与爪甲俱青而烦渴引饮者，为热伏厥阴，竹叶石膏汤。若唇青厥冷而畏寒，振振欲擗地者，为寒犯少阴，真武汤。

7）《伤寒绪论》：太阳证，下之头痛未除，唇寒面青，指头微厥，复发热者，为表邪内陷阴分中，头痛发热，不可用表药，宜竹叶石膏汤；瘥后虚烦不得眠，宜竹叶石膏汤。

8）《类聚方广义》：竹叶石膏汤给伤寒余热不奶，烦闷咳喘，渴而心下痞硬，或呕或哕者，麻疹痘疮亦同。

9）《治瘟编》：一妇人，发热微恶寒，心下苦闷，下利呕逆，舌上白胎，脐上动悸高，脉弦紧，与大柴胡汤，下利稍止，呕逆益剧，胸腹热炽，烦渴欲饮水，四肢微冷，脉沉紧，与竹叶石膏汤，服七剂愈。

10）《橘窗书影》：中川左右卫门弟，年二十有余，患暑疫数十日不解，虚羸，脉细数，舌上无苔而干燥，好冷水，绝谷数日，烦闷极，余与竹叶石膏汤服之二三日，烦渴解，食少进，后脉数不解，气血枯燥，大便难，与参胡芍药汤（人参柴胡芍药枳实黄芩知母地黄麦冬生姜）徐徐恢复，遂免危焉。

（2）现代应用

1）对癌症发热及术后、放疗、化疗后的应用：陈氏[1]等报道使用竹叶石膏汤治疗癌性发热病人52例，均经临床和病理检查确诊为恶性肿瘤，并排除感染及非肿瘤的其他疾病发热，且不受抗生素、抗病毒药物治疗的影响；病人发热时间有规律，一般在38～39℃，不伴恶寒与寒战。观察时将上述病例随机分成竹叶石膏汤组和吲哚美辛组。竹叶石膏汤处方为：竹叶12g，生石膏30g，半夏9g，太子参30g（代人参），麦冬15g，怀山药15g（代粳米），甘草6g，每日1剂，分2次服。吲哚美辛组使用吲哚美辛25mg，每日3次口服。两组均以连续治疗7天为1个疗程，再停药7天观察疗效。结果显效（用药7天内体温恢复正常，停药后7天内无复发热现象）竹叶石膏汤组与吲哚美辛组分别为9、7例；有效（体温降低，但未能恢复到正常范围，停药后能稳定）为13、6

例；无效（体温未能控制，或用药时降低，停药后又升到用药前水平）为5、12例。总有效率分别为81.5%、52%，竹叶石膏汤组降温效果明显优于吲哚美辛组（$P<0.05$）。同时观察了降温时间，治疗7天内体温下降的百分率两组之间无明显差异（$P>0.05$）；并且竹叶石膏汤组体温回升率低于吲哚美辛组，有显著性差异（$P<0.01$）。洪氏[2]报道使用本方加减治疗癌症术后虚烦内热证2例，其中1例为胃癌术后，拟方为：淡竹叶10g，生石膏30g，北沙参15g，麦冬12g，石斛12g，法半夏6g，怀山药10g，生甘草10g，地骨皮10g，天花粉10g。服4剂脘腹灼热减半，痞满泛恶亦减，再服10剂阴虚内热诸症消除；另1例肺癌术后病人，以本方加减：竹叶10g，生石膏20g，南北沙参各10g，黄芩10克，桑白皮10g，天花粉10g，天门冬10g，银柴胡10g，地骨皮10g，浙贝母10g。服7剂症减，再服7剂燥热得除。陈氏[3]治疗原发性肝癌发热辨证属气阴亏虚、邪热未清者1例，拟养阴益气、清除邪热之法治疗，方用竹叶石膏中加减：竹叶12g，生石膏（先煎）60g，太子参、山药各30g，半夏、银柴胡各9g，麦冬15g，甘草6g，红枣10g。3剂后症减，继服3剂热退，后以平补之剂善后。直至疗程结束，未再出现发热。金氏[4]以本方治疗肝癌介入化疗后呕吐58例，其中男42例，女16例，年龄最小25岁，最大72岁。均经B超或CT、AEP定量等检测确诊为原发性肝癌。入院后均以选择性动脉插管化疗为主治疗，即经股动脉插管注入顺铂、5-氟尿嘧啶、丝裂霉素等。呕吐均在化疗后2小时内出现，并且次数频繁，吐势较急。以竹叶石膏汤为基本方加减治疗：竹叶、制半夏、麦冬各10g，生石膏30g，党参6g，炙甘草3g，粳米12g。呕吐频繁如射者，加竹茹12g，代赭石18g，枇杷叶10g；火热太甚者，去党参、甘草，加黄连3g，知母10g；舌苔少，脉细，津伤较重者，加芦根20g，乌梅6g。水煎取汁200ml，徐服，不拘次数。每日1剂，3日为1个疗程。结果：基本控制（恶心呕吐消失者）42例；显效（恶心呕吐消失，停药后复发，再用上方仍有效者）13例；无效（病未缓解）3例，总有效率为95%。徐氏[5]以本方防治恶性骨肿瘤化疗后副反应病人18例。全部病例均经X线摄片、手术和病理检查确诊。所用化疗药：甲氨蝶呤、环磷酰胺、长春新碱、顺铂、阿霉素等。化疗方案大致相同，均用2～3种药物联合大剂量冲击治疗，6次为1个疗程，每次间隔2～3周。化疗后热毒未尽，灼伤津气，多表现为气阴两伤，故用竹叶石膏汤化裁，剂量视病人具体情况而定。其中呕恶严重加入旋覆花、代赭石、竹茹；胃热亢盛、口舌生疮为主者，重用生石膏30～60g，还可合知母、玄参、天花粉等同用，同时口腔内先擦锡类散等外用中成药；身发斑疹，瘙痒难忍者，可加鲜生地、赤白芍、丹皮；气虚多汗、心悸怔忡者，可加黄芪、当归、五味子、煅龙牡和灵磁石，或加服生脉饮；腹痛腹泻者，可合木香、枳壳、白芍等，或加服黄连素片。每日1剂，早晚分服，5剂为1个疗程，可续服至1～2个疗程。结果：显效（症状和体征完全消失，且在整个疗程的各次化疗中均有相同效果）5例；有效（症状和体征缓解，不影响正常生活及下一次化疗的按期进行）10例；无效（症状及体征无缓解）3例，总有效率为83.3%，大多数病例3～5剂见效。刘氏[6]等用本方治疗因肺癌或胸部肿瘤放疗后造成放射性肺炎病人11例，放疗后症见发热、干咳少痰、口干纳少、烦躁不寐，辨证属气阴两伤，临证曾用多方不效，后以竹叶石膏汤治疗，奏效甚捷。

2）在内科其他疾病中的应用：李氏[7]报道使用本方味治疗慢性支气管扩张咯血病人2例。1例辨证属于阴虚肺热，用本方加栀子、知母，重用石膏、麦门冬，经治疗痊愈，随访3年未复发；另1例辨证属阴虚肺热兼脾阳不振，用本方加山药、知母、天花粉，共治疗3周症状消除，随访3个月未发咯血。马氏[8]用本方治疗慢性肾炎合并上呼吸道感染证属温热之邪伤及气阴，胃气虚弱，余热未尽者，拟方为：竹叶15g，生石膏30g，半夏10g，麦冬15g，太子参15g，甘草5g，粳米10g。服4剂热退，微觉头晕，余无不适，后以上方去石膏加黄芪、益母草服12剂，尿检正常。继以前方为蜜丸善后。廖氏[9]以竹叶石膏汤加减治愈特发性血小板减少性紫癜1例，辨证属阴虚内热，热伤气阴。采用清热养阴、益气生津之竹叶石膏汤加减：竹叶、麦冬各10g，生石膏（先煎）、生地、粳米各20g，甘草6g，连翘、党参、丹参各15g，三七粉3g（冲），仙鹤草30g。服10

剂后，全身紫癜明显消退，守方再续服10剂，全身紫癜消退，血象恢复正常。安氏[10]以本方加减治疗川崎病处于热恋阴伤期，在热毒炽盛期使用清瘟败毒饮加减，气阴两伤期用生脉饮加味治疗。各期中均选择性地加入活血化瘀之品如丹参、赤芍、川芎、红花等，部分病人还采用丹参注射液静脉滴注。结果体温恢复正常时间最短1天，最长8天，平均5天，随着体温的恢复，临床症状也随之先后消失。10例患儿住院时间最短16天，最长62天，平均37天。赵氏[11]应用中西医结合方法治疗伤寒109例，其中观察组55例，对照组54例。均符合伤寒诊断标准。对照组自住院之日起口服诺氟沙星胶囊，每次0.3g，每日3次，10~14天为1个疗程。根据病情以补液、调节水电解质紊乱。观察组除用对照组治疗方法外，辨证分型治疗：温热郁结型47例，用三仁汤合藿朴夏苓汤加减；热久伤阴型6例，治以竹叶石膏汤合王氏连朴饮；热入营血型2例，用犀角地黄汤、清营汤加减治疗。每日1剂，分2次服用。10~14天为1个疗程。结果痊愈（1个疗程结束发热已降至正常，临床症状消失，血培养转阴）观察组54例（98.18%），对照组53例（98.14%）；无效（1个疗程结束后发热未退，临床症状未消，血培养阳性）每组各1例。

3）口腔科：杨氏[12]等用本方加减治疗牙痛96例，分A、B组，前者为发病3天内就诊者，60例，后者为发病4~6天就诊者，36例。均以本方加减：生石膏40g，竹叶15g，知母、山栀、升麻各12g，玄参10g，糯米20g。先将上药用水浸泡30分钟，放入糯米，煎至米熟为度，每剂煎2次，将药液混合，一日内服完，每次饭前温服。结果治愈（全身症状消失，局部红肿疼痛消退，咀嚼功能正常）A组3天均获愈，B组服药4~6天获愈30例；好转（全身症状改善，局部肿胀减退）B组5例；无效（局部症状不减，甚至加重）B组1例。A组病人痛止则停药，B组病人痛止之后再服药3剂，以巩固疗效，随访6个月内未复发。廖氏[13]以本方加减治疗辨证属气津两伤、虚火上炎的复发性口腔溃疡病人1例，共服药9剂，诸症痊愈，随访未复发。

4）其他：赵氏[14]以竹叶石膏汤加减治疗小儿夏季厌食1例，拟方为：淡竹叶10g，石膏30g，党参、麦冬各20g，半夏、甘草各6g，粳米10g。辨证属气津两伤，脾胃受损，治疗获愈。张氏[15]报道了暑温气分、气营两燔、暑温营血病案各1例，起初分别用白虎汤加大青叶、连翘、钩藤、石决明，清营汤，羚角钩藤汤加减治疗。待热退后，邪退正虚，即使用本方调理以清余热，然后再用沙参麦冬汤调理而愈。欧阳氏[16]等以本方加减治疗暑热伤气型外感热病病人20例，结果临床治愈15例，好转15例。孙氏[17]以本方治疗恶梦、多梦亦获痊愈。

（3）医案选录

1）虚羸少气：虚羸少气者，虚弱消瘦，少气不足以息之象也。汗吐下后，胃阴受损，久病失治，邪留肺胃，高龄之人，误治延治，皆可导致虚羸少气之证。临床中虚羸少气病症颇多，胃阴不足，脾胃虚弱，肝阴不足，肾阳虚衰，心悸自汗等证，都可出现身体瘦弱，少气不足以息。如脾胃虚弱的虚羸少气必兼有身困乏力，食纳欠佳，舌淡苔白，脉沉细等一系列脾阳虚弱之象。此病虽呈虚弱消瘦之体，但必以阴虚为本。临床此方证之虚羸少气常兼见头痛发热，两颧发红，渴欲饮水，发热汗出，心烦少气，饮食欠佳，舌红无苔，小便短黄，脉细数或虚数等症。本方益气生津，清热养阴，临床体会：潞参用量需15~20g，以增强益气之力，石膏须3倍以上于半夏，方可制其辛燥。

朱某，男，68岁。1980年2月18日诊治。体质素虚，4日前天气变化衣着不慎而致感冒、头痛、发热，经服解热镇痛药物汗出热退，症状缓解，次日发热又作，服药后汗出热退，似此反复发作3次，体温持续在38.5℃上下。症见：形体消瘦，气短乏力，低热绵绵，午后加重，胸满而喘，心悸自汗，口苦咽干，不思饮食，两颧发红，舌红无苔，脉细数。此属热邪伤津，治宜益气清热，和胃宽胸。方用：竹叶、半夏、潞参各15g，麦冬30g，粳米20g，生石膏60g（布包先煎）。上方服4剂后，热势稍减，查体温37.5℃，知饥索食，口苦咽干亦减。继服上方3剂，体温降至36.5℃，临床治愈。

2）气逆欲吐：气逆欲吐者，乃胃气上逆，烦躁将吐之势也。盖气顺则平，气逆则病，肺胃之气，以降为顺，今余热未尽，燥热伤津，津气虚少，上干胃腑，胃失和降，虚气上逆，则见气逆欲吐之象。临床中，发汗太过伤津耗气而致肺胃津液不足气逆欲吐者颇多，温热病后期燥热伤津气逆欲吐者亦复不少，不发汗所致者亦为常见，临床只要辨其证属阴液不足之病机，余症不必悉具。临床辨证中多见面红目赤，呃逆连连，干呕烦渴，口苦咽干，虚烦不眠，舌红无苔，脉细数等症。本方清热养阴则逆气自降。临床体会，加沙参则滋阴之力更强。半夏须用15~20g，方能降其逆气。

雷某，男，58岁，于1980年1月16日诊治。因感受风寒，恶寒发热。以外感治疗，症状缓解，但低热绵绵，干呕噫气，呃逆连连，又以外感论治，诸症不解，复予和胃降逆之剂，症情如故，故邀诊治。症见：形体稍胖，心悸自汗，低热不退，不思饮食，干呕噫气，呃逆连连，口苦烦渴，小便黄赤，舌红无苔，脉虚数。此为热邪伤阴，胃气上逆。治宜清热养阴，和胃降逆。方用：竹叶、潞参、半夏各15g，生石膏40g，麦冬20g，粳米、沙参各30g，甘草12g。上方服4剂后，干呕减轻，呃逆次数减少，守前方继服4剂而愈。

3）烦渴：烦渴者，烦热口渴是也。仲景论中虽未论述烦渴一证，但我们在临床中屡用此方辨证治疗烦渴，多能收效。盖外感，温热病后期，热邪伤阴，胃阴不足，而致干燥而烦，渴欲饮水，实为临床常见之症。临床中，烦渴见症颇多，有因热邪入里与水湿互结，以致津不上承，心烦口渴者；有因阴盛阳衰，阳气不能蒸化津液，心烦口渴者。本证乃热邪伤津，津液不足所致。临床辨证中常见：心悸心烦，口渴欲饮，发热汗出，得凉则舒，或大便干，小便黄赤，舌红无苔或黄燥，脉虚数或细数等症。竹叶石膏汤既有清热除烦之力，又有益气生津之效。我们常以本方加减治疗消渴，多能取效。但应去甘草之甜，条参、麦冬需用至20~30g，以建津生热退之功。

卢某，女，54岁，于1980年3月19日诊治。患糖尿病近3年，尿糖经常持续在（＋＋＋~＋＋＋＋），善饥多食，头晕心悸，大渴引饮，不分热冷，每日饮水约5000ml以上。常服降糖之类药物，病情时轻时重，不能控制，就诊于我院。症见：形体消瘦，面色青黑，善饥多食，大渴引饮，心悸心烦，口苦失眠，低热绵绵，大便干结，小便多，尿中带白，舌红苔黄燥，脉细数，化验尿糖（＋＋＋＋）。此为胃热亢盛，伤津耗气，治宜清热养胃，益气生津。方用：竹叶、粳米各12g，半夏10g，石膏、黄精、麦冬各30g，条参20g。上方服6剂后，低热渐退，善饥多食，烦渴等症较前为轻，每天饮水3000ml，守前方继服26剂，面色由青渐转红润，烦渴已除，食量稳定，化验尿糖（＋），后以金匮肾气汤加减以善其后，已参加工作。

4）发热：发热之证，有外感发热、阴虚发热、阳虚发热之别，本证乃热邪伤津，阴液不足，胃有燥热，虚气上逆，故见发热之象。仲景论中虽未提及发热一证，但以药测证，临床实践，发热诚属临床常兼之证。

仲景论中论述发热之证颇多，太阳病有发热恶寒；阳明病有发热谵语，身黄发热；少阳病有呕而发热；少阴病有手足厥冷反发热；厥阴病有利发热而利，在程度上有其共同点，但在病机上则有本质的区别。本证乃热邪伤阴，胃失津液，余热未清而发热。

临床辨证中常兼见：面红目赤，低热绵绵，午后加重，头晕头痛，心烦失眠，口干喜饮，得凉则舒，舌红苔薄黄，脉细数。我们常用本方加减治疗肺结核之发热，多能取效。临床体会：竹叶用量在15~20g为宜。应酌加贝母、桔梗共组成益气生津、清热除烦、宣肺止咳之剂。

张某，女，33岁，于1975年3月8日诊治。久有肺结核病史，经常低热不退，常服抗痨药物。半个月前因感受风寒，高热口渴，痰涎壅盛，经服宣肺平喘药物合并肌内注射青、链霉素，清势稍退，但仍持续在37~38.5℃，解表、宣肺、平喘、退热、西药消炎合并抗痨药物，均未能使热退症解，观前服之剂，处方几经变化，仍无转机，于3月8日再次诊治。症见：形体消瘦，两颧发红，头痛头晕，骨蒸痨热，体温38℃，午后加重，咳嗽气喘，痰涎壅盛，心烦失眠，口苦咽干，渴欲饮水，饮食不佳，舌红苔薄黄，脉细数。脉症合参，为热邪伤津，阴虚内热，前服之剂，均伤津耗气，致使热势持续不退，竹叶石膏汤中，有益气生津之品、清热除烦之药，试投此方，以观动静。方用：竹叶18g，桔梗、粳米各15g，生石膏45g，半夏、贝母、潞参、甘草各12g，麦冬24g。上方服3剂后，热势稍退，头痛减轻，余症均有好转，守前方继服，先后加减服32剂，热退咳止，体温正常，肺结核病亦随之好转。

【按语】

竹叶石膏汤原治瘥后余热未清、津气两伤之虚羸少气，气逆欲吐，取其清虚热、益气阴、养胃止呕之功，现代多用于癌性发热、癌症放疗、化疗后呕吐、干咳；温（暑）病后期发热等证；津气两伤，虚火上炎之复发口腔溃疡、牙痛亦有用之者，其使用原理：一曰察证，盖癌之为病，多有虚羸、少气、乏力之象，再经放疗、化疗损伤，则吐逆、虚热、烦躁、干咳等，变证蜂起，诸证与原文之"虚羸少气、气逆欲吐"之描述相合。二曰审因，上述所治诸病，其类不同，变化多端，然皆不离其余热未清，津气两伤之病机，故可据病机相同而用。

【现代研究】

竹叶石膏汤具有清热、养阴、益气、和胃止呕等功效。虽然整方研究资料不多，但由药物组也可略知一二。

方中人参具有调节大脑平衡、抗疲劳、提高免疫功能、提高应激能力、兴奋肾上腺皮质、增加心功能、保肝等作用。麦冬可抗缺氧、升高血糖等，两味的益气养阴实质与上药理相关。

方中竹叶、石膏清热除烦。其石膏有解热（内源性）、增加巨噬细胞吞噬能力、对免疫有一定促进作用，缩短血凝时间，促进胆汁排泄，并且有利尿作用等。竹叶有抗菌、解热、利尿等作用。

方中甘草、粳米和中养胃，其甘草有皮质激素样抗炎、抗过敏作用，对吞噬细胞呈双向调节、解痉、解毒、镇咳祛痰、镇痛、抗菌、保肝等作用，但由于过多促进水纳潴留，排钾，而呈去氧皮质酮样作用。

方中半夏和胃降逆，具有镇咳、止吐、解毒、降低眼内压作用，还有抗早孕作用等。

## 参考文献


[1] 陈家俊，金源，赖义勤．竹叶石膏汤治疗癌性发热的疗效观察．福建中医药，1995, 26(4): 9
[2] 洪燕．竹叶石膏汤加减临床应用举例．江西中医药，1993, 24(2): 38
[3] 陈家俊．竹叶石膏汤治疗癌性发热．浙江中医杂志，1989, (6): 247
[4] 金普放．竹叶石膏汤治疗肝癌介入化疗后呕吐 58 例．浙江中医杂志，1995, 30(5): 200
[5] 徐荣禧．竹叶石膏汤防治 18 例恶性骨肿瘤化疗副反应．中西医结合杂志，1988, 8(12): 725
[6] 刘霞，杨卫琴，赵迎晖，等．经方治疗放化疗毒副反应临证举隅．河南中医，1996, 16(3): 152
[7] 李玉明．竹叶石膏汤加味治疗慢性支气管扩张咳血．黑龙江中医药，1988, (4): 40
[8] 马波．竹叶石膏汤应用举隅．河南中医，1995, 15(1): 13
[9] 廖为民．竹叶石膏汤加减治愈特发性血小板减少性紫癜．四川中医，1992, (6): 37
[10] 安效先．中医药治疗川崎病 10 例临床观察．中医杂志，1989, (8): 31
[11] 赵国栋．中西医结合治疗伤寒临床观察及疗效分析．中医杂志，1991, (9): 26
[12] 杨金凤，沈鸿恩，刘红丽，等．竹叶石膏汤加减治疗牙痛 96 例的体会．四川中医，1994, (10): 52
[13] 廖为民．竹叶石膏汤临床应用．陕西中医，1993, 14(5): 228
[14] 赵俊明．竹叶石膏汤治疗小儿夏季厌食．四川中医，1990, (6): 26
[15] 张国忠．暑温病案举隅．江西中医药，1988, (3): 29
[16] 欧阳利林．白薇为主治疗外感热病 95 例小结．湖南中医杂志，1993, 9(1): 10
[17] 孙健民．竹叶石膏汤治恶梦多梦．中医药研究，1988, (1): 45

# 第九章　五苓散类方

## 一、五苓散方

### （一）方药

猪苓十八铢，去皮 泽泻一两六铢 白术十八铢 茯苓十八铢 桂枝半两，去皮

上五味，捣为散，以白饮[1]和服方寸匕[2]，日三服。多饮暖水，汗出愈。如法将息。

【词解】

（1）白饮：白开水。

（2）方寸匕：匕，古钱币，汉代通行五铢钱，外圆内方。方寸匕，以钱币抄散不落为度。

### （二）治法

化气行水，兼以解表。

### （三）方解

本方旨在化气行水，兼以解表。方中猪苓、泽泻渗湿利水，茯苓、白术健脾利水，桂枝通阳化气，兼以解表。苓、术、泽得桂枝之通导，则利水之效显著，桂枝得苓、术、泽泻之渗利，则化气之功迅速。诸药共奏治疗膀胱气化不利，水饮内停之证，不论有无兼夹表证均可酌情用之。

【经典原文】

太阳病，发汗后，大汗出，胃中干[1]，烦躁不得眠，欲得饮水者，少少与饮之，令胃气和则愈。若脉浮，小便不利，微热消渴[2]者，五苓散主之。（71）

【词解】

（1）胃中干：指胃中津液不足。

（2）消渴：指口渴而大量饮水的症状，非内科杂病中的消渴病。

【提要】　辨胃津不足与蓄水证的证治。

【原文分析】

太阳病而使用汗法，总以遍身漐漐微汗为佳，如桂枝汤方后云：“遍身漐漐微似有汗者益佳，不可令如水流离，病必不除”。麻黄汤方后云：“覆微似汗”，如此则玄府宣达，腠理和畅，自必汗出邪解。今发汗而大汗出，非其法也，故此本条记述了大汗出后的两种情况：其一，从“太阳病”至“令胃气和则愈”，讨论大汗出而致胃燥口渴的病机及饮水护理。随大汗出，表证虽不复存在，必然损伤津液，而胃为水谷之海，主津液所生。此“胃中干”，是指因汗而使胃中津液亏乏。足阳明经脉上通于心，在胃津不足时，则燥热之气上扰心神，所以“烦躁不得

眠”。津伤口渴，其人必饮水以自救，此时液伤不重，燥热尚轻更无结实之象，故只需少量频饮汤水，补其不足，滋其干燥，胃气调和则诸症自除。若有病者所欲，而大量予水，无所节制。然过汗伤津之余胃气亦弱，以免导致饮停不化之忧。其二，从“若脉浮”至“五苓散主之”，讨论蓄水证的基本证治。大汗之后，口渴的同时，伴有脉浮发热、小便小利的，是因汗不得法，外邪未解，膀胱气化不利，水不化津所致。“膀胱者，州都之官，津液藏也，气化则能出焉”。由于经脉络属于脏腑，故太阳经邪不解，可进一步影响膀胱的气化功能。膀胱气化不利，津液内停，故小便不利。水不化津，津不上承，则口渴欲饮水。但饮水后，因气化不行，水液仍不能化生人体所需的正常津液，所以饮不解渴，而形成“消渴”。谓之蓄水证，用五苓散化气行水，兼解外邪。

本条前段为胃液虚之口渴，虽未言小便利与不利，但从大汗而液亏来看，暂时小便不利，应在情理之中，若将息得宜，“少少与饮之”，随津液之充沛，则口渴、小便不利渐除；后段为膀胱气化失职之消渴，小便不利，虽未言浮肿与否，然则饮入甚多，而不便不利，则水液停蓄而肿，其理固然也，必得五苓散以化气行水，则小便通利，而浮肿自消；水津四布而口渴自止，此为辨证之法度，亦为鉴别之要点。

【原文选注】

成无己：发汗已解，胃中干，烦躁不得眠，欲饮水者，少少与之，胃气得润则愈。若脉浮者，表未解也。饮水多而小便少者，谓之消渴，里热盛也。微热消渴者，热未成实，上焦躁也，与五苓散，生津液，和表里。（《注解伤寒论·辨太阳病脉证并治法中》）

《医宗金鉴》：太阳病，发汗后，或大汗出，令人津液内竭，胃中干，烦躁不得眠，欲得饮水，当少少与之，以滋胃躁，令胃气和，则可愈也。倘与之饮，胃仍不和，若脉浮，小便不利，微热消渴者，则是太阳表邪未罢，膀胱里饮成也。经曰：膀胱者，津液之腑，气化则能出矣。今邪热熏灼，燥其现有之津，饮水不化，绝其未生之液，津液告匮，求水自救，所以水入即消，渴而不止也。用五苓散，以其能外解表热，内输水腑，则气化津生，热渴止而小便利矣。（《医宗金鉴·订正仲景全书·伤寒论注·辨太阳病脉证并治上篇》）

汪苓友：太阳病用麻黄汤发其汗，汗因大出，则胃中津液干，干则烦躁不得眠，即《内经》曰：胃不和，则卧不安者是也。欲得饮水者，人身津液为水之类，汗大出而津液亡，内水耗竭，欲得外水以自救也，法宜少少与之，但令胃得水而不干，斯气润而和，其病则愈。若发汗后，而脉尚浮者，表未尽解也。欲得饮水而小便不利，此是寒饮荡涤胃中之热，下流而入于膀胱，膀胱热结，故不利也。微热消渴者，其人外则微热，而表不解，内又消渴而饮水多，是太阳之经与腑俱病也。与五苓散以和表里，下水热。愚按：此条论，当作两截看，太阳病发汗云云，至胃气和则愈，此系胃中干，烦躁作渴，只须饮水以和胃气，非五苓散证也，若脉浮，小便不利，微热消渴，此系水热结于膀胱而渴，乃为五苓散证。前贤不察，皆一直看下，大失仲景之旨。愚又按：上云太阳病，乃合伤寒中风而言之也。中风不可误发其汗，伤寒亦不可过发其汗，汗出太多，则胃中干，势所必至，成注混同作解甚妙，《条辨》及《尚论篇》列入太阳中风条下，何其执也。（《伤寒论辨证广注·辨太阳病脉证并治法中》）

尤在泾：伤寒之邪，有离太阳之经而入阳明之腑者，有离太阳之标，而入膀胱之本者。发汗后，汗出胃干，烦躁饮水者，病去表入里，为阳明腑热证也。脉浮，小便不利，微热消渴者，病去标而入本，为膀胱腑热证也。在阳明者，热能消水，与水即所以和胃；在膀胱者，水与热结，利水即所以去热。多服暖水汗出者，以其脉浮而身有微热，故以此兼散其表，昔人调五苓散为表里双解之剂，非以此耶。（《伤寒贯珠集·太阳篇上》）

【经典原文】

发汗已，脉浮数，烦渴者，五苓散主之。（72）

【提要】 补述蓄水证的脉证。

【原文分析】

本条承接上条，对太阳蓄水证进行了补充。太阳病，发汗后，脉象浮数，与上条脉浮之病机相同；上条说“微热”，而本条未言发热否，说明表证未尽之蓄水证，多有微热征象；烦渴者，是因表邪内入，膀胱气化不利所致，必有小便不利的表现，故治以五苓散温阳化气利水，兼解表邪。

本证烦渴是因渴而烦，性质属寒，与阳明气分热盛之烦渴不同，必须加以鉴别。

【原文选注】

成无已：发汗已，脉浮数者，表邪未尽也，烦渴，亡津液，胃燥也，与五苓散和表润燥。（《注解伤寒论·辨太阳病脉证并治法中》）

方有执：已，言发汗毕，非谓病罢也。浮数，烦，与上同（指57条），而此多渴，渴者，亡津液而内燥，里证也。以证有里而人烦渴，故用四苓以滋之；以表在而脉浮数，故凭一桂以和之。谓五苓散能两解表里者，此也。（《伤寒论条辨·辨太阳病脉证并治中篇》）

《医宗金鉴》：脉浮数之下，当有“不便不利”四字，若无此四字，则为阳明内热口燥之烦渴，白虎汤证也。以其有小便不利，烦渴，则为太阳水热淤结之烦渴，五苓散证也。况无小便不利证而用五苓散，则犯重竭津液之证矣。

发汗已，为太阳病已发过汗也。脉浮数，知邪仍在表也。今小便不利而烦渴，是太阳腑病，膀胱水蓄，五苓散也。（《医宗金鉴·订正仲景全书·伤寒论注·辨太阳病脉证并治中篇》）

柯韵伯：上条有表里之证，此条有表里之脉，互相发明五苓散有表里双解之义。虽经发汗，而表未尽除，水气内结，故用五苓。若无表证，当用白虎加人参汤矣。伤寒发汗解，复烦而脉浮数者，热在表未传里也，故用桂枝。此更加渴，则热已在里，而表邪未罢，故用五苓。（《伤寒来苏集·卷二五苓散证》）

【经典原文】

伤寒汗出而渴者，五苓散主之，不渴者，茯苓甘草汤主之。（73）

【提要】 论水饮内停的两种证治。

【原文分析】

伤寒汗出之后，以口渴与否为审证要点，一是用五苓散治疗，一是用茯苓甘草汤治疗。五苓散证由汗后表邪循经入腑，影响膀胱气化功能，以致水停下焦，蓄而不行，则津液无以上承，故见口渴。茯苓甘草汤证乃汗后胃阳不足，难以腐熟蒸化水谷，以致水停中焦，唯其如此，则膀胱气化功能尚未受到影响，津液尚能输布，故口不渴。

此二方，均为化饮行水之方，而病位有中、下之别。五苓散证为下焦蓄水，故多有小便不利等症；茯苓甘草汤证为水停中焦，水饮最易上逆为患，故可出现肢厥、心下悸、小便通利等。结合原文127、356条便知。

【原文选注】

《医宗金鉴》：此申上条或渴而不烦，或烦而不渴者，以别其治也。伤寒发汗后，脉浮数，汗出烦渴，小便不利者，五苓散主之，今唯曰汗出者，省文也。渴而不烦，是饮盛于热，故亦以五苓散主之，利水以化津液。若不烦且不渴者，是里无热也。惟脉浮数汗出，小便不利，是营卫不和也，故主以茯苓甘草和表以利水也。（《医宗金鉴·订正仲景全书·伤寒论注·辨太阳病脉

证并治中篇》）

张隐庵：此释上文之义，而申明助脾调胃之不同也，夫汗出而渴者，乃津液不能上输，用五苓散以助脾；不渴者，津液犹能上达，但调和胃中可也，茯苓甘草汤主之，方中四味，主调中和胃而通利三焦。（《伤寒论集注・辨太阳病脉证》）

陆渊雷：此条以汗出而渴、不渴，辨五苓散、茯苓甘草汤之异。二方之证皆不具，然五苓散证承前二条而言，省文，从可知。茯苓甘草汤证，则必有阙文矣。厥阴篇云："伤寒厥而心下悸，宜先治水，当服茯苓甘草汤，却治其厥，不尔，水渍入胃，必作利也。"据此，知茯苓甘草证不具。（《伤寒论今释・辨太阳病脉证并治中》）

【经典原文】

中风发热，六七日不解而烦，有表里证[(1)]，渴欲饮水，水入则吐者，名曰水逆[(2)]，五苓散主之。（74）

【词解】

（1）有表里证：指太阳表证与蓄水证同时存在。

（2）水逆：指蓄水重证的一种表现。因里蓄有水，以致饮水不能受纳，饮入随即吐出的，称为水逆。往往可伴随有心烦、小便不利、渴欲饮水、水入则吐，或头昏目眩等。

【提要】 蓄水重证而致水逆的证治。

【原文分析】

本条为蓄水之重证，证候及病机应当与71、72条合看。太阳中风，发热，经过六七日之久，尚未解除，此即有表证。而且邪气又随经入腑，膀胱气化不利，水饮停蓄，故不便不利乃必见之症。条文未言者，是谓省文之法，此即有里证，故"有表里证"。口渴乃水不化津，口渴饮水。所饮之水不但不能化津而解渴，并且因水停膀胱，气机上逆，胃气失降，饮入之水随即吐出。吐后仍渴，再饮再吐，故而称作"水逆"。

本证表邪不解，口渴、呕吐是因蓄水所致，故治疗用五苓散解表利水，使小便利，则气化行，津液通达，胃气因和，则口渴自止，水逆可愈。

水邪上逆，不但可致呕吐；若影响肺气肃降，可见胸闷而喘；影响头目清阳之气，还可见到眩晕。证候虽异，而原因却同。"异病同治""治病求本"，皆可用五苓散化气利水。

【原文选注】

方有执：此太阳中风，失于未治，久而入里之证。盖中风发热，必自汗出，六七日不解，出为过多可言也。烦者，汗出过多，亡津液而内燥也。表以外证未罢言，里以烦渴属腑言，欲饮水者，燥甚而渴，希救故也。吐，伏饮内作故外者不得入也。盖饮亦水也，以水得水，涌溢而为格拒，所以谓之曰水逆也。（《伤寒论条辨・辨太阳病脉证并治上篇》）

《医宗金鉴》：中风发热，六七日不解而烦者，是有表证也。渴欲饮水，水入则吐者，是有里证也。若渴欲饮水，水入即消，如前条之胃干，少少与饮，令胃和则愈，今渴欲饮水，水入不消，上逆而吐，故名曰水逆。原其所以吐之之由，则因邪热入里，与饮相搏，三焦失其蒸化，而不能通调水道，下输膀胱，以致饮热相格于上，水无去路于下，故水入则吐。小便必不利也，宜五苓散辛甘淡渗之品，外解内利。多服暖水，令其汗出尿通，则表里两解矣。（《医宗金鉴・订正仲景全书・伤寒论注・辨太阳病脉证并治上篇》）

柯韵伯：表热不解，内复烦渴者，因于发汗过多。反不受水者，是其人心下有水气。因离中之真水不足，则膻中之火用不宣。邪水凝结于内，水饮拒绝于外，既不能外输于玄府，又不能上输于口舌，亦不能下输于膀胱，此水逆所由名也。（《伤寒来苏集・卷二五苓散证》）

陆渊雷：此亦承前数条而言，故不举主证，但举水入则吐之逆证也。（《伤寒论今释・辨太阳病脉证并治法中》）

【经典原文】

病在阳，应以汗解之，反以冷水潠之，若灌之，其热被劫不得去，弥更益烦，肉上粟起，意欲饮水，反不渴者，服文蛤散；若不差者，与五苓散。寒实结胸，无热证者，与三物小陷胸汤。白散亦可服。（141）

（原文分析详见三物白散）

【经典原文】

本以下之，故心下痞，与泻心汤，痞不解，其人渴而口燥烦。小便不利者，五苓散主之。一方云：忍之一日乃愈[(1)]。（156）

【词解】

（1）一方云：忍之一日乃愈。《注解伤寒论》无此语。

【提要】 蓄水而致心下痞的证治。

【原文分析】

本证因下而致邪气入里，形成心下痞。痞证，用泻心汤治之，理当有效，却“痞不解”，说明药不对证。从其人“渴而口燥烦，小便不利”分析，则知本证原为水饮内停，津液不能上承所致。水液停聚，气化不利，故小便不利；气不化津，津液不能输布故口燥而渴，口干渴甚则烦。水阻气滞，痞塞于中，气机不利，故作心下痞。其痞因水而作，自然非诸泻心汤所能解除，而温阳化气利水的五苓散可治。

本条可见，心下痞一证，不唯热邪壅滞或寒热错杂者有之，而致痞之因殊多，本条水蓄下焦，水气上逆，升降逆乱，气机痞塞者，亦有心下痞，故须谨守病机，各司其属。

另外，本证因水蓄下焦，水气上逆，气机闭塞所致，非水停心下，当予鉴别。在临床上如果见有小便不利而心下作痞，并见舌体胖大，苔滑者，即当考虑“水痞”而投以五苓散治之。

再者，因水液停聚往往由恣饮过多所致，所以只要限制饮水，或病人暂时忍渴不饮，使外水不入，则内水渐行，不服药亦可痊愈。条文中“一方云：忍之一日乃愈”，是宝贵的经验总结，不可忽视。

【原文选注】

成无已：本以下后成痞，当与泻心汤除之。若服之痞不解，其人渴而口燥烦，小便不利者，为水饮内蓄，津液不行，非热痞也，与五苓散，发汗散水则愈。一方云忍之一日乃愈者，不饮者，外水不入，所停之水得行，而痞亦愈也。（《注解伤寒论・辨太阳病脉证并治法下》）

方有执：泻心汤者，本所以治虚热之气痞也，治痞而痞不解，则非气聚之痞可知矣。渴而口燥烦，小便不利者，津液涩而不行，伏饮停而凝聚，内热甚而水结也。五苓散者，润津液而滋燥渴，导水饮而荡结热，所以又得为消痞之一治也。（《伤寒论条辨・辨太阳病脉证并治中》）

程郊倩：泻心诸方，开结、荡热、益虚，可谓俱备。然其治法，实在上、中二焦。亦有痞在上焦而治在下焦者，斯又不同其法也。若痞之来路虽同，而口渴燥烦，小便不得，自今之证如此，则知下后胃虚，以致水饮内蓄，津液不行，痞无去路，非结热也，五苓散主之，使浊阴出下窍，而清阳之在上焦者，自无阻留矣。况五苓散宣通气化，兼行表里之邪，心邪不必从心泻，而从小肠泻，双其法也。（《伤寒论后条辨・辨太阳病脉证》）

钱天来：言本以误下之故，以致邪气入里而心下痞硬，则当与泻心汤矣。然泻心之用不一，有误下寒邪外入之痞，即紧反入里也；有下后胃虚内作之痞；有汗解以后阴邪内结之痞。所以有攻下热实之法，又有攻下而兼温经复阳之法，有温中散痞之法，有温补宣开之法，大抵皆因证而施，故治法各异。此所谓痞者，盖太阳表邪入里之痞也，因膀胱为太阳之府也痞虽结于心下，而邪已入里，内犯膀胱，虽用泻心之法，非为痞不得解，且其人渴而口燥烦，小便不利矣。夫足太阳膀胱者，津液之府也，必藉三焦之气化而后行焉，所谓气化者，下焦之气上腾，然后下焦之气下降，气上腾则津液上行而为涕唾，气下降则津液下走而为便泻。邪犯膀胱，则下焦之气不上升而气液不腾，故口渴而燥烦；下气既不上升，则上焦无以下降而小便不利，故以五苓散主之。（《伤寒溯源集·太阳中篇》）

【经典原文】

太阳病，寸缓关浮尺弱，其人发热汗出，复恶寒，不呕，但心下痞者，此以医下之也。如其不下者，病人不恶寒而渴者，此转属阳明也。小便数者，大便必硬，不更衣十日无所苦也。渴欲饮水，少少与之，但以法救之。渴者，宜五苓散。（244）

【提要】　太阳病误下致痞、病传阳明及水停下焦的辨证。

【原文分析】

本条论述了太阳中风误下的心下痞证；不恶寒而渴的转属阳明证；小便数大便必硬的脾约证；口渴而小便不利的膀胱蓄水证。

太阳病脉见寸缓关浮尺弱，是中风浮缓之脉；发热、汗出、恶寒是中风证。治疗本应解表，医者不察，误下使表邪乘虚入里，聚于心下，而致“心下痞”。此虽经误下而表证仍在，故治当参见164条之例，先解表，后治痞。如表证未经攻下，而见不恶寒而渴，表示病邪化热入里，乃自然传变入阳明。因无谵语、潮热、腹满胀痛等可下之症，可知病虽转属阳明而腑未成实，当属阳明经证。若小便利者，津液偏渗于膀胱，胃肠津亏，大便硬结。虽多日不大便，而腹无满痛之苦，便是脾约证。此两证均不可用承气汤攻下。若因胃燥而口渴欲饮水，应少少与之，多饮恐致水停不化。如太阳中风证表证已罢或未罢，部分病邪入里，影响三焦气化，尤其是膀胱气化失利，导致水气内停，症见小便不利，如水气内停气化失司，致津不上承，可见口渴，治当通阳化气利水，用五苓散。气化得行，蓄水得去，口渴自止。

总起来看，这一条提出了太阳中风的几种转归：有经误下形成的心下痞证；有不经误下自然传变而转属阳明。阳明证既有口渴为主的热证，也有不更衣十日无所苦的脾约证。还可能是膀胱蓄水而见口渴，宜用五苓散化气利水，同时提示要与阳明热盛津伤的口渴作鉴别。

【原文选注】

成无己：太阳病脉阳浮阴弱，为邪在表，今寸缓关浮尺弱，邪气渐传里，则发热汗出，复恶寒者，表未解也。传经之邪入里，里不和者必呕，此不呕，但心下痞者，医下之早，邪气留于心下也。如其不下者，必渐不恶寒而渴，太阳之邪转属阳明也。若吐若下若发汗后，小便数，大便硬者，当与小承气汤和之。此不因吐下发汗后，小便数，大便硬，若是无满实，虽不便衣十日，无所苦也。候津液还入胃中，小便数少，大便必自出也。渴欲饮水者，少少与之，以润胃气。但审邪气所在，以法救之，如渴不止，与五苓散是也。（《注解伤寒论·辨阳明病脉证并治》）

沈明宗：寸缓关浮尺弱，发热汗出恶寒，纯是太阳风寒未罢脉证。不呕者，谓无少阳半表半里之证也。但心下痞，必为医误，如不误而成心下痞，则其机欲转阳明，太阳必自罢，遂显不恶寒而渴之阳明矣。若不便数，乃邪热迫胃中津液，偏渗前阴，故大便硬，不更衣十日无所苦，是非阳明内实之比。若渴欲饮水，须少少与之，滋救胃中津液。然胃热既偏渗膀胱，当以五苓散通因通用，随其所得，攻邪下出，则阳明太阳二腑之邪并解，为以法救之。（《伤寒六经辨证治

法·阳明篇》）

吴谦：太阳病，脉浮缓而弱，中风脉也；发热汗出恶寒，中风证也。不呕则里气和，缘何而有心下痞证？此必以医下之故也。如其不经医下，邪热自传于里，病人不恶寒而渴者，此邪去太阳，已转属阳明也。若小便数者，大便必硬，然使不更衣十余日，而无或满或痛之苦，是仍属虚燥不实之硬，不可议下，候之可也。如或渴欲饮水，必是胃中干燥，当少少与之以滋其胃可耳。其或小便不利而渴者，是又为水停不化，宜五苓散以导其所停之水矣。盖病在膀胱，故仍治太阳而不治阳明也。（《医宗金鉴·订正仲景全书·伤寒论注·辨阳明病脉证并治》）

【经典原文】

霍乱，头痛发热，身疼痛，热多欲饮水者，五苓散主之；寒多不用水者，理中丸主之。（386）

【提要】 辨霍乱表里寒热的不同证治。

【原文分析】

“霍乱，头痛发热，身疼痛”，此与383条所说的霍乱兼表证，是一致的。霍乱虽然以急剧的吐利为主，且大多是里证急、重于表证。但也有少数表甚于里的，“热多欲饮水”和“寒多不用水”的证情。所谓“热多”，并不是指里热甚，而是指表热（属阳）为多。乃其人平素正气较强，而感邪尚轻者，则抗邪有力，故表证甚于里证“欲饮水”者。一则因于表热，再则因吐利使胃肠生理功能紊乱，水液输布失常，而偏渗于肠道，故发热欲饮之中，必见小便不利。用五苓散通阳化气，兼以解表邪，是利小便以实大便之法。五苓散有升清降浊、调和脾胃的功效，故有不治吐利而吐利自止之妙。

所谓“寒多”，则是指表证不重而在里的寒湿较甚，故无口渴饮水。此与太阴篇277条“自利不渴者，属太阴，以其脏有寒故也”，机制相类。所不同者，本条尚有轻微表证，彼条纯属太阴里证。

本条既以里证为主，则温中健脾燥湿乃正治之法，理中丸亦为代表方，于是收里和而表自解之效，若里和而表未解者，先治其表，再议其余。

【原文选注】

徐灵胎：霍乱之症，皆由寒热之气不和，阴阳格拒，上下不通，水火不济之所致。五苓所以分其清浊；理中所以壮其阳气，皆中焦之法也。（《伤寒论类方·理中汤类》）

魏念庭：伤寒者，外感病，霍乱者，内伤病也。伤寒之发热头痛，身疼恶风，风邪在营卫；霍乱之头痛身疼恶寒，必兼吐下，风寒在胃府也。风寒外邪何以骤入于胃府，则平日中气虚歉，暴感风寒，透表入里，为病于内。因其风寒邪客，故发热头痛，身疼恶寒，与伤寒同；因其暴感胃府，故兼行吐利，与伤寒异，此二病分关之源头也。（《伤寒论本义·辨霍乱病脉证并治》）

钱天来：此又承上文言有表证之霍乱，头痛、发热、身疼而不恶寒者，既不转入阴经，而反热多欲饮水者，非阳明胃热渴欲饮水之证也。盖因本系表里均受寒邪而致霍乱，所以上吐下利，今其头痛、发热、身疼之太阳表证尚在，因寒邪内犯太阳之腑，故膀胱为津液之所藏，寒在下焦，气液不能上腾而为涕唾，所以虚阳在上，热多而欲饮水，即如太阳中篇所谓脉浮数而烦渴者，五苓散主之之义也。故以肉桂之辛热，助下焦蒸腾之阳气，而以四苓泻肺热下行之水，如此，则肾中之地气上升而渴自止，肺脏之天气下降而便自利矣。苟非长沙之圣，孰有不认为胃无津液，而用寒凉以济之者耶？然后贤犹未达五苓之义而不敢用，每改桂为桂枝，良可概也。（《伤寒溯源集·附霍乱篇》）

【方药论选】

成无己：五苓之中，茯苓为主，故曰五苓散。茯苓味甘平，猪苓味甘平，甘虽甘也，终归于淡，《内经》曰：淡味渗泄为阳。利大便曰攻下，利小便曰渗泄，水饮内蓄，须当渗泄之，必以甘淡为主，是以茯苓为君，猪苓为臣，白术味甘温，脾恶湿，水饮内蓄，则脾气不治，益脾胜湿，必以甘为助，故以白术为佐。泽泻味咸寒，《内经》曰：咸味下泄为阴，泄饮导尿，必以咸为助，故以泽泻为使。桂枝味辛热，肾恶燥，水蓄不得，则肾气燥，《内经》曰：肾恶燥，急食辛以润之，散湿润燥，可以桂枝为使。多饮暖水，令汗出愈者，以辛散水，水气外泄，是以汗润而解也。（《伤寒明理论·卷四·伤寒明理药方论》）

《医宗金鉴》：……君泽泻之咸寒，咸走水腑，寒胜热邪；佐二苓之淡渗，通调水道，下输膀胱，则水热并泻也；用白术之燥湿，健脾助土，为之堤防以制水也；用桂枝之辛温，宣通阳气，蒸化三焦以行水也。泽泻得二苓下降，利水之功倍，则小便利，而水不蓄矣。白术借桂上升，通阳之效捷，则气腾津化，渴自止也。若发热不解，以桂易桂枝，服后多饮暖水，令汗出愈。是知此方不止治停水小便不利之里，而犹解停水发热之表也。（《医宗金鉴·订正仲景全书·伤寒论注·辨太阳病脉证并治上》）

柯韵伯：……水者肾所司也，泽泻味咸入肾，而培水之本；猪苓色黑入肾，以利水之用；白术味甘归脾，制水之逆流；茯苓色白入肺，清水之源委，而水气顺矣。然表里之邪，谅不因水利而顿解，故必少加桂枝，多服暖水，使水精四布，上滋心肺，外达皮毛，溱溱汗出，表里之烦热两除也。（《伤寒来苏集·伤寒论附翼·太阳方总论》）

汪苓友：原方只用桂，而成注双云桂枝，且云其味辛，能散湿润燥，作两可之论，其义何居。《内台方议》云：桂与桂枝，可以两用，若兼表邪者，用桂枝，若专利水饮者，却用桂也，若然，则上方中当用桂枝无疑。（《伤寒论辨证广注·辨太阳病脉并治法中》）

【临床应用】

（1）张仲景对本方的应用

1）本方主治霍乱（即上吐下泻之证候），头痛发热，身疼痛，热多欲饮水者。（见386条）

2）本方治瘦人，脐下有悸，吐涎沫而癫眩。（见《金匮要略》）

3）本方加茵陈，名茵陈五苓散，治湿热发黄。（见《金匮要略》）

（2）后世医家对本方的应用

1）《医说》：春夏之交，人病如伤寒，其人自汗出，肢体重痛，转侧难，小便不利，此名风湿，非伤寒也。阴雨之后卑湿，或引饮过多，多有此证，但多服五苓散，小便通利，湿去则愈，切忌转泄发汗，小误必不可救。初虞世云，医者不识，作伤风治之，发汗死，下之死，已未年，京师大疫，正为此，予自得其说，救人甚多。

2）《伤寒百问经络图》：用本方治瘴气温疟，不服水土，黄疸或泻。又治中酒恶心，或呕吐痰水，水入便吐，心下痞闷。又治黄疸，如黄橘子色，心中烦急，眼睛如金，小便赤涩，或大便自利。若治黄疸煎山茵陈汤下，日三服。

3）《直指方》：用本方治湿证，小便不利，经云：治湿之法，不利小便，非其治也。又治伤暑烦渴，引饮过多，小便赤涩，心下水气。又流行水饮，每二钱，沸汤调下。小便不利，加防己佐之。又治血尿，内加辰砂少许，用灯芯一握，新水煎服调下。又治便毒，疏利小便，以泄败精，用葱二茎，煎汤调下。

4）《奇效良方》：本方去桂枝，名四苓散，主治血淋。

5）《名医指掌》：本方治内伤饮食，有湿，小便赤少，大便溏泻。

6）《温病条辨》：足太阴寒湿，腹胀，小便不利，大便溏而不爽，若欲滞下者，四苓加厚朴秦皮汤（即本方去桂枝，加厚朴、秦皮）主之，五苓散亦主之。又，足太阴寒湿，四肢乍冷，自利，目黄，舌白滑，甚则灰，神倦不语，邪阻脾窍，舌謇语重，四苓加木瓜草果厚朴汤（即本方去桂枝，加木瓜、草果、厚朴、半夏）主之。又，霍乱兼转筋者，五苓散加防己、桂枝、薏仁（即本方加防己、薏仁，并加重桂枝剂量）主之。又，自利不爽，欲作滞下，腹中拘急，小便短者，四苓合芩芍汤（即本方去桂枝，加黄芩、白芍、陈皮、厚朴、木香）主之。又，湿温下利脱肛，五苓散加寒水石（即本方加寒水石）主之。

（3）现代应用：五苓散为千古名方，现代应用较多，熊曼琪主编中医药学高级丛书《伤寒论》对此内容较为详尽，笔者于此编写过程中摘录供参考。

1）头痛、眩晕：可见于现代医学多种疾病之中，其病机错综复杂，大凡病机属水气湿浊泛溢者，用本方可获良效，如刘明[9]以本方治疗偏头痛及顽固性头痛，疗效相当满意。王彩丽[10]用本加减治疗眩晕（美尼尔综合征）16例，结果治愈14例，好转2例。处方为茯苓、桂枝、白术、泽泻、陈皮、半夏、竹茹、石菖蒲各10g，车前子15g，钩藤30g，菊花12g。晕甚者加天麻10g；失眠者加酸枣仁15g，夜交藤15g；苔厚腻者加厚朴12g；苔黄者加黄芩12g。王俭[11]用本方加味治疗美尼尔综合征60例，结果60例症状全部消失。服药2～45剂。随诊：初发者经1～5年皆未复发；原来反复发作者中，5年未发者4例，1年未发者18例，1年发作1次者8例。处方：茯苓20g，白术15g，桂枝20g，泽泻20g，猪苓12g。伴恶心呕吐者加生姜10g，半夏12g；伴心悸烦躁者加郁金、钩藤各15g。每日1剂，分3次服。孙喜君等[12]用本方加味治疗美尼尔综合征55例，处方：茯苓20g，白术15g，泽泻15g，猪苓25g，桂枝5g，独活30g。伴恶心呕吐者加生姜5g，半夏10g。每日1剂，水煎2次后将药混合约500ml，分3服，10天为1个疗程。症状消失后，改为散剂，服10天巩固疗效。结果：55例中1个疗程治愈者24例，2个疗程治愈者17例，3个疗程治愈者11例，无效3例，1年后随访，复发6例，再服此方仍有效。

2）心血管疾病：曹兴亚[13]介绍，应用本方化裁，治疗肺源性心脏病心力衰竭30例，显效71.4%，有效率达92.9%，优于西药对照组。邢月朋[14]报告，用葶苈生脉五苓散为主方（葶苈子、党参、麦冬、五味子、茯苓、猪苓、泽泻、白术、车前子），治25例慢性充血性心力衰竭（风心病心力衰竭8例，冠心病心力衰竭12例，肺心病心力衰竭3例，先心病心力衰竭2例）结果显效12例，好转11例，有效率为92%，一般服药3～7剂见效，2～3周心力衰竭得到控制。

3）消化系统疾病：腹泻一证，病机复杂，如属水气内停，或水液输布失调所致吐泻等，使用五苓散，常能获得良好效果。陈良春等[15]用本方加减治疗流行性腹泻112例，其中男44例，女68例，年龄2～82岁。17～45岁者84例，病程1～7天。表现为卒然起病，排泄水样便，便频，有脱水征。排除痢疾与食物中毒。拟方：茯苓、猪苓各15g，白术12g，泽泻10g，桂枝6g，石榴皮15g，厚朴10g，炒焦术30g。寒湿型加炮姜、苏叶；湿热型去桂枝加黄芩、葛根、板蓝根；呕吐者去桂枝加半夏、藿香。结果112例全部治愈，疗程半天～5天。范准成等[16]用本方治疗腹泻引起脱水症347例，其中男195例，女152例。年龄：小儿组184例，成人组163例。从发病到就诊时间：半天～12天。中医辨证：湿热型123例，伤食型165例，脾虚型59例。轻度脱水273例，中度72例，重度2例。高渗脱水20例，低渗脱水20例，等渗脱水307例。随机分为五苓散组（Ⅰ）；对照组（Ⅱ）；对照2组（Ⅲ）。Ⅰ组用五苓散（原方比例），成人每次6g，1岁以下；1～3岁、3～7岁、7～14岁分别为1.2g、1.5g、2g、3g。每日三次。Ⅱ组用复方新诺明加口服补盐液（氯化钠3.5g，碳酸氢钠2.5g，氯化钾1.5g，葡萄糖22g，加饮用水1000ml），轻度脱水按50～80ml/kg、中度脱水按80 ~ 100ml/kg，6小时内服完。以后视脱水情况随补。Ⅲ组用复方新诺明加胃蛋白酶（成人每次1g，小儿每次0.3 ~ 0.6g，每日3次）。结果：Ⅰ组治愈111例（95.7%），Ⅱ组治愈101例（87%），Ⅲ组治愈81例（70.4%）。Ⅰ组脱水纠正情况：轻度者纠正87例（95.6%），中度者纠正23例（95.8%），重度者纠正1例（100%）。Ⅱ组按轻、中、重分别纠正79例（86.8%）、22例

（91.7%）、0例（0%）。Ⅲ组分别纠正为69例（75.8%）、12例（50%）、0例（0%）。五苓散组治愈率最高（$P<0.05$），止泻及脱水纠正时间最短（$P<0.05$）。刘明[9]以本方加味治疗慢性胃炎，证属脾虚湿盛者，3剂诸证消失。伍本彩[17]以本方治疗3例呕吐症，皆应手而瘥。郭喜军[18]报告，以本方加郁金、龙胆草等治疗1例因胰头癌压迫胆总管致梗阻性黄疸，取得良效。

4）呼吸系统疾病：孙盛洪[19]报告，用五苓散（茯苓20g，白术12g，泽泻10g，桂枝6g，猪苓10g，商陆20g，党参15g，赤芍16g）与抗痨药同用，治疗6例结核性渗出性胸膜炎，胸腔积液迅速消失，病程平均缩短7天，且能避免因抽胸腔积液而丢失蛋白质。蓝雅娟[20]则以之喘咳获得较好效果。张腊林[21]用本方加减治疗胸腔积液42例，年龄22～67岁，病程7天～2年。其中结核性渗出性胸膜炎35例，心肌病伴胸腔积液4例，肺癌伴胸腔积液2例，外伤性1例。方药：茯苓20g，猪苓30g，泽泻30g，白术15g，桂枝15g。阴虚有热者去桂枝加百部、百合、玄参、麦冬；胸部刺痛者加郁金、泽兰、旋覆花；咳嗽较剧者加炙紫菀、百部、川贝；气促明显者加苏子、杏仁；痰多者加法夏、瓜蒌仁、葶苈子。每日1剂，分2～3次温服，14天为1个疗程。结果：治愈（服药2个疗程完全吸收）38例，好转（服药2个疗程明显吸收）3例，无效1例。

5）泌尿、生殖系统疾病：本方能广泛应用于泌尿系统病证，只要辨证准确，多可妙手回春。如易安全[22]报告，用五苓散加茅根汤加味治疗急性肾炎水肿38例，结果治愈36例，显效2例。基本方为茯苓、猪苓、泽泻各15g，桂枝9g，鲜茅根60g。表热者加金银花、连翘；表寒者加荆芥、防风；疮毒者加千里光、野菊花；肝阳头痛者加钩藤、夏枯草；呕吐者加黄连、半夏；脾肾两虚肿甚者加车前子、益母草；尿蛋白不消者加黄芪、党参。陈齐鸣[23]以黄芪五苓散治疗特发性水肿56例，随访半年，结果显效30例，好转20例，有效率为89.3%。余光明[24]报告，以本方加味治愈肾盂肾炎。孙界平[25]介绍，以本方为基本方治疗20例早期肾功能不全，脾阳不振型加附子、厚朴、干姜；水湿浸渍型加大腹皮、生薏仁、椒目、车前子；肾阳虚衰型加淫羊藿、巴戟天、鹿角片；脾肾两虚型加厚朴、附子、法半夏。结果显效6例，有效8例，总有效率为70%。程剑华等[26]则以本方加味（气虚者加黄芪、党参；浮肿者加桑白皮、茯苓皮；便秘者加大黄；腰痛者加杜仲）治疗化疗性肾衰竭24例，临床缓解率为87.5%，总有效率为91.7%。苏大培[27]用本方加味治疗肾积水多例效佳。章文亮[28]、孔祥泰[29]等则有以本方化裁治疗尿潴留的经验，包括外伤性腰椎骨折、手术、产后及前列腺肿大等原因所致者。章文亮[28]报告6例（伴尿路感染4例，外伤性2例），基本方为泽泻、车前子、白茅根各15g，萆薢、白术、茯苓各12g，桂枝6g，陈皮4g 。一般服药2～3剂见效，经治6例皆愈。杨香锦[30]以本方加减（桂枝6g，白术12g，茯苓15g，泽泻12g，萆薢20g，白芷12g，蒲公英20g，连翘15g，川楝子10g，黄芪30g，甘草6g），治疗淋病合并睾丸炎93例，结果痊愈67例，好转20例，总有效率为93.55%。另，于伯圭[31]以本方治疗遗尿有效。余光明[24]以本方加味治疗1例输尿管结石，3剂即排出黑褐色结石1枚。赵佐[32]用五苓散加味对慢性肾小球肾炎激素撤减过程进行治疗，认为慢性肾小球肾炎经激素治疗未愈要求用中药治疗的病人，采用中药治疗的方法是激素与中药联用，使病人逐渐适应，最终达到完全摆脱激素而用中医药治疗的目的。经观察本病关键与肺、脾、肾三脏密切相关，特别是膀胱气化功能起主导作用，因此在恢复膀胱气化功能的基础上，首先解除肺卫之证，消除感染，然后清热利湿，逐渐消除免疫变态反应，最后健脾助肾以增强人体免疫功能。故选五苓散加苡米、山药、莲子等组成基本方，贯穿治疗的全过程。具体分三步：①麻杏甘石汤合五苓散为主方，解除肺卫症状；②麻黄连翘赤小豆汤合五苓散为主方清利湿热，降低、消除变态反应，逐渐使激素减量至减完；③补中益气汤合五苓散为主方，增强免疫功能，至尿中蛋白消失为止。如果治疗过程中出现急性发作或感冒当换用麻杏甘石汤合五苓散，控制后仍按原步骤进行。1973年以来，共收治53例，3例未能坚持，50例中，男28例，女22例，年龄6～64岁，病程6个月～10年，合并胸腹水14例，肾功能不全24例，均有长期服用激素史，并有依赖性，激素治疗时间3个月～8年；最小使用量10～90mg/d。

治愈标准：①自觉症状全部消失；②尿检及生化指标正常；③追访未复发。结果50例病人全部治愈。其中用药最少48剂，最多达198剂。

张书林[33]等用加味五苓散治晚期膀胱癌31例，其中男22例，女9例，年龄43～72岁，病程7个月至两年零4个月；8例术后复发，5例淋巴转移，2例肝转移，1例宫颈转移。拟方：猪苓、茯苓、白术、生黄芪各15g，泽泻、海金沙、海藻各18g，桂枝、地榆、生薏米、白花蛇舌草各30g。每剂煎汁600ml，分3次服，每日1剂。40天为1个疗程。血尿不止者加琥珀、仙鹤草；小便混浊者加萆薢、射干；尿痛难忍者加苍耳子并加大海金沙用量；淋巴转移者加黄药子、泽泻；肺转移者加鱼腥草、瓜蒌；直肠转移者加半枝莲，穿山甲；宫颈转移者加农吉利、石燕子。结果症状好转，癌肿得到控制或稍有发展，存活5年以上者3例；症状减轻，癌肿发展较慢，存活2年以上者18例；症状时轻时重，癌肿发展较快，不满2年死亡者10例。

在生殖系统方面，胡智荣[34]治疗1例阳痿，辨证为湿热下注，阻遏阳气，用本方化裁而愈。侯桂莉[35]以本方加味治疗水疝6例，均获满意效果。瘳辉林[36]则以本方加味治疗1例结扎术后并发阴囊血肿，3剂血肿缩小，追服6剂血肿全消。

6）皮肤、五官科病证：张相勖[37]以本方加味治疗一例病人10年之久的顽固性荨麻疹，证属内蕴湿邪，外客风寒。5剂皮疹减少，继进20剂而愈。司在和[38]报告，以本方加减化裁治疗斑秃、荨麻疹、多形性红斑等皮肤病，取效皆满意。另外，刘中伟[39]以本方加减治疗自汗和盗汗，效果良好。

近几年，将五苓散用于五官科取得成功的报告越来越多。如程广里[40]以本方合六味地黄汤为基本方，辨治中心性视网膜脉络膜炎25例（29只眼），痊愈25只眼，显效2只眼，总有效率为96.5%。张相勖[37]报告一例急性青光眼，证属水饮冲逆头目者，治用五苓散加味，共服药8剂，检查眼球已无坚硬感，视力恢复到左眼1.2，右眼0.7。高松寿[41]报告中心性脉络膜视网膜炎40例疗效观察。其中男28例，女12例。年龄21～30岁4例，31～40岁23例，45～50岁10例，51～60岁2例，60岁以上1例。按临床分型：眼底见早期水肿的为水肿型（Ⅰ），伴渗出的为渗出型（Ⅱ），晚期2例（Ⅲ）。对Ⅰ型分三组：五苓散组（A）、五皮饮组（B）、地塞米松组（C），三组同时用维生素乙、丙及烟酸治疗，Ⅱ、Ⅲ型用中药治疗。结果Ⅰ型中A组治疗8例、B组13例、C组13例，三组皆于3周内水肿消退而痊愈。其中A组1周内水肿吸收的有5例，2周2例，3周1例。B组分别为5、7、1例。C组分别为4、7、2例。Ⅱ型中用桃红四物汤治疗4例，3例在1个月内治愈，另1例在2个月内治愈。Ⅲ型2例用明目地黄丸治疗，皆于2个月内中心凹反光出现，视力恢复正常。叶晓群[42]用加味五苓散治疗中心性浆液性视网膜脉络膜病变45例，拟方：猪苓10g，茯苓15g，桂枝3g，白术12g，泽泻30g，薏仁30g，车前子15g。水肿吸收而渗出较多者，加柴胡10g，陈皮6g，昆布10g，海藻10g；黄斑区有硬性渗出者加川芎12g，赤芍12g，茺蔚子10g，均收到比较满意的效果。认为本病与脾肾有关，因水湿上泛而引起。拟方能增强对视网膜血管的扩张作用，有利于水肿及渗出物的吸收。孟万里[43]报告用五苓散加味治疗中心性浆液性视网膜病变30例，32只眼，其中男性26例，28只眼；女性4例，4只眼。年龄16～45岁28例，45岁以上2例。确诊后即用五苓散加丹参治疗：猪苓、白术各15g，泽泻18g，桂枝7g，丹参20g。水煎服，每日1剂，15天为1个疗程，治疗期停用其他药物。结果：治愈（症状改善，视力恢复≥5.0，黄斑区水肿完全吸收，中央凹反射恢复）17只眼；好转（症状改善，视力恢复2行以上，黄斑水肿区减轻，渗出物有所吸收）9只眼；无效（视力、眼底症状均无改变）5例6只眼。认为本病多由脾失健运，水湿内停所致，与五苓散健脾祛湿化气行水之功相符合，故可奏效。周志枢[44]治疗1例中耳炎，证属气化不足，水饮上逆者，方用五苓散加细辛，5剂而瘥。汪良华[45]治疗1例卒发性耳聋，证属阳虚水盛，壅阻耳窍者，方用五苓散加附子，7剂病愈。张相勖[37]治疗1例过敏性鼻炎，证属阳气不振，水运失常者，方用五苓散煎剂加服肾气丸，连服16剂而证瘳。

7）妇科、儿科病证：李智芬[46]以本方加桑寄生、大腹皮、木瓜、砂仁为基本方，治疗妊娠高血压综合征209例，痊愈156例，总有效率为98%，治愈率为75%。王忠全[47]等以本方加桑白皮、杜仲、车前子为基本方，治疗羊水过多50例，结果治愈27例，显效16例，总有效率为96%。刘鹤超[48]以本方加减治疗3例卵巢囊肿，疗效满意。王健康[49]治疗一乳腺小叶增生症，予本方加味，30剂痊愈。同时，他还介绍了以本方治疗水湿下注成带下的成功经验。王忠全[50]撰文介绍使用本方化裁治疗行经泄泻、行经浮肿、胎水肿满、妊娠小便不通、脾虚带下等，取效良好。

在儿科，婴幼儿腹泻颇为常见，刘禄江[51]以五苓散加肉桂、干姜、党参、佩兰，并随证加减，治疗本证100例，结果痊愈81例，显效11例，总有效率为92%。吉田政已[52]等报道五苓散坐药治疗小儿呕吐的效果，以双盲法与补中益气汤坐药比较探讨。病人34例，五苓散坐药组16例（Ⅰ），补中益气汤坐药组18例（Ⅱ）。两组在性别、年龄、呕吐次数、腹泻有无、疾病分类上无统计学意义。结果Ⅰ组16例中，有效12例，稍微有效2例，无效2例。Ⅱ组分别为5例、2例、11例。两组间比较差异显著（$P<0.05$）。林志谋[53]五苓散治疗婴幼儿腹泻90例，年龄10个月～5岁。腹泻时间2天内43例，3～5天38例，6天以上9例。拟方：泽泻6g，白术9g，茯苓10g，猪苓8g，桂枝5g。发热者加葛根10g；呕吐者加藿香6g，生姜3g。水煎多次频服。结果：90例中除8例因脱水补液外，其余均服药治愈。其中24小时内止泻者11例，2天者33例，3天者35例，4天者11例，平均2.5天。刘全[54]报告附子理中汤合五苓散治疗小儿腹泻36例均以泻下如水注为主，其中20例夹有完谷不化，腹胀肠鸣；16例有轻度发热、咽痛、呕吐、口渴等症（其中14例被诊断为小儿秋季腹泻，用西药治疗无效而改用中药）。36例中6个月以下者12例，1～3岁者18例。处方：附子3g，干姜6g，党参10g，炒白术15g，茯苓15g，桂枝10g，猪苓10g，泽泻6g，粟壳3g，苍术6g，陈皮6g。夹完谷不化者加焦三仙各6g；发热者加葛根10g；呕吐者加竹茹6g；口渴明显者加麦冬6g，五味子6g。水煎取汁80～100ml，分4次服。结果36例中经口服1剂，大便次数减少，2剂痊愈者25例，占69.44%；2剂明显好转，3剂痊愈者9例，占25%；4剂痊愈者1例，占2.7%；有效率为97.22%，仅1例因脱水严重，服4剂后转住院治疗而愈。孙建华[55]等报告五苓散治疗婴儿秋季腹泻，收治112例，男65例，女47例。年龄7～18个月。病程12小时～3天。随机单盲法分为两组，治疗组（Ⅰ）58例，对照组（Ⅱ）54例。拟方：泽泻10g，猪苓10g，茯苓6g，白术4g，桂枝4g，研末备用。1岁小儿每次6g，小于1岁或大于1岁者酌情加减。每次加水50ml，煎煮后频服。每日3～4次。Ⅱ组按西药常规治疗。观察平均止泻天数。结果Ⅰ组平均止泻天数为（$2.30\pm0.35$）天，Ⅱ组为（$4.12\pm1.34$）天，两组统计学处理，有显著差异（$P<0.01$），Ⅰ组疗效高于Ⅱ组。罗胜久[56]等用五苓散加减治小儿泄泻200例，其中男96例，女104例，年龄15天～2.5岁；病程1～30天，方用五苓散加减：云苓6g，泽泻4g，炒白术4g，猪苓3g，车前子6g，麦芽5g，炒白扁豆6g，炒薏米6g，桂枝3g。若体温下降，嗜睡烦躁者，加红参5g，乌附片4g；胃脘胀满者加麦芽、焦楂各6g；腹痛者加白芍5g，木香3g；发热者加葛根10g；呕吐者加半夏4g，苏叶3g；久泻者加米壳、炮姜各3g，每日1剂，取汁200ml，分次频服。结果：临床治愈（服药1～3天，大便成形1～2次/日，余症消失）160例，占80%；好转（服药1～3天，大便成糊状，2～3次/日，余症消失）36例，占18%；无效4例，总有效率为98%。姜晓[57]报告以五苓散加味治疗小儿流行性腮腺炎，效果良好。刘汉兴[58]治一麻疹逆证，证属暴泻伤阴，阳随阴竭，疹毒内陷者，治以本方加味，仅2剂而疹透神清。

8）其他：五苓散以疗显彰，临床运用甚多，故有作者对古今医案进行统计分析，如李佺等[59]报告五苓散方证规范化的探讨，依设计方案系统搜集古今医案478例加以统计（统计符号）分析；结果认为本方证以小便不利，舌淡，苔薄白或白腻为主症。因子分析法：证候病机病种如下：①脾虚湿盛或寒湿困脾、脾失健运，导致尿少、小便不利；②脾虚湿盛，水停于腹部的膨胀；③水湿内盛泄泻；④外感未解，气化不行，水湿停蓄致水逆，蓄水证；⑤痰湿呕吐眩晕，咳喘。以脾虚健运失常为基本病机。计算出最佳用量：桂枝7.12g，肉桂4.55g，白术11.86g，茯苓19.06g，猪苓11.83g，泽泻15.15g。该量与汉代一两＝15.625g的换算比例计算出来的五苓散原方剂量相近。比例：1：1.76：2.67：1.66：2.17（桂：术：茯：猪：泽），与原方基本一致。封银曼等[60]报告五苓散证治规律研究，经384例古今医案统计分析，结果如下：①男女老少皆可发病，以中青年为多见。②四季皆可发病，夏季多，冬季少。③主要病因为外感寒邪及体质脾虚；病机为脾失健运，气化不利，水湿内停。④诊断指标：小便不利，舌淡，苔薄白；次要指标：水肿，口渴，腹胀满，苔白腻。⑤基本治则：健脾利湿，温阳化气，内化水饮，外解表邪。虽为表里同治之剂，但重在化气利水，而不拘表证有无。⑥药物平均用量：桂枝7.2g，猪苓10.9g，茯苓18.5g，泽泻16.4g，白术12.6g，桂枝7.2g，其比例为1.5：2.6：3.2：1.8：1。具体用量可以药物间比例关系适当调整。⑦剂型：多用汤剂。服法：每日1剂，分2次服。6天为1个疗程，善后以健脾益气为主。

（4）医案选录

1）水入即吐：本方证所治之水入即吐乃饮邪内停之故，临床辨证中常兼见；渴欲饮水，水入即吐，舌质鲜红，舌苔干燥，脉数等。常以本方加减治疗胃炎、幽门痉挛、幽门梗阻、急性胃肠炎之水入即吐而病机属饮邪停聚之证，每收良效，胃炎者加砂仁、藿香，急性胃肠炎加川黄连、砂仁。

马某，女，18岁，1977年5月31日诊治。主诉：水入即吐3日。病人自述半年前患反复性呕吐数日，经检查确诊为幽门痉挛。经治疗后症状有所好转，3日前因事不遂心生气后呕吐又作，呕吐之物初为胃内容物，继而呕吐酸水，每日十数次发作，服用以前所处之方均无效。症见：精神委靡，烦躁不安，口渴欲饮，饮水即吐，舌质鲜红，舌苔干枯，脉数。经胃透诊断为幽门痉挛、幽门黏膜水肿。此为饮邪内停，津不上承。治宜健脾渗湿，温阳化饮。方用：猪苓、茯苓、泽泻各15g，焦术、桂枝各12g，砂仁6g。嘱其频频服之。次日病人家属来告，上方煎后频频温服之，前5个小时仍呕吐不止，服5次后（约5小时）呕吐次数减少，后半夜至今服药后仅呕而未吐出所饮之物，药中病机，原方继服，两日服药5剂，呕吐止而病告愈，继以舒肝健脾之剂调养则善其后。

2）胁痛（急性黄疸）：本方证所治之胁痛乃胁肋疼痛，胸脘痞闷，食欲不振，口黏而干，但不欲饮，小便量少，脉滑数，舌苔白腻等症。常以本方加茵陈、车前子、金钱草等治疗急性黄疸证属湿热内蕴，多收良效。

张某，男，38岁，1987年9月17日诊治。主诉：巩膜及皮肤黄染，胁肋疼痛5日。病人于5日前感精神疲惫，不欲饮食，小便色呈黄红色，皮肤及巩膜出现黄染，遂在本地卫生所诊治，效果不佳，于今日求诊。症见：精神疲惫，巩膜及皮肤黄染，胁肋疼痛，右胁为甚，胸脘痞闷，食欲不振，口黏而干，但不欲饮水，小便量少色呈黄红，大便日1次，舌质红苔白腻，脉数有力，检查黄疸指数14U，谷丙转氨酶63U，谷草转氨酶50U。此为湿热内蕴，肝胆郁滞。治宜清热利湿，舒肝利胆。方用：茵陈、金钱草各60g，猪苓、茯苓各30g，焦白术、桂枝、郁金、泽泻各12g，枳壳、车前子各15g。服上方2剂，尿量增多，仍为黄红色小便，继服上方5剂后，尿色转淡，巩膜及皮肤黄染逐渐消退，胁痛减轻，上方茵陈、金钱草减为30g，猪苓、茯苓减为15g，加川楝子12g，红枣5枚，10剂后，胁痛消失，巩膜及皮肤黄染均已消失。查：黄疸指数5U，谷丙转氨酶33U，谷草转氨酶26U。

3）小便不利（淋证）：本方证所治小便不利乃气不化水，水湿停聚所致，临床辨证中常见：小便不利，量少而短，小便时尿道灼热涩痛，口干不欲饮，干呕或呕吐清水，舌淡，脉细缓，常以本方加木通、金钱草等治疗淋证所致的小便不利多能取效。

赵某，男，41岁，1992年10月23日诊治。主诉：小便不利已半年余。病人于半年前即感小便不利，逐渐感小便时尿道灼热涩痛，多次做血、尿常规检查均未发现异常，服多种抗生素效果不佳，服中药（药物不详）亦无明显效果，遂来求治。症见：精神委靡，表情痛苦，面色萎黄，小便不利量少而短，尿时涩痛灼热，口干不欲饮，时时干呕，自感头目眩晕，舌淡，苔白腻，脉细数。此为气不化水，水湿停聚。治宜温阳化气，健脾利水。方用：猪苓、茯苓各30g，桂枝、木通各12g，焦白术、泽泻各15g，金钱草45g。服药2剂，尿量增加，头晕目眩，口渴症状减轻，继服上方6剂，干呕和口渴症状消失，尿道灼热涩痛减轻，又服6剂后，尿量正常，余症均消失，临床治愈。

4）水肿（肾炎）：本方证所治之水肿乃脾虚不健，水湿泛滥而成，临床辨证中常见：颜面及下肢水肿，小便短少，口黏不渴，或渴而不欲饮，脘腹痞闷，舌苔腻等。常以本方加减治疗急性肾炎、慢性肾盂炎、慢性肾小球肾炎、肾病综合征等多获良效，急性肾炎及慢性肾盂肾炎加土茯苓、金银花、车前子，以祛肾经风热；慢性肾小球肾炎、肾功能不全者加炮附子、黄芪。

孙某，男，49岁，1983年12月23日诊治。主诉：颜而及下肢水肿已半年，加重15日。病人自述于半年前感觉眼睑浮肿，当时未予治疗，1个月前发现下肢及颜面水肿，按之凹陷，小便短少，并渐感胸脘痞闷，食欲不佳，口渴而不欲饮水，本地卫生院化验检查后，诊断为肾炎给予对症治疗，症状缓解，入冬后症状又发，颜面及下肢水肿，近半个月加重，遂来求治。症见：精神委靡，面色萎黄，面目虚浮，下肢水肿，肢体发凉，按之凹陷，小便不利，脘腹满闷，食欲不振，口渴而不欲饮，舌质淡苔薄白，脉沉细。化验检查：尿蛋白（+++）。此为肾阳虚弱，气化不利。治宜温阳益气，化气行水。方用：猪苓、茯苓、黄芪各30g，焦白术、枳壳、炒神曲、炮附片各15g，桂枝、泽泻各12g。上方服2剂，下肢觉温，小便增多，继服上方5剂后，水肿减轻，遵上方共服15剂，颜面及下肢水肿消退，诸症均消失。化验检查：尿蛋白（阴）。临床治愈。

【按语】

五苓散为通阳化气行水之方，古今临床应用恒多，《伤寒论》以此治疗太阳蓄水证、霍乱吐利以表证居多者。《金匮要略》以本方治疗瘦人脐下有悸，吐涎沫而癫眩者。《医说》以本方治疗风湿。《伤寒百问经络图》：治障气温疟。《直指方》：治湿证及伤暑烦渴、引饮过多、小便赤涩等，不胜枚举。即令温病学家，如吴鞠通之《温病条辨》，亦引本方治多种湿证或寒湿证候。现代临床运用，则更加广泛而深入，几乎涉及各系统病证。要之，本方使用范围虽广，而使用本方治之原则不外以下数条：其一，本方有化气行水和解表之双重功效，故凡水气行而兼风寒在表者，恒可酌情用之，如风寒表证兼小便不利、发热恶寒、吐泻等。其二，本方虽曰化气行水，然观其方，多有健脾化湿之品，故中焦湿盛，升降反常甚或累及下焦诸病，亦可用之，此即前述中（脾胃）下（包括泌尿、生殖系统）二焦证候使用本方之来由。其三，下焦气化失司，水气内停，复因清阳不振，而有冲逆于上者，用本方通阳化气行水，实为得当之治法。此类用法，《金匮要略》已肇其端，如前述本方治“瘦从脐下有悸，吐涎沫而颠眩”者。后人循此加以探索，用本方治疗五官科疾病、眼科疾病、头痛眩晕之类，是行水以利清阳也。更有水气上逆，影响心肺功能者，故在心血管系统疾病、呼吸系统疾病中，仍可相机而投，每获良效。其四，《灵枢·本藏》篇曰：肾合三焦膀胱，三焦膀胱者，腠理毫毛其应，由此出发，并依据脏腑及其相应部位之相互影响，故有时化气利水，即所以通畅三焦之运行；或治在水腑（膀胱），而功在水脏（肾）；或治在其内，而效在其外，此本方治疗某些肾病、三焦证候，乃至皮肤科疾病之渊薮。

【现代研究】

（1）五苓散与呋塞米利尿作用的动物实验观察表明：对照组注入生理盐水2ml，五苓散组注入100%五苓散煎液（茯苓、猪苓、泽泻、白术各9g，桂枝5g）2ml，呋塞米组注入呋塞米20mg/ml，10分钟后观察尿量情况，观察120分钟。结果表明：①五苓散作用缓，维持时间长，平均排尿量大于呋塞米组。②五苓散组未发现不良反应及副作用。③其利尿机制可能是抑制了肾小管对电解质和水的重吸收[61]。

（2）五苓散对大鼠实验性急性高血压影响的实验观察：取健康大鼠30只，雌雄不分，体重300g左右，随机分为3组，五苓散组（Ⅰ）、可乐定组（Ⅱ）和对照组（Ⅲ），每组10只，乙醚吸入麻醉后，分离左肾，夹住肾蒂部，然后用戊巴比妥麻醉，分离气管，插入插管。找出颈总动脉，将含有肝素的生理盐水的动脉插管插入颈总动脉，固定。其另一端接水银检压记描记。然后于股静脉处插入输液管，备用。待血压稳定后，放开肾蒂夹，血压开始升高。由股静脉缓慢注入生理盐水0.5ml/100g、五苓散煎液（猪苓9g，泽泻9g，白术9g，茯苓9g，桂枝6g，制成水煎醇沉液1g/ml）、可乐定0.1ml/100g，注意尿量变化。结果表明：Ⅰ、Ⅱ组均有明显的降压作用，可使高血压模型的血压不同程度地降低，与Ⅲ组比较有明显差异（$P<0.05$），而以Ⅱ组降压作用显著，但作用时间Ⅰ组明显长于Ⅱ组（$P<0.05$），全过程中Ⅲ组尿量平均为4ml，Ⅱ组平均为8ml，Ⅰ组平均为14ml。实验表明：①五苓散有明显的降压作用，作用温和，维持时间长；②利尿扩血管作用可能为其降压作用的机制之一；③五苓散无不良反应及副作用；④应用时不能久煎，以免影响疗效[62]。

（3）五苓散和茵陈五苓散对小鼠肝脏乙醇代谢的影响：课题研究了五苓散和茵陈五苓散对诱发乙醇中毒后小鼠肝中乙醇代谢的影响，并讨论了五苓散对乙醇诱发肝脏损害中脂质和谷胱胺肽代谢的影响，以及该两种制剂对乙醇脱氢酶（ADH）和乙醛脱氢酶（AIDH）活性的影响。

动物：4月龄雄性小鼠，均喂含35%脂肪，50%糖类和15%蛋白质的高脂饲料。每克冷冻干燥的五苓散水提取物中含有3.02g猪苓，3.02g茯苓，3.94g泽泻，3.02g苍术和1.50g桂皮；茵陈五苓散水提取物中含有4.5g猪苓，4.5g茯苓，6.0g泽泻，4.5g苍术，2.5g桂皮和4.0g茵陈蒿。

方法：给小鼠15g/kg乙醇[即7ml的10%乙醇/（只・天）]共4周。五苓散和茵陈五苓散的剂量为0.4g/kg[即7ml含10%乙醇的0.2%药液/（只・天）]，共给药4周。4周后处死小鼠，测肝中脂质水平，各器官中还原型谷胱甘肽（GSH）与氧化型谷胱甘肽（GSSG）水平和涉及肝中谷胱甘肽代谢的各种酶的活性。

结果：①在饲以乙醇-高脂饲料组的小鼠肝中，脂质过氧化物（LPO）、三酰甘油（TG）、磷脂（PL）和总胆固醇（T-CHO）升高。乙醇诱发升高的LPO和TG水平通过五苓散和茵陈五苓散作用而下降，前者比后者更有效地使升高的PL和T-CHO水平下降。茵陈五苓散对高T-CHO水平作用不明显。②在乙醇-高脂肪饲料的小鼠中，肝、肾、脑中的GSH和GSSG降低，给药后使两者都上升，对GSSG升高不明显。③肝中谷胱胺肽代谢酶活性：乙醇-高脂饲料处理小鼠中，谷胱甘肽还原酶（G-R）葡萄糖-6-磷酸脱氢酶（G-6-PO）、6-磷酸葡萄糖脱氢酶（6-PGD）和谷胱甘肽-S-转移酶（G-ST）的活性下降，给五苓散或茵陈五苓散后，可明显地抑制这些酶的活性。谷胱甘肽过氧化酶（G-PX）和γ-谷氨酰转肽酶（γ-GPT）的活性在各组之间没有显著差别。④肝中ADH和AIDH的活性：由于给高脂饲料和乙醇而显著下降。乙醇的这种作用被五苓散和茵陈五苓散所抵消。

结果提示：五苓散和茵陈五苓散能改善乙醇的氧化所引起的肝细胞损害。其原理可能是：①增加了利尿及加快了乙醇过氧化速度和排出速度。②可预防乙醇引起的GSH耗竭。③改善乙醇性肝的GSH代谢等[63]。

（4）五苓散对颅内高压症作用的初步观察（附2例脑压直接观察报告）：2例病人均做开放式侧脑室持续引流。为了观察五苓散对脑压的影响，于用药前，在上午8时，将引流管接上密封式脑压表，每隔半小时观察并记录脑压一次，连续观察8小时，绘制成用药前脑压曲线。以后于每天上午9时给病人饮五苓散煎剂（茯苓18g，猪苓8g，泽泻18g，白术18g，桂枝12g）250ml，继而通过密封式脑压表观察，方法同上，并记录。

结果：两侧脑压曲线在记录开始时均处于低值，后逐渐上升。在服用五苓散后，脑压虽逐渐上升，4小时后又达到300mm$H_2O$，至第5小时后逐渐下降，第6小时降至正常，其后又逐渐上升至

450mm$H_2O$，为当天最高值，可能是因药效已过而引起。

结果表明：五苓散对严重颅内高压病人有一定的降压和延长颅内高压高峰出现时间的作用。其降压可能是通过利尿而发生作用或水液重新分布而发生作用的。

（5）林氏报道五苓散证非膀胱蓄水所致，五苓散证的病机与脾虚失运，水饮内蓄胃肠，兼夹表邪有关。日花轮寿彦报道五苓散在利尿的同时产生抗利尿作用，有抗炎、抗溃疡、健胃、调节胆固醇代谢、调节血液凝集、调节免疫等各种药理作用。前川二朗报道五苓散有利尿作用，其机制是通过驱逐体内非生理性水来实现的。

（6）日大宜见义夫用五苓散治疗小儿胃肠型感冒，伴有哮喘者，用口服或灌肠法，其量＞25kg者1包（2g）/次；15～20kg者，2/3包/次；10～15kg者，1/2包/次；<10kg者，1/3包/次；观察5～15分钟进行疗效判定，结果表明：呼吸音有明显增强，有干啰音及呼吸急促、干咳，腹部有振水音者，或心下满，脐上悸者，五苓散疗效较高。

（7）日渡边善一郎认为五苓散治疗水痘的机制与水毒有关。

（8）日吉田政已将五苓散改为坐药，用于在呕吐情况下难以服药的患儿，方法是将五苓散溶解为微温液灌肠，并用双盲法将其疗效与补中益气汤坐药进行对照研究，其结果提示五苓散坐药是有效药物，而且该药制作简单，无副作用。

（9）中村谦介用大承气汤合五苓散提取剂，治疗一例54岁女性，因子宫癌手术后不明高热病人，使其尿量渐增，发热得以控制。

## 参考文献


[1] 向希雄，吴贺算．麻杏石甘汤免疫药理实验研究．湖北中医杂志，1993, (3): 48

[2] 刘明．五苓散临床应用举隅．湖北中医杂志，1986, (6): 46

[3] 王彩丽．五苓散加味治疗美尼尔氏综合征16例．山东中医杂志，1985, (2): 25

[4] 王俭．五苓散加味治疗美尼尔氏病60例观察．中西医结合杂志，1988, 6(5): 203

[5] 孙喜君，张秀明．加味五苓散治疗美尼尔氏病55例．吉林中医药，1992, (4): 21

[6] 曹兴亚．活血化瘀、温阳利水法治疗慢性肺源性心脏病心力衰竭的临床观察．中西医结合杂志，1984, (10: 589

[7] 邢月朋．葶苈生脉五苓散治疗慢性充血性心力衰竭．中西医结合杂志，1983, (3): 15

[8] 陈良春，肖德才．五苓散加减治疗流行性腹泻．湖南中医杂志，1989, (11): 12

[9] 范准成，剧新民，李密英，等．五苓散治疗腹泻引起的脱水症临床疗效观察．云南中医杂志，1987, 8(5): 1

[10] 伍炳彩．五苓散治呕吐的临床应用．江西中医药，1985, (5): 21

[11] 郭喜军．五苓散加味治呕吐的临床应用．江西中医药，1985, (6): 29

[12] 孙盛洪．加味五苓散治疗结核性胸水的疗效观察．上海中医药杂志，1983, (11): 19

[13] 蓝雅娟．五苓散的临证应用．福建中医药，1991, (4): 24

[14] 张腊林．五苓散加减治疗胸腔积液42例．湖南中医药杂志，1992, (2): 36

[15] 易安全．五苓散加茅根汤治疗急性肾炎．四川中医，1990, (6): 29

[16] 陈齐鸣．黄芪五苓散为主治疗特发性水肿56例．浙江中医杂志，1991, (2): 44

[17] 余光明．五苓散加味临床治例．四川中医，1983, (4): 38

[18] 程剑华，龙浩，赵德慧，等．五苓散加味治疗化疗性肾衰的临床研究．中医杂志，1993, (1): 42

[19] 苏大培．五苓散加味治疗肾积水．四川中医，1985, (10): 23

[20] 章文亮．五苓散加减治疗癃闭．中西医结合杂志，1984, (7): 437

[21] 孔祥泰．五苓散加味治疗腰椎骨折继发癃闭．四川中医，1988, (4): 32

[22] 杨香锦．五苓散加味治疗淋病合并睾丸炎93例．湖南中医杂志，1991, (2): 44

[23] 于伯圭．五苓散治愈小儿遗尿．四川中医，1985, (10): 52

[24] 赵佐．慢性肾炎激素撤减过程中的中药治疗经验．中医杂志，1990, (10)；17-18

[25] 张书林．加味五苓散治晚期膀胱癌．四川中医，1989, (4): 26

[26] 胡智荣．五苓散为主治阳痿一例．陕西中医函授，1989, (3): 43

[27] 侯桂莉．五苓散加味治水疝．四川中医，1989, (4): 12

[28] 廖辉林．结扎术后并发阴囊血肿2例．四川中医，1985, (2): 53

[29] 张相勯 . 五苓散的临床应用体会 . 浙江中医杂志 , 1983, (11): 57
[30] 司在和 . 五苓散治疗皮肤病验案举隅 . 黑龙江中医药 , 1990, (1): 19
[31] 刘中伟 . 五苓散新用 . 新中医 , 1993, (6): 46
[32] 程广里 . 五苓散合六味地黄汤加味治疗中心视网膜脉络膜炎 . 山西中医 , 1985, (4): 42
[33] 高松寿 . 中心脉络膜视网膜炎 40 例疗效观察 . 上海中医药杂志 , 1989, (4): 24
[34] 叶晓群 . 加味五苓散治疗中心性浆液性视网膜脉络膜病变 . 上海中医药杂志 , 1992, (12): 20
[35] 孟万里 , 王粉娟 , 王建筑 . 五苓散加味治疗中心性浆液性视网膜病变 . 新中医 , 1993, (3): 23
[36] 周志枢 . 五苓散治疗耳内淌水 . 四川中医 , 1985, (8): 37
[37] 汪良华 . 五苓散加附子治疗卒发性耳聋 . 江苏中医 , 1988, (3): 13
[38] 李智芬 . 加味五苓散治疗妊娠高血压综合征 209 例 . 陕西中医 , 1993, (12): 534
[39] 王忠全 , 云运代 , 石桂花 . 五苓散加味治疗羊水过多症 50 例 . 云南中医学院学报 , 1993, (12): 35
[40] 刘鹤超 . 胃苓汤加减治疗卵巢囊肿 . 湖北中医杂志 , 1984, (6): 28
[41] 王建康 . 五苓散治妇科病 3 则 . 四川中医 , 1986, (11): 14
[42] 王忠全 . 五苓散在妇科临床的运用 . 云南中医学院学报 , 1992, (1): 8
[43] 刘禄江 . 加味五苓散治疗婴幼儿秋季腹泻 . 实用中医药杂志 , 1993, (4): 28
[44] 吉田政已 , 等 . 五苓散坐药治疗小儿呕吐的效果 . 国外医学·中医中药分册 , 1992, (1): 40
[45] 林志谋 . 五苓散治疗婴幼儿腹泻 90 例 . 湖北中医杂志 , 1992, (4): 48
[46] 刘全 . 附子理中汤合五苓散治疗小儿水泻 36 例 . 甘肃中医 , 1993, (2): 22
[47] 孙建军 , 李富汉 . 五苓散治疗婴幼儿秋季腹泻——附 112 例对照观察报告 . 成都中医学院学报 , 1992, (3): 24-26
[48] 罗胜久 , 王品 . 五苓散加减治小儿泄泻 200 例 . 国医论坛 , 1994, (6): 15
[49] 姜晓 . 五苓散治痄腮 . 四川中医 , 1988, (4): 27
[50] 刘汉兴 . 五苓散治疗麻疹内陷 2 例 . 陕西中医 , 1986, (9): 413
[51] 李俭 , 汤国祥 . 五苓散方规范化的探讨 . 中医函授通讯 , 1994, (6): 5
[52] 封银曼 , 李建生 . 五苓散治规律研究 . 国医论坛 , 1994, (4): 4
[53] 张仲一 . 五苓散与呋喃苯胺酸利尿作用的动物实验观察 . 天津中医 , 1988, (3): 22
[54] 张仲一 , 高岗 . 五苓散对大白鼠实验性急性肾性高血压的影响的实验观察 . 天津中医 , 1988, (4): 29
[55] 原中瑠离子 , 等 . 五苓散和茵陈五苓散对小鼠肝脏乙醇代谢的影响 . 中药学杂志 , 1984, 38(3): 243
[56] 曾祥发 , 蒙武志 , 任丁 , 等 . 五苓散对颅内高压作用的初步观察 ( 附二例脑压直接观察报告 ). 广西中医药 , 1988, 11(6): 15
[57] 林家坤 . 对五苓散证病机的研讨 . 四川中医 , 1988, 6(11): 3~4
[58] 〔日〕花轮寿彦 . 浮肿的汉方治疗 . 国外医学·中医中药分册 , 1993, 15(4): 33
[59] 前川二郎 . 五苓散及柴苓汤治疗四肢慢性淋巴水肿 . 国外医学·中医中药分册 , 1993, 15(1): 24
[60] 〔日〕大宜见义夫 . 小儿支气管哮喘发作时五苓散的有效性 . 国外医学·中医中药分册 , 1993, 15(2)~182
[61] 〔日〕渡边善一郎 . 五苓散对水痘的治疗作用 . 国外医学·中医中药分册 , 1993, 15(6): 32
[62] 〔日〕吉田政已 . 五苓散坐药治疗小儿呕吐的效果 . 国外医学·中医中药分册 , 1992, 14(1): 24
[63] 〔日〕中村谦介 . 大承气汤兼五苓散治疗术后高热小便不利 . 国外医学·中医中药分册 , 1992, 14(6): 476

## 二、猪苓汤方

### (一)方药

猪苓去皮　茯苓　泽泻　阿胶　滑石碎，各一两

上五味，以水四升，先煮四味，取三升，去滓，内阿胶烊消，温服七合，日三服。

### (二)治法

清热利水养阴。

## （三）方解

猪苓汤中猪苓、茯苓、泽泻、滑石均有利水功能。其中猪苓、茯苓甘平，淡渗利水；泽泻、滑石性寒利水而兼清热，且有导热下行作用；阿胶为血肉有情之品，味厚而甘，以滋补真阴润燥。因此本方以利水为主，兼能清热养阴。这种宣通气机不用温药，而以利水为主的方式，对于停水兼里热伤阴的证候尤宜，使利水而不伤津液，养阴而不滞腻，清热而无寒凝之弊。

【经典原文】

若脉浮发热，渴欲饮水，小便不利者，猪苓汤主之。（223）

【提要】　阳明津伤、水热结于下焦的证治。

【原文分析】

本条论述阳明病误下津伤、热与水结于下焦的证治。阳明热证误下，徒伤正气和津液，邪热减而未尽，反随之深入下焦，出现阴液损伤与水热互结的证候。热为阳邪，蒸腾于外，则见发热脉浮。水热互结，阻碍气机，气化不行，致三焦气化失司，则见小便不利。误下后津液损伤，又因热与水蓄，津不上承，则见渴欲饮水。

此证津伤与水饮停蓄同时出现，似乎矛盾之中，但深入分析理解，则其理可明。水液若能正常运行，则为人体所用，为生理之津液。若不正常运行，则不能为人体所利用，则为病理之水饮。异常之水饮停蓄越多，则正常之津液就越少。本证因热误下，邪热入里，三焦气化失司，水道不畅，故津伤与水停并见。治用猪苓汤，以清热、益阴、利水。冀水精四布，五经并行，则诸症可除。

【原文选注】

成无己：此下后客热于下焦者也。邪气自表入里，客于下焦，三焦俱带热也。脉浮发热者，上焦热也。渴欲饮水者，中焦热也。小便不利者，邪客下焦，津液不得下通也。与猪苓汤利小便，以泻下焦之热也。（《注解伤寒论·辨阳明病脉证并治》）

汪苓友：阳明病误下，胃中空虚，上焦受伤，与下焦何与？盖下后则胃中津液亡，而燥渴欲饮水，但渴未甚而与之水，水不能消，积于下焦，小便因而不利。其脉浮者，非风邪在表之脉浮，乃热邪伤气之脉浮也。夫热伤阳明血分则潮热，热伤阳明气分，仍发热。故与猪苓汤，以专清里热，利小便，而脉浮发热自愈，此又阳明病利小便之一法也。或曰渴欲饮水，与白虎汤证相同，且也白虎汤证，亦未尝云小便利，兹何因其小便不利，即改用猪苓汤也？余答云：白虎汤证即有小便不利者，但病人汗出多，水气得以外泄，今观下条云：汗出多，不可与猪苓汤，乃知此证其汗亦少，汗与尿俱无，则所饮之水，安得不停？故用猪苓汤上以润燥渴，下以利湿热也。或又问云：病人既停水湿，何以犹见燥渴？余又答云：今人病热，大渴引饮，饮愈多，则渴愈甚。所饮之水既多，一时小便岂能尽去，况人既病热，则气必偏胜，水自趋下，火自炎上，此即是上湿停而燥渴之征。（《伤寒论辨证广注·辨阳明病脉证并治法》）

柯韵伯：上条根首条诸证，此条又根上文饮水来。连用五“若”字，见仲景设法御病之详，栀子豉汤所不及者，白虎汤继之，白虎汤不及者，猪苓汤继之，此阳明起手三法。所以然者，总为胃家惜津液，既不肯令胃燥，亦不肯令水浸入胃。（《伤寒来苏集·伤寒论注·阳明脉证》）

【经典原文】

阳明病，汗出多而渴者，不可与猪苓汤，以汗多胃中燥，猪苓汤复利其小便故也。（224）

【提要】　猪苓汤的治禁。

【原文分析】

猪苓汤有清热养阴作用，利水功能是主要的，方中虽有阿胶滋阴，但利水渗湿药居多，利小便作用更强，因此，凡不属水热互结，即没有水气内停，只是表现为热盛迫津汗出，热耗津液之口渴、小便不利者，不能误用猪苓汤。猪苓汤证和白虎加人参汤证病机上均存在里有热邪，阴津受损的情况，但猪苓汤证邪热不如白虎加人参汤证重，因此，发热、汗出、口渴的程度较轻。从口渴一症的表现上看，亦有区别，白虎加人参汤证多为外感热病急性阶段，以津液的急性受损为主，表现为大烦渴不解，口舌干燥，而猪苓汤证多为外感病后期，病势较缓，多表现为口渴欲饮或口渴不欲多饮，舌红少苔等。此外，里热亢盛所致的小便不利，表现为小便短赤，猪苓汤证的小便不利多伴浮肿等停水症状。以上两者病机不同，临床须当详辨。

猪苓汤证与五苓散证均属病邪与水气互结，三焦气化失司，均见小便不利、口渴、发热、脉浮等症，然五苓散证为寒邪寒证，可兼表未解，由于一部分寒邪入里，影响膀胱气化，水气内停，故五苓散证口渴乃因气化失司，津不上承所致，表现为口渴或渴不欲饮，或水入则吐。猪苓汤证为热邪热证，且有伤阴，多见于外感病后期，一般不兼表证。

【原文选注】

成无己：《针经》曰：水谷入于口，输于胃肠，其液别为五。天寒衣薄则为溺，天热衣厚则为汗，是汗、溺一液也。汗多为津液外泄，胃中燥，故不可与猪苓汤利小便也。（《注解伤寒论·辨阳明脉证并治》）

汪苓友：此承上文而言猪苓汤之禁。渴欲饮水，小便不利者，猪苓汤证也，然其证汗必不多。若汗出多，虽小便不利，不可与猪苓汤。何也？汗出既多，则胃中水液外输，随饮随燥，津液少，以故作渴。使用猪苓汤以利小便，是重亡其津液，故示诫也。（《伤寒论辨证广注·辨阳明脉证并治法》）

陆渊雷：经文“渴者”下，当有“虽小便不利”五字，言小便不利之由于汗多胃燥者，不可与猪苓汤。盖猪苓汤之主证为小便不利或淋沥，虽不渴亦可用。若无此五字，似渴为猪苓汤之主证矣。（《伤寒论今释·阳明篇》）

【经典原文】

少阴病，下利六七日，咳而呕渴，心烦不得眠者，猪苓汤主之。（319）

【提要】　少阴阴虚有热，水气不利的证治。

【原文分析】

少阴下利，伴见咳而呕渴、心烦、不得眠，则当属少阴热化之证，而和猪苓汤清热滋阴利水，结合223条“若脉浮发热，渴欲饮水，小便不利者，猪苓汤主之。”是证当有“小便不利”之症，其病机为少阴阴虚有热，水气不利。水气不利，偏渗大肠，则下利；水气上逆，犯肺则咳，犯胃则呕；水热互结，津不上承，加之阴液虚少，故见口渴；阴虚则内热，虚热上扰，故见心烦不得眠；湿热内停，水气不化，故小便短赤而不利。

猪苓汤证，一见于阳明病篇（即223）条，一见于少阴篇（即本条），其叙证不同，其发病过程亦不同，阳明病的猪苓汤证，是阳明热证误下后的变证之一，阳明热证误下后，热不能除，而津液受伤，热与水结，蓄于下焦。因而出现阴津损伤水热互结之证，刘渡舟说：“阳明热证误下之后，热邪深入下焦。肾与膀胱居于下焦而为水脏、水腑，热灼肾阴，伤其阴精，而使膀胱气化不利，水气内停，水热因而互结，故见‘小便不利’和‘渴欲饮水’之证。热邪盛于外则‘脉浮发热’。此为阴虚水停，水热互结于下焦，治者用猪苓汤育阴清热利水。否则徒清热则不能救其津，独养阴又不能行其水。”少阴病之猪苓汤证是肾阴虚而有热，且亦水热互结于下焦，影响了水液代谢，以致水蓄不行，其见证分析已于释义中介绍，可见其总的病机是相同的，故都用猪苓汤清热滋阴利水。

下利、心烦、口渴之症亦可见于阳虚阴盛之证，如282条中也有这些见症，但其证属阳虚寒盛，故虽有心烦而仍但欲寐，并且小便清长，是以论中指出“小便色白者，少阴病形悉具，小便白者，以下焦虚有寒，不能制水，故令色白也。”本证心烦却不得眠，且小便短赤不利，是以彼证属寒而此证属热。

本证的咳呕下利与316条真武汤证相似，而且都是水气为患，但真武汤证是阳虚寒盛而兼水气不利，伴见四肢沉重疼痛等症，本证是阴虚有热而水气不利，伴见心烦不得眠等症，有同有异只要抓住其病机的异同，结合其他见症，临床是不难鉴别的。

本证的心烦不得眠虽与黄连阿胶汤证相似，但黄连阿胶汤证阴虚有热而心肾不交，不兼水气，且邪热与阴虚均较重；本证以水气不利为主，热势较轻，阴虚亦不严重，若阴虚较甚，猪苓汤渗利之剂则有伤阴之弊，论中“汗出多而渴者，不可与猪苓汤”（224条）的禁例就是由此而设，故其见症除心烦不得眠外，更兼咳而呕喝、小便不利等。

【原文选注】

成无己：下利不渴者，里寒也。经曰，自利不渴者，属太阴，以其脏有寒故也。此下利而渴，知非里寒，心烦不得眠，知协热也。与猪苓汤渗泄小便，分别水谷。（《注解伤寒论·辨少阴病脉证并治》）

吴谦：下利则邪并于下矣，其呕而且咳何也？盖以六七日，渴而烦不眠则传邪之上客者又盛，渴则必恣饮，多饮必停水，是邪热既不能解，而水蓄之证复作也。热邪传陷之下利，非阴寒吐利并作之可比。呕而渴者，盖先呕后渴为邪欲解，先渴后呕多为停水，又有水寒射肺为咳之可兼察乎！以是知必有挟饮于内耳。（《医宗金鉴·订正仲景全书·伤寒论注·辨少阴病脉证并治》）

汪苓友：按上方（指猪苓汤）乃治阳明病，热渴引饮，小便不利之剂。上条病亦借用之，何也？盖阳明病，发热，渴欲饮水，小便不利者，乃水热相结而不行；兹则少阴病，下利，咳而呕渴，心烦不得眠者，亦水热搏结而不行也。病名虽异，而病源则同，故仲景法，同用猪苓汤主之，不过是清热利水，兼润燥滋阴之义。（《伤寒论辨证广注·辨少阴病脉证并治法》）

方有执：下利固乃阴寒盛而水无制。六七日咳而呕渴，心烦不得眠者，水寒相搏，蓄积不行，内闷而不宁也。猪苓汤者，渗利以分清其水谷二道也，二道清则利无有不止者，利止，则呕渴心烦，不待治而自愈矣。（《伤寒论条辨·辨少阴病脉证并治》）

刘渡舟：猪苓汤证与真武汤证，皆有下利，咳，呕，小便不利等证。然猪苓汤证属阴虚生热，水热互结，而真武汤证则属阳衰不能制水，为水邪泛滥之证，当注意鉴别。猪苓汤证、黄连阿胶汤证、栀子豉汤证虽都有心烦不眠一证，但猪苓汤证属少阴阴虚生热，水热互结，故其证伴有咳而呕渴，小便不利，舌红苔滑，脉细数而弦。黄连阿胶汤属肾水不足，不能上济于心，心火上炎，阴虚火旺之证，故其证伴有口燥咽干，小便短赤，舌质红绛，苔净而光，脉细数；栀子豉汤证则属郁热留扰于胸膈，可见反复颠倒，心中懊憹等证。（《伤寒论讲解·辨少阴病脉证并治第十一》）

陈亦人：关于猪苓汤证，少阴病篇所载的临床表现与阳明病篇的内容不同，但阴虚有热，水气不利的病机是一致的，所以都用猪苓汤清热滋阴利水。（《伤寒论求是·少阴病篇》）

程昭寰：猪苓汤证与五苓散证相鉴别，虽然都与水气泛滥有关。从临床上看，两证都有发热、小便不利、渴欲饮水之证。但五苓散偏于风寒在太阳膀胱水府，猪苓汤偏于阳明少阴，不恶寒。赵羽皇在比较两方时作了很好的总结：“仲景猪苓一汤，以行阳明少阴两经水热，然其旨全在益阴，不专利水……是利水而不伤阴之圣剂也。故利水之法，于太阳用五苓者，以太阳职司寒水，故以桂温之，是暖肾以行水。于阴明少阴用猪苓者，以二经两关津液，特以阿胶滑石以润之，是滋养无形以行有形也，利水虽同，寒温迥异，惟明者知之”。可谓要语不繁，切中肯綮。（《伤寒心悟·辨少阴病脉证并治》）

【方药论选】

吴谦：赵羽皇云：盖伤寒表虚，最忌亡阳，而里虚又患亡阴。亡阴者，亡肾中之阴与胃家之津液也。故阴虚之人，不但大便不可轻动，即小水亦忌下通，倘阴虚过于渗利，则津液反致耗竭。方中阿胶质膏。养阴而润燥；滑石性滑，去热而利水。佐以二苓之渗泄，既疏浊热而不留其壅瘀，亦润真阴而不苦其枯燥，是利水而不伤阴之善剂也。故利水之法于太阳而用五苓者，以太阳职司寒水，故加桂以温之，是暖肾以行水也。于阳明、少阴而用猪苓者，以二经两关津液，特用阿胶滑石以滋之，是滋养无形以行有形也。利水虽同，寒温迥别，惟明者知之。（《医宗金鉴·订正仲景全书·伤寒论注·辨阳明病脉证并治》）

柯韵伯：……二苓不根不苗，成于太空元气，用以交合心肾，通虚无氤氲之气也。阿胶味厚，乃气血之属，是精不足者，补之以味也。泽泻气味轻清，能引水气上升，滑石体质重坠，能引火气下降，水升火降，得既济之理矣。且猪苓阿胶，黑色通肾，理少阴之本。茯苓滑石白色通肺，滋少阴之源。泽泻、阿胶咸先入肾，培少阴之体。二苓、滑石淡渗膀胱，利少阴之用，皆滋阴益气之品，是君火之下，阴精承之也。以此滋阴利水而升津，诸证自平矣。（《伤寒来苏集·伤寒附翼·猪苓汤》）

【临床应用】

（1）张仲景对本方的应用

1）用于阳明病下之后水热互结兼伤阴证。（见223条）

2）用于少阴病余热伤阴，水气停留者。（见319条）

3）《金匮要略·消渴小便利淋病脉证并治第十三》，用本方治口渴，小便不利者。

（2）后世医家对本方应用

1）《方极》：猪苓汤治小便不和，若淋沥，若渴欲饮水者。

2）《类聚方广义》：治淋病点滴不通，阴头肿痛，少腹膨胀作痛者，若茎中滴出脓血者，兼用硝石矾石散。又治一孕妇七八月以后有阴户欣热肿痛，不能卧起，小便淋沥者，以三棱针刺其肿处，放出血水，后用此方，则肿痛立消，小便快利。若一身悉肿，发前症者。

3）《皇汉医学》：①用本方治膀胱尿道疾患，尤其淋病，有奇效也。猪苓、茯苓、阿胶、滑石、泽泻各七钱。水煎服。剧痛者，木方加甘草七钱；宜下者加大黄三钱，排脓不止者加薏苡仁一两。②满身水肿，虽力按之放手即胀起如故。不碍呼吸，气息如常者，是猪苓汤证也。又一肿势如前，虽腰以下满肿，而肩臂胸背绝不肿，呼吸如常者，不必问渴之有无，亦与猪苓汤。

4）《中医临床备要》：治烦躁，烦多于躁，阴虚火动，烦而溺涩者。

5）《方函口诀》：此方为下焦蓄热，利尿之专剂。若邪在上焦，或有表热者，为五苓散证。凡利尿之品，皆主泌别津液，故二方俱能治下利，但其病位有异耳。此方专主下焦，故治淋病或尿血。其他水肿之属实者，及下部有水气而呼吸如常者，用之皆能奏效。

6）《医方集解》：猪苓汤通治湿热黄疸、口渴、溺赤。

（3）现代应用：现代医家认为猪苓汤证由阴虚而膀胱湿热所致，以身热小便不利、咳而呕渴者为特点。临床多用于急性膀胱炎、泌尿系结石、水肿、阴亏泄泻、感冒发热等疾病。

1）呼吸系统：感冒发热，多日不愈，则外邪易化热入里，与水互结，导致湿热留困，并伤及阴液，用猪苓汤可获良效。张氏报道治疗一感冒发热恶寒病人，2周不愈，出现少腹里急，小便短赤，舌红苔薄黄，用猪苓汤加连翘、芦根2剂热退尿畅[1]。李氏治疗一病人因受雨淋后发热头痛，多日不退，邪热伤阴并内传下焦，出现小便黄短，舌红苔黄，脉浮滑，用猪苓汤加丹皮、地骨皮1剂后汗出热退大半，再守方加麦冬、沙参3剂而愈[2]。

2）泌尿系统：谷氏等统计分析了古今中外医案119例，说明猪苓汤主要用于内伤杂病病人的治疗，绝大多数为泌尿系统疾病，如肾炎、肾盂肾炎、膀胱炎、前列腺炎、尿道炎等[3]。张氏报道用猪苓治疗尿频急、尿道涩痛伴发热、口渴，腰酸痛的急性泌尿系感染，辨证属阳明热邪，深入少阴，阴虚停水，服汤3剂而愈。又治肾结石症见小便频少，舌红，脉细数，服猪苓汤5剂而愈[4]。何氏介绍用猪苓汤治疗肾盂肾炎多年，急性发作，尿频尿急，发热口渴，舌燥质红，脉细数，5剂后诸恙悉除，说明猪苓汤疏泄热邪水湿之气，并能滋养其真阴，故令热除渴止而愈[5]。

3）消化系统：湿热内停肠胃致泄泻，病延不愈则伤阴，猪苓汤清热利湿养阴，于证相合，故疗效颇佳。李氏治一患儿泄泻如水，日10余次，7天不愈，纳呆，精神差，舌光绛无苔，脉弦细数，用猪苓汤加味，3剂症除而愈[2]。张氏用猪苓汤加党参治疗小儿肠炎，泄泻日10余次，口渴引饮，尿少而黄，舌红，苔黄腻，脉沉细数，证属气阴两虚，水热偏渗后阴，服汤2剂尿量增多，粪转干，原方加扁豆、谷芽，续进2剂，病即霍然[1]。

4）传染病：王氏报道用猪苓汤加味治疗丝虫病乳糜血尿10例，其辨治要点是：病程短，尿血鲜红者为热盛；伴有血丝或血块，排尿阻塞为夹瘀；病程长，日久不愈，尿血淡红为虚。共治疗皆以猪苓汤为基础方，属热者佐以清热凉血止血；夹瘀者佐以活血化瘀止血；病久转虚者，佐以健脾肾，固摄统血。10例病人服药后均获临床治愈，服药最少者6剂，最多者21剂，平均服药8剂。王氏认为治疗乳糜血尿，是取猪苓汤利水滋阴、清热止血之功，加入萆薢、黄柏、萹蓄、瞿麦等，以助二苓、泽泻之清热利尿；配以生地、仙鹤草、白茅根等，以助阿胶滋阴凉血止血，故猪苓汤加味治疗效果较好[6]。张氏用猪苓汤加生地、小蓟、栀子炭治疗钩端螺旋体病后遗症尿血病人，症见尿血，茎中不适，少腹胀满，按之痛，舌红苔薄黄，脉细数，服药5剂，血止而愈[1]。

（4）医案选录

1）咯血：李某，男，30岁，1993年8月28日就诊。病人1个月前左侧阴囊生一痈疮，大如鸡蛋，曾经治疗，疮溃后有所好转，但又出现胸痛、咯血症状，经服清肺止血方，仍咯血不止，且伴发热。刻见：潮热，咳血痰稠，呼吸气短，口渴引饮，小便黄短，舌质红绛，苔黄，脉弦。放射科检查：胸肺未见异常。血液检查：红细胞$4.3\times10^{12}$/L，白细胞$10.5\times10^{9}$/L，血红蛋白135g/L。诊为湿毒下注，邪热上涌，肺络受伤，阴分受损。以上病下取为法，宜清热利水，育阴止血。方用猪苓汤加茅根：猪苓15g，茯苓15g，泽泻15g，阿胶20g（另烊化），滑石30g，茅根15g。服药1剂，咯血减半。连服3剂，诸症悉除。按：病人因湿毒下注，形成阴囊痈肿，虽溃流脓，而邪毒未清，初用药不当，引起热毒上冲，波及上焦，伤用肺络，故咯血不止。病位在下，病势向上，故以上病下取为法，根据湿、热、毒、动血、伤阴之病理特点，选用猪苓汤治之。［国医论坛，1995，（4）：15］

2）泄泻：梁某，男，4岁。患儿泄清水样大便7天，曾先后服藿香正气丸、抗生素等，但泄泻不止。症见泄泻如水样，日10余次，纳呆，精神倦怠，无泪多啼，舌光绛无苔，脉弦细数。查血象、大便均正常。证属湿热泄泻伤阴。治宜清热除湿，育阴止泻。方用猪苓汤加牡蛎：猪苓15g，阿胶13g（另烊化），茯苓12g，泽泻12g，滑石20g，牡蛎20g。1剂后泻减，舌上津回。守方加麦冬12g，五味子3g，太子参12g。连服3剂，诸症俱除。按：患儿泄泻不止，观精神困倦，无泪多啼，舌绛无苔等症，此乃湿热泄泻伤阴之特点。急宜用扶阴化气、分利小便的猪苓汤，并加牡蛎以摄阴气。阴亏而利小便，是根据气化的关系而设，阴伤则不化，致水湿潴留，而真阴不生。而扶阴利水则能祛其水湿，使气化得复，津液得回，则泄泻自止。［国医论坛，1995，（4）：15］

3）尿浊：赵某，女，64岁。3年前曾患慢性肾盂肾炎。5天前，曾腰部酸痛，小便混浊如米泔水，有时夹有小血块，服西药不见好转。现仍腰酸腿软，尿频不疼，尿液混浊乳白，易沉淀，杂有小血块，头昏耳鸣，五心烦热，口干欲饮，饮不解渴，舌质晦淡而红，苔薄黄而腻，脉沉细而数。综上脉证，断为肾阴亏虚，阴虚有热，水气内停之证。拟滋阴、清热、利水法，宗猪苓汤。处方：猪苓30g，茯苓30g，泽泻30g，滑石30g，阿胶30g（烊化，冲），3剂。药后诸症大见好转，复诊3次，共服上方18剂而愈。追访1年未见复发。［北京中医杂志，1990，（5）：41］

4）乳糜血尿：房某，女，60岁。血尿，如洗肉水色，有时夹有血丝、血块，小便不畅1个月余。实验室检查：小便外观色红，蛋白（+++），白细胞（++），红细胞（++++），乳糜尿试验阳性；血中查到微丝蚴，拟诊为丝虫病乳糜血尿。据其血尿无痛，伴有烦热口渴，头晕，腰酸，乏力，脉细数，舌红苔薄等症状，证属热邪蕴结下焦，热伤血络，真阴耗伤之尿血证，治以滋阴清热利尿，凉血止血，方用加味猪苓汤，服药3剂，尿中血丝、血块明显减少；继服3剂，小便变为清白，偶尔带有血丝，宗上方继服3剂，小便清晰如常，尿检及乳糜尿试验均转阴性。［中国农村医学，1990，（3）：33］

5）石淋：何某，男，37岁。1年来，因患阳痿常服金匮肾气丸等壮阳药。2周前突然左腰疼痛，顺输尿管向尿道放散，少腹拘急，尿意频数，点滴不利。诊为肾结石。刻诊腰酸痛，腿软乏力，小便频少，尿色赤如浓茶，尿道不疼，心烦不得眠，舌质暗红苔滑，脉沉细而弦。选用猪苓汤为主治。处方：猪苓30g，茯苓30g，泽泻30g，滑石30g、阿胶30g（烊化，冲），6剂。服药5剂时，尿下黄豆大结石一枚，诸症消失，舌质尚红，脉象细数，给予猪苓汤合六味地黄汤6剂，服后无他不适，阳痿亦愈，迄今未复发。［北京中医杂志，1990，（5）：41］

【按语】

《伤寒论》中猪苓汤主要用于外感热病经治疗后余热留扰，气化失司，水热互结，阴液受损的病证，后世医家宗仲景之法，大都用于小便不利或淋沥，口渴欲饮的证候。现代临床除用治外感病外，还用于内伤杂病，凡辨证属于水热互结，兼有阴伤者，可用猪苓汤治疗，其临床表现以小便不利、渴、呕、心烦、咳、不眠等为主，与《伤寒论》中猪苓汤证有表现一致，同时现代临床医家还用于伴有尿血、腰酸痛者，因对此种病证，猪苓汤确可起到清热利水、止血养阴的疗效。猪苓汤证的舌质多为舌红、舌绛，苔少或无，或薄黄，或黄腻。脉多细数，或兼弦、沉、滑等。

临床运用猪苓汤一般均守原方，猪苓汤虽药仅五味，然用药精当，配伍严密，本方通过利水而使热孤，对于湿热胶结病证，起到渗湿于热下的效果。方中阿胶填精补肾阴，能使肾脏恢复其主水制水功能，且有止血作用，为医家所看重。

【现代研究】

（1）猪苓汤利尿作用：原中琉璃子等对猪苓汤、五苓散、柴苓汤的利尿作用进行研究，并以其对成长期大白鼠的生长和水、电解质代谢的影响为中心进行研究，观察服用各种利尿剂的24小时尿量及钠的排泄量，发现中药也具有与西药同样或更强的利尿作用，特别是猪苓汤的利尿作用显著[7]。从实验中可看到猪苓汤不破坏水盐平衡而有利尿作用[8]。油田正树等在应用水负荷大鼠的急性实验中，发现猪苓汤在大量水负荷的条件下，在用量低时，初期见利尿作用，在少量水负荷条件下，难以呈现利尿作用。由此可见猪苓汤在水滞状态时服用有利尿作用，另外以大剂量应用见排尿量减少，可见猪苓汤的药效可能存在着有效的用量范围[9]。

（2）猪苓汤的排石作用：小林信之等经实验结果显示猪苓汤使用大剂量组自排率相应增高，尤其在15g用量组。在全部病例组中，不仅结石位于上部，而且整个7例均排石，因而作者认为，这个用量不仅仅是没有副作用，而且电极板通电法与猪苓汤大剂量并用的方法，对于诱发排出输尿管结石也是有效的。用猪苓汤5 g/d无效，增量至10g/d、15/d即可见效[10]。

（3）猪苓汤对慢性肾功能不全的影响：原中琉璃子等给慢性肾功能不全大白鼠投予猪苓汤得到如下结论：①慢性肾功能不全大白鼠电解质代谢紊乱，血浆K、Mg浓度升高，Ca浓度下降，脏器中Na、K、Ca、Mg、Zn升高；②猪苓汤增加这些离子从尿中排泄，推定有抑制细胞内液和外液中这些电解质浓度升高的作用[8]。

（4）抗癌作用：通过以刀豆蛋白A依赖性凝集活性为指标的短期试验。探讨了组成猪苓汤的五味药物对5%SS、3%TRP、2%BHA和0.01%RBHN，以及促进膀胱致癌的抑制效果。试验用wistar鼠。自然饮用含有0.01%BHBN的饮水1周后，单独给予各种促癌试剂或者同时给予实验动物3周。结果：猪苓汤每日3、5、7mg/kg，滑石每日1、2mg/kg，以及阿胶每日250、500mg/kg单独给药，对SS、TrP促癌的抑制作用与猪苓汤有强有力的抑制BHA、BH-BN的作用。另外猪苓汤中去掉猪苓、去滑石、去阿胶，或去猪苓、滑石，较猪苓汤的抗促癌作用分别降低28%、31%、23%、54%。根据以上结果，认为猪苓汤的抗促癌效果是猪苓、滑石、阿胶在方中发挥了作用，特别是猪苓在猪苓汤中提取的活性成分麦角甾醇呈剂量依赖性抑制SS、TrP、BHA及BHBI的膀胱致癌促进作用，$ID_{50}$分别为每日11.6、11.7、2.9μg/kg，并且在长期致癌试验中抑制BHBN诱导大鼠膀胱致癌。

## 参考文献

[1] 张建中 . 猪苓汤在急性热病中的运用 . 四川中医 , 1986, 4(4): 11
[2] 李鳌才 . 猪苓汤新用 3 则 . 国医论坛 , 1995, (4): 15
[3] 谷言芳 , 侯亚文 . 猪苓汤证证治规律的研究——古今中外医案 119 例统计分析 . 实用中医内科杂志 , 1991, 5(1): 14
[4] 张长恩 . 猪苓汤探究 . 北京中医杂志 , 1990, (5): 40
[5] 何若苹 . 略谈猪苓汤之应用 . 浙江中医学院学报 , 1987, 11(1): 40
[6] 王心好 . 猪苓汤加味治疗乳糜血尿 10 例疗效观察 . 中国农村医学 , 1990, (3): 33
[7] 原中琉璃子 , 等 . 利尿剂（猪苓汤、五苓散、柴苓汤）的作用机理 . 第 14 回和汉药シニボシウム , 1980: 23
[8] 原中琉璃子 , 等 . 八味地黄丸、五苓散、猪苓汤对实验性病理代谢的作用 . 国外医学·中医中药分册 , 1984, (2): 14
[9] 油田正树 , 等 . 猪苓汤的药理学研究——对大鼠的利尿作用 . 国外医学·中医中药分册 , 1983, (3): 53
[10] 小林信之 , 等 . 关于肾、输尿管结石排石诱导法中猪苓汤用量的探讨 . 中医药信息 , 1985, (1): 24

# 三、文蛤散方

## （一）方药

文蛤五两

上一味为散，以沸汤和一方寸口服，汤用五合。

## （二）治法

清热利湿。

## （三）方解

文蛤，其性咸寒质燥，功能清肺化痰，软坚散结，微有利尿作用，故上能清肺化痰而治咳逆上气，下能利小便而治水气浮肿。本证表邪不解，阳郁水结。因水热之邪郁闭体表，故但用一味文蛤，既可清在表的阳郁之热，又能行皮下之水结。水热得解，阳郁得伸则烦随除。若服药后病不愈，而又见烦渴，小便不利等蓄水证，则当用五苓散通阳化气，解表利水。

【经典原文】

病在阳，应以汗解之，反以冷水潠之[1]，若灌之，其热被劫不得去，弥更益烦[2]，肉上粟起，意欲饮水，反不渴者，服文蛤散；若不差者，与五苓散。寒实结胸，无热证者，与三物小陷胸汤。白散亦可服[3]。（141）

【词解】

（1）以冷水潠之：同"潠"（音同"训"），喷出。《后汉书·郭宪传》载"含酒三潠"。"以冷水潠之"，意即含水喷洒（病人），是古代的一种退热方法。

（2）弥更益烦：烦热更重。弥、更、益义同，皆是"更加"之意。

（3）与三物小陷胸汤，白散亦可服：《玉函》卷三、《千金翼》卷九作"与三物小白散"，无"陷胸汤"和"亦可服"六字，是。

【提要】 寒实结胸及文蛤散的证治。

【原文分析】

文蛤散证乃表邪不解，热与水结在表。病在表，当治以汗法，根据病情可选用桂枝汤或麻黄汤之类发汗解表之剂。若反以冷水喷淋或冷水洗浴，这虽也是一种降温退热之法，然用于太阳表证，不仅表不能解，反使邪热郁伏于内，不得外散，即"其热被劫不得去"，故"弥更益烦"。烦者，热也，即发热比前加重。这是因为表热被冷水闭郁，皮毛腠理收敛，阳气郁而不宣所致。由于寒凝于外，热郁于内，皮肤上泛起如粟粒状的"鸡皮疙瘩"，此即"肉上粟起"。同时可有发热、无汗、身体痛等症。因寒凝热闭，体表的津液得不到宣通，热与水结于太阳之表，故虽口渴而不欲饮水。证属表邪不解，阳郁水结，治用文蛤散清热利湿。若服药后病不愈，又见烦渴、小便不利等症，为表邪不解，水蓄膀胱，则当用五苓散通阳化气，解表利水。

寒实结胸是结胸证的一种，其病为寒邪与痰水相结于胸。因寒痰冷饮结聚于胸膈，心胸阳气受阻，故可出现胸胁或心下硬满疼痛等症。因水寒内结，阻滞胸阳，而致气机不利、津液不布，故常见畏寒喜暖，喘咳气逆，甚至大便不通等症。脉多沉紧有力。因属寒实结胸，故无发热、烦渴，而有小便清利，口中和，苔滑。治疗可用三物白散，温寒逐水，涤痰破结。

本条分别论述了寒实结胸与文蛤散、五苓散的证治，以体现水邪有表里寒热的不同。

【原文选注】

柯韵伯：病发于阳，应以汗解。庸工用水攻之法，热被水劫而不得散，外则肉上粟起，因湿气凝结于玄府也。内则烦热，意欲饮水，是阳邪内郁也。当渴而反不渴者，皮毛之水气入肺也。（《伤寒来苏集·伤寒附翼·太阳方总论》）

又：太阳表热未除，而反下之，热邪与寒水相结，成热实结胸，太阴腹满时痛，而反下之，寒邪与寒药相结，成寒实结胸。无热证者，不四肢烦疼者也。名曰三白者，三物皆白，别于黄连小陷胸汤也。旧本误作三物，以黄连栝蒌投之，阴盛则亡矣。又误作白散，是二方矣。黄连巴豆，寒热天渊，云亦可服，岂不误人。（《伤寒来苏集·伤寒论注卷四·三白散证》）

尤在泾：病在阳者，邪在表也，当以药取汗，而反以冷水潠之，或灌濯之，其热得寒被劫而又不得竟去，于是热伏水内而弥更益烦，水居热外而肉上粟起。而其所以为热，亦非甚深而极盛也，故意欲饮水而口反不渴。文蛤咸寒而性燥，能去皮间水热互结之气。若服之不差者，其热渐深，而内传入本也。五苓散辛散而淡渗，能去膀胱与水相得之热。若其外不郁于皮肤，内不传于膀胱，则水寒之气必结于胸中，而成寒实结胸。寒实者，寒邪成实，与结胸热实者不同，审无口燥渴烦等证见者，当与三物白散温下之剂，以散寒而除实也。本文小陷胸汤及亦可服七字，疑

衍。（《伤寒贯珠集·太阳篇下》）

【方药论选】

柯韵伯：文蛤生于海中而不畏水，其能制水可知。咸能补心，寒能胜热，其壳能利皮肤之水，其肉制止胸中之烦……按本论以文蛤一味为散，以沸汤和方寸匕，服满五合。此等轻剂，恐难散湿热之重邪。《金匮要略》云，渴欲饮水不止者，文蛤汤主之。审症用方，则此汤而彼散，故移彼方而补入于此。（《伤寒来苏集·伤寒附翼·太阳方总论》）

【临床应用】

（1）张仲景对文蛤散的应用

1）主治表邪不解，阳郁水结证。（见141条）

2）主治渴欲饮水不止者。（见《金匮要略·消渴小便利淋病脉证并治第十三》）

（2）医案选录：糖尿病。朱某，男，50岁，工人，1979年2月6日就诊。糖尿病半年余，口渴多饮，咽干舌燥，心烦不安，饥而欲食，但食而不多，全身乏力，两眼视物模糊，舌尖红，苔薄黄而干，脉偏数。尿糖定性（＋＋＋），眼底检查：早期白内障。此肺胃热盛，耗伤津液所致，治以清热解渴，宣肺布津。方用文蛤汤加减：文蛤20g，麻黄3g，生姜1片，生石膏60g，杏仁6g，大枣2枚，鲜石斛30g，麦冬10g。上方20剂，上述诸症基本消失。化验检查：尿糖（阴）。上方加熟地30g，女贞子10g，山萸肉15g，山药20g，又服30剂，体力和精神完全恢复正常，长驱步行十多里不觉疲累。随访1年余，病人一切良好。［河南中医，1982，（2）：34］

【按语】

今名文蛤者，出处有二，一出《神农本草经》，为软体动物帘蛤科多种海蛤的贝壳。常用者为文蛤Meretrix meretrix L和青蛤Cyclina sinensis-Gmelin的贝壳；一出《本草拾遗》，为漆树科落叶灌木或小乔木植物盐肤木Rhuschinensis Mill，或同属植物青麸杨R·potaninii Maxim等叶上寄生的虫瘿，亦名五倍子。仲景所用为前者。《医宗金鉴》于伤寒太阳篇文蛤散按称“文蛤即五倍子”，误！而于《金匮要略·消渴小便利淋病脉证并治第十三》注，“文蛤即今吴人所食花蛤。性寒味成，利水胜热，然屡试而不效。尝考五倍子亦名文蛤，按法制之，名百药煎，大能生津止渴，故尝用之，屡试屡验”。应系别名五倍子之文蛤。关于文蛤散主治问题，大体有两种意见。一种认为本方为清热利湿之轻剂，可用治水热互结于太阳之表；另一种意见，以柯氏为代表，认为“此等轻剂恐难散湿热之重邪”，主张当改作《金匮要略》文蛤汤，颇得一些医家赞同。

【现代研究】

文蛤中有蛤素，对小白鼠（《中国动物药》吉林人民出版社，1981，54）肉瘤180g和克雷布斯-2腹水癌均有抑制作用。

文蛤中还含有碳酸钙、甲壳质等。其1kg鲜肉中含甜菜碱4.4g，酐醣4g，尚有维生素A、B、D等。［《中药大辞典》上册，上海人民出版社，1977年，P495］

临床应用：《全国中药药汇编》记载本方用于慢性支气管炎、胃及十二指肠溃疡、慢性胃炎、淋巴结核，外用治疗皮肤湿疹。

《中草药学》记载本方治疗慢性支气管炎，支气管扩张见有咳嗽、气喘、痰稠不易吐出；溃疡病、慢性胃炎见吐酸水者；肺结核咯血者；瘰疬、瘿瘤、痰核子；外阴炎、外阴湿疹、外阴溃疡等。内服入煎剂6~12g，或入散剂，外用研末调敷。

《青岛中药手册》记载（余传隆《中药辞海》中国医药科技出版社1993年12月版）：治淋巴结核，甲状腺肿大：文蛤12g，海藻15g，牡蛎15g，夏枯草18g，水煎服。治酒渣鼻：煅文蛤壳15g，轻粉7.5g，青黛12g，黄柏3.5g，煅石膏15g，研末加50ml光麻油调匀，外涂患处。治胃痛用煅文蛤、香附各90g共研末，每服9g，3次/日，或煅文蛤、瓜蒌各等分，研末，每服6g，3次/日。

治抽风、鸡爪风：煅文蛤9g，广木香3g，研末，每服12g，2次/日，或临发病前黄酒冲服。治中耳炎：文蛤3g，冰片0.3g，枯矾0.6g，研末，吹入耳内。治外阴炎、外阴湿疹、外阴溃疡：煅文蛤3g，章丹4.5g，冰片1.2g，研末，用液体石蜡制成膏，用1∶1000苯扎溴铵清洗患部后，将上药涂患部表面，覆盖沙布，每天2次。

## 四、茯苓甘草汤方

### （一）方药

茯苓二两　桂枝二两，去皮　甘草炙，一两　生姜三两，切

上四味，以水四升，煮取二升，去滓，分温三服。

### （二）治法

温胃散饮，通阳行水。

### （三）方解

本方重用生姜（以9～18g为宜）温胃散饮，茯苓配桂枝通阳行水，炙甘草和中健脾，合为温胃行水之剂。由于胃脘停水不易速去，故可连续多服几剂，或与健脾的方药交替服用，以提高和巩固疗效。

茯苓甘草汤，茯苓桂枝白术甘草汤、茯苓桂枝甘草大枣汤均用茯苓、桂枝温阳利水，炙甘草和中健脾。但茯苓桂枝白术甘草汤以白术为君，重在健脾利水，主治脾虚水停证；茯苓桂枝甘草大枣汤以茯苓为君，重在利水宁心，主治下焦水动证；本方以生姜为君，重在温胃散饮，主治水停悸厥证。药仅一味之差，而主治各异，可见仲师制方之妙，学者最宜深思！

【经典原文】

伤寒汗出而渴者，五苓散主之，不渴者，茯苓甘草汤主之。（73）

【提要】　论水饮内停的两种证治。

【原文分析】

伤寒汗出之后，以口渴与否为审证要点，一是用五苓散治疗，一是用茯苓甘草汤治疗。五苓散证由汗后表邪循经入腑，影响膀胱气化功能，以致水停下焦，蓄而不行，则津液无以上承，故见口渴。茯苓甘草汤证乃汗后胃阳不足，难以腐熟蒸化水谷，以致水停中焦，唯其如此，则膀胱气化功能尚未受到影响，津液尚能输布，故口不渴。

此二方，均为化饮行水之方，而病位有中、下之别。五苓散证为下焦蓄水，故多有小便不利等症；茯苓甘草汤证为水停中焦，水饮最易上逆为患，故可出现肢厥、心下悸、小便通利等。结合原文127、356条便知。

【原文选注】

《医宗金鉴》：此申上条或渴而不烦，或烦而不渴者，以别其治也。伤寒发汗后，脉浮数，汗出烦渴，小便不利者，五苓散主之，今唯曰汗出者，省文也。渴而不烦，是饮盛于热，故亦以五苓散主之，利水以化津液。若不烦且不渴者，是里无热也。惟脉浮数汗出，小便不利，是营卫

不和也，故主以茯苓甘草和表以利水也。（《医宗金鉴·订正仲景全书·伤寒论注·辨太阳病脉证并治中篇》）

张隐庵：此释上文之义，而申明助脾调胃之不同也，夫汗出而渴者，乃津液不能上输，用五苓散以助脾；不渴者，津液犹能上达，但调和胃中可也，茯苓甘草汤主之，方中四味，主调中和胃而通利三焦。（《伤寒论集注·辨太阳病脉证》）

陆渊雷：此条以汗出而渴、不渴，辨五苓散、茯苓甘草汤之异。二方之证皆不具，然五苓散证承前二条而言，省文，从可知。茯苓甘草汤证，则必有阙文矣。厥阴篇云："伤寒厥而心下悸，宜先治水，当服茯苓甘草汤，却治其厥，不尔，水渍入胃，必作利也。"据此，知茯苓甘草证不具。（《伤寒论今释·辨太阳病脉证并治中》）

【经典原文】

伤寒，厥而心下悸，宜先治水，当服茯苓甘草汤，却[(1)]治其厥。不尔[(2)]水渍入胃[(3)]必作利也。（356）

【词解】

（1）却：然后。

（2）不尔：不这样。指不先治水。

（3）水渍入胃：胃实指肠而言。这里指水饮浸渍胃肠。

【提要】　胃虚水停致厥的证治。

【原文分析】

四肢厥冷而心下悸，为水饮停于心下胃脘部位所致。论中127条曰"太阳病，小便利者，以饮水多，必心下悸"，《金匮要略·痰饮咳嗽病脉证并治第十二》云："水停心下，甚者则悸"可见"心下悸"为水饮内停的主症之一。厥与心下悸并提，示人以同中求异的辨证方法。

水饮内停心下，阳气被遏，不能通达于四肢，故四肢厥冷；水停胃脘，上逆凌心，故心下悸动不宁。

既然厥与悸皆水停于中所致，故"宜先治水"。水饮去，则胃阳布，悸动止而手足自温。用茯苓甘草汤温胃阳以散水饮，不治厥而厥自回，属釜底抽薪之法。

若先治其厥，使停水泛滥，下趋肠道，必然发生下利之证而更伤脾胃阳气，彼时厥冷悸动之证亦将更加严重。

【原文选注】

喻嘉言：太阳篇中，饮水多者，心下必悸，故此厥而心悸者，明系饮水所致，所以乘其水未渍胃，先用茯苓甘草汤治水，以清下利之源，后乃治厥，庶不致厥与利相因耳。（《尚论篇·厥阴经全篇》）

柯韵伯：心下悸是有水气，今乘其未渍胃时先治之，不致厥利相连，此治法有次第也。（《伤寒来苏集·伤寒论注·五苓散证》）

汪苓友：此条乃厥阴病热，消渴以后之变证也。成注引《金匮》云，水停心下则悸，兹则厥而心下悸者，明系消渴饮水多，寒饮留于心下，胸中之阳不能四布，故见厥，此非外来之寒比也。故仲景之法，宜先治水，须与茯苓甘草汤，而治厥之法却在其中，盖水去则厥自除也。不尔者，谓不治其水也。不治其水，水渍而下入于胃，必作湿热利也。诸家注皆以阴寒为厥，谓仲景另有治厥法，误矣。又：茯苓甘草汤，兼治厥而心下悸，实防水渍入胃之药。胃，土也，补土所以胜水，故用茯苓甘草，又生姜辛温，亦能助胃，桂枝虽走太阳之药，其辛温之性，亦能借以助胃而散水。又胃，阳也，水，阴也，胃有积水，则阳气不能四布，姜桂之性，用以行胃阳而外达

于四肢之间，却治厥也。譬之热证多服寒药，当以辛热之药从治，同一理耳。（《伤寒论辨证广注·辨厥阴病脉证并治法》）

钱天来：金匮云水停心下，甚者则悸；太阳病篇中，有饮水多者心下必悸。此二语虽皆仲景本文，然此条并不言饮水，盖以伤寒见厥，则阴寒在里，里寒则胃气不行，水液不布，必停蓄于心下，阻绝气道，所以筑筑然而悸动，故宜先治其水，当服茯苓甘草汤以渗利之，然后却与治厥之药，不尔，则水液即不流行，必渐渍入胃，寒厥之邪在里，胃阳不守，必下走而作利也。（《伤寒溯源集·厥阴篇》）

吴谦：伤寒厥而心下悸者，不渴引饮，乃阴寒之厥悸也，若以饮水多，乃停水之厥悸也。故宜先治水，却治其厥，当与茯苓甘草汤，即桂枝甘草汤加茯苓生姜也。桂枝、甘草补阳虚也，佐生姜外散寒邪，则厥可回矣，君茯苓内输水道，而悸可安矣，此先水后厥之治也。盖停水者，必小便不利，若不如是治之，则所停之水渍入胃中，必作利也。（《医宗金鉴·订正仲景全书·伤寒论注·辨厥阴病脉证并治》）

刘渡舟：本条论水厥证治特点。水停于心下则悸，阳气被遏则厥，下注于肠则利。先治其水，则突出了治病求本之义。（《伤寒论校注·辨厥阴病脉证并治》）

【方药论选】

汪苓友：五苓散、茯苓甘草汤，二方皆太阳标本齐病，表里兼主之剂。何谓标，太阳之经是也。何谓本，膀胱府是也。经在表，本在里。五苓散证，邪已入腑，表证实微，故方中止用桂枝一味以主表，其余四味，皆主里之药也。茯苓甘草汤证，邪犹在经也，里证尚少，故方中止用茯苓一味以主里，其余三味，皆主表之药也。（《伤寒论辨证广注·辨太阳病脉证并治法中》）

吴谦：是方乃桂枝、五苓二方之义，小制其法也。有脉浮数汗出之表，故主以桂枝，去大枣芍药者，因有小便不利之里，恐滞敛而有碍于癃闭也。五苓去术、泽、猪苓者，因不渴不烦，里饮无多，惟小便一利可愈，恐过于燥渗伤阴也。（《医宗金鉴·订正仲景全书·伤寒论注·辨太阳病脉证并治中》）

何志雄：生姜温散胃水，是本方的主药，合桂枝以通阳解表；炙甘草和中，合桂枝以止心悸；茯苓益气利水，合桂枝以利小便。（《伤寒论选释和题答·太阳病辨证论治篇》）

《临证实用伤寒学》：方中重用生姜温胃散水气，茯苓助生姜利水。桂枝、甘草二药温阳化气，四药相配共奏温胃通阳化饮之功。（《临证实用伤寒学·茯苓甘草汤证》）

【临床应用】

（1）张仲景对本方的应用

1）主治伤寒胃虚停水，汗出之后不渴而心下悸者。（见73条）

2）主治伤寒胃虚停水，四肢厥冷而心下悸者。（见356条）

（2）现代应用：姜氏等认为，本方可通治冲气上逆，呕吐，心下悸，不渴饮，小便不利，指尖凉，或微有寒热者。（姜春华等《经方应用与研究》）

本方在临床上单独应用较少，多与茯苓桂枝白术甘草汤、茯苓桂枝甘草大枣汤等合用，治疗脾胃虚寒、水饮内停的胃脘痛、呕吐、眩晕、心悸等病证。

（3）医案选录

1）慢性胃炎：武某，女，30岁，1992年7月15日初诊。头晕，呕吐间断发作5年，复发加重3天。病人5年来稍饮食不当或过食油腻则头晕目眩，恶心呕吐，心慌汗出，吐后头晕减轻，诸症可缓，吐物多为不消化之物及清水。一年数发，平时饮食偏少，喜进清淡稀饮。胃镜示：慢性浅表性胃炎。近因略食油腻，上述病情加重，诊见舌质红，苔白多津，脉弦滑。证属胃虚水停，食滞中阻，治宜健胃消食化饮。选茯苓甘草汤加味：茯苓30g，桂枝5g，焦三仙各13g，太白9g，炙甘草9g，生姜2片。3剂，日煎1剂，少量多次服用。药后头晕消失，诸症悉除，旋即以茯苓桂枝白术甘草汤善后，至今未见复发。按：本案病人脾胃虚弱日久，素清淡稀饮，尚不足为患，稍油腻则饮食伤中，运化失常，水饮内停，饮食阻滞而发病。治用茯苓甘草汤温中化饮，佐消食除滞之品，使碍脾运转之物与饮邪同去；在水饮消散后，用茯苓桂枝白术甘草汤培脾制水，绝生水之源，使脾旺如初。［国医论坛，1996，11（2）：19］

2）心下停水证：程某，男，48岁。平素脾气衰弱，常患噫气胃满，消化滞呆之证。后在溽暑季节，贪食瓜果，而患腹泻。服健脾利水之剂，腹泻止，而胸脘满闷异常，逆气上冲，烦躁不宁，头眩欲呕，心下漉漉作水声，四肢逆冷，舌质淡，而苔白腻，脉象沉弦。此为脾不健运，水湿停潴之证。故以扶阳温胃行水之茯苓甘草汤治之。处方：桂枝15g，茯苓24g，生姜15g，甘草3g，连服2剂，而躁烦不作，脘闷消失，冲逆平息，脉象虚软。后以健脾利水之剂，调理而愈。（转引自彭怀仁.中医方剂大辞典.第七册.北京：人民卫生出版社，1996，350）

3）心悸证：某女，50岁，诉心悸阵作10余年，近来发作频繁，数日一发。发则心悸不宁，胸闷如窒，气短不续，四肢无力，甚则晕厥不知，片时方苏。西医诊断为阵发性室上性心动过速，常需药物终止其发作。见其体胖腹大，面呈黑晕（是有水气之证）。细询病史，知其晨起即泄亦10余年，腹胀满，心悸发作前常见心下悸动，脉沉弦，舌淡苔白而滑。思《伤寒论》有云："伤寒，厥而心下悸，宜先治水，当服茯苓甘草汤，却治其厥，不尔，水渍入胃，必作利也。"此例虽非水饮阻遏阳气不达四末之厥冷，却是水气凌心浊阴上犯清阳之厥逆，其水气凌犯心脾阳气之病机则一。故予原方：茯苓45g，桂枝30g，生姜45g，炙甘草15g。6剂。病人见药仅4味，且不过生姜、甘草之辈，心存疑虑，踌躇再三方离去。不意药后腹中觉温，矢气尿畅，腹胀大减，晨泄竟愈，且1周来未发作过心悸。二诊时见其神色焕然，腹围缩小近20cm。继以上方小其剂，嘱服2周以善后。2个月后来告，诸症大安，2个月来仅发作1次室上速，且屏气后自行终止，持续时间明显缩短。［国医论坛，1996，11（6）：19］

【按语】

从上病案细作分析不难发现茯苓甘草汤证的共同特征，即①舌质皆淡；②舌苔白滑（或白腻）；③脉沉弦。上述共同体征虽在《伤寒论》条文中未作详细描述，但通过对上述验案的分析、比较，可在一定程度上对仲景学术思想理论作出有益的补充。

【现代研究】

方中茯苓 提取［横田正实.茯苓对丝裂霉素抗肿瘤作用，增强效果.国外医学·中医中药分册，1992，14（5）296］物中作用最强的为MRH：口腔给药3.5mg/（kg·d）时，能增强强力霉素的抗肿瘤作用。在移植S-180前，口腔给予MRH也发现有同样的作用……说明MRH与生物体的防御系统有关。

腹腔注射茯苓多糖［金山久范等.茯苓菌丝体对癌多糖的研究.第3报.国外医学·中医中药分册，1987，（6）：29~31］PCME对皮下接种的S-180有显著效果。而口服药时，对米多糖PCME-A，精制组分PCME-F1，PCME-$H_{11}$的作用均较弱。

茯苓有［庞俊忠《临床中药学》中国医药科技出版社，1989年9月版，108~331］利尿作用，能促进钠、钾、氯电解质的排出，还有镇静、降血糖作用。

方中桂枝有镇静、抗惊厥、解热、促进血液循环作用，血液流于体表，从而有利于发汗与散热，还有镇痛、祛痰止咳、利尿、抗过敏作用，桂皮油对子宫有特异性充血作用。煎剂有抑菌作用、抑制病毒作用等。

方中生姜对胃酸及胃液分泌呈双向作用，使胃蛋白酶对蛋白的消化作用降低，脂肪分解酶的作用加强；抗炎、镇痛、镇吐作用；对麻醉猫血管运动中枢和呼吸中枢有兴奋作用，并可直接兴奋心脏；升高血压；对伤寒杆菌、霍乱弧菌、阴道滴虫均有不同程度的抑杀作用。

方中甘草有去氧皮质酮样作用；皮质激素样的抗炎、抗过敏作用；对吞噬细胞的吞噬功能呈双向作用；抗消化道溃疡，抑制胃酸分泌作用；解痉、解毒、镇咳祛痰、镇痛、抗菌、降脂、保肝等作用，还有抗利尿、解热、抑制艾滋病病毒增殖的效果。

# 第十章　四逆汤类方

## 一、四逆汤方

### （一）方药

甘草二两，炙　干姜一两半　附子一枚，生用，去皮，破八片

上三味，以水三升，煮取一升二合，去滓，分温再服。强人可大附子一枚，干姜三两。

### （二）治法

温里散寒，回阳救逆。

### （三）方解

四逆汤为温里散寒、回阳救逆之代表方，本方生用附子为主药，直走心肾，大辛大热，温壮阳气。干姜辛温，守而不走，擅温脾胃，与附子相伍，动静结合，能提高温里壮阳之功效。甘草炙用，性味甘温，功擅益气补中，与干姜相合，温中益气；与附子相配，既增其温壮之效，亦制其辛热之毒。三药合用，相互协同，且相互制约，共奏温里散寒、回阳救逆之功，因其主治少阴阳虚阴盛而四肢厥逆，故方名四逆。

关于本方何药为君认识颇不一致，归纳起来，主要有两种意见，一是认为附子为君，一是认为甘草为君。以附子为君者，如许宏说："必有附子为君，以温经济阳，以干姜为臣辅佐之，甘草为使以调和二药，以散其寒也。《内经》曰，寒淫于内，治以甘热。方曰，寒淫所胜，平以辛热。乃附子之热，干姜之辛，甘草之甘是也。"《金镜内台方议》以甘草为君者，如成无已说："却阴扶阳，必以甘为主，是以甘草为君……逐寒正气，必先辛热，是以干姜为臣……暖肌温经，必凭大热，是以附子为使。"（《伤寒明理论》）《医宗金鉴》亦说："君以炙草之甘温，温养阳气，臣以姜附之辛温，助阳胜寒，甘草得姜附，鼓肾阳温中寒，有水中暖土之功，姜附得甘草，通关节走四肢，有逐阴回阳之功，肾阳鼓，寒阴消，则阳气外达，而脉升手足温矣。"两种意见均有一定理由，就驱寒回阳来说，附子自是首选药物，可以称王为君；但就配伍意义来说，炙甘草既能降附子毒性，更能加强附子、干姜的温阳作用，犹如元帅驾驭大将，诚如《长沙方歌括》所说："建功姜附如良将，将将从容藉草匡。"可见甘草与附子同等重要，但干姜亦非可有可无，也是必用之药，俗谓"附子无干姜不热"，如果不用干姜，就不能发挥其回阳救逆的作用。

【经典原文】

伤寒脉浮，自汗出，小便数，心烦，微恶寒，脚挛急，反与桂枝欲攻其表，此误也。得之便

厥，咽中干，烦躁，吐逆者，作甘草干姜汤与之，以复其阳；若厥愈足温者，更作芍药甘草汤与之，其脚即伸；若胃气不和，谵语者，少与调胃承气汤；若重发汗，复加烧针者，四逆汤主之。（29）

（原文分析详见甘草干姜条）

【经典原文】

病发热头痛，脉反沉，若不差，身体疼痛，当救其里，四逆汤方。（92）

【提要】 表里同病，脉沉者，治先温里。

【原文分析】

本条论述太阳少阴同病用双解不效而径予救里的治法方药。

发热头痛身疼痛者，属太阳表证。脉不浮而反沉，微弱无力，乃太阳表证见少阴之脉，多缘少阴素体阳虚，复感外邪，或太阳少阴两感于邪，而成表里同病之状，故当伴见恶寒肢冷、面白神疲、下利清谷等症。此表寒而兼里阳虚弱，其治既可先里后表仿91条所论之法，亦可表里同治如301条，方用麻黄附子细辛汤之类；所当禁者唯先表后里而已，以其攻表更虚其里故也。然表里同治，宜于表里证情相对均衡者，若证有偏重，则其治仍有偏重于表或偏重于里之别。今用表里同治之法而不应者，是其里阳虚弱既重且急也，而发表与温里同施，且无主次轻重之分，则互相掣肘，反违互补协同之本意，故宜其不效。当改弦更张，径予四逆汤回阳救逆，直救其里。里阳回复，则表邪每可自解。

从文意语气而言，似有脱简。在“若不差”前，当有一段有关表里双解治疗过程的文字。唯有如此，“若不差”方可与前之“病发热头痛，脉反沉”一气贯通。《医宗金鉴》认为“身体疼痛”之后，当补入“下利清谷”四字，方合“当温其里”的治法，亦属允当。然若参照323条“少阴病、脉沉者，急温之”之语，更据其表里双解不效而言，由此条仅举沉脉，寓有不待厥利俱现即宜予急温之意。再则，91条以“下利清谷”明其里虚寒病机，而此条以“脉沉”揭示其理，脉症对举，互文见义，如是理解，则“下利清谷”四字，补与不补，亦无关宏旨。

四逆汤证为少阴寒化之典型证候，其病机为少阴心肾阳虚而阴寒内盛，以恶寒身蜷、下利清谷、四肢厥冷、神疲嗜卧、脉沉微细、舌淡苔白等为其主要脉症，治宜温补心肾，回阳救逆。本节条文借以代表表里同病之里虚寒证，仅求阐明表里先后之治疗原则，并非意指表里同病之里虚寒证悉为四逆汤证，他如真武汤证、附子汤证、通脉四逆汤证等，皆可见于表里同病之中，其治自宜随证选用上述各方，而非必以四逆汤为治。

【原文选注】

成无已：发热头痛，表病也。脉反沉者，里脉也。经曰：表有病者，脉当浮大；今脉反沉迟，故知愈也。见表病而得里脉则当差；若不差，为内虚寒甚也，与四逆汤救其里。（《注解伤寒论·卷三》）

尤在泾：发热身疼痛，邪在表也。而脉反沉，则脉与病左矣。不差者，谓以汗药发之而不差也。以其里气虚寒，无以为发汗散邪之地，故与四逆汤，舍其表而救其里，如下利身疼痛之例也。（《伤寒贯珠集·太阳权变法第二》）

《医宗金鉴》注92条：病发热头痛，太阳表证也。脉当浮，今反沉，是太阳表证而得少阴里脉也。凡太阳少阴表里皆寒无汗之病，均宜以麻黄附子细辛汤发之。若不差，不下利者，更以麻黄附子甘草汤和之；若下利清谷，即有身体疼痛之表未解，不可更汗，当温其里，宜四逆汤，防其阳从阴化，变厥惕亡阳之逆。断不可谓病在太阳，无可温之理也。（《医宗金鉴·订正仲景全书·伤寒论注·太阳中篇》）

周学海：表里俱寒者，治宜温中以散寒，里气壮而外邪可退矣。仲景于身疼、下利清谷，先温其里后攻其表者，是指示大法如此。其实表里两感于寒，温里发表，一时并用，正不必分先后也。（《读医随笔·卷四》）

张隐庵：病发热头痛，邪在太阳之高表，其脉当浮，反沉者，阳气内入也。平脉篇曰：病人苦热，身体疼，脉沉而迟者，知其差也，今不差，身体疼痛而脉沉，则知正气之虚陷矣。故当救其里，宜四逆汤。（《伤寒论集注·辨太阳脉证篇》）

【经典原文】

脉浮而迟，表热里寒，下利清谷者，四逆汤主之。（225）

【提要】　辨表热里寒之格阳证的证治。

【原文分析】

表证可见脉浮，但多为浮紧、浮缓或浮数，必见恶寒发热、头项强痛等表证。阳明病可见脉浮，但多浮滑而数，必见汗多或便结，为里热充斥内外之象。其“脉浮而迟”，迟为里寒，浮脉与迟脉同见，其意有二，一为里虚寒盛，阴盛格阳，虚阳外越，此种脉象多为浮迟而无力；二为里寒兼表邪未尽，此脉多呈浮迟而有力。本证同时见有下利清谷，因此属第一种证情较为帖切，则揭示疾病的本质是里真寒而外假热。也就是说：脉迟主在里之阴寒，是疾病之本质；脉浮主在外之假热，是疾病之表象。肾为水火之宅、阴阳气之根，故阳气藏于阴内，少阴虚馁，阴寒极盛，则在里之真阳无所依附，反而浮越于外，出现里真寒而外假热的证候，故脉浮应是外假热，甚或兼见汗出。此证貌似阳明病之热证，实际是阳虚阴寒的少阴病“格阳”证，其中“下利清谷”是辨证关键，颇能提示疾病本质，本证乃脾肾阳虚所致。属于“釜底无薪”之极度虚寒证候。由于此属里真寒、外假热，故治用四逆汤，急温少阴，以回阳救逆，通达内外阳气，并引导外浮之阳内潜归根。真阳得助，阴寒驱散，则假热自然消失。否则，阴液下竭，阳气浮散，则成阴阳离决之危候。

【原文选注】

钱天来：此与少阴、厥阴里寒外热同义，若风脉浮而表热，则浮脉必数，今表虽热而脉迟，则知阴寒在里，阴盛格阳于外而表热也。虚阳在外故脉浮；阴寒在里故脉迟，所以下利清谷。此为真寒假热，故以四逆汤袪除寒气，恢复真阳也。若以为表邪而汗之，则殆矣。（《伤寒溯源集·阳明上篇》）

张路玉：表热里寒，法当先救其里，太阳经中已用四逆汤，其在阳明，更可知矣。此条比前条虚寒更甚，故不但攻其热必哕，即饮水亦哕矣。（《伤寒缵论·阳明下篇》）

张隐庵：此论阳明之有虚寒也。脉浮而迟，浮为表虚，迟为里寒，乃下焦生气不上合于阳明，故表有阳明之热，里有少阴之寒，生气不升，故下利清谷，宜四逆汤启少阴之生阳，助阳明之土气。（《伤寒论集注·阳明篇》）

尤在泾：脉迟为寒，而病系阳明，则脉不沉而浮也。寒中于里，故下利清谷，而阳为阴迫，则其表反热也。四逆汤为复阳散寒之剂，故得主之。（《伤寒贯珠集·阳明篇上》）

【经典原文】

少阴病，脉沉者，急温之，宜四逆汤。（323）

【提要】　少阴病脉沉，治当急温。

【原文分析】

脉见沉而微细，是少阴虚寒本质的显露，若不急用温法，则下利、厥逆的亡阳之证就会接踵而至。因此，提出“急温之”，不但可以提高疗效，而且富有见微知著，防止病势增剧的积极意义。这是仲景示人时虚寒之证，应该早期治疗，以免延误病机。

【原文选注】

钱天来：脉沉者，浮候取之则全无，中候切之犹未见，重按之而方得也。沉则在里在下，沉则为阴为寒，曰急温之，则知非沉数、沉实、沉滑之沉，乃沉迟、沉细、沉微之沉也。脉沉为邪入少阴，下焦之真火衰微，阴寒独盛，故当急温之而宜四逆汤也。若不急温，则阳气愈虚，阴寒愈盛，而四肢厥逆，吐利烦躁之变作矣。（《伤寒溯源集·少阴篇》）

尤在泾：此不详何证，而但凭脉以论治，曰少阴病脉沉者，急温之，宜四逆汤，然苟无厥逆、恶寒、下利、不渴等证，未可急与温法。愚谓当从全书会通，不可拘于一文一字之间者，此又其一也。（《伤寒贯珠集·少阴篇》）

吴人驹：脉沉须别虚实及得病新久，若得之多日，及沉而实者，须从别论。（《医宗金鉴·订正仲景全书·伤寒论注·辨少阴病脉证并治》）

陈亦人：本条的脉沉，当是沉而微细，不是沉而实大，是可以肯定的。不过值得探索的是“急温之”一句。因为仅说脉沉，并没有指出亡阳虚脱之证，为什么要提出“急温之”呢？这是仲景提示我们，对虚寒见证，应该早期治疗，以免延误病机。如下利清谷，四肢厥冷等证悉具，则显而易见属少阴虚寒，稍具医学知识的医生，都可放胆用温药治疗。本条虽然上述诸证未必具，但既见脉沉微细，是少阴虚寒之本质已经毕露，若不急用温法，那么下利厥逆的亡阳证候，就会很快的接踵而至，因此，进出“急温之”，不但可以提高疗效，而且有防止病势增剧的积极意义。（《伤寒论译释·辨少阴病脉证并治第十一》）

刘渡舟：脉微细是少阴病主脉，今言脉沉，必是脉沉而微细，这是阳气大衰，阴寒内盛之象，急用四逆汤温经回阳，以防亡阳之变……本条言阳衰阴盛，应急温，提示凡病及少阴，皆当积极救治，而不可因循观望，坐待自毙。（《伤寒论讲解·辨少阴病脉证并治第十一》）

【经典原文】

少阴病，饮食入口则吐，心中温温欲吐，复不能吐。始得之，手足寒，脉弦迟者，此胸中实，不可下也，当吐之。若膈上有寒饮，干呕者，不可吐也，当温之，宜四逆汤。（324）

【提要】 胸中有寒实内阻与膈上有寒饮的辨证与治疗宜忌。

【原文分析】

少阴病，饮食入口则吐，心中温温欲吐，复不能吐，既可见于少阴之阴寒上逆证，同时亦可见于痰实阻于胸膈证，临床必须详于辨证，本条特举例说明辨证于后。

如果病初起，即见手足寒冷，脉象弦迟，而不是手足厥冷、脉微欲绝，是证则不是少阴虚寒证，而是邪阻于胸中的实证。由于痰实之邪阻于胸膈，正气向上驱邪，故饮食入口则吐，不进食时，心中亦蕴结不适而上泛欲吐，但因实邪阻滞不行，故复不能吐；胸中阳气被痰实所阻，不得达于四末，故手足寒；邪结阳郁，故脉见弦迟。另外，痰实之邪阻于胸膈，每有上越之机，还可见到“胸中痞寒，气上冲咽喉不得息”（166条）等证。总之，实邪在上，不可攻下，治当因势利导，“其高者，因而越之”，所以当吐之，可用瓜蒂散。

如因少阴虚寒而致寒饮停于膈上，则不可误认为胸中邪实而用吐法。脾肾阳虚而不能化气布津，以致津液停聚而成寒饮，虚寒之气由下逆上，故见干呕。寒饮宜温，是以不可用吐当用姜附剂温运脾肾之阳而化寒饮，俾阳复则饮去，而诸病自愈。故曰“不可吐也，当温之，宜四逆汤”。有谓“既云胸中有寒饮，何不用理中而用四逆？”因寒饮虽动于脾而归于肾，且脾肾之阳相关，是证既云四逆汤主之，必当有肾阳虚的见证，若确无肾阳虚之见证，纯系脾阳虚证，理中汤自当可以选用，余如苓桂术甘汤、附子理中汤亦可据证而选用；另外，太阴脾虚寒证论中以“当温之，宜服四逆辈”示之，亦说明四逆辈中当包括理中在内。

【原文选注】

汪苓友：此条亦少阴中寒，当急温之证也……寒邪直中其经，故饮食入口即吐，其有至心胸中者，又温温欲吐，复不能吐，皆寒邪阻膈于胸咽之间，而气壅塞不通也。曰始得之，手足寒，正以辨其非传经热邪之证。诊其脉不微细而迟，迟者寒也，又见弦脉，为胸中实，为饮。大抵实热之证可下，寒实之证不可下也。不吐之者，非真用吐法也，谓中寒之证，亦有口食寒物一条，使胸中果有寒物，不妨就其欲吐之势而吐之。若膈上所停之物止寒饮，寒饮者，似痰而清，得辛热之药，即时便能消散，并非有物可以吐出，故但干呕，止有急温一法，宜四逆汤，恐缓则不救耳……或问胃寒欲吐，何以不用理中汤丸，余答云，理中之寒，寒在中焦，今者少阴病，寒自下焦而起，肾虚不能约束水液，故上溢于膈而为寒饮，方用四逆汤者，使直达下焦以治其本也。（《伤寒论辨证广注·太阴少阴厥阴中寒脉证》）

程扶生：此言少阴欲吐，为肾邪上逆，当温不当吐也。欲吐不吐，阴邪上逆之证也。若是始病得之，邪未深入，其手足但寒而不厥，脉但弦迟而不沉细，则为邪实胸中，寒尚在表，属于阳分，当吐而不当下。吐者有物，呕者无物，两者须辨。若膈上有寒饮，但见干呕而不能吐出，则是阴寒上逆，当温而不当吐也，曰急温者，明不温则有厥逆无脉诸变也。（《伤寒经注·少阴温散》）

尤在泾：胃者，肾之关也，关门受邪，上逆于胃，则饮食入口则吐，或心中温温欲吐，而复不能吐也。夫下气上逆而为吐者，原有可下之例，如本论之哕而腹满，视其前后，知何部不利者而利之，《金匮》之食已即吐者，大黄甘草汤主之是也。若始得之，手足寒，脉弦迟者，胸中邪实而阳气不布也，则其病不在下而在上，其治法不可下而可吐，所谓因其高而越之也。若膈上有寒饮而致干呕者，即复不可吐而可温，所谓病痰饮者，当以温药和之也。故实可下，而胸中实则不可下，饮可吐，而寒饮则不可吐。仲景立法，明辨详审如此。（《伤寒贯珠集·少阴篇》）

吴谦：饮食入口即吐，且心中温温欲吐复不能吐，恶心不已，非少阴寒虚吐也，乃胸中寒实吐也，故始得之脉弦迟。弦者，饮也，迟进，寒也。而手足寒者，乃胸中阳气为寒饮所阻，不能通达于四肢也。寒实于胸，当因而越之，故不可下也。若膈上有寒饮，但干呕有声而无物出，此为少阴虚寒之饮，非胸中寒实之饮也，不可吐，惟急温之，宜四逆汤，或理中汤加丁香、吴茱萸亦可也。（《订正仲景全书·伤寒论注·辨少阴病脉证并治》）

陈亦人：因胸中有痰涎等实邪阻塞，所以饮食入口则吐，不当进食的时候，也是胸中泛泛欲吐，但毕竟痰涎胶滞，因而又欲吐不能。手足寒是胸阳为痰浊所阻，不能达于四肢。弦脉主痰饮，弦而兼迟，是痰浊阻遏，阳不布之象。且始得病时，就出现手足寒，尤为胸中邪实的确据。胸中实为邪在上，自非攻下剂所能驱除，所以说不可下也。《内经》谓“其高者因而越之”，因此治当吐之，如瓜蒂散一类方剂，均可选用。假如不是胸中实邪而是膈上寒饮，那么催吐方法又当禁用。这是由于中下焦阳虚，不能运化，以致水饮停积，虚寒之气由下逆上，所以干呕。探本图治，当用姜附剂以温脾肾之阳，俾阳气运行，则寒饮自消。所以说当温之，宜四逆汤。（《伤寒论译释·辨少阴病脉证并治第十一》）

【经典原文】

大汗出，热不去，内拘急[(1)]，四肢疼，又下利、厥逆而恶寒者，四逆汤主之。（353）

【词解】

（1）内拘急：腹中挛急不舒。

【提要】 厥阴亡阳，寒盛致厥的证治。

【原文分析】

本条是论述厥阴病汗后的证情变化。所谓“大汗出”，是指汗出如水淋漓，乃阳气外脱、阴无所附的表现，其汗如油，且冷，当与白虎汤证热盛迫津外泄之大汗鉴别。彼为热汗如雨，此为冷汗如油；彼为大热迫津，汗出之后热随汗外越，此为阳亡阴泄，汗出之后热仍不去；彼为蒸蒸发热，面色缘缘正赤，此为残阳外越，虽热而不甚高，面色淡红如妆、时隐时现（戴阳），这是辨真热假热的关键。

阳虚阴盛，筋脉失温；汗出津伤，筋脉失濡，故内则腹中挛急，外则四肢关节疼痛。里阳虚而阴寒盛，故下利；表阳虚而卫不固，故恶寒。既是真寒假热，内外俱虚，故当用四逆汤急救回阳。

【原文选注】

方有执：大汗出，阳虚而表不固也。热不去，言邪不除也。内拘急四肢疼者，亡津液而骨属不利也。下利厥逆而恶寒者，亡阳而阴寒内甚也。四逆汤温经散寒回阳而敛液者也。（《伤寒论条辨·辨厥阴病脉证并治》）

柯韵伯：治之失宜，虽大汗而热不去，恶寒不止，表未除也。内拘急而下利，里寒已发，四肢疼而厥冷，表寒又见矣，可知表热里寒者，即表寒亡阳者矣。（《伤寒来苏集·伤寒论注·少阴脉证》）

汪苓友：此条当是寒中少阴，反发热不去，遂入厥阴而见厥利之证。汗出热去，伤寒热病皆然。今者中寒为真寒病，大汗出，热不去，此真阳欲脱而热，非邪郁于表而发热也。兼之内拘急，此寒气深入于里，寒主收引，当是腹以内拘急，已具恶寒之状。四肢者，诸阳之本，汗不出而四肢疼，则为邪实，大汗出而四肢疼，则为阳虚。疼者即拘急而疼，总属寒邪入里之状，又下利厥逆者，乃寒邪深入厥阴，前热已去而但恶寒，此恶寒非表寒，乃里寒而直达于四肢手足之末也。以寒从少阴经来，故与四逆汤以复阳散寒。（《伤寒论辨证广注·中寒脉证》）

舒驰远：大汗出者，真阳外亡也；热不去者，微阳尚在躯壳也，内拘急，阴寒内结也；四肢疼痛，阴寒侵入关节也。兼之下利，厥逆而恶寒，在里又纯阴也，合而观之，属阳虚与阴盛并见，法宜补气以回阳。（《再重订伤寒论集注·厥阴篇》）

徐灵胎：此条诸证皆属阴寒，固为易辨。惟热不去三字，则安知非表邪未尽即恶寒，亦安知非太阳未罢之恶寒。惟下利厥逆则所谓急当救里，不论其有表无表，而扶阳不可缓矣。（《伤寒论类方·四逆汤类》）

【经典原文】

大汗，若大下利而厥冷者，四逆汤主之。（354）

【提要】 阳衰阴盛致厥的证治。

【原文分析】

（本条系上353条的后续文字）病人大汗淋漓，复下利不止而四肢厥逆，是真阳衰微、阴寒内盛的危候。阳气虚衰，不能固摄肌表，则阴无所附，故大汗出；阴寒内盛，清阳下陷，火不生土，故大下利；汗利交迫，阳脱阴竭，阴阳气不相顺接，故四肢厥冷。

有认为本条“大汗”指误治，亦无不可。但误用峻汗之后，病人亦可出现亡阳的大汗之症。总之，本证病情急剧，既可由寒邪骤中或阳气暴衰所致，亦可因误用汗下、损伤阳气而成。关键在于抓住其阳衰阴盛致厥的机制，及时投用四逆汤以回阳救逆。若不当机立断，则贻误治疗，害莫大矣。

以上两条皆是讨论寒厥证的典型症状与治疗法则。寒厥乃真阳衰微、阴寒内盛之证，除四肢或全身厥冷之外，多伴大汗、大下利及虚阳外越之假热症状，虽有发热而胸腹并不灼热，虽有恶寒而脉反沉微欲绝，此为辨证要点。

【原文选注】

喻嘉言：此证较上条无外热相错，其为阴寒易明。然既云大汗、大下利，则津液亦亡，但此条不得不以救阳为急，俟阳回尚可徐救其阴，所以不当牵制也。（《尚论篇·厥阴经》）

程郊倩：盖少阴之厥冷，多得之自中。厥阴无此也，必因误汗及误下而来，其治之法，一准于少阴而已。如大汗，若大下利而厥冷者，因四逆汤温之之一证也。（《伤寒论后条辨·辨厥阴病脉证篇》）

陈亮斯：汗而云大，则阳亡于表；下利云大，则阳气亡于里矣。如果而又厥冷，何以不列于死证条中？玩本文不言五六日、六七日，而云大汗大下，乃阴寒骤中之证。凡骤中者，邪气虽盛而正气初伤，急急用温，正气犹能自复，未可即称死证，不比病久而忽大汗大下，阴阳脱而死也。（《伤寒论辨证广注·中寒脉证》）

尤在泾：此亦阳病误治而变阴寒之证。成氏所谓大汗若大下利，表里虽殊，其亡津液损阳气一也。阳虚阴胜，则生厥逆，虽无里急下利等证，亦必以救阳驱阴为急。《易》曰，“履霜坚冰至”，阴盛之戒，不可不凛也。（《伤寒贯珠集·厥阴篇》）

吴谦：大汗出汗不收者，桂枝加附子汤证也；大下利利不止者，理中加附子汤证也。今大汗出，又大下利不止，而更见厥冷，乃阳亡于外，寒盛于中，非桂枝理中之所能治矣。当与四逆汤急回其阳以胜其阴，使汗利止而厥冷还，则犹可生也。（《医宗金鉴·订正仲景全书·伤寒论注·辨厥阴病脉证并治》）

刘渡舟：大汗出或大下利，不仅伤阴，更可伤阳。今大汗、大下利之后出现厥冷，知为阳气大伤，阴寒内盛所致。此时虽无虚阳外越的发热证，亦当急以四逆汤回阳救逆。正如喻嘉言所说：“此条较上条无外热相错，其为阴寒易明。然既云大汗大下利，则津液亦亡。但此条不得不以救阳为急，俟阳回尚可徐救其阴”。因本证之津伤来自阳虚，故可不必救阴，而以四逆汤温阳，阳气得复，则气化行、阴液自生。“大汗、大下利”在这里既可看作是导致伤阳的原因，又可理解为阳虚不能固摄的病变结果，实含有双重意义。（《伤寒论诠解·辨厥阴病脉证并治法》）

【经典原文】

下利腹胀满，身体疼痛者，先温其里，乃攻其表，温里宜四逆汤，攻表宜桂枝汤。（372）

【提要】　虚寒下利兼表证，当先里后表。

【原文分析】

本条所言下利腹胀满非热邪内蕴，亦非寒湿外侵，而是肾阳虚衰，火不暖土，腐熟无权，寒湿不运，气机壅滞，升降紊乱所致。其症当是下利清谷，完谷不化，而腹满则是喜温喜按，一派里虚寒之象。所言身疼痛，乃表邪未解之故。证为虚寒下利兼表，根据“虚人伤寒建其中”的原则，当以四逆汤先温其里。这是因为里气虚衰，抗邪无力，表邪极易内陷。即先解表，也常因正气不支而无力表散的缘故。待里气充实，下利停止后，才可用桂枝汤解表。虽有疼痛，但因里气初复，故不用发汗力较强的麻黄汤。

里虚兼表，有表里同治者，有先里后表者，主要依据里虚程度而定。桂枝人参汤的温中解表法，麻黄细辛附子汤、麻黄附子甘草汤的温经发汗法，皆用于里虚兼表而里虚不甚者。本条所述里虚兼表，里证见下利腹胀满，是肾阳大衰，根阳已动之里虚重证，故当先温其里，后攻其表。

【原文选注】

张介宾：此一条乃表里俱病而下利者，虽有表证，所急在里，盖里有不实，则表邪愈陷，即欲表之，而中气无力，亦不能散，故凡见下利中虚者，速当先温其里，里实气强，则表邪自解，温中可以散寒，即此谓也。（《景岳全书·伤寒典·下利》）

汪苓友：下利至腹胀满，必下利久，中气虚寒而作胀满，其人既虚，风寒复袭，故身体疼痛，此系利后之兼证，非初病起而身疼痛也。与四逆汤先温其里，使真阳之气得复，而里和利止，后宜桂枝汤以攻表，乃散风邪和营卫而止身疼痛也。假使先后倒施，则中气无主，岂堪外行发散耶！（《伤寒论辨证广注·中寒论辨证广注·辨太阴少阴厥阴病中寒脉证并治法》）

吴谦：下利腹胀满者，里寒邪也；身体疼痛者，表寒邪也。凡表里寒邪之证同见，总以温里为急。故当先温其里，后攻其表，温里宜四逆汤，攻表宜桂枝汤。（《医宗金鉴·订正仲景全书·伤寒论注·辨太阴病脉证并治全篇》）

【经典原文】

呕而脉弱，小便复利，身有微热，见厥者，难治，四逆汤主之。（377）

【提要】 阳虚阴盛而致呕吐的辨治。

【原文分析】

脉弱见厥，阳衰可知。小便利，是阳不摄阴。阳衰寒盛，阴寒上逆可见呕，虚阳外浮可致身微热。阳虚于下，寒逆于上，阴虚于内，阳浮于外，故为难治。用四逆汤回阳救逆，消阴祛寒，或可有转机。本方常用于下利肢厥，此处用于呕而厥，小便利，是扩大了其使用范围。

【原文选注】

汪苓友：此条乃虚寒作呕，为难治之证。厥阴之脉弱，小便复利者，真气虚寒，不能摄水也。身微热而见厥，乃阴寒之邪迫微阳而欲脱，故为难治，急与四逆汤，以温里助阳。愚按诸条厥利证，皆大便利，此条虽以呕为主病，然止小便利而见厥，即为难治之证，可见中寒证，最畏真阳气脱，前后不能关锁。上证用四逆汤者，以附子散寒，下逆气，补命门之火，上以除呕，下以止小便，外以回厥逆。干姜温中除呕，敛阳气，使身不微热，炙甘草温中补气，大治胃虚寒作呕。总而言之，四逆汤虽治三阴厥逆，其力大能温肾，使水温，斯肝木之寒得解，木柔土暖而呕立止，洵不诬矣。（《伤寒论辨证广注·中寒脉证》）

程知：言呕而厥者，宜温其下也。呕者，邪气上逆之病也。脉弱小便利，虚寒见于下也。身有微热，当为阳邪在表，然见厥逆，则为阴盛于里，而微阳有不能自存之忧也，故难治。（《伤寒论经注·厥阴证治》）

尤在泾：脉弱便利而厥，为内虚且寒之候，则呕非火邪，乃是阴气之上逆；热非寒邪，乃是阳气之外越矣，故以四逆汤救阳驱阴为主。然阴方上冲而阳且外越，其离决之势有未可即为顺接者，故曰难治。或曰呕与身热为邪实，厥利脉弱为正虚，虚实互见，故曰难治，四逆汤，舍其标而治其本也，亦通。（《伤寒贯珠集·厥阴篇》）

【经典原文】

吐利汗出，发热恶寒，四肢拘急[1]，手足厥冷者，四逆汤主之。（388）

【词解】

（1）四肢拘急：四肢拘挛紧急，即所谓抽筋。

【提要】 霍乱吐利汗出亡阳的证治。

【原文分析】

霍乱由于急剧的呕吐下利，严重损伤津液，中阳失守，肾阳随之外亡，阳越于外，故见发热。阳虚无统摄之权，故尔汗出。亡阳里虚，故见恶寒。四肢失于温煦，故见手足厥冷。津液骤然大量耗损，又阳气外亡，筋脉失于温煦和濡养，故四肢拘急而厥冷。由此可见，本证是缘于寒湿内盛，中焦升降失常，吐利交作而致亡阳脱液的危证，故用四逆汤回阳救逆，驱逐阴寒为治。既有液脱倾向，何以不用养阴生津之药？由于亡阳危在顷刻，而阴液不能速生，只有阳复而吐利停止，才能化气生津，故用四逆汤急救回阳，寓有阳生阴长之义。本条原文之“发热恶寒”，是吐利之后阳气大虚，弱阳被盛阴格拒而外浮，所以在肢厥恶寒的同时，又见发热。因此结合伴见诸症，本条之“发热恶寒”不是表证。在临证时，必须全面分析，脉证合参，才不会辨治错误。

【原文选注】

成无己：上吐下利，里虚汗出；发热恶寒，表未解也；四肢拘急，手足厥冷，阳虚阴盛也。与四逆汤助阳退阴。（《注解伤寒论·辨霍乱病脉证并治》）

钱天来：汗出发热恶寒，似桂枝证，然霍乱则与中风迥异。盖中风之初，有表证而尚无里证，但治其表可也。霍乱则方有表证，而寒邪已先入里，故上吐下利也。且吐且利，而又四肢拘急，则诸寒收引也。手足厥冷，则阳气衰微而不充于四肢也。其证之急，里甚于表，故急宜救里，当以四逆汤主之。寒中霍乱，本无汗下及寒凉之治者，皆以寒邪在里，阳气虚衰故也。所以但用温经散寒，而其表证亦无不解也。（《伤寒溯源集·附霍乱篇》）

张隐庵：吐利汗出，乃中焦津液外泄；发热恶寒，表气虚也。四肢拘急，津液竭也。手足厥冷者，生阳之气不达于四肢。故主四逆汤启下焦之生阳，温中焦之土气。（《伤寒论集注·辨霍乱病脉证》）

【经典原文】

既吐且利，小便复利，而大汗出，下利清谷，内寒外热，脉微欲绝者，四逆汤主之。（389）

【提要】　霍乱吐利后阳气更伤，虚阳被格于外的证治。

【原文分析】

霍乱病病程中，由于阳气（少阴心肾阳气）进一步损伤，则不仅阳失温煦、火不暖土而致吐利剧烈、下利清谷，而且由于阳微失于收摄致关门不利、玄府洞开因见小便复利、大汗出等象，此时由于虚阳丝微，了无根本，而有浮散外越之势，故病人复见内寒外热之“身大热，反欲得近衣”的“真寒假热”之象。尽管有在外之“身大热”，其脉候仍因阳气衰微而见“微而欲绝”之象。

由此可见，该条乃阴盛阳衰，虚阳被格于外之候。较上条病证更为严重，用四逆汤以回阳救逆，摄护津液。有谓若用四逆不能杀其势者，当用通脉四逆汤救之，实属经验心得之言。

【原文选注】

钱天来：吐利则寒邪在里，小便复利，无热可知。大汗出者，真阳虚衰，而卫气不密，阳虚汗出也。下利清水完谷，胃寒不能杀谷也。内寒外热，非表邪发热，乃寒邪于里，格阳于外也。阴寒太甚，阳气寖微，故脉微欲绝也。急当挽救真阳，故以四逆汤主之。（《伤寒溯源集·附霍乱篇》）

丹波元简：据少阴篇厥阴篇之例，此条所主，当是通脉四逆汤。（《伤寒论辑义·辨霍乱病脉证并治》）

张路玉：急宜四逆汤为要也。设四逆不足以杀其势，其用通脉四逆，具见言外矣。（《伤寒缵论·霍乱篇》）

【方药论选】

成无已：此汤申发阳气，却散阴寒，温经暖肌，是以四逆名之。甘草味甘平，内经曰：寒淫于内，治以甘热。却阴扶阳，必以甘草为主，是以甘草为君。干姜味辛热，《内经》曰：寒淫所胜，平以辛热。逐寒正气，必先辛热，是以干姜为臣。附子味辛大热。内经曰：辛以润之，开发腠理，致津液通气也。暖肌温经，必凭大热，是以附子为使，此奇制大剂也。四逆属少阴，少阴者肾也，肾肝位远，非大剂不能达。内经曰：远而奇偶，制大其服，此之谓也。（《伤寒明理论·卷下》）

柯韵伯：按理中、四逆二方，在白术、附子之别，白术为中宫培土益气之品，附子为坎宫培阳之气之剂。故理中只理中州脾胃之虚寒，四逆能佐理三焦阴阳之厥逆也。（《伤寒来苏集·伤寒附翼·太阴方总论》）

吕震名：四逆者，手足厥冷也。方以四逆名，用治三阴经吐利厥逆之寒证也。干姜温中散寒，生附祛阴复阳，二味合用，乃能彻上彻下，开辟群阴，而挽垂绝之阳。复以甘草者，正取其甘缓留中，制雄锐之师，迅奏肤功，迎阳复辟。此三阴经中之第一方也。（《伤寒寻源·下集》）

包识生：承气攻阳之方也，四逆回阳之方也。以干姜温气，则上焦之阴寒散而外阳回矣；以附子温水，则下焦之阴寒散而内阳长矣。得甘草之和中，则姜附之力合，上下连成一气，而旭日当空，表里之阴霾自散。按汗吐下火，误用之则阳亡，而现四肢厥逆，故名曰四逆汤也。加重姜附名通脉四逆，治阴盛格阳无脉之重证；加参则兼救阴；加参茯名茯苓四逆，并可救阴制水；去甘草则名干姜附子汤，则热力愈强；去附子名甘草干姜，专回上焦气分之阳；去甘草加葱白，名白通，使内脱之阳，藉葱外达，热力更雄猛快捷也；白通加猪胆人尿，胆可入肝，尿能入肾，苦咸味寒之品，引阳入阴，阴阳并救也；通脉加胆，亦是此意。四逆，阴格阴实之方也，阴消则阳自旺。至参、茯、葱、猪胆、尿，大热之中，恐防伤阴，或升或降，阴阳并救者也。（《伤寒方讲义》）

费伯雄：四逆汤为四肢厥逆而设，仲景立此方治伤寒之少阴症，若太阴之腹痛下利，完谷不化，厥阴之恶寒不汗，四肢厥冷者亦宜之，盖阴惨之气，深入于里，真阳几几欲绝，非此纯阳之品，不足以破阴气而发阳光，又恐姜附之性过于燥烈，反伤上焦，故倍用甘草以缓之，立方之法，尽美尽善。（《医方论·卷三》）

陈修园：生附子、干姜、彻上彻下，开辟群阴，迎阳归舍，交接十二经，为斩旗夺关之良将，而以甘草主之者，从容筹画，自有将将之能也。（《长沙方歌括·太阳方》）

徐灵胎：四逆、理中皆温热之剂。而四逆一类，总不离附子姜以通阳也，治宜下焦；理中一类，总不离白术以守中也，治宜中焦。余药皆同，而功用迥别。（《伤寒论类方·四逆汤类》）

陈孟恒：四逆，是指阳气式微，四肢厥逆而言。阴寒之气深入于里，肾阳式微，几乎欲绝，此时非大辛大热之品不足以破阴寒而复阳气。本方根据《内经》"寒淫于内，治以甘寒"、"寒淫所胜，平以辛热"的原则而立法。为治疗阴盛阳衰的四逆而设，故名四逆汤。方中附子大辛大热，温壮肾阳以祛寒救逆为君；干姜辛热，补脾胃而温手足为臣；以甘温之炙甘草和中益气为佐使。其中姜助附子以壮肾阳，附子助干姜以建脾阳，二者相须，一走一守，使回阳之力更强，并以甘草的甘缓作用制约姜、附燥烈之性。三味配合，辛、热、甘俱备，功专效宏，故能迅速挽回垂绝的阳气。《伤寒论》中用附子是很有法度的，凡与干姜配合的都用生附子，如四逆汤类方，此外皆用炮附子。一般地说，生用者，其证皆急，炮用者，其证皆缓。现临床上亦常用于心肌梗死、心衰、急慢性肠胃炎吐泻脱水，或急性病大汗而见虚脱者。四逆汤制成的针剂即四逆汤注射液，用于抢救休克病人，能使血压回升。对肺心病、肺炎、中毒性休克、脱水等引起的虚脱血压下降者，注射本品后，血压回升可持续2～3小时，在血压回升的同时，心跳强而有力。使用四逆

汤时应注意不属于阳衰的四肢厥逆，绝对禁用。（《中国医学百科全书·方剂学·祛寒剂》）

熊曼琪等：本方是回阳救逆的名方。论中急救回阳，多以此方为主，尤其对吐、利所导致的亡阳证应用最多。方用大辛大热之附子，振奋心肾之阳，驱寒救逆为主药。干姜鼓舞脾胃之阳，温中散寒为主药，与附子配合，相得益彰。甘草则益气调中，既能协助姜附回阳固脱，又可缓姜附燥热之性，为方中佐药。全方药简意赅，回阳急救之功显著。（《临床实用伤寒学·六经方证的运用·四逆汤类方证》）

【临床运用】

（1）张仲景对本方的运用

1）治表里同病而见下利清谷或脉沉无力等里虚寒甚者。（见91条、92条、372条等）另《金匮要略·呕吐哕下利病脉证治第十七》中亦载有“下利腹胀满，身体疼痛者，先温其里，乃攻其表；温里宜四逆汤，攻表宜桂枝汤。”

2）治阳虚阴盛所致之虚寒下利、虚寒致厥（寒厥）。（见353条、354条、377条、388条、389条等）另《金匮要略·呕吐哕下利病脉证治第十七》中亦载有“呕而脉弱，小便复利，身有微热，见厥者难治”等。

3）阳虚阴盛所致之“膈上有寒饮，干呕者”。（见324条）

4）阳虚阴盛，以之急救回阳。（见323条）

5）四逆汤去甘草，名干姜附子汤，治阳气乍虚之“昼日烦躁不得眠，夜而安静”证（61）；四逆汤重用附子、干姜，名通脉四逆汤，治阳虚阴盛而虚阳被格于外的格阳证（317）；四逆汤去甘草加葱白，名白通汤，治阳虚阴盛而虚阳被格于上的戴阳证（314）；四逆汤加人参，名四逆汤人参汤，治霍乱吐利致亡阳脱液证（385）；四逆汤加人参、茯苓，名茯苓四逆汤，治阴阳两虚之烦躁证（69）。另外，白通加猪胆汁汤、通脉四逆加猪胆汁皆为四逆汤的加减方，其证治上已详述。

（2）后世医家对本方的应用

1）《伤寒临证》：病人面青腹满，他人按之不满，此属阴证，切不可攻，攻不必死，宜四逆汤温之。

2）《医林集要》：干姜附子汤（即本方），治伤寒阴证，唇青面黑，身背强痛，四肢厥冷，及诸虚沉寒。

3）《济生方》：姜附汤（即本方），治五脏中寒，口噤，四肢强直，失音不语，或卒然晕闷，手足厥冷者。

4）《万病回春》：凡阴病，身静而重，语言无声，气少，难以喘息，目睛不了了，口鼻气冷，水浆不下，大小便不禁，面上恶寒如刀刮者，先用艾灸法，次服四逆汤。

5）《医宗必读》：四逆汤治太阴下利不渴，阴证脉沉身痛，方用附子三钱，甘草、干姜各一钱半，煎服。

6）《古方便览》：世医所谓中寒有湿及伤寒阴证，霍乱等诸证，厥冷恶寒，下利腹痛者，皆可用四逆汤。又，虽一年二年下清谷不止，亦可用。

7）《类聚方广义》：四逆汤治霍乱吐利甚者，及所谓暴泻证。急者死不崇朝，若仓皇失措，拟议误策，毙人于非命，其罪何归？医人当平素讨究讲明，以济急靖难，可参考大汗出热不去云云（宋云《伤寒论》353条）以下诸章。又四逆汤，救厥之主方也。然伤寒之热结在里者，中风卒倒，痰涎沸涌者，霍乱未吐下内犹有毒者，老人食郁及诸卒病闭塞不开者，纵令全身厥冷，冷汗脉微，能审其证，以白虎、泻心、承气、紫圆、备急、走马之类，解其结，通其闭，则厥冷不治自复。若误认为脱证，遽用四逆、真武，犹如救经引足，庸工杀人，常坐于此，呜呼！方技虽小，死生系焉，存亡由焉，自非高才卓识，难探其理致矣。

8）《方函口诀》：四逆汤，阴证正面之治法也，以四肢厥冷，下利清谷等为主证，其他有假热证者，别有此方冷服之法，即加猪胆汁之意也。

9）《方机》：四逆汤治四肢厥逆，身体疼痛，下利清谷，或小便清利者。又：治内拘急，四技厥冷，下利恶寒者；大汗出，热不去，拘急，四肢厥冷者；下利腹胀满，身体疼痛者。

（3）现代应用：本证系少阴阳衰而阴寒内盛，以恶寒蜷卧，四肢厥冷，呕吐，下利清谷，渴欲引水自救，且喜热饮，小便色白等为主要见证。本方现代多用于急、慢性胃肠炎，胃下垂；阳虚寒盛，吐利厥逆；低血压或高血压阳虚阴盛证；多汗或误治亡阳虚脱证；阳虚阴盛之肢端青紫及阴性疮疡等证。心肌梗死并发心源性休克，本方可与生脉散同用；慢性肾炎，阳虚水肿者，可合五苓散[1]。

1）内科

A.用于治疗心肌梗死、休克：范氏介绍用四逆汤治疗心脏病而有休克，症见脉伏多汗者，必加人参，屡见奇功[2]。李氏介绍用四逆汤加黄连、厚朴、肉桂治疗4例中毒性痢疾休克病人，治愈3例，死亡1例[3]。天津南开医院介绍：先后用四逆汤注射液抢救急性心肌梗死105例，治疗结果表明，本方有明显的强心升压和改善微循环的效果，大大提高了存活率，认为对心源性休克抢救是一个突破[4]。中国人民解放军第一军医大学介绍：曾用四逆汤或其他注射液抢救心肌梗死近100例，证明中药组的病死率在中度和重度休克组，均较单用西药升压组为低，而且用四逆汤后，血压上升并维持在正常水平，未再下降，不像西药升压药治疗，血压暂时上后又反复下降，是一个明显的特点[1]。杨福义介绍用四逆汤去甘草加人参、麦冬制成针剂治疗各类心力衰竭及休克17例，用药后15例收缩压有不同程度的上升，30～60分钟作用最大，可维持2小时左右，继续用药，血压保持稳定。此针剂还能调整心率，增强心肌收缩力，改善末梢循环，多半用药30分钟后见效。认为本药可代替升压药、扩张血管或辅助强心药[1]。徐氏用本方治疗136例麻疹重症病例，均属重、险、逆、危、凶、弱证，仅死亡7例[5]。四逆汤不仅用于抢救心源性休克，也广泛用于感染性休克，就是因它具有较为稳定的升压、强心等作用。

B.泄泻：吴崇奇治疗一病人，肠鸣腹泻，下利清谷，日4～5次，伴有腹痛，形寒肢冷等。曾服理中汤、四神丸等药，不效。四诊合参，证为脾肾俱虚，阳气衰微，阴寒内盛。治以回阳救逆止泻。用本方（即四逆汤）加赤石脂50g，水煎服。6剂而愈[1]。

C.阳虚外感：张志明曾治一男性病人，炎暑之季，赤身仍汗出不止，至夜凉风渐起，难免受凉，夜复夫妻同床。次日感头晕痛，全身酸痛，懒于起床。西药以感冒论治，服发汗退热剂，药后全身汗出不止，气急，无力与人应付，小便失禁，脉沉弱无力，此乃阳虚体质，复犯房事，虽有外感，治当急救其里。先用四逆汤加生龙骨、煅牡蛎、桂枝、白芍，煎服1剂。药后半小时，汗出，气不促，索米汤饮之，身痛减，脉转浮数。后以桂枝新加汤加附子，2剂而愈。（张志民《伤寒论方运用法》）刘渡舟亦曾治一罗姓男子，夏日天热，汗出颇多，自觉烦躁而渴。夜复行房，口渴更甚。乃饮凉水甚多，未几，觉小腹窘痛，阴茎也向里抽缩，手足发凉。切其脉沉弱，其舌淡嫩苔白。此系少阴阳虚而复受阴寒之重证。用四逆加小茴香、荜澄茄。服1剂，则痛止而病愈。（刘渡舟《伤寒论十四讲》）

D.寒厥：许氏介绍，门诊治疗16例寒厥，均治愈。其主要症状是发热（体温39～40℃，似外感表实证），腹痛（为阵发性小腹痛），四肢厥冷，脉浮取大或散，沉取则无。血压偏低，白细胞超过$10\times10^9$/L。用青、链霉素不效。此乃少阴格阳证。用四逆汤和通脉四逆汤治疗9例，四逆汤加白芍治疗3例，加黄芩、麦冬、知母、地骨皮各治疗1例。作者体会，加苦寒药反使病程延长1～2天。其中1例白细胞$19.8\times10^9$/L，中性0.8，表现有炎症存在，用青、链霉素和解热剂无效，投通脉四逆汤6小时症状消失[6]。陶氏曾治疗2例麻疹逆证，体温下降至35℃（肛温），用四逆汤加味使之阳加阴退，证由寒转热，使疹出透[7]。日本人和田正系介绍：治疗脑膜炎，病人体温由39℃下降到36℃，四肢厥冷，急给四逆加人参汤，服药3日后明显缓解。另外，仲氏报道赵明一曾以四逆汤合吴茱萸汤加桂枝、香附、当归、川芎，合饴糖煎，治疗痛经寒厥[8]。

E.风湿性心脏病：万氏曾治一孙姓病人，患风湿性心脏病，胸沉微痛，动则气喘，怯寒肢冷。血压80/50mmHg，脉沉细弱。用四逆汤合理中汤加桂枝，煎服2剂，诸证减轻。又连服5剂，诸症悉除。继予善后处理。7年后告知，从未复发[9]。

F.慢性肾炎：徐氏治一女性病人，患慢性肾炎、肾性高血压10余年。神疲欲寐，头晕目眩，心烦难眠，四肢厥冷，下肢浮肿，小便不利，苔白滑，脉沉微。血压200/120mmHg，尿常规：红细胞、管型、蛋白尿均有。此是阴盛阳浮，水气不化。治宜甘温骤补，复阳化气。方用四逆汤加党参、茯苓，水煎服。3剂后，病有起色，血压160/90mmHg。嘱服桂附地黄丸巩固疗效[10]。

G.胃下垂：张氏用四逆汤加减治疗胃下垂7例，服药天数14~48天不等，认为胃下垂病人，多属虚寒性，四逆汤有“鼓肾阳，温中寒”之功，故可以此方随证加减治疗，辅助健胃、解痉、制酸、镇静等西药。其辨证是根据中焦虚寒而温之之法。治疗后腹痛、腹胀、嗳气及主要症状均显著减轻或消失。腹部压痛及X线所见之胃张力和胃大弯位置亦有部分改善[11]。

2）外科：治疗前列腺炎。范氏曾用四逆汤加味治疗一前列腺炎病人。张某患“前列腺炎”，经中医治疗1年而愈。3年后复发，开始仅尿频、睾丸不适，服中药清热利尿剂，数剂即告缓解。其后屡犯屡重。不仅尿急、尿频、尿灼痛，并感生殖器冰冷麻木。某医院仍诊为前列腺炎，采用化疗、电疗、针灸、按摩等方法治疗，同时服清热解毒利湿等中药150余剂，但症状有增无减，并发展至阳痿，全身疲软。诊见恶寒蜷卧，精神委靡，睾丸坠胀，牵引少腹，常感凉麻疼痛，小便混浊、频数，阳痿，脉沉微细。诊为少阴阳虚，阴寒内盛。治以温肾补阳，散寒止痛。用四逆汤：制附片120g（久煎），干姜120g，炙甘草60g，加上桂15g，研末冲服3剂。药后症状减轻，上方加茯苓、炒白术、附子，干姜减至60g，继服30剂，诸症减轻明显。患病已久，不仅伤及肾阳，亦累及肾阴。治宜温补肾阳，兼顾肾阴，再佐以理中健脾为治，以四逆合理中加减主之：制附片（久煎）、干姜各60g，炙甘草、冬虫草各15g，明沙参、白术、枸杞、菟丝子各30g，上桂（研末冲服）10g，茯苓90g，水煎服10余剂，诸症继续好转。据病情姜、附减至30g，又服10余剂，自觉症状明显好转，经检查前列腺炎基本痊愈。同时，多年之低血压、头晕失眠等证，亦均消失，精神大振。后以壮阳益肾、养心安神之剂，配成丸药，以巩固疗效。3个月后信访，病已痊愈[12]。

3）妇科：治疗小产崩漏。张志明曾治一病人，妊娠4个月，因营养不良，劳动过度，1个月来，不时胎动漏红，未予治疗，终致腰酸，腹大痛而小产。卧床，下部仍流血不止，先是血块，后是鲜红血水，面色苍白，小腹冷痛，手足不温，神疲懒言。舌红无苔，脉沉细无力。用四逆汤（制附30g，干姜、炙甘草各24g）加阿胶、蕲艾、党参，急服1剂。服药2小时后，言流血减少，腹痛减轻，四肢转温。嘱当晚原方再进1剂。次日晨精神好转，进食。又服胶艾四物汤2剂而愈。（张志明《伤寒论方运用法》）

4）儿科：治疗小儿腹泻。汪氏用四逆汤加黄连治疗小儿泄泻70例，其中有33例曾服用西药3天无效；有18例服其他中药3剂无效；有2例中西医结合治疗3周以上无效；未服任何药物者17例。治疗结果58例痊愈，8例近期治愈，4例无效。作者认为本方适用于大便稀薄，体温升高不甚明显（微热），肢冷、脉微弱，舌苔白的患儿，如大便臭秽的食积泄泻，有脓血且里急后重的痢疾和实热泄泻则非所宜[13]。北京医学院对附子用于治疗小儿腹泻特别有体会，他们观察过6例长期小儿腹泻用一般温中健脾药包括豆蔻在内均不见效，而加入附子后则出现明显效果[1]。

5）五官科：治疗梅尼埃病（耳源性眩晕）。郑氏介绍，毕某患眩晕6年余。剧烈发作时，伴恶心呕吐，眼球振颤，视物旋转，血压下降，甚则晕厥。屡用中西药治疗，仍时有发作。诊见两胁微痛，嗳气吞酸，大便溏薄，舌质淡，苔中、根部黑润，脉紧而细，证系肾阳虚衰，兼痰饮内停。治宜温补肾阳，佐以化痰降浊。方用四逆汤加姜半夏、代赫石、天麻、煅瓦楞、鲜生姜。水煎服。连服5剂，眩晕好转，诸症减轻。守原文略作加减，继服20剂，诸症悉除[14]。

（4）医案选录

1）脱疽（血栓闭塞性脉管炎）：此方证所治之脱疽乃肾阳不足，寒湿内侵，经络不畅，跛行、疼痛，舌质紫，苔白细腻，脉沉细，若于方中加入薏苡仁、当归、黄芪、丹参等，其效更佳。

王某，男，45岁，1972年10月27日就诊。自述患血栓闭塞性脉管炎2年余，先后就治于多家医院，收效欠佳。症见：面色晦暗，肢体因乏，手足冰冷，足色苍白，趾甲增厚，毛发脱落，腓肠肌萎缩挛紧，行走跛行，饮食不佳，便溏溲淋，舌质紫、苔白腻，脉沉滑。检查：右足背动脉、胫后动脉及左足背动脉消失；左胫后动脉微弱。脉症相参，此肾阳不足，寒湿内侵，经络不畅，气滞血瘀。治宜温阳补肾，祛寒理湿，通经活络，活血化瘀，投四逆汤加味。方用：金银花、干姜、薏苡仁各60g，炮附片（先煎）、当归、甘草、黄芪、丹参各30g。服方8剂，诸症皆轻。药已中的，前方加减续服，如此调治3个月，诸症悉除，1年后追访良好。

2）心悸：此方证所治之心悸乃心阳不振，脾肾阳虚，痰湿内阻，气机不利所致。临床辨证中常见：心慌自汗，胸胁满闷，心前区疼痛，四肢逆冷，头晕目眩，心烦失眠，舌质紫体胖，苔白腻，脉结或代，若加黄芪、丹参其效更佳。

张某，男，64岁，1973年7月18日就诊。自述患冠心病3年余，每遇劳累或精神不佳时，即有发作，经多家医院诊治获效不佳，1周前又因劳累过度，致使旧病复发，经医院抢救而脱险。但胸闷自汗，心慌心跳不能抑制。症见：形体高大肥胖，面色萎黄，胸胁满闷，心慌自汗，心前区彻痛，手肢逆冷，失眠烦躁，头晕目眩，纳差食少，便难溲淋，舌紫胖、苔腻白，脉结代。此乃心阳不振，脾肾两虚，痰湿内阻，气机不利，治宜调补脾肾，温阳化痰，疏通气机。投四逆汤加味。方用：炮附片（先煎）30g，甘草12g，干姜15g，丹参、黄芪各18g。服方3剂，心悸自汗、胸闷胁疼消失，余症皆轻。药中病所，前方加减续服。如此调服2周，诸症悉除，后每欲发作均给予四逆汤加味调治即愈。

3）痔血：此方证所治之痔血乃肝肾亏虚，阳气不振，血不归经，游溢脉外所致。临床辨证中常见：下血不止，大便不畅，腰膝酸软，心悸自汗，苔白无华，舌淡苔薄白，脉沉细无力，若加银花炭、黑地黄、丹参等，其效更佳。

刘某，男，28岁，1986年9月16日就诊。自述其患痔疮3年，经多方治疗，未获效果。此次探亲回里，受某乡医盲目手术，致使痔疮出血不止，险些送命，后送医院抢救而脱险。但仍下血淋漓不止。症见：面色皖白无泽，形体消瘦，眩晕，腰膝酸软，心悸自汗，纳差食少，大便不畅，下血不止，小便利，舌淡瘦、苔薄白，脉沉细无力。此乃肝虚肾亏，阳气不振，而致血难归经，游溢脉外。治宜养肝固肾，壮阳益气，引血归经，投四逆汤加味。方用：炮附子（先煎）、银花炭、干姜各30g，炙甘草、黑地黄各15g，丹参9g。服方2剂，下血即止，余症亦轻。药切病机，不予更方，上方续服3剂告愈。3个月后随访良好。

4）宫寒不孕：此方证所治之不孕乃心肾阳虚，肝血不足，胞宫虚寒，督任失养所致，临床辨证中常见；面色萎黄，腰膝酸软，四肢厥冷，心悸自汗，带下清稀，舌质淡苔薄白，脉沉迟，若加黄芪、当归、丹参，其效更佳。

孙某，女，28岁，1984年10月21日就诊。自述婚后6年不孕。夫妇双检，未见生理异常。经多方医治，均未获效。症见：面色萎黄，形体消瘦；腰膝酸软，手足逆冷，心悸自汗，食欲不佳，便溏溲淋，带下清稀，舌瘦淡、舌薄白，脉沉迟。脉症相参，此乃心肾阳虚，肝血不足，胞宫虚寒，督任失养。治宜温补心肾，益气养肝，固补督任，温宫祛寒，投四逆汤加味。方用：炮附子（先煎）45g，甘草15g，干姜30g，黄芪、当归各25g，丹参12g，大枣7枚。服方6剂，白带减少，自汗止，腰膝酸软消失。药症相合，继以前方加减续服。如此调服月余而孕，如期产下一男婴。1年后随访良好。

【按语】

四逆汤为治疗少阴心肾阳衰之代表方，以四肢厥冷、恶寒身蜷、下利清谷、脉微无力为其审证要点。现代临床多用于救治循环系统、呼吸系统或泌尿系统功能衰竭，具有明显疗效，根据病理机制分析，本方可扩展运用至临床各科急危重症的救治，不必限于原著范围。换言之，凡具心肾阳衰病理特点者，均可用本方治疗。

【现代研究】

（1）抗休克作用：四逆汤证常有厥逆和脉微欲绝表现，与现代医学休克症状相符合，故本方为临床抢救休克之主要方剂之一，疗效颇佳。实验证明，本方对失血性休克、内毒素休克、心源性休克及肠缺血性休克等均有显著保护效果[15]。唐氏等在具有原发性小肠缺血损伤的肠系膜上动脉闭塞性休克和具有继发性小肠缺血损伤的晚期失血性休克的家兔模型上，肠道灌注四逆汤煎剂，证明有保护休克小肠的作用，四逆汤用于休克时，主要作用于肠道，阻断致死性休克不可逆发展的肠道因素的形成。此外，四逆汤可能有改善微循环的作用[16]。天津南天医院等研究证明，对于犬或家兔之失血性休克，可见因急性失血而呈现心率加快、血压下降、脉压差减少、股动脉搏动细速等表现。临床则可见急性失血导致残存循环血量重新分布以保证重要脏器血液供应，而出现神疲欲寐、皮肤湿冷、四肢厥冷、面色苍白、脉微细数等四逆汤证。上述休克动物经本方治疗后，可见血压明显上升，心率减慢，从而显现良好的强心升压效果。对于内毒素所致小鼠休克，本方能显著降低死亡率，延长成活时间，抑制皮肤四肢温度的急剧降低；对内毒素所致家兔之低血压休克状态，本方也可使其动脉压显著升高，并可减轻代谢性呼吸频率增快，而在血压尚未上升之前，即可见瘀滞之血流改善，微血管中血液流动加快[15]。

（2）强心和升压作用：四逆汤能升高血压，对微循环也有调节作用，这已被临床用于抢救休克和动物实验所证实。其升压作用明显，但对正常血压无明显作用，其升压特点是逐步上升，升至正常值就不再上升[1]。刘氏报道，本方具有显著的强心作用，这不仅是其抗多种休克有效的重要药理基础之一，而且对于其他一些心血管衰竭性疾病，如心力衰竭等也有良好影响。实验证明，本方对离体兔有显著的强心作用，可使心肌收缩幅度增大近一倍，同时可见冠状动脉血流量显著增加，而对心率无明显影响。当用普萘洛尔阻断β-受体后，其增强心肌收缩幅度及增加冠状动脉血流量的作用均显著降低，心率也显著减少，提示本方能兴奋β-受体，而且具有直接的强心作用。四逆汤能扩张冠脉，增加冠状动脉血流量[17]。韩氏等报道，对麻醉兔的低血压状态，四逆汤能使在位心脏收缩幅度增大，同时可见颈动脉压升高，且伴有脉压差增大，而心率却较给药前减慢。对本方进行拆方研究，结果表明：单味附子虽然有一定的升压效应，但作用不如本方，并且可导致异位性心律失常；单味甘草不能增加心脏的收缩幅度，但有升压效应；单味干姜则未能显示任何意义的生理效应，但附子加甘草比单用附子更能增强心肌收缩力。附子加干姜只表现短暂的强心作用。三药合用后，其增加动脉血压，加强心肌收缩力的作用，在强度和持续时间上均超过附子。在离体兔心乳头肌标本浴管中加入四逆汤（1：20稀释液）0.2ml，2分钟时振幅开始增大，5分钟达到高峰，维持30分钟以上，振幅平均增大8%。而对心肌自律性、兴奋性几乎没有影响[18]。

（3）有调节胃肠功能的作用：能够缓解平滑肌痉挛，有较强的镇痛作用，对胃痛、腹痛、腹泻者可收到明显治疗效果[1]。

（4）对免疫功能的影响：吴伟康等报道，四逆汤可提高正常大鼠血清IgG水平，对注射大剂量氢化可的松大鼠血清IgG水平也有提高作用。将四逆汤按附子：干姜：甘草为5：3：2的比例制成100%煎剂，每一天给动物肌内注射氢化可的松15mg/（kg・d），第2天至第7天同时给予四逆汤5mg/（kg・d）。第8天测定动物血清IgG含量。结果表明，四逆汤加氢化可的松组IgG水平为（4.05±1.16）mg/ml，氢化可的松组为（1.30±0.32）mg/ml，而对照组为（2.60±0.60）mg/ml。提示氢化可的松使血清IgG水平下降，四逆汤不仅能对抗其作用，而且可使IgG水平高于对照组。拆方研究表明，附子、干姜和甘草三药分别都能显著提高大剂量氢化考的松造成的IgG水平下降，附子甚至可提高至正常水平以上。由此看来，四逆汤初步具备防止激素治疗弊端的可能[19]。

（5）毒性研究：张银娣等报道，四逆汤中甘草、干姜毒性均较低，但附子则有较强的毒性，其主要毒性成分为乌头碱，由于乌头碱不耐热，故本方毒性与煎煮时间密切相关，经久煎后制剂毒性则减低。甘草或干姜与熟附片共煮可使附片毒性大为降低，毒性降低与所含生物碱含量关系不大[20]。

（6）制剂研究：关于四逆汤的剂型，近年来亦有新的改变。有人将四逆汤改成肌肉或静脉注射液，用于临床抢救休克[1]。程宇慧等报道，经药效学实验，将本方的汤剂改为滴丸或栓剂的工艺方法是可行的[21, 22]。

### 参考文献

[1] 姚秀琴 . 伤寒论临床辨略 . 济南 : 山东科学技术出版社 , 1995, 408
[2] 范春和 . 运用经方治疗厥逆、心悸的点滴体会 . 江苏中医 , 1962, (3): 19
[3] 李大宽 .10 例小儿中毒性痢疾辨证治疗 . 江苏中医 , 1965, (7): 39
[4] 天津南开医院 . 中西医结合治疗心肌梗塞 105 例疗效报告 . 天津医药 , 1973, (1): 1
[5] 徐蔚霖 . 中医中药抢救麻疹严重病例的经验介绍 . 上海中医药杂志 , 1960, (1): 14
[6] 许云斋 . 少阴格阳症辨证治疗的初步经验 . 中医杂志 , 1962, (2): 14
[7] 陶慕潜 . 应用四逆汤加味挽治两例麻疹逆症 . 江苏中医 , 1966, (2): 6
[8] 仲兆森 . 经厥病治验 . 辽宁中医杂志 , 1984, (5): 46
[9] 万友生 . 万友生医案·四逆汤合理中汤治心悸闷痛 . 新中医 , .1983, (2): 29
[10] 徐宏成 . 四逆汤治验三则 . 广西中医药 , 1980, (1): 30
[11] 张修炎 . 四逆汤加减治疗胃下垂 7 例的疗效观察 . 云南医学杂志 , 1964, (3): 44
[12] 范仲林医案整理小组 . 范仲林老中医六经辨证医案选 . 中医杂志 , 1979, (10): 25
[13] 汪万顷 . 四逆汤加黄连治小儿泄泻例 . 浙江中医杂志 , 1964, (8): 14
[14] 郑益民 . 四逆汤加味治疗美尼尔氏综合证一例 . 湖北中医杂志 , 1986, (3): 14
[15] 邓文龙 . 中医方剂的药理与应用 . 重庆 : 重庆出版社 , 1990, 349
[16] 唐朝枢 . 四逆汤肠道给药对家兔实验性休克的治疗作用 . 中医杂志 , 1982, (11): 73
[17] 刘笃 . 四逆汤对离体兔心作用的实验研究 . 山西医药杂志 , 1983；12(1): 4
[18] 韩新民 , 陈玉生 , 林有斋 , 等 . 四逆汤对麻醉家兔低血压状态升压效应的初步拆方研究 . 中成药研究 , 1983, (2): 26
[19] 吴伟康 , 侯灿 , 殷胜利 , 等 . 四逆汤方药对注射大剂量氢化考的松大鼠血清 IgG 水平影响的初步观察 . 中医杂志 , 1988, (10): 59
[20] 张银娣 , 吴润宇 , 刘天坛 . 附子毒性的研究 . 药学学报 , 1966, (5): 350
[21] 程宇慧 , 廖工铁 , 侯世祥 . 四逆汤滴丸制备方法的实验研究 . 中成药研究 , 1988, (8): 3
[22] 程宇慧 , 廖工铁 . 四逆汤栓剂的研究 . 中国药学杂志 , 1990, 25(4): 215

## 二、四逆加人参汤方

### （一）方药

甘草二两，炙　附子一枚，去皮，破八片　干姜一两半　人参一两

上四味，以水三升，煮取一升二合，去滓，分温再服。

## （二）治法

回阳固脱，生津养血。

## （三）方解

本方用四逆汤回阳救逆，加人参益气固脱，生津养血，治疗霍乱吐利之阳虚液脱证。方中人参与附子同用以回阳固脱，后世医家将其演绎出来，名为参附汤，并广泛应用于临床各科多种原因所致的阴阳气血暴脱证之急救，近些年更将其研制成为针剂或口服液，疗效仍然较理想。

【经典原文】

恶寒脉微一作缓而复利，利止亡血[1]也，四逆加人参汤主之。（385）

【词解】

（1）亡血：亡，意为“失”。亡血，指津血损失过多。

【提要】　辨霍乱吐下后阳虚液脱证治。

【原文分析】

霍乱吐下之后，津液大量耗伤，症见“恶寒脉微”，是阳随液泄，阳气虚弱之故。而又复利，则津液更伤，阳气更微。此时虽然利止，但这不是阳复津生，而是由于津血耗伤，无物可利而利止，故曰“利止亡血也”。由此可见，亡血并非直接失血，而是津液耗伤过重，因而损及血液，以津血同源故也。本条“利止亡血也”与上条“欲似大便，而反失气，仍不利者，此属阳明也”不同，宜加鉴别，盖以上条无恶寒脉微，且有转矢气和大便硬；本证则见恶寒脉微而无转矢气和大便硬，故区分不难。本条虽属病情危重，仍应积极救治，以回阳固脱、益气生阴为法。

值得指出的是，本证用方虽为阴阳俱不足而设，其治疗着眼点又是侧重于温阳益气，此亦“有形之阴不能速生，无形之气急当速固”之意；若于阳气衰微、人体功能减退时，过多使用益阴生津之品不仅阴津不能得到补充，反有抑碍阳气掣肘之虑。如此配方，足见仲景不只注意辨别疾病性质、更注意病情轻重缓急的辨证思想。

【原文选注】

成无己：恶寒脉微而利者，阳虚阴盛也。利止则津液内竭，故云亡血。《金匮玉函》曰：水竭则无血。与四逆汤温经助阳，加人参生津液益血。（《注解伤寒论·辨霍乱病脉证并治》）

吴谦：利止亡血，如何用大热补药？利止，当是“利不止”。亡血，当是“亡阳”。霍乱吐、下已止，若恶寒、脉微而复利，利不止者，是阳气虚也，宜四逆加人参，益其阳补其气也。（《医宗金鉴·订正仲景全书·伤寒论注·辨霍乱脉证并治篇》）

徐灵胎：恶寒脉微而复利，利止亡血也。按：亡阴即为亡血，不必真脱血也。成无己注引《金匮玉函》曰：水竭则无血。谓利止则津液内竭，四逆加人参汤主之。加参以生津液。（《伤寒论类方·四逆汤类》）

钱天来：此又承上文，脉微转入阴经必利而言也。言如前证而不发热，但恶寒，脉微而复下利，则阴寒在里，阳气微弱甚矣，而忽得利止，此非阳回利止，乃亡血也。“亡血”二字，以仲景意推之，皆无阳之意，不知是何深义，殊不能解。如太阳篇中云：假令尺中脉迟者，不可发汗，盖尺中迟，则为下焦虚冷，真阳衰少，恐更亡其阳，故云不可发汗。不意下文曰，何以知之然，以营气不足，血少故也。以阳虚而云血少，因有“营气不足”四字，此段犹为易解。既云营气不足，则知夺血者无汗、夺汗者无血。天地以阳蒸阴而为雨，人身以阳蒸阴而为汗，故曰阳之汗，以天地之雨名之。若发其汗，则阳气随汗而泄，汗泄则营血去，而阳随之亡矣，故以尺中虚为血少耳。又如厥阴篇中云，伤寒五六日，不结胸，腹软脉虚，复厥者，不可下。此为无血，下之死。既曰腹软脉虚，至四肢厥冷，是以阳虚阴盛而不可下也，亦谓之无血，岂非无阳为无血乎？此所谓殊不可解者也，此条以恶寒脉微，宁非虚寒所致？而以利止为亡血。而又以四逆加人参汤主之，岂非亦无阳为无血乎？此又一殊不能解者也。不得已而强之，除是阴无阳不生，阳气虚衰，则阴血亦亡，故以四逆汤挽救其真阳，而加人参以扶其气血之虚也。未知然否，姑妄议之，以俟后之君子。（《伤寒溯源集·附霍乱篇》）

【方药论选】

张路玉：亡血本不宜用姜附以损阴，阳虚本不当用归芍以助阴。此以利后恶寒不止，阳气下脱已甚，故用四逆以复阳为急也。其所以用人参者，不特护持津液，兼阳药得之愈加得力耳。设误用阴药，必致腹满不能食，或加重泄利呕逆，转成下脱矣。（《伤寒缵论·霍乱病篇》）

王晋三：四逆加人参，治亡阴利止之方。盖亡阴而阳亦与之俱去，故不当独治其阴，而以干姜、附子温经助阳，人参、甘草生津和阴。（《绛雪园古方选注·温剂》）

【临床应用】

（1）后世医家对本方的应用

1）《景岳全书》：四味回阳饮，即四逆加人参汤，以制附子易生附子，以炮姜易干姜，治元阳虚脱，危在顷刻者。

2）《卫生宝鉴补遗》：四逆加人参汤，治伤寒阴证，身凉而额上手背有冷汗者。

3）《方极》：四逆加人参汤，治四逆汤证而心下痞硬者。

4）《方机》：下利恶寒脉微，手足逆冷，或心下痞硬者，四逆加人参汤主之。

5）《类聚方广义》：此方主下利脱证；茯苓四逆汤主汗下脱证，虽然，执匕家不必拘泥，唯操纵自在为得，诸方皆然。

（2）现代应用：杨福义报道人参四逆针剂，每1ml含人参、熟附子、干姜各0.2g，麦冬0.312g治疗各种类型休克、低血压、心力衰竭等共17例，取得满意疗效。实践证明，此针剂对升高血压，加强心肌收缩力，调整心率，改善末梢微循环，有肯定的疗效。其作用缓和，某些方面，可代替升压药，扩张血管药或辅助强心药，用药中未发现副作用。［福建中医药杂志，1980，（4）：15］我们用本方治疗风湿性心脏病、肺源性心脏病、冠心病的病例均获得良效。［上海中医药杂志，1981，（10）：36］

（3）医案选录

1）吐利：病因颇多，此方证之吐利则为阳亡于上，阴竭于下，阴阳俱衰所致，因有脉微亡津之证，故又别于阳气大衰，阴寒内盛之四逆汤证。

此方证临床常兼见：呕吐清水，下利清稀，面色苍白，腹部冷痛，四肢厥逆，气短声微，身热口渴而喜热饮，躁烦不安，眼眶凹陷，脉微数或沉细无力等症。

周某，女，56岁，于1972年11月6日诊治。素有心悸，气短之症。经检查确诊为高血压心脏病，血压经常持续在165~170/90~130mmHg，常服降压药物，症状时轻时重，昨日食生冷后突发恶心、呕吐、下利、视力模糊，血压骤降，入院治疗。症见：呕吐清水，下利清稀，面色苍白，四肢厥逆，腹部冷痛，气短声微，身热烦躁，渴喜热饮，眼眶凹陷，两目乏神，视力模糊，头晕心悸，舌淡无苔，脉细数无力。血压80/50mmHg。此属阳亡阴伤，治宜益气扶阳，回阳固脱。方用：炮附子、干姜、炙甘草、半夏、红参各15g，川黄连6g。水煎频服，2剂后吐利止，四肢转温，血压升至165/90mmHg，吐利治愈，继服原方加减20余剂，心脏病亦显著好转出院。

2）大汗出：六经皆有汗出，杂病亦多常见，若阳气亢盛，内蒸外越，汗出必多，阳气衰微，卫阴不固，汗出亦多。阳盛之大汗多伴蒸蒸发热，口干舌燥，烦渴引饮，舌红苔燥，脉洪大或数等症，此方证之大汗出是由于真阳将绝，阴翳充斥，卫阳不固，浮阳外越所致。临床辨证常兼见：“汗出发凉，四肢逆冷，皮肤苍白，指端紫绀，烦躁欲死或神识昏迷，舌淡少津，脉细弱或虚数等症”。

我们常以此方加味救治冠心病、高心病、风心病等循环系统疾病所致的休克期冷汗淋漓多能获效。实践体会：参附汤抢救休克病人人所共知，但不如此方回阳止汗之速，此方有干姜之辛燥，炙甘草之甘温，比参附汤效速而持久，并有使血压迅速回升之功能。但仍以参附重用，大量浓煎，频服，其效更捷。

海某，女，41岁，于1968年10月16日诊治。病人素有咳嗽病史，遇寒即发，并常感心悸，活动后加重，因天气骤然变冷又致咳嗽发作，心悸气短，经检查确诊为肺源性心脏病，服宣肺清热止咳药物治疗无效而出现大汗淋漓，四肢厥逆，喘息不得卧之症，病已垂危，急邀诊治。症见：大汗淋漓，四肢厥逆，面色苍白，两目无神，气短息促，痰声漉漉，不能平卧，唇色青紫，苔薄白多津，脉细促。脉搏144次/分，血压80/40mmHg。据证凭脉，属真阳欲脱，气阴两伤，大汗亡阳，治宜回阳救逆，益气固正。方用：炮附子、干姜、炙甘草、红参各15g，嘱浓煎频服。服后汗止阳回，精神好转，血压90/60mmHg，脉搏108次/分，药既中鹄，继以上方服用12剂，血压升至110/80mmHg，脉搏72次/分，临床治愈，追访10年来健康如常。

3）四肢厥逆：四肢厥逆者，四肢冰冷过肘膝之症也。《伤寒论》中论述此症病因颇多，有寒厥热厥之分。热厥者，阳气独亢，热邪深伏，阳气郁结，不得通达于四肢，虽四肢厥逆，而胸腰灼热，烦躁不眠，甚则神昏谵语，或恶热口渴，舌干苔燥，脉沉实有力等症。本证四肢厥逆乃阳气衰微，阴液内竭，不能通达四肢所致。临床辨证常兼见：四肢厥逆，无热恶寒，精神委靡，渴喜热饮，脉沉迟或微细欲绝等症。我们于临床以此方加减治疗心脏疾病和血栓闭塞性脉管炎、动脉栓塞、雷诺病等外周血管疾病所致的四肢厥逆，服后多能四肢转温，附子用15~30g，干姜9~15g为宜。

赵某，男，51岁，于1974年8月12日诊治。久有头晕、心悸、心前区闷痛病史，因情志不舒和气候变化频繁发作，多次晕倒，多次输氧以缓解症状，常用右旋糖酐40和能量合剂治疗，并必常随身携带亚硝酸甘油等药物以缓解心绞痛症状，半年前并发下肢麻木、厥逆、疼痛、色苍白、动脉搏动消失，经中山医学院检查确诊为冠状动脉粥样硬化性心脏病和血栓闭塞性脉管炎。经介绍入我院住院治疗。入院后先后服益气温阳、活血化瘀药物，症状缓解，由于情志不舒加之因骤然降雨，面色苍白，舌淡苔白，呼吸微弱，精神委靡，两目乏神，冷汗淋漓，血压80/50mmHg，脉细数无力，130次/分。此属阳亡津脱，治宜回阳救逆，益气生津。方用：炮附子、干姜、炙甘草、红参各15g，五味子12g。上方急煎，浓汁频服，半小时后四肢转温，汗止阳回，血压90/60mmHg，休克纠正，继用上方加黄芪30g，25剂后下肢温度明显上升，心前区疼痛减轻，亚硝酸甘油、双嘧达莫已停服，又以上方加减服用32剂，心前区、双下肢疼痛消失，四肢温度正常，双下肢胫后动脉微能触及，血压恢复到110/70mmHg，临床治愈出院。

4）脉象的辨识：脉为气血流行的通道，脏腑病变和气血的盛衰直接反映于脉，今阳气衰微，精液亏虚，脉道鼓动无力，不能充盈，故出现极细极软，按之欲绝，似有似无之脉象。我们常以此方加味治疗循环系统疾病，辨其病机为阳衰阴竭所致的脉沉、脉微、脉沉微，脉微欲绝或脉细数无力之证可投此方治之，尤其血栓闭塞性脉管炎、雷诺病、急性动脉栓塞等疾病所致的脉搏消失或变细，投之多能获效。

毕某，男，45岁，于1979年8月11日诊治。原有心悸慌跳，关节疼痛病史，经地区医院检查确诊为“风湿性心脏病”，因盛暑劳动，汗出过多，突发左脐腹部疼痛，胸闷气短，双下肢剧烈疼痛、发凉，下肢紫绀苍白间见，当时护送至我院就诊。症见：面色苍白，剧痛眉皱，舌质淡多津，心悸慌跳，四肢逆冷，脉促无力，110次/分，血压90/60mmHg。双下肢苍白、发凉、剧痛不能行走，双足背、胫后、腘动脉搏动消失，股动脉搏动微弱，下肢血压测不到。诊断：脱疽（心源性动脉栓塞），属心阳衰微，瘀阻脉络。治宜回阳救逆，益气活络。方用：炮附子、干姜、炙甘草、红花各15g，潞参、黄芪、桂枝各30g。二诊：8月25日，服上方10剂，下肢疼痛明显减轻，温度上升，夜能入眠，心悸慌跳已得改善，汗止阳回，肤色红润，血压随之上升，左100/60mmHg，右97/62mmHg。共服药26剂，下肢痛基本消失，已无心慌气短，双下肢腘动脉能触及，胫后足背动脉仍无，趾端仍有缺血体征，已能参加轻体力劳动。按：此案由于就诊及时，用药对证，使腘动脉恢复，血液循环好转，避免了肢体坏死，1年后追访，已能参加体力劳动。

【按语】

四逆加人参汤仲景于霍乱篇中运用乃为抢救阳亡之证而设，论述虽简，从其药物的协同分析，治症尤为广泛。药味虽少，实为回阳复阴之峻剂，临床中救治现代医学诊断的急性心力衰竭、心源性休克、吐利失水之危证多能获效，尤对外周血管疾病，可使肢体缺血体征改变，温度增高，疼痛缓解或消失，脉搏恢复。

辨证是正确运用此方的关键，辨证正确，治投病机，不受中西医病名之限，投之可收异病同治之效。

此方为温热峻剂，功专力猛，加之方中大量运用附子，故多望而生畏，较少运用。“仲景大量运用附子意在取其峻而救命于顷，附子虽有大毒，而用之得当实有起死回生之效。先煎频服，毒去而力分。干姜虽燥烈，而是无毒之品，常食姜辣调味，尚没有害，对于中寒阳败之证焉有不用之理，况仲景用干姜三倍于附子，有制附子毒之功，对于阳败阴竭之证，挽回一分阳气，就有一分生机，不用峻剂，怎起沉疴。”此言乍似片面，验之临床，多能收效。我们对于纠正心源性休克病人附子干姜常用9～15g为宜，若对外周血管疾病，用15～30g，大剂复方，取其回阳救逆、益气通脉之功。

要提高疗效，尚须注意药物的加减，呕甚少加黄连，酌加半夏；渴甚加花粉；喘甚加五味子；对于外周血管疾病引起的四肢厥逆，脉搏消失之症酌加当归、黄芪、红花、桂枝等益气活血通络之品。

煎服法是提高疗效的关键，我们常嘱其先煎附子以去其毒，再内诸药，三煎兑于一起，大剂频服，疗效更佳。

【现代研究】

本方具有四逆汤的药理作用：如抗休克、升高血压、强心等，因加入人参，所以还应具有增加和改善中枢神经系统（陈馥馨《新编中成药手册》中国医药科技出版社，1991年3月版，217~225）、心血管系统、内分泌系统物质代谢及增强免疫功能等多种效应，有“适应原样作用”之称。

## 三、通脉四逆汤方

### （一）方药

甘草二两，炙　附子大者一枚，生用，去皮，破八片　干姜三两，强人可四两

上三味，以水三升，煮取一升二合，去滓，分温再服。其脉即出者愈。面色赤者，加葱九茎。腹中痛者，去葱，加芍药二两；呕者，加生姜二两；咽痛者，去芍药，加桔梗一两；利止脉不出者，去桔梗，加人参五两。病皆与方相应者，乃服之。

## (二)治法

破阴回阳，通达内外。

## (三)方解

通脉四逆汤即四逆汤倍干姜，重用附子而成。因而加强了破阴回阳的作用，使温阳驱寒的力量更强，能治脉微欲绝，故方名通脉四逆汤。

本方证为少阴寒化，真寒假热，阴盛格阳之证，其证重于“四逆汤证”，下利清谷，四肢厥逆，脉微欲绝，面色赤为阴寒内盛，阳气将脱，故用辛热慓悍之味，以填补真阳以祛阴寒之邪。重用附子温肾阳，重用干姜温脾胃之阳。脾胃为后天之本，两者强健，则全身振奋，阴霾之邪即祛；附子与干姜相伍，可减附子之毒性；再合甘草甘温补中化阳。三味相合，以破在内之阴寒，而壮少阴之阳气，使虚阳外越之征内返，欲绝之脉通复。

其加减法是：若见面色赤者，是阴盛于下而格阳于上，当加葱白以通格上之阳；若见腹中痛，是寒凝气滞而血脉不和，加芍药以利血脉，缓急止痛，去葱白，即无须加葱白之意；若见干呕者，是中焦寒盛，胃气上逆，加生姜以和胃降逆；若见咽痛，是虚阳郁于咽溢，加桔梗以利咽开始，芍药酸敛，故去之；若见利止而脉不出者，是阴阳俱竭气血大衰，前所加之桔梗已不适宜，故去之，加人参以补益气阴而复脉，与四逆汤加人参汤相类。

方后提出“病皆与方相应者，乃服之”是示人处方用药，包括随证加减，都必须与病机相符，药随证变，随证化裁，才能收到预期疗效。

【经典原文】

少阴病，下利清谷，里寒外热，手足厥逆，脉微欲绝，身反不恶寒，其人面色赤，或腹痛，或干呕，或咽痛，或利止脉不出者，通脉四逆汤主之。(317)

【提要】　阴盛格阳于外的证治。

【原文分析】

本条的辨证眼目是“里寒外热”。“里寒外热”既是对下利清谷、手足厥逆、脉微欲绝、身反不恶寒等症状的概括，亦是对病的概括。其“里寒”是肾阳虚衰而阴寒内盛，故见下利清谷、手足厥逆、脉微欲绝等证；其“外热”是虚阳被格于外的假热，阳虚阴盛，证当恶寒而不恶寒，故曰“身反不恶寒”是虚阳浮越于外的表现。综言之，“里寒外热”实为里真寒而外假热。“里寒外热”正是本条病机和证候特点。

“其人面色赤”一证，虽是阴盛格阳证的主要临床表现，从条文文字叙述来看，紧接“身反不恶寒”之后，属“外热”之象。但细观之，通脉四逆汤的方后注中，有“面色赤者，加葱九茎”。可见“加葱九茎”是属随证加减之列，故而“其人面色赤”亦当属或有之证，不得作为通脉四逆汤证的主证。阴寒内盛而见“面色赤”后世称之为“戴阳证”，即阴寒内盛而虚阳被格于上，与阴寒内盛而见身反不恶寒的阴寒内盛而虚阳被格于外，同为格阳证。其证治，格阳于外者，治以通脉四逆汤；格阳于上者，治以白通汤。

由于本证属阴盛格阳之证，证情多较重笃，变化亦较多，是以多或然之证。若阴寒内盛而虚阳被格于上，则可见面色赤之证；脾肾阳虚，气血凝滞，则可见腹痛；阴寒犯胃，胃失和降，则可见干呕；虚阳上浮，郁于咽溢，则可见咽痛；阳气大虚，阴液内竭，其利止非为阳回而为阴竭，故可见利止脉不出之证。

本证之身反不恶寒、面色赤、咽痛等症皆属虚阳浮越之象，与阳热实证不同，临床须善于鉴别。阳浮于外的身热或身反不恶寒，必有众阴寒内盛之证，病人虽觉热而热必不甚，并且久按之则不热；阳热实证之热，多为里热熏蒸，按之灼手，必有口舌干燥、大竭引饮之证。虚阳浮越之面色赤必红而妖嫩，游移不定，且必伴有其他寒证；阳热实证的面赤，是面部通红而不游移，如阳明病的“面合赤色”，且必伴有其他热证。

【原文选注】

成无已：下利清谷，手足厥逆，脉微欲绝，为里寒；身热，不恶寒，面色赤，为外热。此阴甚于内，格阳于外， 不相通也。与通脉四逆汤，散阴通阳。（《注解伤寒论·辨少阴病脉证并治》）

喻嘉言：下利里寒，种种危殆，其外反热，其面反赤，其身反不恶寒，而手足厥逆，脉微欲绝，明系群阴隔阳于外，不能内返也，故仿白通之法，加葱入四逆汤中，以入阴迎阳而复其脉也。前条云脉暴出者死，此条云脉即出者愈，其辨最细。盖脉暴出已离根，即出则阳已返舍，繇其外反发热，反不恶寒，真阳尚在躯壳，然必通其脉而脉即出，始为休征。设脉出艰迟，其阳已随热势外散，又主死矣。（《尚论篇·少阴经前篇》）

尤在泾：此寒中少阴，阴盛格阳之证，下利清谷，手足厥逆，脉微欲绝者，阴盛于内也；身热不恶寒，面赤色者，格阳于外也。真阳之气，被阴寒所迫，不安其处，而游散于外，故显诸热象，实非热也。（《伤寒贯珠集·少阴篇》）

陆渊雷：四逆汤为少阴主方，本方即四逆汤倍干姜，故下利清谷，手足厥逆，与四逆证同，更有不恶寒面赤等格阳证，比四逆尤重耳。其或然诸证，亦皆本方所主，腹痛者，肠寒而蠕动亢进也；干呕者，胃中枯燥之故；咽痛者，咽喉枯燥之故，皆阳亡而津不继也；利止脉不出者，因腹痛下利时，肠蠕动亢进腹腔充血，上肢为之贫血故也。（《伤寒论今释·卷七·辨少阴病脉证并治》）

陈亦人：通脉四逆汤证，是阴盛于内，格阳于外，其性质为真寒假热，证情较四逆汤证重，所以治以通脉四逆汤。本证可治的关键，全赖尚存的一线残阳。若无面色赤，身反不恶寒等象，则属纯阴无阳之死候。（《伤寒论译释·辨少阴病脉证并治第十一》）

刘渡舟：本条所述下利清谷，手足厥逆，脉微欲绝，是少阴阳气大衰，阴寒内盛的反映。阳衰亦必导致营血不足。阳衰不能鼓动血液运行；营血不足，不能充盈脉道，故“脉微欲绝”。由于阴寒太盛，将衰弱之阳气格拒于外，因而出现了“身反不恶寒，其人面色赤”的内真寒、外假热的阴阳格拒之势。阴盛格阳，阴阳气不相顺接，故出现手足厥逆……少阴阳衰寒盛，寒凝气滞则或可见腹痛；阴寒气逆，胃失和降则或可见干呕；少阴虚阳循经上浮，或可见咽痛；阳衰阴竭，化源已断，或可见利止、脉不出之证，举诸多或见证，以示阳衰阴盛证候变化之多端。综上所述，证为阴盛格阳，虚阳外浮，甚是危重。若不及时救治，恐有大汗亡阳之变。当急用通脉四逆汤，以宣通内外，破阴回阳为治。（《伤寒论讲解·辨少阴病脉证并治第十一》）

程昭寰：本条应与370、390两条合参。但本条是论少阴阴盛格阳的主要条文。所谓主要条文是说叙证清楚。“里寒外热”是本证眼目。“里寒”是“下利清谷，手足厥逆，脉微欲绝”。其阴寒内盛的程度远较四逆汤为重。下利发展到完谷不化，肠胃已丧失腐熟水谷之力；因阳虚已极，手足冷发展到既厥又逆，阴寒极盛；脉象由“微”而变得“微而欲绝”几至无脉，阳虚鼓动无力，阳虚之程度可想而知。“外热”，是指“身反不恶寒，其人面色赤”因阴阳几将离决，真阴内脱，虚阳外浮。“反不恶寒”的“反”字，说明本应恶寒，现“不恶寒”是疾病本质与现象不一致，出现阴阳格阻之象。“其人面色赤”，显然有别于阳明“面合赤色”，乃虚阳外浮之证。由此可见，“里寒外热”是辨证关键，里寒外热的含义也就是阴盛于内格阳于外所致。（《伤寒心悟·辨少阴病脉证并治》）

【经典原文】

下利清谷，里寒外热，汗出而厥者，通脉四逆汤主之。（370）

【提要】　虚寒下利致阴盛格阳证的辨治。

【原文分析】

里寒外热，即里真寒外假热，为本条证候病机之所在。里寒乃指脾肾阳衰，阴寒内盛。真阳衰微，火不暖土，故见下利清谷；阳不摄阴，故见汗出；阳衰四末失温，故见肢厥。其外热乃因阴盛格阳所致，据317条通脉四逆汤证，其症当有身热反不恶寒，其人面色赤等。证为脾肾阳衰，阴盛格阳，故治用通脉四逆破阴回阳，交通内外。

【原文选注】

成无己：下利清谷为里寒，身热不解为外热。汗出阳气通行于外，则未当厥，其汗出而厥者，阳气大虚也，与通脉四逆汤以固阳气。（《注解伤寒论·辨厥阴病脉证并治法》）

方有执：下利，故曰里寒，阴不守也。外热，故汗出，阳不固也。通脉四逆救表里，通血气，而复阴阳者也。（《伤寒论条辨·辨厥阴病脉症并治》）

程知：前少阴篇中，下利清谷，里寒外热，手足厥逆，脉微欲绝，身反不恶寒，其人面色赤者，用通脉四逆矣。此虽面未戴阳，而汗出有亡阳之虞，安得不主用姜附也。（《伤寒经注·厥阴证治》）

钱天来：此又主外热非表证之辨也。言下利清谷，则里寒已甚，而又外热，似有表邪，然犹自汗出而四肢厥冷者，乃沍寒在内，逼阳于外，其外热非表证也。真阳大虚，卫气不密，故汗出而厥，非前郁冒之汗也，当于四逆汤内倍加干姜，名通脉四逆汤主之。（《伤寒溯源集·厥阴篇》）

吴谦：下利清谷，里寒也；身有微热，外热也……汗出而厥，则已露亡阳之变矣，故主以通脉四逆汤救阳以胜阴也。（《医宗金鉴·订正仲景全书·伤寒论注·辨厥阴病脉证并治全篇》）

【方药论选】

汪苓友：武陵陈氏云，通脉四逆，即四逆汤也，其异于四逆者，附子云大，甘草、干姜之分量加重，然有何大异，而加通脉以别之，曰四逆汤者，治四肢逆也。论曰，阴阳之气不相顺接，便为厥。厥者，阳气虚也，故以四逆益真阳，使其气相顺接而厥逆愈矣。至于里寒之甚者，不独气不相顺接，并脉亦不相顺接，其证更剧，故用四逆汤而制大其剂，如是，则能通脉矣。同一药耳，加重，则其治不同，命名亦别，方亦灵怪矣哉。琥按：据《条辨》云，通脉者，加葱之谓，其言甚合制方之意，况上证云脉微欲绝云云，其人面色赤，其文一直贯下，则葱宜加入方中，不当附于方后，虽通脉之力，不全在葱，实赖葱为引而效始神。琥又按：葱味辛，入手太阴经，故能引诸药料以通脉，盖两手之脉，实属手太阴肺经也。又入足阳明经，故能上行于面而通阳气，以足阳明之脉循鼻外，上耳前，实面部也，原方中无葱白者，乃传写之漏，不得名通脉也……或问腹中痛，系里寒甚，何以加芍药，余答云，芍药之性平，用入芩连等剂，则和血分之热，用入姜附等剂，则和血分之寒，在配合之得其宜耳，且上方云，腹中痛，系寒伤营，少阴之邪进入中焦，脾气虚寒，故加白芍药于四逆汤中。（《伤寒论辨证广注·中寒脉证》）

钱天来：以四逆汤而倍干姜，其助阳之力或较胜。然既增通脉二字，当自不同，恐是已加葱白以通阳气，有白通之义，故有是名。疑是久选差讹，或编次之失，致原方中脱落，未可知也。（《伤寒溯源集·少阴篇》）

王晋三：通脉四逆，少阴格阳面赤，阳越欲亡，急用干姜、生附夺门而入，驱散阴霾，甘草监制姜附烈性，留顿中宫，扶持太和元气，藉葱白入营通脉，庶可迎阳内返。推仲景之心，只取其脉通阳返，了无余义矣。至于腹痛加芍药，呕加生姜，咽痛加桔梗，利不止加人参，或涉太阴，或干阳明，或阴火僭上，或谷气不得，非格阳证中所必有者也，故仲景不列药品于主方之内，学者所当详审。（《绛雪园古方选注·温剂》）

柯韵伯：恐四逆之剂，不足以起下焦之元阳而续欲绝之脉，故倍加其味，作为大剂，更加葱以通之，葱禀东方之色，给行少阳生发之机，体空味辛，能入肺以行营卫之气，姜附参甘，得此以奏捷于经络之间，而脉自能矣……按本证以阴证似阳而设，症之异于四逆者，在不恶寒而面色赤，方之异于四逆者，若无葱，当与桂枝加桂加芍同矣，何更加以通脉之名？夫人参所以通血脉，安有脉欲绝而不用者？旧本乃于方后云，面色赤者加葱，利止脉不出者加参，岂非抄录者之疏失于本方，而蛇足于加法乎。（《伤寒来苏集·伤寒附翼·少阴方总论》）

陈修园：参各家说，阳气不能运行，宜四逆汤。元气虚甚，宜附子汤。阴盛于下格阳与上，宜白通汤。阴盛与内格阳于外，宜通脉四逆汤。盖以生气既离，亡在顷刻，苦以柔缓之甘草之君，岂能疾呼散阳而使返耶！故倍用干姜，而仍不减甘草者，恐散涣之余，不能当姜附之猛，还借甘草以收全功也。若面赤者，虚阳上泛也，加葱白引阳气以下行；腹中痛者，脾络不和也，去葱加芍药以通脾络；呕者，胃气逆也，加生姜以宣逆气；咽痛者，少阴循经上逆也，去芍药之苦泄，加桔梗之开提；利止脉不出者，谷气内虚，脉无所禀而生，去桔梗加人参以生脉。（《长沙方歌括·少阴方》）

《伤寒论方解》：本方姜、附的剂量较四逆汤加重。但四逆汤方后也曾说到：强人可大附子一枚，干姜三两。可见本方如不用葱白，便和四逆汤没有分别了。原书将葱白列入加减法中，当是传写之误，似应根据前贤如汪琥、钱璜诸氏的意见，将葱白列入方中为是。否则药味与四逆汤全同，剂量亦同，就不应另立名称。究竟加葱白是什么意义呢？张元素说葱白“专主发散以通上下阳气。”李时珍说是“取其发散通气之功……气通则血活矣。”审此，可知葱白是为气血不通，脉不出者设。雉间焕说：“加葱白大有验，不拘面色。”这是经验之谈，可供参考。（《伤寒论方解·四逆汤类》）

陈亦人：本方与四逆汤药味相同，但姜附的用量较大，这是因为证势较四逆汤严重，所以附子用大者一枚，干姜分量加倍，以大剂辛热振奋阳气，急驱在内之阴寒，使被格于外的阳气得以内返，则脉不出的亦可回复，故名通脉四逆汤。（《伤寒论译释·上编·伤寒论综述·少阴篇》）

刘渡舟：通脉四逆汤，即四逆汤重用附子，倍用干姜，加强了破阴回阳的力量。若见面色赤者，是阴盛于下格阳于上的“戴阳”证，应加葱白九茎，通阳破阴，宣通上下，引浮越之阳气归于下焦。若证见腹中痛者，则为寒凝气滞，血脉不和，治疗当去掉辛滑走阳而不利于血的葱白，加芍药以利血脉，缓急止痛。若兼见干呕证者，是为中焦寒盛，胃气挟饮邪上逆而呕，治当加生姜化饮止呕。若兼见咽痛喉痹者，去芍药之酸敛，加桔梗以开喉痹。若利止，脉不出者，是阴阳俱竭，气血大衰，去桔梗以防耗散真阴，加人参以益元气而复脉。（《伤寒论讲解·辨少阴病脉证并治第十一》）

【临床应用】

（1）张仲景对本方的应用

1）治疗阴盛于内而虚阳被格于外，症见下利清谷、手足厥逆、脉微欲绝、身反不恶寒之“里寒外热”证。（见317条）

2）治疗阴盛于内而虚阳被格于外，阳气行将外亡，症见下利清谷、汗出而厥之“里寒外热”证。（见370条）

3）本方加猪胆汁，即通脉四逆汤加猪胆汁汤，治疗霍乱吐利阳亡阴竭，症见“吐已下断，汗出而厥，四肢拘急不解，脉微欲绝”。（见390条）

（2）后世医家对本方的应用

1）《霍乱治略》：下利转筋益甚，厥冷过臂膝，精神衰弱，脱汗缀珠，脉微细，或沉伏者，通脉四逆汤。

2）《方机》：通脉四逆汤，治四逆汤证而吐利厥冷甚者。又：吐利汗出，发热恶寒，四逆厥冷，脉微欲绝，或腹痛，或干呕，通脉四逆汤主之。

3）《方极》：通脉四逆汤，治四逆汤证，而吐利厥冷甚者。

4）雉间焕：此方，干姜君药也，干呕不止者，加粳米。又，加葱白大有验，不拘面色。

（3）现代应用

1）治阴盛格阳：许氏用通脉四逆汤，或加芍药，或加麦冬、知母，治疗少阴格阳证16例，全部治愈。并观察到此等病人，如误作太阳病处理，用发汗解表剂，或注射西药退热剂，则发汗后反见体温升高，有的发汗当时亦不见体温暂时下降，而多次发汗则引起不良后果。若在方中加入苦寒药，一般要使病程延长数日[1]。傅氏介绍，治一真寒假热证，用通脉四逆汤，重用附子达30g，以求破阴回阳之功，服药1剂，诸症大减，续进3剂，诸症若失[2]。

2）治疗咽痛：许氏以本方加桔梗治少阴咽痛[3]；李氏用本方治少阴咽痛失声[4]。

3）治吐利：日本人矢数道明治某男子卒发呕吐、下利；下利为水样便，其量甚多。下利数次后，突发失语，腓肠肌痉挛，额流冷汗，脉微。以大剂量通脉四逆汤，以回阳救逆，服药后1小时，下利、痉挛止，遂饮米汤未吐。翌晨，自发病以来初次小便。知病脱离危险。（《汉方治疗实际》）

（4）医案选录

1）无脉症案：本方证所治之无脉症乃肝脾受损，肾元不足所致。临床辨证中常见：头晕目眩，必悸自汗，四肢厥冷，麻木疼痛，胸胁满闷，失眠多梦，舌质淡苔薄腻。若加当归、黄芪其效更佳。

李某，女，28岁，教师，1975年9月诊治，自述由情绪不畅，渐至无脉，多方调治无效。症见：面色晦暗无泽，心悸眩晕，气短眩晕，气短自汗，手脚麻凉易疼，胸胁满闷，失眠多梦，纳差食少，二便如常，舌质淡，苔薄腻，切脉不着，此肝脾受损，肾元不足；阴阳不济，经脉阻滞。治宜调理肝脾，固补肾元，温经复脉。投以通脉四逆汤加减：炙甘草、炮附片（先煎）、干姜、黄芪、当归各30g，白芍45g，服6剂，手脚温度上升，麻疼减轻，继服前方12剂，手脚麻木凉疼消失，脉搏隐约可见，余症皆轻，守前方加丹参15g，继服20剂，脉搏恢复，余症亦除。

2）脱疽（血栓闭塞性脉管炎）：本方证所治之血栓闭塞性脉管炎系肝肾不足，寒湿内结，气滞血瘀，经络阻滞所致。临床辨证中常见：肢体发凉、麻木，跛行，色呈苍白，气短心悸，腓肠肌痉挛不舒，舌质淡苔薄白，脉沉细，若在方中加入黄芪、当归、丹参其效更佳。

付某，男，54岁，农民，1985年7月上旬就诊。自述脚腿木冷疼痛3个月余，经多方调治无效。后确诊为血栓闭塞性脉管炎。症见：面色晦暗，气短心悸，下肢沉困无力，腓肠肌挛紧，脚色苍白凉疼，左侧尤重，行走跛生，左足背及胫后动脉消失，舌质紫暗，舌苔黄腻而燥，脉沉弦而滑。我们认为，此为肝肾俱虚，寒湿内结，气滞血瘀，经络阻滞，治宜调理脾肾，温通经络，祛湿化瘀，投通脉四逆汤加减：甘草、附子（先煎）、干姜、玄参、丹参各30g，白芍60g，黄芪45g。服10剂，足已不麻木，疼止凉轻，守方加葱白2茎，加减调服3个月，先后服药68剂，动脉搏动恢复，临床症状消失，可单独步行5000m以上，无疼痛感。为善其后，每月服前方4剂。至今良好。

3）类风湿案：本方证所治之类风湿乃肝肾不足，风寒内侵，邪客关节，经络阻滞所致。临床辨证中常见：周身关节发凉、疼痛，指、膝关节尤甚，屈伸不利，心悸气短，天气阴冷病情加重，舌质紫，苔薄黄，脉弦数，若加黄芪、金银花、薏苡仁其效更佳。

李某，男，51岁，干部，1984年8月16日就诊。自述患关节肿疼3个月余。先后经地县医院检查确诊为“类风湿关节炎”，经多方调治疗效不佳。症见：面色无华，常有心悸气短，周身关节凉疼，指膝关节肿疼，指关节尤甚，屈伸不利。对气候变化敏感，大便干，小便赤，舌质紫暗，舌苔黄腻而燥，脉弦数而滑。此乃肝肾不足，风寒内侵，邪客关节，经络阻滞。治宜调补肝肾，祛风理湿，温经通络，调和气血，投通脉四逆汤加减：炮附子35g，炙甘草、黄芪、薏苡仁、金银花各30g，干姜20g，白芍60g，葱白3茎。服6剂，诸关节凉疼大减，指关节屈伸自如，余症亦轻。守方继服。治疗2个月，服药57剂而愈，至今无恙。

4）心悸案：此方证所治之心悸乃肝脾两虚，心肾不交，阴阳不济痰湿内郁所致。临床辨证中常见：心悸气短，头目眩晕，自汗大便干，小便短赤，舌质紫有瘀斑，脉沉细，我们常以本方加黄芪、丹参、麦门冬、红参等治疗冠心病、心绞痛，每能获效。

朱某，男，58岁，干部，1984年4月24日就诊。经地县医院多次检查，诊为高血压心脏病，经调治，效不佳，每遇繁忙或精神紧张，多有发作。症见：面色晦暗无泽，轻度浮肿，气短眩晕，心悸自汗，纳差食少，大便干，小便短赤，舌质紫暗有瘀点，舌苔薄白而腻，脉沉细而结。此肝脾两虚，心肾不交，阴阳不济，痰湿内阻。治宜固补肝脾，交通心肾，调理阴阳，化瘀祛痰，并兼理湿，拟通脉四逆汤。加减：炮附片、干姜、炙黄芪、麦冬各30g，炙甘草、丹参各25g，白芍45g，红参6g，葱白2茎。服4剂，胸胁闷疼及心悸凉汗消失，余症亦减。加减调治月余，服药26剂，诸症皆除，尔后，每遇劳累或精神紧张病欲发作，服3剂即可抑制。

5）不育症案：此方证所治之不育症乃肝肾不足，冲任失养，阴阳不济，经脉阻滞所致。临床辨证中常见：腰酸腹痛，赤白带下，月经错后，量少色暗，心烦易怒，舌质紫苔薄腻，脉沉细，若在方中加入丹参、女贞子、当归等，其效更佳。

李某，女，30岁，职工，1985年3月21日就诊。自述婚后4年不孕，夫妇双检无生理异常，经多方调治无效。症见：面色晦暗，头目眩晕，心烦易怒，腰酸腹疼，赤白带下，经来错后，量少色暗，舌质淡有瘀点，苔薄腻，脉沉细而滑，此乃肝肾不足，冲任失养，阴阳不济，经脉阻滞。治宜调补肝肾，以固冲任，交通阴阳，通经和瘀，濡养胞宫。拟通脉四逆汤加减：炮附片（先煎）、干姜、炙甘草、当归、丹参、女贞子各30g，白芍45g，葱白3茎，服方4剂，腰酸腹痛疼减轻。加炙黄芪24g继服4剂，腰酸腹疼消失，带止，余症皆轻。症药相投，加减调治45日，先后服药36剂受孕，如期顺产一男婴。

【按语】

此与白通汤同类，为少阴心肾阳虚，真寒假热之代表方，然可视作四逆汤之重剂。故凡四逆汤重证，每可投予本方。其所主证候阴阳格拒之势，与白通汤证不同，为虚阳被盛阴格拒于外，此身反不恶寒，甚或发热为特点。

【现代研究】

寺师睦宗曾考证通脉四逆汤，从方有执的《伤寒论条辨》，至汪昂的《本草备要》，以此证，明皆应加葱白，否则不名通脉四逆汤。［寺师睦宗产.森枳园对通脉四逆汤的考证.国外医学·中医中药分册，1987，9（6）：341~342］

其他药理见四逆汤。

## 参考文献

［1］许云斋．少阴格阳证辨证治疗的初步经验．中医杂志，1962,(2): 14
［2］傅世杰．治病求本临证一得．新中医，1981,(1): 53
［3］许去斋．治疗伤寒少阴咽痛证一例报道．江苏中医，1965,(8): 9
［4］李松贤．医案医话．少阴咽痛失音，浙江中医杂志，1979,(11): 423

## 四、通脉四逆加猪胆汁汤方

### （一）方药

甘草二两炙　干姜三两，强人可四两　附子大者一枚，生、去皮、破八片　猪胆汁半合

上四味，以水三升，煮取一升二合，去滓，内猪胆汁，分温再服，其脉即来。无猪胆，以羊胆代之。

### （二）治法

回阳救逆，通达内外，益阴和阳。

### （三）方解

本方以通脉四逆汤为主，回阳救逆驱寒通脉，加猪胆汁的作用有四：一是益阴，由于吐下后阴液已竭，猪胆汁有益阴之功；二是猪胆汁性味苦寒，能抑制姜、附辛热劫阴之弊；三是猪胆汁不唯益阴，且有用阴和阳之妙；四是以其咸苦反佐，引热药入阴，以防止寒邪对辛热药物格拒不受。

【经典原文】

吐已下断[1]，汗出而厥，四肢拘急不解，脉微欲绝者，通脉四逆加猪胆汤主之。（390）

【词解】

（1）吐已下断：即吐利停止之意。

【提要】　霍乱吐利致阴竭阳亡的证治。

【原文分析】

本条因霍乱急剧吐利，使阴液耗竭，阳气外亡而症见吐利停止。其病情较上两条更加严重危急。一般说来，呕吐下利停止多属正胜邪却，同时伴见肢暖脉复，乃阳气来复的佳兆。但是本条下利停止，却出现“汗出而厥，四肢拘急不解，脉微欲绝”等候，这显然不是正胜邪却病欲解的表现，而是因急剧吐利，津液严重脱失，最后无物可吐下，乃至“吐已下断”。阴寒内盛，阳气外亡故见汗出、四肢厥逆。由于津液耗竭，阳气衰微，四肢筋脉失于温煦濡养，故四肢拘急不解。阴盛阳微，生阳欲绝，更兼液脱，故脉微欲绝。此时若用四逆汤回阳救逆，犹恐纯阳之品，躁动浮阳，更竭其阴，故用通脉四逆加猪胆汤，一方面回阳救逆，另一方面通脉散寒，益阴和阳，才能切中病机。

从证候性质及治疗用方分析，本证除条文所述证候表现外，外应见身反不恶寒、其人面色赤等阴盛于内、格阳于外的证候。

与四逆加人参汤证相较，两证同为阳气衰微，阴液并耗，故都有阳气衰微的脉微、厥逆及阴液亦耗、无物可下的利止等证，但白通加猪胆汁汤证证情更重，而四逆加人参汤证则证情较轻。前证所以更重，是因为该证不仅阳微而脉微欲绝，更见微阳外浮之身反不恶寒、其人面色赤及虚阳不固的汗出等症，此外，“四肢拘急不解”更是阴阳俱伤增重、筋脉失濡之征。

【原文选注】

方有执：已，止也。下，即利也。断，绝也。此总上文言吐利两皆止绝，而又以其余证之不

解者，更出以治也。不解之证者，阳极虚，阴极甚，脾气亦衰微也。然极则剧矣。通脉四逆加猪胆汁者，与少阴白通同一反佐以疏，剧则正治，反格拒之意也。（《伤寒论条辨·辨霍乱病脉证并治》）

钱天来：此合上两条脉证而言，吐利之时，所以有此证，今吐既已，而下又断，当解而愈矣。仍汗出而厥，四肢拘急不解，脉仍微欲绝者，此寒邪固结不解，阳气虚尽而欲竭，所以吐亦无气以出而自已；利亦津液不行而自断，此非欲愈之吐下得止，乃无阳气以流行，胃肠不通，脏气不行之征也。当急救真阳，无奈寒邪太盛，又恐格拒而不受，非前方可治，故以热因寒用之。通脉四逆加猪胆汁汤主之。（《伤寒溯源集·附霍乱篇》）

陈蔚：论云："吐已下断"者，言阴阳气血俱虚，水谷俱竭，无有可吐而自已，无有可下而自断也。曰"汗出而厥，脉微欲绝"者，无阳气以主之也。曰"四肢拘急"者，无津液以养之也。此际若用四逆汤姜附之温，未尝不可回阳，倍用甘（疑脱一"草"字，笔者注）之甘，未尝不可以滋阴，然犹恐其缓而无济也。若用通脉四逆汤，倍干姜之勇，似可追反元阳，然犹恐大吐下利之余，骤投大辛之味，内而津液愈涸，外而筋脉愈挛，顷刻死矣。师于万死中觅一生路，取通脉四逆汤以回其厥，止其汗，更佐以猪胆汁生调，取其气生俱在，苦先入心，而复脉。以汁补中焦之汁，灌溉于筋，则拘急解。辛甘与苦甘相济，斯阴阳二气，顷刻调和，即四逆加人参汤意，但人参亦无情之草根，不如猪胆汁之异类有情。生调得其生气，为效神也……（《伤寒论浅注补正·辨霍乱病脉证并治》）

【方药论选】

成无己：吐已下断，津液内竭，则不当汗出，汗出者，不当厥。今汗出而厥，四肢拘急不解，脉微欲绝者，阳气大虚，阴气独胜也。若纯与阳药，恐阴为格拒，或呕或躁，不得复入也，与通脉四逆汤加猪胆汁，胆苦入心而通脉；胆寒补肝而和阴，引置阳药，不被格拒。《内经》曰：微者逆之，甚者从之，此之谓也。（《注解伤寒论·辨霍乱病脉证并治》）

吕震名：吐已下断，汗出而厥，四肢拘急不解，脉微欲绝者，通脉四逆汤主之。按汗出而厥，四肢拘急，脉微欲绝，皆四逆及通脉四逆固有之证，何取乎胆汁之加，要其着眼，全在"吐已下断"四字。盖吐已下断，津液内竭，投通脉四逆纯阳之剂，正恐格不相入，故借胆汁引导之力，以和阴而复阳也。（《珍本医书集成·伤寒寻源·下集》）

尤在泾：吐下已止，阳气当复，阴邪当解，乃汗出而厥，四肢拘急，而又脉微欲绝，则阴无退散之期，阳有散亡之象，于法为较危矣。故于四逆加干姜一倍，以救欲绝之阳，而又虑温热之过，反为阴气所拒而不入，故加猪胆汁之苦寒，以为向导之用，《内经》甚者从之之义也。（《伤寒贯珠集·卷二·太阳类病法第五》）

曹颖甫：吐已下断，张隐庵谓吐无所吐，下无所下，津液内竭，此说是。然何以有汗出而厥诸证？汗出者，阳浮于外也。阳浮于外，则里气已虚，而四肢厥逆，阴液内耗，关节不濡，故四肢拘急不解。寒凝血败，故脉微欲绝。然何以不用四逆汤，而用通脉四逆加人尿、猪胆汁？盖血寒于下，于法当温，故用干姜、附子以温之。然温其中下，恐犹不能载阳气而上出，故加葱白。但此津液内竭之证，吐下虽止，犹不免干呕而内烦，非加咸苦之人尿、苦寒之胆汁导之下行，必将为浮阳所格，下咽即吐，此即热药冷服之意，而又加周密者也。（《曹氏伤寒金匮发微合刊·伤寒发微·霍乱篇》）

【临床应用】

（1）现代应用：临床以吐下之后，阳亡阴脱，吐无可吐，利无可利，更见汗出而厥，四肢拘急不解，脉微欲绝者。

（2）医案选录

1）阳微欲绝：周某，年届弱冠，大吐大泻之后，汗出如珠，厥冷转筋，干呕频频，面如土色，肌肉削弱，眼眶凹陷，气息奄奄，脉象将绝，此败象毕露，许为不治矣！尽最后手段，处方：猪胆2枚，炮附子90g，干姜150g，炙甘草21g，一边煎药，一边灌猪胆汁，幸胆汁纳入不久，于呕渐止，药水频投，徐徐入胃矣。1剂手足温，汗止。唯险证尚在。处方：炮附子60g，干姜45g，炙甘草18g，高丽参9g，服1剂，烦躁，能语神较清，脉渐显露。此皆阳气转复之机，其人口渴，心烦，腓肌硬痛出，原系大吐大泄之后，阴液耗伤过甚，无以濡养脏腑肌肉所致。阴病见阳证者生，且今早有小便一次，俱佳兆也。再2剂，神清气爽，能起床矣；后用健运脾胃、阴阳两补法，佐以食疗数日复原。［许下彭.许子逊先生医案.广东医学・祖国医学报，1963（2）：35］

2）霍乱吐泻：触受寒疫不正之气，挟湿滞交阻，太阴阳明为病，清浊相干，升降失常，猝然吐泻交作，脉伏肢冷，目陷肉削，汗出如雨。脾主四肢，浊阴盘踞中州，阳气不能通达，脉伏肢冷，职是故也。阴无退散之期，阳有散亡之象，阴霾乱之重证，危在旦夕，勉拟通脉四逆汤加味，驱内脏之阴，复外散之阳，未识能有挽回否。熟附片、淡干姜、炙甘草、仙半夏、淡吴萸、剧川朴、赤猪苓、姜川连、猪胆汁、葱白头。（《丁甘仁医案》）

【现代研究】

通脉四逆汤加猪胆汁汤一则制姜附辛热动阴之弊，二则可以引阳药入阴分，即《内经》所谓“甚者从之”之意。猪胆汁具有清热解毒、化痰止咳之功，可治疗百日咳及肝炎等症。李时珍曾指出：“方家用猪胆，取其寒能胜热，滑能润燥，苦能入心，又能去肝胆之火也。”

现代研究表明，猪胆汁有抑菌作用：即猪、鸡、牛胆汁在高浓度时，对百日咳杆菌有抑制作用，但不如黄连；另外有镇咳、平喘作用：在电刺激麻醉猫喉上神经引起咳嗽的方法证明，用猪胆汁粉0.5~1g/kg，灌胃有止咳作用，在给药30~60分钟，作用最明显，持续作用2~2.5小时。

猪胆汁在本方中作用之反佐，本方的主要作用仍然是回阳救逆，通达内外。余药理见前。（栗德林等《中国药物大辞典》中国医药科学出版社，1991年7月，878）

## 五、干姜附子汤方

### （一）方药

干姜一两　附子一枚，生用，去皮，切八片

上二味，以水二升，煮取一升，去滓，顿服。

### （二）治法

急救回阳。

### （三）方解

本方由四逆汤去炙甘草而成。干姜辛温补中土之阳，生附子辛热，急复少阴之阳，是火与土俱暖，以复阳气之根基。两者为伍，急救回阳之力最著。凡阳气骤虚，阴寒气盛者宜之，故有附子无姜不热之说。不用甘草者，是不欲其缓，此为急救回阳法，与四逆汤法有所不同。服法尤有妙义，此汤“顿服”，即一次服尽，是取药力集中，以复阳气于顷刻，驱阴寒为乌有。

【经典原文】

下之后，复发汗，昼日烦躁不得眠，夜而安静，不呕，不渴，无表证，脉沉微，身无大热者，干姜附子汤主之。（61）

【提要】 下后复汗，致阳虚阴盛的证治。

【原文分析】

病有当汗而汗，当下而下者，须遵先汗后下之法，若汗下颠倒是为误治。若不当汗而汗，不当下而下更属误治。误治后，阳气大伤，阴寒内盛，虚阳外扰，心神不安，故生烦躁。“昼日烦躁，夜而安静”，此是阳虚烦躁的特点。因天人相应，白天自然界阳气旺盛，虚阳得到天阳之助，能与阴寒相争，表现为烦躁。夜间阴气转盛，已虚之阳无天阳相助而无力与阴邪抗衡，反而相安，故“夜而安静”。尚须言明，此为阳虚烦躁之典型证候，亦有烦躁与安静呈不规则状态而交替出现者，即一阵烦躁之后，精神疲惫已极，而呈似睡非睡状态，并非安静如常。

“不呕、不渴、无表证”等，是以举例方式说明无三阳证候。如太阳病证中有恶寒发热，“不汗出而烦躁”，阳明病中有“大烦渴不解”；少阳病中有“心烦喜呕”；可见本证除外了三阳病的可能。又见脉象沉微，沉主里，微主阳虚，进一步证实了本证烦躁是阳虚阴盛无疑。

“身无大热”意即身有微热，此微热既已排除了三阳病的可能，又与脉微同见，说明非阳热引起，而是因阳虚阴盛，阴寒之邪逼迫虚阳外浮所致。总之，本证以阳虚烦躁为主，病情一旦发展迅速，常为虚脱之先兆，故需急救回阳，免生他变。方用干姜附子汤。

【原文选注】

成无己：下之虚其里，汗之虚其表，既下又汗，则表里俱虚。阳主于昼，阳欲复，虚不胜邪，正邪交争，故昼日烦躁不得眠。夜，阴为主，阳虚不能与之争，是夜则安静。不呕不渴者，里无热也。身无大热者，表无热也。又无表证而脉沉微，知阳气大虚，阴寒气胜，与干姜附子汤，退阴复阳。（《注解伤寒论·辨太阳病脉证并治法中》）

顾尚之：烦而兼呕，是少阳证，烦而兼渴是白虎证，故辨之。又恐外邪袭入而烦躁，再以脉证审之。（《伤寒杂病论会通·辨太阳病脉证并治中》）

徐灵胎：……阳虚有二证，有喜阳者，有畏阳者。大抵阴亦虚者畏阳；阴不虚者喜阳。此因下后阴亦虚，故反畏阳也……（《伤寒论类方·四逆汤类》）

【方药论选】

成无己：《内经》曰：寒淫所胜，平以辛热。虚寒太盛，是以辛热剂胜之也。（《注解伤寒论·辨太阳病脉证并治法中》）

王晋三：干姜附子汤，救太阳坏病转属少阳者，由于下后复汗，一误再误，而亡其阳，致阴躁而见于昼日，是亡阳在顷刻矣。当急用生干姜以助生附子，纯用辛热走窜，透入阴经，比四逆之势力尤峻，方能驱散阴霾，复涣散真阳，若犹豫未决，必致阳亡而后已。（《绛雪园古方选注·温剂》）

刘渡舟：本方治表里阳气大虚，阴寒过盛之证。用干姜温中焦之阳；生附子破寒消阴，以扶下焦之阳，阳长阴消，达至阴平阳秘。按：本证为阳气将亡的险证，所以四逆汤减甘草之缓恋，附子又生用，一次顿服，在于集中药力以救阳。（《伤寒挈要·各论第一章·太阳变证》）

【临床应用】

（1）后世医家对本方的运用

1）《肘后方》：治卒心痛方，即本方。

2）《备急千金要方》：姜附汤，治痰冷癖气，胸满短气，呕沫，头痛，饮食不化，用生姜代干姜。

3）《和剂局方》：治暴中风冷，久积痰水，心腹冷痛，霍乱转筋，一切虚寒证，即本方。

4）《三因方》：干姜附子汤，治中寒卒然晕倒，或吐逆涎沫，状如暗风，手脚挛搐，口噤，四肢厥冷，或复躁热。

5）《名医方考》：附子散，治寒痰反胃者，即本方为散。

6）《伤寒绪论》：干姜附子汤，治少阴病，下利，脉沉细，干呕。

（2）现代应用

1）水肿：心衰水肿、肝硬化腹水、胃炎水肿等，肾阳虚衰者。

2）眩晕：感染性休克、低血糖眩晕、低血压眩晕、眩晕病偏于阳虚者。与生脉饮合用治疗休克及低血压，效果更好。

3）对胃绞痛、腹痛、腹泻属虚寒型者，亦有较好的疗效。

（3）医案选录

1）王某，女，39岁。体质素弱，近患便秘四日，又外感风寒。下后，水泻四五次，复发汗，汗出如雨，虽热退表除，但昼烦难眠，入夜尚静，不呕不渴，手足冷，脉沉微，血压低（80/50mmHg）。系阴寒偏盛，阳气大虚之证。应立即回阳，急煎干姜附子汤加味：附子9g，干姜30g，人参9g，浓煎顿服，1剂大减，2剂而愈。

2）李某，男，40岁。身发高热不恶寒，体温40.5℃，自汗出，口渴舌燥，有时谵语，脉象滑数有力，是病邪已转向阳明，因予以大剂白虎汤，加银花、连翘之品，3剂后身热全退。而食欲不思，精神困顿，汗出心烦，有时躁扰不宁，中午尤甚，入夜则精神安静，手足逆冷，大便溏稀，脉象沉微。以病人平素体质衰弱，气血亏损，在抗病期间，由于发热和苦寒药的影响，使心肾之阳和脾阳受到损耗，而成阳气衰微之证，予加味干姜附子汤。处方：干姜12g，炒白术10g，乌附子12g，野党参15g，杭白芍12g，茯苓12g，生龙齿12g，甘草10g。1剂后手足渐温，心烦稍宁，汗敛气畅，连服3剂，诸症悉减，食欲增进，后以补气健脾之剂调理而愈。

【现代研究】

干姜附子汤用于阳气衰微，阴寒内盛，四肢厥逆，脉微欲绝等亡阳证。方中干姜据现代药理研究有：①对胃溃疡有抑制作用；②对内分泌的影响；③具有抗凝血作用；④对缺氧与中毒的对抗作用。（余传隆等《中药辞海》卷一，中国医药科技出版社，1993年12月版，208）

方中附子据现代药理研究有：①强心作用；②提高小鼠对缺氧的耐受力，对垂体后叶素引起的大鼠急性心肌缺血和心律失常有显著的对抗作用；③具有抗炎作用；④能提高小鼠体液免疫能力及豚鼠血清补体含量；⑤附子煎剂有抗寒冷作用；⑥附子与干姜、甘草同煎，可降低毒性；⑦乌头碱类生物碱具有兴奋副交感神经作用，洋金花则有抗胆碱作用，若乌头与洋金花配伍，在镇痛与麻醉方面有协同效应，并能拮抗洋金花引起的口舌干燥、心动过速等副作用。（庞俊忠《临床中药学》中国医药科技出版社，1989年9月版，191~192）

## 六、白通汤方

### （一）方药

葱白四茎　干姜一两　附子一枚，生，去皮，破八片。

上三味，以水三升，煮取一升，去滓，分温再服。

## （二）治法

破阴回阳，宣通上下。

## （三）方解

本方为四逆汤去甘草，加葱白而成，方中葱白通上焦之阳下交于肾，附子启下焦之阳上交于心，干姜温中焦之阳宣通上下，三药合奏，具有破阴回阳、宣通上下之功。

【经典原文】

少阴病，下利，白通汤主之。（314）

【提要】 阳虚阴盛戴阳证证治。

【原文分析】

本条叙证太简，因“少阴病，下利”，就《伤寒论》所述即有寒热之异，生死之殊。从前后对勘和以方测证的方法来分析，本条之少阴病下利当属虚寒下利，根据315条“少阴病，下利，脉微者，与白通汤”则知本证亦当是脉微；从方药来分析，方中用干姜、附子，则知本证亦属脾肾阳虚，阳气不能通达于四肢，是以本证还当有恶寒、四肢厥冷等证；白通汤即四逆汤去甘草加葱白，根据317条通脉四逆汤方后加减法，谓“面色赤者，加葱九茎”，因而推知白通汤证中应有“面色赤”一症，阳虚阴盛而见面赤，是阴盛格阳于上的表现，加葱白取其急通上下阳气。综上所析，白通汤证当有下利、恶寒、四肢厥冷、脉微、面赤等症，病机为阴盛于下，虚阳被格于上，治以白通汤破阴回阳，宣能上下。

【原文选注】

方有执：少阴病而下利者，不独在经而亦在脏，寒甚而阴胜也。治之以干姜、附子者，胜其阴而寒自散也；用葱白而曰白通者，通其阳而阴自消也。（《伤寒论条辨·辨少阴病脉证并治》）

张路玉：下利无阳证者，纯阴之象，恐阴盛而格其阳，最急之兆也，故于四逆汤中去甘草之缓，而加葱白于姜附之中，以通其阳而消其阴，遂名其方为白通，取葱白通阳之义也。（《伤寒缵论·少阴篇》）

程扶生：少阴病，谓有脉微细欲寐证也。少阴下利，阴盛之极，恐其格阳，故用姜附以消阴，葱白以升阳。通之者，一以温之而令阳气得入，一以发之而令阴气易散也。（《伤寒经注·少阴温散》）

汪苓友：病初起，寒邪便中少阴而下利，此寒邪不独在经而入脏矣。肾虚无火，不能制水，故下利，用白通汤者，成注云，温里以散寒也。（《伤寒论辨证广注·中寒脉证》）

吴谦：少阴病，但欲寐，脉微细，已属阳为阴困矣。更加以下利，恐阴降极，阳下脱也。故君以葱白，大通其阳而上升，佐以姜附，急胜其阴而缓降，则未脱之阳可复矣。（《医宗金鉴·订正仲景全书·伤寒论注·辨少阴病脉证并治》）

陈亦人：少阴病下利，有生死之殊，寒热之异。其死证大都属于阴盛阳绝，其可治证属寒的有四逆汤证、通脉四逆汤证、白通加猪胆汁汤证、桃花汤证等，其属热的有猪苓汤证、猪肤汤证等，各有脉证特点为依据。本条亦属少阴虚寒下利，但叙证很简。根据315条“少阴病，下利，脉微者，与白通汤”，因知本证也必然是脉微，另从方药推测，方中用干姜、附子，则知本证亦属脾肾阳虚，阳气不能通达于四肢，是以本证还当有恶寒、四肢厥冷等证候。本方即四逆汤去甘草加葱白，恐甘草缓姜、附之性，反掣急救回阳之肘，所以去而不用，加葱白取其急通上下阳气，根据317条通脉四逆汤方后加减法有“而色赤者加葱九茎”，因而推知白通汤证中应有面赤症状。（《伤寒论译释·辨少阴病脉证并治第十一》）

程昭寰：本条叙证甚简。若以“少阴病，下利”而即用白通汤是不够确切的……本条应与下条（315条）合看，我们可以得出以下初步结论：其一“少阴病下利”或“下利脉微”，与白通汤。说明白通汤证是一个阳衰阴盛之证，其下无疑是虚寒性下利，既然虚衰阴寒下利，为什么不用四逆汤呢？这可能有两个原因：或者已用四逆汤无效而改用白通汤。或者少阴虚寒下利，因阴寒之极，已见格阳先兆，寒来阳困，阳争不得，欲脱未至，虽虚且郁的状态，所以需要用白通汤破阴回阳。其二315条前后两段，前论白通汤，后段论白通加猪胆汁汤是白通汤的进一步发展。正因为白通汤是阳衰阴盛，阳虚且郁，而进一步发展就是阴盛格阳之证了。其三从方测证来看。姜附配葱白，姜附破阴，葱白通阳。通阳四逆汤后注有“而色赤者，加葱九茎。”本方已用葱白四茎，无疑有格阳之证存在，只是没有白通加猪胆汁汤和通脉四逆加猪胆汁汤证那样严重。由此我们可以认为，白通汤宜于脉微细，但欲寐，恶寒，身踡，手足逆冷，下利，面赤等阳衰阴盛虚且郁的证候。（《伤寒心悟·辨少阴病脉证并治》）

【方药论选】

钱天来：白通汤，即四逆汤而以葱易甘草，甘草所以缓阴气之逆，和姜附而调护中州，葱则辛温行气，可以通行阳气而解散寒邪，二者相较，一缓一速，故其治亦颇有缓急之殊也。（《伤寒溯源集·少阴篇》）

汪苓友：武陵陈氏云，白通汤者，谓葱白能通阳气，而因名白通也。少阴阳气原微，又为大寒所中，而独见下利一证，阴盛阳微，其势大危，故用姜附二味，使其从中焦直达下焦，补益真阳之气，而散极寒也。此方与四逆汤相类，独去甘草，盖驱寒欲其速，辛热之性，取其骤发，直达下焦，故不欲甘以缓之也，而尤重在葱白。少阴为阴，天之寒气亦为阴，两阴相合而偏于下利，则于阳气相隔绝不通，姜附之力，虽能益阳，不能使真阳之气必入于阴中，惟葱白味辛，能通阳气，令阴得阳而利可愈。盖大辛大热之药，原非吾身真阳，不过藉以益吾阳气，非有以通之，能令真阳和会，而何以有济之耶。（《伤寒论辨证广注·中寒脉证》）

周禹载：少阴下利，纯阴之象也，纯阴则必取纯阳之味以散邪而回阳，然有时阳不得回者，正以阴气窒塞，未有以通之也，故阴阳和而为泰，阴阳格而为否，真阳既虚，阴邪复深，姜附之性，虽能益阳，而不能使阳气必入于阴中，不入于阴中，阳何由复，阴何能去，故惟葱白味辛，可通于阴，使阴得达于阳，而利可除矣。（《伤寒论三注·少阴中篇》）

王晋三：白通者，姜附性燥，肾之所若，须借葱白之润，以通于肾，故名，若夫《金匮》云：“而赤者加葱白”，则是葱白通上焦之阳，下交于肾，附子启下焦之阳，上承于心，干姜温中土之阳，以通上下，上下交，水火济，则利自止矣。（《绛雪园古方选注·温剂》）

【临床应用】

（1）后世医家对本方的应用

1）《肘后备急方》：白通汤，疗伤寒泄利不已，口渴，不得下食，虚而烦方，即本方用葱白十四茎，干姜半两，更有甘草半两，炙。

2）《方极》：白通汤，治下利腹痛，厥而头痛者。

（2）现代应用：现代临床多用于阳虚阴盛之泻利、阳虚之高血压、雷诺病、眼科前房积脓（黄膜上冲）等病证[1]。

1）治阴盛阳虚之腹泻：朱氏曾用白通汤加味治疗阴盛阳虚之腹痛腹泻多例，均获较好疗效。如病人因腹痛腹泻天，加重1天来诊。症见：腹痛，腹泻，大便清稀，日行10余次，伴畏寒，四肢厥冷，不思饮食。诊见面色浮红，神疲蜷卧，两目深陷，舌淡苔白，脉微细。诊为阴盛格阳证。

治当破阴回阳，宣通上下。有白通汤加红参、砂仁、茯苓，水煎频服。服药1剂，面色浮红消退，他症减，但仍不思饮食。原方去葱白加炙甘草。连服2剂，腹痛除，食欲略振，他症续减。改服理中汤补脾健胃消食之品，连服4剂而愈[2]。

2）治疗眼科疾病：陈达夫用白通汤加乌贼骨等治疗眼科前房积脓（黄膜上冲）[3]。

3）治疗雷诺病（寒厥）：赵氏报道用白通汤治疗雷诺病[4]。

4）治阳虚头痛：刘氏用白通汤治愈2例阳虚头痛[5]。

另外，奚氏以白通汤加味治疗"证属阴竭阳脱，浮阳外越，心肾衰竭"之过敏性休克[6]；李氏用白通汤加味治疗"肝肾阳气俱虚，眩晕发厥；阴气下盛，虚阳上浮，致有戴阳证象"之妊娠厥逆[7]。

（3）医案选录

1）妊娠厥逆：谢某，女，36岁，1938年4月，忽然头晕眼花，跌倒后，即扶之床上静卧，昏迷不醒，诊脉伏不见，四肢厥冷，面色白，两颧红，时有恶心欲吐之状。因肝肾阳气俱虚，眩晕发厥，阴气下盛，虚阳上浮，致有戴阳征象。问及怀孕日期已进九月，白通汤加味主之。处方：黑附子15g，干姜9g，炒吴茱萸6g，公丁香2.4g，桂枝9g，葱白3茎，炙甘草6g。服药后，胸腹漉漉有响，泻了很多水分。下午往诊，平复如常，次日仍有腹泻，以理中汤加味为治。（高德《伤寒论方医案选编》湖南科技出版，1981年版，201）

2）阳虚阴盛，虚阳外越证：王某，体质素弱，多服温补剂，渐强壮。次年3月24日晨，头晕，胸满，四肢逆冷，汗出，即延余诊，与四逆汤一剂，服后手足暖，汗收，能寝一时许，喜甚。不意甫醒辛苦如故，再服四逆汤稍顺。十时许，更辛苦，再服四逆汤（附子加重60g），稍能睡，醒后辛苦异常。余曰病势剧烈，然非多服顿服则药气过而寒气即发矣：遂改四逆汤为白通汤（附子用至90g），入口如烘炉点雪，胸中之阴霾散，暂安一时，及嘱其用吴茱萸炒热，布包频频熨之，胸稍舒适，再拟白通原方加茱萸15g，频频服之，安然入睡，至三鼓未醒，余嘱勿扰，次晨往诊，已行动如常。后数日连续大剂四逆、白通，始复原。［广东医学·祖国医学版，1963，（1）：40］

3）真寒假热，阴盛格阳证：杨某，男，31岁，1923年3月，病已廿日，始因微感风寒，身热头痛，连进某医方剂10余剂，每剂皆以苦寒凉下并重加犀角、羚羊角、黄连等，愈进愈剧，犹不自反，殆至危在旦夕，始延吴（佩衡）诊视。斯时病者目赤，唇肿而焦，赤足露身，烦躁不眠，神昏谵语，身热似火，渴喜热汤水饮，小便短赤，大便数日未解，食物不进，脉浮虚欲散。此乃风寒误治之变证，外虽呈一派热象，是为假热，内则寒冷已极，是为真寒。设若确是阳证，内热熏蒸，应见大渴大饮冷，岂有尚喜滚汤乎？况脉来虚浮欲散，是为元阳有将脱之兆，苦寒凉下，不可再服，惟有大剂回阳受纳，或可挽回生机。病象如此，甚为危笃，急宜破阴回阳，收剑浮越，拟白通汤加上肉桂主之。处方：附片（开水先煮透）、干姜各60g，上肉桂（研末，泡水兑入）10g，葱白4茎。拟方之后，病家畏惧姜附，是晚无人主持，未敢煎服，次晨又急来延诊，吴仍执前方不变。并告以先用上肉桂泡水试服之，若能耐受，则照方煎服，舍此别无良法。病家乃以上肉桂水与之服，服后，旋即呕吐涎痰碗许，人事稍清，自云心中爽快，遂进上方。服1剂，病情有减，即出现恶寒肢冷之象，午后再诊，身热灼退一二，已不作烦躁谵语之状，且得入寐片段，仍以四逆汤加上肉桂主之。处方：附片（开水先煮透）100g，干姜36g，甘草12g，上肉桂（研末，泡水兑入）10g。服后身热退去四五，脉象稍有神，小便色赤而长，能略进稀粥。再剂则热退七八，大便始通，色黑而硬……（录自《著名中医学家的学术经验》）

【按语】

白通汤功能破阴回阳，宣通上下，临床运用以少阴阳气虚衰、盛阴格拒虚阳于上为其基本依据。因此，凡病属四逆汤证心肾阳虚者，均可酌情施用，而于兼有真寒假热、虚阳上浮，如面赤头晕等，尤显其妙。然须留意者，此等戴阳之象，绝非上热下寒证可比。是以肾阳不足而兼痰热壅肺等病症，不得妄用本方。盖白通汤所主之证为真寒假热，纯虚无实是也。而上热下寒诸证，每多虚实互见。

【现代研究】

方中葱白的抗菌作用：（李广勋《中药药理毒理与临床》天津科技出版公司，1992年12月版，8~9）在体外实验证明对志贺痢疾杆菌的抑制作用。水浸剂用试管稀释法1：10对许兰毛菌、奥杜盎小孢子菌等有抑制作用，研磨的滤液1：4在试管内径30分钟对阴道滴虫有杀灭作用。1：1的浸剂对皮肤真菌有抑制作用。对金黄色葡萄球菌有抑制作用。本品的含硫化合物有制菌作用。

驱虫作用：葱白大蒜煎剂液治疗儿童蛲虫，大蒜对年龄较大者较佳，葱液对年龄较小者效果佳。豆油葱汁等量有驱蛔虫作用。葱含硫化合物有轻度的局部刺激，抑菌、缓下、驱虫作用。

其他：本品能兴奋汗腺发汗而解热，黏液质能保护胃黏膜并促进消化液的分泌。吸入葱的蒸气可以治疗麻疹引起的哮喘。葱注射液可治疗小儿夜尿症。体外筛选本品对人子宫颈癌细胞培养株系JTC-26有抑制作用，抑制率在90%以上。

方中附子（庞俊忠《临床中药学》中国医药科技出版社，1989年9月版，191）有强心作用的成分是消旋去甲乌药碱。其作用为异丙基肾上腺素样作用，兴奋β-受体。附子注射液可显著提高小鼠对缺氧的耐受力；对垂体后叶素引起的大鼠急性心肌缺血和心律失常有显著的对抗作用；有抗炎作用；提高小鼠体液免疫能力及豚鼠血清补体含量。附子煎剂有抗寒冷作用。附子同干姜、甘草合煎，可降低其毒性。乌头碱类生物碱具有兴奋副交感神经作用，洋金花则有抗胆碱作用。若乌头与洋金花配伍，在镇静与麻醉方面有协同效应，并能拮抗洋金花引起的口舌干燥、心动过速等副作用。

方中干姜（《全国中草药汇编》上册，人民卫生出版社，1975年，567）含挥发油等成分，内服对口腔黏膜有刺激作用，能促进消化液的分泌，使食欲增加，并具有抑制肠内的异常发酵及促进气体排出的作用。

### 参考文献

[1] 姚秀琴. 伤寒论临床辨略. 济南：山东科学技术出版社, 1995, (9): 424
[2] 朱不远. 朱颜医案医话选 ( 续 ). 中医杂志, 1980, (2): 14
[3] 陈达夫. 前房积脓 ( 黄膜上冲 ) 验案二例. 成都中医学院附属医院资料汇编, 1977, (2): 12
[4] 赵林堂. 中药白通汤治愈寒厥证的报告. 哈尔滨中医, 1960, (2): 22
[5] 刘宇. 治验二例. 山东中医学院学报, 1977, (1): 30
[6] 奚凤霖. 休克验案四则. 中医杂志, 1987, (7): 21
[7] 李筱圃. 妇产科医案五则. 云南中医学学报, 1979, (2): 40

## 七、白通加猪胆汁汤方

### （一）方药

葱白四茎　干姜一两　附子一枚，生，去皮，破八片　人尿五合　猪胆汁一杯

上五味，以水三升，煮取一升，去滓，内胆汁、人尿，和令相得，分温再服。若无胆亦可用。

### （二）治法

破阴回阳，佐以咸寒苦降。

### （三）方解

本方即由白通汤加人尿、猪胆汁组成。以白通汤破阴回阳，通达上下；加人尿、猪胆汁咸寒苦降以反佐，引阳药入阴，使热药不被寒邪格拒，以利于发挥回阳救逆作用。

关于本方所加人尿、猪胆汁，多数注家视为反佐，即《内经》所谓“逆者从之”之意；亦有认为不仅反佐，更能滋阴，刘渡舟认为：“吐逆下利，阴阳俱伤，不但阳虚，而且阴竭，下利不止，阴液走泄，已成涸竭之势。白通补阳有余，不能滋阴，阴涸阳衰，手足厥逆，至为危殆，惟有人尿、胆汁补阴液，滋涸竭，引阳补阴，此方独妙。”其“引阳补阴”即是对这两方面作用的概括。

对方后“若无胆亦可用”，后世医家亦有争议：汪苓友说“方后云，若无胆亦可用，则知所重在人尿，方当名白通加人尿汤始妥。”刘渡舟则认为：“关于猪胆汁的取舍问题，张仲景说：‘无胆亦可用’，似乎胆汁为可用可不用的药物，根据程老先生的治疗经验证明，方中猪胆汁绝非可有可无之事。程老曾用白通加猪胆汁汤救治两例因食河蟹中毒的病人，其一按方使用了猪胆汁，另一因未找到猪胆汁，治疗的结果是，加猪胆汁者获痊愈，而未用者，竟抢救无效。此足以说明对方中猪胆汁一药的治疗作用，是绝对不可忽视的。”刘氏之论颇有说服力。由此可见，若无胆亦可用，并不是说猪胆汁可有可无，不太重要，而是因为猪胆非常备之物，有时难以找到，但病情重急，难以久等，鉴此而取下策，恐久等而生变。

【经典原文】

少阴病，下利，脉微者，与白通汤；利不止，厥逆无脉，干呕烦者，白通加猪胆汁汤主之。服汤脉暴出[(1)]者死，脉微续[(2)]者生。白通加猪胆汁汤。（315）

【词解】

（1）脉暴出：即脉象突然出现浮大躁动之象。

（2）微续：指脉搏渐渐而出。

【提要】 阴盛戴阳证服热药发生格拒的证治及预后。

【原文分析】

本条内容分三个部分，一是承上条继续讨论白通汤证的证治；二是讨论服白通汤发生格拒的证治；三是讨论发生格拒的预后。

少阴病下利脉微，处以白通汤病情反增，出现“利不止，厥逆无脉，干呕烦”新症，是“寒盛格阳”作用所致。因取《内经》“逆而从之之法，加猪胆汁、人尿用”同气相求续治。“服汤脉暴出者死，脉微续者生”论服白通加猪胆汁汤后的两种不同转归。如药后“脉暴出”，则为虚阳完全发露于外，其预后多极坏，故曰“死”；如药后脉“微续”而现，为阳气渐复之象，其预后多较好，故曰“生”。

【原文选注】

成无己：少阴病、下利，脉微，为寒极阴盛，与白通汤复阳散寒。服汤利不止，厥逆无脉，干呕烦者，寒气太甚，内为格拒，阳气逆乱也，与白通加猪胆汁汤以和之。《内经》曰：逆而从之，从而逆之。又曰：逆者正治，此之谓也。服汤脉暴出者，正气因发泄而脱也，故死；脉微续者，阳气渐复也，故生。（《注解伤寒论·辨少阴病脉证并治》）

尤在泾：脉暴出者，无根之阳，发露不遗，故死；脉微续者，被抑之阳，来复有渐，故生。（《伤寒贯珠集·少阴篇》）

钱天来：下利而脉微，足见阳气愈微，故与白通汤以恢复真阳，消除寒气，不谓服汤之后，利仍不止，反见四肢厥逆而无脉，阴邪上逆而干呕，虚阳受迫而作烦闷者，此非药之误也，以阴寒大盛，热药不得骤入，阴邪纵肆猖獗，扞格而不入耳，故用《素问·至真要大论》中热因寒用之法，从而逆之，反佐以取之，所谓寒热温凉，反从其病之义也。故用咸寒下走之人尿，苦寒滑下之猪胆，以反从其阴寒之性，导姜附之辛热下行，为反佐入门之导引，王启玄所谓下嗌之后，冷体既消，热性便发，使其气相从，而无格拒之患也，服汤后，其脉忽暴出者，是将绝之阳，得热药之助，勉强回焰，一照而熄，故死；若服汤而其脉微续渐出者，为阳气复回，故为生也。（《伤寒溯源集·少阴篇》）

徐灵胎：暴出乃药力所迫，药力尽则气仍绝，微续乃正气自复，故可生也。前云其脉即出者愈，此云暴出者死，盖暴出与即出不同，暴出，一时出尽，即出，言服药后，少顷即徐徐微续也，须善会之。（《伤寒论类方·四逆汤类》）

吴谦：此承上条详申其脉，以明病进之义也。少阴病下利脉微者，与白通汤，下利当止。今利不止，而转见厥逆无脉，更增干呕而烦者，此阴寒盛极，格阳欲脱之候也。若专以热药治寒，寒既甚，必反格拒而不入，故于前方中加人尿、猪胆之阴，以引阳药入阴。经曰：逆者从之，此之谓也。无脉者，言诊之而欲绝也，服汤后，更诊其脉，若暴出者，如烛尽焰高，故主死；若其脉徐徐微续而出，则是真阳渐回，故可生也。故上条所以才见下利，即用白通以治于未形，诚善法也。（《医宗金鉴·订正仲景全书·伤寒论注·辨少阴病脉证并治》）

刘渡舟：服白通汤后，非但不效，反而病情加重，出现了“利不止，厥逆，无脉，干呕，烦”等证。这种证候的出现说明了两个问题，一是阴寒太盛，对大热之品拒而不受，并且更加激发寒邪，使病情加重。二是下利之后，不仅阳气受伤，而且阴液也耗损，白通汤只能温经回阳而不能滋阴，阴液不复则脉不出；阴不敛阳，虚热浮于上，故见干呕而烦。由于上述两个原因，治疗上当依《素问·至真要大论》“逆而从之，从而逆之”，“逆者正治，从者反治”的道理，变正法为从治法。在白通汤的基础上加猪胆汁、人尿，用苦咸寒反佐，使同气相求，引阳药直入阴分，既扶阳又育阴……本证已发展到阴液下脱不能相继，虚阳上扰而被格拒的阶段。若服药后暴然出现脉大的，是元气欲脱的征象，预后凶险，故曰“服汤脉暴出者死”。若服药后脉由沉伏不出而渐渐回复，是寒邪渐退，真阳已回，正气渐复，疾病向愈的好征兆，故曰“微续者生”。（《伤寒论讲解·辨少阴病脉证并治第十一》）

陈亦人：……如果服白通汤而下利不止，更增加厥逆无脉，干呕心烦，乃是阴邪与阳药发生格拒，又当于破阴回阳方中佐入咸寒苦降的猪胆汁、人尿，即白通加猪胆汁汤。阴证服阳药为什么会发生格拒？因为阴邪太甚的缘故。王太仆说：“甚大寒热，必能与违性者争雄”，所以必须于白通汤中加入咸寒苦降的胆、尿作为反佐，即《内经》所谓“甚者从之”之意。若无猪胆汁，单用人尿亦可。服白通汤后格拒的脉证，的确十分严重，是否能有治疗了余地。“心烦”与否？是一个很值得注意的问题，因为烦是自觉证，知正气未亡，神气尚存。假使不烦但躁，为神气已亡，则无法挽救。厥逆无脉，服白通加猪胆汁汤后无脉转为有脉，自然是好事，但是必须注意脉出的情况，如果脉象突然显露，急疾搏指，乃阴液枯竭，孤阳无所依附的反常现象，预后极其危恶。只有脉象逐渐恢复，才是阴液未竭，阳气渐复的佳兆。（《伤寒论求是·少阴病篇》）

程昭寰：……原服白通汤无效，在下利脉微的基础上，反而出现了“利不止，厥逆无脉干呕”之证。仅于白通汤中加入人尿、猪胆汁，为什么就可使一部分病人“微续”而得生呢？王太仆和成无已作了答复。王太仆说：“热与寒背，寒与热违，微小之热为寒所折，微小之冷为热所消。大寒大热，必能与违性者争，与异气中格，是以圣人反其佐以同其气令声应气求也。”成无己说："《内经》云：若调寒热之道，冷热必行，则热物冷服，下嗌之后，冷体既消，热性便发，由是病气随愈，呕哕皆除。情且不违而致益，此和人尿猪胆汁咸苦寒物于白通汤热剂中，要其气相从，则可去格拒之寒。"两家意见，反复说明本法的运用是遵《内经》"逆而从之"，"逆者正治，从者反治"的原则，变正治为从治之法。因为阴寒太盛，往往对大热之药拒而不受，若佐入苦咸寒之品顺从疾病阴寒之性，就可以使不致格拒不纳，这就是白通汤加猪胆汁人尿之理论依据。再从猪胆汁、人尿的药理作用来看，猪胆汁苦寒，从阴引阳气上升；人尿（以童便为佳）咸寒，导阴气以下接。使阴盛格阳之证而为水火既济，阴阳交接之象。且因为阴阳互根的关系，阳损及阴，阴气必多不足，用辛温之品，亦恐其过燥，故人尿、猪胆汁又能防干姜、附子、葱白之辛燥伤阴之弊，又有护阴滋阳之能。所以用后有的病人出现"脉微续"而得生之效。"服汤脉暴出者死，微续者生。"疾病发展到阴盛格阳的阶段，阴阳离绝在即，所以服白通加猪胆汁汤后也不一定都能获愈，需要进一步观察病情。如服药后脉搏突然出现，或浮大中空，说明阴液枯竭，孤阳飞越于外，正气发泄而脱，阴阳离决，故主死。若服药后脉搏由"无脉"而转为徐徐渐至，是邪气渐退，阳气渐复，疾病渐愈的佳兆。（《伤寒心悟·辨少阴病脉证并治》）

【方药论选】

成无己：《内经》曰：若调寒热之逆，冷热必行，则热物冷服，下嗌之后，冷体既消，热性便发，由是病气随愈，呕哕皆除，情且不违，而致大益。此和人尿、猪胆汁咸苦寒物于白通汤热剂中，要其气相从，则可去格拒之寒也。（《注解伤寒论·辨少阴病脉证并治》）

程扶生：人尿、猪胆，是取其同气引入阴分，然人尿之气下行，欲其阴气前通也。猪胆汁之气上行，欲其阴气上通也。猪为水畜，亦取其同气相求。（《伤寒经注·少阴温散》）

章虚谷：阴阳二气，互相为根，故可互相为用，此方即《内经》反佐之法也。以下利脉微，先以白通汤辛热助阳，以辟寒邪，而利不止，反厥逆无脉，干呕而烦者，其本身阳微欲绝，寒邪格拒，故辛热之药不能入，而反佐咸苦阴寒为引导。然而热药得入，以回垂绝之阳……盖寒热之药同煎，则气味相和，化为温平。此方热药煎好，然后和入寒药，则各行其性，导阳药入阴，使阴阳交通而无格拒之患，此阴阳互相为用，由其互相为根故也。可知仲景之法，皆阴阳气味，裁制权宜，而配合者，义理精微，有难言喻。（《伤寒论本旨·少阴篇方》）

吴谦：是方即前白通汤加人尿、猪胆汁也。加尿胆者，从其类也，下咽之后，冷体既消，热性便发，情且不违而致大益，则二气之格拒可调，上下之阴阳可通矣（《医宗金鉴·订正仲景全书·伤寒论注·辨少阴病脉证并治》）

王旭高：无脉厥逆，呕而且烦，则上下俱不通，阴阳相格，故加人尿之咸寒，猪胆之苦滑，引辛热之药，达于至阴而通之，《内经》所谓"反佐以取之"是也……阴寒内盛，格阳于外者，纯与热药，则寒气格拒不得入，必于热剂中加寒药以为引用，使得入阴而回阳，此类是也。（《王旭高医书六种·退思集类方歌注·四逆汤类》）

刘渡舟：白通加猪胆汁汤，在白通基础上加人尿、猪胆汁，一般认为这是从治反佐之法，阴盛格阳于外，寒之极则拒受温药，故用人尿之咸寒，胆汁之苦寒，以使药能下咽，不致发生格拒，反佐姜附之回阳。我认为，吐逆下利，阴阳俱伤，不但阳虚，而且阴竭，下利不止，阴液走泄，已成涸竭之势。白通补阳有余，不能滋阴，阴涸阳衰，阴阳格拒，手足厥逆，至为危殆，惟有人尿、胆汁补阴液，滋涸竭，引阳补阴，此方独妙。（答《伤寒论》有关问题·河南中医，1981，1：14）

陈亦人：本方用人尿、猪胆汁，大多认为是取其从治，使无格拒之患。但成氏解释通脉加猪胆汁汤的方义时，有"胆苦入心而通脉，胆寒补肝而和阴"的说法，可见还有补益作用，应相互参考。关于人尿的医疗作用，载之医册典籍者，彰彰可考，病当危急之际，苟有益于治疗，不应

以秽物而去之，惟应用时，当取无病之人新鲜尿液，得童子小便尤佳。（《伤寒论译释·辨少阴病脉证并治第十一》）

【临床应用】

1）《名医方考》：白通加人尿猪胆汁汤，久坐湿地伤肾，肾伤则短气腰痛，厥逆下冷，阴脉微者，宜此方。

2）《方极》：白通加猪胆汁汤，治白通汤证而厥逆干呕烦躁者。

3）《餐英馆治疗杂话》：大吐泻后，面目无神，虚寒厥冷，其冷发自指里，心下膨满烦躁，夏日霍乱，亦间有此等证，脉微欲绝，或全绝，世医虽知用附子理中等回阳之药，而忘治其以下膨满，故投药不效，此时用此方，胜参附理中十倍。大吐泻后，心下所以痞塞者，以脾胃暴虚，虚气与余邪搏结，聚于心下故也，用此方，以附子、干姜回阳，猪胆开痞塞，葱白温下元，人尿之镇坠下行，引肾中欲飞腾之阳气归源，一方而四能备，仲景制方之精如此。此方不但治霍乱吐泻，凡中风卒倒，小儿慢惊，其他一切暴卒之病，脱阳之证，皆建奇效，要以心下痞寒为标准耳。

现代应用

1）治小儿泄泻：廖氏报道用本方治小儿泄泻有效。患儿6个月，已腹泻13天，近日腹泻加重。体检：营养差，神疲，皮肤弹性差，前囟凹陷，口唇干燥。血象偏低。诊断：①单纯性消化不良并脱水；②营养不良。前后用中西药治疗，仍泻下无度，烦躁不安，口渴，呕吐水样液。翌晨，患儿体温高至38℃，无涕泪，弄舌，烦躁，口渴，小便不利，面色皖白，目眶凹陷，睡卧露睛，即紧急会诊。诊见舌苔白腻，脉细数无力。此为患儿久泄，脾阳下陷，病有阴盛格阳之势。急与白通加猪胆汁汤：川附片15g（开水先煨），干姜4.5g，葱白2寸（后下）。水煎3次，成汤，将童便30ml、猪胆汁6ml，炖温加入，分6次服。3日后复诊：体温降至正常，泄泻亦减，治以温中散寒，健脾止泻，用桂附理中汤加味善后[1]。

2）治咽痛：姚氏用本方合半夏散治一咽痛伴关节痛者。病人咽喉疼痛及关节痛，下肢发现结节性红斑，反复发作，缠绵不已，曾5次住院治疗，用过7种抗生素，服过大量中药清热解毒、凉血滋阴（如生地、玄参、甘草、连翘、薄荷、马勃等）未效的病例，根据其形寒特甚，身如水洒，鼻涕淋漓，咽喉热辣刺痛，大便溏薄，每日4～5次，矢气多，下肢发冷而麻，舌苔边白根黑腻，体温仅35.5℃，认为是少阴寒邪，包含其火，阳气被寒气闭郁不宣之象，是属少阴咽痛范围。乃用甘辛合化，半夏散合白通加猪胆汁人尿汤，连进4剂而诸证缓解，随访半年。咽痛未复发[2]。

医案选录

1）阴盛格阳证：王左，灼热旬余，咽痛如裂，舌红起刺，且卷，口干不思汤饮，汗虽畅，表热犹壮，脉沉细，两尺空豁，烦躁面赤，肢冷囊缩，显然少阴证据，误服阳经凉药，危险已极，计惟背城借一，勉拟仲圣白通汤加猪胆汁一法，以冀挽回为幸。淡附子二钱，细辛三分，怀牛膝一钱，葱白三个，上肉桂五分，生牡蛎七钱，猪胆汁一个，冲入微温服。（《张聿青医案》）

2）霍乱：田某儿媳患霍乱，吐泻无度，冷汗出，腹痛筋急，肢厥声小，皮瘪目陷，病来颇暴。予诊时，已服来苏散、藿香正气丸等药，虽无大讹，却不着痛痒，半日时刻，吐泻各在三十次以外，消息停顿，六脉全无，病已濒危，势不及救。察证属寒多欲与疠疫搏斗，拟通脉四逆汤加重其剂，方用：甘草6g，干姜18g，乌附各24g，并书简明医案于方首（霍乱寒多，渴不欲饮，饮亦喜热，舌苔白，吐泻多清水，不大臭，惟耽搁时间过久，救治较迟，肢厥筋挛，皮瘪目陷，六脉全无，病已造极。拟大剂温肾以启下焦生气，温脾以扶中宫颓阳，作最后挽救）。隔三时复诊，吐泻虽缓，厥逆仍未回，俨似正气与邪气同归于尽状。细审细察，探其手心，微有温意。

曰：生机在此。盖正气过伤，迟迟其复，兆端已见，稍俟即当厥回向愈，嘱续将三煎药服完。另用前方，姜、附各减为9g，并加党参12g，夜间作二瘂缓服。翌晨复诊，厥回脉出，已能起坐，特精力匮乏，为拟理中加知母、栝蒌根善后。（《冉雪峰医案》）

【按语】

本方所治为白通汤重证，其阴阳格拒之势更甚。虽面赤咽痛，呕逆烦躁，颇类阳热实证，毕竟肢厥如冰，下利清谷，脉微至绝，显然真阳亏极，元气飞越。其治必急，而格拒须除。如此，则反佐之法势在必行。

【现代研究】

白通加猪胆汁汤复方的药理作用机制，目前尚未见报道，但对单味人尿的药理研究证明，人尿主要有尿素及氯化钠、钾、磷酸等。尿素是蛋白质的代谢产物，含量随摄入蛋白质量的多少而变压。据临床报道，用12岁以下无病男孩或者病人本人的新鲜中段尿150～300ml，趁热服能治疗肺结核病咯血，日服两次，血止后，连服2～3天以巩固疗效。又据报道，用童尿每日2ml，连服100ml，治疗溃疡病等内出血，共治疗82例，有效率为97.6%。但对肿瘤出血无效[3]。

猪胆汁有中枢性镇咳作用；支气管平滑肌扩张作用；对呼吸道常见菌甲型链球菌、肺炎双球菌、卡他球菌、结核杆菌均有抑制作用；对蛙心有抑制作用。

参考文献

[1] 廖浚泉．小儿泄泻．新中医，1975，(3)：24
[2] 姚国鑫．遵《内经》“甚者从之”“从者反治”法治愈咽颊炎及皮肤结节性红斑1例．上海中医杂志，1963，(9)：21
[3] 姚秀琴．伤寒论临床辨略．济南：山东科学技术出版社，1995，9：424

## 八、茯苓四逆汤方

### （一）方药

茯苓四两　人参一两　附子一枚，生用，去皮，破八片　甘草二两，炙　干姜一两半

上五味，以水五升，煮取三升，去滓，温服七合，日二服。

### （二）治法

回阳救逆，益阴安神。

### （三）方解

干姜、生附子辛热，破阴寒而壮元阳。炙甘草甘温补中，与干姜、生附子配伍，既为辛甘化阳之用，亦有甘守于内之意。人参大补元气，益津气，补五脏，安精神，定魂魄，与四逆汤合用，于回阳之中有益阴之效，益阴之中有助阳之功。阳虚而阴液不继者，多取此法，乃仲景用药之妙也。重用茯苓者，一则助姜、附通阳利水以消阴翳，再者能协人参壮元阳以安精神。诸药共奏以达阴平阳秘，水火互济，烦躁可愈。

【经典原文】

发汗，若下之，病仍不解，烦躁者，茯苓四逆汤主之。（69）

【提要】　汗下后阴阳两虚、烦躁的证治。

【原文分析】

发汗或攻下之后，病仍不解，说明病本虽有可汗、可下之象，却非可汗可下之证。发汗太过，易伤其阳，阳虚自必病不解，而复误下，是诛伐无过，则易伤阴，于是已成阴阳两虚之证。阳虚而神气浮越，更兼阴虚而阳气无所依恋，故生烦躁。

因本条叙述简略，需根据以方测证和原文间彼此联系之方法，加以分析。从病人烦躁而主以茯苓四逆汤看，本证应为阴阳两虚，而以阳虚为主，故临证当有恶寒、肢厥、下利、脉沉微等表现。

本证和干姜附子汤证，均为阳虚烦躁，然则同中有异，兹就其异者言之，本证阳虚为主，兼有阴伤。干姜附子汤证，只属阳虚，且病情较急；本证烦躁无昼夜轻重之分，尚有恶寒、肢厥下利、脉沉微等，治以茯苓四逆汤，回阳益阴，故附子生用，药液分二服。干姜附子汤，昼日烦躁不得眠，夜而安静，无表证，脉沉微，身无大热，方用干姜附子汤，以辛热之品，急救回阳，故附子生用，药液顿服。又本证与芍药甘草附子汤证，同为阴阳两虚所致，而后者以恶寒、脉沉微、脚挛急等症为主；前者以阳虚烦躁、脉微、肢厥等症为主。前者附子生用，后者附子熟用，故知其证及程度不同。

【原文选注】

成无己：发汗若下，病宜解也，若病仍不解，则发汗外虚阳气，下之内虚阴气，阴阳俱虚，邪独不解，故生烦躁，与茯苓四逆汤，以复阴阳之气。（《注解伤寒论·辨太阳病脉证并治法中》）

柯韵伯：未经汗下而烦躁，为阳盛，汗下后而烦躁，是阳虚。汗多既亡阳，下多又亡阴，故热仍不解。姜、附以回阳，参、苓以滋阴，则烦躁止而外热自除，此又阴阳双补法。（《伤寒来苏集·少阴脉证》）

汪苓友：伤寒汗下，则烦躁止而病解矣。若中寒证，强发其汗，则表疏亡阳，复下之，则里虚伤阴，卫气失守，营阴内空，邪仍不解，因生烦躁，此亦虚躁虚烦，乃假热之象也。只宜温补，不当散邪，故以茯苓四逆汤主之也。（《伤寒论辨证广注·中寒论辨证广注·辨太阳阳明病中寒脉证并治法》）

陈修园：太阳病发汗病不解，若下之而病仍不解，忽增出烦躁之证者，以太阳底面即少阴，汗伤心液，下伤肾液，少阴之阴阳水火离隔所致也，以茯苓四逆汤主之。（《伤寒论浅注·辨太阳病脉证篇》）

【方药论选】

方有执：茯苓、人参、入心以益虚，心安则液敛也。四逆汤者，回阳以复阴，阳倡则阴随也。（《伤寒论条辨·辨太阳病脉证并治下篇》）

《医宗金鉴》：茯苓感太和之气，伐水邪而不伤阳，故以为君；人参生气于乌有之乡，通血脉于欲绝之际，故以为佐；人参得姜、附、补气兼以益火；姜、附得茯苓，补阳兼以泄阴；调以甘草，比之四逆为缓和，其相格故宜缓也。一去甘草（指干姜附子汤），一加茯苓，而缓急自别，仲景用方之妙如此。（《医宗金鉴·订正仲景全书·伤寒论注·辨太阳病脉证并治下篇》）

柯韵伯：茯苓感天地太和之气化，不假根而成，能补先天无形之气，安虚阳外脱之烦，故以为君。人参配茯苓，补下焦之元气；干姜配生附，回下焦之元阳。调以甘草之甘，比四逆为缓，固里宜缓也。（《伤寒来苏集·伤寒论附翼·少阴方总论》）

【临床应用】

（1）后世医家对本方的应用

1）《圣济总录》：治霍乱脐上筑。平胃汤即本方。

2）《方机》：治手足厥冷，烦躁者；肉瞤筋惕，手足厥冷者；心下悸，恶寒，腹拘急，下利者。

3）《类聚方广义》：治四逆加人参汤证而心下悸、小便不利、身瞤动，烦躁者。

（2）现代应用：临床多以手足厥冷，烦躁，心悸，筋肉跳动，小便不利，舌淡苔白，脉微等为辨证特点。

茯苓四逆汤是四逆汤、四逆加人参汤之合方，三方均有回阳救逆作用，其临床运用范围相通。因方中有附子与茯苓的配伍，有温阳利水之功，故又与真武汤适应证相似。所治疗疾病如眩晕证、风湿性心脏病、肺源性心脏病、冠心病、心肌梗死、虚寒泻泄、癫狂等。

（3）医案选录

1）阳亡正虚烦躁：烦躁有表、里、寒、热、虚实之不同，表证烦躁，宜用桂枝、麻黄等以解表，里证者，当用大小承气诸法，热证当用白虎等法，虚证应予桂甘龙牡汤，实证应予大青龙汤。此方证所治之烦躁乃阳虚水停，虚阳上浮所致。临床辨证中常兼见：四肢厥逆，脉微欲绝，气喘不足以息，汗出身冷，烦躁欲死。临证中人参、炮附子需大剂运用，每用15～30g，方能挽命于顷刻。

段某，女，42岁，1963年3月10日诊治。素体虚弱，形体消瘦，患病年余，久治不愈。症见：两目欲脱，以头冲墙，高声呼烦，家属诉初起微烦头痛，屡经诊治，因其烦躁，均用寒凉清热之剂，多剂无效，病反增剧，面色青黑，精神极惫，气喘不足以息，急汗如油而凉，四肢厥逆，脉沉细欲绝。方用：茯苓、高丽参、炮附子、炮干姜、甘草各30g。上方急煎服之，服1剂烦躁即止，上方减半量，继服15剂病情告愈。

2）发热不愈正虚亡阳：此方证所治之正虚亡阳乃阴寒内盛，虚阳上浮所致。临床辨证中常见：发热恶寒，寒多热少，语言低微，四肢厥逆，六脉欲绝等症，此为阳虚欲绝之危候，需急煎频服。

李某，女，35岁。病人素体阳虚，外感寒邪，发热恶寒，寒多热少，入夜尤甚，常增被而不暖。初用辛凉解表，继用苦寒泻下，以致病重，卧床不起，已3个月。现症见：面色㿠白无华，精神恍惚，形体消瘦，凉汗大出，面颊沟汗满下流，语言低微，气息奄奄，四肢厥逆，脉微欲绝。方用：茯苓30g，炮附子、潞参、干姜、甘草各15g。上方2日内连服7剂，汗止足温，六脉来复，继服24剂而愈。

3）三阴疟疾案：本方证所治之三阴疟疾乃阳虚欲脱所致。临床辨证中常见：四肢厥逆，六脉沉微，牙关紧闭，不能言语等，此为阳虚欲脱之重证，需急煎频服，若下利重加赤石脂，其效更佳。

马某，女，82岁。久患疟疾，触邪而发，六脉沉弦，寒热往来，发作有时，发则高热谵语，胸满闷而疼。曾用大柴胡汤治疗，服后下利虚脱，急请抢救。症见：虚脱，倒卧于地，面色脱落，下利黑粪满身，牙关紧闭，不能言语，仅有微息，六脉沉微欲绝，四肢厥逆。方用：茯苓30g，炮附子24g，炮干姜、人参、甘草各15g。上方急煎服之，1剂泻止足温，能言气壮，六脉来复，继服3剂，其症亦随之而愈。

4）虚寒眼疾：此方证所治之眼疾为阳虚不能温阳化气所致。临床辨证中常见：目昏，视物不清，内有白翳，其泪满眼，睁目则下流，剧烈疼痛，头晕目眩，四肢不温，舌白多津，脉沉弦。若加首乌、白芍，其效更佳。

姬某，女，45岁。病人乳子年余，月经淋沥不断，经量过多，继发眼疾，目昏，视物不清，剧烈疼痛，特来诊治。症见：眼目经肿，内有白翳，其泪满眼，睁目则下流，剧烈疼痛，头晕目眩，面色青黑，舌白多津，精神委靡，肢节困痛，腰痛如折，腹痛如绞，四肢欠温，脉沉弦。经血过多，淋漓不断，经血下注，血不充目而致病。脾统血而肝藏血，木气不达，脾虚失统，则经血陷流，阳虚不能温运四肢则厥逆。腰为肾之府，肾寒失温则腰痛，眼目红肿，内有白翳，睁眼即流水，此为阳虚不能温阳化气。证属虚寒，宜温肾阳，补脾胃疏肝木，止血补荣。方用：茯苓30g，桂枝、炮附子、干姜、首乌、白芍、甘草、党参各15g。服药2剂，痛止，月经恢复正常，改服苓桂术甘汤加白芍、首乌、丹皮4剂，翳消病愈。

5）癫狂：此方证所治之癫狂乃癫狂后期，病转虚寒，虚阳上浮所致。临床辨证中常见：沉默痴呆，语无伦次，头痛失眠，心悸易惊，四肢厥冷，舌白多津，脉沉微。若加龙骨、牡蛎其效更佳。

李某，女，41岁。因和爱人争吵而发病，初起喧扰不宁，躁狂打骂，动而多怒，骂詈不休，经医用大剂大黄、芒硝泻下，转为沉默痴呆，舌白多津，语无伦次，心悸易惊，头痛失眠，时喜时悲，四肢厥冷，六脉沉微。处方：云苓、牡蛎各30g，党参、炮附子、干姜、龙骨各15g，甘草12g。服3剂后，神志清醒，头痛止，四肢温，改用苓桂术甘汤加龙骨、牡蛎，服14剂而愈。

6）虚守泻泄：此方证所治之虚寒泻泄乃脾肾阳衰，滑脱不止所致。临床辨证中常见：下利日久，腹痛肠鸣，下利清谷，食后腹胀，腰痛如折，四肢厥冷，舌质淡苔白多津，脉沉细无力。若加赤石脂、砂仁、肉桂等，其效更佳。

李某，女，22岁。久有下利病史，经常腹痛肠鸣，大便日4~5次，状若清谷而少臭，食后腹胀，经常少腹发凉疼痛，腰痛如折，面色青黑，精神极惫，舌白多津，眼睑经常浮肿如卧蚕状，四肢常厥冷，身有微热，反欲增衣，月经淋沥，白带多，六脉沉细。处方：云苓、赤石脂各30g，炮附子21g，干姜15g，甘草12g，肉桂、砂仁各9g。上方连服24剂而愈。

【按语】

茯苓四逆汤是四逆汤加人参、茯苓而成，其组方包括四逆汤、四逆加人参汤、干姜附子汤等方剂，其共同点均有回阳救逆之功，盖四逆汤主治四肢厥逆、恶寒蜷卧、下利清谷、腹痛吐利、脉沉微等，属少阴阴盛阳虚之证。四逆加人参汤主治"恶寒脉微而复利，利止，亡血"之证候，阳亡而阴液将竭，故以四逆加人参汤回阳救逆，益气养阴；干姜附子汤主治"昼日烦躁不得眠，夜而安静，不呕不渴，脉沉微"之证候，为阳虚阴盛，故用姜附扶阳抑阴。

本方为上述三方的复合剂，实有温肾燥湿、补虚回阳之功，包括上三方的功能，并加茯苓为君，用以宁心安神、健脾利水，临床应用范围较上三方广泛。

上述病例虽见症不一，但只要具备四肢厥逆、脉沉微欲绝或浮弦、面青黑无华、舌白多津等肾寒、脾湿、正虚、阳弱证候者，用本方加减施治，可收异病同治之效。阳亡正虚烦躁之证，重用人参以固正，茯苓以去烦；阳亡正虚的虚脱证，重用附子、人参以温阳固本；久利不止，虚寒滑脱，可加赤石脂以固涩；癫狂后期，病转虚寒，可加龙骨、牡蛎以潜阳敛神；虚寒眼疾，血不充目，可加芍药、首乌以补血养肝；若外感久不愈，可加桂枝、柴胡以疏利去邪。

【现代研究】

吉益东洞《药征》［李高行.谈《伤寒论》汗多亡阳主方.江苏中医，1963，（7）：30］云："茯苓主悸及筋惕肉瞤也，旁治小便不利，头眩、烦躁"。考筋惕肉瞤主证，仅见于大青龙汤条，东洞翁列为茯苓之主疗，必已知此证救逆之方，当用茯苓四逆汤矣……四逆汤回阳，人参救液，液充阳回，诸证自愈，而茯苓主治不明。迨阅《医学衷中参西录》茯苓解云："茯苓伏藏地中、不外透生苗，故又善敛心气之浮越，以定魂定魄，兼能泻下下之水气，以除惊悸，且其伏藏之性，又能敛抑外越之水气，转而下注，不使作汗透出，兼为止汗之要药"。始恍悟本方茯苓以止汗，与他方用之治水气以镇悸者迥别。茯苓四逆汤具有止汗回阳、救液之效，允为汗多亡阳的主方。

茯苓的醇提取液（江苏新医学院编《中药大辞典》下册.上海人民出版社，1977年10月版，1597），注射家兔腹腔，或用水提取物慢性实验均有利尿作用。以30%水煎剂计算，内含钠0.186mg/ml，含钾11.2mg/L，茯苓增加钾的排泄则与所含大量钾盐有关。

茯苓在试管内未发现有抑菌作用，乙醇提取物体外能杀死钩端螺旋体。水煎剂无效。

茯苓有降低血糖作用，酊剂、浸剂能抑制蟾蜍离体心脏，乙醚乙醇提取物则使心收缩加强。四逆（栗德朴《中国药物大辞典》上册，中国医药科技出版社，1997年7月版，314）注射液有强心、抗休克、升高血压作用。

## 九、四逆散方

### （一）方药

甘草炙　枳实破，小渍，炙干　柴胡　芍药

上四味，各十分，捣筛，白饮和服方寸匕，日三服。咳者，加五味子、干姜各五分，并主下利；悸者，加桂枝五分；小便不利者，加茯苓五分；腹中痛者，加附子一枚，炮令坼；泄利下重者，先以水五升，煮薤白三升，煮取三升，去滓，以散三方寸匕内汤中，煮取一升半，分温再服。

### （二）治法

疏肝解郁，透达郁阳（宣扬气机，透达郁阳）。

### （三）方解

四逆散由甘草、枳实、柴胡、芍药组成。方中柴胡疏肝解郁，枳实行气散结，芍药和营而调肝脾，甘草缓急和中，全方有宣畅气机、透达郁阳的作用，能使肝气调达，郁阳得伸，肝脾调和则肢厥自愈，腹痛泻利下重遂止。其或然证的加减法是：若咳系肺寒气逆，则加五味子、干姜以温肺而收气逆；若悸为寒饮凌心，则加桂枝以通心阳而益心神；若小便不利为水气不化，则加茯苓以利水；若腹中痛系寒凝气滞，则加附子温阳散寒以止痛；若泄利下重为阳气郁于下，则加薤白通阳散寒、行气导滞，气行则后重自除。以上加减法仅为举例，不可视为成法，临床当据证而辨，随证加减，方为合适。

【经典原文】

少阴病，四逆，其人或咳、或悸、或小便不利、或腹中痛、或泄利下重者，四逆散主之。（318）

【提要】　肝胃气滞，阳郁致厥的证治。

【原文分析】

本条叙证亦过简，仅据“少阴病，四逆”是难以辨明其病机的，然从以药测证的原则来分析，方用四逆散，药用柴胡、枳实、芍药、甘草，而不用姜、附，可见本证四逆，和以上所述阳虚阴盛的四逆，其性质是根本不同的。从治疗方药来看，本证的四逆是由肝胃气滞，气机不畅，阳郁于里，不能通达四末所致。因此，此证四逆，其程度并不严重，且无其他虚寒见证，诚如李士材所说："此证虽云四逆，必不甚冷，或指关微温，或脉不沉微，乃阴中涵阳之证，惟气不宣通，是以逆冷。"刘渡舟亦说："本证之四逆比少阴阳衰寒盛之四逆，手足发凉的程度较轻，范围较小，病机也不相同。此因阳郁而致，彼因阳衰而致，故此用疏气解郁法治疗，彼用回阳救逆法治疗二者不可混淆。"在临床辨证上是不难区分的。

本条所以冠以"少阴病"，列于少阴病篇，主要为了鉴别辨证。根据本证的病机特点，还当有腹中痛、泄利下重等症状，故柯韵伯认为"泄利下重"四字当列于"四逆"句后，作为四逆汤证的主证之一，不应列入或有证中，并把"泄利下重"作为本证的辨证眼目，谓"条中无主证，而皆是或然证，四逆下必有阙文，今以泄利下重四字，移至四逆下，则本方乃有纲目"。因为肝木有病，每易侮土，木邪乘土，肝气不舒，常可见腹痛、泄利下重等症，治用四逆散以疏肝理气，透达郁阳。由于肝胃气滞，气机失常，故有或然之证，咳是肺寒气逆；悸为饮邪凌心；小便不利乃水气不化；下重为气郁于下等。姜建国在《伤寒思辨》中亦指出"本条所冠称，是因四逆散证可见'四逆'之症（气机郁滞，阳气不达四末），而'四逆'症又是少阴寒化证的常见症，为了鉴别，为了辨异，于是就从'四逆'症的角度列出了这一条冠以少阴而又非少阴的四逆散证。论述之语相同，均称'少阴'；主治之症相同，均有'四逆'；命方之名相同，均称'四逆'。但为一'汤'，一为'散'，这又从'同'中提示'异'的一面，仲景其用意不昭然若揭了吗！"

【原文选注】

李士材：按少阴用药，有阴阳之分，如阴寒而四逆者，非姜附不能疗。此证早云四逆，必不甚冷，或指头微温，或脉不沉微，乃阴中涵阳之证，惟气不宣通，是以逆冷。故以柴胡凉表，芍药清中，此本肝胆之剂，而少阴用之者，为水木同源也。以枳实利七冲之门，以甘草和三焦之气，气机宣通而四逆可痊矣。（《医宗金鉴·订正仲景全书·少阴篇》）

吴谦：凡少阴四逆，虽属阴盛不能外温，然亦有阳为阴郁，不得宣达，而令四肢逆冷者……今但四逆而无诸寒热证，是既无可温之寒，又无可下之热，惟宜疏畅其阳，故用四逆散主之。（《医宗金鉴·订正仲景全书·伤寒论注·辨少阴病脉证并治》）

张隐庵：本论凡论四逆，皆主生阳不升，谷神内脱。此言少阴四逆，不必尽属阳虚，亦有土气郁结，胃脱不舒，而为四逆之证，所以结四逆之义也。（《伤寒论集注·少阴篇》）

舒驰远：腹痛作泻。四肢厥冷，少阴虚寒证也。虚寒协饮上逆则咳，凌心则悸，中气下陷则泄利下重，此又太阳证也，小便不利者，里阳虚，不足以化其气，法当用黄芪、白术、茯苓、干姜、半夏、砂仁、附子、肉桂，以补中逐饮，驱阴止泄，而病自愈，何用四逆散，不通之至。（《新增伤寒论集注·少阴后篇》）

钱天来：此所谓少阴病者，即前所云脉微细，但欲寐之少阴病也。（《伤寒溯源集·少阴篇》）

柯韵伯：……故厥冷四逆有寒热之分。胃阳不敷布于四肢为寒厥，阳邪内扰于阴分为热厥。然四肢不温，故厥者必利。先审泻利之寒热，而四逆之寒热判矣。下利清谷为寒，当用姜、附壮元阳之本，泄利下重为热，故用芍药、枳实酸苦涌泄之品以清之。不用芩、连者，以病于阴而热在下焦也。更用柴胡之甘平者以升散之，令阴火得以四达，佐甘草之甘凉以缓其下重，合而为散，散其实热也。用白饮和服，中气和而四肢阴阳自接，三焦之热自平矣。（《伤寒来苏集·伤寒附翼》）

刘渡舟：少阴心肾，为水火之脏，内寄真阴真阳，水火交通，阴阳既济，是人体生命活动的必要条件。人体正常水火。阴阳的交通既济，有赖于少阴的枢机作用，少阴不仅为三阴之枢，而且也是调节阴阳、水火平衡的重要枢纽。本条所述少阴病，即指少阴枢机不利，而致阳气郁遏，不能达于四末，因而见四肢逆冷……诸多或见证，皆因少阴枢机不利，阳气被抑而变生，兼肺寒气逆则喘，兼水气凌心则悸，兼气化不行则小便不利，兼寒凝气滞则腹中疼痛，泄利下重。（《伤寒论讲解·辨少阴病脉证并治第十一》）

【方药论选】

王晋三：热邪伤阴，以芍药甘草和其阴，热邪结阴，以枳实泄其阴，阳邪伤阴，阴不接阳，以柴胡和其枢纽之阳。（绛雪园古方选注·和剂）

张令韶：枳实形圆臭香，胃家之宣品也，所以宣通胃络；芍药疏泄经络之血脉，甘草调中，柴胡启发阳气而外达，阳气通，而四肢温矣。（《伤寒论直解·辨少阴病脉证篇》）

吴谦：此则少阳厥阴，故君柴胡以疏肝之阳，臣芍药以泻肝之阴，佐甘草以缓肝之气，佐枳实以破肝之逆，三物得柴胡，能外走少阳之阳，内直厥阴之阴，则肝胆疏泄之性遂，而厥可通也，或咳或下利者，饮邪上下为病，加五味子、干姜，温中以散饮也；或悸者，饮停侮心，加桂枝通阳以益心也；或小便不利者，饮蓄膀胱，加茯苓利水以导饮也；或腹中痛者，寒凝于里，加附子温中以定痛也；或泻利下重者，寒热郁结，加薤白开结以疏寒热也。（《医宗金鉴·订正仲景全书·伤寒论注·辨少阴病脉证并治》）

《伤寒论方解》：本方以柴胡疏通胸胁胀满，兼治寒热；以枳实治心下痞坚；以芍药、甘草除血痹，缓挛急。观于枳实芍药散之能治“产后腹痛烦满不得卧，并治痈脓”，可见本方实有疏肝、和营、消除胸满腹痛的功用。后世疏肝诸方如逍遥散、柴胡疏肝汤等都从本方发展而成。因其能治痈脓，所以后世多用治疗泄利下重的肠澼。（《柴胡汤类·四逆散》）

陈亦人：方以柴胡疏肝解郁，枳实行气散结，芍药柔肝活血，甘草益脾缓急。肝郁得舒，气血宣通，则四肢厥冷自愈。（《伤寒论译释·上编<伤寒论>综述·少阴篇》）

刘渡舟：本方由柴胡、芍药、枳实、炙甘草四药组成，柴胡疏调气机以达阳气；枳实行气散结以利脾胃；二药合用以解郁开结疏达阳气。芍药甘草酸甘化阴，利阴和血。正是“治其阳者，必调其阴，理其气者，必调其血”之义。加五味子、干姜温肺散寒以治喘；加桂枝温通心阳而治悸；加茯苓淡渗利水以治小便不利；加附子温阳散寒以治腹痛；加薤白通阳散寒，行气导滞以治泄利下重，随证化裁之法。（《伤寒论讲解·辨少阴病脉证并治第十一》）

王绵之：本方所治证属肝气郁结，气机不利，阳郁于里，不能布达四肢所致，与四逆汤主治的寒厥截然不同。李士材说：“此证虽云四逆，必不甚冷，或指头微温，或脉不沉微，乃阴中涵阳之证，惟气不宣通，是以逆冷。”故治宜疏肝解郁。方中柴胡既可升清阳，疏畅气机，又可使郁热外达，用为君药；阳郁于里而为热，阴必受伤，所以配伍芍药养血敛阴，与柴胡一升一敛，使郁热透，阳气升而阴亦复，为方中臣药；枳实苦泄，行气散结，与柴胡同用，一升一降，加强疏畅气机之功，与芍药相配，疏导气血，为佐药；甘草缓急和中，与芍药同用，可缓急止痛，又能调和诸药为使药。四药相合，共成疏肝理脾之剂，具有解郁透热，缓急止痛之功。本方原治少阴病阳气郁于里的四肢厥逆证。后世发展了它的治疗范围，临床上凡肝郁而见四肢厥逆，或肝脾不和而致脘腹胁肋诸痛，以及腹痛泄泻等，都可应用。（《中国医学百科全书·方剂学·和解剂》）

【临床应用】

（1）后世医家对本方的应用

1）《类聚方广义》：四逆散，治痢疾累日，下利不止，胸胁苦满，心下痞塞，腹中结实而痛，里急后重者。

2）《资生篇》：气上冲胸，心中痛热，惊悸不宁，是为火逆，四逆散主之。

3）陆渊雷：柴胡、芍药，俱能镇静交感神经，本方治神经衰弱之证见于胸胁部（枳实可随

证改枳壳），其人不虚者。后世平肝诸方，以此为祖，局方逍遥散，其嫡裔也。此亦杂病方耳。（《伤寒论今释》）

4）《焦窗方义解》：疫病兼痫，甚则谵语烦躁，发呃逆等症，用胸氏散火汤（人参、当归、芍药、黄芩、麦冬、白术、柴胡、陈皮、茯苓、甘草、生姜）之类，无寸效者，用本方即验，固不必用呃逆之药也。唯心下、肋下、胸中拘急甚，除上述诸证外，有发种种异证者，切忽眩惑，余用此药于疫证及杂病多年，治种种异证，不可胜计，真希世之灵方也。

5）《餐英馆疗治杂话》：心下常痞，两肋下如立筒吹火，胀而疑，左胁尤甚。心下凝结，胸中痞满，郁郁不快，遇事善怒。或肩背胀……此等皆肝郁之候，宜用此方（即四逆散）。当今肝郁者甚多，故此方之适应证极多。

（2）现代应用

1）治疗消化系统疾病：钟氏报道四逆散可用于治疗泄泻，痢疾，胸、胃、胁痛（胆囊炎、肝炎、蛔厥），阑尾炎，腹股沟疝，痹证等[1]；樊氏用四逆散加味治疗传染性肝炎33例，其中痊愈29例，好转4例。处方：柴胡、白芍、延胡索、厚朴各10g，枳实9g，甘草3g，郁金7g，丹参12g。水煎服。加减法：湿热发黄，加茵陈、栀子；腹胀便秘，加大黄；脾虚便溏，加白术、茯苓、薏苡仁；纳呆，加麦芽、山楂、陈皮；神昏谵语，加远志、石菖蒲；阴虚低热不退，加地骨皮、青蒿、旱莲草；肝脾肿大，加鳖甲、牡蛎、青皮；精神委靡不振，加党参。结果：治愈29例，好转4例[2]。洪达生介绍，泸州医学院附属医院，中西医结合治疗急性梗阻性化脓性胆管炎15例，中药以四逆散加木香、川楝子、佛手、金钱草、茵陈、栀子、黄连、大黄。15例除1例手术外，余皆治愈[3]，郑氏用本方加乌梅、川楝治疗51例胆道蛔虫病，取得较好疗效。这些病例是经西医治疗未见好转者，经中医治疗全部治愈。一般发热恶寒1～3天消失，腹痛平均1.5天消失，全部病例均排出蛔虫，住院平均天数为5天[4]。李氏用四逆散加茵陈、乌梅、川楝子、郁金、木香、金银花、连翘治疗胆道蛔虫41例。同时配合针刺、穴位注射复方氯丙嗪、阿托品。单用内服中药获效者14例，综合治疗获效者24例，针刺及穴封治愈者3例[5]。周一祥用本方加黄连、花椒各4.5g，乌梅15～30g，为基本方，治疗胆道蛔虫症100例，若伴呕吐者，偏寒加半夏、生姜；偏热加竹茹、代赭石。便秘者加大黄、延胡索粉；饮食积滞者加山楂、谷麦芽、炒莱菔子；湿热盛者加黄芩、金钱草、蒲公英；疼痛剧进加醋制延胡索、川楝子。成人每日1剂，重症加倍，儿童酌减。结果：治愈98例，无效2例[6]。张氏用四逆散加味治疗胃黏膜异型增生30例，其中男23例，女7例，病程最长30年，最短半年。胃镜肉眼所见，浅表性胃炎19例、胃黏膜萎缩11例。病理活检均示胃黏膜异型增生。治疗前多有胃痛、胃胀、恶心、嗳气、泛酸、纳差等肝胃气滞表现。经中药治疗3～6个月复查，结果显效25例，有效3例，无效2例，总有效率为93.3%。处方：柴胡、枳实、赤白芍、制半夏各10g，炙甘草5g，陈皮6g，水煎服。虚寒者，酌加生姜或干姜、桂枝、吴茱萸、黄芪、党参等；阴虚者，选用石斛、天花粉、沙参、麦冬等；嗳气泛酸明显者，选加旋覆花、代赭石、煅瓦楞、左金丸等；胃痛剧烈者，选加延胡索、川楝子、乌药、白檀香、沉香粉等；根据胃黏膜充血水肿或萎缩程度，选加蒲公英、红藤、败酱草、白药蛇舌草、芙蓉叶、丹参、九香虫等清热活血药[7]。张氏用四逆散治疗浅表性胃炎125例取良效。基本方：柴胡、生白芍、炒枳实各10g，炙甘草5g。胃热炽盛者，加川连、蒲公英、连翘，炙甘草改碧玉散（包煎）；积滞内停者，加神曲、炒谷芽、炒莱菔子；脾胃虚寒者，加黄芪、桂枝、红枣、生姜；夹有络瘀者，加丹参、丹皮、炙刺猬皮、制延胡索；胃阴不足者，加石斛、麦冬、天花粉；泛酸者，加左金丸（包煎）、鸡贝散（吞服）；大便溏薄者，加茯苓、炒白术。服药7～15剂后，显效45例，好转68例，无效12例，有效率为90%[8]。刘氏用四逆散加味治疗胆汁反流性胃炎54例，取得显效。药用柴胡、制半夏各12g，白芍、枳实各10～12g，甘草6g。肝郁，加郁金、佛手；郁热，选加公英、黄芩、山栀子、夏枯草；腹胀，加砂仁，或枳实改枳壳；呕吐苦水，选加竹茹、代赭石、柿蒂、丁香、苏梗；大便秘结或不畅，选加火麻仁、肉苁蓉、大腹皮、大黄；脾胃虚弱，合四君子汤。每日1剂。经治6～8周后，显效33例，好转16例，无效5例，总有效率为90.7%[9]。日本人水野修一等应用四逆散提取剂治疗胃溃疡28例，8周后的治疗效果为：显效9例（32%），有效11例（39%），有效以上20例（71%）。除并用抗溃疡剂的5例外，22例中显效8例（36%），有效9例（41%），有效以上17例（77%）。单独使用四逆散治疗的22例活动期胃溃疡病人，8周后17例（77%）呈瘢痕化，疼痛的改善度为93%，100%自觉症状减轻。另外发现，转氨酶呈有意义的降低，嗜酸粒细胞增加，但其机制尚不清楚[3]。高氏等用本方（生甘草、柴胡、白芍、枳实各等份研末）每日2～3次，每次3g，温开水冲服，空腹或食前服，30天为1个疗程，治疗胃溃疡65例，均经上消化道钡透检查。西药对照组30例。结果：治疗组显效46例，占70%；好转14例，占21.5%；无效5例，总有效率为92.3%。对照组显效8例，占26.6%；好转17例，占57%，总有效率为83.6%。两组疗效比较有显著差异（$P<0.01$），治疗组优于对照组[10]。李氏用四逆散加味治疗食管痉挛等症[11]；方氏用本方加大黄甘草汤治肠梗阻[12]。盛增秀用四逆散加薤白治久痢滞下不爽，腹胀痛满，脉弦，苔薄腻，效果显著。（《伤寒论方古今临床》）

2）治疗心血管疾病：管氏将四逆散制成冲剂，每天50g，分3次服，对31例冠心病期前收缩的研究表明，其方对纠正冠心病期前收缩有良好的作用。在停用其他抗心律失常药1日后，用本方冲剂日口服50g，连服7～14日。结果：心悸症状改善，期前收缩次数减少28例（其中，心电图中房性或室性期前收缩波消失7例），无效3例，有效率约90%，可见本方对冠心病期前收缩有一定疗效。动物实验表明，本方有抗氯化钙及抗氯仿-肾上腺素诱发的心律失常的作用[13]。陈氏用四逆散加味（柴胡、炙甘草、桂枝、丹参各10g，白芍、瓜蒌皮、太子参各30g，枳实12g），治疗心绞痛取良好[14]。董氏用本方加减（柴胡、枳实、白芍、黄芪各10g，炙甘草、川芎各6克），水煎服，每日1剂，2次分服，10日为1个疗程，治疗功能性低血压70例，结果：治愈63例，显效5例，无效2例，总有效率为97.1%[15]。

3）治疗神经系统疾病：杨氏加瓜蒌皮、薤白、郁金，治肋间神经痛[16]。陈氏用四逆散加味治愈神经性头痛1例[17]。

4）治疗肝咳：刘氏用四逆散加减治疗肝咳34例取得满意效果。本组病人均有善郁易怒的性格，主要表现为咳嗽咽痒，夜间尤甚，口燥咽干，痰少而黏，胸胁满闷掣痛，咳嗽常因情志变化而增减。药用柴胡、枳实、白芍、杏仁、桑白皮、瓜蒌皮、浙贝、广地龙、焦栀子各10g，枇杷叶12g，甘草5g。痰中带血，加侧柏叶15g，黛蛤散10g。每日1剂，水煎服。服药5～12剂后，痊愈30例，有效3例，无效1例[18]。

5）治疗阳痿：张氏用四逆散加味治疗阳痿25例效果满意。其中年龄最小者25岁，最大者47岁；病程3～6个月14例，7个月～1年8例，1～2年3例。结果痊愈13例，显效4例，无效3例。处方：柴胡9～12g，枳实6～9g，白芍15～30g，炙甘草9～12g，蜈蚣3条。两胁胀痛，加川楝子12g；口苦咽干，加栀子9g，丹皮12g；失眠多梦，加炒枣仁、熟地黄、夜交藤各12g，远志9g；四肢厥冷，不腹冷痛，腰膝酸软，加枸杞20g，益智仁30g，紫河车粉10g（冲服），巴戟天12g；胸闷烦怒，加瓜蒌15g，生枣仁30g；头晕胀痛，加白菊花、天麻各9g[19]。

6）治疗甲状腺功能亢进：蒋氏用四逆散加味治疗甲状腺功能亢进20例，一般服药3～6剂即见效，亦有20～30剂后症状基本控制者。张氏认为，甲状腺功能亢进属祖国医学“中消”“瘿瘤”范畴，尤与“气瘿”“肉瘿”更为相似。形成本证之根结乃气、痰、郁互结，郁久化热，耗伤津血，下亏肾水，痰火上炎为患。故临床试用四逆散加白头翁、丹参、黄药子组成基本方，以清热化痰、行气散结，效果满意[20]。

7）治疗小儿疾病：陈氏认为小儿脏腑娇弱，其功能活动尚未完善，故易引起气机郁滞的病变，而四逆散有疏肝理脾、调畅气机、透邪外达之效，其药味少而功专，故用本方加味治疗小儿气机郁滞之类病变，如发热、腹痛、泄泻、积滞、尿白、夜啼等，收到一定效果[21]；严氏认为本方疏畅气机，开达郁热，正符合小儿发热肢厥之病机，故用本方治疗小儿发热肢厥，获效甚速[22]。李氏还报道用本方治疗小儿脱肛[11]。

8）治疗妇科疾病：许氏以四逆散加味（柴胡、麦冬、皂刺、路路通各10g，枳实、赤芍各12g，丹参30g，生甘草、三七粉各3g，穿山甲20g），每日1剂，经期停服。下腹痛，黄带多，质稠气秽者，加龙葵莓；经前乳房胀痛者，加露蜂房、荔枝核；经期少腹冷痛或带多清稀，气腥者，加鹿角霜、肉桂；输卵管积水者，加大戟、䗪虫、仙灵脾，或荔枝核、泽兰；输卵管阻塞115例（其中门诊52例，单纯用口服方住院63例，除用口服方外，还配合热敷和保留灌肠）。结果：门诊52例中痊愈25例，有效12例，无效15例，总有效率为71%[23]。王氏以本方加橘叶、橘核各15g为基本方，治疗经前乳房胀痛150例，疗效满意。血虚重者加当归10g，熟地15～30g；气虚重者加黄芪30g，党参10～30g；气滞者加青皮、香附各10g；胸胁痛者加川楝子10～30g；血瘀重者加桃仁、三棱、莪术各10g，腹痛者加五灵脂、延胡索各10g，小腹胀痛者加乌药10g；痰凝乳房有块者加海藻、昆布、浙贝、皂刺各10～15g。结果：150例中，肝郁血虚型19例，痊愈16例，好转3例；肝郁气滞型69例，痊愈59例，好转7例，无效3例；肝郁血瘀型48例，痊愈38例，好转8例，无效2例；肝郁痰凝型14例，痊愈7例，好转4例，无效3例[24]。赵氏用四逆散加味治愈痛经热厥1例[25]；曾氏用本方治急性乳腺炎未化脓、未溃破者[26]；王氏用本方治疗慢性附件炎[27]；李氏还用本方治疗子宫脱垂[11]。

9）治疗外科疾病：沈氏以本方加减治疗慢性化脓性中耳炎10例，均服药2～9剂而愈[28]。陈氏用四逆散加味治疗肋软骨炎18例，均获痊愈。处方以四逆散为主，随证加减；局部肿痛明显，夹瘀者，加活血化瘀之炙乳香、炙没药、延胡索；气滞较甚者，加制香附、郁金以行气解郁；发热烦躁者，加山栀、黄芩以清热除烦；有寒者，加制川乌、制草乌、细辛以祛寒止痛；大便干燥者，加酒大黄、全瓜蒌、全当归；脾虚便溏者，去枳实加枳壳、白术、茯苓[29]。

（3）医案选录

1）胃痛：此方证所治之胃痛乃胃痛隐隐，时轻时重，胃脘部感痞闷不舒，食欲不振，手足不温，舌质淡红，舌苔薄黄等，我们常以本方加减治疗慢性胃炎、肋间神经痛等，多能取效。诊为慢性胃炎及胃部不适疼痛者酌加半夏、郁金、木香、砂仁；肋间神经痛者酌加郁金、木香、川楝子、玄参、香附，其效更佳。

赛某，男，57岁，1991年10月30日诊治。主诉：胃脘部疼痛3年。3年前因饮食不节渐感胃部泛酸，隐隐作痛，当地诊为慢性胃炎，服消炎解痉之剂效果不显，服中药益气健脾、和胃化湿之品效亦不佳，求治于我院。症见：形体消瘦，面色青黄，胃部泛酸，隐隐作痛，牵及两肋，食欲不振，手足不温，舌淡红，苔薄黄，脉弦细，经胃镜检查确诊为胃炎。此为肝郁气滞，肝脾不调。治宜疏肝理气，调和肝脾。方用：柴胡、郁金、川楝子、半夏、枳实各12g，白芍15g，川黄连、干姜各6g，甘草10g。服药3剂，疼痛已有缓解，纳食觉香，舌质淡苔薄黄，遵原方继服。服药18剂后，胃脘疼痛及胁肋疼痛均已消失，胃部已不作酸，胃镜检查胃炎已基本痊愈。上方加延胡索10g继服10剂以巩固疗效。

2）咳嗽：本方证所治咳嗽及脾阴不足，肝失疏泄，上逆于肺，肺失宣降所致。临床辨证中常见：阵咳入夜加剧，咳时牵及两肋作痛，或晨起咳嗽更剧，痰少而黏，不易咳出，食欲不振，夜寐欠安，舌红苔薄或薄黄，脉弦滑等症。加用清肺镇咳之川贝母、胆南星、竹茹、桑皮、杏仁等品其效更佳。

林某，女，63岁，1981年3月17日诊治。久有咳嗽病史，冬春尤甚，遇寒更重。10日前感冒后经治疗寒热已除，但遗留咳嗽，多方治疗无效，求治于我院。症见：形体消瘦，表情痛苦，双眼睑轻度浮肿，咳嗽晨起更剧，痰少而黏，不易咳出，咳时牵引小腹疼痛，食欲不振，心烦，少寐多梦，小便黄，舌质红苔薄黄，脉弦细。此为肝失疏泄，肺失宣降。治宜清肝肃肺，理气止咳。方用：柴胡、枳实、甘草、杏仁各10g，白芍、桔梗各15g，川贝母、竹茹、桑皮各12g。服药5剂后，咳嗽减轻，能咳出黄色黏痰，治投病机，以上方加石膏15g，陈皮10g，服12剂后咳嗽基本消失，唯晨起有轻微咳嗽，余症均减轻，继服上方6剂而愈。

3）胁痛：本方证所治之胁痛乃肝胃郁热，气机不畅所致。临床辨证中常见：胁肋疼痛，右胁疼痛尤甚，恶心欲吐，胸闷不欲食，或见恶寒发热，口干苦，舌质淡苔薄黄，脉弦数。我们常以本方加减治疗肝炎、胆囊炎、胆囊息肉所致之胁痛多能取效。酌加郁金、木香、川楝子、金钱草、半夏、竹茹、神曲、山楂，其效更佳。

张某，女，41岁，1979年7月12日诊治。主诉：右胁疼痛，胸闷不适2个月。2个月前原因不明感右胁隐隐作痛，伴胸闷不适，食欲不振，因经济困难未予治疗，1个月前感胁痛加重，胸闷不欲食，常恶心呕吐，遂来我院。症见：形体稍胖，面色萎黄，右胁疼痛，恶心欲吐，厌油腻，胸闷脘痞不舒，纳呆，舌质红，苔黄腻，脉弦滑，右肋压痛，经超声波检查确诊为肝炎。病人平素性情急躁。此为肝郁气滞。治宜疏肝理气，和胃降逆。方用：柴胡、枳实、甘草、竹茹各10g，郁金、川楝子、半夏各12g，炒神曲、炒山楂各15g。上方服2剂，恶心欲吐，右胁疼痛减轻。治投病机，上方加陈皮12g，服24剂后，右胁疼痛消失，恶心欲呕，胸脘痞闷已基本消失，可正常进食，超声波检查仍提示为肝炎，继以舒肝健胃丸以善其后。

4）泄利下重：此方证所治之泻利下重乃下焦湿热，热阻气滞之症。临床辨证中常见：腹胀腹痛，泻利下重不爽，里急后重，倦怠无力，饮食不香，四末不温，平素心烦易怒，夜不安寐。我们于临床中若见湿热盛而下利重者加黄柏、薤白、茯苓，有虚寒之证者则加干姜、薤白，其效更佳。

韩某，男，58岁，1982年12月6日诊治。主诉：腹痛下利1年。病人平素性情急躁，1年前发脾气后即感胁肋胀痛，服行气止痛药物后胁痛减轻，但总感腹痛绵绵，痛则下利，每日下利2～3次，下利不爽，多方治疗无效，遂求治于我。症见：泄下利重，下利不爽，腹痛绵绵，里急后重，每日2～3次，大便溏薄，平素易心烦易怒，身倦无力，食纳不佳，四末欠温，舌淡苔薄白，脉弦细，大便做细菌培养也未发现异常。此属肝脾气滞。治宜疏肝理气，清热止泻。方用：柴胡、白芍、枳实、薤白各12g，茯苓30g，木香、甘草各6g。上方服2剂，腹痛减轻，又服6剂后，大便为日1～2次，能成形，上方去茯苓加炒神曲、炒山楂各15g，陈皮12g，服10剂后，诸症悉除，临床治愈。

【按语】

四逆散为疏肝理气之祖剂，原著虽用以治疗四逆，然其临床运用范围绝非仅限于318条所述。千年临床实践结果表明，无论外感内伤，凡见肝郁征象如胁肋胀闷、叹气脉弦等，皆可用之获效。后世医家结合自已的临床经验，在本方的基础上化裁出一系列名方，柴胡疏肝散、逍遥散，莫不仿此方法，而得以传世济人。

【现代研究】

四逆散方剂研究证明其作用有：①四逆散水醇沉液对小鼠腹腔巨噬细胞的吞噬功能有较明显的促进作用，故认为其之所以能治疗阑尾脓肿和急性胆囊炎，可能与其增加机体的防御功能有关。②四逆散水醇沉液对离体兔肠呈抑制作用，临床用于治疗急腹症及消化道疾病，可能与其解痉作用有关，它还有对抗乙酰胆碱及氯化钡所致的肠痉挛的作用。③四逆散对静脉注射戊巴比妥钠麻醉犬的血压有较明显的升压作用，此作用可被α-受体阻滞剂妥拉苏林所对抗，可能兴奋血管α-受体有关。④本方有增加心肌收缩力及心输出量的作用。⑤该方对平滑肌及心血管系统的作用与其所含的枳实有关。近来四逆散各组成药物实验研究证明，柴胡的粗制皂苷和芍药配糖体合用时，能降低柴胡粗制皂苷的毒性，减缓对胃肠的刺激，增强其镇痛作用。两者合用，既能加强镇咳效能和抑制消化性溃疡形成，又能降低其毒性[30]。

（1）利胆、保肝作用：实验证明，本方组成药具有显著的利胆、保肝作用。甘草可使四氯化碳所致大鼠肝脏的变性坏死显著减轻，肝细胞内糖原及核糖核酸恢复，血清GPT降低，甘草并可抑制纤维增生，使结扎总胆管实验动物血胆红素降低，尿胆红素排泄增加。柴胡也有显著的保肝作用，能对抗多种生物或化学毒物所致的肝损伤。柴胡并有显著的通利作用，能使胆汁及胆盐成分排出量增加。由等量甘草、柴胡组成之甘柴合剂也能显著抑制四氯化碳所致大鼠肝脏变性、坏死，使血清GPT明显下降，肝内糖原及RNT含量大部分恢复或接近正常，阻止脂肪在肝内蓄积，抑制纤维增生，促进纤维吸收而使肝硬化减轻[31]。此外，白芍也有显著保肝作用。实验表明由本方加味而成之慢肝一号（本方加丹参、郁金、鸡骨草、垂盆草、白术）也有显著的抗四氯化碳肝损伤作用[32]。

（2）抗溃疡作用：甘草对实验性胃溃疡有显著防治效果，不论是对大白鼠幽门结扎性溃疡，或是辛可芬所致消化性溃疡，还是对醋酸所致大鼠慢性溃疡均有效。其机制与抑制胃液分泌，增强胃黏膜的抗溃疡能力，抑制胃蛋白酶活性，抑制胃黏膜磷酸二酯酶活性而增高cAMP含量等有关。柴胡对应激性溃疡、幽门结扎性溃疡、醋酸性溃疡、组胺性溃疡及阿司匹林性溃疡等也均有对抗作用，并能抑制胃液分泌，降低胃蛋白酶活性。芍药苷也有显著的抗溃疡作用。实验表明将柴胡皂苷、甘草黄酮FM100及芍药苷三者合用时，大鼠醋酸性溃疡之溃疡系数明显降低[33]。

（3）对平滑肌的影响：本方四药均对胃肠道平滑肌运动有显著影响。甘草解痉成分为黄酮类化合物，浓度为10～15时即抑制肠管运动，并能对抗乙酰胆碱、氯化钡、组胺等所致肠痉挛，柴胡黄酮化合物具解痉活性而皂苷可兴奋离体肠肌。枳实能抑制肠运动，但胃瘘及肠瘘犬灌服枳实煎剂却能使肠管兴奋。白芍之芍药苷也有显著的解痉效果。全方的实验研究表明，四逆散能显著抑制兔的离体肠管运动，使频率减慢，幅度减小，并能解除乙酰胆碱、氯化钡所致的肠痉挛[33、34]，且与肾上腺素所致肠管抑制作用有协同效果[34]。在整体实验中，小剂量柴胡皂苷有止泻作用，而大剂量时对肠道有明显的刺激作用，此时合用FM100或芍药苷，则刺激作用得到缓和而有明显的止泻作用。对子宫平滑肌影响的实验表明，本方对离体兔子宫呈抑制作用，但对未孕在体子宫静脉给药时反呈兴奋作用，使收缩力、张力均增加，频率加快[33]。本方对子宫的兴奋作用可能主要来自枳实[35]。

（4）镇静、镇痛及抗炎、解热等作用：本方中甘草、芍药均有显著的镇静、镇痛、抗炎及解热作用，两药合用还有协同效果。柴胡也具有显著的抗炎作用，能抑制多种实验性炎症，此外，柴胡尚具有显著的镇静、镇痛和解热作用。综上所述，本方当具有显著的解热、抗炎、镇痛和镇静效果，这对于用本方治疗多种内脏或神经肌肉炎性疾患所致之发热、炎症和疼痛有重要意义[33]。

（5）对血液及心血管系统功能的影响

1）强心升压作用：临床用本方治疗流行性出血热低血压期也有效，实验证明本方水煎醇沉液以0.5g/kg剂量给麻醉猫静脉注射，可使心脏室内压变化最大速率（dp/dtmax）、左室内压峰值（LVSP）、平均动脉压（mAP）、心输出量（CO）、心率（HR）、搏出量（SV）、左室做功（LVW）等均明显增加，于1分钟达最高值，并持续15分钟左右，此作用较去甲肾上腺素为弱，但维持时间则长。表明本方能显著增加心脏之泵血功能，这主要是通过增加心室舒张时心肌纤维收缩成分舒张的最大速度及增加后负荷实现的[35]。另有实验表明，本方静脉注射也能使麻醉犬的血压明显升高。α-受体阻断剂妥拉苏林可阻断此效果。本方可使麻醉在位犬的心肌收缩力加强、心搏加快，并显著对抗戊巴比妥引起的心收缩力下降和心脏扩大等急性心肌损害。但这种强心升压作用都是静脉给药，口服煎剂的作用如何，尚待研究与探讨[33]。

2）抗心律失常作用：实验表明本方静脉注射能显著延长小鼠P-R间期，并能对抗乌头碱诱发之大鼠心律失常，腹腔少量注射时也能降低房室小鼠室性频率，而显示明显的抗心律失常效果。但剂量加大时，可引起Ⅰ度房室传导阻滞和T波高耸等毒性表现。上述结果提示，本方静脉注射对伴心律快而节律不齐之休克病人可能有好处[36]。

3）抑制血小板聚集作用：全方腹腔注射或静脉注射，对小鼠或家兔外周血血小板数量均无显著影响，对家兔全血黏度、血浆比黏度及血细胞比容等血液流变学指标也无明显影响，但对ADP诱导的家兔血小板聚集则有抑制作用，并随药物浓度增高而增强，50%抑制率之药物浓度为30mg/kg（生药），100mg/ml（生药）时抑制率达85.5%[37]。

4）增强耐缺氧能力：本方灌服，可显著延长小鼠常压缺氧的死亡时间，预先给予异丙肾上腺素本方也有显著效果。对结扎两侧颈动脉的小鼠以本方进行腹腔注射其生存时间也可明显延长。血气分析发现，本方可显著增加小鼠及家兔动脉血氧分压（$PaO_2$），但单味枳实无效，正常人一次服用1∶1四逆散煎剂60ml，1小时后也可见血液$PaO_2$较对照显著为高，表明本方增强耐缺氧能力与其能提高动脉血氧分压作用有关，而血氧分压的提高，则有利于对休克的治疗[33]。

（6）对机体免疫功能的影响：甘草、柴胡都具有较复杂的免疫药理活性。白芍能增强腹腔巨噬细胞吞噬能力，并可促进网状内皮系统对血中异物的廓清能力，本方皮下给药时，也可显著增强小鼠腹腔巨噬细胞对异物的吞噬活动。本方的这一作用可能有助于对多种炎症的治疗[33]。

（7）毒性：本方毒性小。但用其水提醇沉液注射时，则有显著毒性，对兔和小鼠的亚急性毒性试验中，注射1g/kg时病理观察未见毒性，而单用0.25g/kg之枳实，则有毒性表现，提示四逆散复方的毒性较单味枳实为低，若超过此剂量则可引起病理损害，超大剂量（20g/kg）的四逆散注射，不但可引起肝、心脾、脑、肾等显著损害，并可引起死亡[38]。

综上可见，本方可能具有显著的保肝利胆、抗溃疡、解痉及抗炎、解热、镇痛、镇静等作用，这可能是本方和解肝脾的一些重要药理基础。另外，本方尚有强心、升压、抗休克、抗心律失常、抑制血小板聚集、增强动脉血氧分压及增强机体耐缺氧能力等作用，这可能有助于缓解少阴病主证，而解热、抗炎及增强吞噬功能等作用，则有利于对感染性炎性疾病的治疗。

## 参考文献

[1] 钟耀奎 . 关于四逆散的临床运用 . 新中医 , 1972, (4): 21
[2] 樊昕 . 加味四逆散治疗传染性肝炎 . 陕西中医 , 1987, (5): 225
[3] 李嘉璞 , 吴修符 , 姚秀琴 . 等 . 伤寒论临床辨略 . 济南 : 山东科学技术出版社 , 1995: 267
[4] 郑昌雄 . 梅楝四逆散治疗 51 例胆道蛔虫病 . 福建中医药 , 1962, (2): 37
[5] 李传方 . 加味四逆散为主治疗胆道蛔虫症 41 例 . 新医药学杂志 , 1977, (10): 37
[6] 周一祥 . 加味四逆散治疗胆道蛔虫症 100 例 . 实用中医内科杂志 , 1989, (2): 45
[7] 张文尧 , 沈丽中 , 徐辉 . 四逆散加味治疗胃粘膜异型增生 30 例观察 . 中医杂志 , 1986, (12): 35
[8] 张福产 . 四逆散治疗慢性浅表性胃炎 125 观察 . 黑龙江中医药 , 1991, (5): 11
[9] 刘国普 . 四逆散加味治疗 54 例胆汁返流性胃炎的临床观察 . 新中医 , 1993, (6): 19
[10] 高金亮 , 张洪慈 . 四逆散治疗胃溃疡的临床报告 . 天津中医 , 1987, (5): 18
[11] 李孔定 . 四逆散临床运用体会 . 四川中草药通讯 , 1973, (4): 30
[12] 方锦文 . 加味四逆散治疗肠梗阻的经验体会 . 广东中医 , 1959, (12): 510
[13] 管喜文 . 四逆散对 31 例冠心病早搏的作用研究 , 中药药理与临床 , 1992, 8(4): 37
[14] 陈小珍 . 四逆散临床新用 . 吉林中医药 , 1988, (4): 32
[15] 董永军 . 四逆散治疗功能性低血压 70 例 , 实用中西药结合杂志 , 1992, 5(1): 35
[16] 杨树千 . 介绍治疗肋间神经痛的经验 . 中医杂志 , 1965, 2: 25
[17] 陈义范 . 四逆散的临床运用 . 河南中医 , 1983, (1): 33
[18] 刘丽萍 . 四逆散加减治疗肝咳 34 例 , 浙江中医杂志 , 1991, (11): 484
[19] 张宽智 . 四逆散加味治疗阳痿 . 湖北中医杂志 , 1986, (3): 21
[20] 蒋立基 . 四逆散加味治疗甲状腺机能亢进 . 上海中医药杂志 , 1982, (1): 28
[21] 陈洁 . 运用四逆散加味治疗儿科疾病的经验 . 成都中医学院学报 , 1984, (2): 24

[22] 严兆昌 . 四逆散为主治疗小儿发热肢厥 . 湖北中医杂志 , 1981, (6): 30
[23] 许润三 . 四逆散加味治疗输卵管阻塞 115 例总结报告 . 中医杂志 , 1987, (9): 681
[24] 王承训 . 四逆散加味治疗经前乳房胀痛 . 山东中医杂志 , 1987, (2): 40
[25] 赵明一 . 经厥病治验 . 辽宁中医杂志 , 1984, (5): 40
[26] 曾金铭 . 四逆散的临床应用 . 云南医药 , 1974, (4): 49
[27] 王祚久 . 治疗慢性附件炎 190 例的治疗观察 . 新医药学杂志 , 1976, (12): 18
[28] 沈航钦 . 四逆散加减治疗慢性化脓性中耳炎 . 浙江中医杂志 , 1986, (3): 118
[29] 陈南扬 . 四逆散加减治疗肋软骨炎 18 例 , 湖北中医杂志 , 1985, (6): 52
[30] 王化文 , 等 . 四逆散现代研究概况 . 仲景学说研究与临床 , 1985, (1): 52
[31] 山西医学院肝病组 , 甘柴合剂对实验性肝硬化防治作用的观察 . 新医药学杂志 , 1974, (2): 28
[32] 韩康玲 , 冯天璋 , 谷济生 , 等 . 慢肝 I 号方治疗肝炎的实验研究 ( 一 ). 天津医药 , 1982, 10(1): 42
[33] 邓文龙 . 中医方剂的药理与应用 . 重庆 : 重庆出版社 , 1990: 279
[34] 郑有顺 , 扬汉云 . 四逆散对家兔离体肠管活动的影响 . 中药药理与临床 , 1985, ( 创刊号 ): 28
[35] 龚传美 , 管希文 , 王义雄 , 等 . 四逆散对麻醉猫心功能的影响 . 中药药理与临床 , 1975, ( 创刊号 ): 18
[36] 李在邠 , 等 . 四逆散醇沉液的抗心律失常作用及其对心电图的影响 . 仲景学说研究与临床 , 1985, (1): 40
[37] 龚传美 , 管喜文 , 兰克信 . 四逆散的抗休克作用研究 . 中药药理与临床 , 1989, 5(2): 1
[38] 李在邠 , 李选华 , 孙庆余 , 等 . 静脉连续注射四逆散水醇沉液对实验动物心脏的毒性观察 . 辽宁中医杂志 , 1986, (7): 40

## 十、当归四逆汤方、当归四逆加吴茱萸生姜汤方

### （一）方药

**1. 当归四逆汤方**

当归三两 桂枝三两，去皮 芍药三两 细辛三两 甘草二两，炙 通草二两 大枣二十五枚，擘（一法，十二枚）

上七味，以水八升，煮取三升，去滓，温服一升，日三服。

**2. 当归四逆加吴茱萸生姜汤方**

当归三两 芍药三两 甘草二两，炙 通草二两 桂枝三两，去皮 细辛三两 生姜半斤，切 吴茱萸二升 大枣二十五枚，擘

上九味，以水六升，清酒六升和，煮取五升去滓，温分五服。一方，水酒各四升。

### （二）治法

（1）养血散寒，温通经脉。

（2）养血通脉，温散久寒。

### （三）方解

当归四逆汤是桂枝汤去生姜，增大枣用量，并伍入当归、细辛、通草组成。方中以桂枝、细辛温阳通脉；当归辛温，为血中气药，既能与芍药相伍以养血和血，更能助桂枝温通之力；桂、辛、归、芍相伍，温通而不嫌其燥，甘润而不虑其腻。方中更以通草助桂枝、细辛、当归通血脉之力，甘草、大枣甘温补中，滋气血之源。全方立足养血，以温为主，以通为要，有利血脉以散寒邪之功，调营卫以通阳气之效，因主治血虚寒凝之厥，故名当归四逆汤。

若寒邪久伏于内者，则在本方基础上加吴茱萸温肝散寒，既无温燥伤血灼阴之虞，又无鼓动木火升腾上炎之弊，以其辛苦泄降且有助于心包阳热之下温；再加生姜散寒涤饮，鼓舞营卫以助

血行。水酒合煎，更增温运血行之力。是方散寒而不助火，养血而不滞邪，实为厥阴血虚，内有久寒之良方。

【经典原文】

手足厥寒，脉细欲绝者，当归四逆汤主之。（351）

若其人内有久寒(1)者，宜当归四逆汤加吴茱萸生姜汤。（352）

【词解】

（1）久寒：久伏脏腑的寒邪。

【提要】 血虚寒厥及兼内有久寒的证治。

【原文分析】

脉细欲绝，脉细为血虚，厥阴肝血不足，血虚寒郁，脉道失充，运行不利，故脉细欲绝；四肢失于温养，故手足厥寒。同时，本证可伴见四肢关节疼痛、身痛腰痛等寒邪凝滞经络的症状。既是血虚寒凝，经脉不利，治疗当养血散寒，温通经脉，用当归四逆汤主之。

若病人平素阳虚，寒邪久伏脏腑，或寒凝胞宫致月经不调，白带清稀，宫寒不孕；或寒滞胃肠而致腹痛、呕吐、下利；或寒积下焦而致少腹冷痛、疝气等，可在当归四逆汤的基础上，再加入吴茱萸、生姜，以温中散寒，涤饮降逆，并以清酒扶助药力，驱散久伏之沉寒痼冷。

本证与四逆汤证同为寒厥，但四逆汤证是少阴肾阳衰微，阴寒内盛，故手足厥冷而脉微欲绝，本证是厥阴血虚寒凝，经脉失养，故手足厥寒而脉细欲绝。厥冷有轻重之别，而辨脉在微细之间，学者尤当注意，不可忽略。

【原文选注】

成无己：手足厥寒者，阳气外虚，不温四末，脉细欲绝者，阴血内弱，脉行不利，与当归四逆汤助阳生阴也。（《注解伤寒论·辨厥阴病脉证并治》）

汪苓友：此条乃寒中厥阴血分之证。手足厥寒，与厥逆厥冷略异。逆冷者，寒深入脏，故手足不顺利而如冰，斯为厥逆厥冷。厥寒者，手足厥而自觉畏寒之甚，乃寒中于经。（《伤寒论辨证广注·中寒脉证》）

柯韵伯：此条为在里，当是四逆本方加当归，如茯苓四逆之例。若反用桂枝汤攻表，误矣。既名四逆汤，岂得无姜附。（《伤寒来苏集·伤寒论注·四逆汤证下》）

钱天来：四肢为诸阳之本，邪入阴经，致手足厥而寒冷，则真阳衰弱可知，其脉微细欲绝者，《素问·脉要精微论》云，脉者，血之府也。盖气非血不附，血非气不行，阳气既已虚衰，阴血自不能充实，当以四逆汤温复其真阳，而加当归以荣养其阴血，故以当归四逆汤主之。（《伤寒溯源集·厥阴篇》）

章虚谷：手足厥寒，脉细欲绝者，厥阴气血两虚，故主以当归四逆，养血以通经脉。若内有久寒，再加吴茱萸、生姜辛温散寒。盖肝以酸为体，以辛为用也，若少阴手足厥寒、脉细若绝，必兼下利，以肾为胃关，关闸不固也，必用姜附四逆等汤。若厥阴属木而挟相火，其下利由邪热下迫，或寒热错杂，致阳明不#，故热利用白头翁汤，寒热错杂者乌梅丸，寒多者加吴茱萸、生姜足矣。若过用大热，反助相火以焚木也。柯韵伯不明此理，言既名四逆汤，岂得无姜附，吴萸配附子，生姜佐干姜，久寒方能去。而不知少阴寒厥，方用姜附四逆汤，其热厥用四逆散，又岂可用姜附乎？其四逆虽同，而有寒热不同，岂必用姜附，方可名四逆汤乎？何不思之甚哉！且如同名承气，而有大小调胃之不同；同名泻心，而有五方之各异，法随病变，因宜而施者也。若凭粗疏之见，而论仲景之法，非但不能发明其理，反致迷惑后学无所适从。每訾王叔和编辑之误，而不自知其廖也。若无王叔和，则仲景之法湮没无传，后世不表其功，反多吹毛求疵，殆非君子之

道矣。（《伤寒论本旨·厥阴篇》）

陈平伯：仲景治四逆，每用姜、附，今当归四逆汤中并无温中助阳之品，即遇内有久寒之人，但加吴茱萸、生姜，不用干姜、附子，何也？盖厥阴肝脏，藏营血而应肝木，胆火内寄，风火同源，敬非寒邪内犯，一阳生气欲寂者，不得用辛热之品以扰动风火；不比少阴为寒水之脏，其在经之邪，可与麻、辛、附子合用也。是以虽有久寒，不现阴寒内犯之候者，加生姜以宣泄，不取干姜之温中，加吴萸以苦降，不取附子之助火，分经投治，法律精严，学者所当则效也。（《伤寒论浅注·辨厥阴病脉证篇》）

陆渊雷：手足厥寒，脉细欲绝，则四逆汤为正方。今当归四逆汤虽以四逆名，其方乃桂枝汤去生姜，加当归、细辛、通草，故前贤多疑之，钱氏、柯氏以为四逆汤中加当归，如茯苓四逆之例。今案本方方意，实为肌表活血之剂，血被外寒凝束，令手足厥寒，脉细欲绝，初非阳虚所致。日本医以本方治冻疮，大得效验，可以见其活血之功焉。（《伤寒论今释·辨厥阴病脉证并治》）

【方药论选】

柯韵伯：此方用桂枝汤以解外，而以当归为君者，因厥阴主肝，为血室也。肝苦急，甘以缓之，故倍加大枣，犹小建中加饴糖法。肝欲散，当以辛散之，细辛之辛能通三阴之气血，外达于毫端，比麻黄更猛，可以散在表之严寒。不用生姜，不取其横散也。通草即木通，能通九窍而通关节，用以开厥阴之阖而行气于肝。夫阴寒如此，而仍用芍药者，须防相火之为患也。是方桂枝得归芍，生血于营，细辛同通草，行气于卫，甘草得枣，气血以和，且缓中以调肝，则营气得至手太阴，而脉自不绝。温表以逐邪，则卫气行四末而手足自温。不须参术之补，不用姜附之燥，此厥阴之四逆，与太少不同治，而仍不失辛甘发散为阳之理也。（《伤寒来苏集·伤寒附翼·厥阴方》）

陈亮斯：四逆之名多矣，此当归四逆汤固不如四逆汤及通脉之热，亦不若四逆散之凉，盖四逆之故不同，有因寒而逆，有因热而逆，此则因风寒中于血脉而逆，当归四逆所由立也。风寒中于血脉，则已入营气之中，阴阳虽欲相顺接而不可得，邪涩于经，营气不流，非通其血脉不可。当归辛温，血中气药，能散内寒而和血，故以为君。然欲通血脉，必先散血中之邪，桂枝散厥阴血分之风者也，细辛泄厥阴血分之寒者也，故以二物为辅。芍药、大枣、甘草，调和营卫者也，未有营不与卫和而脉能通者，桂枝汤治卫不与营和谐，此方治营不与卫和谐。而大枣之用，多于桂枝汤一倍有奇，以大枣能助经脉和阴阳而调营卫也。且邪并肝经，木盛则侮土，甘草、大枣之用，倘兼有厚脾土而御侮之意耶？通草者，《本经》称其通九窍血脉关节，盖邪气阻塞于血分，吾以通草之入血分而破其阻塞者治之，即众药亦借通草之力而无不通矣，制方之神奇有如是哉！（《伤寒论辨证广注·中寒脉证》）

汪苓友：按上汤内加清酒和煮者，酒之性大热，味甘而辛，海藏云，其能引诸经，不止与附子相同，其力能润肝燥，通血脉，散寒邪，病人内有久寒者，汤中大宜用之。或问内有久寒，何以不用四逆汤？余答云，上条证本系血虚，厥阴经中风寒，在少阴并无兼证。若用四逆，则汤中附子、干姜，过于燥烈，大非血虚所宜。故《后条辨》亦云，少阴所主者气，厥则为寒，当纳气归肾，厥阴所主者血，厥则为虚，当温经复营，此大法也。愚按厥则为虚，虚字当兼寒燥看。（《伤寒论辨证广注·中寒脉证》）

王晋三：当归四逆汤不用姜附者，阴血虚微，恐重竭其阴也。且四逆虽寒而不至于冷，亦惟有调和厥阴，温经复营而已，故用酸甘缓中，则营气得至太阴而脉生，辛甘以温表，则卫气得行而四末温，不失辛甘发散之理，仍寓治肝四法，如桂枝之辛，以温肝阳，细辛之辛，以通肝阴，当归之辛以补肝，甘枣之甘以缓肝，白芍之酸以泻肝，复以通草利阴阳之气，开厥阴之络。厥阴四逆证，有属络虚不能贯于四末而厥者，当用归芍以和营血。若内有久寒者，无阳化阴，不用姜附者，恐燥劫阴气，变出涸津亡液之证，只加吴茱萸从上达下，生姜从内发表，再以清酒和之，何患阴阳不和，四逆不温也耶！（《绛雪园古方选注·和剂》）

罗东逸：若其人内有久寒，非辛温之品不能兼治，则加茱萸、生姜之辛热，更用酒煎，佐细辛，直通厥阴之脏，迅散内外之寒，是又救厥阴内外两伤于寒之法也。（《长沙方歌括·厥阴方》）

【临床应用】

（1）后世医家对本方的应用

1）唐代孙思邈的《备急千金要方》，以本方为基础加减化裁成独活寄生汤，治肾气虚弱、寒湿外袭，致寒凝筋骨、关节，而为偏枯麻痹疼痛，或腰痛而重，脚挛急。《千金翼方》之竹沥汤，即本方合四逆汤而成，治疗两脚痹弱，或转筋，或皮肉胀起如肿而按之不陷，心中恶不欲食。

2）明代李中梓用此方治左胁有形之厥疝，其所著《医宗必读》之类独活汤，亦从本方化裁而成，治肾虚兼风寒湿痹证。

3）清代陈修园用此方治疗腰痛、不可以俯仰。林玥琴《证治类裁》用治腹寒痛。唐容川用治手足痹痛、寒冷等证。

（2）现代应用：本方的临床应用表现在两方面：一是以该方化裁衍化出许多著名的新方；二是极大地扩展了该方的临床应用范围，临床上只要病机相合，广泛应用到临床各科及多系统疾患的治疗中，合而观之，有如下方面：

1）循环系统：用本方加减治疗动脉硬化、大动脉炎、毕夏综合征、Q–T间期延长综合征、病态窦房结综合征、陈旧性前壁心肌梗死、心力衰竭、无脉症、心动过缓、高血压、脑血栓形成、冠心病、心绞痛等病证时，均以手足厥冷、脉细欲绝为辨证要点；用于雷诺病（末梢血管痉挛性疾病）时，主要用于缺血期或发绀期，以无坏疽，肢端发凉、苍白或紫暗、疼痛、遇冷则重，脉细弱，作为投药指征；用于血栓闭塞性脉管炎、红斑性肢痛、肢端青紫症时，以无坏宜，有疼痛，局部皮色紫暗、四肢厥冷、遇冷则重、脉细欲绝为辨证要点。如丁氏用当归四逆汤治疗1例先天性心脏病，病人经常气短，心慌，唇青，肢冷，冬天尤重。服药20余剂后，症状消失，临床痊愈[1]。王氏等用当归四逆汤加泽兰、苏木、枇杷叶、杏仁、木通、前胡治愈1例肺源性心脏病、心力衰竭、慢性支气管炎并阻塞性肺气肿。用当归四逆汤加桑枝、路路通治愈1例大动脉炎、肾动脉狭窄症[2]。庄氏用加味当归四逆汤（当归、桂枝、白芍各10g，通草、炙甘草各6g，细辛3g，大枣12g，黄芪20g，葱白7茎）治疗雷诺病50例。结果：治愈25例，有效18例，无效7例，总有效率为86%[3]。

2）呼吸系统：用本方加减可治疗慢性支气管炎、肺气肿、肺源性心脏病等证属阳虚寒凝、痰饮内阻者。如胡氏等用本方加减（当归18g，桂枝、半夏、苏子、白芍各10g，细辛、干姜各8g，枇杷叶12g，通草、白芥子、炙甘草各6g，大枣7枚），治疗1例慢支急性发作、肺气肿病人，3剂痰喘悉减，再进5剂，诸症渐平[4]。

3）消化系统：本方主要用于慢性浅表性萎缩性胃炎、霉菌性肠炎、十二指肠球部溃疡、胃痉挛、胃神经官能症等病证。以寒邪久积，气血不畅，脾胃运化失职为病机要点。如达氏等以当归四逆汤加吴茱萸、半夏治愈1例十二指肠球部溃疡，以当归四逆汤加白术、茯苓治愈1例慢性肠炎[5]。杨氏用当归四逆汤加味（当归30g，白芍30g，细辛8g，桂枝10g，通草5g，炙甘草15g，酒大黄10～15g）治疗108例手术后肠粘连腹痛，结果：完全控制63例，基本控制41例，无效4例，总有效率为96.3%[6]。

4）精神、神经系统：本方用于运动性癫痫、神经性头痛、坐骨神经痛、末梢神经炎、多发性周围神经炎、急性感染性神经炎、尺神经麻痹、偏头痛、顽固性头痛等病证时，以血虚有寒、经脉瘀阻为病机要点。如龚氏报道用当归四逆汤加味（桂枝10g，当归、白芍各15g，通草5g，大枣5枚，细辛、甘草各3g。病发于上肢者，加羌活、防风、荆芥各10g；病发于下肢者，加川牛膝、苍术各10g，木瓜、薏苡仁各15g；四肢同发者，上药合用。若外邪已解，则用基本方加黄芪20g益气固表）治疗末梢神经炎10例，结果：痊愈8例，好转2例[7]。金氏等以当归四逆汤加减（当归15g，细辛3g，通草6g，吴萸5g，白芍12g，桂枝、炙甘草、大枣各10g，生姜12g。风寒重者加羌活、川芎；风热重者加薄荷、菊花、生石膏；风湿重者加苍术、白芷；气虚者加人参、黄芪；血虚者加首乌倍归芍；肾虚者加山萸、枸杞、龟甲；痰湿重者加二陈汤；肝阳亢者去桂、吴萸，加栀子、胆草、钩藤、天虫）治疗顽固性头痛86例，结果：痊愈31例，显效29例，有效21例，无效5例，总有效率为94.3%[8]。

5）运动系统：用于类风湿关节炎、肥大性脊柱炎、肩关节周围炎、风湿性关节炎、关节僵硬症、颈椎综合征、顽固性腓肠肌痉挛症、下肢肌肉痛、骨骺炎及骨缺血性坏死、骨折愈合迟延、腰椎间盘突出症等，以血虚寒凝，筋脉失养，关节不利为病机特点。如朱氏以当归四逆汤加味（气虚加黄芪、川芎；疼痛甚加姜黄、红花）治疗漏肩风（肩关节周围炎）46例，结果：治愈42例，占91.3%；显效4例，占8.7%，显效率为100%[9]。刘氏用当归四逆汤加减（当归、续断各20g，秦艽、地龙、白芍各12g，桂枝、木通各10g，黄芪30g，甘草5g）共服50余剂，治愈1例类风湿关节炎[10]。

6）泌尿生殖系统：本方常用于精索静脉曲张、精索鞘膜积液、睾丸炎、附睾炎、输精管结扎后遗症、腹股沟斜疝、前列腺肥大、外伤性阴囊肿大、阳痿、缩阴症、精液不液化等病证，以下焦虚寒、少腹冷痛为辨证要点。如吴氏等报道用当归四逆汤加柴胡、吴茱萸，治疗1例阳痿症，6剂即愈[11]。刘氏根据《诸病源候论》“众筋会于阴器，邪客厥阴、少阴之经，与冷气相搏，则阴肿而挛缩”及“伤寒先袭虚人”理论，结合缩阴证的临床表现，辨其病机为肾虚肝寒，立温肾阳、暖肝脉为法，以本方加熟附子、小茴、吴萸、干姜治疗22例缩阴证（男性16例，女性6例）。结果：痊愈20例，显效2例[12]。

7）妇科：本方可用于痛经、闭经、不孕症、附件炎、盆腔炎、子宫下垂、妊娠腹痛、妊娠甲下衄瘀、月经周期性水肿、产后腰腿痛、产后腹痛、产后痨等病证，以寒凝胞宫，气血瘀滞，络脉失用等为病机特点。如孙氏等用当归四逆汤加味治疗慢性盆腔炎76例（基本方：当归、木通各12g，白芍18g，桂枝9g，细辛3g，甘草6g，萆薢15g，蒲公英30g，金银花24g，大枣3枚）。结果：治愈52例，好转20例，无效4例，总有效率为94.7%[13]。李氏用加减当归四逆汤（当归、桂枝、细辛、通草、炒白芍、大枣、甘草、黄芪、桑枝）治疗产后肢体酸痛52例，其中28例痊愈（服药20剂以内诸症消失），24例有效（服药20剂诸症减轻或部分症状消失），有效率为100%[14]。

8）皮肤科：本方可用于治疗冻疮、荨麻疹、进行性指掌角化症、局限性硬皮病、结节性红斑、寒冷性脂膜炎、老年性冬季皮肤瘙痒症、老年性黄褐斑、风寒型银屑病、多形红斑等病证。如饶氏等用黄芪当归四逆汤（黄芪30g，当归、白芍、桂枝、细辛各10g，炙甘草、通草各6g，大枣7枚，每日1剂，7天为1个疗程）治疗冻疮204例。结果：服药只有1个疗程即获痊愈者80人，显效者120人，无效者4人，服药2个疗程全部治愈。随访150人，其人142人连续3个冬天未出现冻疮，仅8名女性手部出现Ⅰ度冻疮[15]。洪氏用加味当归四逆汤（黄芪20g，当归、杭芍、桂枝、木通、荆芥、防风、大枣、炙甘草各10g，细辛6g）治疗79例风寒型银屑病。结果：临床痊愈34例，占43%；基本痊愈23例，占29.1%；有效11例，占13.9%，无效11例，占13.9%；总有效率为86.1%[16]。

9）儿科：用本方加减可治疗小儿麻痹后遗症、新生儿硬肿症等。如曹氏报道以当归四逆汤加味（当归、白芍、吴萸、人参、炮姜各6g，桂枝5g，细辛、木通、炙甘草、大枣各3g）水煎鼻饲，棉被保暖，治疗2例发生于冬季的新生儿硬肿症，获得满意效果[17]。

10）眼科：有报道用本方加减治疗蚕食性角膜溃疡、视网膜母细胞瘤而奏效者。

（3）医案选录

1）脱疽（血栓闭塞性脉管炎）：此方所治之证乃寒凝气滞，阳气衰微，不能温养四肢所致，故见四肢厥寒，脉微欲绝。我们常以本方加减治疗血栓闭塞性脉管炎证属阴寒内盛，阳气不能通达而致肢体冰凉，脉微欲绝者，若加炮附子、黄芪，其效更佳。

赵某，男，38岁，1985年11月29日诊治。主诉：双下肢发凉、麻木2个月，跛行，疼痛20日。2个月前因涉水后感双下肢发凉、麻木，未予治疗，20日前发凉，麻木加重，跛行，疼痛，左下肢尤甚，在本地卫生院以“风湿性关节炎”治疗2周效果不佳，遂来我院门诊。症见：双下肢发凉麻木，色呈苍白，穿棉靴亦不觉温，跛行，行走200m即感腓肠肌痉挛不舒，静止疼痛入夜加重。面容憔悴，表情痛苦，双足背、胫后动脉搏动均已消失，左腘动脉搏动微弱，舌淡苔薄白，脉沉细。甲皱微循环检查：管袢总数7根，其中正常2根，异形5根，管袢模糊，排列紊乱，动脉管袢长140μm，静脉管袢长180μm，血色呈暗红。血液流变：病人的全血比黏度，血浆比黏度，体外血栓长度、湿重、干重，血小板黏附性，红细胞变形性，红细胞电游泳时间均高于正常人，红细胞沉降率偏低，血球压积增高，血脂、纤维蛋白原显著高于正常人。证属寒凝气滞，脉络不通。治宜温阳益气，化瘀通络。方用：当归、炮附子各15g，桂枝、白芍各12g，木通、甘草各10g，细辛6g，大枣7枚，黄芪30g，赤芍20g。服6剂后，自觉患肢温度略有回升，入夜疼痛微减，原方加川芎10g，川牛膝15g，服60剂后，疼痛消失，行走1000m已无不适，温度基本恢复正常，已无麻木沉困感，双足背动脉仍无，胫后动脉搏动恢复。甲皱微循环检查：管袢总数12根，正常管袢7根，管袢清楚，排列整齐，动脉管袢长170μm，静脉管袢长200μm，血色暗红。血液流变检查：全血比黏度，血浆比黏度，体外血栓长度、湿重、干重，血小板黏附性，红细胞变形性，红细胞电泳时间，血脂，血球压积，纤维蛋白原，同前显著改善。临床治愈，继服上方20剂以巩固疗效。

2）痛经：本方证所治之痛经乃寒凝经脉，营血内虚所致。临床辨证中多兼见：身冷恶寒，小腹冷痛，或四肢酸困无力，白带多而清稀，舌质淡苔薄白，脉沉细迟等。若加炮附子，其效更佳。

刘某，女，24岁，1981年12月1日诊治。经行腹痛已有2年之久，曾服温经散寒，益气活血之温经汤、四物汤等中药，收效甚微，病人常觉身冷恶寒，四肢发凉，身困乏力，小腹冷痛，白带多而清稀，每逢经期，则小腹疼痛更甚，舌质紫淡，苔薄白，脉沉细迟。证属寒凝脉络，气滞血瘀。治宜温经散寒，活血祛瘀。方用：当归、桂枝、炮附片各15g，红花、川芎、木通各10g，生姜、白芍各12g，细辛6g，大枣18g，嘱在经期前5天服用。1个月后复诊，病人述服药后当月腹痛即减轻，嘱其照原方每月经前5天服用，坚持半年，半年后病人告之，用药第4个月，疼痛已消失，诸症悉除，月经已转正常。

3）雷诺病：本方证所治乃血虚感寒，气血被遏所致。临床辨证中常兼见：肢端苍白、发凉、麻木、疼痛，甚则溃破，冬重夏轻，舌质淡苔薄白，脉细弱。若以本方加炮附片、黄芪、土茯苓，其效更佳。

李某，男，33岁，1981年10月18日诊治。主诉：双上肢苍白紫绀潮红1年，左手示指指尖溃破2个月。长期在寒冷地带工作，因受冻而诱发双手发凉、麻木、疼痛，双手颜色时苍白，时潮红，时青紫，触之冰凉，冬重夏轻，多方求治无效。2个月前左手示指尖溃破，以“血栓闭塞性脉管炎”治疗，效果不佳，求治于我院。症见：面色青黄，表情痛苦，双手发凉麻木，有针刺样疼痛，做冷水试验，两手初呈苍白，继而紫绀，由指尖渐及手掌，凉麻疼痛，最后双手色呈潮红，两手对称性发作，自述因精神刺激和寒冷刺激后均可诱发上述症状。每日数次发作，伤口为0.5cm×0.5cm，色暗紫，肌肤甲错，皮肤枯槁，指甲生长缓慢，双桡、尺、肱动脉均有搏动，但微弱。甲皱微循环检查示：管袢总数8根，其中正常管袢3根，异形管袢5根，模糊不清，排列紊乱，血液流速缓慢，血色呈暗紫色，动脉管袢长度150μm，静脉管袢长度180μm，动脉口径15μm，静脉口径21μm，辨其证属寒湿入络，血脉瘀阻，盖病人素体阳虚，加之寒湿内侵，则肢端发凉，寒湿入络，脉络不通，不通则痛。治宜温经散寒，通络止痛。方用：当归、桂枝、白芍、丹参、炮附片、大枣各15g，黄芪30g，细辛、木通各10g，甘草12g。外科处理：伤口以75%乙醇消毒，黄连油纱条外敷，消毒干纱布包扎，隔日换药一次。上方服6剂后，自觉日发作次数减少，但仍疼痛，原方白芍增至30g，加制乳香、制没药各10g，服10剂后，自觉疼痛、发凉麻木症状减轻，遵原方又服30剂后，伤口结痂，其余症状均明显好转，上方去制乳香、制没药又服60剂，静止痛消失，挠、尺、肱动脉可明显触及，雷诺症状显著好转，仅在寒冷甚时偶然出现。甲皱微循环检查示：管袢总数12根，其中正常管袢8根，管袢排列较前整齐，血流速度增快，血色转为暗红色，动脉管袢长180μm，静脉管袢长210μm，动脉口径18μm，静脉口径22μm，临床治愈。

4）瘾疹：本方证所治之瘾疹乃血虚寒凝，肢体失养所致。临床辨证中常见：皮肤瘙痒，迁延日久，手足厥冷，遇冷瘙痒尤甚，面色㿠白，形体疲惫，舌苔薄白，脉细无力等。瘙痒甚者，加白鲜皮、地肤子、防风等，其效更佳。

徐某，男，48岁，1987年3月21日诊治。2年前不明原因发作全身瘙痒，冬春发作尤甚，经诊断为瘾疹，多方治疗症状时轻时重，效果不显，经介绍求治于我院。现症见：头面、颈项、四肢有散在白色斑块，搔之随之而起，自诉遇风后发病，始在手及皮肤裸露处，发冷、麻木、奇痒，渐累全身，瘙痒难忍。常感手足不温，怕冷，面色无华，舌淡苔白，脉沉细。此属血虚寒凝，血运不畅，不能温养肢体，风寒之邪乘虚而入。治宜温经散寒，养血祛风止痒。方用：当归、白芍、地肤子、白鲜皮、防风、大枣各15g，桂枝、木通各10g，细辛、甘草各6g。服药5剂，瘙痒减轻，继服6剂，皮疹消退，瘙痒消失，两手转温，余症均消失，临床治愈。

5）席汉综合征：何某，女，40岁，农民，1983年8月就诊。其夫代诉：因小产后出血，行刮宫术后感染致闭经3年多，消瘦，体重减轻，处事表情淡漠，行动迟缓，嗜睡，精神委靡，畏寒乏力，语言声调低沉，语言减少。第二性征见乳房萎缩，腋毛及阴毛脱落。起病后曾往广州某医院做内分泌检查，诊为“席汉综合征”。刻诊：形体消瘦，面色苍白无华，声调低沉，焦虑不安，畏寒，暑热天时尚穿毛衣2件，棉衣1件，手足厥冷，舌淡胖，边有齿印、苔白，脉沉细欲绝。综观脉症，中医诊为闭经，乃为血虚内寒，阳气衰微之证。故拟当归四逆加吴茱萸生姜汤，以温经散寒、养血通脉。处方：当归、炙甘草、桂枝各15g，北细辛、木通各6g，白芍12g，吴茱萸9g，大枣（去核）12枚。加水500ml，米酒300ml，煎至药液1碗，温服。日服1剂。3日后复诊，言语增多，自述服药后渐觉手足转温，曾出大汗，精神胃纳转佳，身上只穿毛衣2件尚不觉察冷。脉微涩如刮竹状，虚瘀状已露，在上方基础上加苏木10g，生龙骨、生牡蛎、鸡血藤各30g，以效张锡纯敛正气而不敛邪气之意，使其血足脉通。再服7剂。三诊，面色稍有血色，自述形寒肢冷大减，脉象转和缓，睡眠仍不甚佳，继进桂枝加龙骨牡蛎汤30余剂，并嘱服当归羊肉汤食疗。2个月后来告，有少量月经来潮，病转安和。后随访调治，10年内追访，见身体状况颇佳，并可从事一般的体力劳动。［新中医，1995，（3）：56］

【按语】

当归四逆汤应为桂枝汤类方，功能温经散寒，养血通脉，外可助卫固表，内可温脏散寒、通调血脉，主要用于血虚寒凝、阳虚脏冷、经脉不利之证，其辨证要点是“手足厥寒，脉细欲绝”。临床上，只要能掌握这一内涵，灵活变通，就能做到异病同治，一方多用。从上述临床运用及病案举例等资料可以看出，本方所治疾病达数十种之多，几乎遍及内、外、儿、妇、五官、皮肤各科，足见其治疗范围之广。

必须指出，本方证与四逆汤同属里虚寒厥之证，但由于两者病机同中有异，脉症亦有区别，故治法各不相同。少阴重在真阳，以阳虚为主，其证四肢厥逆而脉微欲绝，故治用四逆汤大辛大热之品，药少力专，急救回阳；厥阴主藏血，体阴而用阳，其证手足厥寒而脉细欲绝，故治用当归四逆汤养血通脉、温经散寒，意在缓图，不在急攻也。

【现代研究】

据现代药理实验及临床研究报道，当归四逆汤调整血液循环、改善末梢循环障碍的作用最为突出，镇静、镇痛作用亦较显著，并有促进消化功能、缓解胃肠痉挛及调节子宫功能、缓解子宫挛痛等多种作用。

日本学者西泽芳男用当归四逆加吴茱萸生姜汤投予10名健康人，年龄18～26岁，男女各5名。服药后进行深部体温测定和儿茶酚胺代谢产物测定。实验结果表明：本方剂激活全部儿茶酚胺代谢产物，通过肾上腺素、正肾上腺素的增加使深部体温上升。并用儿茶酚胺代谢产物的全数活化多巴胺等扩张末端血管，起改善四肢寒冷的效果[18]。

## 参考文献

[1] 丁金元. 当归四逆汤的临床应用. 河南中医, 1988, (3): 13
[2] 王占玺, 傅国仪, 王龙, 等. 应用当归四逆汤的回顾. 中医杂志, 1986, (9): 23
[3] 庄球钦. 加味当归四逆汤治疗雷诺氏病 50 例. 陕西中医, 1995, 16(11): 488
[4] 胡任, 黄荣宗. 当归四逆汤加减运用体会. 福建中医药, 1990, 21(3): 21
[5] 达美君, 朱宝贵. 当归四逆汤治验举隅. 上海中医药杂志, 1988, (5): 29
[6] 杨德明. 当归四逆汤加味治疗手术后肠粘连腹痛 108 例. 国医论坛, 1995, (1): 11
[7] 龚式民. 当归四逆汤加味治疗末梢神经炎 10 例. 湖南中医学院学报, 1988, 8(3): 51
[8] 金绍贤, 宗慧敏. 当归四逆汤加减治疗顽固性头痛 86 例疗效观察. 天津中医药, 1993, (6): 8
[9] 朱超英. 当归四逆汤加味治漏肩风 46 例. 国医论坛, 1996, 11(1): 17
[10] 刘立华. 当归四逆汤在异病同治中的运用. 内蒙古中医药, 1988, (2): 21
[11] 吴文设. 当归四逆汤临床运用举隅. 山东中医杂志, 1993, 12(6): 31
[12] 刘贵仁, 刘振兰. “温阳解挛汤”治疗缩阴症 22 例. 黑龙江中医药, 1987, (2): 15
[13] 孙炳文, 张爱芳. 当归四逆汤加味治疗慢性盆腔炎 76 例. 陕西中医, 1995, 16(12): 533
[14] 李景伟. 加减当归四逆汤治疗产后肢体酸痛 52 例. 河北中医, 1995, 17(4): 15
[15] 饶永安, 王清印. 黄芪当归四逆汤治疗冻疮 204 例. 北中医, 1996, 18(1): 17
[16] 洪世德. 加味当归四逆汤治疗风寒型银屑病. 云南中医学院学报, 1993, 16(4): 47
[17] 曹清泉. 当归四逆汤治愈新生儿硬肿病. 四川中医, 1992, (6): 18
[18] 金宝良. 当归四逆汤在国外的研究及应用. 吉林中医药, 1996, (2): 42

# 第十一章 理中汤类方

## 一、理中丸方

### （一）方药

人参 干姜 甘草炙 白术各三两

上四味，捣筛，密和为丸，如鸡子黄许大。以沸汤数合，和一丸，研碎，温服之，日三四，宿二服。服中未热，益至三四丸，然不及汤。汤法，以四物依两数切，用水八升，煮取三升，去滓，温服一升，日三服。若脐上筑[(1)]者，肾气动也，去术，加桂四两；吐多者，去术，加生姜三两；下多者，还用术；悸者，加茯苓二两；渴欲得水者，加术，足前成四两半；腹中痛者，加人参，足前成四两半；寒者，加干姜，足前成四两半；腹满者，去术，加附子一枚。服汤后如食顷[(2)]，饮热粥一升许，微自温，勿发揭衣被。

【词解】

（1）脐上筑：筑，捣也。形容脐上跳动不安，如捣物之状。

（2）食顷：约吃一顿饭的时间。

### （二）治法

温中健脾，燥湿祛寒。

### （三）方解

本方为治太阴寒证之主方。用人参、炙甘草益气补中；干姜温中散寒；白术健脾燥湿，共奏温中健脾、燥湿祛寒功效。前人认为本方能奠安中气，以恢复升清降浊之需，而疗吐利，正所谓“理中者，理中焦”，故凡脾胃虚寒、中焦升降失调之证，无论外感内伤，均可用之。

本方为一方两法，即既可作丸，亦可作汤。一般说来，凡病后需久服者，可用丸剂；若病急或服丸疗效不显著者，又当服用汤剂。由于霍乱病势急剧，故丸不及汤的疗效，而常用理中汤治疗。

为了更加切中病情，方后还列举了八种加减方法：

（1）脐上筑者，即自觉脐上筑筑跳动，此为肾虚水气动欲上冲，故云“肾气动也”。是病已由脾及肾，由太阴病及少阴，故去术之壅滞，加桂枝温阳化气，平冲降逆。

（2）吐多者，因寒湿犯胃，胃气上逆，故去壅滞之术，加生姜以温胃降逆止呕。

（3）下多者，是因寒湿偏胜，水湿下趋，故不应去术，而取之健脾燥湿。

（4）悸者，为水气凌心，故加茯苓淡渗利水，宁心以定悸。

（5）渴欲得水者，是脾失健运，不能散精，水饮停留，故加重白术用量，以增强健脾运湿、输布津液的功能。

（6）腹中痛者，是因里虚经脉失养，因而腹痛喜按，故加重人参用量以补益中气，以温经脉。

（7）寒者，指太阴之里寒甚，故加重干姜用量，以增强温中散寒功效。

（8）腹满者，是阳虚寒凝，故去术之壅滞，加附子辛热以温阳祛寒散凝。

以上加减是举例而言，说明仲景用方并非一成不变，而是随证加减化裁，务在切合病机。这种灵活用药遣方对后世启迪很大，并在理中汤基础上发展成了不少新的方剂。比较常用的有：若中焦虚寒下利，又兼肠热大便不爽者，加黄连名连理汤；若胃寒吐逆不止，可加丁香、吴萸，名为丁萸理中汤；若中焦虚寒兼见吐蛔者，可加乌梅、川椒，名为椒梅理中汤；若寒实结胸，胸膈高起，不可近手者，可加枳实、茯苓，名为枳实理中丸；若脾胃阳虚，食少便溏，呕吐清水，寒饮内停者，加法半夏、茯苓，名理中化痰丸等，就不一一列举了。在本论太阳病篇，用理中汤加桂枝，治疗脾阳虚兼表证，证见协热下利，利下不止，心下痞硬，表里不解者，都是灵活应用的范例。

又，本方亦名人参汤，《金匮要略》用于治疗虚寒性的胸痹心痛。上述理中汤加桂枝方名桂枝人参汤。

此外，方后尚有“服汤后如食顷，饮热粥一升许，微自温，勿发揭衣被”的护理法，也是极重要的。因热粥可以助胃气，增强温养中脏的作用。服药后覆被静卧，保暖以助温中之力。但这种服药后饮热粥，与服桂枝汤后啜热稀粥以助药力发汗是不相同的。“桂枝汤之饮热粥，欲具助药力以外散；此饮热粥，欲其助药力以内温。”

【经典原文】

伤寒服汤药，下利不止，心下痞硬。服泻心汤已，复以他药下之，利不止。医以理中与之，利亦甚。理中者，理中焦。此利在下焦，赤石脂禹余粮汤主之。复不止者，当利其小便。（159）

（原文分析详见赤石脂禹余粮汤方）

【经典原文】

霍乱，头痛发热，身疼痛，热多欲饮水者，五苓散主之；寒多不用水者，理中丸主之。（386）

【提要】 辨霍乱表里寒热的不同证治。

【原文分析】

“霍乱，头痛发热，身疼痛”，此与383条所说的霍乱兼表证，是一致的。霍乱虽然以急剧的吐利为主，且大多是里证急、重于表证。但也有少数表甚于里的，“热多欲饮水”和“寒多不用水”的证情。所谓“热多”，并不是指里热甚，而是指表热（属阳）为多。乃其人平素正气较强，而感邪尚轻者，则抗邪有力，故表证甚于里证“欲饮水”者。一则因于表热，再则因吐利使胃肠生理功能紊乱，水液输布失常，而偏渗于肠道，故发热欲饮之中，必见小便不利。用五苓散通阳化气，兼以解表邪，是利小便以实大便之法。五苓散有升清降浊、调和脾胃的功效，故有不治吐利而吐利自止之妙。

所谓“寒多”，则是指表证不重而在里的寒湿较甚，故无口渴饮水。此与太阴篇277条“自利不渴者，属太阴，以其脏有寒故也”，机制相类。所不同者，本条尚有轻微表证，彼条纯属太阴里证。

本条既以里证为主，则温中健脾燥湿乃正治之法，理中丸亦为代表方，于是收里和而表自解之效，若里和而表未解者，先治其表，再议其余。

【原文选注】

徐灵胎：霍乱之症，皆由寒热之气不和，阴阳格拒，上下不通，水火不济之所致。五苓所以分其清浊；理中所以壮其阳气，皆中焦之法也。（《伤寒论类方·理中汤类》）

魏念庭：伤寒者，外感病，霍乱者，内伤病也。伤寒之发热头痛，身疼恶风，风邪在营卫；霍乱之头痛身疼恶寒，必兼吐下，风寒在胃府也。风寒外邪何以骤入于胃府，则平日中气虚歉，暴感风寒，透表入里，为病于内。因其风寒邪客，故发热头痛，身疼恶寒，与伤寒同；因其暴感胃府，故兼行吐利，与伤寒异，此二病分关之源头也。（《伤寒论本义·辨霍乱病脉证并治》）

钱天来：此又承上文言有表证之霍乱，头痛、发热、身疼而不恶寒者，既不转入阴经，而反热多欲饮水者，非阳明胃热渴欲饮水之证也。盖因本系表里均受寒邪而致霍乱，所以上吐下利，今其头痛、发热、身疼之太阳表证尚在，因寒邪内犯太阳之腑，故膀胱为津液之所藏，寒在下焦，气液不能上腾而为涕唾，所以虚阳在上，热多而欲饮水，即如太阳中篇所谓脉浮数而烦渴者，五苓散主之之义也。故以肉桂之辛热，助下焦蒸腾之阳气，而以四苓泻肺热下行之水，如此，则肾中之地气上升而渴自止，肺脏之天气下降而便自利矣。苟非长沙之圣，孰有不认为胃无津液，而用寒凉以济之者耶？然后贤犹未达五苓之义而不敢用，每改桂为桂枝，良可慨也。（《伤寒溯源集·附霍乱篇》）

【经典原文】

大病差后，喜唾[(1)]，久不了了[(2)]，胸上有寒，当以丸药温之，宜理中丸。（396）

【词解】

（1）喜唾：即频频泛吐唾沫。

（2）久不了了：长时间不好转。

【提要】 大病差后，脾肺虚寒喜唾的证治。

【原文分析】

大病瘥后，中焦虚寒，脾胃阳虚，不能运化和摄纳津液，寒饮上泛，故见喜唾，久久不愈。其病机归纳为“胸上有寒”者，是说中阳虚弱，土不生金，肺气亦寒，故停聚之寒饮乘肺气之寒，布散无力，而涌越于上，则有此证。是为手足太阴同病，故用理中丸，补益中阳，使运化复常，统摄有权，同时，补土生金，则肺气布散之职得以恢复，其病可愈。《金匮要略·肺痿肺痈咳嗽上气病脉证治第七》篇云：“肺中冷，必眩，多涎唾，与甘草干姜汤以温之”，其病证与本条有异，而机制则较为近似。

【原文选注】

方有执：唾，口液也。寒以饮言。不了了，谓无已时也。（《伤寒论条辨·辨阴阳易差后劳复脉证并治》）

喻嘉言：身中津液，因胃寒凝结而成浊唾，久而不清，其人必消瘦索泽，故不用汤药荡涤，而用丸药缓图也。（《尚论篇·瘥后劳复阴阳易病》）

吴谦：大病差后，喜唾，久不了了者，胃中虚寒，不能运化津液，聚而成唾，故唾日久无已时也，宜理中丸温补其胃，自可已也。（《医宗金鉴·订正仲景全书·伤寒论注·辨差后劳复食复阴阳易病脉证并治》）

【方药论选】

方有执：理，治也，料理之谓；中，里也，里阴之谓。参术之甘，温里也；甘草甘平，和中也；干姜辛热，散寒也。（《伤寒论条辨·辨霍乱病脉证并治第十》）

程郊倩：阳之动始于温，温气得而谷精运，谷气升而中气赡，故名曰理中。实以燮理之功，予中焦之阳也。盖谓阳虚，即中气失守，膻中无发宣之用，六腑无洒陈之功，犹釜薪失焰，故下至清谷，上失滋味，五脏凌夺，诸证所由来也。参术炙甘，所以守中州，干姜辛以温中，必假之以燃釜薪，而腾阳气。是以谷入于阴，长气于阳，上输毕盖，下摄州都，五脏六腑皆受气矣，此理中之旨也。（《伤寒论后条辨·辨霍乱病脉证篇》）

【临床应用】

（1）张仲景对本方的应用

1）用于霍乱兼表证以吐利为主者。（见386条）

2）用于治疗大病差后，喜唾，久不了了，胸上有寒者。（见396条）

3）用于治疗胸痹，心中痞气，胸满，胁下逆抢心者。（见《金匮要略·胸痹心痛短气病脉证治第九》。

（2）后世医家对本方的应用

1）《妇人良方》：治产后阳气虚弱，小腹作痛或脾胃虚弱，或呕吐腹痛，或饮食难化，胸膈不利者。

2）《赤水玄珠》：理中汤治小儿吐泻后，脾胃虚弱，四肢渐冷，或面有浮气，四肢虚肿，眼合不开。

3）《三因极-病证方论》：理中汤能治伤胃吐血者，以其功最理中脘，分利阴阳，安定血脉。

4）《景岳全书》：治太阴即病，自利不渴，阴寒腹痛，短气咳嗽，霍乱呕吐，饮食难化，胸膈噎塞，或疟疾瘴气瘟疫，中气虚损，久不能愈，或中虚生痰等证。

又张景岳并列有十种理中汤的加减，方法运用极其灵活。

5）《伤寒论集注》：《万病回春》载，李某，仲夏患腹痛吐泻，两手扪之则热。按之则冷，其脉轻按则浮大，重按则微细，此阴寒之证也，服附子理中汤四剂而愈。

6）《伤寒论类方汇参》：阴斑者，因为有伏寒或误进寒凉，逼其虚阳浮散于外，其斑隐隐而微，脉虽洪大按之无力或六脉俱微，手足逆冷，舌苔白滑或胖滑，此阴斑无疑也。先用炮姜理中汤以复其阳，次随诊治。

7）丹溪曰：口疮服凉药不愈者，此中焦阳气不足，虚火泛上无制，用理中汤，甚者加附子或噙官桂亦可。

8）吐血之证：多由于中州失运，阴血遂不归经，瘀阻闭塞清道，以致清阳不升，阴血潜上，便成血逆，理中汤能调中州之气，中州健运，血自归经，其病自已。

（3）现代应用

1）消化系统疾病：张氏[1]等使用经方辨治慢性胃炎70例，其中男25例，女45例；病程1年以内12例，1～2年18例，2～10年24例，11～20年11例，20年以上5例；经纤维胃镜、病理组织检查确诊。辨证分型：①肝胃不和型10例，拟疏肝理气，和胃止痛之法，选用四逆散加味治疗（柴胡、白芍、枳实、炙草、郁金、百合各10g，香附、广木香各6g）；②寒热错杂型19例，以清热化湿、和胃消痞之半夏泻心汤加味治疗（法半夏、黄连、黄芩、党参、香附各10g，厚朴、炙草、干姜各6g，大枣6枚）；③脾胃虚热型27例，治以温中健脾之法，方用理中汤、小建中汤加味（党参、蒲公英各15g，白术、炒白芍各12g，全瓜蒌10g，干姜、桂枝、广木香、砂仁各6g）；④胃阴不足型14例，治以养阴益胃，方用麦门冬汤加味（麦门冬15g，半夏、太子参、生地、石斛、乌梅、白芍、陈皮各10g，炙甘草6g）。对伴有不典型增生、肠上皮化生者，在原方基础上加丹参、莪术各10g，白花蛇舌草5g。以上诸药，均水煎内服，每日1剂，1个月为1个疗程。结果：近期临床痊愈（临床症状消失，复查胃镜示活动性炎症消失，慢性炎症好转达轻度，不典型增生、肠上皮化生、腺体萎缩复常或消失）上述四组依次为2、3、2、1例；显效分别为2、5、6、2例；有效分别为4、8、13、7例，无效分别为2、3、6、4例，总有效率分别为80%、84.21%、77.78%、71.43%。黄氏[2]使用理中汤治愈慢性萎缩性胃炎1例，辨证属脾胃虚寒，运化失司，方用：党参、白术、木香各10g，干姜、炙草各5g，炒苡仁30g。共服20剂，病人临床症状基本控制，遂改服理中丸，每日2次，每次10g，以巩固疗效。半年后复查胃镜，转为慢性浅表性胃炎。李氏[3]治疗1例胃结石病人，表现为上腹隐痛，不思饮食，腹胀腹泻。X线钡餐发现"胃内有6cm×7cm团块状不规则的充盈缺损，动度大，可从胃窦推到胃底。"诊断为胃石症。建议手术，拒绝后而易中药治疗。症见：胃脘胀痛，昼轻夜重，喜温按，口黏腻，纳呆腹泻，小便清长，舌质淡红，苔薄白，脉沉弦。辨证属脾阳虚寒，运化无力，食积凝结成块而为患。治宜健脾和胃，温中散寒。方用理中汤：熟附子10g，人参6g，干姜10g，苍术15g，炙草10g，茯苓20g，水煎服，每日1剂，药用至9剂，X线钡餐透视报告：胃石消失。张氏[4]辨证治疗肠易激综合征112例。共分为六型，其中脾肾阳虚者用理中汤合四神丸治疗，取得了较好疗效。李氏[5]用附子理中汤治疗脾肾两虚型功能性腹泻病人，并设对照组进行观察，结果中药组疗效明显优于对照组（$P<0.01$）。邓氏[6]以理中汤治疗习惯性便秘1例，因脾胃虚寒，升降升调，无力推动糟粕，兼久服泻剂而成。拟方为：党参、干姜各15g，白术30g，芦根、石斛各12g，炙草6g。共服15剂而愈。

2）儿科疾病：杨氏等以理中汤加青黛治疗小儿虚寒性腹泻30例，同时观察对照组30例。60例患儿中，24例大便常规白细胞（+~++），15例可见少许黏液，2例有脂肪球。周围血象检查，11例白细胞总数$>12.0\times10^9$/L，其他均$<10.0\times10^9$/L。治疗方法，分中、西药两组对照：中药组以理中汤加青黛为主，伴中、重度脱水者，配合口服补液或静脉补液（2：1液或2：3：1液），不用抗生素。药物组成：党参、白术、干姜、青黛、炙草。随症加减：发热者加藿香、苏叶；呕吐者加半夏、陈皮；腹胀者加木香、川朴；纳呆者加神曲、麦芽；尿少者加泽泻、车前子；久泻者加肉豆蔻、赤石脂；受惊者加双钩藤、蝉衣。西药组则以静脉补液为主，选用庆大霉素、氨苄西林、复方新诺明、土霉素等1~2种，并给予胃蛋白酶、颠茄合剂、酵母片等配合治疗。结果：显效（治疗2天内大便次数及性状恢复正常）中药组与西药组分别为18例、10例；好转（治疗3天内大便次数减少，性状改善）两组分别为8例、14例；无效（治疗3天内腹泻无改善）两组分别为4例、6例，显效率分别为56.6%、33.3%，总有效率分别为86.6%、83.3%。两组之间无显著性差异。张氏[8]通过直肠给药治疗婴幼儿腹泻83例，湿热型30例，伤食型19例，寒湿型11例，脾虚型11例，全部病例以半夏泻心汤合理中汤加减治疗。热多者黄芩、黄连加量，去干姜；寒重者加附子，增加干姜剂量，去黄芩；中寒呕逆者，去白术、黄芩，加砂仁、丁香；泻多而虚者重用参、术；虚少而有积滞者去参，加枳、朴。一般按3~4ml/kg体重给药，药温37~38℃。结果：痊愈（临床症状消失，饮食转佳，精神好转）57例；好转（症状消失，呕吐止，腹泻次数明显减少，并能采用口服中药善后）20例；无效6例，总有效率为93.2%。小儿脏腑娇嫩，素体脾阳不足，易感受外寒，因此可选用温中之法，预防小儿感冒。晏氏[9]以加减理中糊预防小儿感冒，用药：党参8g，白术10g，干姜5g，黄芪10g，防风5g，每剂药煎2次，加入少量面粉、白糖，熬成糊状，每日2次，连服10~15天。一般15天后不必再服。若食少则加鸡内金；咳嗽者加杏仁；缺钙者加龙牡。

3）五官科疾病：脾主口唇，因此中焦脾脏虚寒可出现口腔疾患，如复发性口腔溃疡、口腔炎等，可酌情选用理中汤加减治疗。白氏[10]治疗虚寒型复发性口腔溃疡病人106例，方用理中汤加减，脾虚甚者以红参易党参；有寒者加肉桂；有热者加黄连。结果全部治愈。李氏[11]治疗1例口疮证属中阳不振、脾胃虚寒、唇失濡养、寒湿内生而湿邪上泛者，方用理中汤加味：党参12g，白术10g，干姜10g，云苓15g，薏米30g，五倍子10g，白及10g，甘草6g。3剂效不显而加附片10g，服5剂，溃疡缩小，再加至30g，并加肉桂6g治疗，溃疡愈合。后以附子理中丸作长久固本之计，以防复发。余氏[12]以理中汤治愈本病1例证属脾胃虚寒者，随访1年未复发。李氏[13]报道以理中汤治愈1例中焦虚寒型小儿口腔炎。

曹氏[14]以桂附理中汤加减治疗角膜软化症21例，药用：肉桂1g，附片1g，人参2g，白术3g，炙草0.3g，炮姜0.5g。以水适量，先煎附片约30分钟，以不麻口为度，余药后下，煎煮三沸去滓，分四次微温服之，每日1剂，10剂1个疗程。每个疗程服完后间隔3~5天，再服第2个疗程。加减法：夜盲者加夜明砂、菟丝子、苍术；干燥前期者加使君子、雷丸、鸡内金；干燥期者加百部、鱼腥草、使君肉、鹤虱、石决明；软化期者加草决明、蜂花；偏热者去干姜，加丹参、胡黄连、银柴胡、犀角或羚羊角；便秘者加生大黄；血虚者加当归；气虚自汗者加黄芪、浮小麦、牡蛎；阴津不足者加石斛、百合、麦冬、玉竹；气阴两虚者加五味子、麦冬，重用人参，经治疗，在10个疗程内症状完全控制，白睛色泽正常，黑睛清晰，无宿翳遗留，视力恢复正常者为痊愈，共17例；10个疗程内症状有不同程度减轻，无恶化发展者属好转，3例；若在10个疗程内症状无改变甚至加重者为无效，1例，总有效率为95%。

4）其他疾病：吴氏[15]报道以理中汤加减治疗脾阳虚多涎患儿42例。其临床表现都以频频吐涎，不由自主，唾沫稀白为主，多伴有食欲不振、面色萎黄、形体瘦弱、舌质淡、苔薄白、脉细弱等脾阳虚弱见症。药用：党参8～10g，益智仁5～10g，干姜5～8g，甘草4～6g，白术8～10g。加减法：吐涎日久，纳差、便溏者，加砂仁4～6g，鸡内金5～8g；兼虫积腹痛者，去甘草，加乌梅10～18g，使君子仁7～10g，花椒4～6g。每日服1剂，服药期间忌食生冷、油腻之品。结果42例全部有效。吐涎症状消失，伴随脾阳虚症状消失或明显好转，随访3个月无复发者为痊愈，共40例。常氏[16]以理中丸，每日服3次，每次服6g，以温运脾肺，摄津液，治愈1例唾涎病人。段氏[17]从戒毒病人戒断症状表现为呕吐或口吐清水、涎沫，腹泻等出发，辨证治疗3例。其中1例属脾胃虚寒，以理中丸加吴茱萸10g治疗症状大减。骆氏[18]治疗1例胎坠刮宫后顽固呕吐症病人，表现为面白无华，神疲，四肢欠温，头昏眼花，舌质淡，边有齿痕，脉沉迟，尺脉微细。辨证属脾肾阳虚，气血亏损。治以温阳益肾，和胃降逆，兼补益气血为法，用桂附理中合生姜半夏汤化裁调治而愈。

5）理中丸（汤）类方发展史：理中丸是温中散寒之名方，其疗效卓著，被历代医家广泛运用，并且在其基础上根据临床之需要加减化裁，衍化出许多理中丸（汤）类方，扩大了其应用范围。江氏[19]和卢氏[20]综合报道了本方的衍化情况：

1）同名异方考：以理中命名的方剂，不止此一首，同样有丸、散、汤三种剂型。同名理中丸者有三：其一，《外台秘要》治疗霍乱吐利，宿食不消方，即由仲景方加桂心、高良姜，增强了温中祛寒之功；其二，《延年秘录》方，乃由仲景方中加麦芽，能温中健脾，和胃消食；其三，《博济方》治一切冷气攻刺疼痛，心腹胀痛，胃冷吐逆，脐腹撮痛方，是由仲景方减去人参，加肉桂、青皮、陈皮、三棱、莪术、木瓜、阿魏七味，既可温中补脾，又能消积滞，除胀满。同名理中散者有二：其一，《外台秘要》引《必效方》治霍乱主转筋、吐利不止方，乃由仲景方去人参，加桂心、厚朴、木香，加强温里去寒，并能行气消胀；其二，又引《延年秘录》治食后吐酸水方，只用干姜、吴茱萸两味，专主温中止吐制酸。至于理中汤，乃理中丸煎汤之制。

2）类方衍变：以理中汤加减而衍变的方剂主要有以下几个方面：

A.温中祛寒，升阳补虚：本方加入温里助阳等药，如附子理中丸（《阎氏小儿方论》）即本方加附子，治脾胃虚寒、心痛、霍乱吐利转筋；本方加肉桂、附子而成桂附理中汤（《三因极-病证方论》），治脾胃虚寒，功同附子理中丸，唯其补阳祛寒之力更甚；肉桂理中汤（《全国中药成药处方集》）乃本方加肉桂，治阴寒腹痛、霍乱呕吐停食、呕噎等证；《全国中药成药处方集》中所载的参茸理中丸即本方加鹿茸，治肾虚精竭，命门火衰，脾胃痛，痰多腹胀，或停饮，呕噎等症；本方去白术加附子、当归、熟地即六味回阳饮（《景岳全书》），用于治疗命门火衰、阴阳将脱等症。

B.温中健脾，化滞消食：《和济局方》以本方加入理气导滞之枳实、茯苓而成枳实理中丸，用于治疗脾胃虚寒，气滞饮停，脘腹胀满等症；香砂理中丸（《全国中药成药处方集》）是在本方基础上加木香、砂仁构成，用于治疗脾胃虚寒，吐泻腹痛，反胃噎膈及寒痹等症；《证治准绳》以理中汤加青皮、陈皮而成治中汤，用于治疗冷食积滞；温脾汤（《备急千金要方》）是在理中汤基础上去白术，加附子、大黄构成，治冷积便秘或久痢赤白腹痛者；理中汤加陈皮、茯苓名为补中汤（《证治准绳》），治虚寒性泄泻；和中丸（《脾胃论》）具有消食化滞之功，是由本方加陈皮、木瓜而成；济生加味理中汤（《济生方》）取本方加葛根，治疗饮酒伤胃遂成呕吐者；张景岳以理中汤加茯苓治疗脾胃虚寒，泄泻呕吐而兼湿者，名其方曰五君子煎（《景岳全书》）；《中医方剂与治法》中以理中丸加减而成增损理中丸（加茯苓、厚朴）、茯苓理中汤（去白术，加茯苓）、理中二味丸（加当归、白芍）及理苓汤（合五苓散），分别治疗霍乱下气能食、脐上悸、胸满腹痛及胃虚食滞兼喘胀浮肿小便不利者；《内外伤辨》以本方去人参、白术，加厚朴、陈皮、草豆蔻、茯苓、木香，衍化而成厚朴温中汤，治脾胃虚寒，脘腹胀满及胃寒痛。

C.理中降逆，止痛止呕：理中丸中加入和胃降逆之品，衍而变成多种类方：如加丁香、吴萸，是名丁萸理中汤（《医宗金鉴》）；加丁香、蔻仁，名曰丁蔻理中汤（《方剂学》广州中医学院）；加丁香、半夏，易名为温胃散（《证治准绳》），分别用于治疗中焦虚寒，呕吐、反胃者。《医学发明》以理中丸去人参，加附子、肉桂、高良姜，而成附子温中丸，以生姜橘皮汤送服，治疗呕吐噎膈、留饮肠鸣等症。

D.温中理脾，退黄化湿：本方加入利湿退黄之品，如加茵陈，则名疏凿饮（《中医方剂与治法》），可用于治疗阴黄；《兰室秘藏》以本方与半夏泻心汤、枳术汤、四苓汤等方配合加陈皮、厚朴、知母、姜黄而成中满分消丸，适用于脾胃虚寒夹有湿热壅滞，中滞热胀、膨胀、气胀等证候。

E.理中健脾，温经摄血：妇女脾虚便血或崩漏腹痛，可在本方中加入补血止血之品治疗，如《急千金要方》中所载之胶艾理中汤（加阿胶、艾叶）；《中医妇科治疗学》所载的温经摄血汤（以炮姜易干姜，加吴萸、焦艾叶或乌贼骨、延胡索）。

F.温中化痰，止咳平喘：理中化痰丸（《明医杂著》本方加半夏、茯苓）、理中降痰丸（《沈氏尊生书》本方加半夏、茯苓、苏子）、加味理中汤（《金匮翼》本方半夏、茯苓、陈皮、细辛、五味子）及胡椒理中汤（《金匮翼》即加味理中汤加胡椒），是在理中丸的基础上加化痰止咳之品而成，多用于治疗脾胃虚寒而成咳、痰、喘者。

G.温中安蛔：理中丸中加入蜀椒、乌梅、茯苓，去甘草名为理中安蛔丸（《万病回春》），用于治疗脾胃虚寒，蛔虫腹痛，腹鸣或呕吐蛔虫者。

（4）医案选录

1）腹痛（十二指肠溃疡）：本方证所治之腹痛乃脾阳素虚，寒邪内盛所致。临床辨证中常见：腹部疼痛，喜暖喜按，口泛清涎，心下痞满，饿则腹痛尤甚，四肢欠温，舌质淡苔薄白，脉沉细。我们常以本方加减治疗十二指肠溃疡、胃溃疡等脾胃虚寒者，多能收效。若加炮附子、白芍、白及、木香、枳实、炒神曲，其效更佳。

赵某，男，59岁，1979年12月2日诊治。主诉：腹部疼痛1年余。病人自述2年前即觉心下痞满，胃中泛酸，喜吐涎沫，渐觉腹部疼痛，饿则痛甚，因经济困难，未能认真检查治疗，仅服解痉止痛之品以缓解于一时，近因病情加重，在家人催促下，始来我院门诊。症见：形体消瘦，面色黧黑，表情痛苦，以手按腹，腹痛绵绵，按之则舒，心下痞满，口吐清涎，饿则疼痛尤甚，四肢欠温，舌质淡苔薄白，脉沉细，经钡餐透视检查确认为十二指肠球部溃疡。此属脾胃虚寒，脾阳不振。治宜益气健脾，温胃散寒。方用：潞党参、焦术、炮附片、白芍、枳实各15g，干姜、甘草、白及各12g，炒神曲24g。上方服2剂，腹痛减轻，仍觉心中痞满，上方加木香6g，服12剂，腹痛基本消失，心中痞满亦减，遂改汤为丸，嘱其服药2个月，以巩固疗效。

2）泻泄（慢性肠炎）：本方证所治之泻泄乃脾阳不运，湿由内生之故。临床辨证中常见：腹部阵痛，痛则泻泄，大便溏薄或带黏液，每于受凉或食生冷之物后泻泄及腹痛加重，多伴纳差乏力，面黄体瘦，舌体胖大，舌苔白腻，脉弦细等，若脾胃寒甚，加炮附片；腹痛甚，加白芍、陈皮、防风；泄泻带脓血者，加川黄连、黄柏；泄泻日久，加补骨脂、肉豆蔻；腹胀甚者可加郁金、木香。

马某，女，52岁，1980年3月9日诊治。主诉：腹痛腹泻3年，加重1个月。3年前，因食生冷后导致腹痛泄泻、急性肠炎，治疗后症状基本消失，但自此以后每食生冷即出现腹痛腹泻，反复发作。1年前，未食生冷之物但亦经常腹痛泻泄，泻下清稀，腹痛绵绵，日泻2~3次，几年来多方治疗，病情时重时轻，1个月前腹痛泻泄加重，经治无效，遂求治于我院。症见：形体消瘦，面色萎黄，阵发性腹痛，痛则泻泄，泻下稀溏，心中痞满，纳差乏力，舌质淡苔薄白，脉沉细。经检查大便常规无异常，细菌培养阴性。此属脾胃虚寒。治宜温中散寒，理脾祛湿。方用：潞党参、焦术、炮附片各15g，干姜、甘草各10g，茯苓30g，木香6g，白芍、陈皮各12g。服药3剂，腹痛泄泻均减轻，继以本方服10剂后，腹痛消失，大便成形，仍每日2~3次，遂改汤为丸，服药1个月以巩固疗效。

3）胁痛（慢性肝炎）：此方证所治之胁痛乃脾阳受损，寒湿阻脾所致。临床辨证中常见：右肋隐痛，身困乏力，纳差食少，面目虚浮，肠鸣便溏，舌淡苔白腻，脉沉细。我们常以本方加减治疗慢性肝炎属脾阳虚弱者，每收良效。若加炮附片、郁金、木香、枳壳、云苓、炒山楂，其效更佳。

丁某，女，36岁，1982年9月19日诊治。主诉：腹胀腹痛1个月。病人于3个月前患急性黄疸型肝炎，经治疗后黄疸消退，但遗留右肋下隐痛，纳差食少，身困乏力等，多方治疗效果不显，遂求治于我院。症见：面目虚浮，面色㿠白，右肋下隐痛，按之尤甚，腹胀肠鸣，纳差食少，身困乏力，大便溏薄，小便清长，舌质淡苔白腻，脉弦细。此属脾阳虚弱，湿邪不化。治宜温中健脾，益气化湿。方用：潞党参、焦术、枳壳、炮附片各15g，干姜、甘草各10g，茯苓、炒山楂、茵陈各30g，郁金12g，木香6g。上方服3剂，肋下疼痛减轻，继服上方24剂，疼痛基本消失，纳食增加，二便恢复正常。上方去茵陈改汤为丸，服药1个月，以巩固疗效。

4）眩晕（梅尼埃病）：本方所治之证多为头目晕眩，少气懒言，卧床不起，稍一转动便如天翻地覆，恶心呕吐，闭目则症状稍减，常自汗出，四肢不温，舌质淡苔薄白，或光亮无苔，脉弦细。呕吐甚，加入竹茹、陈皮、半夏、砂仁；厥逆者加炮附片；腹中痞满者加枳壳。

桂某，女，51岁，1983年4月2日诊治。主诉：头晕恶心呕吐2日。自诉患头目眩晕，恶心呕吐之症已3年，被诊为梅尼埃病，每次发病少则三五天，多则半个月，多方治疗症状时重时轻，2天前眩晕又作。症见：卧床不起，头晕目眩，双目紧闭，睁眼或一活动则如天翻地覆，恶心呕吐，身倦乏力，少气懒言，声低气短，常自汗出，四肢不温，舌质淡苔净，脉沉细。此属脾胃虚寒，肾阳衰微。治宜温肾健脾，益气复阳。方用：潞党参、焦术各15g，干姜、炮附片、甘草、砂仁各10g，竹茹、陈皮、半夏、生姜各12g，嘱其浓煎频服。第1剂药服后即呕吐，但仍频服，从第2剂开始，呕吐渐减，头晕目眩亦有减轻，治投病机，继用原方，上方共服18剂，头晕目眩、呕吐均已消失，四肢觉温，临床治愈，半年后追访未复发。

5）萎缩性胃炎：病人，女，42岁，门诊号：9321，1986年3月5日就诊。主诉：上腹部胀痛，饮食减少2年余，加重1个月。刻诊：脘腹胀满、隐痛，不思饮食，便泻清稀，日三四行，消瘦乏力，口干，舌质淡紫，苔微腻，脉沉细。纤维胃镜及病理报告：胃窦部中度萎缩性胃炎。中医辨证为脾胃虚寒，运化失司。拟以温中祛寒，补益脾胃法。用理中汤加味：党参、白术、木香各10g，干姜、炙草各5g，炒薏仁30g。二诊：5剂后，胃脘隐痛好转，便泻减至每日2次，守方继进，至15剂泄泻已止，胃脘疼痛明显减轻，纳谷稍增，按原方为主加减治疗2个月。病人临床症状基本控制，唯受凉时仍有痞满感，遂改用理中丸10g，每日2次，以巩固疗效。半年后胃镜复查，转为慢性浅表性胃炎。按：本病为脾胃虚寒所致，故用理中汤而取效。陆渊雷云："津伤而阳不亡者，其津自能再生；阳亡而津不伤者，其津亦无后继，是以良工治病，不患津之伤，而患阳之亡。"笔者认为理中汤用参、术、草、姜温中阳，同时具有"阳生阴长"之功，并无津伤之弊。此外，用药时间要长，用药持续半年以上，方能见效。［四川中医，1987，（10）：21］

【按语】

理中汤有温中健脾之功，若审其主要药物人参、干姜之功效，则本方不仅能温足太阴，亦具温补手太阴之功。因此《伤寒论》以之治疗中焦虚寒之"寒多不用水"（霍乱）；肺脾气虚之"喜唾，胸上有寒"；《金匮要略》则因此而治疗胸痹之属虚寒者。现代应用主要有以下几方面：其一，中焦脾阳虚弱、运化无力，可致腹胀不欲食、吐泻等症。因此慢性胃炎、萎缩性胃炎及肠易激综合征等，凡属脾阳虚弱者，恒可用之。其二，脾开窍于口，脾阳素虚之人，可因温养不足，而患口疮，复发性口腔溃疡，故可以理中丸缓而补之。其三，小儿脾常不足，可因此而患外感，又可以本方为糊剂等加以防治。其四，肺居胸中，为贮痰之器，脾主运化，为生痰之源，脾肺虚弱，则喜唾、多涎等症可随之而生。慢性支气管炎等病，属此种情况者，可酌选此方而治之。此则取手足太阴双补之义。

后代医家为临床计，将本方演变成很多有效方剂：或增温阳之品；或加化痰之类；或兼以降逆，或辅以化湿；或变为温经摄血之方；或作温肺化痰之剂，诸多变化，不一而足，是丰富理中之法，学者当仔细体会。

理中汤与理中丸名异药同，一方二法，视丸汤之缓急，察病情之轻重，临床之所需，而易其制也。原文服汤后，饮热粥，是取其增强药力之意，临床可酌情取舍。

【现代研究】

（1）对实验性大鼠胃溃疡作用的观察：李氏[21]系统观察了理中汤对实验性大鼠胃溃疡的作用。分别采用醋酸法和幽门结扎法制成模型，实验组给理中汤。体重200g以上者药量为4ml/次，200g以下者3ml/次，每日1次。连续给药10天，末次给药24小时后处死。观察胃液量、游离酸度、总酸度、胃蛋白酶活性并观察胃溃疡灶点数及溃疡面积。结果：①胃标本外观：胃溃疡呈火山口样周缘隆起，中心凹陷，为典型的胃溃疡病变的外观，病变周围黏膜组织发白，与溃疡灶相对的浆膜上有大网膜包裹。理中汤组动物胃溃疡面积明显小于对照组，有显著性差异（$P<0.05$），说明本方对实验性溃疡有愈合作用。②对胃液检测指标的影响：理中汤组游离酸度较对照组低，经统计学处理有显著性意义（$P<0.05$），而胃液总量、总酸度、胃蛋白酶活性，两组之间无显著性差异（$P>0.05$）。

（2）病机实质研究：有人认为脾胃阳虚的病人，表现为副交感神经兴奋性偏亢。他们从X线检查发现，脾胃阳虚病人的胃张力较高，空腹滞留液增加，显示内分泌功能较旺盛。脑电图提示，中枢神经系统抑制占优势、胆碱酯酶的含量降低、24小时尿内VMA较正常人降低。这些临床表现均说明内脏副交感神经兴奋性占优势。还观察到，脾阳虚慢性痢疾的病人，经治疗后皮肤温度较治疗前升高。通过测定100例溃疡病人尿17-酮类固醇普遍低于正常值，而17-羟在脾虚证者变化不大，肾阳虚者则降低，脾肾阳虚时，两者均降低。说明脾肾阳虚病人的肾上腺皮质功能减退，以理中汤治疗后，对肾上腺皮质功能有一定的调整作用[22-24]。

## 参考文献


[1] 张杰，刘平．经方辨治慢性胃炎 70 例临床总结．安徽中医学院学报，1994, 13(2): 25
[2] 黄福斌．理中汤治愈萎缩性胃炎．四川中医，1987, (10): 21
[3] 李延培．经方新用三则．山东中医杂志，1994, 13(3): 113
[4] 张广麟．辨证治疗肠道易激综合征 112 例观察．云南中医杂志，1992, (2): 18
[5] 李毓隽，邹锡听．功能性腹泻 45 例对比治疗观察．中医杂志，1985, (5): 27
[6] 邓光远．古方今用医案四则．陕西中医，1992, 13(3): 128
[7] 杨建平，付义为．理中汤加青黛治疗小儿虚寒性腹泻 30 例．福建中医药，1987, (6): 16
[8] 张文仲．中药直肠给药治疗婴幼儿腹泻 83 例．江西中医药，1989, (3): 27
[9] 晏占先．加减理中糊预防小儿感冒．北京中医学院学报，1991, 14(5): 34
[10] 白俊峰．理中汤加减治疗复发性口疮 106 例．浙江中医杂志，1992, (10): 474
[11] 李富汉．理中汤加味治疗口疮 1 例．河南中医，1991, (2): 13
[12] 余发斌．经方新用四则．河南中医，1994, 14(4): 210
[13] 李志富．理中汤治疗小儿口腔炎 1 例．北京中医学院学报，1985, (1): 封底
[14] 曹述泽．桂附理中汤治疗角膜软化症 21 例．成都中医学院学报，1986, (2): 24
[15] 吴四喜．理中汤加减治疗小儿脾阳虚多涎症 42 例．广西中医药，1992, 15(2): 15
[16] 常占杰．经方治喜唾．陕西中医学院学报，1988, 11(1): 36
[17] 段从伟．用仲景方戒毒初探．云南中医学院学报，1995, 18(1): 38
[18] 骆昌兰．胎坠刮宫后顽固呕吐症治验．上海中医药杂志，1989, (3): 13
[19] 江克明．理中丸类中成药发展史．中成药，1993, 15(10): 34
[20] 卢寅熹．理中丸（汤）浅析．中成药研究，1985, (8): 31
[21] 李惠林．理中汤抗大鼠实验性胃溃疡作用的观察．陕西中医，1987, 8(7): 333
[22] 张万岱．中西医结合研究“脾”本质的进展概况和今后设想．新中医，1980, (1): 34
[23] 中国人民解放军和第一军医大学附属医院溃疡病科研协作组．溃疡病的中医分型及其病理基础初探．中医杂志，1980, (2): 17
[24] 吴涛，姜国平等．22 例脾阳虚病人探讨．江西中医药，1981, (3): 32


# 二、真武汤方

## （一）方药

茯苓三两　芍药三两　白术二两　生姜三两，切　附子一枚，炮，去皮，破八片

上五味，以水八升，煮取三升，去滓，温服七合，日三服。若咳者，加五味子半升，细辛一两，干姜一两；若小便利者，去茯苓；若下利者，去芍药，加干姜二两；若呕者，去附子，加生姜，足前为半斤。

## （二）治法

温阳化气行水。

## （三）方解

真武汤由茯苓、芍药、生姜、白术、附子组成。方中附子辛热以壮肾阳，使水有所主；白术健脾燥湿，使水有所制；术、附同用，更可温煦经脉以除湿。生姜宣散，佐附子助阳，于主水中有散水之意；茯苓淡渗，佐白术健脾，于制水中有利水之用；芍药活血脉，利小便，且有敛阴和营之用，可制姜、附刚燥之性，使之温经散寒而不伤阴。诸药相辅相成，相互为用，共成扶阳散水之剂。

方后加减诸法，是为随证化裁举例示范：若咳者，是水寒犯肺，加干姜、细辛以散水气，加五味子以敛肺气，与小青龙汤中干姜、细辛、五味子同用作用一致；小便利则不须利水，故去茯苓；下利甚者，有阴盛阳衰，芍药苦泄，故去之，加干姜以温里；水寒犯胃而呕者，可加重生姜用量，以和胃降逆，至于去附子，附子为本方主药，似不宜去，汪苓友说："若去附子，恐不成真武汤矣。"很有见解。

【经典原文】

太阳病，发汗，汗出不解，其人仍发热，心下悸，头眩，身瞤动[(1)]，振振欲擗一作僻地[(2)]者，真武汤主之。（82）

【词解】

（1）身瞤动：身体筋肉跳动。

（2）振振欲擗地：形容身体振颤，站立不稳，摇摇欲仆之状。

【提要】　太阳病过汗伤阳而致肾虚水泛的证治。

【原文分析】

太阳病本应用发汗法治疗，但如果汗不如法，即可发生其他变证。本条属于汗出太过，损伤肾阳而导致水气泛滥的病证。"肾主水"，肾阳亏虚，气化失职，所以水气泛溢。水气上凌于心则心悸，上干清阳则头眩，头眩严重而站立不稳，即是"振振欲擗地"，水气浸渍肌肉则身瞤动。"仍发热"者，非表邪尚存，而当责之阴寒水气格拒虚阳于外。至于恶寒肢厥、腹痛下利、小便不利等，皆为阳虚水泛常见证象，本条虽未明确提出，然于临床审证之际，不可不知。

本条与67条之脾虚饮停证，同中有异。两者皆属阳虚而水饮停蓄，唯本条乃肾阳虚弱而彼为脾阳不足。此为水停下焦而泛溢全身，病情较重，故时时头眩而身瞤动，而彼为饮停中焦，病情较轻，故起则头眩而心下逆满。脾虚饮停，若误治失治，病情加重，可损伤少阴阳气而转为本证。67条曾言"发汗则动经，身为振振摇"，即是其误汗转属本证之确据。

【原文选注】

成无已：发汗不解，仍发热，邪气未解也；心下悸、头眩、身瞤动、振振欲擗地者，汗出亡阳也。里虚为悸，上虚为眩，经虚为身瞤振振摇，与真武汤主之，温经复阳。（《注解伤寒论·辨太阳病脉证并治法中》）

《医宗金鉴》：大汗出，仍热不解者，阳亡于外也；心下悸筑筑然动，阳虚不能内守也；头眩者，头晕眼黑，阳微气不能升也；身瞤动者，蠕蠕然瞤动，阳虚液涸，失养于经也。振，耸动也。振振欲擗地者，耸动不已，不能兴起，欲堕于地，阳虚气力不能支也。（《医宗金鉴·订正仲景全书·伤寒论注·太阳下篇》）

丹波元坚：此证虚阳外越，故发热；阳虚饮动，故心下悸；饮阻清阳，故头眩；经脉衰弱，为饮被动，故身瞤动，振振欲擗地。其用此方者，以扶阳利水也。此身瞤动，与大青龙变肉瞤殆异矣。（《伤寒论述义·述兼变诸证》）

陈恭溥：太阳病发汗（似宜发之），汗出不解（知非过汗，则为误汗），其人仍发热（本退热而仍热，则为虚热），心下悸（内动少阴水脏，水气凌心），头眩（精虚），身瞤动（筋脉无所养），振振欲擗地者（生阳气虚，身无所主），真武汤主之。（《伤寒论章句·辨太阳病证篇下》）

【经典原文】

少阴病，二三日不已，至四五日，腹痛，小便不利，四肢沉重疼痛，自下利者，此为有水

气，其人或咳，或小便利，或下利，或呕者，真武汤主之。（316）

【提要】 少阴阳虚水泛的证治。

【原文分析】

本条病机，仲景已明确指出“此为有水气”，然其寒热属性，根据治用真武汤，当然应属少阴虚寒。肾阳虚衰，水气不化，水寒之气泛溢为患，外攻于表，则四肢沉重疼痛；内渍于肠，则腹痛下利。水气为患，无处不到，变动不居，难以捉摸，故多或然之证，水气上逆于犯肺，则咳嗽；水气停滞于中，犯胃而胃气上逆则呕吐；下趋大肠，传导失司，则下利更甚；停滞于下焦，阳虚不能制水，膀胱气化不行，则小便不利。见证虽有不同，但总属肾阳虚而水气泛溢为患。其治疗以真武汤温肾以散水气。

本条证候与82条“太阳病发汗，汗出不解，其人仍发热，心下悸，头眩，身瞤动，振振欲擗地者，真武汤主之”的起病过程虽有不同，但其病理机转则同是肾阳虚而水气为患，都用真武汤主治。

本证与“伤寒若吐下后，心下逆满，气上冲胸，起则头眩，脉 沉紧，发汗则动经，身为振振摇者，茯苓桂枝白术甘草汤主之”（67）的苓桂术甘汤证，虽均为阳虚水泛证，但本证重点在肾，彼则重点在脾，故治疗一则温肾利水，一则为温脾化饮。

本证与附子汤证同属肾阳虚兼水湿之邪为患，但本证为阳虚而水气浸渍内外，以头眩、心悸、身瞤动为主；附子汤证则阳虚较甚，寒湿之邪凝滞于骨节之间，以身体痛、骨节痛为主。两方药物大部相同，皆用附、术、苓、芍，所不同处，附子汤术、附倍用，并伍人参，重在温补元阳；真武汤附、术半量，便佐以姜，重在温散水气。

【原文选注】

尤在径：少阴中寒，二三日不已，至四五日，邪气递深，则脏受其病矣。脏寒故腹痛，寒胜而阳不行，故小便不利。于是水寒相搏，浸淫内外，为四肢沉重疼痛，为自下利，皆水气乘寒气而动之故也。其人或咳，或小便利，或下利，或呕者，水寒之气或聚或散或上。（伤寒贯珠集·少阴篇）

方有执：腹痛，水便不利，阴寒内甚，湿胜而水不行也，四肢沉重疼痛，寒湿内渗又复外薄也。自下利者，湿既甚而水不行，则与谷不分清，故曰此为有水气也。或为诸证，大约水性泛滥，无所不之之故也。（《伤寒论条辨·辨少阴病脉证并治》）

喻嘉言：太阳篇中，厥逆、筋惕肉瞤而亡阳者，用真武汤之法，已表明之矣。兹少阴之水湿上逆，仍用真武汤一法以镇摄之，可见太阳膀胱与少阴肾，一脏一腑，同居北方寒水之位。（《尚论篇·少阴经前篇》）

吴谦：今少阴病，二三日不已，至四五日，腹痛下利，阴寒深矣，没小便利，是纯寒而无水，乃附子汤证也，今小便不利，或咳或呕，此为阴寒兼有水气之证。故水寒之气，外攻于表，则四肢沉重疼痛；内盛于里，则腹痛自利也；水气停于上焦胸肺，则咳喘而不能卧；停于中焦骨疼，则呕而或下利；停于下焦膀胱，则小便不利而或少腹满。种种诸证，总不外乎阴寒之水，而不用五苓者，非表热之饮也；不用小青龙者，以非表寒之饮也。故惟主以真武汤，温寒以制水也。（《医宗金鉴·订正仲景全书·伤寒论注·辨少阴病脉证并治》）

陈亦人：水寒之气外攻于表，则为四肢沉重疼痛；内渍于肠，则为腹痛下利，上逆犯肺，则为咳嗽，停滞于中，胃气上逆，则为呕吐；停滞下焦，膀胱气化不行，则为小便不利。总之，这些症状的产生，都是因为肾阳衰微，水气不化，与阴寒之气互相搏结而成，所以治疗上须用真武汤温阳祛寒以散水气。本条证候与《太阳篇》82条的太阳病，汗出过多，致心下悸、头眩、身瞤动、振振欲擗地等证候，虽然有所不同，但其病理机转，则同是阳虚水气为患，故都用真武汤主

治。（《伤寒论译释·辨少阴病脉证并治第十一》）

刘渡舟：少阴病，延至四五日，证风腹痛、小便不利、四肢沉重疼痛、下利，是因为阳气虚衰，不能制水，以致水邪泛滥而为病。脾肾阳衰，水气浸渍于胃肠，则腹痛、下利，阳虚，水寒之气停蓄于内，阻碍膀胱气化，则小便不利。少阴阳衰，下焦寒盛，水气不能运化，浸淫肢体，四肢沉重疼痛……由于水邪游溢不定，可随气机升降而到处为患，故可见众多或证。若水邪上凌心肺则见心悸而咳；上逆于胃，则气逆而呕；若阳虚肾关不固，不能制水，则可见小便利，即小便清长。以上诸多或然证，均为肾阳虚衰，不能制水，水邪犯滥而致，故曰“此为有水气”。治疗用真武汤，温阳散寒，化气行水。（《伤寒论讲解·辨少阴病脉证并治第十一》）

程昭寰：82条云“太阳病发汗，汗出不解，其人仍发热。心下悸，头眩，身瞤动，振振欲擗地者，真武汤主之”系因太阳病汗出后，因阳虚动水致变。病从太阳而入少阴，肾阳虚衰，制水无权。本条则论少阴病阳虚水寒相搏所致阳虚水泛之证。两条合看，病机特点基本一致。但侧重点却不同，前者水泛于外，本条水泛于下于里。前者以太阳膀胱水腑为病变重心，本条以少阴肾水之脏为病变中心。可见水腑与水脏的表里关系。也说明阳虚气水为病的广泛性。（《伤寒心悟·辨少阴病脉证并治》）

【方药论选】

汪苓友：真武汤，专治少阴里寒停水，君主之药当是附子一味，为其能走肾温经而散寒也。水来侮土，则腹痛下利，故用苓、术、芍药以渗停水，止腹痛；四肢沉重是湿，疼痛是寒，此略带表邪，故用生姜以散寒邪；或疑芍药酸寒，当减之，极是。然上证是里气虚寒，方中既有姜附之辛，不妨用芍药之酸，以少敛中气。若咳者，水寒射肺，肺叶张举，既加细辛、干姜以散水寒，不妨加五味子以敛肺，胆五味子酸味太厚，不须半升之多也；小便利者，不得云无伏水，乃下焦虚寒，不能约束水液，其色必白，去茯苓者，恐其泄肾气者；若下利者，里寒甚，故去芍药加干姜；呕者，水寒之气，上壅于胸中也，加生姜足前成半斤，以生姜为呕家圣药，若去附子，恐不成真武汤矣。（《伤寒论辨证广注·中寒脉证》）

程扶生：张氏曰，白通、通脉、真武，皆为少阴下利而设。白通、四逆，附子皆生用、惟真武一证熟用者，凡附子生用则温经散寒，炮熟则益阳去湿，白通诸汤以下利为重，真武汤以寒湿为先，故用药有轻有重之殊。又干姜以佐生附为用，生姜少资熟附之散也。（《伤寒经注·少阴温散》）

王晋三：术、苓、芍、姜，脾胃药也。太阳、少阴，水脏也。用崇土法镇摄两经水邪，从气化而出，故名真武。茯苓淡以胜白术之苦，则苦从淡化，便能入肾胜湿；生姜辛以胜白芍之酸，则酸从辛化，便能入膀胱以摄阳。然命名虽因崇土，其出化之机，毕竟重在坎中无阳，假使肾关不利，不由膀胱气化，焉能出诸小便，故从上下宁之水，全赖附子直走下焦以启其阳，则少阴水邪必从阳部注于经而出矣。非但里镇少阴水泛，并可外御太阳亡阳。（《绛雪园古方选注·温剂》）

吴谦：小青龙汤治表不解有水气，中外皆寒实之病也；真武汤治表已解有水气，中外皆虚寒之病也。真武者，北方司水之神也，以之名汤者，赖以镇水之义也。夫人一身制水者，脾也；主水者，肾也；肾为胃关，聚水而从其类者，倘肾中无阳，则脾之枢机虽运，而肾之关门不开，水虽欲行，孰为之主，故水无主制，泛滥妄行而有是证也。用附子之辛热，壮肾之元阳，而水有所主矣；白术之苦燥，建立中土，而水有所制矣；生姜之辛散，偕附子之补阳，温中有散水之意；茯苓之淡惨，佐白术以健土，制水之中有利水之道焉；而尤妙在芍药之酸敛，加于制水、主水药中，一以泻水，使子盗母虚，得免妄行之患，一以敛阳，使归根于阴，更无飞越之虞。孰谓寒阴之品，无益于阳乎？而昧者不知承制之理，论中误服青龙发汗亡阳，用此汤者，亦此义也。然下利减芍药者，以其阳下外散也；加干姜者，以其温中胜寒也；水寒伤肺则咳，加细辛、干姜者散水寒也；加五味子者，收肺气也；小便利者去茯苓，以其虽寒而水不能停也；呕者，去附子倍生姜，以其病非下焦，水停于胃也，所以不须温肾以行水，只须温胃以散水，佐生姜者，功能止呕也。（《医宗金鉴·订正仲景全书·伤寒论注·辨少阴病脉证并治》）

王旭高：肾之真阳盛，则水皆内附，而与肾气同其蛰藏。惟肾之阳虚不能制水，则水得泛滥而为病。苓、术、芍、姜，皆脾胃药，崇土以镇伏肾水，附子以挽回阳气。方名“真武”，盖取固肾为义……真武主治，在于崇土扶阳，以泄水邪，故不但是镇少阴水泛，兼可外御太阳亡阳。（《王旭高医书六种·退思集类方方歌注·四逆汤类》）

《伤寒论方解》：白术与茯苓同用，能够益脾祛湿，主治头眩心悸，小便不利，下利浮肿等证。附子与白术同用，能温中利湿，主治恶寒体痛，四肢，身体瞤动，摇摇欲倒，脉搏沉小诸症。生姜能去水气，止呕吐。芍药能和血脉，主邪气腹痛。总之，本方是温经回阳、逐水利湿、宣痹镇痛剂，适用于少阴病，阳气不足，阴邪有余，水饮内结，寒湿疼痛的证候。慢性病心肾阳虚水肿者，常有应用本方的机会。（《伤寒论方解·真武汤类·真武汤》）

刘渡舟：真武汤由茯苓、芍药、生姜、附子组成。附子、生姜辛热，温经回阳以散水寒之邪，助白术温运脾气，补土以制水；术、附合用，温煦经脉、除寒湿；茯苓甘淡，利水渗湿，与白术协同，共行温补脾阳、利水渗湿之功，配附子扶阳消阴以散水邪；芍药活血脉、利小便，并制姜、附之辛燥，使本方温经散寒而不伤阴。方中诸药相辅相成，相互为用，共成扶阳镇水之剂。后方加减诸法，是为随证化裁举例示范，亦即随证治之的意思。（《伤寒论讲解·辨少阴病脉证并治第十一》）

陈孟恒：本方所治属阳虚水泛，气化失常，脾阳不足，水湿内停。总的病机为阳虚水泛，治疗应以温阳利水为主。真武，本名玄武，古时传说为北方司水之神，本方的命名，是借用其名，赖以利水的意思。方中附子温壮肾阳，白术健脾燥湿，茯苓导水下行，生姜温散水气，芍药和里益阴。其中附子与白术同用，能温中利湿，治恶寒体痛，四肢沉重，身体瞤动，摇摇欲倒诸证；苓、术配伍，能益脾祛湿，治头眩心悸，小便不利，下肢浮肿等。本证不仅真阳不足，而且真阴亦亏，若不用芍药固护其阴，难以制附子雄烈之性，芍药能破阴疑，布阳和，护阴而不会敛邪，附子与芍药合用，符合温而不燥，刚柔并济之理。另外，四逆汤类方剂中均以生附子、干姜同用，本方则用熟附子配生姜，前者重在回阳，此则加强散饮。全方配伍得宜，具有温经回阳，逐水利湿，宣痹镇痛的作用。适用于阳气不足，阴邪有余，水饮内停，浮肿疼痛之证。现临床常用于肾性水肿、心性水肿、醛固酮增多症、甲状腺功能低下、肠核结腹痛下利、耳源性眩晕、前列腺肥大、慢性肠炎等属于脾肾阳虚者。（《中国医学百科全书·方剂学·祛寒剂》）

【临床应用】

（1）后世医家对本方的应用

1）《王氏易简方》：此药不惟阴证伤寒可服，若虚劳人憎寒壮热，咳嗽下利，皆宜服之，因易名固阳汤，增损一如前法。

2）《伤寒全生集》：凡伤寒四五日，腹痛，小便自利，四肢沉重，疼痛下利者，此有水也，真武汤主之。

3）《伤寒绪论》：不得眠，皆为阳盛，切禁温剂，惟汗吐下后，虚烦脉浮者，因津液内竭，则可从权用真武汤温之。

4）《方机》：此方治心中燥（一作心下悸），身瞤动，振振擗地，小便不利，或呕或下利，若拘痛者。

5）《类聚方广义》：真武汤，治痿躄病，腹拘挛，脚冷不仁，小便不利，或不禁者。又：腰疼腹痛恶寒，下利日数行，夜间尤甚者，称为疝痢，宜此方。又久痢见浮肿，或咳或呕者亦良。又：产后下利，肠鸣腹痛，小便不利，肢体酸软，或麻痹，有水气，恶寒发热，咳嗽不止，渐为劳状者，尤为难治，宜此方。

6）《方函口决》：此方以内有水气为目的，与他附子剂异，水饮之变，为心下悸，身瞤动，振振欲倒地，或觉麻痹不仁，手足引痛，或水肿，小便不利，其肿虚滞无力，或腹以下肿，臂肩胸曳羸瘦，其脉微细，或浮虚而大，心下痞闷，饮食不美者，或四肢沉重疼痛，下利者，用之有效。方名当从千金及翼，作玄武。

7）《仁斋直指方》：治少阴水饮与里寒合而作嗽，腹痛下利，于本方加干姜、细辛、五味子，凡年高气弱久嗽通用。

8）《临证指南医案》：用真武汤或加人参，治痰湿积聚水饮，或湿邪伤脾肿胀，或呕吐、水饮、泄泻等症。如陈某痛久气乱，阳微，水谷不运，蕴酿聚湿，新进水谷之气与宿邪再聚复出，法当通阳，真武汤主之。

（2）现代应用

1）治心血管疾病：山西中医研究所报道，本方对于心肾阳衰，肾水凌心型心力衰竭病人，在用洋地黄类药物效果不显时，往往可获效，提示本方似与洋地黄有相互补充之效[1]；孙氏用真武汤合桂枝甘草汤治疗充血性心力衰竭48例，效佳。本组病例均用真武汤合桂枝甘草汤。心悸、气短，动则尤甚者，加黄芪、人参；血瘀，加当归、川芎、红花；水肿甚，加车前子、葶苈子、泽泻。每日1剂，水煎服，15日为1个疗程，连服1～3个疗程。结果：显效16例，有效率30例，无效2例，有效率为94%[2]。杨氏认为用真武汤治疗心力衰竭，加丹参则效更优[3]；于氏等报道赵锡武老中医用本方治疗慢性充血性心力衰竭[4]。关氏以真武汤和苓桂术甘汤治疗风温性心脏瓣膜病并发心力衰竭，属于痰饮范围，能使水肿很快消退，心脏血液循环也随之改善；并认为中医治疗该病，既没有中毒反应，又没有禁忌证[5]。

2）治疗泌尿系统疾病：杜氏应用本方加减（附子、茯苓、白术、白芍、西洋参、泽泻、怀牛膝、黄连、苏叶、猪苓，随证加减，每日1剂）治疗慢性肾衰竭12例，结果：临床缓解3例，显效5例，无效2例，总有效率为83.33%。实验结果表明，该方能提高实验动物的摄食量，增加尿量，降低BUN、Scr，在调节电解质和氨基酸代谢平衡方面皆有明显作用[6]。陈氏用真武汤温肾利水，治疗类脂性肾病及慢性肾炎肾病性水肿，利尿作用优于其他利水法，能明显改变肾血流动力学，降低肾小管回吸收率，增加肾小球滤过率和有效肾血流量，但对蛋白尿作用不大，如辨证加用益气健脾、补肾填精等中药，可减少蛋白的渗出，巩固疗效，由于本方含钾量高，对尿毒症少尿、尿闭及高血钾者忌用[7]。另外，岳氏用本方治疗急性尿毒症[8]；钱氏用本方加四君子汤等治尿崩症[9]；张氏用本方治疗水臌、阴囊肿大[10]。

3）治神经系统疾病：蒋氏用本方治失眠[11]，范氏用本方治美尼尔综合征[12]；姚氏用本方治疗内耳性眩晕症41例，多伴有听力障碍及身瞤动。若咽干口苦，舌苔薄黄则加知母、泽泻。结果：治愈35例，好转6例，认为本方有温肾化气利水功效，可能具有调节肾上腺皮质的功能，调整醛固酮的代谢水平，维持内耳环境的恒定，并调整其功能[13]。毕氏用真武汤（附子15g，白术30g，白芍、茯苓各50g，姜50～100g，以水1750ml，先煎附子40分钟以上，再入药煎至500ml，分三次饭前服，1日服完。重证呕吐不止者，去附子加重生姜至100～150g；小便频数者，去茯苓），治疗眩晕病162例，结果：痊愈102例（63%），好转35例（22%），无效25例（15%），总有效率为85%[14]。

4）其他：吴氏等用本方加味（制附子10g，白芍、生龙骨、生牡蛎各30g，白术、茯苓、钩藤各15g，全蝎、生姜、甘草各6g，每日1剂，水煎服，15天为1个疗程），治疗不安腿综合征25例，结果：治愈15例，显效8例，无效2例，服药最少者10剂，最多者30剂，平均20剂，有效率为90%[15]。

周氏用本方加干姜、甘草、桂枝、党参、黄芪，治疗血栓闭塞性脉管炎属肾阳亏虚，寒湿阻滞经络者[16]；王氏用本方治疗阴黄[17]；罗氏用本方加味治疗阳虚水泛失音症[18]；冯氏用本方治疗胃肠炎、慢性风湿性关节炎、慢性支气管炎等疾病[19]；我们用本方治疗肾阳衰微水气为患的术后伤口不愈、血栓闭塞性脉管炎、慢性脓胸及肾炎[20]；陈氏用本方治疗阳虚水泛所引起的水肿、痰饮、惊悸、眩晕、戴阳、白带、下利等症[21]；马氏用本方治崩漏[22]；查氏用真武汤加味治产后水肿[23]；侯氏用本方加味（本方加肉苁蓉、桃仁、红花各15g，干姜10g）治疗肾阳虚经闭60例，结果：临床治愈54例，有效4例，无效2例，总有效率为96.6%[24]。宋氏用本方治阳虚鼻渊[25]；邓氏介绍用本方加参归，服6剂治愈辨证为少阴虚阳上越之巅顶头痛，而拟诊为脑炎之病人[26]；袁氏认为本方治急性病时用量要适当加大，但中病即止，对慢性病用量宜小，必需时佐以龙骨、牡蛎为妥，并介绍用本方治疗慢性痢疾、胃溃疡、风湿热、脉管炎、月经不调、少阴下利舌咽痛等症[27]；王氏报道用本方加细辛治愈上午目赤而辨证为阳虚案[28]。

唐氏认为真武汤倍用附子加炙草，则其回阳制水之力倍增，凡水肿、哮喘、疝气等病证，具有脉微欲绝或浮大无根，苔白多津或黑而滑润，心悸短气，或呕逆头眩，腹满而痛，小便不利或清利等阴盛阳衰，寒水失制之象，均可用本方获效[29]。陈亦人指出“真武汤的适用范围尤广，不管是消化系统病，如萎缩性胃炎、胃下垂、胃及十二指肠溃疡，腹泻（包括五更泻），便秘，胃切除后引起的‘倾倒症候群’；循环系统病，如风湿性心瓣膜病并发心力衰竭，心衰浮肿，高血压性心脏病并发心力衰竭，心房纤颤，二尖瓣分离术后心衰；泌尿系统病，如慢性肾炎高度浮肿，慢性肾盂肾炎低热等。只要符合心肾阳虚水气泛滥病机，用之皆有良效。此外，还可用于寒饮上逆的肺气肿、支气管炎，阳虚挟水湿的白带等病症，充分体现了异病同治的优越性”[30]。

（3）医案选录

1）疔毒案：此方证所治之疔毒乃肾阳不足，不能温化水湿所致。临床辨证中常见：创面污黑，多痒少痛，疔周扪之坚硬，流水无脓，或剧痛难忍，舌白有津，脉弦紧，若加麻黄，其效果佳。

张某，男，54岁，修鞋工人，于1962年6月21日诊治。使用疫死牲畜之皮，右手示指尖部起小疱疹，继则溃破，色呈黑暗，多痒少痛，周围扪之坚硬，症见：发热无汗，骨节疼痛，舌白多津，继而患部由痒变为剧痛，患部流水无脓，脉象弦紧，此疫毒侵于人体，证见阳虚水泛，不能发泄于外。治宜温阳发汗利湿。方用：茯苓30g，白术、白芍各15g，附子（炮）、麻黄（先煎去渣）各24g。上方服2剂后，汗出热退，疼痛减轻，伤口流出暗黄色毒水，继服上方去麻黄加黄芪30g，疔出而愈。

2）手术后伤口不愈案：此方证所治疗之伤口不愈乃阳气耗伤，阳虚不能温化水湿，导致寒湿侵袭，故伤口久不能愈。此病临床辨证中常见：伤口晦暗，淡而不泽，不红不肿，脓水色淡，疼痛入夜尤甚，四肢厥冷，少气懒言，舌淡多津，脉沉细无力。若加黄芪、苍术，其效更佳。

刘某，男，53岁，农民，于1961年11月24日诊治。患急性阑尾炎住院手术治疗，虽经运用多种抗生素合并外治，3个月余手术伤口不能愈合，继服中药清热解毒药物和阳和汤无效而来院就诊。症见：右少腹部伤口晦暗，不红不肿，淡而不泽。流淡灰色脓水，疼痛，入夜尤甚。经常腹中肠鸣隐痛，大便溏薄，日三四次，腰背酸痛而凉。面色青黑，精神委靡，少气懒言，舌淡多津，四肢逆冷，脉沉细无力。此手术之后，高龄正虚，阳气耗伤，寒湿郁结。治宜温肾复阳，燥湿托毒。方用：茯苓、白术、黄芪、苍术各30g，附子（炮）15g。上方服5剂后，泄止痛减，先后共用30剂，伤口愈合。

3）脱疽（血栓闭塞性脉管炎案）：此方证所治之脱疽乃肾阳衰微，脾湿肝郁所致。临床辨证中常见：肢端发凉麻木，跛行，疼痛，入夜尤甚，痛时内觉发凉，患肢苍白，暗红或紫红，破溃后伤口流清稀脓液，肉色不鲜，舌质淡白，脉沉细。若加干姜、黄芪、桂枝、潞参、川牛膝，其效更佳。

刘某，男，37岁，工人，于1966年5月31日入院治疗。主诉：双下肢凉痛已3年，左足趾溃破已5个月。因工涉水，寒冷刺激而诱发此病。初起跛行，延至1964年3月，左下肢突发肿胀，跛行距离缩短，疼痛加重，下肢麻木，合并游走性表浅静脉炎，足趾变紫，温度下降，彻夜不能回温，误以风湿诊治无效。于1965年先后经县医院和省中医学院附属医院确诊为“血栓闭塞性脉管炎”。先后注射硫酸镁，内服扩张血管药物和中药四妙勇安汤及四妙活血汤无效，由于足趾溃烂，病情恶化，于1966年5月31日入院治疗。既往史：身体素健，未患过任何传染病，平时有烟酒嗜好。症状：膝以下冰冷，剧烈疼痛，整夜不能入眠，剧疼时内觉发凉，暖之稍减，踝以下暗红，五趾紫黑，抬高患肢苍白，下垂暗紫，左大小趾溃烂已5个月，左大趾伤口3cm×2cm，小趾3cm×1cm，色暗紫，无脓，足背、胫后、腘动脉搏动均消失，股动脉微弱，小腿肌肉萎缩，左腓肠肌33.5cm，右34.5cm。趾甲增厚不长，汗毛脱落，皮肤枯槁。面色青黄，舌淡白多津。腰背冰凉，小便清长带白，脉细无力，体温正常，血压90/60mmHg。此属肾阳衰微，脾湿肝郁，治宜温肾阳，燥脾温，疏肝木。方用真武汤加味：炮附片、茯苓、黄芪、潞参各30g，白术、桂枝、白芍、干姜、甘草、川牛膝各15g。上方加减服用，共住院91天，服药91剂，能步行2500m无跛行感，温度颜色基本恢复正常，趾甲汗毛开始生长，足背动脉微能扪及，腘动脉恢复良好，但胫后动脉仍无，左腿肚35.8cm，右腿肚36cm，伤口愈合，经追访12年未复发。

4）慢性脓胸案：此方证所治之脓胸乃肾阳衰微，水寒不能化气所致。临床辨证中常见：形体消瘦，胸闷气短，动则喘促，咳吐清痰，自汗恶寒，舌质淡苔白腻，脉沉细。本方加陈皮、半夏、干姜、郁金，其效更佳。

饶某，男，61岁，于1974年4月8日来院就诊。1973年12月患右侧急性脓胸，经用青、链霉素及其他抗生素治疗，并先后3次抽脓共1600ml，病虽减轻，但脓腔不能彻底清除，逐渐加重，于1974年4月7日拍胸片和超声检查，右侧胸膜增厚与膈肌相连，右下肺叶显示大片状薄阴影。超声波检查右侧第8肋间肩胛线近2.5mm，深3.0cm平段。由于胸闷气短而喘，服西药无效，上级医院建议手术根治脓腔，由于病人身体极度虚弱不愿手术治疗，来我院服中药治疗。症状：形体消瘦，面㿠少华，精神疲惫，舌腻有津质淡，右胸廓萎陷，肋间隙变窄，疼痛，胸闷气短，动则喘促，自汗恶寒，四肢冰冷，心中烦闷，咳吐清痰，小便清长，脉搏沉细，体温36℃，脉搏82次/分，血压80/70mmHg，白细胞计数$15.0\times10^9$/L，中性粒细胞0.72，淋巴细胞0.28，血红蛋白142g/L。诊为慢性脓胸，素有痰湿，郁热内蕴，化为脓胸，经治疗之后，郁热稍除，痰湿尚存。思仲景“治痰饮者当以温药和之”的法则，用苓桂甘术汤，合泻痰行水，下气平喘之葶苈大枣泻肺汤：云苓30g，白术、炒山药各21g，甘草6g，白芍、木香、杏仁、贝母、桂枝各9g，陈皮、半夏、郁金、桔梗各12克，葶苈子4.5g，大枣10枚。上方服10剂后，胸闷疼痛减轻，吐痰好转，但仍自汗厥逆，脉细便清，短气不足以息，此肾阳衰微，水寒不能化气，治宜温阳利水。方用：白术、山药各21g，云苓30g，附片（炮）、白芍、干姜、半夏、条参各15g，陈皮、郁金各12g，木香6g，大枣10枚。上方服5剂后诸症减退，服60剂，自觉症状完全消失，胸部脓液吸收，X线拍片仅胸膜增厚。后参加工作，追访3年未复发。

5）水肿案：本方证所治之水肿乃肾阳衰微，水气不化所致。临床辨证中常见：面白少华，精神委靡，腰背酸痛，四肢厥逆，全身浮肿，舌淡苔白多津，脉沉细无力。若加桂枝、干姜、半夏、腹皮，其效更佳。

王某，男，23岁，工人，于1975年11月19日来院就诊。主诉：腰痛浮肿半年，呕吐尿闭10余日。半年前因感受风寒而患急性肾炎合并尿毒症，经抢救好转，自此后时轻时重，尿蛋白经常在（＋＋＋~＋＋＋＋），经多主治疗亦无效果，后因服泻下药物，病情加重，尿闭，全身浮肿，气喘无力而求治。症状：面白少华，结膜苍白，精神委靡，舌质淡，苔白多津，腰背凉痛，全身浮肿，四肢厥冷，恶心呕吐，饮食不进，脉沉细无力，血压160/90mmHg，小便每日约200ml。尿常规检查：蛋白（++++），红细胞（+++），白细胞（+），颗粒管型2～3个。以肾小球肾炎辨病治疗，采用清热解毒，活血化瘀治疗。方用：川芎、赤芍各15g，红花、桃仁各9g，丹参、益母草、银花、白茅根、公英各30g，水煎服。每日一剂。服上方4剂后，呕吐仍重，尿少肢冷，无任何效果。综观诸证，属肾阳衰微，水气不化，治宜温阳利水。方用：白芍、白术、云苓、炮附子片、生姜、腹皮、葫芦各30g，桂枝、干姜、半夏各15g。服后呕吐减轻，肢冷好转，小便通利，继服10剂肿消，30剂时化验尿蛋白阴性，血压130/71mmHg，尿量每天2000ml以上。但出现口渴、脉大等热象，改服真武汤加清热活瘀药物而治愈，参加工作，追访2年未复发。

6）尿毒症：李某，女，已婚，50岁。因上腹部疼痛10天，于1958年6月21日急诊入北京某医院。病史：病人10余年来，常有上腹疼痛，泛酸，服苏打后缓解，疼痛多与饮食有关。近4日上腹部疼痛发作，以两肋缘为甚，入院前1日疼痛加重，持续不解，大便2日未行，小便如常。检查：急病容，痛苦表情，皮肤无黄疸，头部器官正常，颈软，心肺无殊，腹壁普遍板硬，并有压痛，肝脾不易触及，膝反射存在。血压100/20mmHg，临床诊断为胃穿孔，合并腹膜炎。入院后先由外科做穿孔修补及胃空肠吻合术，手术进行良好。但术后血压一直很低，尿量极少，甚至无尿，持续数日，渐成半昏迷状态。肌肉抽动，并测得非蛋白氮1.5g/L，要求中医会诊。诊见病人神志欠清，时而躁动，手抽肉瞤，尿闭脉细肢凉，乃用仲景真武汤加减，回阳利尿。药用西洋参、杭芍、白术、云苓、炮附片、生苡米。1剂之后，能自排小便，四肢渐温，肉瞤惊惕亦止。但仍神疲不愿讲话。三诊时改用红人参、白术、茯苓、车前子、牛膝、泽泻、生苡米。2剂后神志全清，排尿自如，精神略振。但感口干，改用党参、沙参、麦冬、花粉、苡米、玉竹。经过三诊之后，诸证好转，血压恢复，非蛋白氮降至0.375g/L，最后痊愈出院。（《岳美中医案选集》）

【按语】

真武汤为少阴心肾阳虚而兼水饮泛滥的主方，临床运用非常广泛，无论内、外、妇、儿各种疾病，只要具有阳虚饮停的病理特点，如恶寒肢冷、心悸怔忡、小便不利、水肿、舌淡脉沉等，即可相机选用。就其组方特点而言，尤其适宜于慢性心肾衰竭所致的各种病证。

本方用于救治慢性充血性心力衰竭效果确切，但应注意选加部分活血药物，尤其是具有活血利水双重功效之品，如蒲黄、益母草、泽兰、水蛭等，以收水血并治之功。从理论上讲，加入活血之品，更能切合少阴“心主血，肾主水”的病理生理特点。临床运用时，亦常与生脉散合用治疗各型心力衰竭，尤其是对强心苷类药物中毒病人，具有明显疗效。

本方用治水邪较盛的各类病证如慢性肾炎、慢性肠炎、湿性胸膜炎时，常合用五苓散，以收“脏腑同治”之功。而用治各类眩晕病人，若兼血瘀或血虚，则常配合四物汤运用，对耳源性眩晕、眼源性眩晕、椎基底动脉供血不足眩晕、胃源性眩晕等，颇具良效。

【现代研究】

（1）强心和改善全身血液循环作用：本方主药附子具有强心作用，其强心成分有去甲乌药碱、棍掌碱等；干姜对心脏也有直接兴奋作用；还有报告煎茯苓的水、乙醇或乙醇提取物能增强离体蛙心心肌收缩力，并能加快心率；赤芍也含增强心肌收缩力成分。临床用本方治心力衰竭有效，表明本方确能改善心肌功能。附子在强心作用的同时还可以见外周血管扩张，血液循环改善，尤其是末梢微循环改善，故服用附子可有四肢温暖感，赤芍也能扩张血管，白术也有血管扩张作用。上述强心和扩张外周血管，改善全身血液循环作用于改善心肌功能低下、促进利尿及振奋全身功能代谢，从而改善肾阳衰微、阴水泛溢等方面当具有利影响[4]。王氏报道：动物实验结果表明，真武汤原方组合是最佳配伍，能显著提高心力衰竭的心肌收缩力，改善缺氧心肌的血氧供应，促进血液循环，而对心肌耗氧量和传导系统无明显影响[31]。

（2）利尿作用：本方用于多种水肿或组织细胞间液水分泛滥有效。实验表明，本方组成药附子、白术、茯苓等均有利尿作用，附子的利尿与强心、扩张血管作用有关。茯苓利尿作用原理尚不明，但以茯苓为主药之一的五苓散则主要在于提高了渗透压的调定点，通过对渗透压感受器、神经分泌细胞、口渴中枢神经原等的刺激以降低抗利尿激素分泌而达到利尿功效。白术利尿作用显著而持久，并能促进电解质，特别是钠的排泄[4]。

（3）其他作用：肾阳虚病人多有垂体-肾上腺轴、垂体-性腺轴等功能低下，附子能显著降低大鼠肾上腺中维生素C的含量，并能使外周血嗜酸粒细胞大为减少，增加尿中17-酮类固醇的排出量，表明能兴奋肾上腺皮质功能。干姜及其复方也出能兴奋肾上腺皮质功能。因而本方有助于肾阳衰微的改善。茯苓能抑制实验性胃溃疡的形成，并能降低胃液及其所含游离酸的分泌，还能直接松弛肠管。生姜对胃黏膜细胞有保护作用，还能利胆，故本方治疗胃溃疡等多种胃肠道疾患有效[4]。

金氏认为真武汤是苓桂术甘汤的继续加重，是充衰基础上发生的泵衰。本方强心利尿、扩张血管，减轻心脏前后负荷，打破心力衰竭的恶性循环[32]。

## 参考文献


[1] 李培生. 高等中医院校教学参考丛书·伤寒论. 北京：人民卫生出版社, 1987: 444
[2] 孙慧君, 霍根红. 真武汤合桂枝甘草汤治疗充血性心力衰竭 48 例. 国医论坛, 1992, (6): 13
[3] 杨智孚. 治疗两例心力衰竭的体会. 黑龙江中医药, 1966, (4): 26
[4] 于天星, 李祥国. 赵锡武老中医治疗慢性充血性心力衰竭的经验. 新医药学杂志, 1978, 11: 7
[5] 邓文龙. 中医方剂的药理与应用. 重庆：重庆出版社, 1990: 462
[6] 杜雨茂. 真武汤为主治疗慢性肾衰的临床与实验研究. 中国医药学报, 1991, 6(4): 10
[7] 陈梅芳, 张庆怡. 利水法在肾性少尿中的应用. 中医杂志, 1981, (11): 35
[8] 岳美中. 岳美中医案集·真武汤治浮肿. 北京：人民卫生出版社, 1978, 7: 64
[9] 钱之龙. 中医治愈尿崩症报告. 江苏中医, 1965, (8): 35
[10] 张肇岐. 真武汤治腹水. 江苏中医, 1959, (4): 34
[11] 蒋天佑. 失眠的治疗讨论. 山西医药杂志, 1976, (3): 20
[12] 范宗海. 美尼尔氏病. 湖南医药杂志, 1978, (2): 14
[13] 姚天源. 从真武汤治疗 41 例内耳眩晕症试论中医肾开窍于耳. 福建中医药, 1981, (5): 20
[14] 毕明义. 真武汤治疗眩晕病 162 例. 新中医, 1991, (9): 26
[15] 吴作敬, 吕长青. 真武汤加味治疗不安腿综合征 25 例. 实用中医内科杂志, 1992, 6(2): 91
[16] 周连三. 治疗脱疽的经验体会. 中医杂志, 1965, (9): 20
[17] 王挚峰. 中医治疗传染性肝炎的疗效观察和体会. 广东中医, 1959, 4(7): 269
[18] 罗本文. 真武汤加味治愈失音一例, 中医教学, 1976, (1): 70
[19] 冯顺田. 真武汤的临床运用. 赤脚医生（昌潍）, 1977, (3): 23
[20] 唐祖宣. 真武汤临床运用探讨. 新中医, 1980, (5): 32
[21] 陈敬庶. 运用真武汤对阳虚水泛所致各证治疗的体会. 浙江中医杂志, 1965, (8): 32
[22] 马大正. 吴国栋运用经方治崩案例. 浙江中医杂志, 1984, 2: 83
[23] 查正春. 巢静山经方拾零. 江苏中医杂志, 1984, (2): 13.
[24] 侯钖五, 陆景明. 真武汤加味治疗肾阳虚经闭 60 例. 辽宁中医杂志, 1982, (2): 46
[25] 宋洪严. 运用真武汤治疗鼻渊的虚证案例. 浙江中医杂志, 1981, (1): 26
[26] 邓启源. 少阴头痛. 辽宁中医杂志, 1982, (1): 9
[27] 袁呈云. 真武汤的临床应用. 浙江中医杂志, 1979, (11): 420
[28] 王与贤. 按时发病医案七则. 浙江中医杂志, 1980, (4): 181
[29] 唐声庵. 真武汤临床运用点滴经验. 中医杂志, 1965, (7): 39
[30] 陈亦人. 伤寒论求是. 北京：人民卫生出版社, 1987, 3: 97
[31] 王均宁. 真武汤对心血管的药理作用及组方研究. 山东中医学院学报, 1992, 16(5): 27
[32] 金红卫.《伤寒论》有关心衰的证治和立体动态强心假说. 山东中医学院学报, 1980, (2): 24

## 三、附子汤方

### (一)方药

附子二枚，炮去皮，破八片　茯苓三两　人参二两　白术四两　芍药三两

上五味，以水八升，煮取三升，去滓，温服一升，日三服。

### (二)治法

温经散寒，补益阳气。

### (三)方解

方中重用炮附子扶先天之阳，人参补后天之本，人参附子合用既助附子温经散寒，又可扶阳固本。白术甘温，茯苓淡渗，两药合用一则助人参健中脾土，一则助附子利水以消阴浊。佐以芍药以和营血而通血痹，可加强温经止痛的效果，又可制附子之辛燥大热伤阴之弊。本方以附子、人参为主药，故其治在于补益脾肾而固根本。

【经典原文】

少阴病得之一二日，口中和(1)，其背恶寒者，当灸之；附子汤主之。(304)

【词解】

(1)口中和：即口中不苦、不燥、不渴。

【提要】　阳虚寒湿证的证治。

【原文分析】

“口中和”是少阴阳虚寒湿证的审证要点，口中不苦、不燥、不渴谓之口中和，知里无邪热。背恶寒当是少阴阳虚，失于温煦所致。治以灸、药同用，用灸法以壮元阳、消阴寒。至于灸用何穴，一般认为可灸大椎、膈俞、关元、气海等穴。用附子汤以温经散寒，补益阳气。灸法与汤药配合使用，可增强药物温经散寒的作用，以提高治疗效果，且示人治病不可拘于一法。至于先用灸法还是先用汤药，并无定制，但能及时施治即可。

本证“背恶寒”与白虎加人参汤证的“背微恶寒”的病机完全不同，白虎加人参汤证的背微恶寒，是由于邪热内炽，汗出太多，肌腠疏松，津气不足所致，必口中燥渴引饮；本证背恶寒为阳虚寒盛，失于温煦所致。而与太阳表证的恶寒也不相同，太阳表证的恶寒为邪袭肌表，卫阳被郁所致。以上虽各皆有恶寒，但性质各异，治法自亦不同，临床必须详加辨证。

【原文选注】

成无己：少阴客热，则口燥舌干而渴。口中和者，不苦不燥，是无热也。背为阳，背恶寒者，阳气弱，阴气胜也，经曰，无热恶寒者，发于阴也。灸之，助阳消阴；与附子汤，温经散寒。(《注解伤寒论·辨少阴病脉证并治》)

王肯堂：背为胸中之府，诸阳受气于胸中而转行于背。《内经》曰：人身之阴阳者，背为阳，腹为阴。阳气不足，阴寒气盛，则背为之恶寒。若风寒在表而恶寒者，则一身尽寒矣，但背恶寒者，阴寒气盛可知，如此条是也。又或乘阴气不足，阳气内陷入阴中，表阳新虚，有背微恶寒者，经所谓伤寒无大热，口燥渴，心烦，背微恶寒，白虎加人参汤主之是也。一为阴寒气盛，

一为阳气内陷，何以明之，盖阴寒为病则不能消耗津液，故于少阴病则口中和，及阳气内陷则热灼津液为干，故于太阳病则口燥舌干而渴也，要辨明阴阳寒热不同，当于口中润燥详之。（《伤寒准绳·少阴病》）

尤在泾：口中和者，不燥不渴，为里无热也；背恶寒者，背为阳而阴乘之，不能通于外也。阳不通故当灸之以通阳，痹阳不足，故主附子汤以补阳虚，非如麻黄附子细辛之属，徒以温散为事矣，此阳虚受寒，而虚甚于寒者之治法也。按元和纪用经云：少阴中寒而背恶寒者，口中则和；阳明受热而背恶寒者，则口燥而心烦。一为阴寒下乘，阳气受伤，一为阳热入里，津液不足，是以背恶寒虽同，而口中和与燥则异，此辨证之要。（《伤寒贯珠集》）

吴谦：背恶寒为阴阳俱有之证，如阳明病无大热，口燥渴，心烦，背微恶寒，乃白虎加人参汤证也。今少阴病但欲寐，得之二三日，口中不燥而和，其背恶寒者，乃少阴阳虚之背恶寒，非阳明热蒸之背恶寒也，故当灸之，更主以附子汤，以助阳消阴也。口燥口和，诚二者之确证矣。（《医宗金鉴·订正仲景全书·伤寒论注·辨少阴病脉证并治》）

刘渡舟：本条“背恶寒”若与169条白虎人参汤的“背微恶寒”对比，一为热伤气阴，一为寒伤阳气。两证鉴别之处，一为口中燥渴，一为口中和；一为有热，一为无热；一为“背微恶寒”，一为背恶寒甚重。仔细分析，则不难辨别。（《伤寒论讲解·辨少阴病脉证并治十一》）

程昭寰：“口中和，其背恶寒”是本条方证的辨证眼目，有加强鉴别诊断的意义。背恶寒可见于阳明受热，也可见于少阴中寒。阳明受热的背恶寒，则口燥而心烦。少阴中寒的背恶寒，则口不干不渴不苦不燥而和。寒热之邪迥异，全在“口中和”与不和为辨。背为阳，少阴背恶寒实为阳虚不足。因督脉及太阳经多行于背，太阳卫气大虚，少阴之寒从太阳而入少阴，少阴阳虚，故背恶寒为甚。又：本条设一证二法。二法的运用，说明灸药同治在挽救少阴阳虚病人中的重要性。其一，“当灸之”要活看。言外之意，也有不当灸者，如284条“少阴病咳而下利谵语者，被火气劫故也”。火疗包括灸法、火针。阴虚病人，误灸则强责少阴汗，反而导致变证的发生。292条阳虚阴盛已极而见阳气来复，“灸少阴七壮”，则是急用灸法。既方便又速效。以便争取时间。本条“当灸之”，无疑也是后者的落实。其二“当灸”于何穴何处，仲景没有明言。我们认为选择大椎、膈俞、关元、气海、肾俞等穴施灸，都有利于温阳散寒，使阳虚得以恢复。至于有些医家围绕灸药并用，不分先后，还是先灸后药等问题进行争论，则是大可不必的，因为施治是在辨证准确前提下进行的。灸与内服药也都是为了回阳急救而设，所以抓紧时间施治，抢救病人是唯一目的。因此，先灸后药，灸药并用，皆宜从速。（《伤寒心悟·辨少阴病脉证并治》）

【经典原文】

少阴病，身体痛，手足寒，骨节痛，脉沉者，附子汤主之。（305）

【提要】　少阴阳虚寒湿凝滞身痛证的证治。

【原文分析】

此条与上条连类相及，相互发挥，同为少阴寒盛，表现证候不一，上条口中和，其背恶寒者，附子汤主之，侧重于阳虚；本条身体痛，骨节痛，手足寒，脉沉者，附子汤主之，侧重于寒盛。若两者兼有，则更可用附子汤主之。

本条“手足寒，脉沉者”是辨证的关键所在，由于身体痛、骨节痛皆属虚寒，而手足寒、脉沉才能说明是阳气虚弱。里阳不足，生阳之气陷而不举，故其脉沉；阳气虚衰，不能充达于四末，故而手足寒；正由于阳气虚衰，以致阴凝之气滞而不行，留着于经脉骨节之间，不通则痛，见身体痛、骨节痛等症。综言之，是证系少阴阳虚而寒湿凝滞之证，故治以附子汤温经驱寒除湿，俾阳气复而寒湿除，则身痛可愈。

身痛一证，《伤寒论》中多处提及，除本证外尚见于麻黄汤证和桂枝新加汤证，临床必须详加辨别，以利准确治疗。麻黄汤证的身痛为风寒之邪束表，卫气闭塞，营阴郁滞所致，是证必伴有发热恶寒、无汗、脉浮，其手足不寒，治当发汗解表，得汗出则身痛自除；桂枝新加汤证的身痛为气阴两虚，肌体失养所致，其证以汗出身痛，脉沉迟为特点，治当补益气阴，俾气阴复，肌体得以温养，则身痛可止；本证之身痛为少阴阳虚，寒湿凝滞所致，症见手足寒、脉沉，治以附子汤温经驱寒除湿，使阳气复而寒湿去，则身痛自愈。

【原文选注】

成无己：少阴肾水而主骨节，身体疼痛，肢冷脉沉者，寒盛于阴也。身疼骨痛，若脉浮，手足热，则可发汗；此手足寒，脉沉，故当与附子汤温经。（《注解伤寒论·辨少阴病脉证并治》）

钱天来：身体骨节痛，乃太阳寒伤营之表证也，然在太阳，则脉紧而无手足寒之证，故有麻黄汤发汗之治；此以脉沉而手足寒，则知寒邪过盛，阳气不流，营阴滞涩，故身体骨节皆痛耳，且四肢为诸阳之本，阳虚不能充实于四肢，所以手足寒，此皆沉脉之见证也，故谓之少阴病，而以附子汤主之，以温补其虚寒也。（《伤寒溯源集·少阴篇》）

高学山：身体骨节紧痛，手足寒冷，皆寒邪凝结，而无阳气以御之之应，脉又沉而在里，则纯是一片阴寒，故用附子汤以温之。大凡寒极则湿聚，阳气不布，而妖水为灾，上奔则呕，下奔则利，势所必至，故温阳补虚渗湿之附子汤，当直任而无可挪移也。（《伤寒尚论辨似·少阴经全篇》）

陈亦人：本证诊为少阴阳虚寒湿身痛，全以手足寒而不温，脉沉而不服为眼目。（《伤寒论译释·辨少阴病脉证并治第十一》）

【方药论选】

柯韵伯：此大温大补之方，乃正治伤寒之药，为少阴固本御邪之剂也……此与真武汤似同而实异，此倍术附去姜而用参，全是温补以壮元阳，彼用姜而不用参，尚是温散以逐水气，补散之分歧，只在一味之旋转欤。（《伤寒来苏集·伤寒附翼·少阴方总论》）

汪苓友：武陵陈氏曰，四逆诸方皆有附子，于此独名附子汤，其意重在附子，他方皆附子一枚，此方两枚可见也。附子之用不多，则其力岂能兼散表里之寒哉！两枚生用，生则辛烈善走，不独温少阴之经，而又走卫气以治背恶寒也。邪之所凑，其气必虚，参、术、茯苓，皆甘温益气，以补卫外之虚，辛热与温补相合，则气可益而邪可散矣。既用生附之辛热，而又用芍药者，以敛阴气，使卫中之邪，不遽全进于阴耳。（《伤寒论辨证广注·中寒脉证》）

尤在泾：气虚者，补之必以甘，气寒者，温之必以辛，甘辛合用，足以助正气以散阴邪，人参、白术、茯苓、附子是也，而病属阴经，故又须芍药以和阴气，且引附子入阴散寒，所谓乡导之兵也。（《伤寒贯珠集·少阴篇》）

陈亦人：本方以附子名方，目的在于温补元阳以散寒邪，伍以参、术、苓、芍，则不但温阳胜寒，且能逐水镇痛。试从方中用药规律来看，苓、术并用，善治水气，如苓桂术甘汤、真武汤，均用此二味以治水气。术、附同用，善治筋骨痹痛，如桂枝附子去桂加术汤和甘草附子汤，均用此二味以治风湿证的肢体疼痛。参、附同用，尤善回阳复脉。此外，一派刚燥之药，伍以芍药，不但可收刚柔相济之效，而且可以引阳药入阴散寒。（《伤寒论译释·辨少阴病脉证并治第十》）

刘渡舟：附子汤用附子温肾以扶真阳之本；用人参大补元气以扶后天之虚。凡阳虚则阴必盛，阴盛则水湿凝滞而不化，故加茯苓、白术健脾利水化湿，以助阳气之宣通。然此四药性多温燥，恐有伤阴之虑，故用芍药以制术、附之温燥用护阴，且配苓、术，又可助疏泄以利水。本方以附子、人参为主药，故其主治在于补益脾肾而固根本。附子用熟不用生，且剂量较大，说明重在扶阳，而且能行水祛湿以消阴，故对治疗阳虚寒凝的身痛、骨节疼痛有效，这在下一条将得到证明。（《伤寒论讲解・辨少阴病脉证并治第十一》）

程昭寰：附子汤以附子为君，故冠以方名。论中四逆诸方，皆用附子，唯独本方冠附子为方名，其义即重在附子温肾以扶真阳，人参则大补元气以培后天之虚，先后二天均培。白术茯苓甘温益气，健运中焦，又能健脾利水。妙在芍药之酸敛，一方面制附子温燥而谨防伤阴，另一方面缓急止痛，助苓术以利水。从而共奏回阳固本之效。（《伤寒心悟・辨少阴病脉证并治》）

【临床应用】

（1）张仲景对本方的应用

1）治少阴阳虚寒凝的“口中和，其背恶寒”证。（见304条）

2）治少阴阳虚而寒湿凝滞的“身体痛，手足寒，骨节痛，脉沉者”。（见305条）

3）治妇人妊娠阳虚寒盛腹痛。谓“妇人怀娠六七月，脉弦发热，其胎愈胀，腹痛恶寒者，少腹如扇，所以然者，子脏开放也，当以附子汤温其脏”。（见《金匮要略・妇人妊娠病脉证并治第二十》）

（2）后世医家对本方的应用

1）《备急千金要方》：附子汤（即本方加桂心、甘草）治湿痹缓风，身体疼痛，如欲折，肉如锥刺刀割。

2）《方极》：附子汤，治身体挛痛，小便不利，心下痞硬，若腹痛者。

3）《类聚方广义》：附子汤，治水病遍身肿满，小便不利，心下痞硬，下利腹痛，身体痛，或麻痹，或恶风寒者。

4）《成绩录》：一男子，两脚疼痛，不得屈伸，手足寒，腹挛急，食颇减，羸瘦尤甚，服附子汤疼痛退，拘挛缓，食亦进，能行步。

5）《古方便览》：一男儿十岁，背梁曲而伛偻，两脚挛急不能起已两年，作此方及紫圆饮之，两月而痊愈。

6）《医宗金鉴》：身体痛，表里俱有之证也。如太阳病，脉浮发热恶寒手足热，骨节痛，是为表寒，当主麻黄汤发表以散寒。少阴病，脉沉无热恶寒，手足寒，骨节痛，乃是里寒，故主附子汤温里以散寒。

7）《勿误方函口诀》：此方乃真武汤加人参代生姜。彼方治少阴之里水，此方主少阴之表寒，一味之差，妙不可言。此方在《备急千金要方》中类方颇多，身体疼痛剧者，可随证选用。

（3）现代应用：本方所治之证由阳气虚衰，寒湿凝滞所致。症见：身痛、骨节痛、手足冷等。现代多用于风寒湿痹、眩晕、腹痛、外周血管病、妊娠腹痛、水肿等病证。

1）循环系统：治冠心病之背恶寒、心功能不全之怔忡，以及外周血管病，如脉管炎、雷诺病等。我们用附子汤加味治愈心肌梗死1例。病人平素伏案少动，经常熬夜，长期失眠。血压持续在170～190/100～120mmHg。近1年来常阵发性心前区刺痛。1天前因劳累过度，情志不舒，骤发胸背剧痛，大汗淋漓，面色苍白，四肢厥逆，手足青紫，处于昏迷状态。急送某院诊为“心肌梗死”，经吸氧等抢救措施，3天后脱险。但仍神志模糊，稍一劳累，心绞痛即发作。后转中医诊治，先后用活血化瘀、祛湿化痰等治之，症状仍时轻时重。后又突发心绞痛，剧痛难耐，背冷恶寒，汗出不止，四肢发凉，舌脉同前。证属阴寒内盛，胸阳不振，思仲景“少阴病……其背恶寒者，附子汤主之”予附子汤加川芎、薤白，急煎频服。服药须臾，汗止，痛减。2剂后背冷减轻，疼痛消失。以上方继服40剂，心绞痛未再发作，背冷消失，血压稳定在140～150/90～100mmHg，能上班工作。还曾用附子汤加味治愈脱疽1例[1]。

2）运动系统：治风湿性和类风湿关节炎之骨节痛，证属阳虚而寒湿痹阻经脉筋骨者，以关节疼痛、肌肉疼痛、恶寒、脉沉、苔白为审证要点。白清佐认为痛痹偏于寒重者，其证形寒身重，痛时剧烈，或其痛骤然而至，不可忍耐，手足缓弱，口和不渴，小便清长或频数。多兼见腰痛之证，其脉沉细无力。多由下元虚寒，复感寒湿之邪所致。宜用温肾阳，补脾胃，兼祛风湿。用附子汤：附子30g，白术24g，茯苓12g，人参、白芍各9g。痛在四肢者，加桂枝。如刘某患腰腿沉痛2年余，不能俯仰，形身重，精神萎顿，面色黧黑，脉沉微。此肾阳不足之痛痹也。方用附子汤加桂枝15g。3剂腰痛大减，又3剂而愈[2]。

3）妇科：治妊娠腹痛，水肿，月经后期，子宫脱垂，附件炎、盆腔炎引起的白带过多。我们用附子汤加味治疗妊娠腹痛，病人妊娠6个月，腹部冷痛，曾服当归芍药散等，未见好转。诊见面色青黄，少腹冷痛，恶寒身蜷，入夜加重，腹胀，并发低热，大便溏稀，舌淡苔白，脉弦。证属里气虚寒，阴寒内盛。治宜温脏回阳，益气健脾。处方：附子、白术各24g，白芍、党参各15g，茯苓、黄芪各30g。家属以为附子辛热有毒坠胎，弃之不用，服余药2剂，诸症不解。再诊时嘱必按原方服之。药进4剂，诸症消失。后足月顺产一男婴[1]。孙氏用本方加味治疗带下病[3]；日本人矢数道明用附子汤治疗妊娠出血及少腹冷感，一妇女妊娠5个月，无任何原因而恶寒，伴有下腹部疼痛及膨胀，见子宫出血，脉沉紧，舌无苔。未见胸胁苦满等症，少腹较妊娠5个月大，若以手触之无寒冷感。病人自觉下腹部凉，似有人以扇扇之。此为“少腹如扇”之附子汤证，于3剂有效，治愈。（《临床应用汉方处方解说》）

朱广仁等曾先后报道用附子汤治疗遗尿、带下、水肿、怔忡属肾阳不足或脾肾阳虚者[4]；治疗慢性心功能不全，慢性肾炎、肝炎，风湿性关节炎，慢性肠炎、盆腔炎，内耳眩晕症，脏器脱垂（如胃下垂、子宫脱垂）等属于脾肾阳衰、寒湿内阻的虚寒寒湿证[5]。

我们用本方加减治疗冠心病等阴寒内盛所致背恶寒，外周血管病如脉管炎、雷诺病等所致的手足寒、脉沉；还治风湿性和类风湿关节炎之骨节痛，妊娠后胃腹疼痛皆有良效。并谓本方用附子均可大剂量，常用15～30g，重则60g，但须先煎附子半小时，再纳诸药同煎，无中毒现象[1]。

另外，亦有报道用本方治疗泌尿系统疾病如肾阳虚的尿闭、多尿、遗尿等，治疗神经系统疾病如内耳眩晕症，以及治疗消化系统疾病如慢性胃炎、胃下垂、慢性肠炎、慢性肝炎属阳虚者。

（4）医案选录

1）冠心病：唐某，男，51岁，1980年6月24日入院治疗。平素伏案少动，经常熬夜，长期失眠，血压持续在170～190/100～120mmHg。1979年冬季以来，常阵发心前区刺痛。1980年5月20日，因劳累过度，情志不舒，骤发胸背剧痛，大汗淋漓，面色苍白，四肢厥冷，手足青紫，处于昏迷状态。急送某医院诊以心肌梗死，经吸氧、输液等抢救措施，3日后脱险。但仍神志模糊，稍一劳累，心绞痛即发作，于1980年6月24日，入我院住院用中药治疗。先后用活血化瘀、祛湿化痰、育阴潜阳等法治之，症状时轻时重。3月26日突发心绞痛，症见面色青黄，剧痛难忍，背冷恶寒，汗出不止，四肢发凉，指端青紫，舌淡苔白多津，脉沉细。证属阴寒内盛，胸阳不振。尤以背恶寒症状突出，思仲景“少阴病得之一二日，口中和，其背恶寒者……附子汤主之”以附子汤加味。处方：红参、炮附子各10g，白术、川芎各15g，白芍、茯苓、薤白各30g，急煎顿服。服药须臾，汗止，精神好转，疼痛减轻。2剂后背冷减轻，疼痛消失。以上方继服40剂，心绞痛未再发作，背冷消失，血压稳定在140～150/90～100mmHg，能上班工作。

2）沉脉、手足寒：脉沉者，阳气虚衰，升阳之气陷而不举矣。手足寒者，阳气不能充达四肢所致。临床辨证中常见：手足发凉，麻木疼痛，色呈苍白，潮红或青紫，恶寒身重，舌淡苔白多津，脉沉细或消失等症。

我们常以此方加减治疗外周血管疾病（如血栓闭塞性脉管炎、动脉栓塞、雷诺现象）冻疮见手足寒和脉沉之症。在治疗雷诺现象时加水蛭、桃仁、红花等通经活血药物，年老、体弱者酌加当归、黄芪；肢寒甚加细辛、桂枝。

赛某，男，78岁，1981年2月12日入院。久有气喘、咳嗽、心悸。半个月前突觉双下肢发凉、麻木、疼痛，入夜加重，剧痛难眠，3天后，双脚变为紫黑色，予活血化瘀中药及西药脉通等，症状仍不能控制，病情急剧恶化，左脚大趾溃破，流清稀脓液，剧痛难忍。入院治疗时症见：面色青黑，表情痛苦，剧痛难忍，入夜加重，心悸气喘，下肢冰冷，色呈暗黑，双足背、胫后、腘动脉搏均消失，股动脉搏动减弱，左足大趾伤口腐烂，流清稀脓液，舌淡苔白多津，脉沉迟无力，脉率60次/分。病属脱疽，证属寒凝气滞，络脉不通。治宜温阳益气，活瘀通络。方用：炮附子、潞参、茯苓、黄芪各30g，白芍、桂枝各15g，白术18g，细辛10g，服药3剂，疼痛减轻，夜能入睡3~5小时，上方加当归30g，服20剂后，伤口缩小，双脚黑色渐退，继服32剂，伤口愈合，静止痛消失，腘动脉已能触及。

3）骨节痛：本方证之骨节痛，多在关节，痛有定处，为阳气虚衰，水湿侵入骨节之间，营阴滞涩所致。临床辨证中常见：骨节酸胀，发凉疼痛，固定不移，得暖则舒，遇寒加重，伸曲不便，步履困艰，甚则瘫痪，气短乏力，舌淡苔白，脉沉细无力。

我们常以此方加减治疗风湿性关节炎、类风湿关节炎之骨节疼痛，属阳虚寒盛者多能收效，上肢重加桂枝，湿重者加薏苡仁，重用白术30~60g，寒湿者重用炮附子30~45g，在治疗类风湿关节炎时，加黄芪、乳香、没药等益气化瘀之品。

王某，女，32岁，1981年3月27日诊治。阴雨连绵，又居湿地，遂感四肢骨节沉困疼痛，经诊为风湿性关节炎，服激素药物，病情时轻时重，又服散寒祛风除湿等中药，症仍不解，遂来我院门诊。症见：面色青黄，四肢骨节沉困疼痛，步履艰难，遇寒尤重，气短乏力，舌质淡苔薄白，脉沉细无力。此属阳气虚衰，寒湿凝滞。治宜益气温阳，除湿通痹。处方：炮附子、潞参、白芍、白术、茯苓各30g，细辛15g，黄芪60g。服上方4剂，凉痛减轻，可扶杖来诊，原方继服12剂，疼痛消失，可弃杖而行，能参加体力劳动。

4）妊娠腹痛：木某，女，28岁，1963年10月12日诊治。病人身体素健，妊娠6个月，感腹部冷痛，恶寒身重，先后服当归芍药散等方剂，腹痛仍未好转。症见：面色青黄，小腹冷痛，恶寒身蜷，入夜加重，胎胀脉弦，大便溏薄，舌淡苔白，并发低热。此属里气虚寒，阴寒内盛所致。治宜温脏回阳，益气健脾。方用：炮附片、白术各24g，白芍、潞参各15g，茯苓、黄芪各30g。病人家属以此方内有附子，其辛热有毒，坠胎为百药之长，遂弃之不用，仅服余药2剂，诸症不解。二诊，余告之曰："附子为温阳散寒之佳品，本方之主也，弃而不用，焉能收效？"遂以原方，服药4剂，诸症消失，后足月顺产一男婴，健康如常。

【按语】

附子汤仲景虽用于阳虚而寒湿凝滞之骨节疼痛，然本方具有较好的温经散寒除湿功效，对具有阳虚而阴寒凝滞所致的其他病证亦可应用。是故阳虚阴乘之胸痹，寒湿下注之带下、湿胜阳微之痹证、阳虚寒盛之腹痛，用之得宜，无不应手而效。

【现代研究】

（1）对心血管系统的作用：动物实验结果表明，附子汤原方具有明显对抗心肌缺血、缺氧的能力，并能显著增加心肌营养血液量；降低红细胞膜的脂区微黏度；提高心肌细胞内环核苷酸的水平，其提高cAMP的作用大于对cGMP的作用[6]。

（2）动物实验结果表明：附子汤主要通过降低血浆血栓素$B_2$（$TXB_2$）的水平，而使6-酮-前列腺素$F_{1\alpha}$（6-K-$PGF_{1\alpha}$）/血栓素$B_2$（$TXB_2$）的值升高（$P<0.05$），因而该方具有抑制血小板聚集的作用。拆方研究表明，这一作用主要来自方中芍药。方中人参、附子相配，可明显提高6-K-$PGF_{1\alpha}$的水平，但同时也大幅度地增加了$TXB_2$的量，两者的比值反而低于对照组，提示方中附

子、人参相伍可能具有促血栓形成的倾向。芍药的加入可以改变这一趋势。以党参代替人参后，全方作用没有明显变化，说明配伍后，党参与人参对该项指标显示相似的效应[7]。

**参考文献**

[1] 唐祖宣，许保华，冀文鹏，等．附子汤的临床辨证新用．中医杂志，1981，(11)：39
[2] 李嘉璞，吴修符，姚秀琴．伤寒论临床辨略．济南：山东科学技术出版社，1995：9，450
[3] 孙长德．附子汤在妇科病的运用．新中医，1987，(12)：41
[4] 朱广仁．附子汤运用举隅．辽宁中医杂志，1980，(2)：13
[5] 朱广仁，王效菊．附子汤探讨．浙江中医学院学报，1980，(5)：8
[6] 韩涛．附子汤对心血管药理的作用研究．山东中医学院学报，1992，16(5)：33
[7] 韩涛，滕佳琳．附子汤对小鼠6-酮-前列腺素 $F_{1α}$、血栓素 $B_2$ 的影响．中成药研究，1993，(4)：31

## 四、甘草附子汤方

### （一）方药

甘草二两，炙 附子二枚，炮去皮，破 白术二两 桂枝四两，去皮

上四味，以水六升，煮取三升，去滓，温服一升，日三服。初服得微汗则解，能食汗止复烦者，将服五合，恐一升多者，宜服六七合为始。

### （二）治法

扶阳温经，散寒除湿。

### （三）方解

本方以附子辛热，扶阳温经，散寒除湿。桂枝通阳化气，祛风和营。白术苦温，健脾燥湿，又主风寒湿痹。桂附合用，使表阳得固，自汗可止；术附为伍，以振奋脾肾之阳，则筋肉骨节之寒湿可除，而桂枝附术相配，既能扶阳温经，又能通阳化气，逐除风寒湿邪，故誉为治风湿之圣药。甘草之缓，不仅调中补虚，助正祛邪，以之为方名者，旨甘缓守中，以尽药力，是恐欲速则不达也。

本方与桂枝附子汤，均为治疗风湿之主方，但彼方主治风湿留着肌表，其效欲速，故用附子3枚；本方主治邪留关节，是病位较深，凝结难除，故用附子2枚，缓而图功，使邪祛正安，方为上乘。方后云："服药一升为多者，宜服六七合为始"意在于此。

【经典原文】

风湿相搏，骨节疼烦，掣痛(1)不得屈伸，近之则痛剧，汗出短气，小便不利，恶风不欲去衣，或身微肿者，甘草附子汤主之。（175）

【词解】

（1）掣痛：掣（che，彻）。指疼痛有牵引拘急的感觉。

【提要】 论述风湿留于关节的证治。

【原文分析】

本条承174条论述风湿留着关节的证治。从"风湿相搏"而"骨节疼烦，掣痛不得屈伸，近

之则痛剧”，与上条相比，邪结较深，病情较重。由于风寒湿邪留注于筋骨关节，气血凝滞，经脉不利，故肢体关节牵引疼痛，难以屈伸。风湿郁表，卫阳不固，腠理开泄，不胜风袭，则恶风汗出，不欲去衣。湿阻于里，三焦气化失司，所以在上焦表现为呼吸短气，在下焦表现为小便不利。湿邪溢于肌肤，则身微肿而沉重。治用甘草附子汤，扶阳温经，散寒除湿，通痹止痛，峻药缓图。

本条与174条均论述了风寒湿痹的证候，但两者邪气痹阻的病位不同，证情亦有轻重之别。174条桂枝附子汤证，为风湿痹证初期，风寒湿邪搏结于肌表，邪结较浅，病情较轻，以身体疼烦，不能自转侧为主。又因初病，尚未影响于脏腑，故不呕、不渴。唯其病位较浅，故以桂枝附子汤之大剂量桂、附，以速取温通经脉、祛风散寒除湿之效。本条风寒湿邪留着于关节筋骨，病位较深，病情较重，病邪凝结难解，故以骨节疼烦更甚，掣痛不得屈伸，近之则痛剧为主。唯其病甚于内，湿胜阳微，气化失宣，故治以甘草附子汤，峻药缓图。

【原文选注】

成无己：风则伤卫，湿流关节，风湿相搏，两邪乱经，故骨节疼烦掣痛，不得屈伸，近之则痛剧也。风胜则卫气不固，汗出，短气，恶风不欲去衣，为风在表；湿胜则水气不行，小便不利，或身微肿，为湿外搏也，与甘草附子汤，散湿固卫气。（《注解伤寒论·辨太阳病脉证并治法下》）

尤在泾：此亦湿胜阳微之证，其治亦不出助阳驱湿，如上条之法也。盖风湿在表，本当从汗而解，而汗出表虚者，不宜重发其汗，恶风不欲去衣，卫虚阳弱之征，故以桂枝附子助阳气，白术甘草崇土气，云得微汗则解者，非正发汗也，阳胜而阴自解耳。（《伤寒贯珠集·太阳篇下》）

钱天来：风湿相搏，与前文同义。掣痛者，谓筋骨肢节抽掣疼痛也；不得屈伸，寒湿之邪，流著于筋骨肢节之间，故拘挛不得屈伸也；近之则痛剧者，即烦疼之甚也，疼而烦甚，人近之则声步皆畏；如动触之而其痛愈剧也；汗出，即中风汗自出也；短气，邪在胸膈而气不得伸也；小便不利，寒湿在中，清浊不得升降，下焦真阳之气化不行也；恶风不欲去衣，风邪在表也；或微肿者，湿淫肌肉，经所谓湿伤肉也。风邪寒湿搏聚而不散，故以甘草附子汤主之。（《伤寒溯源集·温病风温痉湿暍·暍湿病证治》）

唐容川：风湿相搏，业已伸入，其骨节烦疼掣痛，不得屈伸，近之则痛剧，此风寒湿三气之邪，阻遏正气，不令宣通之象也。汗出短气，小便不利，恶风不欲去衣，或身微肿者，卫气营气，三焦之气俱病，总由于坎中元阳之气失职也，务使阳回气暖，而经脉柔和，阴气得煦，而水泉流动矣，以甘草附子汤主之。（《伤寒论浅注补正·太阳篇下》）

【方药论选】

钱天来：风邪在表，故汗出恶风而不欲去衣。非桂枝不足以汗解卫邪；湿淫在经，非术不足以助土燥湿；因寒湿流于关节，致骨节烦痛掣痛而不得屈伸。下焦无火，气化不行而小便不利，故用附子以温经散寒，则阳回气煖而筋脉和同，东风解冻而水泉流动矣。经云：“阳气者，精则养神，柔则养筋”，筋柔则无掣痛不得屈伸之患矣。甘草所以缓阴气之急，且为桂枝汤中本有之物，因汤中之芍药，能收敛助阴，故去之耳。虽名之曰甘草附子汤，实用桂枝去芍药汤，以汗解风邪，增入附子白术，以驱燥湿也。（《伤寒溯源集·温病风温痉湿暍·风湿病证治》）

《医宗金鉴》：风湿之治，用甘草附子汤，即桂枝附子汤去姜、枣加白术也。去姜、枣者，畏助汗也。加白术者，燥中湿也。日三服，初服一升，不得汗解，则仍服一升。若微得汗则解，解则能食，是解已彻也，可止再服。若汗出而复烦者，是解未彻也，仍当服之，但不可更服一升，恐已经汗，多服而过汗也，服五合可也。如不解，再服六七合为妙。似此服法，总是示人不

可尽剂之意，学者于理有未解处，即于本文中求之自得矣。（《医宗金鉴·订正伤寒论注·辨痓湿暍病脉证并治篇》）

王晋三：甘草附子汤，两表两里之偶方。风淫于表，湿流关节，阳衰阴盛，治宜两顾。白术附子，顾里胜湿，桂枝甘草，顾表化风，独以甘草冠其名者，病深关节，义在缓而行之徐徐解救也。（《绛雪园古方选注·温剂》）

周禹载：此证较前条更重，且里已受伤，曷为反减去附子耶？前条风湿尚在外，在外者利其速去。此条风湿半入里，入里者，妙在缓攻。仲景正恐附子多，则性猛且急，筋节之窍，未必骤升，风湿之邪，岂能托出，徒使汗大出，而邪不尽耳。君甘草也，欲其缓也，和中之力短，恋药之用长也，此仲景所以前条用附子三枚者，分三服，此条止二枚，初服五合，恐一升为多，宜服六七合，全是不欲尽剂之意。（《伤寒论三注·太阳病下篇》）

汪苓友：《后条辨》云，桂枝附子汤、桂枝附子去桂加白术汤、甘草附子汤，三方俱用附子者，以风伤卫而表阳已虚，加寒湿而里阴更胜。凡所见证，皆阳气不充，故经络关节得著湿，而卫阳愈虚耳。愚以此言实发仲景奥义。（《伤寒论辨证广注·辨太阳阳明病脉证并治法》）

【临床应用】

（1）张仲景对本方的应用

1）本方治风湿相搏，骨节疼烦诸症。（即本条）

2）《金匮要略·痓湿暍病脉证治第二》：用本方治风湿病，证候同上。

（2）后世医家对本方的应用

1）《备急千金要方·风毒脚气门》：四物附子汤，即本方，治风湿痹证，骨节烦痛，头面手足时时浮肿，体肿者加防己四两，悸气、小便不利加茯苓三两、生姜三两。《千金翼方·卷九》及《外台秘要·脚气门》亦录本方治风湿痹证。

2）《类证活人书》：用本方加防风，治风湿肢体重痛，不可转侧，额上微汗，兼见身肿者。

3）《陶华全生集·伤寒门》：用本方治风湿，湿多身痛，小便不利。又治湿中太阴经或肾经之小便不利，大便自利。

4）李梴《医学入门》：用本方治中湿，湿流关节，一身尽痛，小便不利，大便反快者。

5）《伤寒论类方汇参》载《医学园通》：用本方治痿痹，言此证首主润燥泻火，不效者，大辛大甘，以守中复阳，中宫阳复，转输如常，则痿症可立瘳矣。

（3）现代应用：临床以卫阳虚损，风湿相搏，骨节疼痛，难于屈伸，按之痛甚，汗出恶风，或短气，小便不利，身微肿，舌苔白腻，脉沉迟等为辨证要点。

主要应用：痹证（风湿性关节炎、类风湿关节炎、肩周炎、痛风、强直性脊柱炎、椎间盘病变等，肢体疼痛，汗出短气，畏寒恶风，舌质淡，苔白，脉沉迟）；痛证（头痛、胸痛、真心痛、腹痛、腰痛等，汗出肢冷，舌淡，脉沉而缓或涩者）；其他如自汗、气厥、不孕症、脱疽等属阳虚寒盛证。

1）痹证：本方常用于治疗风湿性疾病，如风湿性关节炎、类风湿关节炎、坐骨神经痛、痛风等，主要以身体肢节疼痛，关节疼痛，活动受限，又兼见表里阳气亏虚者，均可使用本方加减治疗获效。如罗氏报道用本方加味治疗风湿寒性关节痛78例，因非是溶血性链球菌感染所致的风湿性关节炎，西药治疗效果较差，用本方加秦艽、威灵仙、鸡血藤、盘龙根，风重者，加防风、细辛；湿重者，加茯苓、苡仁、防己；寒重者，加干姜、制川乌、制草乌、细辛。近期治愈率达61.5%，总有效率为94.9%，大大高于西药组（泼尼松、吲哚美辛、维生素$B_1$，总有效率为70%）[1]。陈氏报道，用本方治疗风湿病，用于疏通经络关节，消肿止痛，临床应以恶风恶寒，肢体冷痛，重着麻木，得温而舒，舌淡体胖，苔薄白，或滑或腻，脉象细涩，或濡弱无力等为其辨证要点，用本方加当归、白芍，随证选入防已、灵仙、防风、细辛、茯苓、苡仁等驱风湿药，每可取得满意疗效[2]。

2）痛证：本方常用于各种痛证的治疗，因本方具有扶阳温经、祛风散寒、除湿定痛之功效，故各种痛证，只要有阳气虚衰，寒湿凝滞的病机，均可使用本方加减治疗，获得满意疗效。如黄氏报道用本方加茯苓、白芍、生姜治疗产后头痛，证属阳虚风湿搏结；本方加瓜蒌、丹参治疗冠心病心痛；本方合乌梅丸治疗久病胆道蛔虫并胆道感染引起的腹中冷痛，兼脾肾阳虚，内外皆寒者；本方加杜仲、当归，治疗腰痛，由右中段输尿管结石术后所致，均取得满意疗效[3]。

3）消化系统疾病：本方温补脾肾，散寒除湿，近年亦有报道，用于治疗中焦虚寒，或脾肾两亏的某些消化系统疾病。如李氏报道用本方加黄芪、川楝、山楂、煨生姜治疗胃脘痛（胃下垂、胃及十二指肠溃疡）疗效满意[4]。黄氏报道用本方加诃子、砂仁，治疗脾肾两虚的重证吐泻病人；本方加阿胶、三七，治疗中焦虚寒，气血亏耗所引起的便血，均取得佳效[3]。

此外，亦有报道本方用治阳气亏虚，寒湿凝滞的很多病证，如肺心病所致之咳喘证；宫寒不孕症、肝肾两亏、寒湿内阻的脱疽[4]，阳虚所致的气厥[3]、汗证[5]，均能获效。

（4）医案选录

1）风湿性关节炎：周某，女，43岁，1985年6月12日初诊。患风湿性关节炎多年，四肢关节疼痛甚剧，半年来两肩胛部位疼痛尤为剧烈，常欲令人用拳猛击，方稍舒。天气渐热，而病人畏寒殊甚，两手冰冷。察其舌苔白腻，脉象沉细。乃风寒湿三气合而为痹，急拟甘草附子汤加味温经扶阳，祛风化湿。处方：炙甘草5g，炮附子、炒白术、全当归、炒白芍各12g，桂枝、片姜黄各9g，细辛3g，粉防已15g，生姜3片。7剂。尽剂后，所患已十去七八，自觉浑身温暖，两肩胛疼痛亦大减，已不需以拳叩击，舌淡、苔薄腻，脉转缓，用原方加茯苓12g，生苡仁15g，嘱续服7剂。按：本案前医以往所用药，皆活血通络及止痛之品，但畏附子不敢用。沈老（沈济苍教授）告知此病活血定痛之药固不可少，但寒湿凝滞经络，非温经散寒不能开，必须与桂、附同用，始克有济。并谓此病原非一朝一夕，今后可用此方加减，继续服用，观察一段时间，以巩固疗效。［新中医，1994，26（2）：3］

2）头痛：张某，女，30岁，1983年11月28日初诊。产后患头痛年余，经服中西药效果不显。询知，头痛时作如裹，颈部活动时疼剧，畏寒，恶风不欲去衣，汗出短气，面白，四肢不温，下肢困重微肿，小便不利，舌淡，苔薄白腻，脉沉细无力。证属阳气虚损，风湿相搏。治宜助阳气以除风湿。方用甘草附子汤加味：炙甘草10g，炮附子10g，白术10g，桂枝20g，茯苓10g，白芍10g，生姜3片，大枣5枚，水煎，分2次服。连服3剂，头痛、身冷、出汗均轻。二诊又按上方去姜、枣，加当归20g，续服3剂，诸症消失。［河南中医，1989，9（3）：9］

3）脱疽：王某，男，43岁，某铜矿工人，1983年3月9日入院。自述脚趾剧疼，麻木逆冷2年余，先后经省地等医院检查诊为血栓闭塞性脉管炎，经多次治疗，收效欠佳。后经病友介绍，求余诊治。症见：面色晦暗，心悸自汗，腰酸脚困，右下肢肌萎，脚趾木冷剧疼，拇指、次趾溃烂，脓水清稀，腥臭异常，足背及踝后动脉消失，趾甲增厚，毛发脱落，不能久站长行，入夜疼痛难眠，舌质绛，苔白腻，脉象弦滑。证属肝肾俱虚，寒湿内侵，经络阻塞，气血瘀滞。拟甘草附子汤加减：甘草30g，附子90g（先煎），焦白术15g，桂枝30g，黄芪60g，薏苡仁90g，银花45g，当归30g，红花25g，生姜90g。服方6剂，腿部麻木逆冷大减，足疼减轻，夜能入睡。药投病机，前方加减续服，1个月后疼痛消失，伤口愈合。如此调治3个月后，临床症状消失而出院。1个月后追访良好。按：本证病程久，阳气不足，寒湿阻滞经脉，气血瘀阻较重，久则损伤脉络，足趾溃烂，故以大剂甘草附子汤加益气健脾、活血通络之品，使阳气得复，寒湿得祛，血脉流畅，则疼痛得除，溃烂渐愈。［河南中医，1991，9（4）：16］

【按语】

甘草附子汤，系仲景为风湿留着关节而设，与桂枝附子汤证相较，其病位较深，病情较重，临证以骨节烦疼，甚或关节肿大，掣痛屈伸不利，近之则痛剧，且有阳虚卫表不固，以及里气不和之恶风汗出身肿、呼吸短气、小便不利等为其主要辨证依据。本方常用于痹证的治疗，应用时当辨风、寒、湿的偏盛及疼痛的部位，适当选加不同的祛风湿药物，方可奏效。如以风痹为主者，关节疼痛呈游走性，痛处不定，可加防风、细辛、威灵仙、海桐皮；湿痹为主者，见肢体重着麻木、肿胀、屈伸不利等，可加防已、苡仁、茯苓、泽泻，加重白术之量，合桂枝之化气，则除湿之效方著；寒痹为主者，见关节冷痛，疼痛剧烈，遇冷加重等，可加大附子用量，或改用制川乌、制草乌、细辛等。上肢痛，加羌活、姜黄；下肢痛，加独活、防已、怀牛膝；腰痛，加牛膝、续断、桑寄生；痛甚，可加川楝、延胡索、制乳没。本证病深日久，风寒湿邪凝滞难解，反复缠绵，更兼气血不足。故当重视扶正，如气血亏少者，辅之以补气养血之品，如人参、黄芪、当归、芍药、川芎、桃仁、红花、鸡血藤等，是治风先治血，血行风自灭之义也。病久入络者，选加白花蛇、乌梢蛇、地龙、蜈蚣、全虫之类，直入血络，以搜剔之。亦宜制丸缓服。

本方应用之重点，在于阳虚与风寒湿邪相搏于关节筋骨之证。此外凡病机与此相合诸证，皆可酌情使用，如腹痛、腹泻、胃脘痛、虚秘、心力衰竭、心悸、心痛、阳虚多汗等。

【现代研究】

大鼠［Kano Y et al.. 植物制剂的药理学特性Ⅻ. 国外医学·中医中药分册，1990，（4）：189］经口投予甘草附子汤后，在血浆中检测出两个主要化合物，一个化合物源于肉桂，另一个来自苍术。药后30分钟，这两个化合物的血浆浓度高于药后60分钟和120分钟的浓度。

甘草附子汤的临床应用：［〔日〕山内慎一. 甘草附子汤的应用：尤其用于骨质疏松症引起的老年病. 国外医学·中医中药分册，1993，（4）：38］日本人山内慎一曾报道用于神经痛、关节炎、风湿病等急性伴有剧痛的疾病。老年妇女多发的骨质疏松症引起的腰背痛、压迫性骨折的疼痛症状，投甘草附子汤2周后，疼痛消失。

方中（宠俊忠《临床中药学》中国医药科技出版社，1989年9月版，110~331）附子含有强心有效成分为微量的消旋去甲乌药碱。稀释至十亿分之一仍有活性。其作为异丙基肾上腺素样作用，兴奋β-受体。炮制后附子毒性大减，但强心成分不被破坏。附子注射液能显著提高小鼠对缺氧的耐受力，对垂体后叶素引起的大鼠急性心肌缺血和心律失常有显著的对抗作用。

附子有抗炎作用。附子同甘草、干姜同煎，可降低其毒性。附子煎剂有抗寒作用，延迟寒冷环境中的小鸡和大鼠的死亡时间，减少死亡率。

乌头碱类生物碱具有兴奋副交感神经作用，若乌头与洋金花配伍，在镇痛与麻醉方面有协同效应。并能对抗洋金花引起的口舌干燥、心动过速等副作用。

白术有补益强壮作用，能够促进小鼠体重增加，增加游泳能力，增强网状内皮系统的吞噬功能，促进细胞免疫功能；能明显增高血清IgG，有一定的提升白细胞和保肝作用；还能明显促进小肠蛋白质合成；对肠管运动有双向调节作用，当肠管兴奋时呈抑制作用，而肠管抑制时则有兴奋作用；抗溃疡作用；白术煎剂和醇浸液均有抗凝血作用、扩张血管作用，有一定抗肿瘤作用。

桂枝能增强血液循环，促进血液流于体表，从而有利于发汗和散热，还有一定的镇痛作用。所含桂皮醛有镇静、抗惊厥、解热作用；桂皮油有祛痰止咳作用，对子宫有特异性充血作用，对兔毛细血管有扩张作用。桂枝有抗过敏作用、利尿作用，煎剂对金黄色葡萄球菌、伤寒杆菌、常见致病性真菌均有较强的抑制作用。桂皮油及桂皮醛对结核杆菌有抑制作用。煎剂对流感病毒五洲甲型科68-1株和孤儿病毒亦有抑制作用。

甘草具有去氧皮质酮样作用。大剂量应用，部分病人可引起高血压和水肿。甘草甜素可引起假性醛固酮过多症；具有皮质激素样抗炎作用；抗过敏作用，有对机体双向调节作用，机体抵力受损时有明显促进作用，而安静状态则呈抑制作用；抗消化道溃疡，抑制胃酸分泌作用；有解痉作用、解毒作用、镇咳祛痰作用、镇痛作用、抗菌作用，对阿米巴原虫及阴道滴虫也有抑制作用；有保肝作用；甘草甜素有降血脂作用，但并无预防减轻动脉粥样硬化作用；此外还有抗利尿、解热作用；甘草甜素有抑制艾滋病毒增殖的效果。

**参考文献**

[1] 罗碧贵. 甘草附子汤加味治疗风湿寒性关节痛 78 例. 国医论坛, 1996, 11(3): 19
[2] 程磐基. 沈济苍教授应用经方经验介绍. 新中医, 1994, 26(2): 3
[3] 黄道富, 肖美珍. 甘草附子汤治疗痛证举隅. 河南中医, 1989, 9(3): 9
[4] 李华安. 甘草附子汤的临床新用. 河南中医, 1989, 9(4): 16
[5] 孙华周. 甘草附子汤止汗三例. 辽宁中医杂志, 1980, (5): 15

## 五、桂枝附子汤方、桂枝附子去桂加白术汤方

### (一)方药

**1. 桂枝附子汤方**

桂枝四两，去皮 附子三枚，炮去皮，破 生姜二两，切 大枣十二枚，擘 甘草二两，炙

上五味，以水六升，煮取二升，去滓，分温三服。

**2. 桂枝附子去桂加白术汤方**

附子三枚，炮去皮，破 白术四两 生姜三两，切 甘草二两，炙 大枣十二枚，擘

上五味，以水六升，煮取二升，去滓，分温三服。初一服，其人身如痹(1)，半日许复服之，三服都尽，其人如冒状(2)，勿怪，此以附子、术，并走皮内，逐水气未得除，故使之耳。法当加桂四两，此本一方二法，以大便硬，小便自利，去桂也；以大便不硬，小便不利，当加桂。附子三枚恐多也，虚弱家及产妇，宜减服之。

【词解】

(1)痹：麻木不仁。

(2)冒状：头目昏蒙状。

### (二)治法

(1)温经散寒，祛风除湿。

(2)温经散寒，除湿止痛。

### (三)方解

本方即桂枝汤去芍药加附子。方用桂枝辛温既能疏散风寒邪气，又能温经通阳；附子辛热，善温经扶阳，散寒逐湿，用量较大，可以达到止痛的目的；生姜助附子、桂枝以温散风寒湿三邪；甘草、大枣减缓桂、附燥烈之性；又因“辛甘化阳”，故为助桂、附温补、振奋阳气。本方与桂枝去芍药加附子汤药味完全相同，唯桂附用量较上方为大，故两方主治的重点也就不同。彼方主治胸阳不振兼表阳不足，以脉促、胸闷、微恶寒为主症；此方主治卫阳不足，风湿困于肌表，身疼痛、不能自转侧。

桂枝附子去桂加白术汤，即桂枝附子汤去桂加白术四两而成。是在桂枝附子汤证的基础上，若见大便硬、小便自利，乃风去湿存，湿邪困脾，转输不力，故不取桂枝之祛风，加术者，以用其健脾燥湿之力著，本方较桂枝附子汤更重于培土以胜湿。

服药应注意以下几点：

（1）方后注云“初一服，其人身如痹，半日许复服之，三服都尽，其人如冒状，勿怪，此以附子、术，并走皮肉，逐水气未得除，故使之耳。法当加桂四两”是指服药后，病人可出现身体麻木、头目眩晕之症，这是因为白术、附子并走皮内，发挥祛风散寒胜湿作用，正邪交争，邪气尚未得除之故，可加桂枝四两，以增强温经通阳，化气祛邪之力，然则，附子用量较大，还应留心是否为附子中毒现象，若是中毒现象，则应减少其用量。

（2）本方一方二法：若大便硬、小便自利者，为风去湿存，当去桂枝，加白术。

（3）虚家及产妇，气血亏少，难胜此辛温燥烈之剂，故宜减量。

【经典原文】

伤寒八九日，风湿相搏[1]，身体疼烦[2]，不能自转侧，不呕，不渴，脉浮虚而涩者，桂枝附子汤主之。若其人大便硬，小便自利者，去桂加白术汤主之。（174）

【词解】

（1）相搏：搏为抟（音团）之讹字，其义为环绕、盘旋、互结。

（2）身体疼烦：指身体疼痛剧烈而致心烦不宁。

【提要】 论述风湿痹阻肌表的证治。

【原文分析】

本条论述风湿的脉证治法。伤寒，泛指感受外邪，伤寒八九日，言其病程日久不愈，风寒湿三气相搏，闭阻于肌表，阻碍气血运行。风寒之邪与湿邪抟聚，重着黏缠，痹着肌表，阻滞营卫，气血不利，故其人身痛难忍，转侧艰难。风寒湿邪留着于肌表，未干于里，故不呕，是无少阳之证；不渴是无阳明之证。风邪在表，卫气不足，故脉浮而虚，寒湿郁滞于表，经脉不利，故兼涩象。另外可见恶寒、发热、汗出等，总由风寒湿留着肌表所致，此时治法，当以桂枝附子汤温经散寒，祛风除湿。

风湿证，即《素问·痹论》所曰：“风寒湿三气杂至合而为痹也。”属杂病范畴。风寒湿邪侵犯肌表，以致营卫不和，卫阳不固，见恶寒、发热、汗出、脉浮等。此证形似太阳证，而实非太阳证，盖太阳表证，为风寒袭表，虽有恶寒、发热、身痛等，但正气不虚，脉浮紧或浮缓，并非浮虚而涩。虽有身痛，但非不可转侧。总之，风湿痹证以身体或骨节疼痛最为突出，虽有某症状类似于太阳表证，但因正气虚损，脉浮虚而涩等，足以与太阳表证相区别。

“其人大便硬，小便自利”是风去湿存之象。考《金匮要略·痉湿暍病脉证第二》所说“湿痹之候，小便不利，大便反快”。推之，本证原有小便不利、大便稀溏之症，今服桂枝附子汤后，阳气得振，风邪得除，而湿邪犹存，湿困脾阳，运化失职，脾不能为胃行其津液，水液偏渗膀胱，以致气化已行，故大便硬而小便自利，故治以去桂加白术汤。于桂枝附子汤去桂者，是因风邪已去故也；加白术者，以湿邪仍存也。

【原文选注】

成无己：伤寒与中风家，至七八日再经之时，则邪气多在里，身必不苦疼痛，今日数多，复身体疼烦，不能自转侧者，风湿相搏也。烦者风也，身疼不能自转侧者湿也。经曰：风则浮虚。《脉经》曰：脉来涩者，为病寒湿也。不呕不渴，里无邪也；脉得浮虚而涩，身有疼烦，知风湿但在经也，与桂枝附子汤，以散表中风湿。桂，发汗走津液。此小便利，大便硬为津液不足，去

桂加术。（《注解伤寒论·辨太阳病脉证并治法第七》）

尤在泾：伤寒至八九日之久，而身痛不除，至不能转侧，知不独寒淫为患，乃风与湿相合而成疾也。不呕不渴，里无热也。脉浮虚而涩，风湿外持，而卫阳不振也。故于桂枝汤去芍药之酸寒，加附子之辛温，以振阳气以敌阴邪。若大便坚，小便自利，知其人在表之阳虽弱，而在里之气自治，则皮中之湿，所当驱之于里，使从水道而出，不必更出之表，以危久弱之阳矣。故于前方去桂枝之辛散，加白术之苦燥，合附子之大力健行者，于以并走皮中，而逐水气，此避虚就实之法也。（《伤寒贯珠集·太阳篇下》）

《医宗金鉴》：伤寒八九日，不呕不渴，是无伤寒里病之证也；脉浮虚涩，是无伤寒表证之脉也。脉浮虚主在表，虚风也；涩者主在经，寒湿也。身体疼烦属风也，不能转侧属湿也，乃风湿相抟之证，非伤寒也，与桂枝附子汤温散其风湿，使从表而解也。若脉浮实者，则又当以麻黄加术汤，大发其风湿也。如其人有是证，虽大便硬，小便自利，而不议下者，以其非邪热入里之硬，乃风燥湿去之硬，故仍以桂枝附子汤去桂枝，以大便硬，小便自利，不欲其发汗，再夺津液也；加白术，以身重者，湿在肉分，用以佐附子逐湿气于肌也。（《医宗金鉴·订正仲景全书·伤寒论注·辨痉湿暍病脉证并治》）

陈亦人：风湿相搏的“搏”字与繁体“摶”字极其相似，而读音和含义却迥然不同，自方中行释抟为捥聚，言风与湿捥合团聚以来，程郊倩也释为两邪合聚，尤在泾也释为“风与湿相合而成疾”，喻嘉言在《医门法律》中直接改搏为抟，写作“风湿两邪抟聚一家”，《医宗金鉴·订正伤寒论注》连原文也改为“风湿相抟”，从《词源》“抟”的含义：①环绕，盘旋。②捏之成团。③圜。④持，凭借。确实以凝聚如团的解释为合理；而“搏”的几种字义：①捕捉。②攫取。③击，拍。④对打。都与风湿相搏之义不合，据此可见“搏”可能是“抟”的笔误，似不应该再延误下去。（《伤寒论译释·下编·辨太阳病脉证治下第七》）

陈修园：若患前证（指桂枝附子汤证），其人脾受湿伤，不能为胃行其津液，故大便硬，愈硬而小便愈觉其自利者，脾受伤而津液不能还入胃中故也。此为湿多于风而相搏于内，即于前方去桂枝加白术汤主之。湿若去，则风无所恋而自解矣。（《伤寒论浅注·辨太阳病脉证篇》）

【方药论选】

成无己：风在表者，散以桂枝、甘草之辛甘；湿在经者，逐以附子之辛热；姜、枣辛甘行荣卫，通津液，以和表也。（《注解伤寒论·辨太阳病脉证并治法第七》）

周禹载：金匮之治风寒湿者多矣，未尝遽用附子，独于伤寒兼风湿者三方，均用附子，其理安在？盖伤寒热证也，加以风湿瘀里，势必易热，乃至八九日之久，而不言身热，知其人属阳虚矣。阳虚者，邪凑于里，为内入则易，而外解极难，何者？无元气以复之也，故仲景用桂枝解外，必赖附子以温经，使经络肌肉间无处不到，则无邪不驱矣。用三枚者，以其邪未入深，易于表散，故必勇猛精进，而无取乎逡巡也。或曰：脉浮虚涩，仲景全力驱邪，独不畏其劫阴乎，而不知此正圣人制方之神也。浮虚而涩，纯是外邪，卫为风，浮涩因湿滞也，如是则多用附子，合姜桂以解表，甘枣以和中，又何惮而不为乎。（《伤寒论三注·太阳下篇》）

汪苓友：此承上条（指桂枝附子汤证）而申言之，有如上条证全具矣。若其人大便硬，小便自利者，后条辨云：此湿虽盛而津液自虚也。于上汤中去桂，以其能走津液，加术以其能生津液。或问云：小便自利，则湿去矣，何以犹言湿盛？余答云：湿热郁于里，则小便不利，寒湿搏于经，则小便自利。又有昧理者云：大便溏，宜加白术，殊不知白术为脾家主药，后条辨云：燥湿以之，滋液亦以之。（《伤寒论辨证广注·辨太阳阳明病脉证并治法》）

李培生：桂枝附子去桂加白术汤，一名白术附子汤。“若其人大便硬，小便自利”是白术附子汤的主治证。亦可说明在服桂枝附子汤前，当有《金匮》“湿痹之候，小便不利，大便反快”之证。服汤后，风邪易于宣散，气化通行，故小便利，脾虚失于运化，寒湿凝滞，痹着于表，故大便硬。此则当用白术附子汤，取白术健脾燥湿，附子温经扶阳，炙甘草和中，姜、枣调和营卫。为风寒湿痹之偏于湿盛者立法。又服大量附子，往往能产生中毒现象，亦即所谓“如冒状”。但服后病势顿挫，有时反能迅速获愈。《书》谓“若药不瞑眩，厥疾弗瘳”。殆即指此类情况而言。（《柯氏伤寒附翼笺正·太阳方总论》）

【临床应用】

（1）张仲景对本方的运用

1）用本方治风湿留着肌表证。（即本条）

2）《金匮要略·痓湿暍病脉证第二》：桂枝附子汤、白术附子汤（即去桂加白术汤）主治同上。

（2）后世医家对本方的应用

1）桂枝附子汤

A.《千金翼方》录《伤寒论》桂枝附子汤，治证皆同。

B.《外台秘要》：用本方去大枣加麻黄，治疗风水，身体面目尽浮肿，腰背牵引髀股，不能食。

C.《扁鹊新书》：用本方治暑天中湿头痛，发热，恶寒，汗出，遍身疼痛。

D.《六科证治准绳》：用本方加白术、茯苓治冒雨湿着于肌肤，与胃气相并，或腠开汗出，因浴得之。

2）去桂加白术汤

A.本方《千金翼方》“术附子汤”，《外台秘要》“附子白术汤”，主治均与《伤寒论》同。

B.《类聚方广义》用本方治痛风及结毒沉着作痛，兼用应钟散或七宝承气丸，其效甚速。

C.《三因方》：用本方去生姜、大枣，加干姜，治中风湿重，昏闷恍惚，胀满身重，手足缓纵，漐漐自汗，失音不语，便利不禁。

D.《曾氏活幼口决》用本方治小儿脏腑虚寒，泄泻洞利，手足厥冷。

（3）现代应用

1）桂枝附子汤：临床以身体疼痛，舌淡苔白，脉虚涩，或兼恶寒发热等为辨证要点。主要用于：

A.风寒湿痹：坐骨神经痛、风湿性关节炎、类风湿关节炎、膝关节炎、痛风、腰腿痛、糖尿病性神经病变、产后痹痛等，身体肢节疼痛，转侧不利，怕冷恶风，舌淡苔白，脉虚。

B.阳虚寒痛证：寒疝、胃绞痛、腹痛、胃脘痛等，疼痛剧烈，肢冷汗出，舌淡苔白，脉沉紧或细涩。

2）去桂加白术汤：临床以身体疼痛，大便秘结，小便自利，舌淡苔白，脉虚弱等为辨证要点。主要用于：寒湿痹痛证，如风湿性关节炎、类风湿关节炎、坐骨神经痛、腰肌劳损等。

A.风寒湿痹证：本方温经扶阳，祛风散寒，除湿定痛，临床多用于阳气不足，风寒湿邪凝滞筋脉及肌表的痹证，症见身体肢节疼痛，转侧不利，怕冷恶风，舌淡苔白，脉虚者，均可应用，如风湿性疾患、类风湿关节炎、痛风、神经痛等，加减应用，多获良效[1]。如李氏报道用桂枝附子汤加防风、荆芥、苍术、独活治疗风湿性关节炎，获得良效。何氏报道用桂枝附子汤加芍药，治疗寒湿痹阻肌表所致的四肢不安症，亦取得良好效果[2]。

B.循环系统疾病：桂枝附子汤，有温通心阳、祛除寒湿之功，据现代药理研究桂枝、附子相伍，又具强心作用，故本方可用治各种原因所导致的心动过缓、心力衰竭、心房颤动、房室传导阻滞等，证属心肾阳虚，心悸气乱，心胸闷痛，形寒畏冷，神疲乏力，面色苍白，脉缓弱无力，或脉律不齐者，均可加减运用。如闵氏等报道用桂枝附子汤加黄芪、制首乌、枣仁，治疗窦性心动过缓34例，有因贫血性心脏病、动脉硬化性心脏病、风湿性心脏病、心脏神经官能症引起者，病程3个月至1年以上。若气血亏虚，症见脉结代，心动悸，胸闷气短，加党参、当归；心脉痹阻，症见心悸、胸闷，或阵发性左胸疼痛，加丹参、红花；心神不安，症见短气、胸闷、心悸、失眠，加夜交藤、龙骨。每日1剂，早、晚服。34例中，平均心率增加每分钟10次以上者24例，增加5～10次以上者8例，不满5次者2例，总有效率达94%。服药最短者6次，最长者3个月，均未见明显异常反应[3]。刘氏报道用桂枝附子汤泡服，重药轻投，治疗体质素虚，心阳虚损之低血压症，获得满意疗效[4]。

C.泌尿系统疾病：杨氏报道，用桂枝附子汤加芍药治疗寒凝气滞型肾绞痛，症见肾绞痛剧烈，面色苍白，或晦暗，肢冷汗出，舌淡苔白，脉沉紧或细涩，用本方立效[5]。

D.儿科虚寒诸证：小儿之稚阳未充，正不胜邪，脾肾两亏的虚寒证，如腹痛腹泻、呕吐、胃脘痛、消化不良、咳喘、关节疼痛、屈伸不利等，若见面色苍白，肢冷脉弱，舌淡苔白者均可应用本方加减治疗。如王氏报道用本方加白术、茯苓、煅龙牡、赤石脂治小儿脾肾两亏，腹泻完谷不化，获得良效。本方加南星、法夏、茯苓、砂仁治脾肾阳虚，水气凌心射肺之咳喘；本方加川乌、细辛治小儿虚寒性关节痛；本方加肉桂、砂仁、苍术治小儿虚寒性腹痛、胃脘痛；本方加丁香、法半夏，以肉桂易桂枝，治小儿虚寒性呕吐，均可取效[6]。

倪氏报道用桂枝附子汤温阳祛寒，据证加减，治疗新生儿硬肿症25例，临床治愈23例，疗效显著[7]。

（4）医案选录

1）风寒湿痹：代某，男，38岁，农民，1988年10月5日就诊。平素体弱，易患感冒，恶寒发热已6天。前天外出雨淋，周身酸楚，两腿膝关节活动不利而痛，伴头痛鼻塞，舌质淡，苔薄白润，脉浮虚而涩。证为风寒湿痹，治宜祛风逐湿，散寒定痛。方用桂枝附子汤加减：桂枝、附子（先煎）、甘草、防风各10g，荆芥7.5g，生姜5g，大枣15g。服4剂后病情大减，上方去荆芥，加独活15g，共服11剂病愈。按：病人素体卫阳不足，又感雨淋，致成风寒夹湿之邪，内窜经络，痹阻关节，不通则痛，方以桂枝附子汤加荆芥、防风、独活，共奏祛风除湿之功效。[福建中医药，1988，19（3）：12]

2）风湿性关节炎：宋某，男，43岁，工人，1989年9月15日就诊。患风湿性关节炎6年余，阴雨天即发，病情加重，两膝关节酸痛重着，活动不便，口干不渴，身倦乏力，大便难，夜尿频多，舌苔白腻，脉濡缓。此为白术附子汤证，方用白术附子汤加减：苍术、附子（先煎）、大枣各15g，白术、怀牛膝各20g，独活、甘草各10g，生姜5g。连服17剂，诸证消失病愈，至今未发。按：桂枝附子汤证临床比较多见，但白术附子汤证也不少见。方中用苍术增强白术除湿之力，独活、怀牛膝共建下行通痹之功。方药合拍，故收全功。[福建中医药，1988，19（3）：12]

3）肾绞痛：沙某，女，22岁，教师，1975年7月15日诊治。病人于7月13日淋雨受寒，14日开始腰部剧烈疼痛，急请西医诊治，诊为“急性肾绞痛”，以阿托品解痉止痛，补液安眠等治疗均无效，7月15日8点注射哌替啶，疼痛仍然如故，改请中医诊治。症见：腰痛剧烈如刀绞，上起腰腹，下连阴股，辗转反侧，额上汗出如豆大，面色苍白，恶寒蜷卧，手足厥冷，小便涩滞，诊脉沉紧，舌质淡苔薄白。辨证：本病发生的原因，主要为淋雨受寒，证属寒湿阻遏腰痛。治疗：温经散寒，调和营卫。予附子桂枝汤：川附子40g，桂枝15g，杭芍15g，炙甘草10g，生姜15g，大枣15g。病人服药后，疼痛迅速减轻，当夜即能睡，16日疼痛消失，只觉精神不佳，而卧床休息，嘱以饮食等调养。随访至今未发。按：“本例冒雨受寒，寒湿凝滞筋脉，致腰痛剧烈，伴见一派寒象，故治以大剂桂枝附子汤温通经脉，驱除寒湿，一剂而疼痛豁然而解”。[云南中医杂志，1984，（6）：61]

4）小儿虚寒泄泻：李某，女，3岁，1986年6月25日门诊。因过食冰棒腹泻，吞服黄连素后泄泻加重，饮水泻水，服药泻药，日10余次。颜面黄，舌质淡，苔薄白，脉沉弱。证属脾肾阳虚，治宜温补脾肾，涩肠止泻。处方：附片10g（先煨），生姜2片，桂枝15g（分3次后下），白术6g，茯苓10g，煅龙骨10g，赤石脂10g，大枣1枚，炙甘草3g。服2剂泻止病愈。按：本例骤中寒湿，致泻利日10余次，面黄舌淡，苔白脉沉弱，属脾肾阳虚之证，以桂枝附子汤加味治疗，桂枝、附子温通阳气，散寒除湿，枣、草补中益气，生姜散水，白术、茯苓健脾利湿，龙骨、赤石脂温涩止泻。合而使脾肾之阳复，寒湿邪气得除，下利得止。［云南中医杂志，1987，（3）：37］

【按语】

桂枝附子汤及去桂加白术汤均为风湿留着肌表而设，后者主治湿邪偏盛而风邪不显之证。两方用治风寒湿痹又兼阳虚者，疗效颇著。临证当以周身疼烦，转侧不利，恶风汗出，脉浮虚而涩为辨证要点。本证为虚寒性疾患，故身痛，关节疼痛无内热，舌质淡，苔白，亦为辨证之眼目。所谓痹者，闭也，乃气血为邪气所阻滞，流行不畅所致。经云：正气内存，邪不可干。本证往往因为正气不足，邪气入侵，风寒湿邪痹阻经脉肌肉，甚而关节筋骨，唯其如此，则难以驱邪外出，故每多缠绵反复，应用本方应据证补养气血，调整阴阳，以扶正祛邪，参芪归芍之类均可随证选用。应用时亦当根据疼痛的部位，选用不同的祛风除湿药物，如在上者，可入羌活、威灵仙；在下者，可加防己、苡仁、牛膝；兼痰者，可加二陈汤之属及木香、枳壳等行气之品。应用时还当配入活血通络之药，如归、芎、桃、红、鸡血藤之类，以利邪气驱除。甚者，可用虫类药物搜剔。

本方不仅具有温经扶阳、散寒除湿定痛之效，又能温复脾肾之阳，振奋心阳，和中补虚，调和营卫，故不仅用治痹证，亦用于脾肾阳虚、寒湿内阻诸证。如桂枝附子汤加茯苓、白术、干姜、车前子、党参、黄芪可治脾肾阳虚之泄泻；重用炙甘草，加茯苓，可治心阳不振之心悸、脉结代，以及冠心病等。兼气滞痰瘀，出现心痛、胸闷、四肢不温，可用本方干姜易生姜，加入黄芪、人参与行气化痰、活瘀宣痹之品。总之，只要符合阳虚而寒湿内阻的病机，均可酌情用之。

【现代研究】

（1）镇痛作用：邱氏等在对附子汤、桂枝附子汤、芍药甘草汤的镇痛作用实验研究中发现三方灌注后的小鼠能明显减少醋酸所致小鼠扭体次数，与生理盐水组比较，均有显著差异，说明桂枝附子汤有明显的镇痛作用，但其作用低于附子汤与芍药甘草汤[8]。

（2）抗炎作用不明显：邱氏等给小鼠灌注桂枝附子汤，与生理盐水、泼尼松组对照，观察对二甲苯涂耳致炎症肿胀的抑制率，结果表明桂枝附子汤无明显的抗炎作用。因附子及桂枝，据文献报道，有明显的抗炎作用，本实验结果为无明显抗炎作用，可能与药物浓度低，抗炎成分含量少有关[8]。

## 参考文献

[1] 李俊杰. 仲景三个附子汤的临床应用. 浙江中医杂志, 1992, 27(7): 323
[2] 向昌友. 经方治验二则. 新中医, 1993, 25(10): 18
[3] 闵捷, 卢寅熹. 桂枝附子汤加味治疗窦性心动过缓 34 例临床观察. 河北中医, 1986, (4): 22
[4] 刘新华. 桂枝附子汤重药轻投治疗低血压. 浙江中医杂志, 1991, 26(5): 200
[5] 杨金科. 附子桂枝汤治愈肾绞痛二例. 云南中医杂志, 1984, (6): 61
[6] 王其仙. 桂枝附子汤在儿科临床上的应用. 云南中医杂志, 1987, (3): 37
[7] 倪际外. 新生儿硬肿症的中医辨证论治. 福建中医药, 1988, 19(3): 12
[8] 邱明义, 曹远礼, 俞良栋, 等. 附子汤、桂枝附子汤、芍药甘草汤镇痛抗炎作用比较研究. 中国实验方剂学杂志, 1996, 2(4): 47

## 六、茯苓桂枝白术甘草汤方

### （一）方药

茯苓四两　桂枝三两 去皮　白术 甘草各三两，炙

上四味，以水六升，煮取三升，去渣，分温三服。

### （二）治法

温阳健脾，利水化饮。

### （三）方解

本方为温阳健脾，利水化饮，平冲降逆之剂，用治心脾阳虚，饮停心下，水寒之气上逆诸证。茯苓补消兼行，补益心脾而淡渗水湿，利水之中寓通阳之意；桂枝通阳化气，平冲降逆，化气之中而见利水之功；白术健脾燥湿，脾健则运化复常，则停饮可行，更与苓桂为伍，则健脾利水之功，相辅相成；炙甘草健脾益气，以助运化而调和诸药。

饮邪为病，多基于阳气亏虚。阳虚寒凝，则水饮不化。故治疗饮病，一是要“温”，温阳而祛寒，所谓“病痰饮者，当以温药和之”。二是饮邪为病，与脾运失健，不能运化水湿有关。湿邪不化，水无以制，聚而成饮。所以治疗饮病，还应健脾助“运”。三是水饮内停，常存在膀胱气化不利的病理机制，寒邪凝滞，又是膀胱气化不利的根本原因，温阳“化”气又是治疗寒饮内停的关键。四易水饮内停，水饮得化后还应有所出路，治疗上当淡渗“利”水，以畅其道。苓桂术甘汤具备上述温、运、化、利四大功效，所以苓桂术甘汤是治疗寒饮内停的代表方。

苓桂术甘汤是治疗寒饮内停的代表方，但必须清楚，其所治之寒饮，是停于心下。《金匮要略》非常明确地指出“心下有痰饮，胸胁支满，目眩，苓桂术甘汤主之”。寒饮为病，因其病变脏腑及水停部位不同，而有不同的证候，治疗可用苓桂术甘汤灵活化裁。

【经典原文】

伤寒，若吐若下后，心下逆满(1)，气上冲胸(2)，起则头眩(3)，脉沉紧。发汗则动经(4)，身为振振摇者。茯苓桂枝白术甘草汤主之。（67）

【词解】

（1）心下逆满：指胃脘部因气上逆而感觉胀满。

（2）气上冲胸：即上逆之气有向胸膈顶冲的感觉。

（3）起则头眩：指起坐站立变换体位就头晕目眩，或本有头晕目眩在起坐站立时加重。

（4）动经：伤动经脉之气。

【提要】　脾阳虚水气内停的证治。

【原文分析】

本条有倒装笔法，“茯苓桂枝白术甘草汤主之”一句，应接在“脉沉紧”之后。

太阳伤寒，本应汗解反用吐下之法，以致中、上焦阳气受损，心脾阳虚，而致水饮内停。如《素问·经脉别论》曰：“饮入于胃，游溢精气，上输于脾，脾气散精，上归于肺，通调水道，下输膀胱，水精四布，五经并行”是也。脾阳既因误治而伤，运化失职，则水液留中，而为饮

邪。水气变动不居，随气机升降，危害多端，如水气上逆而侵犯胸阳，则心下逆满，气上冲胸；如上犯巅顶，清阳之气受其蒙蔽，故起则头眩。寒饮在内，脉见沉紧。

“发汗则动经，身为振振摇者”，是说脾阳虚弱，水饮内停，当以温阳健脾，利水化饮为法，若医者失察，误以脉沉紧为寒盛，而误用汗法，必发越已虚之阳气，以致阳虚更甚，筋脉失于温养，更加水气浸渍，必伤动经脉之气，身体为之振颤动摇，是由脾虚而致肾阳不足，则非苓桂术甘汤所能主治，当与82条合参。

【原文选注】

成无己：吐下后，里虚，气上逆者，心下逆满，气上冲胸。表虚阳不足，起则头眩。脉浮紧，为邪在表，当发汗；脉沉紧，为邪在里，则不可发汗，发汗则外动经络，损伤阳气，阳气外虚，则不能止持诸脉，身为振振摇也，与此汤以和经益阳。（《注解伤寒论·辨太阳病脉证并治法中》）

尤在泾：此伤寒邪解而饮发之证，饮停于中则满，逆于上则气上冲胸而头眩，入于经则身振振而动摇。《金匮》：膈间支饮，其人喘满，心下痞坚。又云：心下有痰饮，胸胁支满，目眩。又云：其人振振身瞤剧，必有伏饮是也。发汗则动经者，无邪可发，而反动其经气，故与茯苓、白术以蠲饮气；桂枝、甘草以生阳气，所谓病痰饮者，当以温药和之是也。（《伤寒贯珠集·太阳篇上》）

钱天来：伤寒本当以麻黄汤发汗，若吐下之，则治之为逆。心下者，胃脘之间也。逆满，气逆中满也。脉沉紧，沉为在里，紧则为寒，盖阴寒在里也。动经，经脉瞤动也。身为振振摇，即上篇（指82条）振振欲擗地之渐也。言伤寒不以汗解，而妄吐下之，致胃中阳气败损、寒邪陷入而逆满，阴气上冲而头眩也。阴寒在里，故脉见沉紧也。阳气已为吐下所虚，若更妄发其汗，必至亡阳而致经脉动惕，身不能自持而振振动摇矣。与上篇（指82条）心下悸，头眩，身瞤动而振振欲擗地者，几稀矣。（《伤寒溯源集·太阳中篇》）

丹波元坚：此条止“脉沉紧”，即此汤所主，是若吐若下，胃虚饮动致之，倘更发汗，伤其表阳，则变为动经，而身振振摇，是与身瞤动，振振欲擗地（指82条）相同，即真武汤所主也。盖当为两截看，稍与倒装法类似。（《伤寒论述义·饮邪博聚》）

【方药论选】

成无己：阳不足者，补之以甘，茯苓、白术生津液而益阳也。里气逆者，散之以辛，桂枝、甘草行阳散气。（《注解伤寒论·辨太阳病脉证并治法中》）

《医宗金鉴》：身为振振摇者，即战振身摇也。身振振欲擗地者，即战振欲倒于地也。二者皆为阳虚，失其所恃，一用此汤，一用真武者，盖真武救青龙之误汗，其邪已入少阴，故主以附子，佐以生姜苓术，是壮里阳以制水也；此汤救麻黄之误汗，其邪尚在太阳，故主以桂枝，佐以甘草、苓、术，是扶阳以涤饮也。至于真武汤用芍药者，里寒阴盛，阳衰无依，于大温大散之中，若不佐以酸敛之品。恐阴极格阳，必速其飞越也；此汤不用芍药者，里寒饮盛，若佐以酸敛之品，恐饮得酸，反凝滞不散也。（《医宗金鉴·订正仲景全书·伤寒论注·辨太阳病脉证并治中》）

尤在泾：茯苓、白术，以蠲饮气；桂枝、甘草，以生阳气，所谓病痰饮者，当以温药和之。（《伤寒贯珠集·太阳篇上》）

王晋三：此太阳、太阴方也，膀胱气钝则水蓄，脾气不行津液则水聚。白术、甘草和脾以运津液、茯苓、桂枝利膀胱以布气化，崇土之法，非但治寒水上逆，并治饮邪留结，头身振摇。（《绛雪园古方选注·和剂》）

【临床应用】

（1）张仲景对本方的应用：《金匮要略·痰饮咳嗽病脉证并治第十二》载本方治“心下有痰饮，胸胁支满，目眩”。又“短气有微饮，当从小便去之，苓桂术甘汤主之，肾气丸亦主之”。

（2）后世医家对本方的应用

1）《备急千金要方》以本方之桂枝易桂心，名为甘草汤，治心下痰饮，胸胁支满，目眩等。

2）《济生方》以本方去桂枝加半夏、人参，为化痰丸，治脾胃虚寒，痰涎内停，呕吐食少。

3）《医学衷中参西录》：以本方加干姜、白芍、橘红、厚朴，为理饮汤，治因心肺阳虚，致脾湿不升，胃郁不降，饮食不能运化精微，变为饮邪。停于胃口为满闷，益于膈上为短气，渍满肺窍为喘促，滞腻咽喉为咳吐痰涎。或阴霾布满上焦，心肺之阳不能畅舒，转郁而作热。或阴气逼阳外出而为身热，迫阳气上浮而为耳聋。然必诊其脉，确乎弦迟细弱者，方能投以此汤。“服数剂后，饮虽开通，而气分若不足者，酌加生黄芪数钱”。

（3）现代应用：苓桂术甘汤以其温阳健脾、利水化饮、平冲降逆之卓著功效，被古今医家广泛运用，取得了很好的疗效。本方运用的辨证要点：心脾阳虚，水饮内停，胃脘胀满，或胸胁支满，气逆上冲，头晕目眩，苔白滑等。临床主要应用于治疗心血管系统、五官科、消化系统、儿科等疾病。

1）心血管系统疾病：冠心病、心脏瓣膜病、肥厚性心肌病、病毒性心肌炎、心房颤动、房室传导阻滞、完全性右束支传导阻滞、病窦综合征、心功能不全、高血压、心源性喘息等，伴有胸闷心慌，汗出乏力，手足不温，下肢浮肿。

2）消化、呼吸系统疾病：胃下垂、十二指肠溃疡，伴脘腹胀满隐痛，吐后痛胀减轻，胃脘部有振水音及胃内多量潴留液；急性支气管炎，中医属风寒咳嗽证。

3）泌尿、生殖系统疾病：慢性肾炎、肾结石、肾病综合征、肾萎缩、男子不育等，伴脸面及肢体浮肿，小便量少，舌胖苔滑。

4）儿科疾病：小儿百日咳、幼儿咳嗽、幼儿腹泻、幼儿水肿等。

5）五官科疾病：结膜炎、角膜血管翳、翼状胬肉、角膜干燥症、慢性轴性视神经炎、中心性视神经萎缩等，眩晕，伴有畏光、流泪、眼痛、异物感。

6）精神性疾病：神经衰弱、神经质、神经官能症、癔症、神经分裂症等，头晕，精神不安，舌润。

7）运动性神经系统疾病：运动失调、痿躄、肢软无力、眼球振颤症、眩晕症、小脑及锥体外束疾病、癫痫等，伴有眩晕，身颤动，耳鸣，腹部动悸。

8）其他：肝硬化腹水、脑水肿、结核性胸膜炎、心包积液、羊水过多，水液积聚于某一局部等。

9）证治规律：古今医案158例统计分析结果表明，本汤证男女均可发生，以男性，39～40岁病人居多；无发病无明显季节性，多为慢性病。病因主要为外邪引发宿疾，劳倦太过，饮食不节。主要诊断指标为眩晕、纳呆、乏力、胸胁痞满、呕恶、心悸、咳嗽、舌质淡、舌体胖、苔白腻或白滑、脉弦、滑、濡或复合脉；参考指标为脘腹胀满、气短、形寒、喘、大便稀溏、小便短少、神疲、下肢浮肿、痰多、寐差。病机为脾阳不足，饮停中焦，升降失常。临证运用时可选用生白术或炒白术，生甘草或炙甘草，并随证加味。常用作汤剂，每日1剂，水煎分3次服，多以2～5剂见效，后以健脾，温肾方调理巩固疗效。多用于治疗痰饮、眩晕、心悸、咳嗽、胃脘痛、喘、泄泻与梅尼埃病与心血管系统和消化系统相关疾病。

（4）医案选录

1）眩晕：本方证所治之眩晕乃水饮上逆，阻遏清阳，脑失温养所致。临床辨证中多见：头目眩晕，身重乏力，站立则眩晕更剧，食欲不振或食入则吐。我们常以本方加减治疗高血压、梅尼埃病等病引起之眩晕症，多能获效，高血压病者多加天麻、钩藤、夏枯草；梅尼埃病多加竹茹、陈皮、白芷、石决明、菊花、川芎。

李某，女，39岁，1986年10月3日诊治。主诉：头目眩晕已半个月，加重1个月。半年前渐感头目眩晕，头重如裹，查血压160/110mmHg，诊为高血压，遂服西药降压药物及中药清热养阴、镇肝息风之品，症状有所减轻，但不稳定，血压仍持续在130~140/90~100mmHg。近几日由于劳累眩晕又作，服降压药物效果不显，遂求治于我院。症见：身重乏力，头目眩晕，站立则眩晕更剧，食欲不振，恶心欲呕，舌质淡苔薄白，脉沉弦，查血压158/108mmHg。此为清阳蒙蔽，脑失温养。治宜温阳利水，健脾化温。方用：茯苓、钩藤各30g，桂枝、天麻、甘草各12g，焦白术15g，菊花、川芎各10g。服药1剂，眩晕减轻，又服5剂，眩晕大减，血压降至130/100mmHg，继服10剂后，诸症消失，血压维持在130~140/90~97mmHg。

2）痰饮：此方证之痰饮乃脾肺阳虚，寒饮内留所致。临床辨证中常见：咳嗽，痰液清稀，甚则喉中漉漉有声，舌质淡苔白滑，脉沉弦。常以本方加减治疗支气管炎、支气管哮喘、肺气肿等每获良效。加入细辛、橘皮、半夏、冬花、干姜等，其效更佳。

吕某，男，67岁，1984年11月29日诊治。主诉：咳嗽气喘10年，加重1周。10年前即患气喘咳嗽之病，每遇寒咳嗽气喘即发，初诊为支气管炎，多服平喘止咳，降气化痰之剂，症状时轻时重，延至10年。1周前偶遇风寒，咳喘又作，较以前为重，服药无效即来院就诊。症见：形体消瘦，面色黧黑，咳嗽气急，咳吐痰清稀而量多，咳甚则喘，精神不振，食欲不佳，舌质淡苔白滑，脉沉弦。心电图检查示：肺源性心脏病。此为脾肺阳虚，寒饮内留。治宜温阳健脾，降气化痰。方用：茯苓30g，桂枝、焦白术、陈皮各12g，半夏、冬花各15g，细辛、干姜、甘草各6g。服2剂后，咳喘减轻，继服10剂后，咳喘消失，余症均减，生活自理，并可参加体力劳动。2年后随访，病人告之，每遇寒，咳喘发作时即服本方，少则5剂，多则10剂，咳喘即愈，两年来仅发作3次。做胸透及心电图亦显示显著好转，肺心病症状有所缓解。

3）干渴多饮：此方证所治之干渴多饮乃脾阳不运，水饮内停所致。临床辨证中常见：干渴多饮，胃部胀满，干呕欲吐，扪其胃脘部，常漉漉有声，舌光干燥无苔，脉缓。若加泽泻、干姜、半夏、陈皮，其效更佳。

王某，女，47岁，1981年5月18日诊治。主诉：口渴多饮3年。3年来常感口中干渴欲饮，每日饮水量达6000ml以上，仍不能解除干渴欲饮之状。有时半夜醒来也要饮茶一杯以解口干之苦，疑糖尿病，测血糖、尿糖化验未发现异常，做胸透亦未见任何病变，多处治疗，效果不显，求诊于此。症见：精神委靡，表情痛苦，口干渴常常饮水，每日饮水6000ml，身困乏力，舌质光无苔干燥，脉缓，扪其胃脘部，漉漉有水声，胃胀欲呕，食欲不振。此属脾阳不运，水湿内停。治宜温运脾阳，化气行水。方用：茯苓30g，桂枝、陈皮、半夏各12g，生白术、枳壳各15g，干姜、甘草各6g。服上方2剂，日饮水次数减少，上方继服6剂，自诉饮水仍多，但已不觉口中干渴，继用上方茯苓减为15g，加薏苡仁15g，服药15剂后，饮水如常，诸症消失，临床治愈。

4）心悸：本方证所治之心悸乃心脾阳虚，水气上冲，水气凌心所致。临床辨证中常见：胸闷心悸，面色苍白，自汗出，微喘短气，或心下痞满，胃脘部扪之漉漉有声，倦怠无力，食欲不振，小便短少，舌淡苔白，脉沉细数。以本方加麦门冬、潞参、五味子、郁金、半夏等治疗心悸，疗效颇佳。

宁某，男，58岁，1983年10月27日诊治。主诉：心悸胸闷2个月。素有高血压病史，血压常持续在150~170/100~110mmHg，常服降压药物以维持，近2个月来常感心悸胸闷，心下痞满，倦怠乏力，食欲不振，遂来门诊。症见：形体稍胖，心悸头晕，心下痞满，食欲不振，倦怠乏力，小便短少，胃脘部扪之漉漉有声，舌淡苔白，脉细数。查血压165/110mmHg，心电图检查提示：①窦性心律；②心肌缺血。此为心脾阳虚，水气凌心。治宜温阳通脉，化气行水。方用：茯苓30g，桂枝、焦白术、郁金、半夏各12g，麦冬、潞参各15g，五味子、甘草各10g。上方服1剂，心悸即减轻，继服上方6剂，心悸头晕基本消失，血压降为140/100mmHg，余症均显著减轻。心电图检查较前显著好转，继服上方1个月以巩固疗效。

【按语】

苓桂术甘汤为温阳健脾、利水化饮名方，仲景用以治疗脾阳虚弱，水饮内停（《伤寒论》）、痰饮及微饮（《金匮要略·痰饮咳嗽病脉证并治第十二》）等证。现代医家活用本方之妙，亦常见诸报道：如脾虚无制，水气凌心之循环系统疾病；痰饮犯肺之呼吸系统疾病；脾虚水停而为肿满之泌尿系统疾病；痰饮上逆、蒙蔽清阳（窍）之眩晕、目疾，又本怪病多痰之说，而用以治疗多种疑难杂症。由是观之，本方临床运用范围甚广，涉及循环、呼吸、泌尿等系统，赅含上、中、下三焦。揆其原理，大要如下：其一，脾虚之与痰饮，互为因果，狼狈为奸。《素问·经脉别论》曰："饮入于胃，游溢精气，上输于脾，脾气散精，上归于肺，通调水道，下输膀胱，水精四布，五津并行"，此言生理之常。如因劳倦、饮食、外邪等因素损伤脾阳，则必然运化失职，水饮（痰）内停，停饮便是病证，此病理产物又能转化为新的病因，继而损害人体，乃至转伤脾阳，是致病之所，复为再伤之地，辗转反复，为患无穷。故唯以识得多变之病机，方能驾驭多变之病证。其二，痰饮水气，变动不居，随气机之升降，或上冲下窜，或横溢旁流，无所不至，故前述种种病证，尽可赅之。其三，痰饮之流注经隧者，常有较强之隐蔽性，故有病证显然，而痰饮难征者，若非仔细推求，难得怪病责于痰之真谛。其四，温阳健脾、利水化饮法，仲景括而言之曰"病痰饮者，当以温药和之"是治病必求于本也。既执其根本，何惧其枝节！故对本方之灵思妙用，阅此四要，思过半矣。

【现代研究】

对心血管的作用：动物实验结果表明，苓桂术甘汤能延长缺氧条件下小鼠的存活时间，缓解异丙肾上腺素所致大鼠心肌缺血，对氯仿所致小鼠心室颤动有明显保护作用，对家兔实验性心力衰竭的心力恢复有促进作用，说明该方具有一定的抗心肌缺血、心律失常及正性肌力作用，为临床治疗冠心病伴心功能减退提供了依据。［北京中医学院学报，1990，（4）：47］

苓桂术甘汤水提出物能延长环己巴比妥钠所致小鼠睡眠时间，连续给药时可明显减少大鼠的自发活动，提示该方有明显的镇静作用。［国外医学·中医中药分册，1984，（5）：49］

## 七、芍药甘草附子汤方

### （一）方药

芍药　甘草各三两，炙　附子一枚，炮去皮，破八片

上三味，以水五升，煮取一升五合，去滓，分温三服。疑非仲景方。

### （二）治法

扶阳益阴。

### （三）方解

本方由芍药、炙甘草、炮附子三味组成，亦可视为芍药甘草汤加附子。附子温经扶阳；芍药补血敛阴，炙甘草补中益气，调和脾胃。再从配伍来看，芍药配炙甘草，有酸甘化阴之妙，在

芍药甘草汤中，其剂量为各四两，乃针对阴伤脚挛急而设；在本方则为各三两，仍取酸甘化阴之用，其量略小者，以证兼阳虚故也。附子配甘草为辛甘化阳而设，且甘能守中，使甘温之性，守而不走，正合扶阳于内之意。芍药酸苦微寒，得附子之助，则益阴养血而不凝滞，故三味相伍，酸甘化阴，辛甘化阳，共成营卫阴阳双补之剂，扶阳益阴之佳方。

【经典原文】

发汗，病不解，反恶寒者，虚故也，芍药甘草附子汤主之。（68）

【提要】 汗后阴阳两虚的证治。

【原文分析】

本条以“发汗，病不解”为句首，则应分析始初之病情及不解之原因。始初之病既宜发汗，自必有可汗之证，如发热、恶寒、无汗、头痛、身痛、脉浮等。若汗之得法，其病当解，即令未愈，亦应脉证不变，或有所减轻。今发汗病不解，且“反恶寒”，是为学者提供辨证关键，盖以表证未解，则应发热恶寒并见，今曰“反恶寒”是发热虽罢，而恶寒更重，知病不解者，非表证不解，而是造成变证。变证如何？从“虚故也”及“芍药甘草附子汤主之”可以推知，病属营阴卫阳两虚。卫阳虚弱，不能温煦肌表，故而恶寒；阴虚筋脉失于濡养，则见脚挛急。阳虚不能鼓动血行，阴虚不能充盈脉道，阴阳两虚，则脉沉迟细弱无力。

【原文选注】

成无已：发汗病解，则不恶寒。发汗病不解，表实者，亦不恶寒。今发汗，病且不解，又反恶寒者，荣卫俱虚也。汗出则荣虚，恶寒则卫虚，与芍药甘草附子汤以补营卫。（《注解伤寒论·辨太阳病脉证并治法中》）

方有执：未汗而恶寒，邪盛而表实，仇雠之恶也。已汗而恶寒，邪退而表虚，怯懦之恶也。盖汗出之后，大邪退散，荣卫衰微，卫气疏慢，病虽未尽解，不他变而但恶寒，故曰虚，言表气新虚而非病变也。（《伤寒论条辨·辨太阳病脉证并治中篇》）

钱天来：发汗病不解者，发汗过多而阳气虚损，故生外寒，仍为未解之状也。恶寒曰反者，不当恶而恶也。本以发热恶寒而汗之，得汗则邪气当解而不恶寒矣。今病不解而反恶寒者，非风寒在表而恶寒，乃误汗亡阳，卫气丧失，阳虚不能卫外而恶寒也。或曰：既云发汗病不解，安知表邪未尽乎！曰：若伤寒汗出不解，则当仍有头痛发热，脉浮紧之辨矣，而仲景非惟不言发热，且毫不更用解表，而毅然断之曰虚故也，即以芍药甘草附子汤主之，则知所谓虚者，阳气也。与上文（指75条）虚字无异，其脉必微弱，或虚大虚数而见汗出但恶寒之证，如附子泻心汤证，及用桂枝加附子汤、桂枝去芍药加附子汤之类，故曰虚故也。（《伤寒溯源集·太阳中篇》）

尤在泾：发汗病不解，反加恶寒者，邪气不从汗出，正气反因汗而虚也。是不可更逐邪气，当先复正气。（《伤寒贯珠集·太阳上篇》）

【方药论选】

成无已：芍药之酸，收敛津液而益营，附子之辛热，固阳气而补胃，甘草之甘，调和辛酸而安正气。（《注解伤寒论·辨太阳病脉证并治中》）

钱天来：芍药酸收，敛汗液而固营阴，附子辛热，补真阳而强卫气，甘草扶植中州，调和营卫，所谓温经复阳之治也。（《伤寒溯源集·太阳中篇》）

吕震名：此桂枝汤去桂、姜、枣，加附子，亦桂枝汤之变方也。经云发汗病不解，反恶寒者，虚故也，此汤主之。发汗后之恶寒，其非表邪可知。若因其恶寒而投以桂枝，误也，故以附子合芍药甘草，从阴分戢其阳，阳回而虚自止矣。（《珍本医书集成·伤寒类·伤寒寻源下集》）

王晋三：芍药甘草附子汤，太阳少阴方也。太阳致亡阳，本由少阴不内守；少阴表恶寒，实由太阳不外卫，故取芍药安内，熟附攘外，尤必藉甘草调和，缓芍附从中敛戢真阳，则附子可招散失之阳，芍药可收浮越之阴。（《绛雪园古方选注·和剂》）

汪苓友：原方后，有“疑非仲景意”五字，或叔和五氏于撰次此方之时，认上条（指本条原文）为伤寒病，发汗不解而恶寒，乃表邪未尽，仍宜发汗，因疑此方为非仲景意，似不可用，《内台方议》亦云：若非大汗出，又反恶寒，其脉沉微，及无热证者，不可服也。明乎此，而上方之用，可无疑矣。（《伤寒论辨证广注·辨太阳阳明病中寒脉证并治法》）

【临床应用】

（1）后世医家对本方的应用

1）《张氏医通》：本方治疮家发汗而成痉。

2）《方极》：本方治芍药甘草汤证而恶寒者。

3）《类聚方广义》：治痼毒沉滞，四肢挛急难屈伸，或骨节疼痛，寒冷麻痹者。

（2）现代应用：用于芍药甘草汤证又见恶寒，阳虚寒冷明显，脉微弱而沉者。如坐骨神经痛、类风湿关节炎、腓肠肌痉挛等。

（3）医案选录

1）虚喘（心肾阳衰型）：此方证所治之虚喘乃阳从汗泄，阴气损耗所致。临床辨证中常见：呼吸喘促，恶寒身蜷，汗出稍减，四肢不温，腹中觉冷，舌淡苔白，脉细弱无力，以本方加五味子、防风、红参、黄芪治疗支气管炎，心肾阳虚之虚喘疗效显著。

毛某，男，72岁，1981年3月24日诊治。经常胸闷，咳嗽气急已10余年，每次外感，症状加剧。顷诊症见，形体消瘦，面色青黄，恶寒身蜷，汗出稍减，旋即如故，呼吸喘促，舌淡苔白，腹中觉冷，四肢不温，脉细弱无力，体温36℃，血压90/60mmHg。此属阳从汗泄，阴气损耗。治宜回阳固表，益气养阴。方用：炮附片、白芍各15克，炙甘草、防风各12g，黄芪30g。服药2剂后，恶寒减轻，又服4剂后，恶寒消失，上方加五味子、红参各10g，继服6剂，心悸喘促症状明显好转，追访3个月身冷恶寒未再复发。

2）腹痛（肾阳不振型）：此方证所治之腹痛乃肾阳不足，营血虚寒所致。临床辨证中常见：腹部冷痛，恶寒蜷卧，四肢发凉，舌质淡苔薄白，脉细数等症，常在方中加入薏苡仁等品以祛其湿，其效更著。

陈某，男，40岁，1981年3月15日诊治。2个月前患急性化脓性阑尾炎住院手术治疗，术后伤口不能愈合，腹部冷痛，用大量抗生素治疗无效。面色青黄，形体消瘦，表情痛苦，腹部发凉，疼痛，伤口色淡而不泽，四肢发冷，恶寒蜷屈，舌淡苔白，脉细数。化验检查：血红蛋白98g/L，血红细胞计数$3.80\times10^{12}$/L，白细胞计数$28.0\times10^{9}$/L，中性粒细胞0.70，淋巴细胞0.30，血小板计数$72.0\times10^{9}$/L。此属阳虚阴耗，木郁不舒，治宜温阳散寒，和中缓急。方用：炮附片（先煎）、白芍各30g，甘草15g，薏苡仁90g，嘱其浓煎频服。服药1剂，腹痛减轻。原方又服5剂，腹痛止，伤口缩小，红润。继服5剂后，伤口愈合，复查：血红蛋白120g/L，血红细胞计数$4.5\times10^{12}$/L，白细胞计数$9.8\times10^{9}$/L，中性粒细胞0.68，淋巴细胞0.32，血小板计数$120\times10^{9}$/L。以本方加减治疗其他疾病引起之腹痛，行经腹痛加延胡索、三七、香附；阑尾炎加薏苡仁，绕脐痛兼便干者加大黄；下利腹痛者加黄连、茯苓；疝气腹痛者加葫芦巴。

3）脱疽（阳虚血瘀型）：此方证乃阳血瘀型之脱疽，为肾阳不足，筋脉失养，气血瘀滞所致。临床辨证中常见：肢体苍白、发凉、麻木、跛行、疼痛，腓肠肌痉挛不舒，肌肉僵硬，汗毛脱落，趾甲增厚不长，溃破后流清稀脓液，舌质淡苔白，脉细数。方中加入当归、黄芪、川牛膝、潞参，其效更佳。

徐某，男，42岁，1979年10月15日诊治。1974年冬因寒冷刺激诱发左下肢血栓闭塞性脉管炎。现症见：形体消瘦，表情痛苦，左五趾紫暗，剧烈疼痛，夜难入眠，腓肠肌痉挛，酸胀麻木，肌肉萎缩，汗毛脱落，趾甲增厚不长，舌淡苔白，脉细涩。查：双下肢足背、胫后动脉搏动消失，腘动脉搏动微弱；肢体血流图：左下肢0.051欧姆，右下肢0.137欧姆，双下肢血流量明显减少，左下肢尤重，血管壁弹性受损。此属肾阳不足，筋脉失养，气血瘀滞。治宜温阳益气，濡筋活瘀。方用：白芍、炮附片、当归、川牛膝、潞参各30g，黄芪60g，甘草15g。服药5剂，疼痛减轻，服15剂时，静止痛消失，腓肠肌挛急减轻。继服15剂，痉挛基本消失，行走1000m无不适。复查血流图：左下肢0.079欧姆，右下肢0.179欧姆。肢体血流量有改善，继以丸药善后而愈。

4）痹证（血虚寒盛型）：此方所治之痹证乃营卫虚衰，寒邪内侵所致。临床辨证中常见：周身疼痛，关节尤重，四肢欠温，步履维艰，腰部酸楚，舌苔淡白，脉细无力等症。以本方加减治疗类风湿关节炎加防风、木瓜；坐骨神经痛加红花、川牛膝；肩关节周围炎加桂枝；骨质增生加乳香、没药。

汤某，男，72岁，1981年4月12日诊治。患风湿性关节炎已3年，症状时轻时重，近因气候变化，周身疼痛，关节尤重，步履维艰，四肢欠温，形体消瘦，面色青黄，腰部酸楚，舌淡苔白，脉细无力。红细胞沉降率68mm/h。此属营卫虚衰，寒邪内侵。治宜温阳益气，和阴缓急，祛风除湿。方用：炮附子（先煎）、白芍、黄芪各30g，甘草12g，防风、木瓜各15g。服3剂后，疼痛消失，红细胞沉降率降为12mm/h，治愈后追访4个月未复发。

【按语】

芍药甘草附子汤证仲景在论中云：“发汗病不解，反恶寒者，虚故也，芍药甘草附子汤主之”。可知“反”字是辨证的枢要，“虚”是此方的主要病机。论中虽只提“反恶寒”一症，但从药物的协同分析，治证尤为广泛，药虽三味，方小药峻，能回阳敛液，酸甘化阴，益气温经，临床宜浓煎频服，收效可速。

掌握药物的煎服法，亦是取得疗效的关键，方中附子为温阳峻品，辛热有毒，应先煎半小时以祛其毒，三煎兑于一起，浓煎频服，则无中毒之忧。

阴虚火旺，发热恶寒，阳盛之证则在本方禁忌之列。

【现代研究】

从经脉讲［鲍克强.小议《伤寒论》中三方.河南中医，1983，（1）：12］，腹直肌近脐的内侧为肾经，紧靠其外侧为胃经，因此腹直肌全长异常紧张，不足限于腹部，乃显示肾经，胃经的全部经脉异常紧张，表示肾和脾胃的功能降低。芍药甘草附子汤有安定脏腑经络、振奋功能、温养等功能，共同起着补脾胃和补肾的作用（脾胃肾如功能正常则腹直肌异常可除）。

芍药甘草附子汤中芍药调节（阴健《中药现代研究与临床应用》学苑出版社，1993年10月版，196~397）中枢神经系统的作用有镇痛、降温；对免疫系统的影响有提高巨噬细胞的吞噬功能；拮抗环磷酰胺对小鼠外周T细胞的抑制作用；对大鼠脾细胞产生白细胞介素-2呈双向调节作用；促进脾细胞抗体产生，特异性地增强小鼠对绵羊红细胞的体液反应；有抗炎、抗菌、抗病毒、解痉、耐缺氧作用，促肝作用，抗溃疡作用；对心血管在体动物实验呈现收缩血管、增加外周阻力作用，离体运动呈扩张血管作用，延长缺氧心肌存活时间；对血液系统，体外有减轻血小板血栓的湿重，抑制血栓形成作用；抗血小板聚集等作用。

方中甘草有肾上腺皮质激素样作用（包括盐皮质激素样作用、糖皮质激素样作用）；对消化系统的作用有抗溃疡、解痉、促进胰腺分泌等；有抗炎作用，对于巨噬细胞的吞噬有关的酶的作用，可降低抗原信息量而显示其免疫抑制作用；抗癌作用、抗病毒作用，抗菌作用、止咳平喘和祛痰作用，抗氧化作用，解毒作用，对心血管系统有降脂、抑制血小板聚集、抗心律失常等作用；另外还有抑制小鼠生殖腺产生睾丸酮作用，提高豚鼠内耳听觉功能作用，解热镇痛抗惊作用，抗利尿作用等。

方中附子对心血管系统有强心、加强心肌收缩力，抗慢性心律失常，对血压小剂量上升、大剂量先升后降作用；抗炎作用，对中枢神经系统有镇痛镇静作用，生附子能引起大鼠血压下降及心率减慢、副交感神经兴奋作用；对免疫系统有提高小鼠体液免疫功能及豚鼠血清补体含量，使T细胞和RE花环形成细胞明显上升；局麻作用，抗寒冷、降血糖、降低家兔肾血流量，尿中钠排泄减少，而对尿量和钾的排泄无明显影响。毒副作用：急性中毒可使全身及呼吸麻痹，呼吸停止先于循环紊乱，毒扁豆碱可大部分翻转其呼吸抑制；亚争性和慢性中毒可使小鼠经细胞、血浆白蛋白和总蛋白、GOT及LGH降低，碱性磷酸酶减少（大鼠），肝脏局限性细胞浸润（小鼠），有胎毒性，并减少小鼠精子数量。

## 八、桂枝人参汤方

### （一）方药

桂枝四两，别切　甘草四两，炙　白术三两　人参三两　干姜三两

上五味，以水九升，先煮四味，取五升，肉桂，更煮取三升，去泽，温服一升，日再夜一服。

### （二）治法

温中解表。

### （三）方解

方以理中汤加桂枝而成。理中汤温中散寒，补益脾胃，复其中焦升降之职而利止，增炙甘草之量，意在加强补中之力。加入桂枝，辛温通阳，散肌表之邪而除表证。本方以温里为主，兼以解表，为表里双解之剂。本方煎服，应注意以下两点：其一，先煎理中汤四味，后入桂枝。煎药一般遵循治里药先煎，解表药后下的原则。本证中焦虚寒较甚，故理中汤先煎，使之更好地发挥温中补虚之力。桂枝后下，专为解表而设，正如吴仪洛所云：“桂枝辛得，经火久煎，则气散而力有不及矣，故须迟入”。其二，方后注云：“日再夜一服”，即白天服药2次，使药效分布较为均匀，有利于中焦虚寒，而下利较重者，类似理中汤服法。

【经典原文】

太阳病，外证未除（1），而数下（2）之，遂协热而利（3），利下不止，心下痞硬，表里不解者，桂枝人参汤主之。（163）

【词解】

（1）外证未除：指表证未解。

（2）数下：数（shu，朔）。屡用攻下之意。

（3）遂协热而利：遂，于是。协，合也，同也。此句即挟表证发热而下利。

【提要】　太阳病误下脾虚寒湿兼表的证治。

【原文分析】

太阳病，表未解，当以汗解，而反屡用攻下，致使表证不解而里气先伤，中阳受损，脾胃运化失职，腐熟不能，水谷不化，寒湿内生，阳于中焦，气机痞塞，固而出现“利下不止，心下痞硬”之证。此乃既有太阳表证存在，同时又有中阳不振，脾虚寒湿之下利，称之谓“协热而利”，故以桂枝人参汤温中解表而表里同治。

协热利，即指下利挟表证而言。协热者，指兼表证发热下利，可见“热”指表证发热之病象，而非指病性。协热利，在《伤寒论》中多处出现，其病机不同，施治各异，当明辨寒热虚实之属性，表里证之多少、缓急，而给予相应治法。有里虚寒协表热下利者，如本证，是脾虚寒湿兼表下利，故以桂枝人参汤双解表里；有里热兼表下利者，如34条之葛根芩连汤清热止利，兼以解表；32条太阳与阳明合病下利，其病机偏重于表，故用葛根汤解表为主，使表解里自和，则下利可止。桂枝人参汤证、葛根芩连汤证，均以里证下利为主，故治里为主，兼以解表。若里证危急，则又当先里后表。如91条之下利清谷，身疼痛，为少阳虚寒挟表下利，以少阴阳虚为急为重，故以四逆汤先温其里，后再以桂枝汤解表。上述情况，或先表后里，或表里同治，或解表为主，兼以治里，或治里为主，兼以解表，或先里后表，均有其原则，应详审明晰，权宜而治。

本条太阳病误下，致心下痞硬，下利不止，列于泻心汤后，均见痞利之症，何不以甘草、生姜泻心汤治之？原因在于本证为协热利，表邪未解，164条有“表解乃可攻痞”之明训，故不用泻心汤者，虑其攻痞致表邪内陷。又心下痞硬，下利不止，缘于脾虚寒湿，并无热邪错杂于内，故不可予泻心汤，而用桂枝人参汤，温里为主，兼以解表。

【原文选注】

成无己：外证未除而数下之，为重虚其里，邪热乘虚而入，里虚协热，遂利不止而心下痞。若表解而下利，心下痞者，可与泻心汤；若不下利，表不解而心下痞者，可先解表而后攻痞。以表里不解，故与桂枝人参汤和里解表。（《注解伤寒论·辨太阳病脉证并治法第七》）

喻嘉言：误下则致里虚，里虚则外热乘之，变而为利不止者，里虚不守也。痞硬者，正虚邪实，中成滞凝痞塞而坚满也。以表未除，故用桂枝以解之，以里适虚，故用理中汤以和之。此方即理中加桂枝，而异其名，亦治虚痞下利之圣法也。（《尚论篇·太阳经上篇》）

程郊倩：协热而利，向来俱作阳邪陷入下焦，果尔，安得用理中耶？利有寒热二证，但表热不罢者，皆为协热利也。（《伤寒论后条辨·辨太阳病脉证篇》）

【方药论选】

成无己：表未解者，辛以散之，里不足者，甘以缓之，此以里气大虚，表里不解，故加桂枝甘草于理中汤也。（《注解伤寒论·辨太阳病脉证并治法第七》）

王子接：理中加人参，桂枝去芍药，不曰理中，表里分头建功也。故桂枝加一两，甘草加二两，其治外协热而里虚寒，则所重仍在理中，故先煎四味，而后纳桂枝，非但人参不佐桂枝实表，并不与桂枝相忤，宜乎直书人参而不讳也。（《绛雪园古方选注·温剂》）

徐灵胎：桂枝后煎，欲其于治里症药中，越出于表，以散其邪也。（《伤寒论类方·理中汤类》）

沈丹彩：此与葛要芩连汤同于误下，而利不止之证也。而寒热各别，虚实对待，可於此互参之。彼因实热，而用清邪，此因虚邪而从补正，彼得芩连而喘汗安，此得理中而痞硬解，彼得葛根以升下陷而利止，此藉桂枝以解表邪而利亦止矣。（《百大名家合注伤寒论·辨太阳病脉证并治法十一》）

【临床应用】

（1）后世医家对本方的运用

1）《类聚方广义》用本方治头痛发热，汗出恶风，肢体倦怠，心下支撑，水泻如倾者。

2）《方极》用治人参汤（指理中汤）证而上冲急迫剧者。

3）《医圣方格》用治下利，心下痞硬，心腹痛，头汗，心下悸，不能平卧，小便少，手足冷。

（2）现代应用：现代报道本方常用于治疗虚寒性腹泻不兼表证的多种疾病，如感冒、流行性感冒、急、慢性肠炎、结肠炎，症见头痛、发热、汗出、恶风、脉浮弱，又见下利不止者。又据本方有温中散寒功效，用以治疗虚寒性胃脘痛、十二指肠溃疡的报道[1]。孙氏报道，本方温振脾阳，补肺气，脾肺气足，则一身之气皆旺，强调本方鼓舞正气，驱邪外出的巨大作用，而用于治疗小儿重型肺炎[2]。近10年来，本方的应用范围又有扩展。

1）小儿秋季腹泻：解氏报道，小儿秋季腹泻多因寒邪袭表，直中脾胃，中阳受损，表里同病，而呈发热、呕吐、下利之证。用桂枝人参汤加味，基本方为桂枝、红参、干姜各5g，白术、车前子各6g，甘草3g。口渴伴烦躁不安重用红参，加白芍、乌梅；呕吐甚者，重用干姜，加法半夏；腹泻甚而尿少者，重用白术、车前子；伤食拒乳者加建曲；体温超过38℃者给西药退热针1次，加重桂枝用量。每日1剂，水煎3次，昼2夜1温服，同时熬米汤小量频频喂服。共治595例，结果痊愈585例，无效10例[3]。

2）胃脘痛（心脾阳虚）：谢氏认为本方实际上是桂枝甘草汤与理中汤的合方，是温补心脾之方，桂枝是温阳，而不是解表，故用治心脾阳虚证，如胃脘痛、十二指肠溃疡属此型者，能收到满意疗效[4]。

3）病窦综合征：因桂枝人参汤既可以温补脾阳，又可以温通心阳，是振奋心脾阳气的方剂，循环系统疾病凡见面色苍白无华，食少纳呆，倦怠乏力，大便稀溏，又兼心悸怔忡，眩晕失眠，舌淡苔白，脉弱或结代的心脾阳虚者，均可用桂枝人参汤治疗。

（3）医案选录

1）脾阳素虚，误治邪转内陷：霍某，女，63岁。素有脾胃衰弱之证，因感寒而身发冷热，头痛无汗，心下痞满，医者用辛温解表之剂，而佐以苦寒消痞之法。服药后，汗未出表不解，而溏泄数次，痞闷加剧，渐至不欲进食，腹痛肢厥，脉象沉微，舌苔滑润。此乃脾阳素虚，因误用苦寒，而邪转内陷。由于脾阳不运，故痞益甚，而下利不止。为今之治，宜疏散表邪，温健中州，桂枝人参汤与之。桂枝10g，炒白术10g，野党参10g，干姜10g，甘草6g。服药后，啜稀粥一杯，以助药力。服药2剂，身见小汗，而冷热消，痞轻，而下利已减。连服5剂，痞消泻止，诸症痊愈。按：本例素体中阳不足，复感风寒，寒热头痛，心下痞满，已是中焦阳虚兼表所致，治当温中解表，但医者不别，反与辛温解表，佐以苦寒消痞，此痞系因中阳失运，清阳不升，浊阴填塞之故，非是热结，忌用苦寒之理？！反伤胃气，表邪内陷，重伤脾阳，此雪上加霜，运化无权，故痞利益甚，肢冷脉微，急投桂枝人参汤，双解表里而病愈。（《伤寒论汤证论治·桂枝人参汤》1989）

2）胃脘痛：刘某，男，42岁，1982年9月4日初诊。病人胃脘隐痛已2年，近日至夜痛剧，胃脘胀满，头晕心悸，神疲短气，汗出肢凉，面色㿠，纳差嗳气，大便溏薄，小便清长，舌质淡红，舌体胖嫩，脉细无力。钡餐透视示"十二指肠溃疡"。此属心脾阳虚证，治以温补心神，缓急止痛。方用桂枝人参汤加味：桂枝15g，党参15g，焦白术10g，干姜10g，炙甘草6g，白芍12g，陈皮9g，谷麦芽各10g。服3剂痛减，续服7剂痛止。上方加黄芪15g，饴糖30g，调治3个月余，钡餐检查表明十二指肠球部溃疡已愈，龛影消失。按：本例胃脘痛，系因十二指肠溃疡所致，证属心脾阳虚，桂枝人参汤虽为温中解表而设，又具温补心脾阳气之功，故以桂枝人参汤温补心脾，白芍缓腹中痛，陈皮理气和胃，谷麦芽健胃消食。后加黄芪、饴糖，温建中焦，调治3个月余而诸证得除，溃疡愈合。［国医论坛，1987，（2）：3］

3）腹泻：杨某，女，46岁，1993年6月13日初诊。素有心下痞。4天前午饭后洗发未干即睡，醒后头痛，胃脘不适，恶心欲吐，至晚则腹泻，次日又泻下多次，伴有发热恶风，口干少津，喜热饮，心下痞喜按，纳少。服藿香正气散、葛根芩连汤均无效。刻诊：面色㿠白，语言低微，舌淡体胖，脉细弱。此属协热而利。法当温中健脾，兼以解表。方用桂枝人参汤：川桂枝、太子参、焦术、炮姜、炙甘草各10g，黄连3g。服4剂，利止热减。二诊减炮姜为5g，续服4剂病愈。按：本例腹泻，素有心下痞，脾胃不健。痞而喜按，语言低微，舌淡体胖，脉细弱，皆为脾胃虚寒之象，其发热恶风，知表证仍在，故用桂枝人参汤温中散寒兼以解表。方中加用黄连，恐是辨病用药之举。［国医论坛，1997，12（2）：17］

【按语】

桂枝人参汤为表里双解之剂，主治太阴虚下利兼表不解之证，为虚寒性协热利，临证以下利不止，心下痞硬，腹胀不适，腹痛绵绵，寒热头痛，舌淡舌白，脉缓而弱为其辨证要点。若水泻严重者，可与五苓散合方；腹痛者，可加白芍；气虚甚者，可入黄芪；脾肾阳虚，五更泻者，可与四神丸合方；夹食者又辅以山楂、麦芽之属，随证加减，可获良效。

方中理中可扶脾阳，桂枝甘草可通心阳，故又具温补心脾阳气之功，临床应用亦大为扩展，无论各种疾病，凡属心脾阳虚，症见心下痞硬，下利不止，食少倦怠，心悸怔忡，舌淡苔白，脉缓弱或结代者，均可应用本方。

本方主治，当以脾虚寒湿为主，兼以解表，仲景制方，煎煮有法，如李培生《柯氏伤寒附翼笺正》所曰："当先煎理中，使温中之力厚；后下桂枝，则解肌之力锐。先后轻重次第有法。"温里解表，轻重有别，各司其职，临证当予重视。若用以温扶心脾阳气，则如桂枝甘草汤法，同时煎煮，不必后下，取味厚而入心助阳。

【现代研究】

方中桂枝具有镇静、镇痛、抗惊厥、解热、抗炎、止咳、抗菌、健胃、增加肠蠕动而不致泻、利胆、抗肿瘤和扩张冠脉作用等。其中解热、抗菌、抗炎、健胃等作用与本方解表健脾等功能相符。（阴健《中药现代研究与临床应用》学苑出版社，1993年10月版，P539）

方中"理中汤"部分具有对实验性胃溃疡促进愈合，对胃溃疡的发生有保护作用。（王润生《中药复方研究和应用》中国科学技术出版社，1993年2月版，P315）

腹腔内投予人参汤的各剂量组使NK细胞活性上升；对T细胞亚群的消长影响不明显；对有丝分裂有刺激活性作用。［〔日〕落合宏…….汉方剂（小柴胡汤，补中益气汤，十全大补汤，人参汤）对小鼠免疫功能的影响.国外医学·中医中药分册，1991，113（4）：44］汉方药人参汤牛车肾气丸对精子运动功能上升有直接效果。［〔日〕广渡恒治. 汉方药对精子运动直接作用的分析. 国外医学·中医中药分册，1991，113（5）：36］

## 参考文献

［1］广东中医学院 . 老中医经验选 .1957
［2］孙秀英 . 浅谈桂枝人参汤治疗小儿重型肺炎的体会 . 枣庄中医资料汇编 , 1980, (3): 117
［3］解道民 . 桂枝人参汤加减治疗小儿秋季腹泻 595 例 . 河南中医 , 1993, 13(5): 214
［4］谢炳国 . 桂枝人参汤应是温补心脾之剂 . 国医论坛 , 1987, (2): 3

# 第十二章　杂法方类方

## 一、赤石脂禹余粮汤方

### （一）方药

赤石脂一斤，碎　太一禹余粮一斤，碎

上二味，以水六升，煮取二升，去滓，分温三服。

### （二）治法

涩肠固脱止利。

### （三）方解

赤石脂甘温酸涩，重镇固脱，涩肠止血、止利；禹余粮甘平无毒，敛涩固下，能治赤白下利。两药合用，直达下焦，共奏收涩止利、以固滑脱之功，为治下之不固，滑泄不禁之主方。

【经典原文】

伤寒服汤药，下利不止，心下痞硬。服泻心汤已，复以他药下之，利不止。医以理中与之，利亦甚。理中者，理中焦。此利在下焦，赤石脂禹余粮汤主之。复不止者，当利其小便。（159）

【提要】　论述误下致下利不止，心下痞硬的不同治法。

【原文分析】

伤寒误下而致心下痞硬、下利不止者，按理可用甘草泻心汤或生姜泻心汤治疗，以和胃消痞，升清降浊。伤寒，邪在表，当以汗法，服汤药，当汗出表解。药后，若见下利不止，心下痞硬，显系误治。损伤脾胃之气，邪气内陷，寒热错杂，中焦升降失司，清阳不升，则下利不止；浊阴不降，气机痞塞，则心下痞硬。此痞利俱甚之候，当投甘草泻心汤一类方剂，补中和胃，消痞止利。然服泻心汤后，其病未除，应系病重药轻之故，然医者不别，以为痞、利为实邪内阻所致，于是再度攻下，一误再误，致使下利不止，医反以为其下利是中焦虚寒，脾阳不振，浊阴下注所致，故用理中汤治之。服理中汤后，下利更加严重，这是因为屡经误治，不仅中焦之气受损，且下焦之气亦遭损伤，以致脾肾阳微，统摄无权，关门不固，虽予理中汤温运中阳，但药不对证，自然无效。故曰："理中者，理中焦，此利在下焦"，当予赤石脂禹余粮汤，温涩固脱，方可奏效。若利乃不止，又见小便不利者，是下焦气化失职，清浊不别，水液偏渗大肠之故，则当用分利之法，导水湿从小便去，而不偏渗大肠，其利自止，即"利不便而实大便"。

本条归纳了下利的四种证治：寒热错杂的甘草（生姜）泻心汤证；中焦虚寒的理中汤证；下焦滑脱的赤石脂禹余粮汤证；小肠泌别失职的五苓散证。

本条的精神有以下三点：第一，同一种疾病，随着病情的改变，自然需要不同的治疗方药，所以在诊治过程中，常常出现屡更方药的情况。尤其是经治疗后病症没有减轻，甚至加重时，必须摒弃原用的方药，换用新的方药治法，或许能取得一定效果。这种设方御变的方法，值得临床借鉴。从这层意义上而言，医生掌握的方法、方药越多，就越能适应临床千变万化的病证的治疗。此所谓“人之所病，病疾多；而医之所病，病道少”。第二，临床处方用药或更改方药，必须遵循辨证论治的原则。一种病证的产生，有着多种多样的原因和机制，所用方药必须是针对其待定的原因和机制而设，不能以药试病。第三，临床疗效的取得，关键是辨治的思路，正确的思路在辨治疾病中会起到决定性作用。有时还需要突破常规，不能扳守套路。

【原文选注】

成无已：伤寒服汤药下后，利不止，而心下痞硬者，气虚而客气上逆也，与泻心汤攻之则痞已，医复以他药下之，又虚其里，致利不止也。理中丸，脾胃虚寒下利者，服之愈。此以下焦虚，故与之，其利益甚。《圣济经》曰：滑则气脱，欲其收也。如开肠洞泄，便溺遗失，涩剂所以收之。此利由下焦不约，与赤石脂禹余粮汤以涩洞泄，下焦主分清浊，下利者，水谷不分也。若服涩剂，而利不止，当利小便，以分其气。（《注解伤寒论・辨太阳病脉证并治法第七》）

柯韵伯：服汤药而利下不止，是病在胃。复以他药下之而利不止，则病在大肠矣。理中非不善，但迟一着耳。石脂、余粮，助燥金之令，涩以固脱。庚金之气收，则戊土之湿化。若复利不止者，以肾主下焦，为胃之关也。关门下利，再利小便，以分消其湿。盖谷道既塞，水道宜通，使有出路。此理下焦之二法也。（《伤寒来苏集・伤寒论注・泻心汤证》）

钱天来：汤药，荡涤之药也，亦下药也。此条自伤寒服汤药至利不止，皆承前误下成痞之义，不必重看医以理中与之一段，盖示人以病无一定之情，治有变通之法，当审察机宜，随时应变，未可专守一法，概治诸症也。前五泻心汤诸症，无论寒热攻补之法，皆以邪在中焦为治，而不知更有气虚下陷，利在下焦者。故曰理中者，但能理中焦之虚寒而已，与下焦毫不相涉，病药相悬，故其利益甚也。谓之益甚者，言药不中病，不能止而益甚，非理中有所妨害而使之益甚者……病既在下，大肠滑泄，非重不足以达下，非涩不足以固其脱，故以赤石脂禹余粮汤主之。然此方此法，犹是过文语气，非仲景著意处，其所重者，全在复利不止，当利其小便句。言元气未尽虚脱，不过大肠滑泄，则以石脂余粮涩之，亦足以取效。若已下再下，真气已虚，下焦无火，真阳不能司其蒸腾气化之功，则清浊不能升降，水谷不得分消，故利复不止，岂涩药所能治哉，必使下焦有火，气化流行，而后可以言治也。其但言当利小便而不立方者，以三焦膀胱气化之说繁多，非一言可蔽，故不具载也。（《伤寒溯源集・太阳中篇・心下痞证治》）

【方药论选】

成无已：《本草》云：涩可去脱，石脂之涩以收敛之；重可去怯，余粮之重以镇固。（《注解伤寒论・辨太阳病脉证并治法第七》）

汪苓友：重可去怯之义……怯为大肠气馁，馁则不固，故利不止。余粮石脂，皆重剂，一则重而兼能收涩，一则重而专于镇固。收涩镇固，此亦治利之一法也。（《伤寒论辨证广注・辨太阳病脉证并治法下》）

柯韵伯：下后下利不止，与理中汤而痢益甚者，是胃关不固，下焦虚脱也。夫甘、姜、参、术，可以补中宫大气之虚，而不足以固大肠脂膏之脱。故利在下焦者，概不得以理中之理收功矣。夫大肠之不固，仍责在胃；关门之不闭，仍责在脾。土虚不能制水，仍当补土。然芳草之气，禀甲乙之化，土之所畏，必择夫禀戊土之化者，以培土而制水，乃克有成。石者，土之刚也。二石皆土之情气所结，味甘归脾，气冲和性凝静，用以固堤防而平水土，其功胜于草木耳。且石脂赤入丙，助炎以生土，余粮色黄入戊，实胃而涩肠，用以治下焦之标，实以培中宫之本也。此症土虚而火不虚，故不宜于姜、附。本条云："复利不止者，当利其小便"。可知与桃花汤异局矣。凡下焦虚脱者，以二物为本，参汤调服最效。（《伤寒来苏集·伤寒附翼·太阳方总论》）

【临床应用】

（1）后世医家对本方的应用

1）《类聚方广义》：用本方治肠澼滑脱。

2）《洁古家珍》：用治大肠咳嗽，咳而遗矢者。

3）《伤寒论类方汇参》：载本方治胎前呕哕洞泄。

（2）现代应用：本方主重镇达下，温涩固脱，现代主要用于下元不固之下利不止，滑泻不禁，亦可用治崩中漏下、带下、脱肛、慢性肠炎或慢性痢疾、消化不良之下利滑脱等症。

近年来，此方运用，亦有扩展。如常氏报道用加味赤石脂禹余粮汤治疗子宫脱垂，取得满意疗效。方用赤石脂18g，禹余粮18g，生芪40g，党参10g，炒白术12g，升麻9g，枳壳20g，菟丝子15g，益智仁15g，补骨脂12g，干姜6g，炙甘草6g，每日1剂，分2次水煎服。同时配合针刺子宫、长强、气海、百合、三阴交、足三里穴，隔日1次，10次为1个疗程。每晚做提肛缩肾法1次，每次15分钟（即吸气时，随着吸气与意念将肛门和外阴向脐部方向用力提，呼气时随呼出慢慢用意念瘵其放置常位置，一提一松，反复做15分钟左右）。治疗期间禁止重体力劳动，注意休息。疗效判断标准：痊愈：子宫恢复正常，随访半年无复发；显效：子宫复位2/3以上；好转：子宫复位1/3以上；无效：治疗前后无变化。根据《妇产科学》（王淑贞主编）的诊断标准选择病人20例，年龄最大62岁，最小23岁，病程最长31年，最短2个月，其中Ⅰ度子宫脱垂8人，Ⅱ度9人，Ⅲ度3人。采用上述方法治疗，结果Ⅰ度：痊愈7例，显效1例，总有效率100%；Ⅱ度：痊愈3例，显效3例，好转2例，无效1例，总有效率88.9%；Ⅲ度：痊愈1例，显效1例，好转1例，总有效率100%。综合分析，痊愈率50%，显效30%，总有效率90%。对子宫脱垂的治疗，目前以手术疗法为主，尚无很好的保守疗法，这一疗效，堪称良好的保守治疗效果[1]。又如梁氏报道，用本方与五苓散合方治疗滑胎取效[2]。

（3）医案选录

1）脱肛：陈某，男，56岁，职员，1960年12月16日初诊。病人于10年前，因便秘努责，导致脱肛，劳累即坠，甚至脱出寸余，非送不入。继之并发痔疮，经常出血，多方医治不愈。按脉虚细，舌淡，体型羸瘦，肤色苍白，精神萎颓，腰膝无力，纳食呆滞，大便溏泻。证属正虚下陷，脾肾阳微。以赤石脂禹余粮汤涩脱为主，加温补脾胃，升提中气。处方：赤石脂、禹余粮各15g，菟丝子、炒白术各9g，补骨脂6g，炙甘草、升麻、炮干姜各4.5g。服3剂后，直肠脱出能自收入，粪便略稠。继服3剂，直肠未脱出肛门，大便正常，食欲增加。后随证略为损益，续服6剂，脱肛完全治愈，如黑枣大的痔疮亦缩小为黄豆大。1年后来诊……询知脱肛未复发。按：本例之脱肛及痔疮，为脾肾阳微，中气下陷所致，故以石脂、禹粮固下涩脱，菟丝子、补骨脂温补肾阳，干姜、白术、炙草培补中宫，升麻以升提举陷，共奏温补脾肾、升举固脱之功，12剂而收显著疗效。［浙江中医杂志，1996，（2）：22］

2）子宫脱垂：姚某，女，32岁，农民，1989年3月16日初诊。主诉：阴道中有物体脱出感6年。检查：发育正常，营养一般，心肺肝系统检查均正常。妇科检查：外阴发育良好，子宫颈突出于阴道外，宫颈轻度肥大，粗糙肥厚，有一约甲盖大小糜烂面，屏气时有少部分宫体脱出。其他检查均正常，脉沉细，舌质淡红，舌体胖大，苔薄白。诊断：Ⅱ度子宫脱垂。辨证：脾虚肾亏，中焦不举，下元不固。治法：补脾益肾，固涩升提。方药：加味赤石脂禹余粮汤，每日1剂，分早晚2次煎服。同时针百会、子宫、三阴交、足三里、关元、长强等穴，隔日1次，用热补手法。嘱病人，治疗期间注意休息，不干重活。每日做2次提肛缩肾法，每次15分钟。服药3剂，脱出物约有1/2纳入。二诊时，大便秘结，原方加当归、肉苁蓉，连服3剂，子宫基本复位，而后连服6剂以巩固疗效，随访半年无复发。按：子宫脱垂不单纯与脾气虚有关，更重要的是肾气亏损，下元不固。祖国医学称子宫为胞宫，位于下焦，“胞脉系于肾”。若肾气充，任脉通，太冲脉盛，胞宫功能正常，位于下焦牢而不脱。若过度劳累，产育过多，致体虚气弱，损伤胞络，危及脾肾，脾气不足，中气下陷，肾气亏损，下元失固，而致脾虚不举，肾亏不固，滑脱下行，胞宫脱而不纳。治疗补中益气升提，培元固涩并用，效果更佳。赤石脂禹余粮汤方为《伤寒论》经方，主治久利滑脱虚寒性泄泻，取其固涩收敛之性，加补骨脂、益智仁、菟丝子，益肾培元，收敛固脱；复加黄芪、党参、白术、升麻、枳壳、干姜，补脾益气，气升有托，同时配合针刺疗法效果更佳。［中医药研究，1995，（3）：42］

3）滑胎：李某，女，25岁，1986年2月15日来诊。素患肠鸣腹泻，婚后三孕三流，屡进温补脾之药，泻总不止，今又孕2个月，因阵发性腹痛，前来就诊。症见：肠鸣漉漉，泻下稀便，每日1～2次，倦怠懒言，面黄肌瘦，舌淡苔白，脉弱。治用五苓散合赤石脂禹余粮汤前后分消，抑肠止泻，安宫固胎。处方：茯苓15g，猪苓、泽泻、白术各9g，桂枝5g，赤石脂30g，禹余粮20g，每日1剂。服3剂后，肠鸣减，大便软，续服3剂，大便成形，2日1次，腹痛消失，嘱继服五苓散煎汤送服参苓白术丸15剂，隔日1剂。经随访，泄泻未犯，足月顺产一女婴。按：滑胎一证，多因冲任不固，可用补益气血，固肾安胎法取效。本例滑胎虽也以久泻致气血虚衰，不能养胎为本，但肠蠕动亢进，腹泻，引发子宫收缩，胎动不安，已为当务之急。故先以五苓散合赤石脂禹余粮前后分消，抑肠止泻，安宫固胎。待泻止胎静，再以五苓散送服参苓白术丸健脾、利湿、益气以治其本。［新中医，1990，22（4）：46］

【按语】

赤石脂、禹余粮皆重镇达下，收涩固脱之品，该方主治下元不固，下利滑脱之证。临证若用理中汤或其他治法，止利无效者，可试用本方涩脱止泻，方中增入温肾扶脾的药物，如补骨脂、仙灵脾、白术、茯苓、干姜之类，效果更好；若兼见中气下陷者，则可增入参芪、柴胡、升麻之属，以益气升举。柯韵伯言：“凡下焦虚脱者，以二物为末，参汤调服。”实为经验之谈，用之甚有效验。本方为收敛止涩之剂，若邪气尚盛之下利，当以驱邪为主，本方不相适宜。

【现代研究】

禹余粮内服能吸附消化道内毒物，如磷、汞、细菌毒素及食物异常发酵的产物。对发炎肠黏膜有保护作用，一方面减少异物刺激，另一方面吸附炎性渗出物，内服对胃肠道出血有止血作用。（杨百茀，李培生.《实用经方集成》北京：人民卫生出版社，1996，P132）

**参考文献**

［1］常桃英，李凤仙，王淑珍，等. 加味赤石脂禹余粮汤治疗子宫脱垂. 中医药研究，1995, (3): 42

［2］梁志清. 经方治验三则. 新中医，1990, 22(4): 46

## 二、炙甘草汤方

### （一）方药

甘草四两，炙　生姜三两，切　人参二两　生地黄一斤　桂枝三两，去皮　阿胶二两　麦门冬半升，去心　麻仁半升　大枣三十枚，擘上九味，以清酒[1]七升，水八升，先煮八味取三升，去滓，内胶烊消尽[2]，温服一升，日三服。一名复脉汤。

【词解】

（1）清酒：指酿酒未曾蒸馏者之自然澄清液。今在北方多用黄酒，在南方多用米酒清液。

（2）内胶烊消尽："内"同纳。此即把阿胶投入热汤液中，使完全融化之意。

## （二）治法

通阳复脉，滋阴养血。

## （三）方解

方中炙甘草甘温益气，通经脉，利血气，治心悸，脉结代，为主药；人参、大枣补益脾胃，益气生津，以资脉来之源；地黄、阿胶、麦冬、麻仁补心血、养心阴以充养血脉；桂枝、生姜和清酒辛温走散，可通心阳。全方共奏滋阴养血，通阳复脉之效。

方中炙甘草的运用尤为重要，为通经复脉的主药，用量宜重，以增强通经脉、利血气之功。此外，本方生地用至500g，为仲景群药之冠，考《神农本草经》载地黄"主伤中，逐血痹"。《本经别录》谓"通血脉，利气力"，故大剂生地不仅具有滋阴养血之效，且能通行血脉。大枣用至30枚之多，亦为群方之最，《神农本草经》谓大枣"补少气，少津液"，故大枣重用，不仅补益脾胃，又能益气滋液，助其复脉。可见生地、大枣之重用，既可填补真阴，滋养心血，又能补脾益气，通行血脉，助炙甘草以复脉。

本方煎煮时加"清酒"久煎，则酒力不峻，为虚家用酒之法。据现代药理研究报道，加酒久煎，利于药物有效成分析出，且地黄、麦冬乃阴柔之品，得酒之辛通，使补而不滞，故有"地黄麦冬得酒良"之说。

【经典原文】

伤寒脉结代[1]，心动悸[2]，炙甘草汤主之。（177）

【词解】

（1）脉结代：指结脉或代脉而言，是脉律不齐而有歇止的一类脉象。

（2）心动悸：《玉函》卷三作"心中惊悸"，指心跳自觉动惕不宁。《医宗金鉴》曰："心动悸者，谓心下筑筑，惕惕然动而不安也。"

【提要】　论述伤寒兼心阴心阳两虚的证治。

【原文分析】

本条首以"伤寒"二字，说明其病因是感受风寒而起，且表邪尚未解除。见脉结代，心动悸之证，本应出现发热恶寒，表证悉具。由于病人禀赋不足，营卫气血素虚，鼓舞无力，故虽感受外邪，但机体反应不敏，表证不甚明显，而更突出了脉结代、心动悸等里虚不足之象。然而并非所有的外感病人，都必见脉结代、心动悸。

脉结代，心动悸为本证的辨证要点。结脉、代脉，指脉律不齐，脉来间歇。《素问·痿论》云："心主身之血脉"，血液的运行，全赖心气的推动，本证由于心之阴阳两虚，故悸动不宁。析而言之，心阳不足，则鼓动无力；心血亏虚，则脉道失充，气血流行艰涩，故脉难连续，而现结代。

此外，脉结代，心动悸，亦有因邪气阻遏所致者，如瘀血凝滞，水饮内停，痰气阻遏，热邪内扰，吐泻繁剧，卒然失血，七情太过，跌仆重伤、剧烈疼痛等。其治疗或活瘀通络，或化饮利水，或理气化痰……当随证而施，不可独持炙甘草汤一法。当须注意的是，有的健康人或孕妇，亦可偶见结代脉，倘无病象，不可作病脉论。

就间歇脉言，除结脉、代脉外，尚有促脉。王叔和《脉经》谓："促脉来去数，时一止，复来。"其促而有力者，主阳热亢盛，或气滞血瘀或痰食停积等病证；若促而细小无力，多为气血难续，虚脱之象。促、结、代三者共同处在于脉律不整，均有歇止。不同之处在于，促脉乃数而中止，止无定数，止后复来；结脉则缓而中止，止无定数，止后复来，其间歇较短；代脉是缓而中止，止无定数，且歇止较长，不能自还。三者虽均为间歇脉，但性状各异，促脉多为阳脉，或为极虚；结脉、代脉均为阴脉，须当明辨。

炙甘草汤主治心之气血不足，阴阳两虚之脉结代、心动悸，就其病机而言，可见太阳与少阴心之密切关系，亦体现了由表入里，由阳转阴的病理变化。辨证当抓住脉结代、心动悸之主要脉证，脉之有力、无力，间歇情况，止后有无代偿，是判断促、结、代之关键。本方适于虚多邪少者，若属邪气阻遏甚者，当行加减，方可中的。177条论述伤寒，兼及杂病，为内外合论之例，犹柯韵伯所言："伤寒之中，最多杂病。内外夹杂，虚实互呈，故将伤寒杂病合参之。"故本方临证多用于杂病，心脏疾患，或外感引发心之宿疾者，只要审得心之气血不足，阴阳两虚，不论外感有无，均可运用。

【原文选注】

成无己：结代之脉，动而中止，能自还者，名曰结；不能自还者，名曰代。由气血虚衰，不能相续也。心中悸动，知真气内虚也，与炙甘草汤，益虚补血气而复脉。（《注解伤寒论·卷四·辨太阳病脉证并治法第七》）

李士材：结脉之止，一止即来，代脉之止，良久方至。《内经》以代脉之见，为藏气衰微，脾气脱绝之诊也。惟伤寒心悸，怀胎三月，或七情太过，或跌仆重伤及风家痛家，俱不忌，代脉未可断其必死。（《诊家正眼》）

柯韵伯：寒伤心主，神明不安，故动悸；心不主脉，失其常度，故结代也。结与代皆为阴脉，伤寒有此，所谓阳证见阴脉者死矣。不忍坐视，姑制炙甘草汤，以欲挽回于已去之候耳，收检余烬，背城借一，犹胜于束手待毙乎。（《伤寒论注·卷四》）

《医宗金鉴》：心动悸者，谓心下筑筑，惕惕然动而不自安也。若因汗下者多虚，不因汗下者多热，欲饮水小便不利者属饮，厥而下利者属寒。今病伤寒，不因汗下而心动悸，又无饮热寒虚之证，但据结代不足之阴脉，即主以炙甘草汤者，以其人平日血气衰微，不任寒邪，故脉不能续行也。此时虽有伤寒之表未罢，亦在所不顾，总以补中生血复脉为急，通行营卫为主也。（《医宗金鉴·订正仲景全书·伤寒论注·辨太阳病脉证并治上》）

【方药论选】

钱天来：此方以炙甘草为君，故名炙甘草汤。又能使断脉复续，故又名复脉汤。甘草生能泻心下之痞，熟能补中气之虚，故以为君。生姜以宣通其郁滞，桂枝以畅达其卫阳，入大枣而为去芍药之桂枝汤，可解邪气之留结。麦冬生津润燥，麻仁油滑润泽，生地黄养血滋阴，通血脉而益肾气，阿胶补血走阴，乃济水之伏流所成。济为十二经水中之阴水，犹人身之血脉也，故用之以导血脉，所以寇氏《本草》云：麦冬、地黄、阿胶、麻仁，同为润经益血复脉通心之剂也。人参补元气之虚，同麦冬又为生脉散之半，更以清酒为使，令其宣通百脉，流行气血，则经脉自然流贯矣。（《伤寒溯源集·太阳中篇》）

吕震名：君以炙甘草，坐镇中州，而生地、麦冬、麻仁、大枣、人参、阿胶之属，一派甘寒之药，滋阴复液，但阴无阳则不能化气，故复以桂枝、生姜宣阳化阴，更以清酒通经隧，则脉复

而悸自安矣。（《伤寒论译释·辨太阳病脉证并治下》）

柯韵伯：用生地为君，麦冬为臣，炙甘草为佐，大剂以峻补真阴，开来学滋阴之一路也。反以甘草名方者，藉其载药入心，补离中之虚以安神明耳。然大寒之剂，无以奉发阵蕃秀之机，必须人参、桂枝佐麦冬以通脉，姜、枣佐甘草以和营，胶、麻仁地黄以补血，甘草不使速下，清酒引之上行，且生地、麦冬，得酒力而更优也。（《伤寒附翼·卷下》）

陈蔚：方中生地阿胶，麻冬大枣，皆秉润之品，以养阴，必得桂枝生姜之辛，以行阳气，而结代之脉乃复，尤重在炙甘草一味，主持胃气，以资脉之本源，佐以清酒，使其捷行于脉道也。其煮法用酒七升，水八升，只取三升者，以煎良久，方得炉底变化之功，步步是法。要之师第言结代者，用此方以复之，非谓脉脱者，以此方救之也，切不可泥其方名，致误危证。（《百大名家合注伤寒论·卷九》）

张路玉：津液枯槁之人，宜预防二便秘涩之虞，麦冬生地，溥滋膀胱之化源，麻仁阿胶，专主大肠之枯约，免致阴虚泉竭，火燥血枯，此仲景救阴退阳之妙法也。（《伤寒缵论》）

【临床应用】

（1）张仲景对本方的应用

1）炙甘草汤主治心之阴阳两虚，气血不足之脉结代，心动悸。（即本条）

2）《金匮要略·血痹虚劳病脉证并治第六》篇附方：炙甘草汤，一方：复脉汤，治虚劳不足，汗出而闷，脉结心悸，行动如常，不出百日，危急者十一日死。

（2）后世医家对本方的应用

1）《千金翼方·卷十五》补益方中载复脉汤主虚劳不足，汗出而闷，脉结心悸，行动如常，不出百日危急者，二十一日死。

2）《外台秘要·卷十》载本方治肺痿涎唾多，心中温温液液者。

3）《张氏医通》用本方治酒色过度，虚劳少血，津液内耗，心火自炎，致令燥热乘肺，咯唾脓血，上气涎潮，其嗽连续不已，加之邪客皮毛，入伤于肺，而自背得之尤速者。

4）《温病条辨·下焦篇》：以本方去参桂姜枣，加白芍，名加减复脉汤，治风湿、温热、瘟疫、温毒、冬温，邪热久羁中焦，阴液亏耗，中无结粪，邪热少而虚热多，脉虚大，手足心热甚于手足背者。亦治热邪劫阴，邪少虚多，阴火内炽之心中震震，舌强神昏，耳聋，阴虚发热，口燥咽干，神倦欲眠，舌赤苔老者。

吴氏还在本方基础上衍化出下列方剂，治热邪灼伤真阴诸证：一甲复脉汤，即本方去参、桂、姜、麻、枣，加白芍、牡蛎，汉下焦温病，大便溏者。二甲复脉汤，即上方基础上再加入生鳖甲，治温病热邪深入下焦，脉沉数，舌干齿黑，手指但觉蠕动，欲作痉厥者。三甲复脉汤，二甲增入龟甲而成，治下焦温病，热深厥甚，脉细促，心中憺憺大动，甚则心中痛者。大定风珠，三甲增入五味子、生鸡子黄而成，治热邪久羁，吸烁真阴，或因误表，或因妄攻，神倦瘛疭，脉气虚弱，舌绛苔少，时时欲脱者。救逆汤，本方去参、桂、姜、枣、麻仁，加白芍、生牡蛎、生龙骨，治热烁津伤，汗出心悸，舌强神昏者。若伤之太甚，脉虚大欲散者，宜加人参。

5）《医宗金鉴》：用本方治呃逆。

6）《温热论》：用本方治胃津伤而气无化液之舌淡红无色者，或干而色不荣者。

7）《类聚方广义》：用本方治骨蒸劳嗽，抬肩喘息，多梦不寐，痰中血丝，寒热交发，两颊红赤，臣里动甚，恶心愦愦欲吐者。若下利者，本方去麻仁，加干姜。

8）《餐英馆治疗杂话》：用本方治痫证、老人虚人津枯便秘者。

（3）现代应用：临床以心之气血不足，阴阳俱虚，血脉流行不畅，心悸胸闷，气短乏力，虚烦失眠，舌淡少苔，脉结代或涩滞无力，常伴虚热时发，脉虚数等为辨证要点。主要用于：

1）心血管系统：现代大量报道本方广泛用于治疗各种原因引起的心律失常，只要心悸，脉律不齐属于阴阳两虚，气血不足，多见心悸短气，心烦失眠，舌淡红少苔，脉结代者，以本方加减，可取得较好疗效。本方所治心律不齐，有属心之器质性病变引起者，如冠心病、心肌病等，亦有因心的非器质性病变引起者，如心脏神经官能症。陈氏报道本方用治病毒性心肌炎、心脏瓣膜病、冠心病、心绞痛、心内膜炎、房室传导阻滞、室性期前收缩、心房颤动[1]，本方加水蛭治愈二尖瓣脱垂症[2]。谈氏报道用复脉汤治疗心律失常50例，其中器质性心脏病30例，功能性心律失常20例。50例中室性期前收缩12例，交界性期前收缩8例，心房颤动6例，Ⅱ度房室传导阻滞2例，其中21例服用西药无效。以本方煎服，结果治愈25例，有效16例，无效9例，总有效率82%。认为本方具有减低异位起搏点的自律性，恢复心脏传导，改善心肌代谢功能，对功能性心律失常疗效明显优于器质性病人，且病程越短，取效越速[3]。心悸，脉律不齐，临床每多虚实互呈，兼夹他证，治疗常用本方随证加减。如汪氏报道用齐律汤（即炙甘草汤加丹参、苦参）治疗虚性期前收缩84例，总有效率达88.1%[4]；王氏用本方加薤白、丹参、苦参、枣仁、茯苓为基础方，阳虚者，加仙灵脾、熟附片；气滞者加香附、菖蒲、枳实；兼瘀血者，加失笑散、三七、桃仁、红花；兼痰湿者，加瓜蒌、泽泻、半夏；伴心动过缓者，加麻黄、细辛；心动过速或失眠惊悸者，加龙骨、牡蛎、琥珀、远志等，治疗各型期前收缩87例，取得较好的疗效，显效71例，有效14例，无效2例，总有效率91.2%[5]。纪氏、王氏报道用本方合生脉散加减治疗冠心病、高心病、风心病、肺心病、心肌炎、原因不明等各种心率失常均有效，且疗效巩固，症状的改善多先于心电图，改善兼证，对心肌炎、心肌病、冠心病、心绞痛效果明显[6、7]。李氏、杨氏报道用本方治疗克山病引起之心律失常[8、9]。贺氏[10]用炙甘草汤合冠心Ⅱ号、胡氏[11]用加味炙甘草汤治疗心律失常，均获较好疗效。但亦有主张原方原量应用本方的，周氏就报道用炙甘草汤原方原量（特大剂量）原煎服法治疗病毒性心肌炎24例，服药最少1剂，最多4剂，有效率达87.5%，通过辨证分型及疗效分析，认为本方通补心脏阴阳气血，但偏重于补阴血[12]。

临证应用本方时，袁氏[13]、江氏[14]、吴氏[15]还提出须辨病与辨证相结合，重用主药炙甘草，据证加减，多服至几十剂，方可巩固疗效。

在剂型改变方面，周氏报道用人参、阿胶各一，甘草、桂枝、生姜各两份，麦冬、麻仁、大枣各三份，地黄六份的比例，加入白糖及辅助剂制成膏，15g/次，每日2次，3周为1个疗程，治疗病窦综合征73例，并设立87例西药组作对照，结果复脉膏组有效率为90.4%，西药组为79.39%，认为复脉膏对病窦心动过缓及缓慢性心律失常有效，且无毒、副作用，弥补了西药之不足[16]。

2）消化系疾病：本方补益中气，滋养营血，亦用治消化系统疾病，只要属气血不足，阴阳亏虚，所致中气失理者，均可用本方加减治疗。瘳氏报道用本方治疗萎缩性胃炎，据叶天士“舌淡红无色者或干而不荣者，当是胃津伤而气无化液也，当用炙甘草汤”，认为用治萎缩性胃炎十分合拍。脾胃阳虚者，宜寒温并用，可去地、麦、胶、麻，加饴糖、花椒、生芍；脾阴不足者，宜滋养阴津，可去辛温之姜桂，加白芍、山楂、木瓜之类酸敛之品与党参、大枣之相合，酸甘化阴；络损瘀结（肠上皮化生）者，宜滋阴养液，软坚散结，可去参、桂、姜、枣，加白芍、生牡蛎、生鳖甲、生龟甲之类；胃燥阴亏而夹肝郁者，宜滋养胃阴兼疏肝，可去姜桂，加绿梅花、佛手片之类，随证化裁[17]。黄氏亦有用炙甘草汤加减，治疗萎缩性胃炎，证属心之气血亏虚，胃土失濡者[18]。此外，雷氏报道，用本方治老年体弱，血虚津少，肠失濡润之血虚便秘[19]。王氏等报道，消化系统溃疡病、肝炎、肝癌符合气血不足，阴阳两亏的病理机制者，均可应用[20]。亦有用本方治重证呃逆的报道。

3）其他内科疾病：近几年来，据报道，炙甘草汤广泛用治内科的很多疾病，如召氏报道用炙甘草汤合百合地黄汤治疗CO中毒后遗症，证属气阴两虚，心神不宁，获效[21]。黄氏报道用本方治肺痿，证属阴虚肺热，久咳伤肺，肺气痿弱不振者[22]。程氏用炙甘草汤加白及、丹参、乌梅炭治疗气阴两虚所致的复发性口疮18例，痊愈15例，有效2例，无效1例，有效率为94.4%[23]。陈氏用治肺结核、支气管内膜结核、咽喉结核、甲亢、青光眼、耳鸣、舌裂、手心多汗[1]。此外，还有用治肺炎、脑血栓、蛛网膜下腔出血、白塞病、红斑性肢痛、肾盂肾炎、脑出血[20]、肾病综合征[24]、石淋[25]、痹证、眩晕、大动脉炎等的报道。王氏等用本方加减治疗阴阳失调，气血不续，营卫亏虚之血证（吐血、鼻衄、肌衄、咯血），不必结代脉诸症悉具，均获良效[26]。

4）妇科疾病：根据“妇人以血为主”及“善治血者必须治气”理论，本方可补气养血，平调阴阳，常用治妇科某些疾病。王氏报道，用炙甘草汤加减，重用炙甘草20～40g，其他药物则据病情酌定。偏热者，去桂枝，加旱莲草，或黄连、黄芩、黄柏、山栀；有瘀者，加桃仁、红花，或失笑散；便溏者，去麻仁；胎漏因虚者，亦去麻仁，加菟丝子、续断之类。用治崩漏、月经过多、胎漏、恶露不绝，均获良效。王氏认为妇科出血，虽表现有瘀、热、虚、寒之不同，但病机仍离不开脏腑功能之异常，气血之盛衰，冲任之亏损。故辨治应从脏腑、气血、冲任为基点进行，而治气血又是其关键。本方调和气血，平衡阴阳，故出血自止。王氏认为，现代有人报道甘草有肾上腺皮质激素样作用，重用炙甘草可能对丘脑下部-垂体-卵巢三者之间起到调节作用，尚待进一步研究[27]。黄氏用治更年期综合征，症见心悸、烘热、汗出、心烦易怒、失眠，属气血两虚，心神失养者。本方益气养血，滋阴潜阳，安神定志而获效[28]。戴氏报道，用本方加桂枝、附子治产后漏汗。认为“夺血者无汗，夺汗者无血”，产后漏汗，则血汗俱夺，每致心神失养而现心悸、脉结代之象，用本方可调补气血阴阳，复脉以止汗，增入桂附，温阳固表，止汗而愈[29]。

5）外科疾病：邬氏报道用炙甘草汤加红花，调补阴阳，益气血，调营卫，治老年体虚之肩凝症，服之即效[30]。吴氏用治脑外伤后遗症，症见眩晕、头痛，多因气虚，阴血不足，兼经脉痹阻，用炙甘草汤去阿胶，加鸡血藤、何首乌、升麻，益气滋阴，养血通脉，收效颇佳[31]。

6）儿科疾病：宋氏用本方治疗小儿病毒性心肌炎偏气虚者[32]。阎氏报道，小儿病毒性心肌炎慢性期以正虚为本，多见心阴阳气血虚损，出现心悸、气短、胸闷、自汗、乏力、脉结代等症，以本方、生脉散化裁，心悸重，加龙骨、牡蛎、枣仁，每获满意疗效[33]。陈氏用炙甘草汤治疗小儿汗证32例，全部治愈。其中服药5剂痊愈者18例，9剂者11例，12剂者3例。表虚漏汗不止者，可加生黄芪[34]。

7）眼科疾病：王志等报道用本方治疗左眼视网膜中央静脉血栓伴窦性心律不齐1例，证属心气不足以致脉道瘀阻，用炙甘草汤益气通脉而治愈[35]。此外，亦有用治青光眼、白内障、视惑、翳陷等眼疾的报道[20]。

8）解毒：侯氏报道用炙甘草汤，重用炙甘草60～90g，治疗奎尼丁中毒2例。用药数剂，不仅中毒症状消除，且心房颤动得到纠正，认为炙甘草在纠正心房颤动中发挥了重要作用[36]。

现代报道，炙甘草汤及其加减方治疗的疾病，以心血管系统心悸、心律失常为主，其他各科疾病亦很多，只要符合其病机者，均可应用。

（4）医案选录

1）高血压冠心病并频发室性早搏（三联律）：刘某，男，70岁，离休干部。患高血压、冠心病20余年，近3年来常觉心悸、短气，心电图示频发室性期前收缩8～12次/分。近半月来心悸、头晕等症加剧，服普萘洛尔、美西律等药物，未效，于1988年3月29日入院。查：血压170/110mmHg，心率72次/分，律不齐，心电图示：频发室性期前收缩，15～18次/分，呈三联律；右束支完全性传导阻滞；ST-T改变。症见心悸短气，头晕无力，舌质淡，脉结代，给予利多卡因等抗室性心律失常药物，治疗3月，疗效不显，而投炙甘草汤治疗，生地60g，炙甘草、麦冬各20g，党参、火麻仁各10g，桂枝、生姜、阿胶（烊化）各15g，大枣20枚，3剂，日1剂，水煎服，服后仍未见效，思仲景之法，遂加重其量，生地150g，炙甘草50g，生姜、红参（另炖）各15g，麦冬30g，桂枝、麻仁、阿胶（烊化）各20g，大枣30枚，用水1500ml，清酒500ml，分两煎，共取汁500ml，日分三服。服3剂后自觉症状好转，无明显副作用，仅感困意较重，心电图示室性期前收缩4～6次/分，无三联律，症状日渐好转，方中增入苦参15g，续服5日后，心悸、头晕消失，气息平和，复查心电图，示偶发室性期前收缩0～1次/分，再续服6剂后，心电图无期前收缩出现，心律整齐，随访至今未复发。［新中医，1990，（8）：41］

2）风心病合并心律不齐：张某，女，56岁，1988年2月9日初诊。病人经常心悸气短10余年，时轻时重，兼见失眠多梦，口干咽燥，手足麻木，双膝关节酸痛，大便干燥，10天前上述症状突然加重，求治于周老（周次清）。症见精神不振，形瘦面黄，两颊潮红，舌质淡红有齿痕，少苔，脉结代。心率60次/分，律不齐，二尖瓣听诊区闻及Ⅳ级收缩期杂音，心电图示：频发室性期前收缩，红细胞沉降率6mm/h，抗“O”＞500单位。证属气血不足，心阴阳俱损的心悸证。治宜通阳复脉，滋阴养血。方用炙甘草汤加减：炙甘草12g，桂枝9g，人参5g（先煎），麦冬10g，生地45g，炒枣仁30g，阿胶6g（烊化），丹参25g，生姜3g，大枣10枚。投药10剂，诸证渐减，体力增加。但舌脉无变化，守方调理月余，诸证皆除。心电图示：偶发房性期前收缩。随访2年，病情稳定。按：周（周次清）老认为本例是由阳虚不能宣通脉气，阴虚不能荣养心血所致。故选此方以通阳复脉，滋阴养血。方中以炙甘草冠诸首位为君，具有通经脉、利血气之功；大枣合阿胶、地黄、麦冬、甘草、枣仁滋阴养血，用量要大，如生地45g，否则不能生血补血，但阴主静，无力自动，必凭借阳药主动者，以推之挽之而促激之，才能上入于心推动血管内之血运行，故用生姜、人参、桂枝益气通阳以建其功；更加丹参养神定志，通利关脉，破宿血，生新血，而使结代之脉平，动悸之证止。［中医杂志，1994，36（7）：409］

3）甲状腺功能亢进症：张某，女，62岁，1988年1月19日初诊。患甲亢7年余，常服甲巯咪唑等药，近半年来症状加重，服用甲巯咪唑症状不减，服中药亦未效。刻诊：甲状腺肿大如鸡卵，喘息，咳吐涎沫，心悸，自汗，乏力，易饥，舌尖红，苔薄黄，脉细数，此为亡津肺痿，治当滋阴生津，用炙甘草汤化裁。处方：炙甘草20g，党参、阿胶（烊化）、麦冬各15g，桂枝5g，生地黄80g，柏子仁、生姜各10g，大枣30枚。水酒各半煎，首服3剂，诸症俱减，守方再进7剂，除甲状腺肿大如前外，诸症悉除，至今未复发。按：《金匮要略》云：“肺痿之病，从何得之？师曰：或从汗出……重亡津液，故得之”“寸口脉数，其人咳，口中反有浊唾涎沫者何？师曰：为肺痿之痛……”本例病人甲亢多年，自汗亡津，咳吐涎沫，证属肺痿，药证相当，故愈数年痼疾。［新中医，1992，24（11）：44］

4）肩凝症：李某，男，61岁。肩关节脱位，经复位后，肩关节即发生疼痛，活动受限，曾服活血祛瘀药，疼痛反剧，病情迁延，每因劳累后加重。症见右肩疼痛喜按，局部肌肉麻木，活动受限，手臂前屈，搭肩困难，后伸不能触及腰椎，形瘦体倦，面色不华，少气懒言，心悸少寐，舌红，边有瘀点，脉沉细涩。此为久病气血俱伤，损及阴阳，治宜调补阴阳气血，佐以活血。炙甘草汤加红花，7剂后，肩痛明显减轻，再进7剂而愈。嘱其常活动手臂，至今未见复发。按：本证属于痹证范畴，是老年常见病，缠绵难愈。临床常用祛风胜湿，散寒行痹，祛痰化瘀等法治疗。叶天士说：痹者皆由气血亏损，腠理疏豁，风寒湿三气得以乘虚外袭，留滞于内。因老年病人本虚标实，如一味驱邪，不顾正气，容易导致邪去正更虚，最易复感。本例先因过用活血破瘀之品，致气血愈亏，阴阳失调，故后用炙甘草汤补阴阳，益气血，调营卫，服之即效。［浙江中医杂志，1985，20（11，12）：509］

5）胸痹：韩某，男，46岁，农民，1983年4月8日就诊。主诉：胸前区闷痛，气短、全身乏力已3月余。症见面色不华，精神疲乏，胸闷作痛，虚烦多汗，心悸失眠，舌淡红，脉结代。据证分析：病人致富心切，除务农外，又兼养鱼酿酒等业，操劳过度，气血虚损而致胸痹，治宜气通阳，补血养阴。方用炙甘草汤。处方：党参30g，大枣15g，炙甘草10g，生地、麦冬、阿胶各20g，生姜、桂枝各5g，火麻仁6g。服3剂，每日1剂，取38°白酒40ml，与水同煎。阿胶烊化，

6日后复诊。精神尚好，心胸舒展，脉无结代。拟红参30g，分3次冰糖与水炖服。随访未复发。［新中医，1993，（5）：45］

【按语】

炙甘草汤是《伤寒论》治疗脉结代、心动悸的名方，因能复血脉，又名复脉汤。以脉结代、心动悸为其主脉主症，凡属心之气血不足，阴阳两虚者，不论外感之有无，均可运用。心悸脉结代产生的原因殊多，或因正气不足，或为邪气阻遏，或精神刺激，剧烈疼痛或禀赋、妊娠等因素均可导致，原因不同，治法各异，当须明辨。

本方是一首益气养血，通阳复脉，气血双补，阴阳并调的方剂。使用时当注意以下几点：其一，方中以炙甘草为主药，其通经脉、利血气的作用为历代医家及现代药理研究所证实，用量宜大，至少用18g，可逐渐加量，配伍得当，临证未发现水肿、肥胖等副作用。其二，当辨证与辨病相结合。又因病人阴阳之虚损不同，且多邪正兼夹，虚实互呈，故宜当加减化裁，方能圆活。若属气阴两虚者可原方照用；若属心气虚明显，见心悸短气，动辄加剧，脉缓弱而结代者可加重人参，协同炙甘草为主药，亦可加黄芪；若偏阴虚显著者，可见心悸而烦，口干难寐，舌尖红赤，脉细弱而结代者，则重用生地与炙甘草为主，而去姜、桂之辛；若兼阳虚，见心悸短气，形寒肢冷，唇舌淡紫，脉微而结代频发者，可加制附片，提高桂姜剂量，去地、麦、胶、麻等阴柔之品，以温通心阳，复其血脉。心悸甚者，可加茯苓，并重用其量，亦可加枣仁、远志；气滞血瘀，心绞痛者，可选加延胡索、丹参、佛手、鸡血藤、降香，据证增损。值得提出的是，若见心肾阳衰，出现厥脱危候，心悸甚者，结代连连，脉微欲绝，四肢厥逆，大汗淋漓，面色苍白，神志模糊，唇舌青紫而淡，则非本方所宜，应速速回阳急救，投四逆加参之类，同时中西医结合抢救。盖本方为气阴两补之剂，纵然佐以温阳之品，并非回阳救逆之剂，是缓不济急也。辨病时，若为冠心病所致脉结代、心动悸，以气虚为主，兼气滞血瘀，痰浊阻遏者，可用本方加黄芪，合瓜蒌薤白半夏汤、血府逐瘀汤加减；由风心病所致的脉结代、心动悸，属气阴两虚者，可用本方，选加祛风湿药物，如防己、秦艽、茯苓、白术、泽泻、车前子等。其三，本方多用以治疗心脏疾患、杂病、久病，导致心阴心阳两亏，气血不足之脉结代，心动悸，一般来说，非器质性病变者，治之较易，器质性病变者，其来也渐，固结也深，治之诚难，且治疗之中，常有反复，故宜常服、久服，以冀其功。其四，本方煎煮时用清酒，以米酒、黄酒为是，酒可畅利血行，利于复脉，且作为溶媒，可促使药物有效成分析出，用时须久煎，使其气不峻，此虚家用酒之法。然有些病人，尤其是器质性心脏病病人，不耐酒力，用之宜慎，或可不用。本方用量极大，临证可据证调整。

炙甘草汤主要用各种原因所引起的心悸、心律不齐，现代临床应用非常广泛，正如喻嘉言所曰："此汤仲景伤寒门治邪少虚多，脉结代、心动悸之圣方也，一名复脉汤，《千金翼》用之以治虚劳，《外台》用之以治肺痿，然本方所治亦何止于二病。"吴鞠通《温病条辨》用本方化裁之加减复脉汤，一甲复脉汤、二甲复脉汤、三甲复脉汤、大定风珠等治温病伤阴之证，现代内、外、妇、儿、眼科等多有运用报道，关键是抓住气血不足，阴阳两虚的病理机制，则有无外感及结代脉，均可应用。

【现代研究】

对炙甘草汤的现代药理研究，20世纪80年代以前，多有单味药物的研究报道，80年代以后，逐步有复方的研究，主要集中在抗心律失常作用的研究方面，虽然报道不甚多、全方功效及煎法、药效作用原理等的研究尚属不够，但这些研究说明炙甘草汤的复方药理研究已逐步向中医原理靠近，研究已深入一步。

（1）抗心律失常作用：林氏报道，将炙甘草汤按《伤寒论》原方配制成含1.0/ml生药，观察其对正常及脾虚大鼠乌头碱心律失常的影响，结果表明：炙甘草汤预防给药对正常及脾虚组大鼠乌头碱致心律失常均有显著的对抗作用，与对照组比较，心律失常出现的时间延迟，心律失常严重程度减轻。正常及脾虚组大鼠乌头碱心律失常一旦发生，随即用炙甘草汤治疗，正常组大鼠疗效明显，而脾虚组大鼠与对照组相比，无明显差异[37]。连氏等报道，实验研究表明：炙甘草汤可抗多种实验性心律失常的发生，缩短心律失常持续时间，降低心律失常发生率，对心肌损伤具有保护作用[38]。崔氏报道用加味炙甘草汤（炙甘草汤加枣仁、柴胡、茯苓、白术）注射液对大鼠实验性心律失常的影响，结果表明，加味炙甘草汤注射预防组与生理组比较可使乌头碱所致室性期前收缩和室性心动过速发生率明显降低（$P<0.01$）。使氯化钙所致的室性期前收缩及室性心动过速率显著降低，$P$分别小于0.01和0.05，其出现时间明显推迟，$P$分别小于0.05和0.01。窦性心律恢复时间明显提前（$P<0.01$），复律率显著提高（$P<0.05$）。治疗组与生理盐水组比较，首次给药窦性心律短时转复率有显著差异（$P<0.01$），3次经药后窦性心律转复率明显提高（$P<0.01$），表明加味炙甘草汤注射液有很好的抗乌头碱和氯化钙所致室性心律失常的作用。并认为加味炙甘草汤抗心律失常的作用机制是各单味药彼此协同，通过影响心肌细胞膜$Na^+$和$Ca^{2+}$离子的转运，改变心肌细胞异常的电活动而实现的[39]。又据沈氏报道，炙甘草汤对大鼠离体心肌的影响，有明显降低右房自律作用，明显抑制肾上腺素诱发的离体豚鼠左心房肌和乳头肌的自律性和兴奋性，对豚鼠左心房肌的功能不应期也能明显延长，但对收缩期无明显影响[40]。此外，本方对大鼠心脏结扎冠状动脉致心律不齐、家兔心律失常的心电图观察等都得到类似结果。由此可见炙甘草汤对心律失常有很好地预防与治疗作用。

（2）抗心肌缺血、缺氧作用：唐氏等报道，炙甘草汤能提高心肌DNA的合成，改善心肌结构和功能，显著增加小鼠耐缺氧功能。对垂体后叶素引起的急性心肌缺血现象有保护作用[41]。林氏报道炙甘草汤对于垂体后叶素所致大鼠的实验性心肌缺血及心律失常有显著的抑制作用，能使心电图ST段抬高发生率减少，不出现T波振幅增高及心律失常现象，显示本方对垂体后叶素所致大鼠的急性心肌缺血有一定的保护作用[37]。王氏报道，该方能提高小鼠心室肌$^3$H-TdR的掺入率，延长小鼠减压缺氧窒息死亡时间。当对照组仅有5.9%存活时，而给予本方组存活率则达76.5%[20]。心肌的缺血再灌注损伤是目前医学界认为导致心脏病病人猝死的主要原因之一，它常引起严重的心律失常，心肌组织结构严重破坏，心功能丧失。胡氏等报道，以大鼠离体心脏为材料，结扎其冠状动脉一段时间，再解除结扎，复制心肌缺血再灌注模型。结果表明炙甘草汤对实验性心肌缺血再灌注心律失常、心肌损伤具有较好的保护作用，且大剂量组效果明显。认为其作用原理可能与阻止钙内流，维持正常的离子分布，抗氧自由基而保护细胞膜的正常功能有关[42]。

（3）抑制心脏功能：实验表明，本方可使心律减慢，心收缩力减弱，冠状动脉血流量减少[20]。

此外，对方中的单味药物亦有研究报道，尤其是对本方的主药炙甘草，又为复脉之要药的研究，颇具要义。陈氏等报道，炙甘草注射液对氯仿、肾上腺素、乌头碱、毒K和氯化钡诱发的动物心律失常均有对抗作用，并能减慢心率，延长P-Q和Q-T间期，对抗异丙肾上腺素的正性心律作用，对阿托品的正性心律作用无明显影响，其抗心律失常的作用可能与M受体无关。炙甘草注射液能对抗多种原因导致的心律不齐，并能对抗Iso的正性心率作用，其作用机制是否是阻断β-受体，阻止心肌细胞$Na^+$、$Ca^{2+}$内流，尚待进一步研究[43]。许氏等报道，现代西医认为心气虚之证可能与心脏耗氧增加，心肌血液供需失去平衡或血管弹性减弱等有密切关系，在炙甘草水煎液对心气虚病人心脏功能及血管状况的影响的研究中发现炙甘草能降低心肌耗氧量，提高每搏输出量，显著提高血管弹性扩张系数，增加血管弹性（$P<0.01$），使主动脉排空系数恢复至正常范围，有利于心功能的恢复[44]。张氏报道，实验已证实附子强心作用的有效成分为乌头碱，炙甘草具对抗乌头碱诱发心律失常的作用，故而可解附子之毒。炙甘草还具有明显的增强心收缩力作用，毒性甚低，是临床用治心律失常的较理想药物[45]。上述报道，可见炙甘草有抗心律不齐、促

进心功能恢复及解毒作用。

## 参考文献


[1] 陈亦人．伤寒论译释．第三版．上海：上海科技出版社，1992

[2] 陈亦人．论《伤寒论》的特色与优势．国医论坛，1996，(1): 1

[3] 谈娴娴．复脉汤治疗心律失常 50 例临床分析．浙江中医学院学报，1992，(3): 13

[4] 汪晓芬．齐律汤治疗虚性室性早搏 84 例临床观察．中医杂志，1995，(10): 605

[5] 王钦茂，许振燕．炙甘草汤为主治疗早搏 87 例．山东中医杂志，1994，(12): 542

[6] 纪秀兰．养心复脉汤治疗心律失常 50 例的疗效观察．天津中医，1985，(3): 6

[7] 王金钟．复脉汤治疗心律失常临床应用．实用中西医结合杂志，1990，(1): 12

[8] 李金声．加味炙甘草汤治疗克山病 21 例临床观察．实用中西医结合杂志，1990，(2): 109

[9] 杨新青，杨正义，赵颜海，等．炙甘草汤加减治疗 24 例克山病期前收缩疗效观察．山西中医，1987，(6): 19

[10] 贺新．炙甘草汤合冠心Ⅱ治疗室性期前收缩及心房颤动 35 例临床观察．实用中西医结合杂志，1996，(1): 23

[11] 胡元奎．炙甘草汤加味治疗严重心律失常 35 例．陕西中医，1995，(9): 399

[12] 周龙妹．经方重剂医心病——原方原量炙甘草汤治疗病毒性心肌炎 24 例．上海中医药杂志，1989，(5): 36

[13] 袁家玑．谈炙甘草汤治疗脉结代心动悸的体会．光明中医，1989，(2): 2

[14] 江淑安．炙甘草汤的运用体会．四川中医，1984，2(1): 10

[15] 吴铁．炙甘草汤的临床应用．吉林中医药，1987，(5): 22 ~ 23

[16] 周祖华．“复脉汤”治疗心动过缓及病态窦房结综合征 73 例临床观察．湖南中医杂志，1986，(2): 10

[17] 廖金标．炙甘草汤治疗萎缩性胃炎．浙江中医杂志，1985，(10): 440

[18] 黄道富．萎缩性胃炎经方治验集录．国医论坛，1990，(2): 17

[19] 雷祥发．炙甘草汤新用．新中医，1993，(5): 45

[20] 王付，秦德水，庞景三，等．《伤寒杂病论》汤方现代研究及应用．西安：青海人民出版社，1993: 90 ~ 91

[21] 召德云．用经方治验三则．国医论坛，1992，(6): 15

[22] 黄云．经方治验三则．浙江中医杂志，1990，25(3): 130

[23] 程广里．炙甘草汤加减治疗复发性口疮．黑龙江中医药，1986，(1): 33

[24] 汤文义．炙甘草汤新用．新中医，1992，24(11): 44

[25] 熊绍权．加减复脉汤治愈石淋．四川中医，1986，4(5): 46

[26] 王忠民，刘茜．炙甘草汤在血证中的运用．江西中医药，1987，18(1): 22

[27] 王伯超．炙甘草汤治疗妇科出血．浙江中医杂志，1985，(10): 463

[28] 黄敏．炙甘草汤治疗更年期综合征．河北中医，1991，(6): 5

[29] 戴建，等．经方治疗产后虚证验案二则．江西中医，1986，(1): 21

[30] 邬克山．炙甘草汤治疗肩凝症．浙江中医杂志，1985，20(11, 12): 509

[31] 吴巩新．炙甘草汤治疗脑外伤后遗症．新中医，1985，7(12): 41

[32] 李建．宋祚民治疗小儿病毒性心肌炎经验．中医杂志，1992，(3): 18 ~ 19

[33] 阎艳丽．治疗病毒性心肌炎点滴体会．天津中医药，1989，(1): 12

[34] 陈乃麦．炙甘草汤治小儿汗证 32 例．国医论坛，1996，11(1): 20

[35] 赵臣柏．从调气着手治疗眼底血证．中医杂志，1986，27(6): 15

[36] 候风喜，吕波．炙甘草汤治疗奎尼丁中毒 2 例．天津中医，1996，13(1): 42

[37] 林秀珍，张延霞．炙甘草汤对正常及脾虚大鼠乌头碱心律失常的影响．中草药，1992，23(12): 635

[38] 连晓缓，陈奇．中药药理研究方法学．北京：人民卫生出版社，1993: 546

[39] 崔志清，张震茹．加味炙甘草汤注射液对大鼠实验性心律失常的防治作用．中国中西医结合杂志，1993，13(7): 423 ~ 425

[40] 沈玲，陈奇，刘妍．炙甘草汤对离体心肌生理特性的影响．中药药理与临床，1994，10(6): 1 ~ 2

[41] 唐曙光，凌树森，金和生．炙甘草汤，二参通脉汤的药理作用．药学实践杂志，1995，13(1): 42 ~ 43

[42] 胡因铭，陈奇，张文然．炙甘草汤对大鼠实验性心肌缺血再灌注损伤的影响．中国实验方剂学杂志，1995，1(1): 18

[43] 陈汝兴，袁灿兴．炙甘草注射液抗实验性心律失常的研究．中国中药杂志，1991，(10): 617

[44] 许玲，张申，高慧晨，等．炙甘草、黄芪、党参对心气虚病人心脏功能及血管状况的影响．实用中医药杂志，1996，(2): 28

[45] 张怡韵，过集庆，冯群先．炙甘草对抗乌头硷诱发兔心律失常与对蟾蜍离体心脏活动影响的初步观察．江苏中医杂志，1987，(10): 40 ~ 41

# 三、甘草干姜汤方、芍药甘草汤方

## （一）方药

**1. 甘草干姜汤方**

甘草四两，炙　干姜二两

上二味，以水三升，煮取一升五合，去滓，他温再服。

**2. 芍药甘草汤方**

芍药　甘草各四两，炙

上二味，以水三升，煮取一升五合，去滓，分温再服。

## （二）治法

（1）温中复阳。

（2）酸甘以复阴。

## （三）方解

甘草干姜汤为辛甘温中复阳方。炙甘草补中益气，干姜温中复阳，两药配伍，辛甘合化为阳，得理中汤之精要，重在复中焦之阳气。且甘草倍于干姜，是甘胜于辛，故能守中复阳，中阳得复，则厥回足温。

芍药甘草汤为酸甘化阴之剂。取芍药之酸，甘草之甘，酸甘化阴，既能补阴血，且能舒挛缓急，筋脉得养，是以其脚即伸。

【经典原文】

伤寒脉浮，自汗出，小便数，心烦，微恶寒，脚挛急[1]，反与桂枝[2]欲攻其表，此误也。得之便厥[3]，咽中干，烦躁，吐逆者，作甘草干姜汤与之，以复其阳；若厥愈足温者，更作芍药甘草汤与之，其脚即伸；若胃气不和，谵语[4]者，少与调胃承气汤；若重发汗，复加烧针者，四逆汤主之。（29）

【词解】

（1）挛急：筋肉拘急，伸展不利。

（2）桂枝：《玉函》卷七、《注解伤寒论》卷二下有“汤”字。

（3）厥：手足发冷。

（4）谵语：神昏妄言，即说胡话。

【提要】 伤寒夹里虚误汗的变证及随证救治之法。

【原文分析】

《伤寒论》非外感病专著，而是外感与杂病合论，临床上最多外感与杂病兼夹，且此类病证最难辨治，稍有不慎即会导致变证，本条所述即是其中之一例。

理解此条文可从三个层次来分析，一是原有脉证，即阴阳两虚兼外感，似桂枝汤证而实非桂枝汤证；二是误用桂枝汤致阴阳更伤变证的救治，先复其阳后复其阴；三是可能发生的另外两种变证的救治。

本条论述了虚人外感误用桂枝汤致阴阳两虚证的救治方法及可能出现的其他两种变证与治疗。误治后致阴阳两虚证，其主症是厥逆、脚挛急、咽中干、烦躁、吐逆。病因病机是虚人外感，误用桂枝汤致阳气阴液更伤。治法是先复其阳，后复其阴。方药：复阳用甘草干姜汤，复阴用芍药甘草汤。

本条以“伤寒”冠首，自然也是外感病，且症见脉浮，自汗出，微恶寒，又颇似太阳中风之桂枝汤证，但桂枝汤证则不应有小便数、心烦、脚挛急等症，细析之，是证是阴阳两虚而兼外感。阳虚不能摄津则小便数；阴液不足，心神失养则心烦，筋脉失养则脚挛急。据此可知前之“脉浮，自汗出，微恶寒”亦可能是表阳虚而腠理不固所致。综而析之，是证似桂枝汤证而实非桂枝汤证，而是阴阳两虚兼外感之证，是时治疗当以调补阴阳为急务，若以桂枝汤治之则会致阴阳两虚更甚，势必变证丛生，故仲景谓“反与桂枝欲攻其表，此误也”。

“得之便厥，咽中干，烦躁，吐逆”即是误用桂枝汤后可能出现的变证。阴阳两虚，反与桂枝汤解表，必致阳气阴液更伤，阳虚不能温煦四末则手足厥冷，阴液不能上承咽嗌则咽中干，阳虚寒盛，阴阳相格则烦躁吐逆。阴阳两虚之证的救治一般可采用复阳益阴之法，但是证以阳虚为急，故仲景采用了先复其阳，阳复后再复其阴的治疗步骤，于是先用辛甘化阳的甘草干姜汤，待厥回足温后，再用酸甘化阴的芍药甘草汤，阴液复则筋脉得养则其足自能伸展，即论中所谓“作甘草干姜汤与之，以复其阳；若厥愈足温者，更作芍药甘草汤与之，其脚即伸”。

阴阳两虚之证误用桂枝汤也可能会发生胃津受损而胃燥谵语之证，即“若胃气不和，谵语者”之谓，是时救治只宜少与调胃承气汤。亦有认为此“胃气不和，谵语”是由服甘草干姜汤阳复太过所致，如刘渡舟说：“因本证有阴液不足的一面，若在治疗过程中由于阳复太过，或过用热药，均可重伤津液，导致胃中燥热的谵语证，可少与调胃承气汤，和胃而止谵语。”此虽用调胃承气汤，但重在“少与”之法，示人要再三慎重，微和胃气，以防过剂伤正，“若重发汗，复加烧针”是指再一次发汗，又加烧针，以致一误再误，据“四逆汤主之”可知其阳虚更甚，甚至出现亡阳之变，故当以四逆汤急救回阳。

综观全文，仲景以举例设变之手法，详尽地论述了虚人外感误治后的变证及应变救治之法，其所述证候，虚实并见，寒热互呈，阴阳易化而变化无常，其治亦随证而立，不拘一格，充分体现了“观其脉证，知犯何逆，随证治之”的救误原则和示人具体分析随证论治的活法，极有指导意义。

【原文选注】

成无已：脉浮自汗出，小便数而恶寒者，阳气不足也；心烦脚挛急者，阴气不足也。阴阳气血俱虚，则不可发汗，若以桂枝攻表，则又损伤阳气，故为误也。得之便厥，咽中干，烦躁吐逆者，先作甘草干姜汤，复其阳气，得厥愈足温，乃与芍药甘草汤，益其阴血，则脚胫得伸。阴阳虽复，其有胃燥谵语，少与调胃承气汤，微溏，以和胃气。重发汗为亡阳，加烧针则损阴。《内经》曰：“荣气微者，加烧针则血不行”。重发汗复烧针，是阴阳之气大虚，四逆汤以复阴阳之气。（《注解伤寒论·辨太阳病脉证并治法上》）

赵嗣真：脉浮、虚也。汗自出微恶寒者，阳虚无以卫外也。小便数，为下焦虚寒不能制水也。心烦，为阴虚血少也。脚挛急，乃血为汗夺，筋无以润养也。此初得病便自表里俱虚，外无阳证，邪不在表，故不得与桂枝同法。设若误用桂枝攻表，重发其汗，是虚虚也，故得之便厥，咽干烦躁，吐逆。厥为亡阳，不能与阴阳顺接，咽干为津液寡，烦躁、吐逆，为寒格而上也，故宜干姜以温里复阳，甘草、芍药益其汗夺之血，然后可以复阴阳不足之气，得脚伸后，或谵语者，由自汗小便数，胃家先自津液干少，又服干姜性躁之药，以致阴阳内结谵语，然非邪实大满，故但用调胃承气汤以调之，仍少与之也。以上用药次第，先热后寒，先补后泄，似逆而实

顺，非仲景之妙，孰能至是哉。（《伤寒论集注》）

刘渡舟：这是阴阳气血俱虚又复感外邪之证。伤寒、脉浮、自汗出、微恶寒，是邪在表。小便数是阳虚不能摄阴。心烦是阴血不足，心神失养。“脚挛急”即小腿肌肉痉挛，是阴血虚少，筋脉失濡所致。故证为外感挟虚，当扶阳助阴解表，若单用桂枝汤发汗，则犯虚虚之戒，而致变证丛出，所以说“此误也”……虚人外感，误以桂枝汤发汗，更伤阳气、阴血。阳虚四末失温，则见四肢厥冷；阴津不能上滋，则见咽喉干燥；阴血不养心神，则烦躁；阴寒犯胃，胃失和降，则见吐逆。证属阴阳俱虚，治疗就要分先后缓急，而阳生则阴长，阳固则阴存，况且有形之阴难以速生，无形之阳则有顷刻而亡的危险，故本证以复阳为先，方用甘草干姜汤。方中甘草炙用，补中益气。干姜大辛大热，守而不走，回阳温中。二药合用，辛甘合化，重在复脾胃之阳。因此证除阳衰外，尚有脚挛急，咽中干等阴血不足之证，故在扶阳时避免使用附子等燥烈之品，所配甘草之量又倍于干姜，皆寓扶阳而不碍阴之意，仲景用药之精心于此可见一斑。《金匮要略》用其治虚寒肺痿，后世多家用治脾胃阳虚，气不摄血之吐血，也见其扶阳益气而护血之妙……先以甘草干姜汤，使中阳得复，厥愈足温，此时“脚挛急”等阴血未复，筋脉失养之证犹在，故继以芍药甘草汤以复其阴。方中芍药酸苦微寒，益阴养血，配甘温补中之炙甘草，酸甘化阴，平肝缓急，使阴血得复，筋脉得以濡润，拘挛得以缓解，故“其脚即伸”。本方用于阴血不足的下肢痉挛性疼痛，效果良好，后世又有“去杖汤”之称。亦推广应用于腹痛及全身肌肉的痉挛性疼痛……证本有阴液不足，若在用甘草干姜汤扶阳之后，出现阳复太过，使阴液更伤，就有可能转化为胃中燥热内盛之证，此即“胃气不和”……治以调胃承气汤，“少少与服之”，以和胃气。方由大黄、芒硝、炙甘草三药组成。大黄苦寒，攻积导滞，荡涤肠胃，推陈致新，泻火凉血，行血逐瘀，素有将军之称。“清酒”是冬酿接夏的陈米酒，有温通之功。大黄用清酒洗，一可缓苦寒之性，二可增其通脉之效。芒硝以咸寒为主，带有辛苦，有润燥软坚，泻热导滞之效。硝黄合用，正合《内经》“热淫于内，治以咸寒，佐以辛苦”的法则。清胃热，和胃燥，泻热通便。妙在甘草一味，炙用甘温而缓，以缓硝黄峻下之力，使其作用主要在于胃，名以“调胃承气”，是言其既可调和胃气，又可承顺腑气。这里用本方，并不像本论阳明病篇所说煮取一升，“温顿服之”，而是“少与”、“少少温服之”，其用意更在于清热和胃，而不在于承气泻下了。一方二法之用，尤当注意。胃热得清，胃燥得和，谵语自止……本条所言虚人外感，误用桂枝发汗，已是一误，今再发汗，或又用烧针迫汗，终致汗出太过，而成亡阳重证。此时甘草干姜汤已难胜力挽残阳之重任，故用四逆汤回阳救逆，以复少阴真阳。又：本条通过举虚人外感误汗后所导致的阴阳俱虚，以致或化燥入阳明，或亡阳成少阴之诸多变化，说明误发虚人之汗的严重后果。这为临证处理虚人外感，当使用先扶正后解表，或攻补兼施的方法，从反面给予了启示，使后人推导出“虚人伤寒建其中”的重要原则……在阴阳俱虚时，是先扶阳，还是先补阴，本论在第20条采用了固阳以摄阴的方法，在本条采用了先扶阳，后复阴的方法，提示在伤寒病中，扶助阳气的重要性，由于寒为阴邪，最易伤阳，故凡治伤寒，首当固护阳气。这也是和温热邪气最易伤阴，凡治温病，尤当注意保护阴液所不同的地方。（《伤寒论讲解·辨太阳病脉证并治上第五》）

程郊倩：伤寒脉浮，自汗出，小便数，阳虚可知，纵有心烦之假热，而有微恶寒脚挛急之真寒以证之，即此时而温经散寒，当不嫌其暴也。反与桂枝汤欲攻其表，非误而何？里阴跟表阳而出，阴霾骤现矣，得之便厥者，真寒也；咽中干，烦躁者，阳浮而津竭，假热也，吐逆者，阴盛而上拒也……作甘草干姜汤，散寒温里，以回其阳，阳回则厥自愈，足自伸。其有脚未伸者，阴气未下行也，更作芍药甘草汤，从阳引至阴而脚伸。其谵语者，缘胃中不和而液燥，非胃中实热者比，仅以调胃承气汤少少与和之。若前此重有发汗烧针等误者，则亡阳之势已成，而阴邪将犯上无疑，直以四逆汤温之而已。（《伤寒论后条辨·辨太阳病脉证篇》）

顾尚之：桂枝附子汤证，误在不加附子，阳气以辛散而上越故用甘草干姜以复之，阴气以辛温而内耗，故用芍药甘草汤以和之，阴耗而邪入阳明，则宜调胃；烧针以重亡阳，则宜四逆。（《伤寒杂病论会通·辨太阳病脉证并治》）

陈修园：伤寒脉浮自汗出，小便数，心烦，微恶寒，脚挛急，此与桂枝证相近，但脚挛急不似，考少阴之脉斜走足心，上股内廉，凡辨证当于所同处得其所独，今据此挛急之一证，但知太阳之标热合少阴之本热，这阴阳热化之病，热盛灼筋，故脚挛急，并可悟脉浮，自汗，小便数皆系热证，即有微恶寒一证，亦可知表之恶寒渐微，则里之郁热渐盛，其与桂枝证貌虽相似，而实悬殊，医者仅与桂枝汤，以攻其表此误也。病人阳盛得此辛热之药，《周易》谓亢龙有悔阳亦外脱而亡，便见厥证。水涸而咽中干，水火离而烦躁，火逆而吐逆者，此时投以苦寒之剂不受，惟以干姜炮黑变辛为苦，同气以招之，倍用甘草以缓之，二味合用作甘草干姜汤与之，以从治之法复其阳。若脚愈足温者，更作芍药甘草汤与之，滋阴以退热，热退其脚即伸。若胃气不和谵语者，是前此辛热之毒，留于阳明而不去，少与调胃承气汤，荡涤其遗热，取硝黄以对待乎姜桂也。它若太阳之本寒合少阴之标寒为病，阴阳俱虚，重发其汗，则汗不止而亡阳，复加烧针者，更逼其汗而亡阳，必用四逆汤主之。（《伤寒论浅注·辨太阳病脉证篇》）

【方药论选】

成无己：甘草味甘平；干姜味辛热，《内经》曰：辛甘发散为阳，甘草干姜相合，以复阳气。（《注解伤寒论·辨太阳病脉证并治法上》）

张路玉：此即四逆汤去附子也，辛甘合用，专复腹中之阳气。（《伤寒缵论·正方》）

王晋三：甘草干姜汤，桂枝甘草汤，同为辛甘化阳，而有分头异治之道；桂枝走表，治太阳表虚；干姜守中，治少阴里虚。病虽在太阳，而见少阴里虚证，当温中土，制水寒以复其阳。至于二方分两，亦各有别，彼用桂枝四两，甘草二两，是辛胜于甘；此用甘草四两，干姜二两，为甘胜于辛。辛胜则能走表护阳，甘胜则能守中复阳，分两之间，其义精切如此。（《绛雪园古方选注·温剂》）

陈恭溥：甘草干姜汤，温脾土而生阴津之方也。凡手足太阴之阳气不足，以致阴津不生者，皆用之。（《伤寒方解·卷上》）

钱天来：重与芍药甘草汤，以和阴养血，舒其筋而缓其拘急，胫乃得伸矣。（《伤寒溯源集·太阳下篇》）

陈蔚：芍药味苦，甘草味甘，苦甘合用，有人参之气味，所以大补阴血，血得补则筋有所养而舒，安有拘挛之患哉？（《长沙方歌括·太阳方》）

章虚谷：前方辛甘化阳，此方酸甘化阴，皆是脾胃之药。前方甘多于辛，辛从甘而守中助阳，此方酸甘并用，故专入营和阴，厥逆既回，阳气已达，故和营血，其足挛即伸也。（《伤寒论本旨·太阳篇方》）

【临床应用】

（1）张仲景对本方的应用：甘草干姜汤共两见，一见于《伤寒论》，一见于《金匮要略》。用此方治疗虚寒肺痿："肺中冷，必眩，多涎唾，不渴，必遗尿，小便数"。

（2）后世医家对本方的应用

1）《备急方》载：疗吐逆，水米不下，甘草干姜汤。

2）《直指方》载：甘草干姜汤治脾中冷痛呕吐不食。还治男女诸虚出血、胃痛，不能引气归元，无以收约其血。

3）《朱氏集验方》载：二神汤（即甘草干姜汤）治吐血极妙，治男子妇人吐红之疾，盖是久病，或作急劳，损其营卫，壅滞气上，血之妄引所致，若投以藕汁、生地黄等凉剂治之，必求其死矣。每遇病人，用药甚简，每服二钱，水一中盏，煎至五七沸，带热呷、空腹日午进之，和其气血荣卫，自然安痊，不可不知。

又载：去杖汤（即芍药甘草汤）治脚弱无力，行步艰难，友人戴明远用之，有验。

4）《证治准绳》引《曹氏必用方》载：“吐血，须煎干姜甘草，作汤与服，或四物理中汤亦可，如此无不愈者。

5）《血证论》载：吐血之证属实者十居六七……属虚者十中一二……寒证者，阳不摄阴，阴血因而走溢，其证必见手足清冷，便溏遗溺，脉微细迟涩，面色惨白，唇淡口和，或内寒外热，必实见有虚寒假热之真情，甘草干姜汤主之。

6）《金匮要略浅注补正》载：此言肺痿之证，身当吐涎沫，然必见咳渴不遗尿，目不眩，乃为肺痿证也。而吐涎沫不咳，又不渴，必遗尿，小便数，以肺阳虚不能制下，此为肺中冷，不当作肺痿治矣，宜甘草干姜汤以温肺。若作肺痿而用清润，则反误矣。

7）《内科摘要》载：（芍药甘草汤）治小肠腑咳，发咳而失气。

8）《医学心悟》载：（芍药甘草汤）止腹痛如神，脉迟为寒加干姜，脉洪为热加黄连。

9）《古今医统》载：芍药甘草汤，治小儿热腹痛，小便不通及痘疹肚痛。

10）《魏氏家藏方》载：六半汤（即芍药甘草汤加无灰酒少许再煎服），湿热脚气，不能行走。

11）《类聚方广义》载：芍药甘草汤，治腹中挛急而痛者，小儿夜啼不止，腹中挛急甚者，亦奇效。

12）《类证治裁》载：芍药甘草汤，脉缓伤水，加桂枝、生姜；脉洪伤气，加黄芪、大枣；脉涩伤血，加当归。

13）《建殊录》载：云州医生求马，年可二十，一日，忽苦跟痛如锥刺，如刀刮，不可触近，众医莫能处方者。有一疡医，以为当有脓，刀擘之，亦无效矣。于是迎先生，诊之，腹皮挛急，按之不弛，这芍药甘草汤饮之，一服，痛即已。

14）《生生堂医谈》载：城州山崎，一翁五十余岁，闲居则安静，聊劳动则身体痛不可忍，家事坐废，殆三十年。医药一无验。来请予，予诊之，周身有青筋，放之，迸出毒血甚夥，即与芍药甘草汤，约十次而复常，任耕稼矣。

15）《伤寒总病论》载：芍药甘草汤主脉浮而自汗，小便数，寸口脉浮大。浮为风，大为虚，风则生微热，虚则两胫挛，小便数仍汗出为津液少，不可更用桂枝汤，宜补虚退热。通治服汤后，病证仍存者。

16）《伤寒分经》载：芍药甘草汤，甘酸合用，专治荣中之虚热，其阴虚阳乘，至夜发热，血虚筋挛，头面赤热，过汗伤阴，发热不止，或误用辛热，扰其荣血，不受补益者，并宜用之，真血虚挟热者之神方也。

17）《传统适用方》载：中岳汤（赤芍药六两，甘草半两炙）治湿气腿脚赤肿疼痛，及胸膈痞满气不升降，偏身疼痛，并治脚气。

18）《事林广记》载：脚气肿痛，白芍药六两，甘草一两，为末，白汤煎服。

19）《圣济总录》载：木舌肿满塞口杀人。红芍药甘草煎水热漱。

20）《玉机微义》载：芍药甘草汤治小肠腑发咳而失气，气与咳俱失。

21）《怪疾奇方》载：大腿肿痛，坚硬如石，足系梁上差可，否则其疼如砍，肿渐连臀，不容着席。用生甘草一两，白芍三两，水煎服，即效。

（3）现代应用

1）甘草干姜汤

A.内科：刘氏[1]介绍治急性胃肠炎，中医辨证为寒邪犯胃，气机受阻者，予甘草干姜汤加陈皮、生姜、蔗糖水煎服，半小时即汗出痛减。陶氏[2]拟甘草干姜汤（各10g）煎服代茶，治中阳失运，下焦阳虚之消渴症，1个月后病瘥。

B.儿科：胡氏[3]以甘草干姜汤加茯苓治小儿咳则遗尿，温补脾肺以制下元，3剂而愈。另有报道[4]急煎甘草干姜汤治小儿支气管肺炎，中医辨证为中阳衰、阴寒内盛者。

C.五官科：彭氏[5]以甘草干姜汤加白芍治鼻渊，每遇寒凉即鼻塞流清涕如水漏者。6剂鼻渊愈。李氏[6]用甘草干姜汤加黄连、吴茱萸治疗复发性口疮，证属胃虚阳微，气不化津，虚火上炎者获效。

D.妇科：吴氏[7]用甘草干姜汤加吴茱萸、当归、阿胶治阳虚血亏寒凝之痛经有效。

E.其他方面[8]：急慢性胃炎、肠炎、胃十二指肠溃疡、上消化道出血、慢性支气管炎、肺气肿、肺心病、肺结核、冠心病、心绞痛、风心病、功能性子宫出血、附件炎、宫颈糜烂等，只要符合中阳不足，阴寒内盛之病机，皆可使用。

F.陈亦人[9]介绍本方应用范围：中焦虚寒之胃痛，脾胃阳虚之吐血，肺金虚寒之肺痿，咳嗽吐涎沫、肺气虚寒之遗尿。

2）芍药甘草汤

A.消化系统：王氏[10]报道用芍药甘草汤治胃痉挛，3剂疼痛消失。李氏[11]用芍药甘草汤加柴胡、郁金、金钱草、生大黄（后下），治胆石症获效。

B.呼吸系统：李氏[12]介绍用芍药甘草汤治疗支气管哮喘和喘息性支气管炎35例，显效23例，无效4例，总有效率达88.6%。

C.泌尿系统：高氏[13]用芍药甘草汤加冬葵子、滑石、车前子（包）治疗泌尿结石30例，治愈19例，有效10例，加减法：气滞加乌药、木香；血瘀加益母草、王不留行；脾虚加党参、白术、茯苓；肾阳虚加附子、肉桂、鹿角霜；肾阴虚加女贞子、旱莲草；腰痛甚，加桑寄生、川断；血尿，加公英、地丁；结石不行加牛膝、威灵仙。

D.妇科：程氏[14]用芍药甘草汤加味治疗阴道痉挛5例，全部有效。伴肝气郁结者，加柴胡、制香附、僵蚕；肾阴虚加生地、女贞子、枸杞子；伴湿热下注者加龙胆草、土茯苓、泽泻、黄柏。贺氏[15]用赤芍甘草汤治疗急性乳腺炎102例，疗效显著。本方用赤芍、甘草各50g，脓性分泌较多者，加黄芪30g；湿疹瘙痒者，加地肤子30g；乳房结核者加穿山甲10g，昆布20g，服药2～7剂，全部治愈。

E.骨伤科：赵氏[16]介绍用芍药甘草汤加桂枝、木瓜，治疗腓肠肌痉挛85例，经服药3～5剂后全部缓解。

F.关氏[17]统计芍药甘草汤临床医案205例，涉及内、外、妇、儿、皮肤、五官等各科疾病，共同特点为骨骼肌、平滑肌抽搐或痉挛。临床见有疼痛、痉挛、舌红或淡、苔薄白、脉弦、细、数或三脉相兼者，皆可运用。

G.陈亦人[18]综合本方应用范围：阴伤、血虚之热，湿热脚气，脚弱无力，心绞痛，胃肠痉挛脘腹痛，胆结石、肾结石等引起的绞痛，腓肠肌痉挛，面肌痉挛，三叉神经痛和眶上神经痛，小儿夜啼，颈椎病配合活血药，全身抽搐症加全归、钩藤、木瓜，重症肌无力加党参、黄芪、乌梅。

（4）医案选录

1）咳嗽遗尿案：甘草干姜汤证的咳嗽遗尿之病机为肺中虚冷，阳气不振，失去通调水道之功所致。临床辨证中常兼见：咳嗽吐痰，痰多稀白，形体消瘦，面色萎黄，舌淡苔白，咳即遗尿，脉沉细或虚数等症。

此方治疗脾胃虚寒，肺中虚冷伴发的肺结核、气管炎、肺心病而见遗尿者，多能获效。尤对老年性哮喘伴发咳即遗尿投之多效，甘草用量必大于干姜一倍。

宁某，女，58岁，1968年11月25日诊治。久有肺结核、气管炎病史，经常低热，盗汗，咳嗽，近3年来，气喘加重，入冬尤甚，经检查确诊为肺心病，久病缠绵，时轻时重，由于咳即遗尿而诊治。症见：形体消瘦，咳吐白痰，自觉痰凉，咳即遗尿，浸湿棉裤，胸闷气喘，不能平卧，四肢欠温，舌质淡苔白腻，脉沉细。诊为肾阳虚衰，气虚下陷，投以温补肾阳，益气固正，方用：熟地24g，山萸、山药、陈皮、半夏各12g，丹皮、茯苓各9g，黄芪30g，白术15g，桂枝、附子各4.5g，3剂。服药后，咳喘稍减，但饮食欠佳，余症同前，乃求治。观其脉症，谓："此乃中阳虚衰，运化无权，土不生金则肺痿，肺痿失去肃降之力，不能通调水道，故咳而遗尿，病机为肺中虚冷，阳气不振，上虚不能制下也，乃甘草干姜汤证无疑。"方用：甘草、干姜各30g。服药3剂，遗尿，咳嗽均减轻，二诊时，原方增甘草为60g，3剂，症状基本控制，继用肾气丸加减调治而愈。

2）吐血案：吐血之症属热者常有，而属寒者亦非少见，此方证之吐血乃脾胃虚寒，脾失统血所致。热证之吐血常见：面色微赤，神气充实，舌边尖微红，表情烦躁，呼吸粗壮，口干便秘，脉弦数有力等症，而此方证之吐血常见：精神委靡，呼吸均匀，口润，便调，面色苍白，吐血暗红，痰涎清稀，舌淡苍白，脉沉细或微弱无力等证。

我们常以此方治疗脾胃虚寒之吐血症。疗效甚捷，以此方加青柏叶，半夏治衄亦有较好疗效，易干姜为君，用量在15~30g为宜。孙某，男，46岁，1981年1月23日诊治。久有胃病史，1975年胃病发作，吐血近1000ml，就诊于我们，以甘草干姜汤治愈。昨日因食生冷突发胃疼，旋即吐血近50ml，色呈暗红，急诊时。症见：形体消瘦，面色苍白，腹胀，胃中觉冷，短气懒言，咳嗽吐涎沫，晨起至今又吐血3次，每次20~30ml，饮食不下，四肢欠温，舌淡苔白多津，脉沉细无力。观其病状，以止血为急务，急处仙鹤草针，高渗葡萄糖静脉注射，三七参5g冲服。用药一天，症状未见明显改善，仍时时吐血，气短声微。病人述上次吐血多方治疗无效，后以处方5剂服3剂而愈，今又吐血，是否以原方一试，追问乃甘草干姜汤，脉证合参，现证亦属胃阳虚寒，乃处：干姜、青柏叶各30g，甘草、半夏各15g。服药1剂，血止阳回，四肢转温，食纳增加，精神好转，继以上方加减调治而愈。

3）胃痛、便血案：此方证所治之胃脘痛乃胃阳不足，阴寒凝结所致。临床辨证中常见：不思饮食，遇寒加重，口吐涎沫，大便溏薄，色呈暗紫，舌淡苔白多津，脉沉迟。我们常以本方加灶心土治疗胃痛便血亦取得满意效果。许某，男，23岁，1974年10月21日诊治。患胃痛10年，经钡餐透视确诊为十二指肠溃疡，化验血：白细胞计数$14.8\times10^9$/L，中性粒细胞0.82，淋巴细胞0.18，血红蛋白90g/L，先后服药近千剂，多处求治无效，近日来胃疼加重，大便下血，色呈暗紫，化验大便潜血（＋＋），以清热解毒合并服西药胃疡平等药，病情仍无转机，遂求治于我院。证见：面色黧黑，形体消瘦，胃中冷痛，遇寒加重，口吐酸水，纳食欠佳，二便清利，大便下血，手足厥冷，便色紫暗，舌淡苔白，脉沉迟无力。此属脾胃虚弱，中阳不足，治宜温中健脾，益气摄血。方用：黄芪30g，白术、潞参、当归、元肉、茯苓各15g，甘草、枣仁各12g，远志、木香各6g，4剂。服药后少效，详审脉症，患病日久，中阳虚衰，处方：甘草、干姜各30g，灶心土60g。服药3剂，胃疼减轻，大便下血减少，上方加半夏、陈皮各15g，服30余剂而愈。

4）眼睑震颤：边某，女，25岁，1987年9月21日就诊。右侧眼睑不自主快速眨动2个月余，左侧眼睑阵发性跳痛6天。除心烦意乱，夜难入寐外，无其他不适感。舌淡红少苔，脉弦细。曾多次针刺及服用中西药物，但毫无效验。经云："诸风掉眩，皆属于肝"。掉：颤也、摇也、震动也。眼睑震颤证属肝风入络，治宜息风柔肝，投以加味芍药甘草汤与之：生白芍75g，甘草15g，龙骨50g，牡蛎50g，僵蚕15g，全蝎5g（另包冲服），水煎服，仅服用1次，是夜眼睑眨动即基本消失。11月21日该人因情志刺激，眼睑眨动再次发作，但程度上较轻，乃以前方又进2剂，现已7年余，该证未再复发。［河南中医，1996，16（1）：21］

5）脚挛急：康某，男，45岁，1985年10月25日初诊。右臂憋胀，且阵阵小腿挛急，疼痛难忍，不能行动，前天夜间发作3次，昨夜发作6次，彻夜难眠，脉弦细，舌质偏红，苔黄腻，舌体胖有齿痕。《伤寒论》说："脚挛急……更作芍药甘草汤与之，其脚即伸。"遂处方：白芍31g，生甘草31g，服1剂，当夜脚挛急未作，上下肢憋胀亦减，唯手指麻木如故。观察数日未复发。［吕志杰.芍药甘草汤治脚挛急案.四川中医，1986，（5）：10］

6）顽固性呃逆：赵某，男，60岁，农民，1989年4月5日初诊。病人肝癌由省某医院确诊2个月。呃逆9日，经地县等医院治疗无效。呃逆频频，气冲胁痛，夜难入寐，面青形瘦，舌暗，苔薄黄，脉弦细数。证属肝阴不足，气滞犯胃。治宜柔肝缓急，理气止呃。药用芍药甘草汤加味。处方：生白芍125g，甘草30g，竹茹6g，每日1剂，水煎顿服，3剂呃逆止。［刘昭坤.芍药甘草汤治顽固性呃逆.新中医，1993，（9）：43］

【按语】

《伤寒论》中此方为阳虚阴盛，阴阳格拒而设，《金匮要略》则为治肺痿而用。仲景既辨病又辨证，症状虽异，病机则同，辨证属阳虚阴盛，津不上承之四肢厥冷，烦躁吐逆，肺痿烦躁，遗尿之症，均可以此方加减施治。

干姜味辛性燥，温中燥湿，去寒助阳之佳品，凡脾胃虚寒，中气下陷可医，肺虚咳嗽、胃寒呕血可治，温中须生，止血须炮，仲景方中干姜每用1~2两，亦用至4两，虽燥烈而属无毒之品，有干姜之燥，方能祛湿健脾，中阳得补也。对阳虚阴盛者，每用15g，亦可用至30g，未见任何不适。

甘草味辛性平，"考仲景《伤寒论》《金匮》250余方中，用甘草有120方之多，很多方剂以甘草为君，焉只起调和诸药之功能；可知此药只要用之得当，建功非浅，仲景方中此药为君，用至4两，为我们大剂运用开创了先河。"我们临床中大量运用，个别病人见到服后面目虚浮，尿少者，停药即消。

掌握药物加减，乃是提高疗效的关键，临床中肺虚咳嗽加五味子，吐血呕血加柏叶、半夏，大便下血加灶心土，肺痿重用甘草，脾虚重用干姜。但尚须掌握：脉数，舌红绛，苔黄燥，发热等热证，在禁忌之列。

【现代研究】

（1）熊曼琪主编中医药高级丛书《伤寒伤》对是方的现代研究论述较详，现摘录供参考：

1）甘草干姜汤

A.甘草根和茎含有甘草甜味素，是甘草次酸的二葡萄醛糖酸苷，为甘草的甜味成分，含有多种黄酮成分。甘草根水解产物尚分出乌热酸即18a-甘草次酸。甘草酸与甘草次酸对乙酰胆碱酯酶有抑制作用，能减少乙酰胆碱水解，兴奋胆碱能神经；并能调节多种酶。甘草次酸还有类似肾上腺激素样结构，盐皮质类甾醇样作用，能使多种实验动物尿量及甾的排出减少；钾排出增加，血钠上升，血钙降低，肾上腺皮质小球带萎缩；有糖皮质类甾醇样作用，能使尿中游离型17-羟皮质类甾醇排泄量增加。甘草甜味素有解毒作用，其机制包括与葡萄糖醛酸结合的解毒作用；其抗变态反应效果是作用于免疫变态反应中起重要作用的补体系统，并从动脉硬化症补体免疫炎症过剩反应，使炎症反应趋于静止，改善高脂血症和肝功能；并能促进胆汁分泌，降低胆红素。甘草流浸膏能直接吸附胃酸，抑制基础分泌，保护溃疡面，缓解胃肠痉挛，有类罂粟碱样特异性抗痉挛能力。甘草还有中枢镇咳祛痰，解热镇痛，催眠，抗惊厥，抗菌，抑制病毒生长，特别是抗艾滋病病毒作用。

B.干姜辛辣，口服后能刺激口舌及胃黏膜，可能引起反射性交感神经兴奋而起对抗副交感神经作用。醚提取物的抗缺氧有效成分，是通过减慢机体耗氧速度来实现的，这主要为柠檬醛，它能收缩末梢血管，反射性兴奋血管运动中枢，通过交感神经兴奋使血压上升，促进血液循环，从而达到抗休克目的。这便是干姜温中救逆的药理基础。其抗血栓，抗血小板聚集功能主要是挥发油作用于凝血系统。其抑制肠管活动，与肾上腺素能神经α-受体关系不大。干姜还具抗胆碱样作用和抗组胺作用。

C.甘草与干姜配伍，具有调节自主神经，缓解平滑肌痉挛，强心，扩张血管，增强血液循环的功能，共奏温中散寒之效。久服甘草可引起电解质紊乱，出现浮肿，儿童尤其不宜久服。（转引《伤寒论古今研究》辽宁科技出版社，1994，945）

2）芍药甘草汤

A.抑制结肠平滑肌$^{45}Ca$内流的作用：利用$^{45}Ca$示踪技术，实验该方对结肠平滑肌$^{45}Ca$内流的作用。其结果表明，芍药、甘草单味药提取液和芍药甘草复方提取液对正常大鼠结肠组织$^{45}Ca$内流均有一定抑制作用；实验性肠梗阻时，梗阻肠管组织细胞的$^{45}Ca$内流明显升高，其基本病理损伤过程中有$Ca^{2+}$参与。给予芍药或甘草单味药虽有一定抑制作用，但不及该方。提示该方对结肠平滑肌$^{45}Ca$内流有抑制作用，且比单味药作用强[19]。

B.降低高雄激素血症的作用：高雄激素血症的妇女，可致月经稀少，闭经或不孕，该方能有效降低血中睾酮浓度，改善排卵状态。其作用机制在于直接抑制卵巢和肾上腺素分泌睾酮，但其不影响脑垂体释放黄体生成素和卵泡激素。其降低血清睾酮的浓度作用在于甾醇转化酶（17β-羟类固醇脱氢酶），抑制甾二酮转化为睾醇，从而促进妊娠。该方降低血清睾酮水平的又一个重要机制就是可直接作用于卵巢，从而影响T（血清睾酮）$E_2$（芳香化酶合性）合成过程中酶的活性，包括17-甾酮氧化还原和芳香化酶，抑制T的分泌。该方还可降低雄性激素绝育鼠（ASR）血中睾酮浓度及减轻雌鼠卵巢、肾上腺的重要作用，但不影响脑垂体释放黄体生成素、卵泡刺激素。由此可知，该方有降低血中睾酮的作用[20～24]。

C.对胃肠的双向调节作用：该方对家兔的胃肠运动及乙酰胆碱、组胺等所致的收缩，在低浓度时有促进作用，在高浓度时则能抑制之。这种受浓度影响的双向调节机制，可能与调节环核苷酸的动态平衡有关。cAMP能抑制胃酸分泌，cGAP能刺激胃液分泌，两者对胃酸分泌起相互对抗的调节作用。该方对胃酸缺乏者能增加胃酸分泌，而对胃酸过多者又使之下降。

D.解痉作用：该方对肌肉有松弛作用，但不为新斯的明所拮抗，可使乙酰胆碱电位强烈抑制，膜静止电位降低，突触后部膜对Ca/K通透性降低。阻碍了肌细胞膜乙酰胆碱受体之后的钙离子动态。实验还证明，该方对于低频电刺激肠壁所致牵拉反应，呈持续抑制性作用。

E.镇痛作用：实验人体志愿受试者辐射热痛计及压痛觉计测定痛阈，发现服该方后再进行刺激麻醉，则可见痛阈上升约40%，且针刺麻醉90分钟后，痛阈仍有上升，与服安慰剂的针刺麻醉者的痛阈变化相比，有非常显著的差异。提示该方虽无速效镇痛剂样作用，但与针刺麻醉并用则可增强针刺麻醉效果，使痛阈上升，此可能系该方能促进内源性阿片样物质释放之效。该方对醋酸所致小白鼠扭体反应实验结果表明，该方有非常明显的抑制作用（$P<0.01$）。（转引《<伤寒杂病论>汤方现代研究及应用》青海人民出版社，1993，67~71）

（2）孟永利、沈帼男、李晓露等主编伤寒论现代研究丛书《伤寒论现代研究与临床应用》对本方现代研究转引，供互参：

1）甘草干姜汤：方中干姜，又名白姜、均姜，为姜科植物姜的干燥根茎。辛热，入心肺脾肾经，温中逐寒，回阳通脉，消痰下气。治胃腹冷痛，胀满，虚寒吐泻，肢冷脉微，寒饮喘咳，风寒湿痹。用量3~9g，孕妇慎服。炮姜温中止泻、止血。本品含挥发油，主要成分为姜酮、α-姜黄烯、姜烯、姜醇、龙脑、柠檬醛等。本品能反射性兴奋血管运动中枢和交感神经，使血压上升。

方中甘草，又名美草、密草、国老、粉草。为豆科植物甘草或胀果甘草等的根和根茎。甘草性甘平，入脾肺经。和中缓急止痛，祛痰止咳，解毒，调和诸药。治脘腹挛痛，咳嗽，心悸，癔症，咽喉肿痛，疮疡肿毒，药物及食物中毒。近用于治疗肾上腺皮质功能减退症。炙甘草性微温，补脾益气，多用于虚寒证。用量1.5~9g，反大戟、甘遂、芫花、海藻。甘草根的末梢和细根名甘草梢。功能清火解毒。煎服治茎中痛、淋浊等证。

甘草含甘草甜素，主要系甘草酸的钾、钙盐。还有含24-羟基甘草次酸等三萜类及甘草素、异甘草素、甘草苷、异甘草苷、新甘草苷等黄酮类，并含苦味质、树质等。胀果甘草根的主要成分甘草查耳酮。

甘草浸膏对大鼠实验性胃溃疡有保护作用，煎剂能抑制离体肠管。甘草酸素及甘草次酸具有盐皮质激素样作用，促进钠、水潴留，可致水肿及血压升高。小量甘草甜素具有抗过敏及糖皮质激素样作用。甘草次酸有抗炎作用，甘草具有镇咳作用。对四氯化碳引起的大鼠肝损害有保护作用，浸膏及甘草甜素对某些毒物有一定解毒作用，后者还能降低血胆固醇及增加胆汁分泌。甘草次酸对发热大鼠有退热作用。在体外并有一定抗菌、抗原作用。（李经伟等《中医大辞典》人民卫生出版社，1995年5月，63~368）

2）芍药甘草汤：药理作用有降低［崔丰年.芍药甘草汤的药理研究和临床应用.中成药，1991，13（7）：36］血中睾酮浓度，对高催乳素血症伴排卵障碍的妇女治疗有效；能抑制乙酰胆碱引起的回肠收缩，并有解痉、镇痛及双向调节作用。对胃肠低浓度呈兴奋作用，高浓度对胃有抑制作用。

临床上广泛用于神经系统疾病，如神经性头痛、偏头痛、神经功能紊乱、腓肠肌、面肌膈肌痉挛等疾病；消化系统疾病，如脘腹痛、慢性胃炎、十二指肠溃疡等；外科疾病，如代谢或血运障碍引起的不安腿综合征、急性乳腺炎等疾病；内分泌系统疾病，如糖尿病；妇科疾病，如［李伟.芍药甘草汤的研究近况. 中成药，1994，16（10）：48~49］不孕症，排卵障碍由高睾酮或高催乳素血证引起者。

芍药甘草汤对过敏性疾病有一定作用，这与甘草有免疫抑制作用有关；机制是作用于巨噬细胞及吞噬细胞有关的酶，降低其抗原信息量而显示其免疫抑制作用，临床应用可原方加蝉衣、地肤子、大枣等作用更强。

过汗所致的四肢挛急或腓肠肌痉挛，与现代医学所讲的脱水造成钠、氯、钙、镁离子平衡紊乱，激起肌肉痉挛发作理论相暗合。从“肝主筋”、“挛皆属肝”看，与肌肉和神经细胞的应激功能增加能引起痉挛发作的观点基本一致。

过汗所致的小腿或四肢痉挛发作，这符合汗血同源，夺汗则夺血，血虚可以引起肝血不足，筋失所养，致肌肉挛急的理论。基本上与电解质平衡、氯化钠大量丢失所致的疼痛、热痉挛相似。

从肝藏血和主筋脉看，肌肉痉挛，屈伸不利，是肝血不足、血不养筋的表现。现代医学认为，中枢神经系统的神经冲动，是通过运动神经纤维传出至肌肉，肌肉在神经冲动的作用下发生收缩和进行各种躯体活动。肌肉痉挛是肌肉舒缩的病理表现，而神经和肌肉传导功能的障碍是其基础。这种复杂的病理生理变化与神经-体液的调节密切相关。

肝主筋与cAMP能促进糖原分解、脂肪分解，抑制糖原和蛋白质合成，使更多糖原等营养物质到全身，有利于能量的产生有关；此外cAMP能加速代谢的产物“氨”在肝内合成尿素，如果cAMP失调，水平过低，血氨增加造成神经系统对肌肉、四肢、筋骨控制失调，也可产生肌肉震颤，肢体挛急现象。

从药理研究证明，芍药的主要成分是芍药苷，其毒性低，具有镇静、镇痛、解痉、抗炎、降体温、抗溃疡、扩张血管等作用。甘草有松弛肌肉痉挛、抗炎、抗溃疡、抗过敏、解毒等主要作用，两药配伍可增强以上作用。日本（朱佳卿等.日本对月经失调性疾病的汉方研究（综述）.国外医学·中医中药分册，1992，14（4）：1~2］竹内享等研究，运用单味芍药或甘草，两者降T之功用均不及芍药甘草汤复方之效。其作用机制与直接作用于卵巢有关。

【按语】

甘草干姜汤得理中汤之精要，为辛甘化阳之温补剂，实乃太阴病方。辨证关键是脾肺阳虚，手足冷，咽干不渴，烦躁吐逆，尿多，甚则遗尿咳嗽，痰稀白，舌淡苔润，脉弱。主治脾虚肺寒之咳嗽，脾阳虚不统血之吐、衄、下血，胃阳虚寒之胃脘痛及肺脾两虚不能制水之遗尿，劳淋及阴寒证之咽痛，因组方简洁，临床应注意随证加味。

芍药甘草汤益阴和血，尤善柔肝缓急止痛，临床广泛用于骨骼肌、平滑肌病变引起的各种痛证，多见于消化系统、循环系统、泌尿系统、运动系统、神经系统及妇科、骨伤科，此外，还可用于呼吸系统咳喘及皮肤科荨麻疹、湿疹、过敏性紫癜等渗出性炎症。其审证要点是阴虚，筋脉失养，脉络失和，症见舌红苔少，脉沉或细。临床运用关键是疼痛、挛急，至于芍药甘草之用量，如芍药30～100g，甘草12～50g，谨供参考，总以因时、因病、因人制宜为佳。

### 参与文献

[1] 陶政铨. 甘草干姜汤临床运用一则. 吉林中医药, 1986, (3): 28
[2] 刘武. 甘草干姜汤治疗胃脘痛. 云南中医杂志, 1987, (3): 36
[3] 胡学曾. 仲景甘草干姜汤运用一得. 天津中医杂志, 1986, (4): 14
[4] 马建平. 甘草干姜汤治重症肺炎. 四川中医, 1986, (5): 55
[5] 彭光超. 甘草干姜汤治验四案. 国医论坛, 1988, (1): 29
[6] 李至舫. 甘草干姜汤临床运用. 黑龙江中医药, 1985, (5): 21
[7] 吴干银. 甘草干姜汤临床运用. 江苏中医杂志, 1985, (5): 22
[8] 陆云平, 关庆增. 伤寒论古今研究. 沈阳: 辽宁科技出版社, 1994：942~943
[9] 陈亦人. 伤寒论译释. 第3版. 上海: 上海科技出版社, 1992：380~382
[10] 王明如. 芍药甘草汤的运用. 浙江中医杂志, 1988, (6): 273
[11] 李杰. 芍药甘草汤加味治疗急性痛证. 吉林中医, 1987, (4): 25
[12] 李富生, 石昕昕, 刘新智, 等. 芍药甘草散治疗哮喘证35例小结. 国医论坛, 1987, (4)：31
[13] 高桂敏, 张静生. 芍药甘草汤加味治疗泌尿系结石30例. 辽宁中医杂志, 1986, (3): 29
[14] 程运文. 芍药甘草汤加味治愈5例阴道痉挛. 国医论坛, 1990, (2): 16
[15] 贺方礼. 芍药甘草汤治疗急性乳腺炎102例报告. 湖南中医杂志, 1990, (5)：17
[16] 赵玉海. 加味芍药甘草汤治疗腓肠肌痉挛85例. 中医杂志, 1985, (6)：50
[17] 陆云平, 关庆增. 伤寒论古今研究. 沈阳: 辽宁科技出版社, 1994：947
[18] 陈亦人. 伤寒论译释. 第3版. 上海: 上海科技出版社, 1992:
[19] 郭世铎, 康毅, 吴咸中. 芍药、甘草及芍药甘草汤对离体大鼠结肠平滑肌 $^{45}Ca$ 内流的实验研究. 中成药, 1991, (7): 45
[20] 福岛峰子, 等. 芍药甘草汤对高催乳素血症性无排卵大鼠的作用. 国外医学·中医中药分册, 1987, (3): 51
[21] 竹内亨, 等. 芍药甘草汤降低血中睾酮浓度的基础研究. 国外医学·中医中药分册, 1988, (2): 48
[22] 板本贤二, 等. 芍药甘草汤及甘草酸对高睾血症的影响. 国外医学·中医中药分册, 1988, (4): 45
[23] Toru Takeuchi, et al. 芍药甘草汤对血清睾酮的影响. 国外医学·中医中药分册, 1991, (1): 55
[24] 朱佳卿, 等. 日本对月经失调性疾病的汉方研究. 国外医学·中医中药分册, 1992, (4): 1

## 四、茵陈蒿汤方

### （一）方药

茵陈蒿六两　栀子十四枚，擘　大黄二两，去皮

上三味，以水一斗二升，先煮茵陈减六升，内二味，煮取三升，去滓，分三服。小便当利，尿如皂荚汁状，色正赤，一宿腹减，黄从小便去也。

### （二）治法

清热利湿退黄。

### （三）方解

茵陈蒿汤是治疗湿热发黄的一首名方。方中茵陈味苦寒，清利湿热，并能疏利肝胆而除黄；栀子味苦寒，清热除烦，并能清利三焦湿热；大黄味苦寒，泻热导滞，清热解毒。三味相配，使瘀热湿浊从小便排出，即所谓“小便当利，尿如皂荚汁状，色正赤。一宿腹减，黄从小便去也。”

【经典原文】

阳明病，发热汗出者，此为热越[1]，不能发黄也；但头汗出，身无汗，剂[2]颈而还，小便不利，渴饮水浆[3]者，此为瘀热[4]在里，身必发黄，茵陈蒿汤主之。（236）

【词解】

（1）热越：越，有消散之意。此处指热邪得以发泄而消散。

（2）剂：通齐。齐颈而还，即颈以上有汗，颈以下无汗。

（3）水浆：泛指清凉饮品。

（4）瘀热：即邪热郁滞在里。

【提要】　辨阳明病湿热发黄的证治。

【原文分析】

阳明病里热内结，如发热汗出，热邪得以外泄，则热势可减，气机得通，气化正常，湿有出路，则不会发黄。如汗不得出，或汗出不畅，则热郁于里，气机阻滞，进而气化失司，导致汗更不得出，小便亦不利，水湿无出路，则停于体内，湿与热合，胶结不解，致湿热内蕴，熏蒸肝胆，胆汁不循常道，泛溢肌肤，则身必发黄。头为诸阳之会，湿热郁遏蒸腾于上，则见头部汗出。热欲外越却因湿邪羁蕴而不得越，故周身无汗。湿欲下泄，却因热邪纠缠，而反小便不利。湿热交阻，热多于湿，气化不行，津液不能上布，故其人“渴引水浆”。湿热发黄，有以湿盛为主者，有以热盛为主者，也有湿热相当者。本证有发热、渴饮水浆等症，说明热重于湿，治用茵陈蒿汤清热利湿退黄。（本证的证候表现可与260条互参）

【原文选注】

程郊倩：头汗出，身无汗，剂颈而还，足征阳明之气，郁结于内而不得越，故但蒸于头，头为诸阳之首故也。气不下达，故小便不行，腑气过燥，故渴引水浆。瘀热在里，指无汗言。无汗而小便利者属寒，无汗而小便不利者属热，两邪交郁，不能宣泄，故遏而发黄。解热除郁，如茵陈，栀子清上，大黄涤下，通身之热得泄，何黄之不散也。（《伤寒论后条辨·阳明篇》）

柯韵伯：茵陈禀北方之色，经冬不凋，受霜承雪，故能除热邪留结。栀子以通水源，大黄以调胃实，令一身内外之瘀热，悉从小便出，腹满自减，而津液无伤，此茵陈汤为阳明利水之妙剂也。（《伤寒来苏集·伤寒论注·阳明脉证》）

钱天来：此又详言发黄与不发黄，皆由汗之有无，小便利与不利，以反复互明前义也。然此条又当与太阳中风脉浮动数之末证参看，谓邪气虽在太阳，误下则邪陷入里，湿热即可入胃郁蒸而发黄，非有阳明太阳之别也。言邪在阳明，而发热汗出，乃其本证。若此者，为热邪已经随汗发越于外，虽或另有他证，然必不能发黄也。若但头汗出，则阳邪独盛于上。身无汗而热邪不得外泄。剂颈而还者，三阳之经络皆上至头，三阴之经络皆至颈而还，足见邪热固闭，阴阳离异，营卫不行，腠理不通也。邪热炽盛，而三焦不运，气化不行故小便不利。水湿不得下泄，且胃热枯燥而渴饮水浆，则水湿又从上入，其湿蒸郁热，瘀蓄在里，故身必发黄。其湿热之邪，急宜攘逐，故以茵陈蒿汤主之。（《伤寒溯源案·阳明中篇》）

黄坤载：汗出而湿热发泄，则不发黄，但头汗出而身无汗，湿热莫泄，而小便又复不利，故身必发黄。茵陈蒿汤，茵陈利水而泄湿，栀子、大黄除烦而荡热也。（《伤寒悬解·阳明篇》）

【经典原文】

伤寒七八日，身黄如橘子色，小便不利，腹微满者，茵陈蒿汤主之。（260）

【提要】 辨湿热发黄的证治。

【原文分析】

本条的特征是身目发黄、尿黄，黄色鲜明如橘子色，后世称为阳黄。此反映了热甚于湿的特点。但本证的主要伴有症，应与236条合参。236条讨论了病因病机和部分临床表现，症见：发热、口渴引饮，但头汗出身无汗，齐颈而还，小便不利，腹微满或便秘，舌红苔黄腻，脉滑数或濡数。由于阳明里热不解，热郁于里，气机阻滞，从而影响三焦气化，水液不能从常道排出体外，留而成湿，导致湿热相结。但亦可由于受湿邪侵犯与热互结，进而影响三焦气化，水液排泄失司，使热之与湿纠缠不解。湿热蕴结中焦导致腑气壅滞，气滞不通，可见腹满，由于本证与阳明热燥结肠之腹满相比，其满尚轻，故称腹微满。本证皆属湿热蕴结于里而影响肝胆疏泄，胆汁溢于肌肤所致。故治宜茵陈蒿汤，清热利湿退黄。

【原文选注】

成无己：当热甚之时，身黄如橘子色，是热毒发泄于外。《内经》曰：膀胱者，津液藏焉，气化则能出。小便不利，小腹满者，热气甚于外而津液不得下行也，与茵陈蒿汤，利小便、退黄、逐热。（《注解伤寒论·辨阳明病脉证并治法第八》）

尤在泾：此热结在里之证也。身黄如橘子色，色黄而明，为热黄也；若湿黄则色黄而晦，所谓身黄如熏色也。热结在里，为小便不利，腹微满，故宜茵陈蒿汤下热通瘀为主。（《伤寒贯珠集·阳胆篇下》）

【方药论选】

成无己：王冰曰：小热之气，凉以和之；大热之气，寒以取之。发黄者，热之极也，非大寒之剂，则不能彻其热。茵陈蒿味苦寒，酸苦涌泄为阴。酸以涌之，苦以泄之，泄其热者，必以苦为主，故以茵陈蒿为君。心法南方火而主热，栀子味苦寒，苦入心而寒胜热，大热之气，必以苦寒之物胜之，故以栀子为臣。大黄味苦寒，宜补必酸，宜下必苦，推除邪热，必假将军攻之，故以大黄为使。苦寒相近，虽甚热大毒，必祛除，分泄前后，复得利而解矣。（《伤寒明理论》）

钱天来：茵陈性虽微寒，而能治湿热黄疸，及伤寒滞热，通身发黄，小便不利。栀子苦寒泻三焦火，除胃热时疾黄病，通小便，解消渴、心烦懊憹、郁热结气、更入血分。大黄苦寒泄下，逐邪热、通肠胃，三者皆能蠲湿热、去郁滞，故为阳明发黄之首剂云。（《伤寒溯源集·阳明中篇》）

【临床应用】

（1）张仲景对本方的应用

1）《伤寒论》：用于治疗阳明病发黄证。（见236、260条）

2）《金匮要略》：用于治疗寒热不食，食即头眩，心胸不安，久久发黄之谷疸。

（2）后世医家对本方的应用

1）《温疫论》：本方治疗疫邪传里，遗热下焦，小便不利，邪无输泄，经气郁滞，其传为疸，身黄如金者。《温疫论》中茵陈汤与《伤寒论》之茵陈蒿汤组成药味相同，但两方的药物剂量有别，《温疫论》于本方重用大黄，减轻茵陈剂量。

2）《温病条辨》：运用本方治疗阳明温病无汗，或但头汗出，身无汗，渴欲饮水，腹满舌燥黄，小便不利，发黄者。

3）《方机》：茵陈蒿汤治一身发黄，大便难者。又云，治发黄色，小便不利，渴而欲饮水，大便不通者；发黄色，小便不利，腹微满者；寒热不食，头眩，心胸不安者。

4）《方函口诀》：此方治发黄之圣剂也，世医于黄疸初发则用茵陈五苓散，非也，宜先用此方取下，后用茵陈五苓散。茵陈非以治发黄为专长，盖有解热利水之效……栀子与大黄相伍，则有利水之效，方后云：尿如皂角汁是也。后世加味逍遥散、龙胆泻肝汤等之栀子，皆主清热利水。但此方治发黄，当以阳明部位之腹满小便不利为主，若心下有郁结者，不如大柴胡加茵陈有效。

（3）现代应用

1）病毒性肝炎：茵陈蒿汤治疗病毒性肝炎有肯定的疗效。尤其是急性黄疸型肝炎疗效甚佳。易氏等报道以茵陈蒿汤治疗急性病毒性肝炎高胆红素血症病人60例，疗程14天，结果在退黄方面：60例中，显效40例，有效16例，有效率为93.33%。谷丙转氨酶大都伴随下降，肝炎有关症状亦明显好转，与对照组相比有显著性差异。易氏等的经验是重用山栀、大黄，其方为茵陈、山栀各20g，大黄30g，见泛恶、呕吐者加半夏、生姜，肝区疼痛者加丹参、赤芍，腹胀、纳少者加枳壳、山楂、神曲。［新中医，1991，（8）：24］吴氏报道用茵陈蒿汤加郁金、虎杖、败酱草等药治疗急性黄疸型肝炎105例，总有效率达98.08%。［陕西中医，1991，（3）：128］林氏用茵陈蒿汤加黄芩等药治疗瘀胆型肝炎45例，总有效率为73.3%，林氏认为茵陈蒿汤治疗本病的效果似比西药来得明显，而且对急性甲型瘀胆型肝炎的疗效高于慢性乙型瘀胆型肝炎。［江苏中医，1993，（8）：10］

对于小儿病毒性肝炎，么氏等用茵陈蒿汤加减治疗取得满意疗效，与对照组相比，中药组肝功能恢复较快，症状改善明显。［内蒙古中医药，1991，（1）：9］韩氏用加味茵陈蒿汤治疗小儿病毒性肝炎30例，从中体会到无论甲型或乙型肝炎，只要符合湿热亢盛，急性有余之实象，皆可用苦寒清泄的方法，对新生儿实热之证，也可放心使用，但应病衰其大半而止为宜，恐伤脾胃，所以在茵陈蒿汤中加白术、神曲，可使脾胃健运，增强小儿机体抗病邪能力，使之康复。［中医研究，1994，7（3）：41］赵氏等报道用茵陈蒿汤加味治疗小儿急性黄疸型肝炎千余例，治愈率为95%，有效率达100%，方药组成：茵陈10g，栀子、滑石、木通各6g，柴胡、竹叶、灯草各3g，大黄4g。［中医药研究，1993，（3）：42］

2）高胆红素血症：除病毒性肝炎外，胆道结石亦可致高胆红素血症，茵陈蒿汤仍是常用之基本方。王氏认为高胆红素血症按中医辨证仍属黄疸范畴，但单纯使用清热利湿药物，效果多不尽如人意，特别是黄色灰暗之“阴黄”，“治黄必治瘀”，即使黄疸早期也应考虑瘀的存在，因此王氏用茵陈蒿汤加赤芍、丹参、虎杖根等药治疗，取得较为满意的疗效。［辽宁中医杂志，1995，22（7）：312］

茵陈蒿汤是治疗湿热黄疸的首选方剂，方中大黄的作用甚为重要，在具体应用上，众多医家各有已见，如黄疸兼便溏时，大黄能否用？崔氏认为大黄的应用，应以黄疸的存在与否作为依据，绝不可视大便溏而舍弃不用，但在用量上可根据大便的溏、秘不同而灵活变通。［中医药研究，1989（6）：27］小儿黄疸大黄是否适用？张氏等认为应该使用，能提高疗效，但大黄用量需根据不同年龄适量增减，2～5岁用6g，5～10岁用8g，10～14岁用10～12g。［山西中医，

1993，9（4）：17］大黄煎法怎样为适宜？张氏提出大黄宜与茵陈等药同煎，使其峻泻力减而缓下逐湿祛瘀退黄之功尚存，但凡阳黄证无论便秘，或如常，或溏皆可放心用之。药后畅腑去邪退黄，又鲜有伤中败胃之弊。［四川中医，1987，（1）：53］

3）十二指肠溃疡、阑尾炎：茵陈蒿汤虽为湿热黄疸而设，但用治其他疾病亦有确切疗效。杨氏治一胃脘痛伴黑便的十二指肠溃疡病人，中医辨证属脾虚湿热内阻，用茵陈蒿汤加党参、茯苓、白及粉等，服13剂而愈。又治一阑尾炎病人，证属湿热内蕴，气滞血瘀，用茵陈蒿汤加败酱草、蒲公英、牡丹皮等药物，3剂后二便通，腹痛消失，再以调养康复。［陕西中医，1992，（8）：372］可见茵陈蒿汤导积滞、通二便、凉血活血的作用与肠胃湿热瘀阻，二便不畅证候甚为相合，故用之效著。

4）肥胖症：杨氏认为肥胖由痰湿瘀阻，湿热互结引起，伴有二便不畅者，选用茵陈蒿汤配以化痰理气之陈皮、半夏、茯苓等，可使痰湿热俱消，肥胖得到控制，如曾氏治一例，服药2个月余，体重下降3.4kg。［陕西中医，1992，（8）：372］

（4）医案选录

1）黄疸（阳黄）：陈某，男，34岁。病人5天前自觉四肢酸软，不思饮食，继之全身发黄，小便如茶，并伴恶心、呕吐、厌油和右胁胀痛而入院治疗。查其皮肤巩膜黄染，肝区压痛，肝大2.5cm，脾未触及。肝功能报告：碘试验32U，VDB（+），GPT>200U，尿胆红质（+）。用茵陈50g，栀子、大黄（后下）各10g，郁金、茯苓各15g。虎杖、败酱草各20g，丹参30g，赤芍15g，黄连5g，川楝子10g。水煎服。用药10剂，诸症均消失，肝功能恢复正常，痊愈出院。［陕西中医，1991，（3）：128］

2）黄疸（阴黄）：张某，女，38岁。反复黄疸迁延不退3个月，症见面目晦黄，皮肤稍刺痒，神疲怕寒，纳呆泛恶，脘腹胀满，四肢不温，口淡不饮，大便稀烂，尿淡黄。舌质淡，苔薄白腻，脉濡缓。肝功能：SGPT 105U，AKP 21U，血清胆红素86μmol/L，乙肝病毒标志物检测（+）。诊为“慢性乙型淤胆型肝炎”。证属阴黄（寒湿困脾）。拟温化寒湿，健脾和胃，佐以利胆。方用茵陈、栀子、苍白术、猪茯苓、干姜、炮附子、地肤子、紫丹参、厚朴，每日1剂，水煎。治疗1个月，全身诸症及黄疸明显减轻，复查肝功能各项指标明显改善，在原方基础上随证加减，续服2个月，病愈康复，随访1年未见复发。［江苏中医，1993，（8）：10］

3）胃脘痛：车某，男，47岁。胃痛2年，曾做上消化道钡透，诊为十二指肠溃疡。病人形容消瘦，面色萎黄，恶心吐酸，二便不畅，伴有黑便，舌苔黄而厚腻，脉沉数。证属脾虚湿热内阻。治以健脾利湿为主。药用：茵陈30g，党参、茯苓各15g，栀子、生大黄、白及粉（冲服）、枳壳、白术、瓦楞子、乌贼骨、焦三仙各10g，三七粉6g（冲服）。3剂水煎服。胃脘痛明显减轻，二便畅通，去大黄加山药15g，服10剂病愈，随访两年半未复发。按：本例胃脘痛久而湿热瘀阻，导致气虚形衰，二便不畅，故投以茵陈蒿汤，通二便去湿热，并合扶正固本、制酸和胃、止血生肌诸药共奏良效。［陕西中医，1992，（8）：372］

4）多汗症：宋某，女，48岁，两腋下及头面部大量汗出3年；诊断为自主神经紊乱。服用多种维生素及外用西施兰夏露皆无效，反使皮肤过敏溃烂。诊见面色黄秽，烦渴引饮，消谷善饥，胸胁苦满，大便秘结，舌质红，苔黄厚腻，脉弦滑数有力。证属湿热郁蒸在里，少阳三焦不利。治宜清热利湿，疏利少阳三焦。处方：茵陈30g，栀子12g，大黄、黄芩、半夏、党参各9g，柴胡24g，生姜、炙甘草各6g，大枣7枚。2剂后，大便稍稀，头面腋汗及诸症减半。守方继服3剂，诸症尽除。以小柴胡汤调治善后。随访1年，病未再发。［新中医，1988，（8）：40］

【按语】

茵陈蒿汤是治疗湿热黄疸的主方，《伤寒论》中主要用于治疗身黄如橘子色，发热，口渴，小便不利，腹满的阳明发黄证。茵陈蒿汤证的基本病机是湿热蕴结于里，治疗着重于清热利湿，祛邪外出。临床上见有发黄证属阳黄，尤其是湿热壅阻中焦者，可用茵陈蒿汤治疗。后世医家及现代临床以本方用治黄疸均收到显著疗效。然茵陈蒿汤的清热利湿，导积滞，通二便，凉血活血的作用，对湿热瘀阻证，不论发黄有无均可酌情用之，故现代临床亦用其治疗证属湿热互结的肠胃疾病及其他全身性疾病。

茵陈蒿汤用于治黄疸时，茵陈量宜大。大便秘者，大黄量可适当增加，且宜后下。大便溏者，亦可用大黄，其量宜减，且宜与其他药同煎，以取缓下之意。黄疸日久宜加活血化瘀药，如赤芍、丹参、虎杖根等。

【现代研究】

（1）茵陈蒿汤降低血清转氨酶及胆红素的作用：郑氏等经动物实验研究得出茵陈蒿汤能非常显著地降低血清谷丙转氨酶和谷草转氨酶，并发现山栀在茵陈蒿汤中起重要作用，山栀的主要成分为去羟栀子苷有良好的降低血清胆红素和转氨酶的功效。[中西医结合杂志，1985，5（6）：356] 洪氏认为这可能是茵陈蒿保护了肝细胞膜的完整性，减少了因细胞损伤而引起的SGPT和SGOT外漏的结果。[福建中医药，1991，22（2）：50]

（2）茵陈蒿汤的利胆作用：贵阳中医学院经动物实验观察分析得出，茵陈蒿汤水煎剂、醇提液及加味茵陈蒿汤（加金钱草及枳壳）均有促进胆汁分泌的作用，而加味茵陈蒿汤利胆作用更加明显。从时效曲线看，其利胆作用在给药后1～2小时最显著。已发现茵陈蒿及滨蒿的利胆有效成分为6，7-二甲基香豆素及对羟基苯乙酮，这两个化合剂均溶于有机溶剂中，实验证明茵陈蒿汤醇提液的利胆作用比水煎剂明显，醇提液还能增加胆汁中固体物的排出。[贵阳中医学院学报，1988，（2）：57] 洪氏等总结近人的实验研究结果，认为茵陈蒿的利胆成分可明显增加胆酸、胆固醇等脂类成分的分泌量，使胆汁流量增加，扩张胆管，收缩胆囊，加速胆汁排出。[福建中医药，1991，22（2）：50] 吴氏提出大黄有促进胆汁分泌和增加胆汁流量，疏通肝内毛细胆管的作用。[中西医结合杂志，1984，4（2）：89]

（3）茵陈蒿汤对肝细胞的保护作用：洪氏等认为由于茵陈蒿含有丰富的Zn、Mn、叶酸等机体所必需的微量元素等，它们参与酶的组成，调节酶的活性，直接参与机体的核酸、糖、脂肪、蛋白质代谢，因而有促进肝细胞再生，保护肝细胞膜的完整性和明显的保肝作用。洪氏引国外学者报道茵陈蒿中一些黄酮和香豆素成分有抗四氯化碳或半乳糖胺诱发的大白鼠肝细胞细胞毒性的作用。[福建中医药，1991，22（2）：50] 李氏总结近年研究结果认识到微循环障碍在重症肝发生及发展中是一重要因素，大黄活血凉血祛瘀，通过泻下的机械刺激作用加速了胃肠道的蠕动，促进了胃肠功能，也调节了机体血液循环的正常运行。且大黄可使血细胞比容减少和血液黏度下降，解除微循环障碍，恢复组织细胞的正常代谢和血供，从而改善肝脏的营养，促进损伤修复。[中西医结合杂志，1985，5（6）：383]

（4）茵陈蒿汤的降血脂作用：贡氏等经实验研究证实茵陈蒿汤可明显降低高脂血症小鼠血清中TC、LDL-C/TC值，并显著降低LDL-C/HDL-C值，其降血脂的作用非常明显。[中成药，1992，14（7）：34] 洪氏等归纳近人研究结果证实高胆固醇血症病人在服用茵陈后，血清胆固醇显著降低，且血清胆固醇越高者，茵陈蒿的降脂作用越明显。[福建中医药，1991，22（2）：50]

## 五、麻黄连轺赤小豆汤方

### （一）方药

麻黄二两，去节　连轺二两，连翘根也　杏仁四十个，去皮尖　赤小豆一升　大枣十二枚，擘　生梓白皮[(1)]一升，切　生姜二两，切　甘草二两，炙

上八味，以潦水[(2)]一斗，先煮麻黄再沸，去上沫，内诸药，煮取三升，去滓。分温三服，半日服尽。

【词解】

（1）生梓（zi，子）白皮：即梓树的韧皮部。

（2）潦（lao，老）水：积水也；又作雨水。李时珍注："降注雨水谓之潦，又淫雨水为潦。"郑玄注："雨水谓之潦。"

### （二）治法

解表散邪，清热除湿退黄。

### （三）方解

麻黄连轺赤小豆汤以麻黄、杏仁、生姜宣散表邪，以解阳郁之热，兼宣肺利水湿之气。连翘、生梓白皮苦寒，能清热解毒（梓白皮现多以桑白皮代之），与赤小豆同用可起清热利水除湿之效。甘草、大枣调和诸药，并和脾胃。全方具有清热利湿兼以解表发汗的功能。本方驱湿除通过利大小便外，还取由汗而发，此即《内经》"开鬼门"之法。本方集发汗、利水、通泄于一方，通达表里上下，除湿退黄，但通腑泄热除满之力逊于茵陈蒿汤。方用"潦水"煎煮，是取地面流动之雨水，古人称为"无根之水"，因其无根味薄，故不助湿气。

【经典原文】

伤寒，瘀热[(1)]在里，身必黄[(2)]，麻黄连轺[(3)]赤小豆汤主之。（262）

【词解】

（1）瘀热：瘀通郁，义为郁滞，不流通。指病邪阻滞于体内，蓄积成热。

（2）身必黄：必，此作连词，相当于"假使""如果"。身必黄，如果身体发黄疸。

（3）连轺（yao，摇）：赵刻本《伤寒论》连轺下，有"连翘根是"四字，现代均以连翘代替。

【提要】　湿热发黄兼表证证治。

【原文分析】

"伤寒，瘀热在里"点明了本证外有风寒束表、内有湿热蕴郁。故此种发黄亦具有阳黄的特征，即身目发黄，小便黄，色黄鲜明。其他伴有症，虽没有详述，据方测证，表邪不解，应见发热、恶寒、无汗、头身疼痛、脉浮、身痒等；湿热弥漫全身，发热、头重、心烦、懊憹、脘闷、小便不利等也在所必见。本证多见于发黄初期，往往表未尽解，则部分病邪已入里化热与湿相合，熏蒸肝胆，胆热液泄而发黄。本证当治以清热利湿，兼以解表，用麻黄连轺赤小豆汤。

本条与236条都有"瘀热在里"，但两者同中有异。所同者均属内有湿热熏蒸而发黄，湿热无宣泄之路，则无汗而小便不利。所异者，彼证"瘀热在里"是湿热闭结，腑气壅滞，故腹满而大

便秘结。此证之“瘀热在里”，唯湿热郁蒸而已，并无腑气壅滞，故无腹满，大便亦不秘结。

本条与260条的区别主要有：一是本条可兼表证，260条纯属里证；　二是本条是湿热弥漫三焦，260条为湿热壅滞中焦为主。

【原文选注】

汪苓友：夫寒邪自外而来，则必挟湿，湿瘀于经络之中，则郁而变热，湿热既盛，其人遍身必将发黄，与麻黄连翘赤小豆汤者，以湿热方盛于在表之里，治宜仍从表，以散其湿，而除其热也。或问：瘀热在里，身必发黄，仲景法当用茵陈蒿汤，今不用大黄以下里热，反用麻黄汤加减，以发其汗，何也？余答云：此条病，当是太阳经传来者，太阳伤寒，理宜用麻黄汤，只因邪热传阳明，热郁于里，里非胃腑，以阳明经居太阳之里，即《尚论篇》所云躯壳之里是也。惟其里热，所以上方中用麻黄汤，而去桂枝之辛热，更加赤小豆、姜、枣之甘辛，以祛散在表之寒湿，复加连翘、生梓白皮之苦寒，以清解肌里之瘀热。（《伤寒论辨证广注·辨阳明病脉证并治法》）

吴谦：伤寒表邪未解，适遇其人阳明素有湿邪，热入里而与湿合，湿热蒸郁，外薄肌表，身必发黄也。若其人头有汗，小便不利，大便硬，则或清或下，或利小便，自可愈也。今乃无汗，小便利，是里之瘀热未深，表之郁遏犹甚，故用麻黄连翘赤小豆汤，外发其表，内逐其湿也。（《医案金鉴·订正仲景全书·伤寒论注·辨阳明病脉证并治》）

【方药论选】

钱天来：瘀，留蓄壅滞也，言伤寒郁热，与胃中之湿气互结蕴蒸，如淖泽中之淤泥，水土粘泞而不分也。故成注引经文云：湿热相交，民多病疸。盖以湿热胶固，壅积于胃，故曰瘀热在里，身必发黄也。麻黄之用，非热在里而反治表也。赤小豆之用所以利小便也。翘根，梓皮，所以解郁热也。上文云：无汗而小便不利者，身必发黄，故治黄之法，无如汗之，则湿热从毛窍而散。利其小便，则湿热由下窍而泄，故以麻黄连翘赤小豆汤主之……麻黄汤，麻黄、桂枝、杏仁、甘草也，皆开鬼门而泄汗，汗泄则肌肉腠理之郁热湿邪皆去。减桂枝而不用者，恐助瘀热也……赤小豆除湿散热，下水肿而利小便……梓白皮性苦寒，能散湿热之邪，其治黄无所考据。连翘根，陶弘景云：方药不用，人无识者。王好古云：下热气，故仲景治伤寒瘀热用之。（《伤寒溯源集·阳明中篇》）

吴谦：湿热发黄无表里证，热盛者清之；小便不利者利之；表实者汗之，皆无非为病求去路也。用麻黄汤以开其表，使黄从外而散。去桂枝者，避其热也；佐姜枣者，和其营卫也；加连翘、梓皮以泄其热，赤小豆以利其湿，共成治表实发黄之效也。连轺即连翘根。无梓皮以茵陈代之。（《医宗金鉴·订正仲景全书·伤寒论注·辨阳明病脉证并治》）

【临床应用】

（1）后世医家对本方的应用：《类聚方广义》载麻黄连轺赤小豆汤，治疥癣内陷，一身瘙痒，发热喘咳，肿满者，加槟榔，奇效。生梓白皮不易采用，今权以于梓叶或桑白皮代之。

（2）现代应用

1）肝炎、肾炎：本方广泛用于消化、泌尿、神经、循环、呼吸、传染病等各系统疾病中，其中以黄疸型肝炎、小儿肾炎最为常用。黄疸型肝炎，证属湿热内蕴兼表邪未解，适用麻黄连轺赤小豆汤治疗，谭氏等经病案统计得出本方的临床多见症状是发热、恶寒、水肿、发黄（色鲜明）、食少、尿短赤。［云南中医杂志，1993，14（2）：11］李氏曾用麻黄连翘赤小豆汤治疗一急性肾小球肾炎病人，8剂而愈，随访1年正常。［四川中医，1985，（7）：48］

2）哮喘、荨麻疹：蒋氏报道用麻黄连翘赤小豆汤加地龙治疗哮喘伴轻度发热恶风者，4剂而愈，继以玉屏风散调理月余，随访1年未发。［广西中医药，1989，12（5）：27］麻黄连翘赤小豆汤具有发越肺气，清利湿热的作用，常用治荨麻疹。魏氏报道曾从本方可治肝炎引起的皮疹得到启发，广泛应用于皮肤瘙痒症、荨麻疹等，均有较好疗效，并可随证加减，寒重者，重用麻黄，加防风；热重者，重用连翘，加银花；湿热者加苦参；血热者加赤芍、丹皮。［辽宁中医杂志，1987，（5）：31］蒋氏的经验是对诊为过敏因素致病者，方中麻黄、连翘、甘草用量稍增，或再加黄芪、荆芥、防风、乌梅之类。［广西中医药，1989，12（5）：27］

（3）医案选录

1）风水：邓某，男，15岁。病人于1个月前染毒，肢体散发脓疮，不曾治疗，3日前，出现发热恶寒，四肢酸重，咳嗽气喘，渐见头面浮肿，今已漫及下肢，皮肤润泽光亮，下肢按之没指，小便量少，色赤。尿检：蛋白（++），并可见颗粒管型，西医诊为肾小球肾炎。诊脉浮滑而数，舌尖红赤，舌苔薄黄，证属风水湿热蕴毒，以麻黄连轺赤小豆汤加减，宣肺祛湿解毒，处方：麻黄、紫背浮萍、姜皮各5g，连轺、赤小豆各15g，桑白皮、生滑石、生地黄、大小蓟各10g，鲜茅根30g。每日1剂，水煎，先煮麻黄去上沫，内诸药，煎至茅根沉降去渣，分3次温服。3剂后寒热已罢，小便快利，肿消大半，脉仍浮数，原方再服5剂，诸症消失，尿检3次，均为阴性。［广西中医药，1989，12（5）：27］

2）荨麻疹：顾某，女，41岁。罹患荨麻疹30余载，无特殊诱因，四季皆发。近年常伴胸闷喘息，纳可，苔薄，脉小滑，大便不实，经多方检查未发现其他异常，唯肺部闻及干啰音少许，大便查出蛔虫卵（+）。处方：麻黄8g，连翘、桑皮、杏仁、僵蚕各10g，前胡、葶苈子各6g，赤小豆30g，甘草3g，生姜1片，大枣3枚。3剂诸恙悉平。以此方改制为丸剂，每日3次，每次6g。经半年而痊愈。随访1年，未再复发。［四川中医，1985，（7）：48］

【按语】

麻黄连轺赤小豆汤在《伤寒论》中亦用于治疗阳明发黄证，尤适用于发黄的初起兼表证者。由于麻黄连轺赤小豆汤具有宣发肺卫，清利湿热的作用，现临床上广泛用于治疗胃炎初起，头面浮肿，哮喘，荨麻疹等疾病。临证以发热，恶寒，无汗，小便不利为本证要点。

【现代研究】

本方中含三拗汤成分，侧重于发汗解表，有类似麻黄汤的药理作用，如中枢兴奋作用、发汗作用、抗炎作用、抗变态反应作用、利胆作用、平喘作用等。方中麻黄、杏仁，配连翘、梓白皮、甘草，则有类似麻杏石甘汤药理作用，如抗病毒作用、解热作用、平喘作用、止咳祛痰作用、利尿作用、抑制肥大细胞脱颗粒、释放生物活性物质的作用等。方中（庞俊忠《临床中药学》中国医药科技出版社，1989年9月版，北京发行，P227）赤小豆含有蛋白质、脂肪、糖类及维生素$B_1$、维生素$B_2$、菸酸、钙、铁、磷、三萜皂苷等，有抑制金葡萄球菌、痢疾杆菌作用，与麻黄合用于黄疸轻者。

## 六、麻黄升麻汤方

### （一）方药

麻黄二两半，去节　升麻一两一分　当归一两一分　知母十八铢　黄芩十八铢　萎蕤十八铢，一作菖蒲　芍药六铢　天门冬六铢　桂枝六铢，去皮　茯苓六铢　甘草六铢，炙　石膏六铢，碎，绵裹　白术六铢　干姜六铢

上十四味，以水一斗，先煮黄麻一两沸，去上沫，内诸药，煮取三升，去滓，分温三服。相

去如炊三斗米顷令尽，汗出愈。

## （二）治法

发越郁阳，清上温下。

## （三）方解

方中重用麻黄，与石膏、甘草相伍，发越郁阳，清泄肺热，有越婢汤意；升麻升提散郁，既能助麻黄升散之力，亦可引黄芩、知母等苦寒之味直趋肺之高位以清肺热，更有增甘温之剂举脾气下陷之能，一药而兼三用，可谓用功精巧；当归、天冬、芍药、萎蕤四味养阴血而滋肺燥，因脓血乃热壅肺络后气血腐败之物，唾后必致阴血耗伤，故在清解肺热的同时，配用甘润之品以滋其燥，有标本兼顾之义；上述几组配伍主要针对肺热上壅。与之相对，方中更以桂枝、茯苓、白术、干姜、炙草等甘温之品温中祛寒、运脾通阳，只是方中药量殊少，只有六铢，足见其脾虚之轻。因此，合方虽曰清上（肺）温下（脾）、温清并用、补泻并投，实际侧重于清上热为主，其温脾之力较弱，藉此亦反映出麻黄升麻汤证后以肺热上壅上为主、脾气虚寒较轻的证候特征。

本方的给药时间是“相去如炊三斗米顷，令尽”，与一般常规服药日二服或三服不同。在短时间内将三服药全部服完，主要使药力持续，则内郁热邪容易外达而从汗解，这对加强药效有很大帮助。可见，本方不仅组方严谨，而且服亦有规矩，非仲景制方岂能如此？

【经典原文】

伤寒六七日，大下后，寸脉沉而迟，手足厥逆，下部脉(1)不至，喉咽不利(2)，唾脓血，泄利不止者为难治。麻黄升麻汤主之。（357）

【词解】

（1）下部脉：有三种解释，一说指尺脉部，因寸关尺三部中，尺脉为下部，故称下部脉；一说指趺阳脉，位于足背部；一说指太溪脉，位于足跟凹陷中。从证候分析，当以第二说为是。

（2）喉咽不利：咽喉肿痛，吞咽困难。

【提要】　邪热陷肺，正伤脾寒，虚实夹杂证的证治。

【原文分析】

本条虽列于厥阴病篇，同为厥证，与乌梅丸证亦有上热下寒的相似病机表现，但病位却迥然有别，其病位不在厥阴肝，而属肺与脾，是肺热脾寒之候。

伤寒误用大下，邪不外泄，反陷入里，而肺合皮毛，邪气内陷最易内归于肺，壅遏化热而成肺热之证。喉咽是肺与外界相通的要冲，肺热上冲，壅聚于喉，发为喉咽不利；肺热内闭，壅遏气血，化为脓血，因见唾脓血之证，正因肺热内闭，阳气内郁，因见手足厥逆之候，故属于阳郁肺热的热厥证。肺位最高，上以候上，肺热内闭，气血阻遏，寸脉因见沉而迟之象。

“大下后”的“泄利不止”即反映了脾寒病机。“下部脉不至”既有认为是“尺脉不至”者，亦有认为是“足部脉不至”，反映了阳郁导致阳气不得下达，或脾气内虚导致推动无力。

本证虽以邪热内陷、肺热壅遏的上热为主，但由于有脾寒不足，故舌象应是边有齿印但舌质红、苔黄腻之候。

证既属正虚邪陷，肺热脾寒，阴阳错杂，治疗甚为棘手，欲治其热则碍寒，欲治其寒则碍热，攻邪则伤正，扶正则助邪，故曰“难治”。但是，尽管证情复杂，只要能够抓住主要矛盾，针对上热下寒、正虚阳郁的病机，采用复方大剂麻黄升麻汤发越郁阳，清上温下，则诸症可迎刃而解，厥逆自回。

【原文选注】

成无己：大下之后，下焦气虚，阳气内陷，寸脉迟而手足厥逆，下部脉不至。厥阴之脉，贯膈，上注肺，循喉咙。在厥阴随经射肺。因亡津液，遂成肺痿，咽喉不利，而唾脓血也。《金匮要略》曰："肺痿之病，从何得之，被快药下利，重亡津液，故得之。"若泄利不止者，为里气大虚，故云难治。与麻黄升麻汤。以调肝肺之气。（《注解伤寒论·辨厥阴病脉证并治》）

喻嘉言：按寸脉沉而迟，明是阳去入阴之故，非阳气衰微可拟，故虽手足厥逆，下部脉不至，泄利不至，其不得为纯阴无阳可知。况咽喉不利，唾脓血，又阳邪搏阴上逆之征验，所以仲景特于阴中提出其阳，得汗出而错杂之邪尽解也。（《尚论篇·厥阴经全篇》）。

柯韵伯：寸脉沉迟，气口脉平矣，下部脉不至，根本已绝矣。六府气绝于外者，手足寒，五脏气绝于内者，利下不禁。咽喉不利，水谷之道绝矣，汁液不化而为脓血，下濡而上逆，此为下厥上竭，阴阳离决之候，生气将绝于内也。旧本有麻黄升麻汤，其方味数多而分量轻，重汗散而畏温补，乃后世粗工之伎，必非仲景方也。此证此脉，急用参附以回阳，尚恐不救。以治阳实之品，治亡阳之证，是操戈下石矣。敢望其汗出而愈哉。绝汗出而死，是为可必。（《伤寒来苏集·伤寒论注·四逆汤证上》）

程门雪：前谓此方之误甚明，今觉不然，记于下：此证上热下寒也。因大下之后，而至手足厥逆，泄利不止，下部脉不至，其为下焦虚寒当温之候甚明。所可异者，则在咽喉不利、唾脓血一症耳。夫唾脓血可见非虚火迫血之故，与阴盛格阳者不同，况以方合症，更可知矣。此乃表寒陷营，寒束热郁之故。故以升麻开提之，石膏、知母、黄芩清之，天冬、玉竹润之；一面更以当归、芍药、桂枝、甘草治其手足厥逆、脉不至；干姜、茯苓、白术治其泄利不止；仿当归四逆、理中之意也。不用附子者，防唾脓血之上热耳。辛凉清润治其上，温通止利治其下，复方亦费苦心。其药似杂乱而实不杂乱，纵非仲师方，亦后贤有得之作，未能一概抹杀也。东垣治吐血有麻黄人参芍药汤一法，即此方上一半之法，可知世固有此等证，然则上实下虚之证，又安能必其无耶？柯氏未之思，遽下断语，不当也。乙酉读此条，得其解，因记其大略于旁，学无止境，勿遽自以为是也，观此可征。［中医杂志，1979，（10）：79］

刘渡舟：误下之后，表邪遏于胸中，阴寒逆于腹内，寒盛于中，乃是本证的病机特点。麻黄升麻汤，擅于发越胸中阳郁之邪，此乃寒热并用而又能透邪外出的一种治疗方法。（《伤寒论校注·辨厥阴病脉证并治》）

【方药论选】

张令韶：伤寒六七日，乃由阴出阳之期内。粗工以为大热不解而大下之，虚其阳气，故寸脉沉迟，手足厥逆也。下为阴，下部脉不至，阴虚不能上通于阳也。咽喉不利吐脓血，阳热在上也，泄利不止，阴寒在下也，阴阳两不相结，故为难治。与升麻、麻黄、桂枝以升阳，而复以茯苓、白术、干姜调其不利。与当归、白芍、天冬、萎蕤以止脓血。与知母、黄芩、甘草以利咽喉。石膏性重，引麻黄、升麻、桂枝直从里阴而透达于肌表，则阳气下行，阴气上升，阴阳和而汗出矣。此方药虽驳杂，意义深长，学者宜潜心细玩可也。（《伤寒论直解·厥阴病篇》）

王晋三：麻黄升麻汤，方中升散、寒润、收缓、渗泄诸法具备，推其所重，在阴中生阳，故以麻黄升麻名其汤。膏、芩、知母苦辛，清降上焦之津，芍药、天冬酸苦，收引下焦之液，苓草甘淡，以生胃津液，归、术、萎蕤缓脾以致津液。独是十味之药，虽有调和之致，不能提出阴分热邪，故以麻黄、升麻、桂枝、干姜开入阴分，与寒凉药从化其热，庶几在上之燥气除，在下之阴气坚，而厥阴错杂之邪可解。（《绛雪园古方选注·汗剂》）

王朴庄：君以麻黄，取其捷于得汗也。升麻解毒，当归和血，故以为臣。然后以知母、黄芩清肺热，萎蕤、天冬保肺阴，姜甘三白治泻利。复以桂枝、石膏辛凉化汗，入营出卫，从肺气以达四末，纪律森严，孰知良工心苦哉！（《世补斋医书续集·伤寒论注·厥阴病状》）

赵凌云：方用麻黄、升麻辛温微苦，引阳气以发阳邪；当归辛甘温、知母辛苦寒、萎蕤甘平、天冬甘苦寒，用此四味之滋润，则肺气，得润而利，而不蒙受二麻发越之苦；桂枝、干姜通阳脉以止厥，用黄芩、石膏之寒，以和中气，则中焦不受桂、姜燥烈之害。其芍药、甘草、茯苓、白术，则不特止其泄利，抑以安中益气，以为通上下和阴阳之用也。（《简明伤寒论注解及临床应用·辨厥阴病脉证并治》）

【临床应用】

本方药味多，剂量小，寒热并用，攻补兼施，而重在宣发郁阳，扶正达邪，对后世医家有所启迪。如唐代孙思邈的千金萎蕤汤，从其方药组成和治疗作用看，与麻黄升麻汤有某些近似之处，甚至可以说是从麻黄升麻汤演变而来的。又如阳和汤治流注、阴疽，补中益气汤治阳虚外感，升麻葛根汤治时疫痘诊，普济消毒饮治大头瘟等，均与本方可能有继承关系。

近、现代医家在临床上应用本方的报道虽不很多，但亦有典型案例可证，如陈逊斋治李梦如子喉病兼下利案。又如和氏用本方治疗无菌性肠炎，证属脾弱胃强者，服药40余剂，10余年沉疴痼疾竟举治愈[1]。王氏用本方治疗痰喘、肺痿、臌胀、休息痢等病症，亦获得显著的疗效[2]。此外，本方用本方治疗更年期综合征、支气管扩张、肺脓疡病程较长、吐脓血而手足凉等病证，有一定疗效[3]。

【医案选录】

（1）痰喘（喘息性慢性支气管炎）：张某，男，54岁，1985年3月1日就诊。咳喘30余年，3个月前因外感诱发，经用抗生素、解痉平喘药物，效果不佳。现频咳，喘息不得卧，吐痰色白，质黏如胶，量多，畏寒背冷，口干不欲饮水，纳差便干，舌质红，舌根苔黄腻，脉沉细数。查：神疲消瘦，口唇紫绀，桶状胸，双肺可闻及干湿性啰音。胸片示两肺纹理粗乱模糊，透光度增强。血化验：WBC $1.2\times10^9$/L，N 0.80，L 0.15，M 0.05，诊为痰喘。辨证为久病失治，气阴俱虚，痰饮内停为本，外邪入侵，引动内饮，痰蕴化热，痰浊上泛为标。证属寒热错杂、虚实并见。治当宣肺疏郁散邪、温阳化饮、养阴和卫固本，予麻黄升麻汤：升麻、当归、白芍各12g，白术、天冬、茯苓、玉竹各20g，黄芩、知母、桂枝各10g，石膏30g，麻黄、干姜各9g，炙甘草6g。水煎日1剂，共服12剂，咳喘、吐痰诸症悉除。按：此证本为中寒脾虚，痰饮内停，久蕴不去，化热上阻于肺，形成上热下寒、饮阻气逆之证。今以麻黄升麻汤宣畅肺气而利上焦蕴热，温运脾阳而去中焦积寒，本安则标邪去，故痰喘自平矣。[山东中医杂志，1994，13（12）：555]

（2）肺痿（自发性气胸）：伊某，男，50岁。咳喘10余年，冬春发作。1个月前突发憋闷、胸痛，喘促不能平卧，X线片示：右肺压缩30%，以“慢性支气管炎、阻塞性肺气肿并感染、自发性气胸”收住县人民医院，综合治疗月余，未见显效，于1986年2月26日邀王主任会诊。诊见：病人咳喘气促，不能平卧，痰多色白，畏寒肢冷，口干黏腻不爽，纳差，大便稀，小便正常，舌红苔黄白相兼，脉弦细数。诊为肺痿。证属久咳及肾，肾精不能上承，肺阴泛源，而致肺不能主气司呼吸，肾不能纳气；脾失健运，水液内聚而成痰，郁久化热，兼外邪郁陷，肺叶枯萎，病机亦为寒热虚实错杂，遂投麻黄升麻汤：麻黄、升麻、桂枝、炙甘草、干姜各9g，当归、白芍、黄芩、知母各12g，天冬、玉竹、石膏、茯苓各30g，白术20g，水煎日1剂。3剂，咳喘及吐痰均减轻。继服5剂，微喘咳，偶吐稠痰数口，量少，能下床活动，舌质红润，苔薄白脉弦细。X线片示：右肺压缩20%，肺纹理粗乱透光度增强。带药10剂出院，半个月后复诊，仅晨起及活动后微喘，无吐痰，能从事轻家务活动，舌红润，苔薄白，脉和缓有力。X线片示未见异常。按：以上两例病人咳喘兼作，辨为本虚标实。李中梓谓：“脾土虚弱，清者难升，浊者难降，留滞中隔，瘀血成痰，而致咳喘。”故用苓、桂、术、甘、姜运脾阳，和胃气，以化痰源，麻黄、升麻升清散邪，芍、冬、竹养阴以补卫气之虚，知、膏、芩以清肺郁之热，当归养血活血，可复肺朝百脉之功，如阳复饮化，郁开热情，枢机得运，故咳喘自除。［山东中医杂志，1994，13（12）：555］

（3）臌胀（结核性腹膜炎）：鹿某，男，37岁。消瘦，腹痛腹泻，尿少色黄2个月，伴有倦怠乏力，畏寒肢冷，午后潮热，盗汗，口干黏腻，食少，恶心，气短微喘，舌红绛，苔中剥，脉弦细数，以“结核性腹膜炎”收住院，经用抗结核及利尿药治疗1个月，病情无好转，于1991年7月18日邀王主任会诊。查：神清面色晦暗，心肺正常，腹软压痛（＋），腹水征（＋）。红细胞沉降率60mm/h，B超：腹水深度约5cm。诊为臌胀，辨证为肺脾肾失调，水湿内聚，郁而化热，伤及气阴。治当理虚实，调寒热，宣郁疏肺，方以麻黄升麻汤加附子：麻黄、桂枝、干姜各6g，升麻、当归、炙甘草、汉附子各12g，白芍、天冬、玉竹、石膏、茯苓各20g，黄芩10g，知母15g，白术30g。水煎日1剂。3剂，腹痛略减，尿多，如茶色，肢温，口干欲饮水，舌质暗，苔剥脱，脉弦细。原方继服5剂，尿量骤增，腹胀消，无盗汗，舌质红，苔薄白，脉弦滑。此为阳复中建、阴阳得调之征。查：红细胞沉降率20mm/h，B超：肝脾正常，无腹水。上方取10剂，加百部300g，炼蜜为丸，每丸9g，每日3次。随访1年未复发。按：此证亦为寒热错杂，阴阳并病，虚实互见之候。麻黄、升麻升清疏肺，启水之上源，通调水道，下输膀胱；归、芍、冬、竹养阴和血，芩、膏、知清消郁热；附、桂、苓、术、姜宗真武、苓桂术甘汤之意，补中阳，建中气，诸药共成护胃气，宣三焦，壮阳清热，从而逐垢利水。并取丸药以巩固。［山东中医杂志，1994，13（12）：555］

（4）休息痢（慢性非特异性溃疡性结肠炎）：李某，男，30岁，1985年1月28日初诊。腹痛、腹泻日3~5次，偶带脓血，时发时止1年，现病人消瘦神疲，畏寒肢冷，动则头汗出，口干口苦，喜热饮，里急后重，舌红，无苔，脉沉细数。乙状纤维结肠镜示：进镜18~25cm外黏膜呈多个浅表溃疡伴充血水肿，肠黏膜粗糙，可见脓性分泌物覆盖。诊断为休息痢，《证因脉治》曰：“此为中医内伤休息痢之症。无外感之邪，非暴发暴痢之症，但因脾胃亏损，渐成积痢，或发或止，终年不愈”。此当属之。湿热积滞日久，耗伤正气，亦为虚实夹杂，寒热并见，治疗应清温兼施，补泻并用，升清通下，麻黄升麻汤加减主之：麻黄6g，升麻、黄芩、当归、天冬各12g，炙甘草、炒白术、玉竹各20g，茯苓、白芍、太子参各30g，知母、桂枝、干姜各10g，滑石60g，水煎服日1剂。5剂后腹痛减轻，欲饮水，舌脉如故，此为阳气渐复。原方继服5剂，无腹痛，大便成形无脓血，每日2次，舌红，苔薄白，脉和缓。此为阳复、湿去、热清、阴精得充之征。去滑石加山药20g以健脾胃，再服20剂。四诊无腹痛，大便正常，结肠镜示：黏膜未见溃疡，分泌物较多。随访3年未复发。按：泄痢间作，久治无效，气阴大伤，邪陷日久，湿滞化热，腐肠化脓耗血为主要病机。麻黄、升麻升清举陷，宣上焦；太子参、白术、干姜、炙甘草、茯苓、桂枝健脾温阳化湿，黄芩、知母、石膏清郁热，白芍、天冬、玉竹、太子参益气养阴，当归活血，滑石渗利下焦，共成升清举陷，益气养阴，温阳清热之功，故泄痢得以解除。［山东中医杂志，1994，13（12）：555］

【按语】

麻黄升麻汤是《伤寒论》中一首最复杂的方剂，历代医家对此颇多争议，有人认为非仲景方，乃后世粗工之技；有人认为此方药味混杂、主治不明，没有临床实用价值；但亦有细心探究，妙加运用而获奇效者。究竟应该怎样看待本方，关键在于正确理解原著精神。统观《伤寒论》治外感杂病，寒热错杂、虚实兼夹之证不胜枚举，仲景立法组方，既有乌梅丸的寒热并用，重在酸敛收纳、温脏安蛔；又有黄连汤的寒热并用，重在驱寒止痛、交通阴阳；既有半夏泻心汤的寒热并用，重在和胃消痞；又有干姜黄芩黄连人参汤的寒热并用，重在苦、泄通降，而麻黄升麻汤的寒热并用，则以发越郁阳为主旨。如此收、和、宣、降各有侧重，仲师匠心，岂不令人惊叹？当然，对本方的临床运用，还需要我们去深入研究，不断探索，以求更好地继承与发扬。

**参考文献**

[1] 和贵章 . 麻黄升麻汤治久泻 . 湖北中医杂志 , 1986, (3): 36

[2] 刘光西 , 庞兆荣 . 王灿勋应用麻黄升麻汤经验 . 山东中医杂志 , 1994, 13(12): 555

[3] 柯雪帆 . 伤寒论选读 . 上海 : 上海科技出版社 , 1996: 182

# 七、瓜蒂散方

## （一）方药

瓜蒂一分 熬黄　赤小豆一分

上二味，各别捣筛，为散已，合治之，取一钱七，以香豉一合，用热汤七合，煮作稀粥，去滓，取汁合散，温顿服之。不吐者，少少加[(1)]，得快吐乃止。诸亡血虚家，不可与瓜蒂散。

【词解】

（1）少少加：少少，即指稍之意，此指稍稍地增加药量。

## （二）治法

涌吐痰实。

## （三）方解

方中瓜蒂极苦，性行催吐，入阳明胃经，作为主药，吴仪洛《本草从新》谓："能吐风热痰涎，膈上宿食。"赤小豆味甘酸为臣药，能行水气，两者合用可奏"酸苦涌泄"之功；香豉轻清宣泄为使，可助两药涌吐之力。共为涌吐之峻剂，适于胸膈痰实阻遏之实证。本方涌吐之力峻猛，用之得当，则行速效捷，邪祛正安，若用之太过，或不当，最易损伤胃气，故须注意以下几点：其一，先煮香豉为稀粥状，去滓合散，温而顿服。其二，本方峻猛，用之宜慎，适于确有痰涎、宿食阴滞胸膈，形体壮实者，若气血亏虚之人，则不可服，以免酿成不良后果。其三，服后得快吐即止，切莫过剂。若药后不吐者，可少少增其量，以知为度。

另外，在服药过程中可能会出现以下情况，事先应告知病人及其家属：第一，服用本方后，因阳气受到鼓动上冲，可见头目眩晕、头出汗等反应，病人不必惊慌，只须闭目静待，勿受邪风即可；第二，服药后痰实难于吐出者，可以用物探喉以催吐；第三，痰实吐出，大邪已去，而吐势不止者，可以葱白煎汤饮服而抑制其吐。

【经典原文】

病如桂枝证，头不痛，项不强，寸脉微浮[(1)]，胸中痞硬，气上冲喉咽，不得息[(2)]者，此为胸有寒[(3)]也。当吐之，宜瓜蒂散。（166）

【词解】

（1）微浮：此指寸脉微见浮象。

（2）不得息：息，呼吸。此指呼吸不利。

（3）胸有寒：寒，代指病邪。胸有寒，指痰涎，宿食之邪阻滞于胸中。

【提要】　辨胸膈痰实证及与桂枝汤证的鉴别。

【原文分析】

本条主要论述寒饮或寒痰阻于胸膈的瓜蒂散证。因其证候表现与桂枝证有相似之处，故句首即言“病如桂枝证”，是说其有恶寒发热、汗出脉浮的临床表现，可是头不痛，项不强，又不支持原有“桂枝汤证”的推测，结合“胸中痞硬，气上冲喉咽，不得息”的症状分析，进而推翻了原有的判断，提出了“此为胸有寒也”的结论。胸居阳位，为上气海，是阳气汇聚之处。卫阳之气出于下焦，开发于上焦，即由胸中开发，以温分肉、查肌肤、肥腠理、司开合。胸中有痰实阻塞，故“胸中痞硬”，胸阳被遏，卫阳不能正常地宣发布散，营卫不和，因而出现发热、汗出、恶风之证。痰实阻塞于上，正气驱邪外出，则有气上冲喉咽不得息的表现，寸脉亦显浮象。根据《素问·阴阳应象大论》所指出的“其高者，因而越之”的治疗法则，本证应因势利导，用瓜蒂散吐之。吐出胸中痰实邪气，则胸阳得伸，其病自愈。

本证形如桂枝证，实则不同，桂枝证是风寒袭表，营卫不和，故恶寒、发热、汗出、头项强痛，寸关尺三部脉俱为浮缓，故以桂枝汤调和营卫，驱除肌表之邪。本证是痰食阻遏胸膈，卫气失宣所致。并无外邪客于太阳，故虽恶寒发热，而头不痛，项不强，仅寸脉微浮，并以胸中痞硬，气上冲咽喉不得息为主。两者病机不同，须当明辨。

本证胸中痞硬，当与泻心汤之心下痞鉴别。本证为有形之疾涎、宿食阻滞胸膈，病位偏高，以胸中痞硬，气上冲咽喉不得息为主，并无肠鸣下利等症；而痞证为无形之邪内阻，脾胃升降失职，以心下痞，呕而肠鸣为主，所辨不难。

仲景论吐法，除本条外，尚有少阴篇324条之“饮食入口则吐，心中温温欲吐，复不能吐”；厥阴篇355条之“心下满而烦，饥不能食”；《金匮要略》“宿食在上脘，当吐之，宜瓜蒂散”，均是论述实邪阻滞胸膈、胃脘，以瓜蒂散涌吐之例，宜相互参考。

【原文选注】

成无已：病如桂枝汤，为发热、汗出、恶风，言邪在表也。头痛、项强，为桂枝汤证具。若头不痛，项不强，则邪不在表而传里也。浮为在表，沉为在里。今寸脉微浮，则邪不在表，亦不在里，而在胸中也。胸中与表相应，故知邪在胸中者，犹如桂枝证而寸脉微浮也。以胸中痞硬，上冲咽喉不得息，知寒邪客于胸中而不在表也。《千金》曰：气浮上部，填塞心胸，胸中满者，吐之则愈。与瓜蒂散，以吐胸中之邪。（《注解伤寒论·辨太阳病脉证并治法第七》）

方有执：如桂枝汤，言大约似中风也，头不痛、项不强，言太阳经中无外入之风邪，以明非中风也。寸候身半以上，微浮，邪自内出也。胸中痞硬，痰涎塞膈也。气上冲咽喉者，痰涌上逆，或谓声如曳锯是也。寒以痰言。（《伤寒论条辨·辨温病风温杂病脉证并治》）

汪苓友：伤寒一病，吐法不可不讲，华元化云：伤寒至四日在胸，宜吐之，巢元方云，伤寒三日以上，气浮在上部，胸心填塞满闷，当吐之则愈。仲景以此条论，特出之太阳下篇者，以吐不宜迟，与太阳汗证相等，当于两三日间，审其证而用其法也。（《伤寒论辨证广注·辨太阳病脉证并治下》）

尤在泾：此痰饮类伤寒证，寒为寒饮，非寒邪也。活人云：痰饮之为病，能令人憎寒发热，状类伤寒，但头不痛，项不强为异。脉浮者，病在膈间，而非客邪，故不盛而微也。胸有寒饮，足以阻清阳而凝肺气，故胸中痞硬，气上冲咽喉 不得息也。《经》云：其高者因而越之，《千金》云：气浮上部，顿塞心胸，胸中满者，吐之则愈。瓜蒂散能吐胸中与邪相结之饮也。（《伤寒贯珠集·太阳篇下·太阳类病法》）

【经典原文】

病人手足厥冷，脉乍紧者，邪[(1)]结在胸中[(2)]，心下满而烦，饥不能食者，病在胸中。当须

吐之，宜瓜蒂散。（355）

【词解】

（1）邪：这里指停痰食积等致病因素。

（2）胸中：概括胸胃而言。

【提要】　胸中痰实致厥的证治。

【原文分析】

病人手足厥冷，若属阳虚阴盛，必脉来微细无力，此则脉现紧象，从其证候分析，还应紧而有力，是邪（痰）结于胸中使然。正因痰阻胸中，胸阳阻隔，气机不畅，阳气不达四末，因见手足厥冷之候，其“阴阳气不相顺接”的主因是“痰”；正因痰阻胸中，胸脘气机不畅，中焦升降失司，因见心下痞满、烦闷不舒及脘中饥嘈但又不能食等症，根据其痰阻的病机本质，病人还应见头目昏眩、舌苔厚腻等痰阻之象。

本证邪实胸中，病位偏高，本着“其高者，因而越之”的治疗原则，故用瓜蒂散因势利导，涌吐胸中之实邪。实邪得出，胸阳畅达，气机通利，则肢厥烦满诸证自解。

《伤寒论》中述及瓜蒂散证三条，一为166条，出于太阳病篇，以“胸中痞硬，气上冲咽喉不得息”为主症；二为324条，出于少阴病篇，以“饮食入口则吐，心中温温欲吐，复不能吐，始得之，手足寒，脉弦迟”为主症；三为本条，见于厥阴病篇，以手足厥冷，脉紧等为主症，虽然表现各有侧重，但病性则一，即同为痰阻胸脘之候，故其治法方药相同，充分体现了“异病同治”的治疗学思想。

【原文选注】

张隐庵：曰病人者，非厥阴之为病，而亦非外受之寒邪也。以手足厥冷，故列于厥阴篇中。（《伤寒论集注·辨厥阴病脉证篇》）

汪苓友：此条证，乃厥阴病用吐之法也。病人者，厥阴病之人也。言病则气上撞，心痛之义已该其中，厥冷而但云手足，乃厥之微者也。厥则阳气内陷，脉不当紧，今则脉乍紧者，知邪气仅结于胸，未入于胃，邪结故脉紧也。邪在胸中，故心下满而烦，胃无邪故饥，不能食者，胸邪窒塞，于食有碍，故虽饥而不能食也。仲景法，邪在胸中者，宜吐之，故与瓜蒂散以吐胸中之邪。（《伤寒论辨证广注·辨厥阴病脉证并治法》）

尤在泾：脉紧为实，乍紧者，胸中之邪能结而不能实也。夫胸中阳也，阳实气于四肢，邪结胸中，其阳不布，则手足无气而厥冷也。而胃居心下，心处胸间，为烦满，为饥而不能食，皆邪结胸中，逼处不安之故。经云，其高者，引而越之，胸邪最高，故当吐之，瓜蒂苦而上涌，能吐胸中结伏之邪也。此证不必定属阴经，即阳病亦有之也。（《伤寒贯珠集·厥阴病》）

何志雄：本条的病机在肺胃。痰食之气滞于肺胃，胃气不宣，阳气不能通达四肢故见厥。胸阳失运、肺气不能正常通于脉，故见脉象时紧时缓。脉紧为气机欲透不得透之象。胸膈烦满因痰食互滞所致。胸中有郁热，故嘈杂似饥。胃滞不化，故不能食。因胃气不断上逆，故因势利导以瓜蒂散吐之。（《伤寒论选释和题答·厥阴病辨证论治篇》）

【方药论选】

汪苓友：成无已明理论云：华佗曰：“四日在胸，则可吐之”。此迎而夺之之法也。《备急千金要方》曰：“气浮上部，填塞心胸，胸中满者，吐之则愈。”此随证治之之法也。大约伤寒四五日，邪气客于胸中之时也，加之胸中烦满，气上冲咽喉不得息者，则为吐证具，乃可投诸吐药，而万全之功有之矣。瓜蒂味苦寒，《内经》曰：“湿气在上，以苦吐之。”寒湿之气，留于胸中，以苦为主，是以瓜蒂为君，赤小豆味酸温，内经曰：“酸苦涌泄为阴”，分涌膈实，必以酸为佐，是以赤小豆为臣。香豉味苦寒，苦以涌泄，寒以胜热，去上膈之热，必以苦寒为辅，是以香豉为使，酸苦相合，则胸中痰热，涌吐而出矣。其于亡血虚家，，所以不可与者，以瓜蒂散为驶剂，重亡津液之药，亡血虚家，补养则可，更亡津液，必不可全，用药君子，必偕究焉。

上方后云："煮作稀糜。"糜，粥也，又烂也。言以汤七合，煮香豉如糜粥之烂也。（《伤寒论辨证广注·辨太阳病脉证并治下》）

《医宗金鉴》：瓜蒂极苦，赤小豆味酸，相须相益，能疏胸中实邪，为吐剂中第一品也。而佐香豉汁合服者，借谷气以保卫气也。服之不吐，少少加服，得快吐即止者，恐伤胸中元气也。此方奏功之捷，胜于汗下，所谓汗、吐、下三大法也。今人不知仲景、子和之精义，置之不用，可胜异哉！然诸亡血虚家，胸中气液已亏，不可轻与，特为申禁。（《医宗金鉴·订正仲景全书·伤寒论注·辨太阳病脉证并治上》）

吴仪洛：瓜蒂散，越以瓜蒂淡豉之苦，涌以赤小豆之酸，吐去上焦有形之物，则木得舒畅，天地交而万物通矣。（《本草从新·瓜类》）

【临床应用】

（1）张仲景对本方的应用

1）用本方治痰食阻滞胸膈，形似桂枝证，但头不痛，项不强，寸脉微浮，以胸中痞硬，气上冲咽喉不得息为主者。（见166条）

2）本方治饮食入口则吐，心中温温欲吐，复不能吐，手足寒，脉弦迟者。（见324条）

3）本方治痰涎阻遏胸中，胸阳不布之痰厥证，症见手足厥冷，脉乍紧，心下满而烦，饥不能食者。（见355条）

4）《金匮要略·腹满寒疝宿食病脉证治第十》用本方治宿食在上脘。

5）《金匮要略·痉湿暍病脉证治第二》用本方去赤小豆、香豉，仅用瓜蒂一味，名一物瓜蒂汤，治中署兼湿，证见身热疼重，脉微弱，四肢浮肿者。

（2）后世医家对本方的应用

1）《外台秘要》用本方去香豉，或加丁香，或加黍米，或仅用瓜蒂，煎汤口服，或滴鼻，或捣末，取如大豆塞入鼻中，治疗诸黄。录《延年秘录》疗急黄，心下坚硬，渴欲饮水，气粗喘满，眼黄，得吐则差。

2）《肘后备急方》用本方治胸中多痰，头痛不欲食。

3）《内外伤辨感论》用本方治饮食过饱，填塞胸中。

4）《医方集解》用本方治卒中痰迷，涎潮壅盛，颠狂烦乱，人事昏沉，五痫痰壅及火气上冲，喉不得息，食填太阴，欲吐不出。亦治诸黄、急黄。本方除赤豆，加郁金、韭汁，鹅翎探吐，名三圣散，治中风风痫，痰厥头痛。

5）《奇效良方》用本方治风癫。

6）《温病条辨》及《温疫论》用本方去香豉加山栀，亦名瓜蒂散，治上焦温病，心烦不安，痰涎壅盛，胸中痞寒欲呕，无中焦证者，或疫邪留于胸膈，胸膈满闷，欲吐不吐之证。

（3）现代应用：瓜蒂散为涌吐峻剂，现代临床主要用于胸膈痰涎、宿食阻滞，症见胸脘满闷，恶心欲吐，复不能吐，气上冲咽喉，呼吸迫促，或有四肢不曙，发热恶风汗出，苔白滑，寸脉微浮者。此外，还用于因痰引发的各种病证，如痰涎壅滞于膈上的哮喘；痰蒙清窍之癫狂、癫痫；痰厥不语；痰气凝结之乳房肿块，早期乳癌。20世纪60～70年代亦有报道用本方泡服或搐鼻，治急性黄疸型传染性肝炎、重症肝炎，有退黄及促进肝功能恢复之较好疗效。

近年来，对瓜蒂散治疗肝炎及其催吐功效用于服毒的救治方面，有了进一步研究。

1）服毒的救治：吕氏[1]等报道，对服毒（药）物中毒早期，毒物仍停留在胃内，用瓜蒂为主，佐以升麻、甘草各等分研粉，5g1包，加温开水300~400ml，1次冲服，成人最大量不超过

10g，小儿酌减（1/3或1/2包），治疗急性中毒病人58例，症见意识清楚，烦躁不安，面色苍白，头晕目眩，血压正常或偏低，或手足抽搐，或呼吸浅慢。发现服后3～5分钟开始呕吐，从呕吐开始至胃内容物完全澄清无味的时间，平均为20.7分钟，对照之洗胃组需46.4分钟，大大缩短了从胃内清吐出毒物的时间，有效地阻止了毒物的吸收。瓜蒂散组催吐的有效率为96.55%，而温水引吐组仅71.42%，说明瓜蒂散能迅速催吐，有效地阻止和减少对毒物的吸收，收到令人满意的效果，适于急救之用。

2）急性黄疸型病毒性肝炎高胆红质血症：孟氏报道用瓜蒂散0.1g吹入两侧鼻内，每月1次，3天为1个疗程，需间隔3～7天，方可继2～3个疗程。经治188例急性黄疸型肝炎，并经1个月的保肝治疗，黄疸未见消减，血清胆红素持续在10mg/dl以上。结果显效153例（81.4%），有效31例（16.4%），无效4例，总有效率为97.8%。对照组（继原保肝治疗）106例，显效19例（17.9%），有效32例（29.8%），无效55例，总有效率为17.7%。瓜蒂散治疗组中有64例收集了第1个疗程中的鼻流出液，累积量最少39ml，最多304ml。色泽因黄疸深浅分别为深褐色、黄色或浅黄色，并随黄疸消退而转淡。32例检测胆红素，10mg/dl者16例，3～5mg/dl者7例，1.6～3.0mg/dl者9例，1.0～1.5mg/dl者1例。1个疗程后肝功能检测，胆红素均较前有所下降，麝浊、锌浊异常的94例亦有所改善，并有52例转阴。谷丙转氨酶100v的174例中有94例复常。HBsAg检测（R-PHA）31例阳性有24例转阴。笔者认为瓜蒂散具有被动湿热作用，在保肝治疗的同时，取其散剂吹鼻引邪外解，宣泄湿邪以退黄，治疗急性黄疸型肝炎高胆红质血症达15年，效果良好。本品也可内服，但可致恶心、呕吐及上腹部疼痛，若将之制成肠溶片，则可以防止上述症状发生[2]。

3）瓜蒂散致中毒性休克，20世纪70年代以来均有报道。余氏报道大剂量瓜蒂液致中毒性休克1例。认为瓜蒂散常用剂量为2.5～4.5g，若超量则可引起强烈呕吐，甚至造成呼吸中枢麻痹而死亡[3]。

（4）医案选录

1）酒湿停聚：此方证所之酒湿停聚乃痰湿热郁于上脘所致。临床辨证中常见：胸胁苦满，烦躁欲死，呼吸有力，口出臭气，小便短赤，大便秘结，本方加白矾其效更佳。

张某，男，38岁，于1975年8月14日诊治。多服烈酒，烦渴不已，过食生冷，又卧于湿地，以致水湿结胸，两肋剧痛，烦闷欲死，医用寒凉泻下药物，下利数次，其病不减，由于四肢厥冷，诊为阳虚，更投温燥之剂，病反加重，就诊时症见：形体消瘦，精神不振，舌红苔黄，呼吸有力，口出臭气，以手扪胸，时发躁扰，不能言语，四肢厥冷，小便短赤，大便未解，脉滑有力，两寸独盛，此痰湿热郁于上脘，治宜：涌吐痰热。方用：瓜蒂、赤小豆、白矾各9g，上三味研为细面，分三次服。服后少顷，呕吐出痰涎和腐物两碗，当即言语能出，大便随之下泄，身微汗出，四肢转温，中病即止，停服上药，继以饮食调养而愈。按：多饮贪食，饮冷受湿，酒食蕴聚上脘，其病在上，用寒凉攻下，伐伤其正，又投温燥之剂，则痰热凝聚，延为痼疾。由于痰热壅郁上脘，气机不舒，则四肢厥逆，乍看似阳衰不足之证，但舌红苔黄，口出臭气，脉滑有力，两寸独盛，则为实热无疑。以手扪胸，则其病在上可知矣。大凡宿食在上脘者可吐不可下，中脘则可吐可下，下焦则可下不可吐，其痰热宿食蕴结于上，“其高者因而越之”，故用瓜蒂味苦性寒，功能涌吐在上之宿食痰热，赤小豆味酸，两味配伍，正符酸苦涌泄之意；加白矾味酸性寒，取其澡湿祛痰之功，复有助吐之力。三味配伍，共成涌吐峻剂，治投病机，效如桴鼓。临证时若为宿食郁上之证，嘱其每服3g，先吐后泄，每取卓效，恐吐后伤阴，嘱其吐泻后稀粥少许以善其后。张从正说：“善用药者，使病者而进五谷者，真得补之道也”。故勿用补药，以免犯实实之弊。

2）抽搐失语：此方证之抽搐失语乃痰湿蒙蔽清窍所致，临床辨证中常见：必胸憋闷，烦躁不安，抽搐频作，痰涎壅盛，不能言语，舌淡苔白腻，脉滑数。

祁某，男，43岁，于1976年11月9日诊治。患脑囊虫病6年，抽搐频作，痰涎益盛，多方诊治，时轻时重，于7日下午突发头目眩晕，天地转动，不能站立，以手扪胸，不能言语，中西药治疗无效，邀诊治时症见：形体稍胖，精神尚可，不能言语，以写字陈述其苦，心胸憋闷，烦躁不安，头痛掣目，不能入眠，舌体胖淡，白苔满布，满口湿痰，咳唾涎沫，四肢举动如常，脉象滑数，两寸独盛。此痰湿蒙蔽清窍，治宜豁痰开窍。方用：瓜蒂、赤小豆各9g，水煎服。二诊：（11月11日）上方服后，苦涩异常，先吐后泻，吐痰两碗，下利三次，诸症减轻，但仍不能语，上方加菖蒲、郁金各9g。三诊：（11月15日）昨日将药服下，先吐泻，于晚12时能言语。即予温胆汤加味调治。抽搐从1977年至1979年2年没有发作。按：久有抽搐之疾，似属风痫之证，《素问・至真要大论》说："诸风掉眩，皆属于肝"，由于木郁不舒，加之痰湿蒙蔽清窍，则不能言语，其症见心胸憋闷，烦躁不安，脉象滑数，两寸独盛，痰湿郁结上脘，张子和在"汗下吐三法该尽治病诠"篇中说："风痰宿食，在膈或上脘，可涌而出之"，故取"木郁达之"之义，用吐法峻剂瓜蒂散吐之，使痰有去路，木郁得解，邪去正安。

3）厥逆失语：此方证之厥逆失语乃痰浊壅塞上脘所至，临床辨证中常见：胸闷烦躁，欲吐不能，不能言语，舌淡苔白腻，脉滑有力，若加白矾，其效更佳。

周某，女，41岁，于1972年4月25日诊治。患雷诺病3年，每遇寒冷四肢紫绀，苍白潮红发作，多方诊治无效，后介绍于我院住院治疗，住院期间先后服用温阳和活血化瘀药物，其肢端痉挛好转，供血改善。由于惊恐而失语，四肢紫绀加重，厥冷如冰，时呈尸体色，经会诊先后用右旋糖酐40、镇静药物及中药宁心安神祛痰开窍之剂无效。已饮食不进，卧床不起，病情逐渐加重，院领导亲自参加查房会议。症见：面色苍白，精神呆滞，舌白厚腻，不能言语，以笔代言，胸闷烦躁，欲吐不能，四肢苍白，厥冷如冰，四肢举动，犹如常人，脉滑有力，两寸独大。此证呈阳虚，但痰浊壅塞上脘，急则治其标，治宜涌吐痰浊。方用：瓜蒂、赤小豆、白矾各9g，水煎服。服后先吐浊痰碗余，继则泻下臭秽溏便，当即呼出"真厉害啊"，自此语言能出，肢冷好转，而雷诺现象亦减轻。按：四肢变色，厥冷如冰，状属阳微寒盛之证，但惊恐之后，脏腑功能失调，脾湿郁遏，木郁不达，痰浊内生，阴塞于上，清窍蒙蔽则语言难出，清不能升，浊不能降，阳郁不达则肢冷体色苍白等症相继出现，但胸闷烦躁，两寸独盛，诚属痰浊壅塞上脘，张从正在"汗下吐三法该尽治病诠"中说："夫病之一物，非人身素有之也，或自外而入或由内而生，皆邪气在，邪气加诸身，速攻之可也，揽而留之何也"，故以瓜蒂散加味用之，果获卓效。

4）忧怒失语：此方证之忧怒失语乃气郁痰阻，蒙蔽清窍所致。临床辨证中常见：精神郁闷不能言语，烦躁难忍，舌苔白腻，脉滑数，本方加郁金、豆豉等其效更佳。

张某，女，43岁，于1976年9月25日诊治。家庭不和，忧怒悲伤，觉心中烦乱难忍，情志郁而不伸，突发失语，经服镇静药物和中药化湿开窍药物无效，邀诊治时症见：形体肥胖，精神郁闷，不能言语，易悲易哭，舌白厚腻，懊侬不眠，以手扪胸，烦躁难忍，手指咽喉，梗塞难息，欲吐不出，脉搏滑数，此气郁痰阻，蒙蔽清窍，治宜涌吐痰湿为急务。方用：瓜蒂、赤小豆、豆豉、郁金各9g，水煎服。上方服后先吐痰涎碗余，后泻3次，诸症减轻，但仍不能语，由于催吐重剂，服之难忍，病人拒再服，后经多方劝解，又进上方1剂，仍先吐后泻，开始言语，诸症好转，后以饮食调节而愈。按：怒伤肝，忧伤脾，肝郁不舒，不能疏泄，经脉之气阻滞，脾失健运，痰湿乃生，肝气携痰，蒙蔽清窍则不能言语，结于咽部则如异物梗塞，结于上脘则烦躁懊侬，欲吐不出，总由痰湿作祟，虽服化湿开窍药物而无效的原因也就在于杯水车薪，药不胜病，不用重剂，难起大疴，思仲景《伤寒论》166条"病如桂枝证，头不痛，项不强，寸脉微浮，胸中痞鞕，气上冲咽喉不得息者，此为胸有寒也，当吐之，宜瓜蒂散"的教导，投之而收捷效。临床对于情志不舒之失语，兼有痰湿壅郁胸上者，投此方治之，屡收速效。

【按语】

瓜蒂散，是仲景为痰实阻滞胸膈而设，为涌吐峻剂，以胸脘痞闷，欲吐不能，气上冲咽喉不得息，心烦不安，或手足厥冷，寸脉微浮，或脉乍紧，苔多白腻为其辨证要点。因邪结部位在上焦，故本《内经》“其高者，因而越之”之旨，制以酸苦涌泄的瓜蒂散。由于吐法峻猛伤阴损阳，故使用较少，报道亦少。然则，若能准确地掌握适应证，可收立竿见影之效。剂量，一般以每日3～6g煎汤顿服，或0.6～1.8g，研末吞服[4]为宜，中病即止。过量则可引起毒性反应，甚至呼吸、循环衰竭，不可不慎。

【现代研究】

瓜蒂散的主要药理作用在于瓜蒂，现代对甜瓜蒂的研究，认为甜瓜蒂的主要成分含甜瓜素及葫芦素B、E等结晶性苦味质。味苦、性寒、有毒。有催吐、退黄之功，现代药理研究，证实有如下作用。

（1）催吐作用：据林氏报道，甜瓜蒂所含之甜瓜素，动物实验证明其能刺激胃黏膜的感觉神经，反射性地兴奋呕吐中枢，引起强烈呕吐[6]。反之，若皮下或静脉注射则无效[5]。

（2）退黄与改善肝功能作用：据吴氏综合报道，甜瓜蒂所含葫芦素B或E在抗四氯化碳肝中毒实验中降谷丙转氨酶作用显著，从病理组织上可见对肝细胞的疏松变性、坏死及空泡变性有治疗作用。葫芦素B对实验性慢性肝损伤，能明显增加肝糖原蓄积，阻止肝细胞脂肪变性及明显抑制肝纤维增生。临床运用葫芦素B、E混合物或主含葫芦素的甜瓜蒂22号制剂，对迁延性、慢性肝炎有较好的改善症状，有回缩肝脾、退黄、降酶作用，此外还具有降浊、纠正蛋白倒置作用。瓜蒂浸出液内服或瓜蒂细粉吹入或吸入鼻腔，有较好的退黄和改善肝功能作用，对各型病毒性肝炎，均有显著效果。有人认为，肝炎迁延不愈，可能是长期的病毒感染，引起机体细胞免疫功能暂抑制或病人本身细胞免疫功能缺陷所致。瓜蒂能激发非特异性的细胞免疫功能，白细胞增加，分类明显左移，淋巴细胞增加，淋巴母细胞转化力提高，这些可能是其退黄和改善肝功能的作用原因[5]。

孟氏认为瓜蒂散吹鼻，系以其有效成分作用于局总神经和血管分布极为丰富的鼻前庭，血管反射性舒张，渗透性增加，使机体内过多的胆红质移置体外而达到治疗效果[2]。

**参考文献**


[1] 吕瑞秀，刘秀丽. 瓜蒂散快速催吐的研究及临床应用. 中华护理杂志，1994, 29(3): 133

[2] 孟践. 瓜蒂散治疗急性黄疸型病毒性肝炎高胆红质血症验证. 吉林中医药，1986, (3): 12

[3] 余天泰. 超量服瓜蒂液致中毒性休克1例. 中国中药杂志，1994, 19(1): 51

[4] 吴忠文. 经方运用三则. 新中医，1988, 20(2): 19

[5] 吴葆杰. 中草药药理学. 北京：人民卫生出版社，1983: 145~146

[6] 林启寿. 中草药成分化学. 北京：科学出版社，1977: 56


## 八、吴茱萸汤方

### （一）方药

吴茱萸一升，洗　人参三两　生姜六两，切　大枣十二枚，擘

上四味，以水七升，煮取二升，去滓，温服七合，日三服。

### （二）治法

温胃暖肝，散寒降浊，补中益气。

## （三）方解

方中吴茱萸为主药，性大热而味辛苦，为温胃暖肝，散寒降浊之要药；生姜为臣，性味辛温，温胃散寒，降逆止呕；人参、大枣为佐使，性味甘温，以补中益气，崇土以制木。四药配伍，共奏温胃暖肝、散寒降浊、补中益气之效。因本证夹有水饮之邪，故不用甘草之缓恋。

【经典原文】

食谷欲呕[1]，属阳明也，吴茱萸汤主之。得汤反剧者，属上焦也。（243）

【词解】

（1）食谷欲呕：当进食时气逆要呕。

【提要】 辨呕逆之寒热。

【原文分析】

阳明属胃，主受纳、腐熟水谷，其气以下降为顺。若因病邪影响，则胃气不能正常下降，反而上逆，就可发生呕逆等症状，故曰“食谷欲呕，属阳明也”。

“食谷欲呕”病在中焦，故属阳明。阳明呕逆其性质有寒证和热证的不同。本条治用吴茱萸汤温胃散寒、降逆止呕。得汤反剧者，是方不对证。当是上焦有热，扰于胸膈胃脘，而致胃失和降，气逆呕吐。唯其因热而呕（故呕吐物多有酸腐之气，伴舌红，苔黄，脉弦数或滑数。治宜清泻上焦热邪，如栀子豉汤或枳实栀子豉汤等）。起初，误投吴茱萸汤，是以热治热，反致病情加重。

【原文选注】

吴谦：食谷欲呕，属阳明者，以胃主受纳也。今胃中寒，不能纳谷，故欲呕也。以吴茱萸汤温中降逆，而止其呕可也。若得汤反剧者，此非中焦阳明之里寒，乃上焦太阳之表热也。吴茱萸气味俱热，药病不合，故反剧也。法当从太阳阳明合病，不下利但呕之例治之，宜葛根加半夏汤。（《医宗金鉴·订正仲景全书·伤寒论注·辨阳明病脉证并治》）

尤在泾：食谷欲呕，有中焦与上焦之别，盖中焦多虚寒，而上焦多火逆也。阳明中虚，客寒乘之，食谷则呕，故宜吴茱萸汤，以益虚而温胃。若得汤反剧，则仍是上焦火逆之病，宜清降而不宜温养者矣。仲景于疑似之间，细心推测如此。（《伤进贯珠集·阳明篇上》）

张路玉：此条辨呕，有太阳，亦有阳明，本自不同。若食谷欲呕，则属胃寒，与太阳恶寒呕逆之热证相反，正恐误以寒药治呕也。然服吴茱萸汤转剧者，仍属太阳热邪，而非胃寒明矣。（《伤寒缵论·阳明上篇》）

【经典原文】

少阴病，吐利，手足逆冷，烦躁欲死者，吴茱萸汤主之。（309）

【提要】 阳虚阴盛，正虚邪争的症治。

【原文分析】

本条“少阴病”冠首，是言证如少阴病的普通症状。“烦躁欲死”是形容烦躁之甚令病人难以忍受的症状。属胃寒肝逆，浊阴上犯之少阴厥阴合病。故其治疗不用四逆汤而用吴茱萸汤，旨在温降肝胃泄浊通阳。

此证为胃寒肝逆而浊阴上犯，致使中焦升降逆乱，故见吐利，阳为阴寒所郁，而不能达于四末，是以手足逆冷。既是胃寒肝逆而浊阴上犯，故是证当以呕吐为主，治以吴茱萸汤温降肝胃而泄浊通阳。

【原文选注】

成无己：吐利，手足厥冷，则阴寒气甚；烦躁欲死者，阳气内争。与吴茱萸汤，助阳散寒。（《注解伤寒论·辨少阴病脉证并治》）

尤在泾：此寒中少阴，而复上攻阳明之证，吐利厥冷，烦躁欲死者，阴邪盛极，而阳气不胜也，故以吴茱萸温里散寒为主，而既吐且利，中气必伤，故以人参、大枣益虚安中为辅也。然后条（指296条，编者注）云：少阴病吐利躁烦，四逆者死，此复以吴茱萸汤主之者，彼为阴极而阳欲绝，此为阴盛而阳来争也，病证则同，而辨之于争与绝之间，盖亦微矣。（《伤寒贯珠集·少阴篇》）

吴谦：名曰少阴病，主厥阴药者，以少阴、厥阴合病，证同情异而治别也。少阴有吐昨，厥阴亦有吐利，少阴有厥逆，厥阴亦有厥逆，少阴有烦躁，厥阴亦有烦躁，此合病而证同者也。少阴之厥有微甚，厥阴之厥有寒热，少阴之烦躁则多躁，厥阴之烦躁则多烦，盖少阴之病多阴盛格阳，故主以四逆之姜附，逐阴以回阳也。厥阴之病多阴盛郁阳，故主以吴茱萸汤之辛热，迅散以通阳也，此情异而治别者也。今吐而不吐蛔，手足厥冷，主以少阴病名之也。盖厥冷不过肘膝，多烦而躁欲死，故属厥阴病主治也，所以不用四逆汤而用吴茱萸汤也。（《医宗金鉴·订正仲景全书·伤寒论注·辨少阴病脉证并治》）

陆渊雷：吴茱萸汤证，为胃肠局部之寒，非全身虚寒，当属太阴，非少阴也。（《伤寒论今释·少阴篇》）

陈亦人：吴茱萸汤证以呕吐为主证，下利、厥冷不是必备的症状。证属中虚肝逆，而浊阴上犯，与四逆汤证的阴盛阳虚不同，是以虽有下利，但并不太严重。其烦躁欲死，因阴阳剧争所致，所以用吴茱萸汤温降肝胃，泄浊通阳。四逆汤证是脾肾虚寒证，此是胃虚肝逆证。（《伤寒论译释·辨少阴病脉证并治第十一》）

刘渡舟：296条“少阴病，吐利，躁烦，四逆者，死。”与本条所述在字面上颇为接近，然彼为死证，此为可治证，何也？因296条为阳气大衰，阴寒独盛，大有残阳欲脱之势，吐利无度，四肢厥深，上冷过肘，下冷过膝，躁扰不宁，躁重于烦，故为死证。本条所述仅是手足发冷，因剧吐而烦躁，以烦为主，故为可治。（《伤寒论讲解·辨少阴病脉证并治第十一》）

姜建国：……又有据“少阴病，吐利躁烦四逆者，死”（296条）及“少阴病吐利，手足逆冷，烦躁欲死者，吴茱萸汤主之”（309条）两条，认为一云死证，一云可治，所以“烦躁较轻，躁烦较重”，这实属求深反凿。因为296条是少阴阴盛阳脱之危证，其“躁烦”的特点是时有手足躁动、烦乱不安，但必伴神志不清、身蜷息微，脉微欲绝等症。而309条是胃寒生浊，列入少阴病篇且冠以“少阴病”，但却非少阴本病，而是为了与少阴阳亡之吐利烦躁鉴别辨证。所以309条之“烦躁”是吐利交作而致，其特点是神志清醒，欲吐不吐，喊叫不已，难受欲死。二者病本相异，病位各别，虚实不同。（《伤寒思辩·病证思辩·烦躁症的辨治及其概念》）

【经典原文】

干呕，吐涎沫[(1)]，头痛者，吴茱萸汤主之。（378）

【词解】

（1）吐涎沫：吐出清稀唾液。

【提要】　肝寒犯胃，浊阴上逆的证治。

【原文分析】

肝阳不足则阴寒内盛、寒气上逆，最易乘犯胃土而作干呕之状；阳虚疏达无力，土壅水积留而为饮，随气上逆，症见吐出唾液清稀；肝寒气逆，循经上冲，清阳不利则头痛，由于厥阴肝经与督脉会于巅顶，故肝寒上逆头痛常以巅顶痛为特征。正是由于病机癥结在肝寒气逆，故治疗以温降肝逆为主，俾肝木得温，气逆得降，干呕吐涎沫头痛自除。

本条与377条皆为阳虚寒气上逆犯胃作呕，本条以肝寒上逆为主，前条重在肾阳不足，两者病位有所不同，此其区别之一；此外，377条阳虚更盛，见阳浮身热等难治证候，本条阳虚相对较轻未至虚阳外浮又是其区别之处。由于上述原因，虽然同属阳虚所致干呕，前条以温肾为主，后条以温肝降逆为先，体现了中医学“同病异治”的辨证思想。

吴茱萸汤的适应证在《伤寒论》中凡三见，一为阳明篇“食谷欲呕，属阳明也，吴茱萸汤主之”，乃胃阳虚衰，浊阴不化，受纳无权所致。二为少阴篇“少阴病，吐利，手足逆冷，烦躁欲死者，吴茱萸汤主之”，乃胃寒气逆，剧烈呕吐，并进而导致升降逆乱、阴阳气不相顺接，并使病人痛苦殊甚，冠以少阴病，实非少阴真阳衰微，而是其证类似少阴。三为本条肝寒犯胃，浊阴上逆。三条症状表现虽有不同，但其基本病机却相近，故皆用吴茱萸汤暖中散寒，消阴降浊。

【原文选注】

方有执：厥阴之脉，挟胃属肝，上贯膈，布胁肋，循喉咙之后，上入颃颡，连目系，上出与督脉会于巅。其支者复从胃别，贯膈上注肺。故《灵枢》曰，是肝所生病者，腹满呕逆。然则厥阴之邪循经而上逆，故其证见如此。（《伤寒论条辨·辨厥阴病脉证并治》）

柯韵伯：呕而无物，胃虚可知矣。吐涎沫，胃寒可知矣。头痛者，阳气不足，阴寒得以乘之也。吴茱萸汤温中益气，升阳散寒，呕痛尽除矣。干呕，吐涎沫是二证，不是并见。（《伤寒来苏集·伤寒论注·吴茱萸汤证》）

汪苓友：厥阴之脉，挟胃贯膈，循喉咙之后。干呕为厥阴寒气上逆，至吐涎沫，则胃中虚寒极矣。武陵陈氏云，涎沫者，清寒之象，若胃热，则变而为浊痰矣。头痛为肝脏虚，厥阴大寒之气上攻，故头额与巅顶作痛，以厥阴之脉连目系，上出额，与督脉会于巅故也。与吴茱萸汤以温里散寒，补虚下逆气。（《伤寒论辨证广注·中寒脉证》）

吴谦：太阳有吐食而无呕也，少阴有欲吐不吐，咳而呕也。厥阴之厥而呕，呕而吐蛔也。今干呕者，有声无物之谓也。吐涎沫者，清涎冷沫，随呕而出也，此由厥阴之寒上干于胃也。三阳有头痛，必兼身热，至于太阴、少阴二经皆无头痛，嘛厥阴与督脉会于巅，故有头痛而无身热也。比少阳不解，传入厥阴，阴邪上逆、故呕而头痛也。以吴茱萸汤主之，从厥阴本治也。（《医宗金鉴·订正仲景全书·伤寒论注·辨厥阴病脉证并治》）

章虚谷：涎出于脾，沫出于肺，厥阴中相火为寒邪所激，逆冲犯胃而干呕，涎沫不归脾肺，随气呕吐。厥阴之脉上巅顶，故头顶痛也。吴茱味苦，下肝气最速，而辛渐散寒，人参姜枣，补脾肺以安中，肝气平则头痛愈，中宫和则呕吐止也。（《伤寒论本旨·厥阴篇》）

【方药论选】

汪苓友：此条亦胃中虚冷之证。食谷欲呕者，胃既无火，不能消下也。曰属阳明者，《后条辨》云：此别其少阳喜呕之半表半里，又太阳干呕不能食之表证不同，宜温中补虚降逆气，方用吴茱萸汤无疑矣。有其得汤反剧者，此寒不在中焦，而属上焦，吴茱萸气味苦辛重浊，与上焦之清气不相协和故也。愚按成注方：以治上焦之法治之，而无其方。《准绳》云：葛根半夏汤误矣。《尚论篇》云：仍属太阳热邪，并非胃寒。《条辨》云：上焦以膈言，戒下之意，此又泥于伤寒呕多，虽有阳明证，不可攻之，皆大谬之极，窃思先贤用药，岂如今医之鲁莽，误以胃家虚寒为实热证，但虚寒在膈以上，不与胃腑之中混同一治。上条证治以吴茱萸汤，寒热虚实原无误也。其有得汤反剧者，《补亡论》常器之云：宜橘皮汤。注云：《类要方》用橘皮二两，甘草一两，生姜四两，人参三两，水煎服，斯庶得之矣。（《伤寒论辨证广注·太阳阳明中寒脉证》）

许宏：此以三者之证共用此方者，以吴茱萸能下三阴之逆气为君，生姜能散气为臣，人参、

大枣之甘缓，能和调诸气者也，故用之为佐使，以安其中也。（《金镜内台方议》）

汪苓友：按吴茱萸汤之义，其略已见于阳阳病食谷欲呕，及少阴病吐利，手足厥冷二条之中矣。然二条之证系借用，不若此条厥阴病，干呕，吐涎沫，头痛，为正治之方也。吴茱萸色绿，得震坤之气，性辛烈而味苦厚，入足厥阴风木之脏，善治痰涎上攻头痛，兼能温中，下逆冷气，止呕吐，故用之为君，以散泄阴寒之气。人参甘温，能补五脏诸虚不足者也，故用之为臣，以补中气，敛涎沫。生姜辛温，为呕家圣药，故用之为佐使。以大枣大能和茱萸之毒，合人参之甘，配生姜之辛，而能发散寒邪，补益中州，奠安胃气。盖头痛虽由厥阴经阴寒之气上攻，实系胃中虚寒之极所致，得温得补，则寒气散而呕吐止，头痛亦除矣。即吴茱萸汤一方，而用之得宜，神效如此。（《伤寒论辨证广注·中寒脉证》）

王晋三：吴茱萸汤，厥阴阳明药也。厥阴为两阴交尽，而一阳生气实寓于中，故仲景治厥阴以护生气为重。生气一亏，则浊阴上干阳明，吐涎沫，食谷欲呕，烦躁欲死，少阴之阳并露矣，故以吴茱萸直入厥阴，招起垂绝之阳，与人参震坤合德，以保生气。仍用姜枣调其营卫，则参萸用之以承宣中下二焦，不治心肺，而涎沫得摄，呕止烦宁。（《绛雪园古方选注·温剂》）

【临床应用】

（1）张仲景对本方的应用

1）主治肝胃虚寒，浊阴上逆证。（见378条）

2）治胃寒气逆，受纳无权而见食谷欲呕证。（见243条）

3）治胃寒气逆，剧烈呕吐而导致升降逆乱，阴阳气一时不能相顺接，而见吐利，手足逆冷，烦躁欲死等类似少阴之证。（见309条）

4）治胃家虚寒，寒饮凝滞而见呕而胸满证。（见《金匮要略·呕吐哕下利病脉证治第十七》第8条）

（2）后世医家对本方的应用

1）《备急肘后方》：治人食毕噫醋及醋心。

2）《圣济总录》：人参汤（即本方）治心痛。

3）《兰室秘藏》：治厥阴头顶痛，或吐涎沫，厥冷，其脉浮缓。

4）《医方集解》：本方加附子，名吴茱萸加附子汤，治寒疝腰痛，牵引睾丸，尺脉沉迟。

5）《伤寒论类方汇参》：①仲景治头痛如破，用吴茱萸者，以此辛开苦降之剂，且能降肝胃之寒，使不上冲于头，此为治脏腑而经络自治也；②脑髓寒痛：肝脉入脑，故仲景用吴茱萸汤治疗脑寒痛；③寒霍乱：此汤治少阴吐利厥逆，烦躁，亦治厥阴寒犯阳明，食谷即吐之症。

6）《类聚方广义》：呃逆，有宜此方者。按《外台》曰：疗食后醋咽多噫。又云：霍乱不吐不下，心腹剧痛欲死者，先用备急或紫圆，继投此方。则无不吐者，吐则无不下者，已得快吐下，则苦楚脱然而除。其效至速，不可不知。

7）《方函口诀》：此方主降浊饮。故主治吐涎沫、头痛、食谷欲呕，烦躁吐逆。

（3）现代应用：现代医家认为本方证系由中焦阳虚或肝寒犯胃，胃寒生浊，升降失常所致。症见：食谷欲呕，吐利，四肢逆冷，烦躁难忍，头痛，吐涎沫等。多用于胃寒呕逆、眩晕、头痛、神经性呕吐、急性胃肠炎、高血压、眼疾等病证。

1）消化系统：常用于治疗急慢性胃炎、胃及十二指肠溃疡、十二指肠壅积症、胃癌伴泛吐清涎症、幽门梗阻、慢性肠炎、慢性非特异性溃疡性结肠炎、胃肠病呕吐、胆囊炎等。如金氏、牟氏、彭氏报道上消化道溃疡病99例，其中属虚寒型者81例，用吴茱萸汤加减治疗，有效率在90%左右[1~3]。郭氏在急性胃肠炎、胃溃疡、胃癌等疾病过程中，凡出现食谷欲呕、或吐利、厥逆、烦躁，或干呕、吐涎沫、头痛等症，而舌不红，无热象者，投以吴茱萸汤，往往呕吐即止，胃纳渐增，脾大健运，疗效颇著[4]。牛氏等用吴茱萸汤（吴茱萸、红参各10g，生姜30g，大枣12枚）治疗上消化道癌并发泛吐清涎证168例，治愈（泛吐清涎消除）116例，显效（每日泛味清涎量减少2/3以上）21例，有效（每日泛吐清涎量有减少，但不足2/3）17例，无效（泛吐清涎量无减少）14例，总有效率为91.7%，认为上消化道癌肿发展至中晚期，脾胃之阳受损，而致中焦虚寒，运化失司，水谷精微不能敷布，变生痰饮内停，随胃气上逆而成泛吐清涎之证。用本方温中降逆，既可改善泛吐清涎的病状，又能提高其生存期[5]。陈氏报道用吴茱萸汤加味治愈十二指肠壅积症、慢性泄泻等，并举医案各1例[6]。金氏治顽固性泄泻，辨证属脾肾阳虚，运化失常，清浊不分者，用吴茱萸汤适当加减，治疗2例而获效[7]。陈氏用吴茱萸汤加味治疗慢性非特异性溃疡性结肠炎辨证属虚寒型者68例，治愈42例，好转23例，无效3例，总有效率为95%，治愈者中，停药1年后随访38例，2例复发[8]。黄氏报道，慢性胆囊炎病人，出现干呕、吐涎沫之肝寒犯胃者，用吴茱萸汤加味收到良效[9]。

2）循环系统：吴茱萸汤可用于调节血压。如柴氏报道，本方温肝散寒，平冲降浊，治高血压证属肝胃虚寒、浊阴上逆者，获效满意[10]。张氏用吴茱萸汤合小半夏加茯苓汤加味治疗临界性高血压44例，治愈34例，好转8例，无效2例，总有效率为95.45%，治愈率为79.54%[11]。万氏治1例血压240/140mmHg的病人，数年不愈，症见头晕甚而巅顶时痛，怯寒甚，口淡出水，时或噫气吞酸，投吴茱萸汤加减，先后20余剂，血压降至140/80mmHg[12]。日本矢数道明报道，低血压伴头痛、呕吐、眩晕的病人，亦可用吴茱萸汤而使症状缓解[13]。可见吴茱萸汤对血压具有一定的双向调节作用。此外亦有将其用于治疗克山病的报道，如赵氏治1例急性克山病发作病人，症见恶心呕吐，心里难受，四肢厥逆，脉沉伏细弱欲绝，辨为寒邪直中三阴，用参附汤加味，效不显著，改用吴茱萸汤进2剂，基本缓解[14]。

3）神经精神系统：吴茱萸汤用于治疗神经性呕吐、血管神经性头痛、顽固性头痛、眩晕、美尼尔综合征等报道甚多，也有用于治疗颅内压增高性头痛、神经官能症、失眠、癫痫小发作等病证的报道。如张氏用吴茱萸汤治疗神经性呕吐多例，均获良效，并体会到，加半夏助吴茱萸降逆，加茯苓健脾，往往可提高疗效[15]。指出凡神经性呕吐，检查无器质性病变，也非其他疾病引起的呕吐，且无热象，呕吐前无恶心感，也没有不适和痛苦，吐出一口口少量胃内容物，淡而无味，不酸不臭，病人喜温恶寒，舌淡苔白，脉沉迟，用吴茱萸汤效果最佳[16]。蒋氏也有用吴茱萸汤加减治疗神经性呕吐而获良效的报道[17]。用吴茱萸汤治疗血管神经性头痛、顽固性头痛的报道很不少见。如陈氏用之治疗肝寒头痛[18]、阎氏用之治疗血管神经性头痛[19]。张氏治1例颅内高压致阵发性前额头痛、剧烈呕吐，头重如裹，至夜加重，呕吐清水，不能进食的病人，首以吴茱萸汤3剂，继以吴茱萸汤合苓桂术甘汤7剂而愈[20]。万氏等用吴茱萸汤治愈1列外伤而致剧烈头痛、呕吐涎沫、烦躁不安、腹满硬痛、呈昏迷状、西医诊为颅内血肿的病人[21]。用吴茱萸汤治眩晕屡有报道。如郑氏用本方治疗美尼尔综合征，举1例反复发作2年，症见头晕目眩、旋转不定、如立舟中、耳如蝉鸣、呕吐清涎、畏寒肢冷，连服吴茱萸汤5剂，诸证悉除，观察12年未见复发[22]。王氏、秦氏等皆用吴茱萸汤加减治疗眩晕而获效[23、24]。此外刘氏用吴茱萸汤治疗神经官能症32例，尽管症状各异，如其中有干呕吐涎沫者22例；手足厥冷以下肢为剧者32例；胸部憋满者18例；烦躁欲死者32例；头痛者29例，其中巅顶痛18例、偏头痛10例、枕部痛1例；失眠健忘18例；有强迫行为者9例，结果全部病例均于服药3剂后见效，最少服12剂，最多服90剂，痊愈28例，进步4例[25]。还有用本方治疗胃肠神经官能症的报道。黄氏用本方加味治疗重症失眠[26]，冉氏用之治疗癫痫小发作表现为失神型[27]，皆获效。

4）泌尿生殖系统：有报道用吴茱萸汤治疗急慢性肾炎、尿毒症、阳痿、阴囊挛缩、寒疝等。如夏氏认为《伤寒论》中吴茱萸汤适应证的临床表现，实际上包括了西医所说的尿毒症，据此用吴茱萸汤治疗急性肾炎并发尿毒症3例，收到一定效果[28]。刘氏以吴茱萸汤治疗慢性肾炎、尿毒症也收到良效[29]。王氏治1例阳痿，阴囊挛缩，证属肝经虚寒、肾精不足、肾阳虚衰者，用吴茱萸汤暖肝散寒，配补益精气、益肾壮阳之品而愈。又治1例寒疝病人也获良效[30]。李氏报道缩阳症1例，病人3个月前睡卧寒湿地，致腰痛、阳痿，继而阴茎及阴囊向上挛缩，喜热怕冷，时缓时急，伴小腹寒冷拘急，舌淡红，苔白腻而滑，脉寸微尽弦，先予金匮肾气丸改汤剂不效，后用吴茱萸汤加减，服9剂阳事能举，诸症霍然[31]。

5）妇科：吴茱萸汤可在辨证的前提下用于治疗痛经、妊娠恶阻、带下、产后自汗、更年期顽固性呕吐等。如郭氏据吴茱萸汤证有干呕、食谷欲呕等主症和浊阴上逆的病机，用于治疗妊娠恶阻，收效满意[4]。陈氏认为吴茱萸汤集温肝散寒、益气降逆于一方，而妇人“以肝为先天”，有善怀多郁之特点，故凡见肝胃虚寒之证，应用本方加减皆可应手，并举吴茱萸汤加柴胡、白芍治疗肝郁脾虚所致之痛经、妊娠恶阻、带下病、产后自汗等医案4则以验证[32]。王氏等用吴茱萸汤治疗更年期顽固性呕吐16例，服药3天，呕吐消失者5例；服药4天，呕吐消失者4例；服药7天，呕吐消失者4例，16例全部治愈，服药时间最长者为1个月[33]。

6）眼科：阎氏等报道，用吴茱萸汤治疗闪辉性暗点38例，痊愈34例，好转4例，总有效率100%，所设对照组35例，口服他巴唑或烟酸，好转10例，无效25例，总有效率为28.57%，治疗组疗效明显优于对照组[34]。姚氏报道用吴茱萸汤治疗急性充血性青光眼、闪辉性暗点、视疲劳症、角膜溃疡等多种眼科疾患，效果满意[35]。张氏报道用吴茱萸汤加减，治疗眼眶假瘤1例获效[36]。

7）传染科：郑氏报道用吴茱萸汤治疗细菌性痢疾、传染性无黄疸型肝炎，表现为脾胃虚寒、寒湿内蕴者，疗效颇佳[22]。

8）其他：段氏报道，将吴茱萸汤等用于戒毒，治疗吸毒综合征，发作症状见头痛如劈，手足厥冷，口中流涎，脉弦，舌质紫，苔水滑者，为寒凝肝脉，水湿不化，治疗以吴茱萸汤为主方。症以烦躁心悸，呕吐涎沫，面色苍白，四肢厥冷，骨节疼痛，脉沉细或细数，舌青，苔白水滑为主者，证为寒凝少阴，虚火上扰，中阳不振，治疗以吴茱萸汤合理中汤加附子、茯苓。所治数例，主要症状在2~4周消失[37]。

此外，初氏通过对吴茱萸汤证古今医案246例的统计分析，对其证治规律得出如下结论：①本证男女均可发生，以女性居多；各年龄组均可发病，以31~45岁者为多；四季中以冬季发病为最多。②诊断指标为：呕吐，头痛，四肢不温，舌淡，苔白润，脉沉、弦、迟、弱、缓。③基本病机是：肝胃虚寒、阴浊上逆。④临床应用，多原方不变，以党参代人参，多以3剂见效。⑤多用于呕吐、头痛、眩晕、高血压、青光眼、胃肠炎等多种伴有脾胃虚寒性反应的疾病，尤以巅顶头痛、干呕、吐涎沫者最为常用[38]。

（4）医案选录

1）头痛：头为“诸阳之会”，三阳和厥阴经脉皆上会于头，五脏精气，六腑清阳之气亦上荣于头。故外感内伤皆能导致头痛。而吴茱萸汤证的头痛部位在额巅，因阳明经脉循于面额，厥阴经脉与督脉会于巅顶，还要结合其他临床见证，如舌淡瘦小，多津不渴，四肢欠温，呕逆吐沫，脉多弦滑或沉细迟，没有表证等临床见证。此方重在吴茱萸，能降肝胃之寒，肝胃之寒得降，阴寒之邪不上凌，经脉舒畅，头痛自愈矣。

案一：罗某，男，35岁，于1963年8月13日诊治，初患外感，发热恶寒，无汗身痛，项背强直不舒，投以葛根汤加味，服后汗出热退，项强好转，但头痛不止，经三次会诊，辨为阳热之证，先后投大剂白虎汤和祛风清热药物无效。症见：面色青黑，精神困疲，头痛如劈，位在额巅，以布裹头，冲墙呼烦，舌无苔多津，鼻流清涕，四肢厥冷，呕吐涎沫，脉象弦滑，此阳虚寒盛，阴寒之气上犯清阳之府，治宜温降寒湿。方用：吴茱萸、人参、生姜各30g，大枣12枚（劈）。上方服后，诸症减轻，头痛立止，继服3剂而愈。按：阴寒之邪上凌，清窍被浊阴之邪蒙蔽，故头痛如劈，其辨证关键在呕吐涎沫和四肢厥冷上。吴茱萸味辛苦而气大热，人参姜枣益气温中，协吴茱萸以降逆安中。使阳虚得补，寒逆得降。对阴寒上逆之邪所致头痛用之多效，临床治头痛时吴茱萸的用量在15~30g为宜，量少则不能达至巅顶驱其阴寒之邪。

案二：吴某，女，36岁。病起于产后沐浴受风寒，初见左侧偏头痛，每遇劳累或情绪变动则诱发，约月余发作1次，发作仅半小时，服止痛片可缓解。以后日渐加剧，其痛由左侧上连巅顶，甚则遍及全脑。每周发作2~3次，入暮发作，翌晨始瘥。服安乃近、罗通定、麦角咖啡因均不能止。痛则大声呼号，呕吐大量痰涎后，略微减轻。曾做头颅CT检查，无病理性改变。病人形体较丰，面色晦滞，舌淡苔白微腻，脉细。病起产后，血室空虚，寒邪入中厥阴，肝失生发之机，厥阴寒浊上扰。拟温肝降浊，化痰搜风。处方：吴茱萸6g，党参9g，生姜2片，大枣4枚，细辛3g，姜半夏10g，茯苓12g，制南星9g，代赭石24g，全蝎粉2g（吞）。上方服7剂，痛势减。二诊加牛膝、益母草，痛益瘥。后加用归、杞、术、草而收功。按：本病例头痛上及巅顶，痛时呕吐大量痰涎，舌淡，苔腻，此不但厥阴寒气上犯，且因肝寒犯胃，痰浊内生，已成肝邪夹痰浊上扰清空之证。故主用吴茱萸汤温肝降逆，加细辛散寒通阳，南星、半夏、茯苓化浊祛痰，全蝎搜风通络，代赭石和胃镇逆。再诊痛热已减，故加牛膝、益母草以镇肝养肝。三诊后则加归、杞养血而充肾精，术、草补脾胃而益中气。盖精血充则肝能御邪，中气建则不被贼侮。（中医杂志，1990，12：35）

案三：李某，女，50岁。病人经常头痛，历时已2年多，痛时眩晕或呈空虚状，甚至呕吐，必卧床休息，经服中西药均未取效。就诊时自述头痛欲按，痛则以头顶为甚，有时呕吐，食纳减少，精神不振，两便正常，略恶寒，脉象细弱，舌苔滑润。辨证为肝寒上犯。拟用温肝散寒法。处以吴茱萸汤加味：吴茱萸9g，党参15g，法夏9g，生黄芪15g，生姜3片，大枣3枚。先服药3剂。药后头痛大减，精神好转，食纳增加，舌脉同前。原方再服4剂后头痛如失，改用六君子汤加黄芪、当归，以善后调理。按：病人头痛、恶寒、呕吐等症象，是由于阳气不振，浊阴引动肝气上逆所致，与《伤寒论》“干呕、吐涎沫，头痛者，吴茱萸汤主之”的病机一致。又因其久痛多虚，治以吴茱萸汤温中补虚、降逆化痰，药症相合，故获良效。痛止后继用六君子汤补中益气，调理脾胃而愈。（江西中医药，1996，2：6）

按：三案皆为顽固性头痛，且皆为厥阴寒邪上逆，故主用吴茱萸汤暖肝散寒降逆而获效。案一是典型阴寒上逆之邪所致头痛，用原方并加大吴茱萸剂量治疗，但案二吐痰涎且形体较丰，痰浊尤盛，故增祛痰化浊镇逆之药；案三头痛欲按，时呈空虚状，既有肝寒上犯，又应有清阳不升，故加生黄芪益气升阳，实即攻补兼用之法。后两则医案后期调理或补肝肾，或补中气，皆从扶正入手而使疗效得以巩固，从而提示此类疾患之根本乃因肝、肾、脾、胃不足而诱发。

2）高血压：高某，女，52岁，1990年10月26日就诊。病人1973年患高血压，15年来血压波动在130~180/90~130mmHg，间断服用中药平肝潜阳、清热泻火之剂，或西药复方降压片、稳压静等，使控制在正常或接近正常血压的范围。近2年血压呈上升趋势，血压180~230/130~150mmHg，持续服用上药而收效欠佳。刻诊血压210/130mmHg。症见巅顶头痛，眩晕，头部重胀沉闷，行走需要人搀扶，干呕时作，口中黏滞多唾，食少无味，不欲饮水，全身轻度畏寒，面色晦滞，虚浮无华，舌质暗淡，有齿痕，苔白滑，脉沉弦滑，重按无力。证属脾胃虚寒，浊阴上逆。方用吴茱萸汤：吴茱萸9g，党参15g，鲜生姜24g，大枣6枚。连服4剂，头痛、眩晕显著减轻，血压180/110mmHg。后间断服用上方合半夏白术天麻汤10余剂，血压维持在160/100mmHg，症状基本消失。（四川中医，1997，2：55）

3）呕吐：病因颇多，治法亦异，吴茱萸汤证中论述了“食谷欲呕”“干呕吐涎沫”等症。

胃以纳谷为顺，今虚则不能纳谷，寒则胃气上逆。少阴吐剂，责在阳衰，厥阴受寒，肝木横逆、胃失和降，清痰冷沫随上逆之气而吐出。综观临床症状，皆以阴寒为患。临床中常兼见：面色皖白，倦怠乏力，喜暖恶寒，吐而胸满，四肢不温，时感头痛，位在巅额，舌质淡白，脉象虚弱等症。吴茱萸汤大苦大辛以温降逆气，大枣以培其中，能治阳明之虚寒，又治少阴之寒饮，亦疗厥阴之横逆，温降肝胃，补中泄浊。

钟某，女，28岁。1年前开始呕吐，最初症状较轻，自己和家人都认为饮食不当所致，未予治疗。但呕吐日益加重，方始求医。某医院诊断为神经性呕吐，但经中西医多方治疗不见好转。于1989年4月来我院就医。症见：一般情况尚可，每餐饭后即吐，特点为一口口吐少量食物和稀水，吐物淡而无味，吐前无恶心，也不痛苦。饮食尚可，二便正常，但伴有周身无力，脉沉，舌淡，苔白。辨证：本证属肝胃虚寒，寒气客于胃，久恋不去，升降失司，故胃气上逆而呕。治以温中补虚，降逆止呕。方药：吴茱萸10g，太子参15g，生姜10g（后下），大枣5枚，姜半夏6g，茯苓15g。上方服3剂证除，原方再服3剂以巩固疗效。2年后随访，一直未复发。（四川中医，1995，1：26）

王某，女，35岁，1968年4月30日住院治疗。由于情志不舒，饮食不节，诱发右胁下攻窜作痛，寒热往来，恶心呕吐，经上级医院诊断印象为“胆囊炎、胆结石”，服大剂排石汤无效，呕吐甚，饮食不下，住院治疗。症见：面色皖白，神采困惫，舌质淡白，满口涎水，胸满胀闷，呕吐不食，吐多痰涎，右胁疼痛，四肢厥冷，但无表证，头痛隐隐，位在巅顶，脉沉细无力。此多服寒凉，阳气耗伤，浊阴填塞于上，治宜温化寒湿，降逆止呕。方用：炒吴萸、红参各9g，生姜30g，大枣10枚（劈），半夏15g，川黄连5g。上方频服，当即呕吐减，第二天能进食，四肢转温，继加减调治而愈。按：胆胃以下降为顺，过服寒凉泻下，伤及胃阳，阴塞于上，不得下达，呕吐乃作，用吴茱萸汤温寒降逆，证有参差，药有取舍，稍加半夏黄连，清降逆气，故能获效。

吴茱萸汤治呕吐，注意变通其量，才能达到预期的效果。临床体会：吴茱萸其气燥烈，用量5~9g为宜。生姜可用15~45g，取其温胃降逆之功，其加减尚需勤求仲景之训外，又要博采后世医家之阐发，如《丹溪心法》取吴茱萸一味，加黄连名左金丸，治呕吐吞酸，每取卓效，王孟英选此方治寒霍乱，灵活变通，各有千秋。诚应继承运用之。

4）失眠：杨某，女，47岁，1984年7月20日诊。病人素体虚弱，1个月前始发失眠，有时彻夜难寐，每靠安定、氯氮草等维持1~3小时睡眠。近日加剧，即使服3~5片安眠药亦无济于事，反增头沉无力，不能劳作。伴有头痛、干呕、吐涎沫、头顶有冷风感，手足寒，纳少。舌质淡、苔白滑，脉沉弦。证为中焦虚寒，厥阴肝经之阳气不能上达，寒饮泛滥，扰于清阳之府所致。拟温中散寒、暖肝和胃降逆法。用吴茱萸汤加味：吴茱萸、人参（先煎）各9g，桂枝、陈皮各10g，生姜18g，大枣12枚，每日1剂。忌生冷，停西药。服3剂后，能入睡3~4小时，信心倍增。守方再服6剂，睡眠转正常，余症悉除。嘱其服补中益气丸缓补中阳。按：（本方）共奏温中焦，助肝阳，祛痰饮之效，使阳气上达清阳之府，寒饮得散，则安静而卧，不治眠而自眠也。（四川中医，1989，8：28）

5）下利：吴茱萸汤治疗下利仅在少阴病中提出“吐利”二字，故多认为呕吐是主症，下利是或然症，但细审此方剂的组成，每药功能原有数端，仲景著书何能悉举。实践是检验真理的唯一标准，我们沿用此方治久利，“少阴寒盛，阳虚而寒水上泛则侮伤脾土，肝寒则失其调达之会，横逆而克脾土，胃虚亦与不健运有着直接的关系；由于脾不升清，胃失降浊，吐利乃作，久则脾陷亦甚，转为久利”。临床中多见：寒冷，喜温欲按，呕吐吞酸，形寒肢冷，肠鸣腹泻，脐腹作痛，舌淡脉沉等症。方中吴茱萸有温肝胃，燥脾湿，温肾阳之功，人参益气健脾，姜枣和胃安中，故既能治上，亦能治下。

张某，男，32岁，搬运工人，1964年7月26日诊治。脾胃久虚，误食生冷，吐泻频作，经治好转，每遇生冷即吐利不止，延病年余，转为慢性泻泄，逐渐消瘦，久治无效，就诊时症见：面色黧黑，精神疲惫，呕吐酸水，脐腹作痛，大便日四五行，腹冷喜按，四肢厥冷，舌淡苔白，满口寒水，脉搏沉细。此阳衰土湿，肝脾下陷。治宜温中降浊，健脾渗湿。方用：吴茱萸、潞参、干姜各15g，大枣12枚，茯苓30g。上方服3剂后，吐酸止，泻利减，大便虽不成形，已能成堆，继以原方加五味子、肉蔻先后服30余剂而愈。按：此乃寒水上犯，肝木横逆，脾陷胃逆。吐而兼利，故用吴茱萸降逆止呕，温中止泻。故而获效，吐虽止而利乃作，其病在下焦，加五味子、肉蔻以温中行气，收敛固涩。王肯堂在《证治准绳》中将仲景吴茱萸汤加减化裁而组成四神丸，后世运用此方治脾虚肾寒之久泻多取卓效，亦佐证了吴茱萸汤不仅治上，亦能治下矣。临床中此方治利多兼吐清水，若不吐清水亦有吞酸喜暖的见证，吴茱萸量可用15~30g，大剂以温上下之寒，易生姜为干姜其效更著，每酌加黄连亦可泻上又能渗下，但量小，以3~5g为宜。

6）烦躁、厥逆：《伤寒论》中论述烦躁和厥逆之证者甚多，由于其阴阳有别，治法亦自各异。

吴茱萸汤证中的烦躁厥逆于少阴篇中说“少阴病、吐利、手足厥冷，烦躁欲死者，吴茱萸汤主之”，其烦躁和厥逆乃由吐利所形成。尤以用“烦躁欲死”之词，实为吐利太甚所致。盖少阴属心肾，肾水上升而济心火，烦自无因，心火下降而暖肾水，则躁无由生，今阳衰土湿，中虚肝逆，浊阴上犯，吐利乃作，阳郁于上则烦，阴盛于下则躁，阳郁不达四肢则厥逆乃生。临床辨证中必须和阴极阳绝之烦躁厥逆有所辨别，多见下利清谷、恶寒蜷卧、四肢厥逆、脉微欲绝等症，治宜回阳救逆。

吴茱萸汤证的烦躁厥逆，多见于吐泻之后，胃肠损伤，兼有脘胀不舒，倦怠乏力，喜暖恶寒，面色皖白，舌淡苔白，脉沉迟等症。方中吴茱萸辛温以散久寒，其味辛烈，直通厥阴之脏，参枣以温燥中土，生姜辛温以行阳气，使厥冷之肢得温，肝木调达，胃逆得降，阴阳交媾，烦躁自止。

杨某，男，42岁，于1974年10月21日住院治疗。素有胃病，加之精志不舒，诱发呕吐不食，经治不愈，延病月余，经X线钡餐检查，钡剂下行郁滞，疑为器质性病变，情绪紧张，日趋加重，住院治疗。症见：面皖少华，精神不振，舌白多津，食入即吐，懊侬吞酸，烦躁不眠，四肢逆冷，大便干燥，四五日一行，脉沉迟无力，此肝胃不和，浊阴上犯，治宜温中降逆，行气和胃。方用：红参9g，生姜30g，大枣12枚（劈），吴茱萸、枳壳、厚朴各15g。上方嘱其频服，3剂后吐止，胃中觉热，大便通利，烦躁止，四肢转温。继调治而愈。

按：脾胃久虚，情志不舒，肝失调达之职，胃失下降之令，腑气不通、食不能入，则便干不行、呕吐不止，正气亦伤，辨其舌白多津、四肢厥冷，脉沉力，病机属中焦虚寒，肝木横逆，浊阴上犯，其烦躁的原因，一由呕吐太剧所致，再因大便不通而形成，故用吴茱萸汤大辛以开其格，大苦以降其逆，大枣以培其中，酌加行气之品，使腑气通利，呕吐自止，烦躁厥逆亦相继而愈，知何部不利，利之则愈矣。

【按语】

从吴茱萸汤现代临床应用看，虽涉消化、循环、呼吸、精神神经、泌尿生殖、妇科、眼科、传染科等多种疾病，但从中医辨证角度看，其适应证的病位，几乎不离肝与脾胃，病性不外肝胃虚寒、水饮不化，浊阴上逆，主症不外头痛、眩晕、呕吐或吐涎沫、肢凉、舌淡、苔润、脉沉、迟、弱、缓、弦，其中尤以巅顶痛、呕吐或涎沫为最多见。“证”是方剂的运用依据，吴茱萸汤的治证，仲景论述颇详，后世医家更有发扬，我们要勤求仲景之训，博采各家之长，临床中不受中西医各种病名之限，只要辨证正确，投之能收异病同治之效。临床应用时，方中人参多以党参代之，疗效似无明显差异，药物剂量比例，有人通过临床实践认为，吴茱萸与人参（或党参）应等量，而生姜当为吴茱萸的倍量，此时效果更好。本方既可单独使用，亦可据证伍以助阳益气、祛寒消阴、行饮化痰、疏风降逆之品。

吴茱萸辛苦燥烈，由于畏其燥烈而不敢用或用之其量过少，致使杯水车薪，药不胜病。吴茱萸性虽燥烈，但对浊阴不降，厥冷上逆，吞酸胀满之证服之多效，每用30g，亦无不舒之感。清代黄宫绣著《本草求真》谓“吴萸醋调贴足心治口舌生疮，用之多效”。

要提高疗效，尚需掌握此方的煎服法，细审仲景于煎服法上亦有巧妙之处，胃肠病状是吴茱萸汤的主症，仲景在用吴茱萸时恐燥烈之性使胃虚不能接收，所以在阳明胃家虚寒所致的食谷欲呕，将此药洗后入药，去其燥烈之性。于厥阴治肝木横逆所致的“干呕吐涎沫”时吴茱萸洗七遍，恐燥烈之气伤肝胃。

如临床中对于服后导致格拒呕吐者，可采取冷服法，有些病人服后症状反剧，但少顷即可消失，临床屡大剂运用，吴茱萸汤尚没有出现剧烈的中毒症状，所以既要辨证正确，又要注意方剂的煎服法，才能取得预期的效果。

【现代研究】

（1）吴茱萸汤对消化系统的影响：实验证明，吴茱萸汤有明显的镇吐、抗胃溃疡、抑制胃运动、解除胃痉挛、减少实验动物的胃液分泌、明显降低胃液酸度和止泻等作用。

1）镇吐作用：据邓氏引述日本山上一香等实验表明，本方中的吴茱萸、生姜均有镇吐作用，而两药同用时，镇吐效力更强[39]。邱氏等报告，吴茱萸汤全方，对硫酸铜所致的家鸽呕吐，有显著的抑制效果。经正交实验探讨本方组成各药对全方镇吐作用的影响发现，吴茱萸作用最强，配伍生姜效果增强，而四药皆用之全方则具有最强的镇吐效果[40]。

2）抗胃溃疡作用：邱氏等报告，吴茱萸汤对冷水浸渍法造成的大鼠应激性胃黏膜出血和溃疡有明显的减轻作用，并能防止幽门结扎法胃溃疡的形成[40]。

3）抑制胃运动作用：邱氏等实验表明，吴茱萸汤能显著提高小鼠胃残留率，抑制胃排空，并能抑制离体大鼠胃条的自主活动，对乙酰胆碱和氯化钡所引起的大鼠胃条的痉挛性收缩，有显著的对抗作用[40]。

4）抑制胃液分泌作用：邱氏等实验表明，吴茱萸汤能明显减少大鼠的胃液分泌量，并能明显降低胃液的酸度[40]。

5）止泻作用：唐氏等实验表明，吴茱萸汤对苦寒攻下药生大黄的冷浸液灌胃引起的小鼠泄泻有明显的止泻效果；能抑制兔离体十二指肠的自发性活动及乙酰胆碱、氯化钡引起的肠段痉挛；显著降低小鼠小肠推进率，并能对抗新斯的明引起的小肠推进功能亢进；促进肠内水分和电解质的吸收。这些结果指示，吴茱萸汤的温脾止泻作用，可能和抑制肠运动、解除肠痉挛、促进肠吸收有关[41]。

（2）吴茱萸汤对心血管系统的影响：实验证明，吴茱萸汤有强心、扩张血管和升血压的作用。邓氏综述这方面的研究证明，附子所含之去甲乌药碱具有很强的强心作用，进一步研究确证去甲乌药碱为一种交感神经兴奋剂，其药理活性与附子的温阳作用密切有关，而且温里药中大多含有这一成分，其中吴茱萸含有47mg/kg。此外吴茱萸所含的脱氧肾上腺素，也为交感能神经兴奋剂，而具有显著的强心、扩张血管等作用，所含去氧麻黄碱等成分能扩张外周血管。吴茱萸汤中人参，所含主要成分人参皂苷，具有强心作用，这可能和它对心肌细胞膜ATP酶活性的抑制作用有关。而且人参皂苷也能扩张外周血管、减低心脏后负荷，改善微循环[39]。黄氏等实验证明，吴茱萸汤水煎醇沉法制成的注射液，能显著加强离体蟾蜍心和在体兔心的心肌收缩力，增加蟾蜍心输出量，升高麻醉犬和大鼠血压，对麻醉兔球结膜微动脉呈先短暂收缩，后持久扩张，迅速增快微血流流速，改善流态，离散聚集的红细胞，增加毛细血管网交点数；能显著提高晚期失血性休克兔的生存率，升高血压，增加尿量，提示吴茱萸汤注射液对失血失液后的气虚阳脱型厥脱证（包括休克）有一定的回阳固脱功效。吴茱萸汤注射液强心作用的特点是：剂量小，作用时间长，无加快心率的作用，无增加心肌耗氧量之弊。对正常动物，其升压作用迅速，下降徐缓，升压伴心率减慢，但在休克兔中，升压不影响心率[42]。

（3）吴茱萸汤对免疫功能的影响：唐氏报告，通过吴茱萸汤对脾虚证小鼠的实验性治疗作用研究，表明本方能改善脾虚症状，增加免疫器官脾腺的重量（$P<0.05$），提高小鼠单核巨噬细胞系统的吞噬指数（$P<0.01$），延长小鼠的游泳时间（$P<0.05$）。提示吴茱萸汤可增强机体的免疫功能，促进体力恢复，可能是其药理作用机制之一[43]。

（4）其他作用：吴茱萸汤还有镇痛、使体温升高和调节机体多种功能等作用。

1）镇痛作用：邓氏引述实验研究表明，本方吴茱萸、生姜均有明显镇痛作用。对于电击齿髓所致家兔的疼痛反应，吴茱萸有显著镇痛活性。将动物体温降至36℃时，这一镇痛作用明显增强，表明吴茱萸在寒冷时镇痛作用尤其显著[39]。

2）升高体温作用：邓氏引述实验表明，吴茱萸提取物静脉注射时，可引起体温升高，并可增加β-四氢萘胺的升高体温作用。其镇痛和升体温作用，主要来自其所含的吴茱萸碱和吴茱萸次碱等生物碱[39]。

3）可能存在的调节机体多种功能活动的作用：邓氏引述国外的研究表明，吴茱萸含有丰富的环磷酸鸟苷（cGMP）样物质，而吴茱萸汤中的大枣，既含有丰富的cAMP样物质，又含有大量的cGMP样物质。环磷酸腺苷在调节机体多种功能活动上具有重要的意义。而吴茱萸汤含有丰富的外源性环磷酸腺苷样物质，在服用后能否迅速大量吸收，可能产生的生理药理活性及其在临床治疗中的意义，都是很有意义而值得进一步探讨的[39]。

## 参考文献


[1] 金慎之 . 吴茱萸汤加味治疗溃疡病虚寒型 34 例的疗效观察．温州医药 , 1974, 1: 14
[2] 牟德俊 .47 例十二指肠溃疡病辨证论治的初步总结．中医杂志 , 1966, 2: 20
[3] 彭宪章 . 治疗 18 例消化性溃疡病的初步观察 . 成都中医学院学报 , 1959, 3: 29
[4] 郭庆虹 . 吴茱萸汤的临床应用经验 . 上海中医药杂志 , 1964, 10: 24
[5] 牛占海 , 王艳馨 . 吴茱萸汤治疗上消化道癌并发泛吐清涎证 168 例．陕西中医 , 1997, 1: 9
[6] 陈维初 . 吴茱萸汤临床治验举隅．国医论坛 , 1995, 5: 17
[7] 金树武 . 吴茱萸汤治泄泻．中医药信息 , 1996, 4: 28
[8] 陈亚军 . 吴茱萸汤加味治疗慢性非特异性溃疡性结肠炎 68 例．北京中医 , 1997, 1: 19 ~ 20
[9] 黄振中 . 吴茱萸汤加味治疗胆囊炎 . 湖北中医杂志 , 1980, 2: 22
[10] 柴瑞雯 . 吴莱萸汤治疗高血压病的体会 . 四川中医 , 1997, 2: 55
[11] 张松柏 . 吴莱萸汤合小半夏加茯苓汤加味治疗临界性高血压 44 例 . 黑龙江中医药 , 1995, 6: 9~10
[12] 万友生 . 吴茱萸汤温降高血压．江西医药 , 1963, 7: 19
[13] 矢数道明 . 汉方の临床 , 1966, 9: 7
[14] 赵殿臣 . 试谈克山病的辨证论治 . 中医杂志 , 1964, 11: 9
[15] 罗书裕 . 吴茱萸汤新用．新中医 , 1978, 1: 31
[16] 张俊杰 . 吴茱萸汤加味治疗神经性呕吐．新中医 , 1978, 1: 31
[17] 蒋政苏 . 吴茱萸汤加减治疗神经性呕吐 . 四川中医 , 1995, 1: 26
[18] 舒彤 . 陈瑞春治疗痛证经验．江西中医药 , 1996, 2: 6 ~ 7
[19] 阎辉 . 顽固性头痛治验一例．山西中医 , 1996, 2: 27
[20] 张贤媛 . 吴茱萸汤加味治疗颅内压增高性头痛 2 例 . 中医杂志 , 1984, 5: 56
[21] 万和义 , 杜传太 . 颅内血肿治验一则 . 河南中医 , 1981, 5: 49
[22] 郑启仲 . 吴茱萸汤的临床扩大应用举例．中医杂志 , 1983, 9: 43
[23] 王继东 . 眩晕验案二则．北京中医 , 1997, 1: 57
[24) 秦雪兰 . 吴茱萸汤加减治眩晕．适宜诊疗技术 , 1996, 2: 54 ~ 55
[25] 刘景祺 . 吴茱萸汤治疗神经官能症 . 上海中医药杂志 , 1982, 4: 18

[26] 黄明 . 吴茱萸汤加味治重症失眠．四川中医 , 1989, 8: 28 ～ 29
[27] 冉亮 . 吴茱萸汤治愈癫痫小发作．四川中医 , 1989, 4：14
[28] 夏少泉 . 治疗急性肾炎并发尿毒症 3 例报告．江苏中医 , 1953, 8: 19
[29] 刘常世 . 吴茱萸汤的临床应用．陕西中医 , 1986, 9：406
[30] 王世春 . 吴茱萸汤新用．新中医 , 1997, 2: 54
[31] 李寿山 . 吴茱萸汤治缩阳症．新中医 , 1986, 2：51
[32] 陈敏 . 吴茱萸汤在妇科临床的应用．四川中医 , 1995, 8：45
[33] 王保定 , 汪慧珠 . 吴茱萸汤治疗更年期顽固性呕吐临床体会．中原医刊 , 1996, 10：41 ～ 42
[34] 闫清琴 , 王凤云 . 吴茱萸汤治疗闪辉性暗点 38 例．河南中医 , 1995, 2: 77 ～ 78
[35] 姚芳蔚 . 吴莱萸汤在眼科上的应用．上海中医药杂志 , 1985, 7：30
[36] 张祖钧 . 吴茱萸汤治疗眼眶假瘤一例．北京中医杂志 , 1988, 2: 50
[37] 段从伟 . 用仲景方戒毒初探．云南中医学院学报 , 1995, 1：38 ～ 39
[38] 初杰 . 吴茱萸汤证证治规律的研究 : 古今医案 246 例统计分析．中医杂志 , 1991, 2：15 ～ 16
[39] 邓文龙 . 中医方剂的药理与应用 . 重庆 : 重庆出版社 , 1990: 341 ～ 344
[40] 邱赛红 , 窦昌贵 . 吴茱萸汤温胃止呕作用的实验研究 . 中药药理与临床 , 1988, 3: 9 ～ 15
[41] 唐映红 , 窦昌贵 . 吴茱萸汤温脾止泻作用的实验研究 . 中药药理与临床 , 1990, 1: 6 ～ 9
[42] 黄如栋 , 窦昌贵 . 吴茱萸汤注射液回阳固脱作用的实验研究 . 中药药理与临床 , 1991, 2：1 ～ 5
[43] 唐映红 . 吴茱萸汤治疗脾虚证的实验研究 . 辽宁中医杂志 , 1990, 10: 43 ～ 45

## 九、黄连阿胶汤方

### （一）方药

黄连四两　黄芩二两　芍药二两　鸡子黄二枚　阿胶三两。一云三挺

上五味，以水六升，先煮三物，取二升，去滓，内胶烊尽，小冷，内鸡子黄，搅令相得，温服七合，日三服。

### （二）治法

滋阴清热降火，交通心肾。

### （三）方解

本方由黄连、黄芩、芍药、鸡子黄、阿胶组成，方中芩、连清心火，降烦热；阿胶、芍药、鸡子黄滋肾阴，养营血，安心神。芍药与芩、连相伍，酸苦涌泄以泻火，与鸡子黄、阿胶相伍，酸甘化阴以滋液，又能敛阴安神以和阴阳，共成泻心火、滋肾水、交通心肾之剂。主要用于邪实正虚，阴虚热盛之证，特别是对心肾不交的顽固性失眠证尤有功效。

【经典原文】

少阴病，得之二三日以上，心中烦，不得卧，黄连阿胶汤主之。（303）

【提要】　少阴病阴虚阳亢的证治。

【原文分析】

少阴病有寒化、热化之分，主要由于病人体质因素的差异，邪犯少阴，如素体阳虚，则外邪从阴化寒而形成少阴寒化证；素体阴虚，则外邪从阳化热而形成少阴热化证。少阴寒化证以“脉

微细，但欲寐”为其典型脉证，本条“得之二三日以上，心中烦，不得卧”则是少阴热化证的脉证代表。然而，少阴热化证的形成，既可是邪从热化，即寒邪化热，也可由阳明热邪灼伤真阴而成，还可由因感受温热之邪内灼真阴所致。总之，无论是由寒邪化热，或阳明之热灼阴，或温热之邪灼阴，只要具有真阴伤而邪热炽的脉证，就可确诊为少阴热化证。

少阴病，得之二三日以上，便出现“心中烦，不得卧”之证，说明肾水素亏，即素体阴虚，邪从热化，肾水不足，心火亢盛，心肾不交，水火不济，是以“心中烦，不得卧”。本条叙证较略，临床见证还当有咽干口燥、舌红苔黄、脉沉细数等症。是证并非纯属虚证，除有阴虚之虚外，尚有邪热之实，故治以黄连阿胶汤滋阴清热而交通心肾。

【原文选注】

尤在泾：少阴之热，有从阳经传来者，亦有自受寒邪，久而变热者，曰二三日以上，谓自二三日至四五日，或八九日，寒极而变热也。至于心中烦不得卧，则热气内动，尽入血中，而诸阴蒙其害矣。盖阳经之寒变，则热归于气，或入于血，阴经之寒变，则热归于血，而不归于气，此余历试之验也。（《伤寒贯珠集·少阴篇》）

陈修园：少阴病，得之二三日以上，由二日以及三日，各随三阳主气之期以助上焦君火之热化也。下焦水阴之气，不能上交于君火，故心中烦，上焦君火之气，不能下入于水阴，故不得卧，宜壮水之主以制阳光，以黄连阿胶汤主之。（《伤寒论浅注·辨少阴病脉证篇》）

周禹载：气并阴则寐，故少阴多寐，今反不得卧，明是热邪入里劫阴，故使心烦，遂不得卧也，二三日以上，该以后之日而言之也。（《伤寒论三注·少阴上篇》）

程扶生：二三日邪未应传少阴，乃无呕利厥逆诸证，而心烦不得卧，是阳热内烦，真阴为邪热煎熬也，以解热滋阴为主治，与芩连之苦以除热，鸡子黄阿胶之甘以生血，芍药之酸收阴气而泄邪热。（《伤寒论注·少阴清解》）

喻嘉言：心烦不得卧而无躁证，则与真阳发动迥别，盖真阳发动，必先阴气四布，为呕，为下利，为四逆，乃至烦而且躁，魄汗不止耳。今但心烦不卧，而无呕利四逆等证，是其烦为阳烦，乃真阴为邪热所煎熬，如日中纤云，顷刻消散，安能霾蔽青天也哉，故以解热生阴为主治，始克有济，少缓则无及矣。（《尚论篇·少阴经后篇》）

吴谦：少阴病得之二三日以上，谓或四五日也。言以二三日，少阴之但欲寐，至四五日，反变为心中烦不得卧，且无下利清谷、咳而呕之证，知非寒也，是以不用白通汤；非饮也，亦不用猪苓汤；乃热也，故主以黄连阿胶汤，使少阴不受燔灼，自可愈也。（《医宗金鉴·订正仲景全书·伤寒论注·辨少阴病脉证并治》）

陈亦人：原文303条“少阴病得之二三日以上，心中烦，不得卧，黄连阿胶汤主之”。由于叙证太简，有些注家即据患病日数解释，提出“二三日以上是寒极变热之时”，未免牵强附会。患病日程只能作为辨证参考，怎么能作为辨证依据。即就《伤寒论》原文来看，如桃花汤证“少阴二三日至四五日”（307），真武汤证“少阴病二三日不已，至四五日”（316）等，都不是热证而是虚寒证，怎样解释？可见依据患病日程解释病机是站不住脚的。就病情的发展变化来说，当然能够由寒变热，太阳风寒表证，内传化燥成实为阳明病，就是明显的例证。不过，把少阴热化证，全责之由寒变热则失之局限。事实是既可由阳明之热灼伤真阴而成，如程扶生说：“心烦不得寐者，是阳明之热内扰少阴，故不得寐也”。也可因感受温热之邪，内灼真阴而致，如吴仪洛说：“上汤本治少阴温热之证，以其阳邪暴虐，伤犯真阴，故二三日以上便见心烦不得卧”。后世温病学都把黄连阿胶汤作为治疗温病的主方，极有见地……至于该证的虚实问题，有的侧重于实，主张是“阳亢导致阴虚”，有的侧重于虚，主张是“阴虚导致阳亢”，两说都嫌片面，因为该证病机为“正虚邪实”两个方面，不可偏废，正如周禹载所说：“是热邪入里劫阴”，吴鞠通说得尤其明确，“阴既虚而实邪正盛”，并在该方禁例中指出“邪注虚多者，不得用黄连阿胶汤”，确属可贵的经验总结。有些注家补出舌苔脉象，如“舌红绛少津，脉沉细数”，但仍然侧重于阴虚，忽略了邪实，因而使用黄连黄芩苦寒之品就失去了依据。（《伤寒论求是·少阴病篇》）

刘渡舟：少阴包括手少阴心经和足少阴肾经，在正常的生理情况下，心火下蛰于肾，以温肾阳，使肾水不寒；肾水上济于心，以滋心阴，使心火不亢，心肾水火交通既济，则阴阳谐和，身体健康。邪犯少阴，若素体阳虚阴盛，病邪可从阴化寒，而形成少阴寒化证；若素体阴虚阳盛，病邪可从阳化热而形成少阴热化证。本条所言，病在少阴，又经过了二三天，出现了心中烦，不得卧之证，不少阴阴虚，邪从热化，阴虚而肾水不能上济于心，心火无水以制则上亢，故心中烦，不得卧。治以滋阴泄火，使心肾相交，水火既济即愈。（《伤寒论讲解·辨少阴病脉证并治第十一》）

【方药论选】

吴谦：柯琴曰：此少阴病之泻心汤也。凡泻心必借芩、连，而导引有阴阳之别。病在三阳，胃中不和，而心下痞硬者，虚则加参、甘补之，实则加大黄下之。病在少阴，而心中烦不得卧者，既不得用参甘以助阳，亦不得用大黄以伤胃矣。用芩、连以直折心火，用阿胶以补肾阴，鸡子黄佐芩、连于泻火中补心血，芍药佐阿胶于补阴中敛阴气，斯则心肾交合，水升火降。是以扶阴泻阳之方，变而为滋阴和阳之剂也。是则少阴之火，各归其部，心中之烦不得卧可除矣。经曰：阴平阳秘，精神乃治。斯方之谓欤。（《医宗金鉴·删补名医方论·卷八》）

徐灵胎：芩连以直折心火，佐芍药以收敛神明，非得气血之属交合心肾，苦寒之味，安能使水升火降，阴火终不归则少阴之热不除，鸡子黄入通于心，滋离宫之火，黑驴皮入通于肾，益坎宫之精，与阿井水相溶成胶，配合作煎，是降火归原之剂，为心虚火不降之专方。（《医略六书伤寒约编·六经病解》）

吴仪洛：此汤本治少阴温热之证，以其阳邪暴虐，伤犯真阴，故二三日以上，便见心烦不得卧，所以始病之际，即用黄连大寒之药，兼芍药、阿胶、鸡子黄，以滋养阴血也。然伤寒六七日后，热传少阴，伤其阴血者，亦可取用之，与阳明府实用承气汤法，虽虚实补泻悬殊，而祛热救阴之意则一耳。（《伤寒分经·诸方全篇》）

吴鞠通：以黄芩从黄连，外泻壮火而内坚真阴；以芍药从阿胶，内护真阴而外捍元阳；名黄连阿胶汤者，取一刚以御外侮，一柔以护内主之义也。（《温病条辨·下焦篇》）

陈亦人：关于该方的配伍意义，大多从心肾双方立论，如柯韵伯说：“病在少阴而心中烦不得卧者，既不得用参甘以助阳，亦不得用大黄以伤胃也，故用芩连以直折心火，用阿胶以补肾阴，鸡子黄佐芩连，于泻心中补心血，芍药佐阿胶，于补阴中敛阴气斯，则心肾交合，水升火降，是以扶阴泻阳之方，而变为滋阴和阳之剂也。”吴鞠通的解释尤为中肯，他说：“以黄芩从黄连，外泻壮火而内坚真阴；芍药从阿胶，内护真阴而外抑亢阳。”认为鸡子黄的作用是“其气焦臭，故上补心，其味甘咸，故下补肾”，“乃安奠中焦之圣品”。现代药理研究证明，鸡子黄有丰富的营养价值，可见该方配伍鸡子黄具有特殊效用。早在东汉时代就有如此深刻的认识，实属难能可贵。（《伤寒论求是·少阴篇》）

刘渡舟：本方由黄连、黄芩、芍药、鸡子黄、阿胶五味药物组成。黄芩、黄连苦寒清上中焦之火热，泻心火以除烦；阿胶滋肾水，鸡子黄以养心血；芍药与芩、连相伍，酸苦涌泄以泻火；与鸡子黄、阿胶相伍，酸甘化液以滋阴，共成泻心火、滋肾水、交通心肾之剂。（《伤寒论讲解·辨少阴病脉证并治第十一》）

【临床应用】

（1）后世医家对本方的应用

1）《肘后备急方》：治时气差后，虚烦不得眠，胸中疼痛，懊憹。黄连四两、芍药二两、黄芩一两、阿胶三小挺，亦可纳鸡子黄二枚。（《肘后备急方·卷三》）

2）张路玉：治热伤阴血便红。（《张氏医通·卷十三专方·伤寒门》）

3）李中梓：黄连阿胶汤，一名黄连鸡子汤，治温毒下利脓血，少阴烦躁不得卧。（《医宗必读》）

4）吴鞠通：少阴温病，真阴欲竭，壮火复炽，心中烦不得卧者，黄连阿胶汤主之。（《温病条辨·下焦篇》）

5）《类聚方广义》：黄连阿胶汤治久痢，腹中热痛，心中烦而不得卧，或便脓血者。又：治诸失血证，胸悸身热，腹痛微利，舌干唇燥，烦悸不能寐，身体困惫，面无血色，或面热潮红者。又：治痘疮内陷，热气炽盛，咽燥口渴，心悸烦躁，清血者。

6）《方极》：黄连阿胶汤，治心中悸而烦，不得眠者。又：心中烦而不能卧者，胸中有热，心下痞，烦而不能眠者。

7）《方函口诀》：此方，柯韵伯谓少阴之泻心汤。治病陷阴分，上热犹不去，心烦或虚躁者。故治吐血咳血，心烦不眠，五心热，渐渐肉脱者。凡诸病人，热气浸淫于血分为诸症者，毒利腹痛，脓血不止，口舌干者，皆有验。又用于少阴下利脓血，而与桃花汤有上下之辨。又活用于疳泻不止者；痘疮烦渴不寐者，有特效。

8）陆渊雷：淋沥症小便热如汤，茎中欣痛而血少者，黄连阿胶汤有奇效。（《伤寒论今释》）

（2）现代应用：本方所治之证多因素体阴虚，感受外邪，邪入少阴从阳化热，致阴虚火旺。症见心烦不寐，入夜尤甚，口干咽燥，舌红少苔，脉沉细数。现代临床运用对本方有所发挥，不仅限于心肾不交之心烦不得眠，凡属热邪未清，阴液亏虚的各种热性病过程中，出现诸如血热妄行的各种出血，湿热交织之痢、淋沥、痘疹、痫厥等，均可使用，有少阴证者，尤为适宜。

1）治疗阴虚火旺心肾不交失眠症：颜氏认为本方不仅对伤寒、温病后期的阴虚火旺心烦不得眠有效，对肝肾阴虚、肝阳上亢、梦遗滑精的失眠症，同样有效[1]；林氏认为黄连阿胶汤有益阴制阳之功，或去苦寒之黄芩，加龙骨、牡蛎、枣仁敛阳、镇心、安神，治疗大量失眠症，无不应手称快[2]；王氏用本方治疗13例失眠症病人，均收到良好效果。这组病例中，年龄最小者23岁，最大者42岁。症以失眠为主，同时伴有头晕头痛、心悸胸闷、精神倦怠、口干尚苦等。就诊时，13例中无1例每夜能睡4小时以上者，严重的1例曾连续9昼夜不能合眼。病人大小便多正常，间有小便赤、大便干等情况。舌质多赤绛，少苔，脉弦数或细数。用黄连阿胶汤为基本方随证加减化裁。在治疗期间一律停用其他药物，一般在服本方3～6剂后即可见效。连服11剂后，常能终夜得眠，一切症状悉除[3]。

2）治疗肝硬化肝昏迷属阴虚内热者：山西省中医研究所报道以本方合百合地黄汤治疗肝硬化肝昏迷有效[4]。

3）治疗阴虚火旺之出血：傅氏报道以本方加减治疗支气管扩张咯血[5]。万氏曾用本方治疗肠出血[6]；杨氏用本方加味治疗肾阴亏损，阴虚火旺，迫血下行的溺血而获效[7]；陈氏用本方加味治疗肺结核大咯血及阴虚火旺、冲任受热、迫血妄行之崩漏，取得满意效果。病人张某，骨蒸潮热，夜寐多梦，干咳，痰中带血，胸痛已6年。经胸透诊为空洞型肺结核。1周前因外感而高热，经服中药后汗出热退。近两天出现大咯血，每次约300ml，每日1～2次，中西药治疗无效。诊见身微热，口渴，便秘，心烦。证属热邪未清，肺肾阴虚，心肝火旺。治宜滋阴降火止血。处方：黄连3g，黄芩、白芍、麦冬、百合、炙冬花、杏仁各10g，鸡子黄（冲）2枚，阿胶（烊化服）、白及各30g，牡丹皮12g，生地15g。煎服1剂咯血即止，后以西药抗痨药物治疗而愈[8]。吴氏用本方加减治疗功能性子宫出血有效[9]。另外，有以本方合知柏地黄丸治疗血精而获效[10]。

4）治痢疾：吴氏用本方加生地黄、炙甘草治疗痢疾，临床表现为烦躁不宁，口干而渴，身热不退，手足皆凉，甚则昏厥，双颊潮红，汗出溱溱，舌红苔燥，脉细数等，有较好疗效[11]。刘氏用本方治疗血痢获效，病人先患暑温，继而日夜下痢纯血，腹痛里急，肛门灼热，发热暮甚，心烦不眠，口渴而不多饮，舌红苔黄，脉沉数。服白头翁汤2剂，诸症不减，且舌转红绛，苔黄而干，脉沉细数。证属伏温化热，伤及少阴，投黄连阿胶汤育阴泻火。煎服2剂后，热退神安，血痢已止。后以甘寒生津、养胃清热之剂善后[12]。

5）治萎缩性胃炎：陈氏用本方加减治疗萎缩性胃炎。病人吴某，胃脘痛6年余，在某医院诊为萎缩性胃炎。胃脘及肝区疼痛，食辛辣食物后加剧，食欲不振，大便秘结，眠差多梦，舌质红，脉弦细。证属阴虚阳亢，肝气犯胃。治以黄连阿胶汤加减，黄连3g，黄芩、阿胶（烊冲）、川楝子、青木香各10g，白芍、制香附各15g，鸡子黄2枚（冲），炙甘草6g。煎服3剂后胃痛减轻，失眠、多梦好转，大便通畅。上方去黄芩加熟地15g，服10余剂痊愈[8]。

6）治失声：姬氏用本方加减治疗顽固性失声50例，疗效满意。本组50例中，临床以声音嘶哑或不能发声为特点，喉部检查均有壁糙充血。治疗方法：以本方加桔梗、石斛、赤芍、玄参、天冬、麦冬、沙参。每日1剂，服3次。阴虚火旺者，加知母、黄柏；咽干甚者，加花粉；咽部紧迫感者，加山豆根、马勃；咽部异物感者，加麝香、山慈菇；痰不易咳者，加海浮石、瓜蒌皮；动则气喘者，加黄芪、太子参、百合。结果：25例治愈（症状消失，发声正常，咽部无充血，1年以上无复发）；20例好转（症状基本消失，发声时好时坏，咽部充血减轻，6个月内无复发）；5例无效（症状无改善）。疗程最短15天，最长40天，平均32天[13]。傅氏亦以本方治疗顽固性失声而获效[5]。

7）治阳痿早泄：姬氏用黄连胶汤加减治疗阳痿、早泄80例，效果满意。以本方去黄芩加石莲子、茯苓、远志、黄柏、桑螵蛸、五味子、柏子仁。心火亢盛，加栀子；相火旺盛，加龙胆草；肾阳不足，加菟丝子、韭菜子；阳虚为主，加锁阳、淫羊藿；早泄为主，加龙骨、牡蛎、芡实。水煎取液，阿胶烊化，稍凉后将鸡子黄兑入药液，搅匀温服。治疗期间忌食辛辣刺激食品及白萝卜、绿豆，忌性生活。治疗14～60天。结果：治愈36例，好转40例，无效4例[14]。另外，刘氏用本方治疗1例腰以下厥冷，但心烦卧不安，面红声亮，舌红少苔之病人，辨证为心火旺于上，阴虚于下，水火不济，用本方9剂愈[15]。

傅崇林还用本方治疗神经官能症、慢性溃疡性口腔炎、胎漏、早泄阳痿等证而有效[5]。

（3）医案选录

1）眩晕：此方证所治之眩晕乃肾阴亏虚，心火上炎所致，临床辨证中常见：头晕眼花，耳鸣汗出，心中烦热，口渴欲饮，舌红绛少苔，脉细数或弦细。

程某，女，49岁，1987年4月18日诊治。主诉：头目眩晕2年余。自述2年前因与人生气后渐感头目眩晕，心烦易怒，并常汗出不止，精神不振，经多方治疗效果不显，就诊症见：头目眩晕，心烦易怒，耳鸣汗出，精神委靡，表情淡漠，口干欲饮，舌质红绛无苔，脉弦细数，查血压125/83mmHg，脑电图示为正常，脑血流图检查也未发现异常。根据症状辨其为心火亢盛，肾水不济，乃心肾不济之证，遂投黄连阿胶汤加味。处方：川黄连、黄芩各10g，阿胶（烊化）、生地、生龙骨、生牡蛎（先煎）各15g，白芍20g，鸡子黄2枚。服3剂后，感心烦眩晕减轻，汗出已止，原方继服12剂，精神振作，眩晕心烦诸症均消失，临床治愈。

2）失眠：此方证所治之失眠乃阴虚火旺，心肾不济而致心烦不寐。临床辨证中常见：失眠，严重者通宵不能入睡，或似睡非睡，似醒非醒，或入睡后即做恶梦，或梦乱如宁可，清醒后精神恍惚，头晕心烦，小便短赤，舌红少苔，脉弦细数等，若在此方中加入炒枣仁、煅龙骨、煅牡蛎、夜交藤等品，其效更佳。

唐某，女，57岁，1980年9月27日诊治。主诉：失眠多梦已10年。10年前因高血压（血压160/100mmHg）而感头晕目眩，心烦易怒，口干易汗，耳鸣，服降压药物后血压维持在120~140/80~90mmHg，头晕目眩症状好转，但经常失眠多梦，每晚需用镇静之西药方可入睡4~5小时，服养血安神、滋阴潜阳中药多剂无效，求治于我。症见：形体较胖，面色黧黑，神情恍惚，自诉心烦头晕，失眠多梦，每晚服安定后仅能入睡4小时，入睡后也多为似睡非睡，多做恶梦，醒后身汗出，白日则精神恍惚，手足心发热，小便短赤，舌质红绛无苔，脉细数。此乃阴虚火旺，心肾不济。治宜育阴清火，养血安神。方用：川黄连、黄芩各12g，夜交藤、珍珠母（先煎）各30g，酸枣仁、阿胶（烊化）、白芍各15g，鸡子黄2枚。上方服3剂后，夜梦减少，上方加浮小麦30g。上方共服36剂，心烦多梦汗出症状减轻，夜能入睡4~5小时，治投病机，遵上方改汤为丸。服3个月后病人告之，诸症悉除。临床治愈。

3）遗精：此方证所治之遗精乃肾阴受灼，精关不固所致，临床辨证中常见：头晕目眩，心烦易怒，口干欲饮，阳事易举，阴精易泄，舌质红少苔，脉细数或弦数，若加生地、知母、麦冬，其效更佳。

王某，22岁，1984年6月17日诊治。主诉：头晕目眩，阴精易泄半年。病人于半年前事不遂心，生气后自觉头晕目眩，夜多遗精，心烦易怒，阳强易举，因羞于开口，一直未予治疗，2个月前遗精加重，并感腰膝酸软。遂在家人陪同下来院诊治。症见：形体消疲，精神困惫，自诉头晕目眩，心烦易怒，阳事易举，遗精每日一次以上，口干舌腻，睡眠不实，舌质红边有齿印，苔薄白，脉细数。此证乃阴亏火旺之证。治宜滋阴清热，养血固精。方用：川黄连、黄芩各12g，阿胶（烊化）20g，麦门冬、生地、知母、白芍各15g，甘草10g，鸡子黄2枚。服上方4剂，仅服药第一日、第二日遗精两次，第三日、第四日均未出现遗精，其余症状均减轻，遵上方继服10剂，仅遗精两次，上方加芡石15g，服20剂后，未出现遗精，其余症状均显著减轻。后以黄连阿胶汤原方调治，又服10剂，其余症状均消失，临床治愈。

【按语】

黄连阿胶汤乃滋阴降火、交通心肾之名方，其临床运用以正虚邪实，阴亏阳亢为标准。凡阴液不足而邪热亢盛者，无论其源自内伤杂症，或咎由外感热病，皆可酌情施用。然则阴液亏耗者，口舌干燥，头晕耳鸣、脉虚细无力，种种虚象，难于尽述；邪热亢盛者，口渴欲冷饮，心烦躁扰，面赤舌红，脉来疾数，诸多实情，非一而足。是以其临床诊断依据，不可泥于条文所记，宜乎审其因，知其机，如此则其效用之宏，断可必矣。

临证之际，若能明虚实之主从，阴阳之缓急，进而灵活调整本方剂量比例，则疗效更佳。阳热甚者，重用苦寒之芩连；阴虚重者，加大柔剂之药量，且减轻芩连之量，防其苦燥伤阴。谨守病机原则，圆机活法，可得辨证论治之精髓。

【现代研究】

现代对黄连阿胶汤复方的药理作用机制实验证明，给小白鼠腹腔注射100%的黄连阿胶汤煎剂0.5ml，30分钟后发现其自由活动明显减少，出现安静、嗜睡现象。表明本方有明显的镇静作用[16]。

## 参考文献


［1］颜承魁．黄连阿胶汤证治漫谈．辽宁中医杂志，1980，(10)：47
［2］林济安．黄连阿胶汤对心肾不交失眠症有效．福建中医药，1961，(1)：22
［3］王少华．治疗13例失眠症的疗效观察．中医杂志，1964，(5)：14
［4］山西省中医研究所．中西医结合治疗肝硬变肝昏迷40例经验小结．新医药学杂志，1974，(2)：10
［5］傅崇林．黄连阿胶汤临床运用．浙江中医杂志，1980，15(11，12)：558
［6］万寿．黄连阿胶汤治肠出血．广东中医，1962，(5)：31
［7］杨鸿仁．黄连阿胶汤的临床运用．四川中医，1985，(4)：33

[8] 陈开基. 黄连阿胶汤的临床运用. 黑龙江中医药, 1985, (5): 24
[9] 吴士元. 黄连阿胶汤治疗“功血”. 浙江中医学院学报, 1987, (1): 31
[10] 王春才. 黄连阿胶汤治血症验案举隅. 国医论坛, 1993, (1): 14
[11] 吴鹰扬. 治疗痢疾 268 例临床观察报告. 广东中医, 1959, (3): 331
[12] 刘炯夫. 黄连阿胶汤应用举隅. 浙江中医杂志, 1984, (12): 55
[13] 姬云海. 黄连阿胶汤加减治疗顽固性失音 50 例. 浙江中医杂志, 1994, (12): 540
[14] 姬云海. 黄连阿胶汤加减治疗阳痿早泄 80 例. 浙江中医杂志, 1994, (7): 305
[15] 刘渡舟. 黄连阿胶汤的治验, 山东中医学院学报, 1980, (4): 64
[16] 姚秀琴. 伤寒论临床辨略. 济南: 山东科学技术出版社, 1995, 9: 488

## 十、桃花汤方

### (一) 方药

赤石脂一斤，一半全用，一半筛末　干姜一两　粳米一升

上三味，以水七升，煮米令熟，去滓，温服七合，内赤石脂末方寸匕，日三服。若一服愈，余勿服。

### (二) 治法

温阳涩肠固脱。

### (三) 方解

方中赤石脂性温而涩，入胃与大肠经，功能收涩固脱、止血止泻，以其为主药，辅以干姜温中，佐以粳米益脾胃，共奏温阳涩肠固脱之功效。赤石脂一半入煎，取其温涩之气，一半为末，并以小量粉末冲服，取其直接留着肠中，以增强固涩作用，对滑脱不禁者尤有重要意义。

【经典原文】

少阴病下利，便脓血者，桃花汤主之。(306)

【提要】　虚寒下利便脓血，滑脱不禁的证治。

【原文分析】

少阴病下利，证由脾肾阳气不足，肠胃虚寒，肾阳虚衰，火不暖土，中焦运化失司所为。下利日久，肾阳愈衰，下焦失于固摄，以致滑脱不禁，甚则由气及血，气不摄血，而致下脓血。既属下焦虚寒性下利，是证当有以下特点：下利脓血，滑脱不禁，其色必晦暗不鲜，其气腥冷不臭，无里急后重和肛门灼热，而腹痛绵绵，喜温喜按，脉沉细等。治以桃花汤旨在温阳涩肠固脱。

应结合下条（307条）桃花汤证，则知当有腹痛、小便不利、下利不止、便脓血等症。

【原文选注】

汪讱庵：窃谓便脓血者，固多属热，然岂无下焦虚寒，肠胃不固而亦便脓血乎？若以此为传经热邪，仲景当用寒剂以彻其热，而反用石脂固涩之药，使热闭于内而不得泄，岂非关门养盗，自贻伊戚也耶！观仲景之治协热利，如甘草泻心、生姜泻心、白头翁汤等，皆用芩、连黄柏，而治下焦虚寒下利者，用赤石脂禹余粮汤，比类而观，斯可见矣，此证乃以虚见寒，非大寒者，故

不必用热药，惟用甘温之剂，以镇摄之耳，本草言石脂性温，能益气调中固下，未闻寒能损胃也。（《医方集解·收涩之剂》）

汪苓友：此条乃少阴中寒，即成下利之证，下利便脓血，协热者多，今言少阴病下利，必脉微细，但欲寐，而复下利也，下利日久，至便脓血，乃里寒而滑脱。（《伤寒论辨证广注·中寒脉证》）

钱天来：见少阴证而下利，为阴寒之邪在里，湿滞下焦，大肠受伤，皮圻血滞，变为脓血，滑利下脱，故以温中固脱之桃花汤主之。（《伤寒溯源集·少阴篇》）

吴谦：少阴病，诸下利用温者，以其证属虚寒也。此少阴下利便脓血者，是热伤营也，而不径用苦寒者，盖以日久热随血去，肾受其邪，关门不固也，故以桃花汤主之。（《医宗金鉴·订正仲景全书·伤寒论注·辨少阴病脉证并治》）

陈亦人：本条是属于少阴病虚寒性的下利便脓血，其原因是由于脾肾阳气不足，肠胃虚寒，下焦不能固摄所致。故本证下利，必定滑脱不禁，并有脉沉细或腹痛喜按等虚寒性的脉证，与热性下利便脓血根本不同。（《伤寒论译释·辨少阴病脉证并治第十一》）

刘渡舟：少阴病，延至四五日，病程稍长，则肾阳更衰，寒邪更盛。阳衰不能温化脾土，中焦失运，寒气凝滞，故腹痛，下利不止。阳气衰弱不能摄血，不仅下利不止，还挟有脓血。利久不止，势必伤阴，而见小便短少不利。治疗仍用桃花汤，温阳散寒，涩肠固脱。（《伤寒论讲解·辨少阴病脉证并治第十一》）

程昭寰：桃花汤证，注家见解不一。一说是少阴传经热邪所致，如《医宗金鉴》、喻嘉言等；一说是下焦虚寒不能固摄所致；舒驰远则认为非仲景原文。笔者认为，伤寒论中关于下利之文甚多，桃花汤放在少阴篇，且以两条互为补充以叙其证，是有深意的。既不应怀疑，也非热邪所致。理由是：其一，桃花汤证的两条原文虽然既未言热，也未言寒，但从以方测证的惯例去考察，赤石脂固涩下焦滑脱之利，干姜辛热温中散寒，属寒是无疑的；若是热邪何不用芩、连。其二，从桃花汤证的两条条文叙证来看，只有腹痛，小便不利，下利不止，便脓血等证，并无下重和口渴欲饮水，烦躁，四肢自温等症，下焦虚寒所致的可能性大。其三，本条若与赤石脂禹余粮汤，白头翁汤证相鉴别的话，则可知仲景布局之巧。太阳篇提出赤石脂禹余粮汤，是因为只见下焦滑脱不禁，但不是因为寒邪所致，只重在固脱；白头翁汤证，则为厥阴热利，故一派苦寒之品以泻火清热，桃花汤证则恰相反，乃温少阴之寒，涩肠固脱并重。所以我们认为因阳虚寒凝而滑脱不禁的下利，才是桃花汤较确切病机。（《伤寒心悟·辨少阴病脉证并治》）

【经典原文】

少阴病，二三日至四五日，腹痛，小便不利，下利不止，便脓血者，桃花汤主之。（307）

【提要】 补充少阴虚寒便脓血的证治。

【原文分析】

本条承接上条，是对上条桃花汤证证治的补充。少阴病，二三日至四五日，则寒邪入里更深，虚寒更甚，阳虚阴盛，中焦失运，阴寒凝滞，故腹痛；脾肾阳衰，失于温化，统摄无权，故下利不止，且夹脓血，而呈滑脱之势；下利不止，势必伤阴，津液损伤则小便不利。因证属脾肾阳衰，滑脱不禁，仍以桃花汤温涩固脱。

从辨证的角度出发，本证的腹痛、小便不利、下利便脓血都有虚寒证的特点，自与热证、实证不同，当详于辨别。①本证的腹痛是隐隐作痛，痛势绵绵，喜温喜按；与阳明腑实的腹痛疼痛剧烈而拒按有明显差异。②本证的小便不利，既不同于热盛津伤的小便不利，也不同于膀胱气化不利蓄水证的小便不利。热盛津伤的小便不利，必伴有高热、烦渴、舌苔黄燥等症；膀胱气化不利蓄水证的小便不利，必伴有脉浮、发热、口渴、少腹里急、苔白等症；本证的小便不利，是下利过多而致津液损伤，必先有虚寒下利，且无发热证。③本证的下利便脓血，证属虚寒，所下脓血色泽晦暗，或血色浅淡，状如鱼脑，其气不臭而腥冷，泻时滑脱不禁，无里急后重和肛门灼热之证；而热性下利便脓血，色泽鲜明，气味很臭，有里急后重及肛门灼热感。

结合上条，桃花汤证当具有以下特点：一是下利不止，滑脱不禁，大便稀薄，脓血杂下，色泽晦暗，其气腥冷不臭，无里急后重及肛门灼热；二是伴有腹痛，痛势绵绵，喜温喜按；三是小便不利，以下利不止而津伤之故。

【原文选注】

成无己：二三日至四五日，寒邪入里深也。腹痛者，里寒也；小便不利者，水谷不 别也；下利不止便脓血者，肠胃虚弱，下焦不固也。与桃花汤，固肠止利也。（《注解伤寒论·辨少阴病脉证并治》）

喻嘉言：盖治下必先治中，气不下坠，则滑脱无源而自止也。注家见用干姜，谓是寒邪伤胃，欠清。盖热邪挟少阴之气，填塞胃中，故用干姜之辛以散之。若混指热邪为寒邪，宁不贻误后人耶。（《尚论篇·少阴经后篇》）

魏念庭：此证乃热在下焦，而薰蒸中焦，使气化因热郁而不行，大便因热盛而自利也。久而下利不止，将肠胃秽浊之物，如脓带血，尽随大便而下，热一日不消，利一日不止也。（《伤寒论本义·辨少阴病脉证并治》）

尤在泾：少阴病，下利便脓血者，藏病在阴，而寒复伤血也，血伤故腹痛，阴病故小便不利，与阳经挟热下利不同，故以赤石脂理血固脱，干姜温里散寒，粳米安中益气。（《伤寒贯珠集·少阴篇》）

唐容川：此篇，一则曰下利，再则曰下利不止，无后重之文，知其虚利，非实证也，故用米以养中，姜以温中，石脂以填塞中宫……盖脓血原是热所化，今因脾虚寒，用从治法，引少阴之热，使就归于中土，则火来土生而不往干血脉，斯脓血亦因以止也。然从治诱敌之法，止可暂用，不可久用，恐久仍化热，而又动脓矣。故戒曰一服愈，余勿服，以免过剂，反增变也。（《伤寒论浅注补正·辨少阴病脉证并治》）

舒驰远：此二条桃花汤证，有以为少阴热邪，有以为下焦虚寒，二说纷纷不一，究竟桃花汤皆不合也。若属热邪充斥，下奔而便脓血者，宜用阿胶、芩、连等药；其下焦虚寒而为滑脱者，又当用参、术、桂、附等剂，而桃花汤于二者之中，均无所用之。总缘仲景之书，恐叔和亦不能尽得其真也，能无憾乎。（《新增伤寒论集注·少阴后篇》）

陈亦人：二条桃花汤证，注家见解不一，如喻氏、魏氏等，都认为是少阴传经热邪所致，成氏、钱氏、汪氏、方氏等都认为是下焦虚寒，不能固摄使然，舒氏更疑非仲景原文。根据仲景立方用药原则，以及厥阴病篇371条和373条属于热性下利的白头翁汤证，相互印证，则桃花汤证应属于少阴虚寒滑脱为是。属于热证的便脓血证虽然多见，然因下焦虚寒不固而便脓血的亦不少。现在用温涩固脱的桃花汤来治疗虚寒性滑脱的下利。便脓血，正是药证相符。如果真属少阴随经热邪为患，则应当用阿胶、芩、连之属，岂有复用干姜、石脂的道理。热证便脓血，仲景已明确指出有下重和渴欲饮水的里热见证，而桃花汤证既无下重，又无渴欲饮水，可见此属虚寒，是不容置疑的。舒氏指出本证非热邪，固然是对的，但又认为非下焦虚寒，则不够确切。因为虚寒滑脱的下利脓血，并不是参、术、桂、附所能取效，前条所举的医案就是很好的例子。（《伤寒论译释·辨少阴病脉证并治第十一》）

【方药论选】

成无己：涩可去脱，赤石脂之涩，以固肠胃；辛以散之，干姜之辛，以散里寒，粳米之甘，

以补正气。（《注解伤寒论·辨少阴病脉证并治》）

李时珍：取赤石脂之重涩，入下焦血分而固脱，干姜之辛温，缓下焦气分而补虚，粳米之甘温，佐石脂、干姜而润肠胃也。（《本草纲目·第九卷·石部》）

钱天来：桃花汤，非湿热暴利，积多气实之所宜，盖所以治阴寒滑利之剂也。（《伤寒溯源集·少阴篇》）

王晋三：桃花汤非名其色也，肾脏阳虚用之，若寒谷有阳和之气，故名。（《绛雪园古方选注·温剂》）

刘渡舟：桃花汤由赤石脂、粳米、干姜三味组成。赤石脂性温而涩，入胃与大肠经，直抵下焦血分，收涩固脱，止血止泻。干姜辛温，入脾、胃经，温中散寒，守而不走。粳米甘温，益气调中，补久利之虚。赤石脂一半煎汤，一半用末，取其收涩气血，固肠止利，用末令其留着于肠中，吸附肠中水液，对属虚寒下利，滑脱不禁之久利，临床用之，常可取效。（《伤寒论讲解·辨少阴病脉证并治第十一》）

【临床应用】

（1）后世医家对本方的应用

1）《肘后备急方》：治天行毒痢，若下脓血不止方，即是本方。

2）《斗门方》：治小儿疳泻，赤石脂末米饮调服半钱，立瘥。

3）《方极》：桃花汤治腹痛下利，便脓血者。又：下利便脓血者，腹痛，小便不利，下利不止者。

4）《类聚方广义》：痢疾累日之后，热气已退，脉迟弱或微细，腹痛下利不止，便脓血者，宜此方。

5）《和剂局方》：桃花汤治冷痢腹痛，下白冻如脑，赤石脂煅，干姜炮，等分为末，蒸饼和丸。

6）《方函口诀》：此方《千金方》为丸用之，极便利。脓血下利，非此方不治。若有后重者，非此方所主，宜用白头翁汤。后重而痛在大腹者，用之为害更甚。

7）《医宗金鉴》：初病下利便脓血者，大承气汤或芍药汤下之，热盛者，白头翁汤清之。若日久滑脱，则当以桃花汤养肠固脱可也。

8）吴鞠通：治下焦温病致虚之下利脓血，谓“温病脉法当数，今反不数，而濡小者，热撤里虚，里虚下利稀水，或便脓血者，桃花汤主之。”（《温病条辨·下焦篇》）

9）吴鞠通：桃花粥（本方去干姜加人参、炙甘草）治中、下焦阳虚下利，谓“温病七八日以后，脉虚数，舌绛苔少，下利日数十行，完谷不化，身虽热者，桃花粥主之。”（《温病条辨·下焦篇》）

（2）现代应用：桃花汤证因脾肾阳虚，寒湿凝滞，虚寒滑脱，固摄无权所致，症见便脓血，下利不止，腹痛喜温喜按，小便不利，口淡不渴，脉细微等。现代多见于虚寒性急慢性痢疾、阿米巴痢疾、肠伤寒出血、子宫功能性出血、虚寒性吐血、便血等病证[1]。

1）消化系统：治虚寒性滑脱之久痢、久泻、肠炎、下痢便脓者，以恶寒无热，舌淡白，脉沉细为审证要点。李氏以本方去粳米加怀山药、龙骨、牡蛎、生地榆、秦皮，治疗慢性阿米巴痢疾获良效[2]。《伤寒论方解》治下痢、腹痛、便脓血，久不愈，舌淡白，脉沉细[3]。

2）血液系统：治疗虚寒性吐血、便血，以及伤寒肠出血等证。黄奕卿认为本方有止血功效，为加强止血作用，可加阿胶[4]。唐氏用桃花汤加味（赤石脂、炮姜炭、怀山药代粳米、乌贼骨、田三七、甘草），治虚寒性胃、十二指肠溃疡出血[5]。《伤寒论方解》治伤寒下血，腹中切痛，脉迟，现虚寒征象者[3]。

3）妇科病：治妇女崩漏、带下证。万氏以本方合四神丸治带下[6]。上官均等用桃花汤改散服（赤石脂100g，干姜60g，分研极细末，调匀瓶储备用），治下焦虚寒之功能性子宫出血获效。如陆某，2个月来行经淋漓不尽，色淡不鲜，时清稀样分泌物。妇检：子宫无异常，宫颈中度糜烂。经治无效，投桃花散12g，分三次饭前服，每次用红参6g，血余炭10g，煎汤冲服。2剂血止，后以人参养荣汤善后。另外，他们用桃花散10g，分3次用苍术5g，薏苡仁10g煎汤送服，治疗带下证获效[7]。

（3）医案选录

1）下痢脓血：此方证之下痢脓血乃中焦虚寒，下焦失固，脾肾阳衰，统摄无权所致。临床辨证中常见，下痢脓血，色多暗淡，赤白夹杂，不能自禁，腹痛绵绵，喜暖喜按，口淡不渴，舌淡苔白多津，脉沉细无力等症。

我们常以本方加减治疗菌痢、肠炎转为慢性便脓血者，尤以纯色白之痢病机为脾肾阳虚之证，下利脓血多能收敛。临床中若四肢厥冷者加参附；若红多兼热者稍加黄连；小便黄者加茯苓。

马某，女，63岁，1981年4月12日诊治。有糖尿病史10余年，尿糖经常持续在（+++~++++），10日前，因服生冷诱发呕吐，泻泄，腹痛肢冷，服中药（葛根、黄芩、川黄连、甘草、半夏、生姜）无效，在输液中并发休克，血压下降，脉搏消失，面色苍白，四肢厥冷，下痢脓血，急送医院住院救治，休克纠正，但下痢不止，遂口服氯霉素不效，后改用青霉素每日600万U静脉滴注，做皮试无过敏反应，但在输液时突发心烦，全身起紫疱，昏迷不醒，停药后，仍烦躁欲死，下痢脓血，色呈暗紫，不能自禁，病家请求停用西药，用中药治疗，于10日上午诊其昏迷不醒，舌质紫，舌苔黄厚腻，脉细数，体温38.8℃，全身红紫，大便失禁。处清热益气、化湿解热之剂无效，病情又加重，躁扰不安，不省人事，下痢不止，诊其舌淡苔白多津，脉虚数，四肢厥冷，此正虚阳败之危候也，以回阳救逆为急务，处四逆加人参汤1剂，服后四肢转温，诸症好转，但次日晨旋即如故，又邀诊治。症见：面色青黄，昏迷不醒，下痢脓血，色如柏油，不能自禁，身起紫斑，周身微肿，呼吸微弱，腹部发凉，舌淡苔白多津，脉虚数。实验室检查：白细胞计数$42.4\times10^9$/L，中性粒细胞0.95，淋巴细胞0.05，血红蛋白90g/L，血糖26.84mmol/L，胸透：心尖向左下延伸，搏动增强，尿常规：尿糖（++++），蛋白（++），脓球（++），红细胞（+），颗粒管型（+）。此属中阳虚衰，下元失固，固摄失权，治宜温中益气，涩肠健脾。方用：赤石脂、云苓各30g，干姜15g，粳米60g，红参10g。服药1剂，神志略清，四肢转温，服2剂后，利止阳回，继以他药调治，临床治愈出院。化验检查：白细胞计数$11.0\times10^9$/L，中性粒细胞0.78，淋巴细胞0.22，血红蛋白120g/L，尿糖（+），血糖6.3mmol/L，体温正常，尿常规：蛋白阴性，脓球（+），红细胞（阴），颗粒管型（+），胸透基本正常。

2）吐血：此方证之吐血乃中阳虚衰，阴寒内盛，统摄无权，血不循轨所致。临床辨证中常见：呕吐频作，血色暗淡，胸腹发凉，得暖则舒，大便溏薄，精神委靡，舌淡苔白多津，口淡不渴，脉沉迟无力等症。

我们常以本方加减治疗胃溃疡和食管静脉出血，病机属中焦虚寒者多能收效，干姜以15~30g为宜，酌加三七参，呕甚加半夏，正虚加人参。

刘某，男，65岁，1981年5月11日诊治。素有胃溃疡病史，常胃中嘈杂吐酸，腹痛隐隐，饱轻饥重，大便溏薄，每日五七行，病人素喜饮酒，咳痰清冷，服西药病情时轻时重，泻痢时作时止，曾在我院服中药乌梅汤，补中益气等方均未见效，5日前饮酒后致胃痛突然发作，泻泄清稀，吐血不止，色呈暗淡，面色苍白，经输液抢救后泻泄稍减，但吐血仍不止，就诊时症见：面色苍白，精神委靡，泄泻清稀，日3~5行，阵发性吐血，色呈暗淡，腹痛绵绵，胃中觉冷，不欲饮食，舌淡苔白多津，口淡不渴，脉沉细无力。此属中焦虚寒，统摄无权，血不循轨，上溢而吐血。治宜温肾健脾，涩肠止血。方用：赤石脂、黄芪各30g，干姜15g，粳米60g，潞参20g，三七参1.5g

（冲服）。上方服1剂，吐血量减少，腹痛减轻，3剂时吐血止，上方去三七参加白术15g，半夏12g，6剂后吐泻止，继以益气健脾之剂调治而愈。

3）腹痛：此方证之腹痛为脾阳虚衰，阴寒内盛所致。临床辨证中常兼见：面色青黄，气短声微，腹痛绵绵，喜暖喜按，大便溏薄，不能自禁，精神委靡，舌淡苔白多津，脉沉细无力等症。

我们常以本方加减治疗脾肾阳衰，阴寒内盛，下利不止引起的腹痛多能收效，气虚者酌加黄芪、人参、云苓，阳虚甚者加附子其效更佳。

王某，女，52岁，1981年4月21日诊治。久有慢性肠炎病史，经常大便溏薄，腹痛绵绵，1981年农历正月初四因食油腻，下利不止，如水倾泻。服土霉素、氯霉素、呋喃唑酮等药后泻痢稍减，但便出白色脓样黏冻，腹部冷痛，久治不愈，症见：面色青黄，精神委靡，腹部冷痛，气短声微，四肢发凉，小便不利，大便日十余行，泻痢白色脓样黏冻，口淡不渴，舌淡苔白多津，脉沉细无力。此属脾阳虚衰，阴寒内盛，下元失固。处方：赤石脂30g，粳米60g，干姜15g。服药2剂，便次减少，病人喜告曰："数年之疾，2剂竟可收功。"上方继服2剂，腹痛消失，大便已转正常。

【按语】

桃花汤方药仅三味，然配伍精妙，煎服法较有特色，具有温阳散寒、除湿固脱之效。原著所述用治虚寒性下利脓血，与白头翁汤证虚实寒热对应。后世医家对此功效亦予以充分发挥，突出其止血之功，举凡吐、衄、便、尿诸般血证，病机属虚寒者，皆可斟酌施用。值得注意的是，痢疾之便脓血，唯虚寒滑脱者，乃可用本方。若余邪未尽而湿热留连者，一般不宜用之。因此，对于脾胃虚寒而兼湿热羁留者，可仿后世连理汤之意，加黄连以治之。

另外，本方固脱之力甚宏，非唯血证而已，即若下利、带下等病证，其病机属虚寒者，亦可量情而用。唯其固涩之效，若夹有余邪者，须慎防其留邪之弊。

【现代研究】

现代对桃花汤复方的药理作用机制，目前尚不清楚。但对方中单味药的药理研究证明，赤石脂是一种多水高岭土，主要含硅酸铝，具有吸附作用，对发炎的胃肠黏膜有保护作用，既能减少异物的刺激，又可吸附炎性渗出物，有助于炎症的缓解。亦可抑制细菌、原虫感染，并能吸附细菌毒素及食物异常发酵的产物，保护消化道黏膜，并有止胃肠出血之效能。少量干姜可促进消化液分泌，增强食欲，配以粳米，可减缓干姜辛辣之性，且能调养补脾胃。诸药相伍，故具有涩肠固脱止利之功[1]。

**参考文献**

[1] 李自宪．伤寒论临床辨略．济南：山东科学技术出版社，1995, 9: 496
[2] 李健颐．桃花汤治慢性阿米巴痢疾的初步体会．广东中医，1959, (4): 163
[3] 江苏省中医研究所．伤寒论方解．南京：江苏人民出版社，1959, 11: 155
[4] 黄奕卿．伤寒方苑荟萃．厦门市医药研究所印，1982, 10: 227
[5] 唐江山．加味桃花汤治胃、十二指肠溃疡出血．闽东医药，1975, 1: 40
[6] 万寿．带下治验．新中医，1973, (5): 20
[7] 上官钧，高远平．桃花散临床应用．江苏中医杂志，1987, (5): 17

# 十一、半夏散及汤方

## （一）方药

半夏洗　桂枝去皮　甘草炙

上三味，等分，各别捣筛已，合治之。白饮和服方寸匕，日三服。若不能散服者，以水一升，煎七沸，内散两方寸匕，更煮三沸，下火，令小冷，少少咽之。关夏有毒，不当散服。

## (二)治法

散寒通咽，涤痰开结。

## (三)方解

本方由半夏、桂枝、甘草组成，方中桂枝散寒通阳，半夏涤痰开结，甘草和中缓急止痛，白饮和服，取其保胃存津，且可防桂枝、半夏辛燥劫阴之弊。方名半夏散，其剂型为散剂，若不能服散剂者，亦可用汤剂服用，方名为半夏汤，合称之即为半夏散及汤。方后“半夏有毒，不当散服”，系为后人所加之文，若为仲景旧文，岂有复制半夏散之理。故玉函、成本均无此数字。

【经典原文】

少阴病，咽中痛，半夏散及汤主之。(313)

【提要】　少阴客寒咽痛的证治。

【原文分析】

本文咽痛应指少阴病发生过程中出现的一个新见（兼）证，与上文同义，属少阴风寒客于咽嗌，且痰湿阻滞，或伴有恶寒，痰涎缠喉，咳吐不利，气逆欲吐等症，治以半夏散及汤散寒通咽，涤痰开结。

【原文选注】

成无已：甘草汤主少阴客热咽痛，桔梗汤主少阴寒热相搏咽痛，半夏散及汤主少阴客寒咽痛也。（《注解伤寒论·辨少阴病脉证并治》）

方有执：此以风邪热甚，痰上壅而痹痛者也。故主之以桂枝祛风也，佐之以半夏消痰也，和之以甘草除热也，三物者，是以为咽痛之一治法也。（《伤寒论条辨·辨少阴病脉证并治》）

钱天来：前条云二三日咽痛，初邪尚轻，故但以甘草、桔梗汤和缓阳邪，清肺下气而已，此条云咽中痛，则阳邪较重，故以半夏之辛滑，以利咽而开其粘饮，乃用桂枝以解卫分之风，又以甘草和之。后人以半夏辛燥、桂枝温热而疑之，不知少阴咽痛，阴经之阳邪，非半夏之辛滑，不足以开咽喉之锁结，风邪在经，非桂枝之温散，不能解卫分之阳邪，况所服不过一方寸匕，即使作汤，亦一二方寸匕，煎三沸，待小冷而少少咽之耳，且半夏本滑而不燥，桂枝亦温而不热，少少用之，亦复何害。（《伤寒溯源集·少阴篇》）

尤在泾：少阴咽痛，甘不能缓者，必以辛散之；寒不能除者，必以温发之。盖少阴客邪，郁聚咽嗌之间，既不得出，复不得入，设以寒治，则聚益甚，投以辛温，则郁反通。《内经》“微者逆之，甚者从之”之义也。半夏散及汤甘辛合用，而辛胜于甘，其气又温，不特能解客寒之气，亦能劫散咽喉怫郁之热。（《伤寒贯珠集·少阴篇》）

吴谦：少阴病咽痛者，谓或左或右，一处痛也。咽中痛者，谓咽中皆痛也，较之咽痛而有甚焉，甚则涎缠于喉中，故主以半夏散，散风邪以逐涎也。（《医宗金鉴·订正仲景全书·伤寒论注·辨少阴病脉证并治》）

陈亦人：本条叙证简略，仅据咽中痛一证，是难以辨其寒热虚实的。然以方测证因方由半夏、桂枝、甘草组成，无寒不得用桂枝，无痰不得用半夏，是知本证咽痛当属客寒痰阻。寒邪痰湿客阻咽喉，应伴有恶寒，痰涎缠喉，气逆欲吐等证。（《伤寒论译释·辨少阴病脉证并治第

十一》）

刘渡舟：本条所述，只有“咽中痛”一证，以方测证，当属风寒客于少阴经脉，并兼有痰湿阻滞经络所致，证属喉痹，并当伴有恶寒，痰涎缠喉，咳吐不利等症。治疗用半夏散及汤，散风祛寒，涤痰开痹。（《伤寒论讲解·辨少阴病脉证并治第十一》）

【方药论选】

王晋三：少阴之邪，逆于经脉，不得由枢而出，用半夏入阴散郁热，桂枝、甘草达肌表，则少阴之邪由以脉而出肌表，悉从太阳出发。半夏治咽痛，可无劫液之虞。（《绛雪园古方选注·和剂》）

沈金鳌：……必用半夏之苦，开而兼泄，桂枝之辛，外散其热，甘草之缓，缓其炎焰，其义如此，喻氏谓半夏涤饮，桂枝散邪，犹非的义，盖本方用桂枝、半夏，并非发汗解肌之谓也。（《伤寒论纲目·少阴经证》）

陈亦人：半夏散及汤，药用半夏桂枝甘草，乃是通阳散寒祛痰利咽，与少阴何涉？于咽痛证中提出，亦是为了鉴别，提示咽痛并非都是热证，也有寒证。《类方准绳》载有暴寒咽，用本方加生姜五片，可作旁证。有些注家提出此方治寒邪郁热于内而致咽痛的从治法，另然难够自圆其说，但毕竟难切实际。（《伤寒论求是·少阴病篇》）

刘渡舟：半夏散及汤由半夏、桂枝、甘草组成。半夏、桂枝辛温，散寒涤痰；甘草甘以和中缓急止痛。白饮和服，取其保胃存津，以防半夏、桂枝辛燥客阴。因半夏有刺激作用，不能服散者，可改为汤剂。（《伤寒论讲解·辨少阴病脉证并治第十一》）

程昭寰：半夏散及汤由半夏、桂枝、甘草三药组成。因君以半夏，故冠以方名，因既可作散服，也可以散作汤服，故又名“散及汤方”。方中半夏桂枝之辛以散寒涤痰，甘草缓急止痛。贵在白饮和服，保胃存津。深合《内经》“寒淫所胜，平以辛热，佐以甘苦”之旨。“半夏有毒，不当散服”，示人用之宜慎。（《伤寒心悟·辨少阴病脉证并治》）

【临床应用】

（1）后世医家对本方的应用

1）《类证活人书》：半夏桂枝甘草汤（即此方作汤入生姜四片煎服）。治伏气之病，谓非时有暴寒中人，伏气于少阴经，始不觉病，旬月乃发，脉便微弱，法先咽痛，似伤寒，非咽痹之病，次必下利，始用半夏桂枝甘草汤主之，次四逆散主之。此病只二日便差，古方谓之肾伤寒也。

2）《方极》：半夏散及汤，治咽喉痛，上冲急迫者。

3）雉间焕：喉痹，肿痛甚而汤药不下，语言不能，或为痰涎壅盛之状者，主之。

4）《方函口诀》：此方宜冬时中寒，咽喉肿痛者。亦治发热恶寒，此证冬时多有之。又后世所云阴火喉癣之证，上焦虚热，喉头糜烂，痛不可堪，饮食不下咽，甘桔汤及其他诸咽痛药不效者，用此辄效。

（2）现代应用

1）治咽喉病，如喉痹、急慢性咽炎、急慢性扁桃体炎等。《伤寒论方解》谓：治喉痹初期出现咽喉肿痛者，如红肿甚，可加射干[1]。《伤寒论译释》谓：治疗化脓性扁桃体炎，本方加桔梗[2]。王氏报道用本方加桔梗，治一例咽痛而喉色暗红，上盖水膜，吞咽困难，痰多胸闷，辨证属寒邪郁闭之病人，二剂而愈[3]。刘氏以本方治客寒咽痛[4]。

2）治食管疾病，如食管炎、食管癌等。《伤寒方苑荟萃》谓可用于治疗食管炎、食管癌初期[5]。

（3）医案选录

1）音哑：丁某，女，36岁。患音哑，咽喉肿痛半年多，伴咽喉痞闷，大便偏干，小便自调，舌苔薄白润滑，脉浮。证属寒遏阳郁，经脉不利，治当散寒开强。半夏15g，桂枝12g，炙甘草6g。服药6剂后，咽喉肿痛及痞闷明显减轻，已能发出声音但不清晰。上方加竹茹6g，又服6剂后，音哑已除，说话声音如常人。（刘渡舟《经方临证指南》天津科技出版社，1993年10月1版，119）

2）化脓性扁桃体炎：竹某，女，32岁，1977年8月2日初诊。咽痛数日，脉细而数，皮肤凉润，舌苔薄白微黄质红。曾服凉药无效。现仍咽喉灼痛，吞咽困难，喉中咳痰色如脓血，微热不退，头目昏痛，查咽视重度充血，局部黏膜下有出血点，双侧扁桃体Ⅱ度肿大。表面脓点已破溃，咽喉后壁淋巴滤泡增生。处方：半夏9g，桂枝9g，炙草9g，水煎三五沸，频频含咽，半日尽剂。1剂热清，扁桃体已明显缩小，红肿减轻，但溃破处未愈合，守原方，服时加食醋少许，2剂痊愈。（李文瑞《伤寒论汤证论治》人民卫生出版，1989年2月版，433）

3）客寒咽痛：王某，男，43岁，工人，1980年2月3日初诊。患咽痛3年，加剧 7天。病人于1978年患过急性咽喉炎，经西药治疗后，咽喉疼痛有所减轻，但未能根治，致成慢性咽喉炎。最近7天来因感冒，咳嗽、咽痛加重，曾用过青、链霉素，四环素，以及中药清热解毒、养阴润肺、清利咽喉等方未效，反见纳呆脘痞，畏寒乏力，口干渴而腰酸背痛，小便清长，大便稀溏，舌质淡，苔白而润，脉沉细。钡剂透视检查排除食管占位病变。四诊合参，显系风寒外束，失于宣散，苦寒早投，阴柔过用，至寒邪内闭，客于少阴，上逆而成少阴咽痛之证，治宜辛温散邪，拟仲景《伤寒论》半夏散及汤加减。处方：制半夏、桂枝、炙甘草、桔梗、熟附子各10g，细辛3g，2剂。2月5日二诊，咽痛减轻，痰多胸闷、咽喉梗塞感已除，大便转实。效不更方，原方加千层纸5g，玄参10g，拒阴固阳以利咽喉，2剂。2月7日三诊，诸证消除，唯咽后壁淋巴滤泡增生仍存，虑其平素腰酸背痛，慢性咽喉炎是由精气虚不能上承所致。嘱服金匮肾气丸，早晚各1丸，连服1个月，以巩固疗效。后咽后壁淋巴滤泡增生消失，咽痛不作，数年痼疾痊愈。（刘金渊.少阴客寒咽痛.新中医，1984，11：19）

【按语】

由于本证的病机认识不同，故对方药功用亦有不同认识。治咽喉痛，一般多喜用甘凉清润，恶用温燥，须知咽痛属燥热，固然当用清润，如属寒邪外束，则非辛温药不效，若概用寒凉，必致增剧，病决不除。诚《伤寒论方解》（江苏省中医研究所编著）指出："近世喉科医生处理咽喉疾病人多喜用寒凉药，好象咽喉疾患都是热症，没有寒症。其实对咽喉疾患亦当根据四诊，分别八纲来辨证论治，不应抱有任何成见。"

【现代研究】

本方成方研究资料较少，现就单味药研究资料介绍如下：

半夏含有挥发油，少量脂肪，淀粉，烟碱，黏液质，天门冬氨酸，谷氨酸，精氨酸，β-氨基丁酸等，胆碱，3，4-二羟基苯甲醛，β-谷甾醇，β-谷甾醇-β-D-葡萄糖苷，含药理作用与毒芹碱及烟碱相似的生物碱，类似白头翁素刺激皮肤的物质等。

半夏和胃止呕，燥湿祛痰，散结消肿；其直链淀粉［Zhan D Y.半夏中直链淀粉的抗炎作用（英）.国外医学·中医中药分册，1992，14（4）：45~47］25mg/kg对小鼠有明显的抗炎作用；姜半夏制成注射液（江苏新医学院《中药大辞典》上海人民卫生出版社，1977年版，775），其镇吐作用较"爱茂尔"强2倍；半夏蛋白30mg/kg，对小鼠有抗早孕作用；半夏总蛋白提取物［孙光星.蒙中半夏总蛋白的提取化学分析.对小鼠S-180瘤株的抑制作用.上海医科大学学报，1992，（1）：17~20］对小鼠5~180瘤株有抑制作用；半夏［赵晓洋.五味子，半夏等几种中药抗真菌作用的初步观察.哈尔滨医科大学学报，1991，（2）：118~120］有祛痰镇咳、止吐等作用，可以用于呕吐、疟疾、化脓性中耳炎、鸡眼、牙痛、矽肺等病的治疗，可用5%半夏溶液就能杀死真菌（用于皮肤癣菌的报道少），其机制与含有3，4-二羟甲醛和甲醛有相同的分子结构，能产生与甲醛相同的杀死真菌功效有关。

半夏的毒性［万国庆.半夏反附子之说不能成立.中国医院药学杂志，1991，（6）：226~267］以生半夏最大，次为漂半夏，再次为姜半夏，蒸半夏，白矾半夏毒性最小。白矾能解半夏毒。人若误服生半夏，对口腔，喉头和消化道黏膜有强烈的刺激，发生肿胀、疼痛，失声，流涎，痉挛，呼吸困难，甚至窒息而死。

桂枝含挥发油（庞俊中《临床中药学》中国医药科技出版社，1989年9月版，111，331）其中主要成分为桂皮醛、桂皮酸等。桂皮醛有镇静、抗惊厥、解热作用。桂皮油有祛痰止咳作用。在五苓散单味药利尿作用上，桂枝最强。桂皮油对子宫有特异性充血作用，对兔毛细血管有扩张作用。煎剂对金黄色葡萄球菌、伤寒杆菌、皮肤真菌均有较强的抑制作用。桂皮油及桂皮醛对结核杆菌有抑制作用。桂花皮油及桂皮醛对结核菌有抑制作用。煎剂对流感病毒亚洲甲型京科68-1株和孤儿病毒亦有抑制作用。

甘草含三萜类化合物甘草甜素和甘草次酸，又含黄酮类化合物等。甘草有去氧皮质酮样作用，促进钠、水潴留，排钾增加，在用大量甘草治溃疡病等时，部分病人可引起高血压、水肿。甘草具有类皮质激素样抗炎作用。对小鼠腹腔吞噬细胞的吞噬功能，因机体状态不同而呈双向作用，即在应激状态下，机体抵抗力受到损耗时有明显促进作用；但在安静状态下则呈抑制作用；有抗消化道溃疡、抑制胃酸分泌作用；有解痉作用；有一定解毒作用；有镇咳祛痰作用、镇静作用、抗菌作用、降血脂作用、保肝作用等，此外还有抗利尿、解热作用，甘草甜素具有抑制艾滋病毒增殖的效果。

### 参考文献


［1］江苏省中医研究所．伤寒论方解．南京：江苏人民出版社，1959, 11: 162

［2］陈亦人．伤寒论译释．上海：上海科技出版社，1992, 8: 985

［3］王芳．咽痛．浙江中医学院学报，1982, (4): 15

［4］刘金渊．少阴客寒咽痛．新中医，1984, (11): 19

［5］黄亦卿．伤寒方苑荟萃．厦门市医药研究所印，1982, 10: 229


## 十二、猪肤汤方

### （一）方药

猪肤(1)一斤

上一味，以水一斗，煮取五升，去滓，加白蜜一升，白粉(2)五合，熬香，和令相得，温分六服。

【词解】

（1）猪肤：去掉内层肥白的猪皮。

（2）白粉：白米粉。

### （二）治法

滋肾润肺补脾。

## （三）方解

本方由猪肤合白蜜、米粉熬制而成。猪肤寒咸入肾，滋肾水而清热润燥；白蜜甘寒润肺，清上炎之虚火而利咽；米粉甘缓和中，扶土止利，三药合用，有滋肾、润肺、补脾之功，为治疗阴虚火炎咽痛之良方。

【经典原文】

少阴病，下利，咽痛，胸满，心烦，猪肤汤主之。（310）

【提要】　少阴阴虚火炎咽痛的证治。

【原文分析】

少阴病本属阴阳俱虚，而下利，则多缘于阳虚。本证少阴病，下利日久，阴津逐渐亏耗，其病机逐渐呈现阴虚火旺之势；此虚火浮越于上，熏灼咽喉则咽痛；上扰心胸，则心烦胸满。其咽痛属本证病机的局部反映，与283条少阴病之咽痛及317条通脉四逆汤证或然症状之一“咽痛”相比，彼属虚阳无根浮越之火，而此则为阴虚上炎之火。

虚火上炎之咽痛，其咽部多不太红肿，唯觉干痛，痛势也不剧烈，不若风热实证之红肿而痛甚。既非实热之证，故无须苦寒之品以直折其火，证属阴虚火炎，且虽属少阴，实与肺有关，即秦皇士所说：“少阴咽痛，以肾水不足，水中火发，上刑肺金”。故以猪肤汤滋肾、润肺、补脾。

【原文选注】

成无已：邪自阳经传入少阴，阴虚客热，下利咽痛，胸满心烦也，与猪肤汤调阴散热。（《注解伤寒论·辨少阴病脉证并治》）

周禹载：仲景于少阴下利心烦，主用猪苓汤，于咽痛者，用甘草桔梗汤，一以导热滋阴，一以散火开邪，上下分治之法，亦云尽矣。今于下利咽痛胸满心烦四证兼见，则另主猪肤汤一法者，其义安在？彼肾司开阖，热耗阴液，则胃土受伤，而中满不为利减，龙火上结，则君火亦炽，而心主为之不宁，故以诸物之润，莫猪肤若。（《伤寒论三注·少阴中篇》）

尤在泾：少阴之脉，从肾上贯肝膈，入肺中，循喉咙。其支别者，从肺出络心，注胸中。阳邪传入少阴，下为泄利，上为咽痛，胸满心烦，热气充斥脉中，不特泻伤本脏之气，亦且消烁心肺之阴矣。猪水畜而肤甘寒，其气味先入少阴，益阴除客热，止咽痛，故以为君，加白蜜之甘以缓急，润以除燥而烦满愈，白粉之甘能补中，温能养脏而泄利止矣。（《伤寒贯珠集·少阴篇》）

丹波元简：案此条证，成氏以降，诸家并以为阳经传入之热。特柯氏与程氏同义。若果为热邪，则宜用苦寒清热之品，明是不过阴证治标之药耳。（《伤寒论辑义·辨少阴病脉证并治》）

刘渡舟：证本为少阴虚寒下利，但下利日久，阴液必然耗伤，则生虚火。少阴经脉循喉咙，挟舌本，其支者，从肺出络心，注胸中，少阴虚火循经上扰，经气不利，故而可见咽痛，胸满，心烦等证。（《伤寒论讲解·辨少阴病脉证并治第十一》）

陈亦人：本证主寒主热均不确当，既非传经之热，所以不用苦寒清热，亦非阳虚，所以不用姜附温药。乃阴伤而虚火上炎，所以用猪肤汤。（《伤寒论泽释·辨少阴病脉证并治第十一》）

【方药论选】

方有执：猪属亥，宜入少阴，肤乃外薄，宜能解外，其凉则凉，固能退热，邪散而热退，烦满可除也。白蜜润燥以和咽，咽利而不燥，痛可愈也。白粉益土以胜水，土王水制，利可止也。（《伤寒论条辨·辨少阴病脉证并治》）

王好古：仲景猪肤汤用白粉，即白米粉也。猪肤味甘寒，猪水畜也，其气先入肾，解少阴客热，加白蜜以润燥除烦，白粉以益气断利。（黄竹斋《伤寒论集注·辨少阴病脉证并治》）

王晋三：肾应彘而肺主肤，肾液下泄，不能上蒸于肺，致络燥而为咽痛者，又非甘草所能治矣，当以猪肤润肺肾之燥，解虚烦之热，白粉白蜜缓于中，俾猪肤比类而致津液从肾上入于肺中，循喉咙，复从肺出，络心，注胸中，而上中下燥邪解矣。（《绛雪园古方选注·寒剂》）

汪苓友：按上汤，治少阴客热，虚燥下利之药也，猪肤甘寒，白蜜甘凉，白粉甘平，三物皆能清热润燥补虚，热清则烦满除，燥润则咽痛解，虚补则利自止矣。（《伤寒辨证广注·辨少阴病脉证并治法》）

刘渡舟：猪肤即猪皮，可滋肺肾之阴，清少阴浮游之火，此物虽润，但无滑肠之弊，入药时应将肥肉刮净。白蜜甘寒生津润燥以除烦。白粉熬香，即将白米粉炒香，可醒脾和胃，以补下利之虚。本方清热而不伤阴，润燥而不滞腻，对治疗阴虚而热不甚，又兼下利脾虚的虚热咽喉疼痛最为相宜。（《伤寒论讲解·辨少阴病脉证并治第十一》）

陈亦人：柯韵伯注："少阴下利，下焦虚矣……咽痛胸满心烦者，肾火不藏，循经上走于阳分也……猪为水畜，其津液在肤，君其肤以除上浮之虚火，佐白蜜白粉之甘，泻心润肺而和脾，滋化源，培母气，水升火降，上热自除而下利自止矣。"柯氏对该证咽痛病机提出了"虚火"的概念，显然较喻说确切，从肺脾肾的关系分析方义，也比较合理。因为该证的咽痛胸满心烦，不仅肾阴虚而虚火上炎，心肺之阴亦虚，故治以猪肤、白蜜滋肾清心润肺；该证的下利，不但肾阴虚，而脾阴亦虚，故不用温阳益气，只用白粉益脾。该证既属阴虚，何不用其他滋阴药物？因为滋阴药大多润滑，不宜于下利，恐滋阴之品，反有泻阴之弊。考《伤寒论》注家（包括喻氏柯氏在内）对猪肤汤证治虽然有许多阐发，但对该证治的特点究竟怎样？仍是依稀仿佛。叶天士，通过他丰富的实践经验，才真正抓住了猪肤汤证治的要领。例如张某案："阴损三年不复，入夏咽痛拒纳，寒凉清咽，反加泄泻，则知龙相上腾，若电光火灼，虽倾盆暴雨，不能扑灭，必身中阴阳协和方息，此草木无情难效耳。从仲景少阴咽痛，猪肤汤主之。"由此可见猪肤汤证的咽痛，不同于一般的实火，也不同于一般的虚火，而是龙相之火上腾，所以用寒凉清咽不效，反加泄泻。设譬形象生动，尤有助于理解。从"阴损三年不复"病史，还可看出猪肤汤证不是外感新病。（《伤寒论求是·少阴病篇》）

【临床应用】

（1）后世医家对本方的应用

1）《长沙药解》：猪肤利咽喉而消肿痛，清心肺而除烦满……肺金清凉而司皮毛，猪肤善于清肺，肺气清降，浮火归根，则咽痛与烦满平也。

2）《伤寒论今释》：猪肤汤……润滑而甘，以治阴虚咽痛，其咽当不肿，其病虽虚而不甚寒，非亡阳之少阴也。

（2）现代应用：现代临床多用于慢性咽炎、扁桃体炎，肺肾阴虚之声音嘶哑、失声，原发性血小板减少性紫癜，再生障碍性贫血病证[1]。

1）治咽喉部疾病，如慢性咽炎、慢性扁桃体炎、失声等。李氏用猪肤汤治肺肾阴虚之失声[2]。代氏用本方加雪梨或麦冬治喉痹喉喑，其辨证突出咽痛而不红，音哑而肿[3]。顾介山以本方长服治疗慢性咽炎[1]。

2）治呼吸系统疾病，如肺结核、慢性气管炎等。

3）治消化系统疾病，如慢性肠炎、痢疾等。

4）治血液系统疾病，如原发性血小板减少性紫癜、营养不良性贫血、再生障碍性贫血、白细胞减少症等。郭氏以猪皮膏治疗原发性血小板减少性紫癜和再生障碍性贫血取效[4]。

5）治妇科疾病，唐永忠等用本方治疗经行鼻衄获效。病人近4个月来每次月经将尽时即发鼻衄，每日1～2次，持续2～3天即止。鼻衄血质稀，色淡红，伴心烦、鼻咽干燥，经期经常量无异常，舌边尖略红，脉虚数。证为阴血亏耗，虚火上炎，阳络受损。观其病尚属虚火轻症。遂予猪肤汤。取新鲜猪皮（去毛净脂）250g，加水约3000ml，文火炖取1000ml去渣，加糯米粉30g，蜂蜜60g，稍熬至糊状。每于经前1周早晚空腹温开水送服3匙，忌辛辣刺激之品。上药连服2个周期而获痊愈。后又服2剂，以巩固疗效[1]。

6）治五官科疾病，王氏用猪肤汤加生地、地骨皮治疗35例虚火牙痛，疗效满意。药物煎服法：取地骨皮60g入5000ml水中，文火煎取约4000ml后去渣，再将500g猪肤切细同生地纳入地骨皮药液中，文火炖取约2000ml后，加糯米粉50g及适量蜂蜜，须臾即可。早晚饭前半小时服[5]。

另外，程昭寰谓："临床运用治疗阴虚内热不甚又兼下利脾虚的咽喉疼痛以及肾阴不足的消渴，包括今之糖尿病、尿崩证，皆有一定疗效。"又说："忆在原籍时，蒙江西省中医院陈茂梧副主任医师指导，运用猪肤、白蜜、何首乌、黑豆、芝麻，治疗一例尿崩证病人，见阴虚内热，获满意效果，即遵此法而设。可见经方的运用，在于审证。审证确切，方不拘而法不可离，往往有独特功效[6]。"

（3）医案选录

1）咽痛：某女，20岁。因歌唱过度而致咽喉疼痛，声音嘶哑，屡服麦冬、胖大海之类药物无效，适值演出之时，心情十分焦急。视其舌质红而少苔，脉细，辨为肺肾阴虚，虚火上扰之"金破不鸣"证。净猪肤半斤。上一味，熬汤成后调入鸡子白，徐徐呷服，服药尽则咽痛止而音哑除。（刘渡舟《经方临证指南》天津科学技术出版社，1993年10月版，118~119）

2）原发血小板减少性紫癜：华某，女，34岁，2年来自觉疲乏无力，牙龈出血，双下肢反复出现紫斑，加重2个月。月经增多，四肢紫斑增多，头痛头晕，惊悸失眠，少食，全身无力，查全身有散在瘀点，双下肢有弥散瘀斑。心尖可闻Ⅲ级收缩期吹风样杂音，脾大左乳线肋下1.5cm。出血时间7秒钟，凝血时间9秒钟，血红蛋白70g/L、红细胞计数$3.2 \times 10^{12}$/L，血小板计数$420 \times 10^{9}$/L。毛细血管脆性试验阳性。诊断：原发性血小板减少性紫癜。服猪皮胶30g（烊化），白开水送服，每日2次，28天为1个疗程。2个疗程后，临床症状全部消失，能参加劳动。心尖区可闻Ⅱ级杂音，脾未扪及，血液化验均正常，随访1年无复发。

3）再生障碍性贫血：邓某，女，22岁，3年前开始头晕乏力，紫点紫斑，鼻衄，月经过多，加重1年，经骨穿诊断为再生障碍性贫血。曾用激素和输血等治疗。病情时好时犯。检查：贫血貌，心尖区可闻Ⅲ级收缩期吹风样杂音，脾在左乳线肋下3cm，全身有弥散性瘀斑，以下肢为重。血红蛋白55g/L，红细胞计数$2.7 \times 10^{12}$/L，白细胞计数$2.9 \times 10^{9}$/L，血小板计数$2.4 \times 10^{9}$/L。服猪皮胶3个疗程，临床症状大部消失，面红润，瘀斑全部消退，少量瘀点，心尖可闻Ⅱ级收缩期杂音，脾在肋下2cm。血红蛋白110g/L，红细胞计数$2.4 \times 10^{12}$/L，白细胞计数$4.0 \times 10^{9}$/L，血小板计数$51 \times 10^{9}$/L。[郭泗训.猪皮膏在临床上应用的体会.新中医，1979，（4）：32]

4）虚火牙痛：熊某，女，35岁，1981年3月10日初诊。反复牙痛5年，加重1年。近月来出现牙齿松动，饮食困难，他医以清胃散、知柏地黄丸加减治疗半个月不效，遂来我室就诊。诊见形体消瘦，两颧潮红，牙龈微红略肿，咽干。舌质红，苔少，脉细数。证属肾阴不足，虚火上炎所致，投猪肤汤加味1剂后，牙痛顿效，诸证大减。前后共服药2剂而愈。随访3年未见复发。[王宗伦.猪肤汤加味治疗虚火牙痛.四川中医，1985，3（9）：50]

【按语】

猪肤汤滋阴润燥，培土生金，疗效确切。然后世医家在肯定其功效的同时，多主张据证适当加味，以提高其疗效。另外，湿热郁滞者，不宜此方。

【现代研究】

本方成方研究资料较少，就本方药物研究及临床新用介绍如下：

猪皮营养丰富，每100g皮含蛋白质26.4%，含水46%，脂肪22.7%，糖类4%，能产生3264卡热量。可以治疗白细胞减少、营养不良性贫血、紫癜、肺结核、气管炎、细菌性痢疾、慢性肠炎、咽炎等。［李经伟《中医大辞典》下册.人民卫生出版社，1995年5月，1411］

猪皮经辐照灭菌后，覆盖各类创面能黏附于创面减少体液渗出及蛋白质丢失，为创面提供一个抗菌屏障，可预防和减少感染。保持组织细胞生存必需的温度和湿度，改善微循环淤滞，保护间生态组织，Ⅱ度创面能在皮下自愈，愈合时间缩短。Ⅲ度切痂创面可以起暂时复盖保护作用，为植皮提供良好的基底及争取时间。灭菌彻底，有一定灭活作用。［姚敏.辐照灭菌猪皮的临床体会.湖南医学，1991，（5）：279］

白蜜成分差异较大，糖类占70%～80%，其他成分还有蛋白质、各类维生素、多种有机酸、无机酸、氨基酸、酶类物质、乙酰胆碱、抑菌素、矿物质、灰分、内脂类物质，以及花粉、色素、腊质、芳香物质、挥发油等。（庞俊忠《临床中药学》中国医药科技出版社，1989年9月版，336）

药理，从巢脾上采得的蜂蜜有很强的抗菌作用，对多种细菌有抗抑作用，且能维持很久不会消失。但在温度过高，或中性条件下加热，则能使抗菌力大大减弱或消失。其抗菌作用，与所含抑菌素、蔗糖酶、淀粉酶及高浓度的糖等有关。除去所含花粉的蜂蜜，给犬静脉注射可引起血压下降，冠状动脉扩张。蜂蜜对心力衰竭有治疗作用，与羊角拗苷有协同作用。对心脏的双重作用，主要取决于心脏的功能状态。蜂蜜有解毒保肝及增强氨基酸促进肝组织再生等作用。蜂蜜对各种延迟愈合的溃疡都有加速肉芽组织生长，促进创伤组织愈合作用；有雌激素样作用，这种作用不同于雌酮和雌激素，而近似于丙烯苯酚的作用。

### 参考文献


［1］李自宪．伤寒论临床辨略．济南：山东科学技术出版社，1995, 9: 501
［2］李鲤．学习仲景方治验四则．河南中医，1982, (1): 43
［3］代桂满．猪肤汤的临床运用．浙江中医学院学报，1982, (4): 23
［4］郭泗川．猪皮膏在临床之应用的体会．新中医，1979, (4): 33
［5］王宗伦．猪肤汤加味治疗虚火头痛．四川中医，1985, (9): 50
［6］程昭寰．伤寒心语．北京：学苑出版社，1989, 6: 495


## 十三、甘草汤方、桔梗汤方

### （一）方药

**1. 甘草汤方**

甘草二两

上一味，以水三升，煮取一升半，去滓，温服七合，日二服。

**2. 桔梗汤方**

桔梗一两　甘草二两

上二味，以水三升，煮取一升，去滓，温分再服。

## （二）治法

清热利咽。

## （三）方解

《伤寒论》中甘草多炙用，仅甘草汤、桔梗汤中甘草生用。生甘草味甘微凉，能泻少阴阴中之伏热而治咽喉肿痛，有清肿解毒的良好作用。

桔梗汤即甘草汤加桔梗，方中生甘草清热解毒，桔梗辛开散结，助生甘草清热解毒，且开肺利咽，以治客热咽痛之较重者。桔梗汤，后世名甘桔汤，是治咽喉疾病的基本方，后世治疗咽痛等咽喉疾病的诸多方剂多由本方加味而成。

【经典原文】

少阴病，二三日，咽痛者，可与甘草汤；不差，与桔梗汤。（311）

【提要】　少阴客热咽痛的证治。

【原文分析】

凡言少阴病者，必具少阴脉症，此言咽痛者当是少阴病发生过程中的又一见（兼）证。前后相关条文俱属此义。邪热客于咽嗌，损伤脉络，以致咽痛不适，局部当有轻度充血红肿。治以甘草汤清热解毒而止咽痛。若服甘草汤而咽痛不除，是肺气不宣而客热不解，可用桔梗汤，即于甘草清热解毒的基础上，加用桔梗以开肺利咽。

【原文选注】

汪苓友：经中客热，故咽痛，用甘草汤者，甘以发其热，缓其痛也。服汤后不差者，与桔梗汤，即于甘草汤内，加桔梗，以开提邪，邪散则少阴之气自和矣。（《伤寒论辨证广注·辨少阴病脉证并治法》）

吴谦：少阴病二三日，咽痛，无他证者，乃少阴经客热之微邪，可与甘草汤缓泻其少阴之热也，若不愈者，与桔梗汤，即甘草汤加桔梗，以开郁热，不用苦寒者，恐其热郁于阴经也。（《医宗金鉴·订正仲景全书·伤寒论注·辨少阴病脉证并治》）

唐容川：此咽当作红肿论，故宜泻火以开利，以甘草缓之引之，使泻上焦之火，而生中焦之土，则火气退矣。近有硼砂能化痰清火，为治喉要药，其味颇甘，即甘草汤意也，服之不差，恐壅塞未去也，故加桔梗开利之，后人用刀针放血，即是此意。（《伤寒论浅注补正·辨少阴病脉证并治》）

山田正珍：二方甘草生用而不炙，宜熟察焉，外台甘草汤方，亦无炙字。按甘草汤以下治咽痛五方，盖杂病论中之方，不可独属少阴也，想因前条有咽痛一证，叔和氏遂以咽痛为少阴一候，妄冠少阴病三字，以附载于此已，非谓不为仲景氏方也。（《伤寒论集成·辨少阴病脉证并治》）

刘渡舟：本条所述之少阴阴火客于经脉而生咽痛，当伴有轻微红肿，舌红少苔，脉细数等证。（《伤寒论讲解·辨少阴病脉证并治第十一》）

陈亦人：甘草汤与桔梗汤，后世名为甘桔汤，为治疗咽喉疾患的基础方，开肺利咽，与手太阴肺的关系最切，而不关少阴心肾。（《伤寒论求是·少阴病篇》）

【方药论选】

李时珍：仲景治肺痈唾脓，用桔梗甘草，取其苦辛清肺，又能排脓血补内漏也。其治少阴证二三日咽痛，亦用桔梗甘草，取其苦辛散寒，甘平除热，合而用之，能调寒热也。后人易名甘桔汤，通治咽喉口舌诸痛，宋仁宗加荆芥、防风、连翘，遂名如圣汤，极言其验也。案王如古《医垒元戎》载之颇详，云：失音加诃子，声不出加半夏，上气加陈皮，涎嗽加知母、贝母，咳喝加五味子，酒毒加葛根，少气加人参，呕加半夏、生姜，唾脓血加紫菀，肺萎加阿胶，胸膈不利加枳壳，心膈痞满加枳实，目赤加栀子、大黄，面肿加茯苓，肤痛加黄芪，发斑加防风、荆芥，疫毒加鼠粘子、大黄，不得眠加栀子。（《本草纲目·第十二卷·草部》）

徐灵胎：夫甘为土之正味，能制肾水越上之火，佐以甘辛开散之品，《名医别录》云：佐桔梗疗咽喉痛，此方制少阴在上之火。（《伤寒论类方·杂法方类》）

王旭高：此治咽痛之主方，非独治少阴咽痛也。甘草生用则凉，故可泄热解毒缓痛；佐以桔梗苦辛，载引甘草于上，清利咽喉，则郁热散而痛自平矣。（《王旭高医书六种·退思集类方歌注》）

陈亦人：本方（桔梗汤）甘草清火解毒，桔梗宣肺开结，与甘草汤并为治咽喉痛的祖方，后人在本方的基础上根据不同的症状，有不少加味方剂，但却不出本方精神，李时珍所引的加减诸法，就足以说明其对后世方剂学的影响。又本方桔梗不独宣开肺气，且有排脓除痰的功用，观其用于治肺痈吐脓，即可证明。（《伤寒论译释·辨少阴病脉证并治第十一》）

刘渡舟：桔梗汤由桔梗、生甘草组成，桔梗入肺经，辛开苦泄，宣通肺气；生甘草清热解毒，利咽止痛。虽只二味，但配伍精当，疗效尚佳……论中用甘草之处颇多，生用者，唯此一处，甘草生用味甘平，善清少阴伏火，解阴经之毒，缓急止痛，后世凡阴经有热毒者，皆用之。（《伤寒论讲解·辨少阴病脉证并治第十一》）

巢因慈：方中重用甘草清热解毒，泻其少阴之热；配以桔梗宣肺泄热，祛痰排脓。两药合用，共奏清热解毒、宣肺排脓的功效。（《中国医学百科全书·方剂学·清热剂》）

【临床应用】

（1）张仲景对本方的应用

1）治客热咽痛。（见311条）

2）治肺痈，谓“咳而胸满振寒，脉数，咽干，不渴，时出浊唾腥臭，久久吐脓如米粥者，为肺痈，桔梗汤主之。”（见《金匮要略·肺痿肺痈咳嗽上气病脉证治第七》）

3）《金匮要略》：排脓汤即桔梗汤加生姜、大枣，用以治肠痈。（见《金匮要略·疮痈肠痈浸淫脉证并治第十八》）

（2）后世医家对本方的应用

1）《备急千金要方》：甘草汤，治肺痿涎唾多，心中温温液液者。又凡服汤呕逆不入腹者，先以甘草三两，水三升，煮取二升服之，得吐，但服之，不吐益佳。消息定，然后服余汤即流利更不吐也。

2）《圣济总录》：甘草汤，治热毒肿，或身生瘭浆。又治舌卒肿起，满口塞喉，气息不通，顷刻杀人。

3）《仁斋直指方》：诸痈疽，大便秘方，生甘草一两，右锉碎，井水浓煎，入酒调服，能疏导恶物。

4）《得效方》：独胜散（即甘草汤），解药毒虫毒，虫蛇诸毒。

5）《外台秘要》：近效一方（即甘草汤），疗赤白痢日数十行，无问日数老少。

6）《锦囊秘录》：国老膏（甘草一味熬膏），一切痈疽将发，预期服之，能消肿逐毒，不令毒气内攻，功效不可具述。

7）《类聚方广义》：凡用紫圆、备急圆、梅肉丸、白散等，未得快吐下，恶心腹痛，苦楚闷乱者，用甘草汤，则吐泻俱快，腹痛顿安。

8）《青囊琐探》：甘草主治缓急和胃，协和诸药，解百药毒，人所知也，但未有知以此一味治他病者，凡小儿啼哭，逾时不止，以二钱许浸热汤，绞去滓，与之，即止。又，初生牙小儿，咽喉痰壅，声不出者，频与生甘草，如前法。又，伤寒经日，不省人事，谵语烦躁，不能眠者，每服五六钱，煎汤，昼夜陆续与之，有神效。此取本经所谓主治五脏六腑寒热邪气者也，其他，发癫疾搐搦上窜，角弓反张者，及呕吐不止，濁药入口即吐，用半夏、生姜、竹茹、伏龙肝之类而益剧者，用之有奇效，不可不知也。

9）《至宝方》：治小儿尿血，甘草一两二钱，水六合，煎二合，一岁儿一日服尽。

10）《圣惠方》：治喉痹肿痛，饮食不下，宜服此方。桔梗一两去芦头，甘草一两生用，以水二大盏，煎至一大盏，去滓，分为二服，服后有脓出，即消。

11）《和剂局方》：如圣散（即桔梗汤）治风热毒气，上攻咽喉，咽痛喉痹，肿塞妨闷，及肺壅咳嗽，咯唾脓血，胸满振寒，咽干不渴，时出浊沫，气息腥臭，久久吐脓，状如米粥。

12）《三因方》：荆芥汤（桔梗汤加荆芥穗），治风热肺壅，咽喉肿痛，语声不出，喉中如有物哽，咽之则痛甚。

13）《经验秘方》：治喉咽郁结，声音不闻，大名安提举神效方（桔梗汤加诃子）。

14）《肘后备急方》：喉痹传用神效方，桔梗，甘草，炙（按：当生用），各一两，右二味切，以水一升，煮取服，即消，有脓即出。

15）《圣济总录》：散毒汤（用桔梗甘草各二两），治喉痹肿塞。

16）《备预百要方》：喉闭，饮食不通，欲死，方（即桔梗汤），兼治马喉痹、马项长，故凡痹在项内不见处，深肿连颊，壮热，吐气数者，是也。

17）《医垒元戎》：仲景甘桔汤例，仁宗御名如圣汤，治少阴咽痛，炙甘草一两，桔梗三两，右粗末，水煎，加生姜煎亦可，一法加诃子皮二钱煎，去滓饮清，名诃子散，治失音无声。

18）《证治准绳》：痘疮初出咳嗽，到今未愈者，肺中余邪未尽也，宜甘桔汤（即桔梗汤）。

19）《外科正宗》：紫菀汤（桔梗汤加紫菀、川贝、杏仁），治肺痈浊唾腥臭，五心烦热，壅闷喘嗽。

20）《疡医大全》：甘桔汤（甘草、桔梗、麦门冬各一两，水煎服），功能清热泻火，养阴排脓。主治肺痈痰气上壅的咳唾，关脉沉细。

（3）现代应用：甘草汤现代多用于风热咽痛，口唇溃疡；肺痿涎沫多；舌卒肿大，满口塞喉，气息不通；痈疽、疖疮；小儿遗尿和尿血；小儿撮口发噤；溃疡病等病证。桔梗汤临床常用于肺部疾患及喉部病证[1]。

1）治肾上腺皮质功能不全：楼氏报道用甘草粉治疗一例肾上腺皮质功能不全有效[2]。

2）治疗传染性肝炎：杭州市传染病院用甘草等治疗传染性肝炎有一定效果[3]。

3）治十二指肠溃疡病：赵氏等用甘草治疗胃及十二指肠溃疡有一定疗效[4]。

4）治疗食物中毒：潘氏报道用中药浓甘草汤救治毒蕈中毒[5]；陈氏报道用甘草汤治疗木薯中毒[6]。

5）段氏等用桔梗汤治疗咽喉疼痛，肿塞不利，饮食不下，热重可加黄连、射干、玄参等[7]。巢氏认为桔梗汤"现临床上多用于治疗急性肺脓肿及咽喉部急性炎症，如急性扁桃体炎、扁桃体周围炎、急性咽炎、急性喉炎、急性会厌炎等证属风热郁肺者。临床治疗肺痈，加鱼腥草、生薏仁、冬瓜子、桑白皮、桃仁、败酱草等。治疗急性咽喉炎症，加防风、僵蚕、荆芥、薄荷等。"[8]

6）治肺脓疡：吴氏用桔梗汤（桔梗60g，生甘草30g），治疗肺脓疡获效[9]。

（4）医案选录

1）少阴咽痛：昔在山东时，曾治一病人，咽喉痛如刀刺，曾用西药未效，细察咽喉，局部不红不肿，诊断为少阴咽痛。病由少阴经气不能舒展所致。予服《伤寒论》甘草汤，生炙甘草并用，以舒其痉挛，饭后二日，其痛若失。（《岳美中医话集》中医古籍出版社，1981）

2）蟾蜍胆中毒：尤某，男，35岁。住院号115940。因肝炎后肝硬化，腹水半年，于1981年6月3日入院。经保肝，利尿，输血浆、白蛋白等治疗，病情好转，唯腹水一直消不尽，且反复。1981年8月23日经私交介绍，瞒着诊治医师，自服蟾蜍胆一个，伴甘草粉半匙。服后2小时多，开始感腹隐痛，胸闷，随之恶心，呕吐，腹泻，流涎，呕吐物为食物，后为黄色水样物，大便呈黄色稀便，7～8次后，完全呈水样便，同时有头昏，心慌，心悸，自以为蟾蜍胆必然的药作用，故仍未相告医生。5小时后，出现烦躁不安，面色苍白，冷汗，肢冷，言语不清，这时才急告值班医护人员。检查：体温36℃，心率60次/分，呼吸22次/分，血压80/50mmHg，面色苍白，四肢厥冷，汗出神志朦胧，呼之可应，瞳孔左右等大约0.6mm，心率60次/分，心律不齐，停跳3～4次/分。心电图：窦性心律，Ⅱ度一型房室传导阻滞（呈2：1～4：3传导）。处理：立即肌内注射阿托品0.5mg，10%葡萄糖＋10%氯化钾10ml静脉滴注，并以红参15g煎浓汁温服，再以绿豆30g，甘草30g，水煎饮服。1个小时后，自觉心慌、吐泻减轻，血压回升，心率加至88次/分，律齐。但时有恶心便意。次日语上述症状基本消失，未再呕吐，仅大便一次，为黄色稀便。［张雏幸.蟾蜍胆中毒一例报告.基层医刊，1981，（2）：41］

3）急性音哑咽痛：刘某，女，16岁，运动后声哑，声带未见异常，面潮红而暗，舌红苔白，咽部充血，扁桃体稍大，气促发热，咳嗽。既往有咽痛易感及情绪紧张史，再加劳累致风火上炎。脉浮大滑数，乃阴虚夹感，风热郁肺，金实不鸣，急投桔梗汤千金苇叶汤、竹叶石膏汤三方化裁，桔梗12g，甘草10g，芦根15g，冬瓜仁12g，桃仁9g，杏仁9g，淡竹叶9g，生石膏24g，寸冬10g，半夏3g，太子参15g，牛蒡子9g。服3剂后说话恢复正常。诸证消失而愈。（王占玺《张仲景药法研究》科学技术文献出版，1984，656~657）

4）肺痈：施某，男，17岁。病人憎寒发热1周，咳嗽胸闷不畅，吐少量白色黏痰，查血白细胞计数$24.5\times10^9$/L，中性粒细胞0.85，X线：左下肺脓疡。经住院8天大量抗生素后，发热不退。用桔梗60g，生甘草30g，服1剂贴，咳嗽增剧，翌晨吐出大量脓痰，夹有腥臭，原方续进2剂，排出多量脓痰，发热下降，减桔梗为20g，甘草10g，加南沙参、双花、鱼腥草、苡仁、瓜蒌皮等，服至10余剂，脓尽热退，精神佳，饮食增。X线复查脓疡已消散吸收，血象正常。［马传铎.桔梗汤治疗肺痈的临床体会.江苏中医杂志，1981，（3），35］

5）喉痹：吴某，女，40岁，1962年11月3日初诊。素有咽干之症，经常头晕且痛，30天前做喉头息肉手术后，咽痛更甚，甚则声音嘶哑。脉细，苔根腻，咽部隐红。证属阴液不足，肝阳上亢，肺气失宣。治宜益阴平肝宣肺。白芍6g，穞豆衣9g，牛蒡子6g，桔梗3g，生甘草2.4g，元参4.5g，天花粉9g，川石斛9g，玉蝴蝶2.4g，藏青果3g，服药9剂，声嘶较扬，咽痛轻减；唯有时仍感头痛。原方减川石斛，加甘菊花4.5g，再进5剂。咽干痛轻减，唯言多声高尚感作痛，左侧咽红尚甚，时有头晕。脉弦细，苔淡薄。再予平肝益阴，宣肺利咽。首次方减牛蒡子、川石斛，加白蒺藜9g，珠儿参9g，服7剂。咽红干痛基本已瘥。再7剂，因咽干基本已愈，故12月8日改清润之剂代茶饮之。元参4.5g，藏青果3g，桔梗3g，生甘草1.4g，射干3g。1963年3月16日来诊：本学期已恢复上课，但咽痛时发时愈，疲劳尤甚，头痛时作。两咽关隐红，左侧尚有糜碎。再宗前法方意，调治2个月。1964年3月随访，未再复发。（上海中医研究所主编《张赞臣临床经验选编》人民卫生出版社，1981年12月1版，1~2）

【按语】

甘草汤与桔梗汤实为疗风热疫毒咽痛之祖剂。后世医家在此基础上多有发展，《本草纲目》

之化裁，颇有启迪之意义，另外，据《金匮要略》所论，桔梗汤排脓消肿之效，亦为后世所崇。现代临床于此方之用，大多不越于此。

【现代研究】

甘草主要成分有甘草甜素、甘草次酸和多种黄酮等。其有效成分各地甘草有所不同。甘草的主要药理作用有对抗乙酰胆碱、增强肾上腺素的强心作用、肾上腺皮质激素作用、抗炎、抗变态反应、降低胃酸抑制溃疡病、解毒、降血胆固醇、阻止动脉粥样硬化的发展、增强胆汁分泌，镇咳、镇痛、提高网状内皮系统吞噬功能和增强机体非特异性免疫反应等[10]。

桔梗根含皂苷，已知其成分有远志酸、桔梗皂苷元及葡萄糖。其药理作用主要有祛痰作用，祛痰作用主要由于其中所含的皂苷所引起[11]。

**参考文献**

[1] 李自宪. 伤寒论临床辨略. 济南: 山东科学技术出版社, 1995, 9: 504
[2] 楼庆福. 用甘草粉治疗一例阿狄森氏病. 中华医学杂志, 1956, (12): 1147
[3] 杭州市传染病院. 试用甘草等治疗传染性肝炎 34 例疗效初步报告. 浙江中医杂志, 1960, (3): 113
[4] 赵亚东, 等. 甘草治疗胃及十二指肠溃疡的疗效观察. 浙江中医杂志, 1957, (11): 21
[5] 潘文昭. 中药浓甘草汤救治毒蕈中毒. 新中医, 1978, (1): 36
[6] 陈坤光. 甘草汤治疗木薯中毒. 福建中医药, 1965, (4): 44
[7] 段富津. 金匮要略方义. 哈尔滨: 黑龙江科学技术出版社, 1984, 8: 114
[8] 杨医亚. 中国医学百科全书. 方剂学. 上海: 上海科学技术出版社, 1988, 5: 78
[9] 吴传铎. 桔梗汤治疗肺的临床体会. 江苏中医杂志, 1981, (3): 35
[10] 王化文. 四逆散现代研究概况. 仲景学说研究与临床, 1985, (1): 52
[11] 江苏新医学院. 中药大辞典. 上海: 上海人民出版社, 1977: 1975

## 十四、苦酒汤方

### （一）方药

半夏洗，破如枣核十四枚　　鸡子一枚去黄内上苦酒着鸡子壳中。

上二味，内半夏著苦酒中，以鸡子壳置刀环中，安火上，令三沸，去滓，少少含咽之。不差，更作三剂。

### （二）治法

清热涤痰，敛疮消肿。

### （三）方解

苦酒汤由半夏、鸡子白、苦酒组成，半夏涤痰散结，开喉痹；鸡子白甘寒利血脉，止疼痛，润咽喉，开声门；苦酒即米醋，味苦酸，消疮肿，敛疮面，活血行瘀止痛。半夏得鸡子白，有利窍通声之功，无燥津涸液之弊；半夏得苦泄，能加强劫涎敛疮的作用。全方共成涤痰消肿、剑疮止痛之剂。

本方服法强调"少少含咽之"，可使药物直接作用于咽喉患部，有利于对咽喉局部疮面的治疗，以提高疗效，徐灵胎谓为"内治而兼外治法也"。这是服药方法上的前所未有的开创。这种服法和剂型，实开口含剂和含服法之先河。

【经典原文】

少阴病，咽中伤，生疮[1]，不能语言，声不出者，苦酒[2]汤主之。（312）

【词解】

（1）生疮：是指咽喉部创伤破溃。

（2）苦酒：就是酸醋。

【提要】 咽中疮伤，声不得出的证治。

【原文分析】

“咽中伤，生疮”，既可由外伤引起，如饮食不慎而被鱼刺、肉骨等刺伤或被热食等灼伤；也可由火热上炎或温热之邪而致咽部生疮破溃所致。但无论是何种原因所致，咽痛的程度一般都较重，咽部肯定有红肿破溃及脓性分泌物，疼痛较剧，以致难于言语，甚则声音不出，是证多为邪热痰浊损伤咽喉，而致咽部溃烂，声门不利。是证虽亦属热，系痰热郁闭，咽喉腐溃之证，故其治疗非甘草汤、桔梗汤所能胜任，须用苦酒汤涤痰消肿，敛疮止痛，利窍通声。

【原文选注】

沈金鳌：伤者，痛久而伤也，火灼则疮生。邪热壅于胸膈之上，故不能语言，声出于喉，咽病则喉亦病，肺金为邪火所制，故声不出。其证较重于咽中痛，皆治之迟误也。（《伤寒论纲目·少阴经证》）

尤在泾：少阴热气，随经上冲，咽伤生疮，不能语言，声音不出，东垣所谓少阴邪入于里，上接于心，与火俱化而克金也，故于半夏之辛，以散结热止咽痛，鸡子白甘寒入肺，清热气通声音，苦酒苦酸，消疮肿散邪毒也。（《伤寒贯珠集·少阴篇》）

唐容川：此生疮，即今之喉痛、喉蛾，肿塞不得出声。今有用刀针破之者，有用巴豆烧焦灼之者，皆是攻破之法，使不壅塞也，仲景用生半夏，正是破之也，余亲见治重舌，敷生半夏，立即消破，即知咽喉肿闭，亦能消而破之矣。（《伤寒论浅注补正·辨少阴病脉证并治》）

钱天来：前人以一咽疮，而有治法三等之不同，遂至议论纷出，不知其一条咽痛，少阴之邪气轻微，故但以甘桔和之而已；其一条，因经邪未解，痛在咽中，痰热锁闭，故以半夏开豁，桂枝解散；此条则咽已生疮，语言不能，声音不出，邪已深入，阴火已炽，咽以损伤，不必治表，和之无益，用苦酒汤，以半夏豁其咽之不利，鸡子白以润咽滑窍，且能清气除伏热，皆用开豁滑利，收剑下降而已。因终是阴经伏热，虽阴火上逆，决不敢了寒凉用事也。（《伤寒溯源集·少阴篇》）

徐灵胎：咽中伤生疮，疑即阴火喉癣之类。此必迁延病久，咽喉为火所蒸腐，此非汤济所能疗，用此药敛火降气，内治而兼外治法也。（《伤寒论类方·杂法方类》）

陈亦人：咽中伤有二义，一是咽喉部受到外来的创伤，一是咽喉部发生破溃，不问创伤或破溃，“咽中伤，生疮”决不是一般的咽痛，咽喉局部肯定有红肿破溃及分泌物等，因溃疡疼痛碍于语言，甚则声音不出，为咽痛重证。（《伤寒论译释·辨少阴病脉证并治第十一》）

刘渡舟：少阴病“咽中伤，生疮”，多为邪热痰浊损伤少阴之络，致使咽部溃烂，声门不利，不能语言，而声音难出。治当涤痰消肿，剑疮止痛。（《伤寒论译释·辨少阴病脉证并证第十一》）

【方药论选】

王晋三：苦酒汤治少阴水亏，不能上济君火，而咽生疮声不出者。疮者，疳也，半夏之辛温，佐以鸡子之甘润，有利窍通声之功，无燥津涸液之虑，然半夏之功能，全赖苦酒摄入阴分，劫涎敛疮，即阴火沸腾，亦可因苦酒而降矣，故以名其汤。（《绛雪园古方选注·和剂》）

钱天来：以辛温滑利之半夏为君，开上焦痰热之结邪，以辛凉滑窍之鸡子白为臣，清气治伏热，用味酸性敛之苦酒为佐，使阴中热淫之气敛降，如雾敛云收，则天清气朗而清明如故矣。

（《伤寒溯源集·少阴篇》）

吴谦：半夏动涎，蛋清敛疮，苦酒消促，则咽清而声出也。（《医宗金鉴·订正仲景全书·伤寒沦注·辨少阴病脉证并治》）

陈蔚：一鸡子壳之小，安能纳半夏十四枚之多，近刻以讹传讹，即张隐庵、张令韶、柯韵伯之明亦仍之，甚矣耳食之为害也。余考原本，半夏洗破十四枚，洗去其涎而破为十四枚也。旧本破字模糊，翻刻落此一字，以致贻误至今，特正之。（《伤寒论浅注·辨少阴病脉证并治》）

陈亦人：苦酒汤以半夏辛开涤痰，鸡子白敛疮生肌，苦酒为止痛，实为治疗咽喉破溃肿痛之效方。李东垣云："大抵少阴多咽伤咽痛之证，古方以醋煮鸡子主咽喉失暗，取其酸收固所宜也。半夏辛燥何为用之？取其辛能发散，一发一敛，遂有理咽之功。"陆渊雷亦谓"余尝试用猩红热咽痛不可忍者，得意外奇效。"皆可作为本方证之佐证。（《伤寒论译释·辨少阴病脉证并治第十一》）

【临床应用】

（1）后世医家对本方的应用

1）《备急千金要方》：治舌卒肿满口。溢出如吹猪胞，气息不得通，须臾不治杀人方：半夏十二枚，以酢一升，煮取八合，稍稍含漱之，吐出，加生姜一两佳。

2）《外台秘要》：古今录验鸡子汤疗喉痹方，半夏末方寸匕，右一味，开鸡子头，去中黄白，盛淳苦酒令小满，内半夏末，著中搅令和，鸡子着刀子环令稳，炭上令沸，药成，置杯中，及暖稍咽之，但肿即减。又广济咽喉中塞，鼻中疮出，干呕头痛，食不下方，生鸡子一颗，开头取白去黄，著米酢拌，塘火燠，沸起擎下，沸定更三度成就，热饮酢尽，不过一二即差。

3）《圣惠方》：治咽喉中如有物，咽唾不得，宜服此方。半夏十七枚，破如棋子大，汤洗七遍去滑，右以鸡子一枚，打破其头，出黄白，内半夏，并入醋，于壳中令满，微火煎，去半夏，候冷饮之，即愈。

4）《圣济总录》：治狗咽，鸡子法。半夏一钱末，姜汁搜为饼子，焙干，研细，鸡子一枚，右二味，先开鸡子头，去黄，又盛苦酒一半，入半夏末壳中，搅令匀，安鸡子，坐于塘灰火中。慢煎沸熟，取出，候稍冷，去壳，分温三服。

5）徐灵胎治咽喉伤生疮，或久病阴虚火旺的喉癣，声音嘶嗄，不能语言者。

6）《验方新编》：治喉内戳伤，饮食不下，用鸡蛋一个，钻一小孔，去黄留白，入生半夏一个，微火煨熟，将蛋白服之。

（2）现代应用：现代多用于咽喉部红肿溃烂、扁桃体炎、溃疡病等病证[1]。

治咽喉部疾病：《伤寒方苑荟萃》以主方治疗咽喉水肿、溃烂而致声嘶不能言语者，效果显著。其用法是：洗去生半夏黏滑液，每枚剖成十几小粒，加米醋一、二两，微煎，去半夏，留醋，趁热冲下鸡蛋清一枚，和匀，少少含咽之，可连作数剂服用[2]。陈义范氏用本方治疗失喑[3]。陈亦人谓："外伤性咽疮疼痛，使用该方亦颇有效果[4]。"陈经渡用苦酒汤治扁桃体炎取效。并谓"苦酒汤原方煎法较困难，经笔者经验修改如下：生半夏6克、鸡蛋内膜2枚、醋30克。鸡蛋一枚去黄，前三味加水300ml，微火煮沸30分钟去渣，纳蛋白搅匀，再煮沸即得。服法以不拘时少少含咽为佳，使药力持久作用于咽部[5]。"

（3）医案选录

1）失声：于某，女，32岁。素体尚强，唯情志抑郁，忽患失声，不发热，不咳嗽，吞咽无痛阻感，某医与玄参、麦冬、牛蒡子、胖大海、贝母、甘草等养阴清热之品，4剂不应，求治于余。投以苦酒汤。鸡蛋1个，制半夏3g（研粉），醋1汤匙，先将鸡蛋敲破，去蛋黄，加入半夏粉及醋，放火上煮一沸，倾出，含咽之。2服后音出如常。[陈义范.经方的临床运用.湖南中医杂志，

1991，（4）：19］

2）咽痛声瘖：某男，咽中痛，声瘖，吞咽困难，两寸脉独浮虚。方用苦酒汤。取鸡子白以清润肺，半夏破结散邪，合苦酒散瘀解毒。仅服1剂，痛止，声开。［摘自广东中医，1962，（7）；36］

3）失喑：刘某，男，46岁。自述半个月前因患风热感冒而咳嗽，吐黄痰，继而失喑，声闷气粗。舌红苔黄腻，脉滑有力。五官科诊查：声带发红，水肿。曾服西药抗生素及中药清热利咽之剂，均无明显疗效，给以"苦酒汤"2剂，发声自如，又2剂痊愈，后随访无复发。［刘渡舟《当代医家论经方》中国中医药出版社，1993年11月版，628］

4）食管炎、糜烂性十二指肠炎：肖某，男，54岁。胃脘痛20年余，因吞咽梗阻伴疼痛3年，近来加剧，吃热烫食物则痛，纤维内镜检查：食道上段黏膜充血、肿胀、血管网尚可见；十二指肠球后碎片状糜烂。诊断：食管炎、糜烂性十二指肠炎。拟用"苦酒汤"方，食醋（苦酒）70ml，制半夏3g，鸡蛋1枚制法：醋煎半夏数沸，去半夏滓，趁热兑冲鸡蛋清，同时以竹筷搅打，而成黏液状（不可把鸡蛋清煮熟成块状），候温，徐徐含咽之，于每晚临睡前服1次，病人连服1周后，诸证悉减。2周后症状大减，3周后症状完全消失。经食管钡餐和纤维内镜反复检查无异常。（裴正义.伤寒论"苦酒汤"通有刍议.《当代医家论经方》.中国中医药出版社，1993年11月版，234）

【按语】

需指出的是本方煎服法尤有临床意义，对于本方的调剂，《伤寒论方解》（江苏省中医研究所编著）稍作改进，谓"用生半夏三、四枚，洗去粘滑液，每粒剖成十几粒，加米醋一、二两，微煎，去半夏，留醋，趁热冲下鸡蛋清一枚，和匀，少少含咽之，可连作数剂服用。"此法较原法简便。"少少含咽之"实开喉科内治兼外治法之先河。

【现代研究】

本方成方研究资料欠缺。今以药物组成成分介绍如下：

苦酒出《名医别录》，亦作"法醋"，即今之米醋。（江苏新医学院《中药大辞典》下册，上海科学技术出版社，1986年6月版，2600~2601）组成有浸膏质，灰分，挥发酸，不挥发酸，远元糖。具体物质有高级醇类、3-羟基丁酮、二羟基丙酮、酪醇、乙醛、甲醛、乙缩醛、乙酸、琥珀酸、草酸及山梨糖等糖类。

米醋性味酸苦温，入肝、胃经。功用有散瘀、止血、解毒、杀虫。治产后血晕、痃癖、癥瘕、黄疸、黄汗、吐血、衄血、便血、阴部瘙痒、痈疽疮肿、解鱼肉菜毒。临床报道用于预防流感，流行性脑脊髓膜炎；急慢性肝炎，胆道蛔虫；蛲虫；一般外科炎症；石灰烧伤等。脾胃湿甚，痿痹，筋脉拘挛及外感初起忌服。另外古人还有"多食损人骨、胃"之说。

鸡子白（冉先德《中华药海》哈尔滨出版社，1993年8月版，939~940）甘凉，入肺、肝二经。有润肺利咽、清热解毒、通经活血等功效。鸡子白至少由3层组成。外层及内层都比较稀薄，中层约占鸡子白的65%，因为其中约含0.3%的纤维状黏蛋白，故较黏稠，而内外两层含量极少。每100g含蛋白质10g，脂肪0.1g，糖类1g，灰分0.6g，钙19mg，磷16mg，铁0.3mg，核黄素0.26mg、烟酸0.1mg，维生素A、维生素C缺如；硫胺素0.216μg/g。

按水分和门形物所占比重，则含水87%，固形物13%；固形物中大约90%是蛋白质，其中卵蛋白75%，卵类黏蛋白15%，黏蛋白7%，伴白蛋白3%。卵白蛋白是一种含磷蛋白质，含1.7%的甘露糖与1分半乳糖所成，卵黏蛋白含14.9%的混合糖类，其中甘露糖与半乳糖的含量相等。伴白蛋白含2.8%的混合糖类，其中甘露糖3份，半乳糖1份。全鸡子白还含大约0.4%的游离葡萄糖。卵类黏蛋白是一混合物，其中含有溶酶菌、卵蛋白酶抑制物、卵类黏蛋白、卵糖蛋白、卵黄素蛋白。鸡子白含脂类甚少，但也有微量的脂肪、痕迹卵磷脂、胆甾醇及脂溶性色素叶黄素。鸡子白含所有的必需氨基酸。临床上可用于防治疟疾，治疗烧伤、体表炎症、宫颈糜烂等。

半夏是（中山医学院《药理学》人民卫生出版社，1979年9月版，268页）天南星科植物半夏剥去外皮的干燥块茎。一般须姜矾炮制，半夏有止咳、祛痰和止吐作用，动物实验表明其止咳作用比可待因弱。其原理是直接抑制咳嗽中枢，也能抑制阿扑吗啡引起的呕吐，可能与抑制呕吐中枢及具有阿托品样作用有关，可用于妊娠及其他呕吐。

**参考文献**


[1] 李自宪 . 伤寒论临床辨略 . 济南 : 山东科学技术出版社 , 1995, 9: 506

[2] 黄亦卿 . 伤寒方苑荟萃 . 厦门市医药研究所印 , 1982, 10: 236

[3] 陈义范 . 失暗治验录 . 湖南医药杂志 , 1975, (2): 31

[4] 陈亦人 . 伤寒论求是 . 北京 : 人民卫生出版社 , 1987, 3: 105

[5] 陈经渡 . 苦酒汤治疗慢性扁桃体炎 . 四川中医 , 1985, (1): 15


## 十五、乌梅丸方

### （一）方药

乌梅三百枚　细辛六两　干姜十两　黄连十六两　当归四两　附子六两，炮，去皮　蜀椒四两，出汗(1)　桂枝去皮，六两　人参六两　黄柏六两

上十味，异捣筛(2)，合治之，以苦酒渍乌梅一宿，去核，蒸之五斗(3)米下，饭熟捣成泥，和药令相得，内臼中，与蜜杵二千下，丸如梧桐子大。先食(4)饮(5)服十丸。日三服，稍加至二十丸。禁生冷、滑物、臭食(6)等。

【词解】

（1）出汗：此处指用微火炒蜀椒，炒至其水分与油脂向外渗出的意思。

（2）异捣筛：即把药物分别捣碎，筛出细末。

（3）斗：《玉函》卷八、《注解伤寒论》卷六均作“升”。

（4）先食：从“先于食”而省，即进食之前。

（5）饮：指米汤。

（6）臭食：此指香味浓烈的食品。

### （二）治法

清上温下，扶正制蛔。

### （三）方解

本方以乌梅为君药，重用乌梅、苦酒之酸，敛肝阴而制木火之横逆上亢；伍人参可培土以御木侮；伍细辛、蜀椒疏肝用而不使过亢；伍黄连、黄柏，酸苦涌泄以泄肝火；伍当归可养肝血而滋肝体，以固厥阴之本。从清上温上的功用看，黄连、黄柏苦寒，清泄上攻之木火；附子、干姜、细辛、蜀椒辛开厥阴气机，疏通阳气而温下寒。两组药寒温并行，清上温下，辛开若降，相反相成。

再从扶正制蛔的功用看，蛔虫得酸则静，乌梅、苦酒酸以制蛔；蛔虫得苦则下，黄连、黄

柏苦以下蛔；蛔虫得辛则伏，蜀椒、细辛、干姜、附子辛以伏蛔。方中尚有人参、当归、米粉、白蜜益气养血，润燥生津，使祛邪而不伤正，扶正而有助祛邪，故被后世奉为治蛔祖方。但是，我们不能因此而将乌梅丸看成是治虫之专利，这就大大局限了乌梅丸的治疗范围和作用。由于它既能清上温下，辛开苦降，又能调和阴阳，扶正制蛔，故不仅是治疗蛔厥证的主方，同时也是治疗厥阴病阴阳失调，木火内炽，寒热错杂证的主方。这种一方治多病的理论，充分体现了中医学“异病同治”的治则学思想。

【经典原文】

伤寒，脉微而厥，至七八日肤冷，其人躁无暂安时者，此为藏厥[1]，非蚘厥[2]也。蚘厥者，其人当吐蚘。今病者静，而复时烦者，此为藏寒[3]。蚘上入其膈，故烦，须臾[4]复止，得食而呕，又烦者，蚘闻食臭出，其人常自吐蚘。蚘厥者，乌梅丸主之。又主久利。（338）

【词解】

（1）藏厥：即脏厥，是指内脏真阳极虚而致的四肢厥冷。

（2）蚘厥：是指因蚘虫（蛔虫）窜扰而引起的四肢厥冷。

（3）藏寒：此处指脾与肠中虚寒。

（4）须臾：即很短的时间。

【提要】 脏厥与蛔厥的鉴别及其证治。

【原文分析】

本条用比较辨证的方法，通过蛔厥与脏厥的异同鉴别，突出了蛔厥证的证候与病机特点。同时，指出了蛔厥证的主方是乌梅丸。

蛔厥与脏厥，都有脉微、肢厥、烦躁的症状。但其发病程度、病机和预后迥然不同。

脏厥厥冷的程度严重，不仅四肢厥逆，而且全身肌肤俱冷。病人烦躁以躁扰不宁为主，故曰“躁无暂安时”。这是真阴极虚，脏气衰败，心神涣散的表现。由于阳气衰微，不能鼓动血脉，故脉微而欲绝，其病情十分险恶，预后不良；蛔厥的脉微、肢厥与烦躁是阵发性发作，且程度较脏厥为轻，其病机是上热下寒，蛔虫内扰。扰乱体内阳气的正常运行，故出现脉微、肢厥、烦躁以烦为主，时烦时静，严重时可有剧烈腹痛、呕吐或吐出蛔等症状。若蛔虫内伏不扰，则心烦、腹痛等症状随之消失，故曰“须臾复止”。若进食则诱发蛔虫窜动，而心烦、呕吐、腹痛发作，故称“又烦”。

乌梅丸酸甘苦辛，寒温并用，攻补兼施，它不仅能主治寒热错杂的蛔厥证；而且可治疗寒热不调，反复发作的下利。

【原文选注】

成无已：脏厥者死，阳气绝也。蛔厥虽厥而烦，吐蛔已则静，不若脏厥而躁无暂安时也。病人脏寒胃虚，蛔动上膈，闻食臭出，因而吐蛔，与乌梅丸温脏安蛔。（《注解伤寒论·辨厥阴病证并治》）

喻嘉言：脏厥者，正指肾而言也；蛔厥者，正指胃而言也。曰脉微而厥，则阳气衰微可知，然未定其为脏厥蛔厥也。惟肤冷而躁无暂安时，乃为脏厥。脏厥用四逆及灸法，若厥不回者主死。若蛔厥则时烦时止，未为死候，但因此而驯至胃中无阳则死也。乌梅丸中酸苦辛温互用，以安蛔温胃益虚。久利而便脓血亦主此者，能解阴阳错杂之邪故也。（《尚论篇·厥阴经全篇》）

柯韵伯：伤寒脉微厥冷烦躁者，在六七日，急灸厥阴以救之。此至七八日而肤冷，不烦而躁，是纯阴无阳，因脏寒而厥，不治之证矣。然蛔厥之证，亦有脉微肤冷者，是内热而外寒，勿遽认为脏厥而不治也。其显证在吐蛔，而细辨在烦躁，脏寒则躁而不烦，内热则烦而不躁，其人静而时烦，与躁而无暂安者迥殊矣。此与气上撞心，心中疼热，饥不能食，食即吐蛔者，互文以见义也。夫蛔者虫也，因所食生冷之物，与胃中湿热之气相结而成，今风木为患，相火上攻，故不下行谷道而上出咽喉，故用药亦寒热直须也。此是胸中烦而吐蛔，不是胃中寒而吐蛔，故可用连柏，要知连柏是寒因热用，不特苦以安蛔。看厥阴诸证，与本方相符，下之利不止，与又主久利句合，则乌梅丸为厥阴主方，非只为蛔厥之剂矣。（《伤寒来苏集·伤寒论注·厥阴脉证》）

魏念庭：二证虽厥同，而烦躁不同，肾寒之脏厥，躁无暂安时，胃寒蛔厥，烦而有静时也。以此可辨其寒在肾在胃，而分证以治之也。仲师又为申明蛔厥吐蛔之理，亦属之脏寒，此脏字即指胃，《内经》十二证，并府以言脏也，况胃寒未有不脾寒者，见蛔上入于膈，烦有起止，得食而呕，而烦、而吐，皆脏寒而蛔不安伏之故也。（《伤寒论本义·厥阴病篇》）

陈修园：此借少阴之脏厥，托出厥阴之蛔厥，是明托法。节末补出又主久利四字，言外见本经厥利相因，取乌梅丸为主。分之为蛔厥一证之专方，合之为厥阴各证之总方。以主久利，而托出厥阴之全体，是暗托法。作文有借宾定主之决，余请与儒医说此腐话。（《伤寒论浅注·辨厥阴病脉证篇》）

章虚谷：脏厥者，邪已入脏，故肤冷，其元阳将亡，心神散乱，故躁无暂安时，危笃之死证也。蛔厥者，邪在厥阴之经，故手足冷而肤不冷，是肝热胃寒，蛔不能安，故当吐蛔。蛔不动时，其人则静，非如脏厥之躁无暂安时，而亦不吐蛔，以此为辨也。病人本静，得食而呕又烦者，因蛔闻食臭上出于膈，当自吐蛔。蛔厥者，主以乌梅丸，平厥阴之邪，扶脾胃之阳，故又主久利。以寒热错杂之病，故并用寒热之药，为厥阴之主方，其脏厥无方可治，可知为死证也。（《伤寒论本旨·厥阴篇证治》）

【方药论选】

柯韵伯：《内经》曰，必伏其所主，而先其所因，或收或散，或逆或从，随所利而行之。调其中气，使之和平，是厥阴之治法也。仲景之方，多以辛甘苦药为君，而此方用酸收之品者，以厥阴主肝而属木。《洪范》云，木曰曲直，曲直作酸。《内经》曰，森生酸，酸入肝，以酸泻之，以酸收之，君乌梅之大酸，是伏其所主也。佐黄连泻心而除痞，黄柏滋肾以除渴，先其所因也。肾者，肝之母，椒附以温肾，则火有所归，而肝得所养，是固其本也。肝欲散，细、干姜以散之。肝藏血，桂枝、当归引血归经也。寒热并用，五味兼收，则气味不和，故佐以人参调其中气，以苦酒渍乌梅，同气相求，蒸之米下，资其谷气，加蜜为丸，少与而渐加之，缓以治其本也。仲景此方，本为厥阴诸症之法，叔和编于吐蛔条下，令人不知有厥阴之主方，观其用药与诸症符合，岂止吐蛔一症耶！蛔为生冷之物，与湿热之气相成，故寒热互用以治之。且胸中烦而吐蛔，则连柏是寒因热用，蛔得酸则静，得辛则伏，得苦则下，杀虫之方，无更出其右者。久利则虚，调其寒热，扶其正气，酸以收之，其利自止。（《伤寒来苏集·伤寒附翼·厥阴方总论》）

陈亮斯：方名乌梅，是合方中之药，而皆以乌梅统之矣。曷故哉？寒气从一阴直上而冲心胃，蛔有不得不上膈，不得不吐这势，非用酸温之药，则逆气不可得而敛，逆气不敛，则蛔不可得而伏也。气逆由于脏寒，必群队之辛热以胜之，附子、蜀椒、干姜、桂枝、细辛皆辛热，而其用不同，附子退阴回阳，蜀椒杀虫益火，干姜不炮，取其热胜寒而辛散逆也。细辛取其泄阴经之寒邪，使不由经而入脏。木得桂而枯，故用桂枝，然何不竟用肉桂？盖厥阴风木，其病发惊骇，其性从九原之下上升，其状急暴，皆风象也。桂枝能治诸风。脏寒则元气极微，方中自当用人参以补配温。而又用当归者，当归入厥阴，养肝血，辛温能散内寒，乃引经之药也。连柏苦以伏蛔，用为从治，备温补反佐之法，而统之以酸敛之乌梅，所谓节制之师也。（录自《伤寒论辨证广注·太阴少阴厥阴中寒脉证》）

王晋三：乌梅渍醋，益其酸，急泻厥阴，不欲其缓也。桂、椒、辛、附、姜，重用辛热，升达诸阳，以辛胜酸，又不欲其收敛阴邪也。桂枝、蜀椒通上焦君火之阳，细辛、附子启下焦肾中生阳，人参、干姜、当归温中焦脾胃之阳，则连、柏泻心滋肾，更无亡阳之患，而得厥阴之治法矣。合为丸服者，又欲其药逗留胃中以治蛔厥，俾酸以缩蛔，辛以伏蛔，苦以安蛔也。至于脏厥，亦由中土不得阳和之气，一任厥阴肆逆也。以酸泻肝，以辛散肝，以人参补土缓肝，以连柏临制五者之辛热，过于中焦而后分行于足三阴，脏厥虽危，或得温之散之补之泻之，使之阴阳和平，焉有厥不止耶？（《绛雪园古方选注·和剂》）

高学山：君乌梅，酸以入肝也，余药少于乌梅，则从其性而俱为入肝可知。本为脏寒，故以姜附温之；本以脏虚，故以人参补之。夫厥为阴阳气不相顺接之故，用细辛者，所以通其阳气也；用桂归者，所以和其阴气也。蜀椒辛热而善闭，盖温补其阳，而更为封固之耳。至于以连柏为佐者，又因脏寒而遽投辛热之品，阴阳相格，水火不相入者，常也，故用苦寒以反佐，如白通汤之加人尿、胆汁一也。且少厥二阴为子母，厥阴阳微，其来路原从少阴，加黄连于乌梅之次，而尊于从药，且以黄柏副之，是温厥阴，而并分引其热以温手足之少阴二也。至其酸苦辛辣之味，为蛔所畏而使之俯首，则又其余义矣。借之以主久利，其方义如壶天，又是一番世界，绝非主蛔厥之用意也。盖利起本盖利起本寒，成于化热，始于伤气，久则脱血，故辛热以治本寒，苦寒以治化热，蜀椒固气，而以细辛提之，当归养血，而以桂枝行之，加人参合补气血，而总交于乌梅之酸温，所以敛止其下滑之机致而已。（《伤寒尚论辨似·厥阴经》）

章虚谷：乌梅丸为厥阴正治之主方也，木邪肆横，中土必困，故以辛热甘温，助脾胃之阳，而重用酸以平肝，佐苦寒泻火，因肝木中有相火故也，所以厥阴篇中用姜附四逆汤各条，是少阴病，非厥阴也。（《伤寒论本旨·厥阴篇方》）

【临床应用】

（1）张仲景对本方的应用

1）乌梅丸主治蛔厥证。（见338条，《金匮要略·趺厥手指臂肿转筋阴狐疝蚘虫病脉证并治第十九》8条）

2）久利。（见338条）

（2）后世医家对本方的应用

1）《静香楼医案》：治蛔厥心痛证。

2）《伤寒论三注》：治热病汗下后，阴阳欲绝，邪火内炽，烦躁下利，不省人事者。

3）《临证指南医案》：载叶天士以本方化载，治暑邪不解，陷入厥阴，舌灰，消渴，心中板实，呕恶，吐蛔，寒热，下利吐蛔，最危之症，及动气肝厥，痰性凝寒滞胃，卒然大痛呕涎之症。叶氏运用本方时，随症遣药，灵活多变，以酸为主，酌情掺合苦辛甘，如酸苦辛法以泄肝安胃，酸苦甘法以化阴清热，酸辛甘法以温中降逆，既分偏寒偏热之别，又视孰虚孰实之异，治疗厥阴寒热错杂、呕吐、胃痛、泄泻、痢疾、久疟及温病等，扩大了本方的应用范围。

4）《黎庇留医案》：载治一男子久病遗精，每月遗40次之多，瘦骨如柴，形容枯槁，双目红筋缠绕，舌焦唇红，喉痛，上腭烂，口烂，呈一派虚火上炎、上热下寒（遗精滑泄）、上盛下虚之象。黎氏选用乌梅丸施治，连服20余剂而愈。

（3）现代应用：本方列于《伤寒论》厥阴病篇，为治疗蛔厥证的主方，因其更有两调肝脾，清上温下之功，故亦作为厥阴病主方，此外，仲景还用之治疗“久利”。近年来，伤寒界已彻底跳出本方即是安蛔剂的框框，通过众多研究者的艰苦探索，认为本方可用于下述众多临床证。

1）消化系统：以本方加减化裁，可用于治疗慢性胃炎，胃或十二指肠溃疡，胃空肠炎，胃酸过多症，胃肠奇痒症，胆囊炎、胆石症，急、慢性肠炎，慢性非特异性结肠炎，慢性溃疡性结肠炎，霉菌性肠炎，放射性肠炎，过敏性肠炎，肠结核，肠易激综合征，不完全性肠梗阻，多发性直肠息肉，直肠胀痛症，急、慢性痢疟，顽固性呃逆等病证。夏氏等用乌梅汤（乌梅、党参、附子、干姜、黄连、桂枝、当归、黄柏各10g，川椒、细辛各5g）治疗慢性结肠炎72例，均停用其他任何中西药，腹痛，肛门坠胀加木香、升麻、枳壳各10g；粪便黏液多加瓜蒌皮30g；血多加仙鹤草30g；粪便干结加白芍30g，服药1个月评定疗效。结果：显效12例，好转57例，无效3例，总有效率为96%[1]。雷氏用乌梅丸化裁（乌梅18g，黄连、枳实、当归、桂枝、黄柏各10g，附子8g，干姜6g，党参15g，柴胡12g，金钱草30g。热偏重加大黄、蒲公英；寒偏重酌增附子、干姜用量；胁痛明显加姜黄、川楝子；恶心呕吐明显加半夏、竹茹；如黄疸加茵陈、郁金）治疗胆石症47例，每日1剂，水煎分3次服，30天为1个疗程。结果：经治1～3个疗程，临床治愈5例，显效16例，好转20例，无效6例，总有效率为87.23%[2]。

2）呼吸系统：有报道用本方治疗肺炎、哮喘，证属寒热虚实夹杂者。如周氏用乌梅丸（乌梅、制附子各6g，黄连、党参各9g，黄柏、当归各15g，细辛3g，川椒、干姜各5g，桂枝10g）治疗1例肺炎，用抗生素未效，服此药6剂即愈[3]。杨氏用乌梅丸（乌梅、黄连、黄芩、桂枝、川椒、当归各10g，党参15g，细辛、炙甘草各3g，制附子、炮干姜各6g）治愈1例慢性支气管炎、肺气肿、哮喘反复发作达10年之久者。又以此方酸苦泄热，辛甘化阳，扶正驱邪，治愈1例老年性休克型肺炎[4]。

3）神经系统：本方加减化裁可用于治疗神经性头痛、血管性头痛、美尼尔综合征、坐骨神经痛、三叉神经痛、带状疱疹腹痛、乙型脑炎后遗症等。如刘氏用本方加减治愈1例三叉神经痛（偏头痛），1例血管性头痛[5]。陈氏用本方化裁治愈1例乙型脑炎后遗症[6]。

4）运动系统：周氏报道用生姜水送服乌梅丸，每次服15g，每日3服，治疗1例腰肌劳损症，半个月后腰部酸痛消失，活动自如，嘱其注意休息、避风寒，随访1年未见复发。又用乌梅丸加减（当归、赤芍、乌梅、黄柏各15g，桂枝、黄连、制附片各10g，牛膝20g，细辛2g，干姜4g，川椒5g）内服，药渣加酒外敷，治疗1例踝关节扭伤肿痛，4剂药后肿胀消退，疼痛减轻，续服4剂诸症消失，踝关节活动自如[3]。

5）泌尿生殖系统：刘氏等认为，重用乌梅酸涩固精，以消除蛋白尿，与温肾健脾、活血化瘀等药配合，可治慢性肾炎。如治1例慢性肾炎（普通型），选乌梅丸加减（净乌梅18g，细辛3g，桂枝6g，党参15g，附子10g，干姜6g，黄连6g，黄柏10g，当归15g，丹参20g），服药20余剂，蛋白尿尽消，浮肿诸症悉除。继续服药2个月，1年后来院复查，一切正常[7]。严氏以乌梅丸加味（乌梅、党参各12g，细辛3g，干姜、当归、附片、桂枝、黄柏各9g，黄连6g，蜀椒2g。精子数少者减细辛、蜀椒，加蛇床子、枸杞子、五味子、菟丝子、路路通增精通络；精子活动率低，活力弱者加蒲公英、红花、仙灵脾活血益肾；射精不能者加柴胡、蜈蚣疏肝通络；阳痿不举者加仙灵脾、蛇床子、鹿角胶补肾壮阳）治疗16例男性不育症。结果：治愈12例，有效3例，无效1例[8]。

6）循环系统：以本虚标实、寒热错杂、气血失调为病机特点，如肺心病、原发性高血压、病态窦房结综合征、心肌炎、脉管炎等出现符合上述病机之证候者，均可用乌梅丸加减施治。如唐氏用本方化裁治疗肺心病，对改善症状，多获近期效果[9]。郑氏用本方加减治疗1例病态窦房结综合征，疗效满意[10]。

7）寄生虫病及其并发症：以腹痛、呕吐、四肢厥冷、吐蛔或便蛔等为审证要点。乌梅丸可用于胆道蛔虫症、胆道死蛔感染、肠道蛔虫症、蛔虫性肠梗阻、嗜酸粒细胞增多症（感冒夹蛔证）、钩虫病、胆囊鞭毛虫症、血吸虫病、肠道滴虫等病证的治疗。如刘氏用乌梅丸方加减，治疗肠道蛔虫、蛔虫性肠梗阻、胆道蛔虫症各1例，均获痊愈[5]。陈氏以茵陈蒿汤合乌梅汤治疗胆道死蛔感染12例，结果全部治愈[11]。

8）妇科病：以寒热错杂，阴阳失调，气血逆乱为病机特点，如痛经、闭经、功能性子宫出血、崩漏、慢性盆腔炎、阴道炎、滴虫性阴道炎、阴吹、房事会阴疼痛、妊娠恶阻、更年期综合征、不孕症等病证，只要符合上述病机，均可投乌梅丸化裁施治。如饲氏以乌梅汤（乌梅、当归各30g，黄柏、党参各15g，熟附子、干姜、桂枝各10g，黄连、蜀椒各6g，细辛3g。偏气虚者党参加至30g，偏血瘀者当归加至60g，偏寒湿者熟附子加至30g，偏湿热者黄柏加至30g）。保留灌肠，治疗慢性盆腔炎46例，结果：痊愈27例，显效10例，好转7例，无效2例[12]。张氏以乌梅丸化裁治疗寒热虚实夹杂型带下病60例，结果：基本痊愈42例，占70%；显效12例，占20%；有效4例，占有6.7%；无效2例，占3.3%，总有效率为97%[13]。李氏用乌梅汤治疗崩漏15例，其药物组成：乌梅10～15g，细辛、干姜各3g，黄连、黄柏、桂枝、川椒、熟附子各6g，人参、当归各15g。量多无血块者加乌贼骨、煅龙骨、煅牡蛎；夹有血块者加蒲黄炭、三七粉；小腹胀痛、气滞者加香附、延胡索；肾虚腰痛者加川续断；纳差、乏力者加神曲、白术。结果：痊愈10例，有效4例，无效1例[14]。

9）儿科病：本方对寒热夹杂的小儿腹泻亦有较好的疗效。如张氏用乌梅汤（乌梅12g，干姜3g，黄连1.5g，蜀椒2g，桂枝6g，党参、炒白术、五味子、赤石脂各10g，粳米15g。若呕吐次数较多者，加砂仁3g；腹痛者加白芍6g；下利清谷者加熟附片1.5g）治疗婴幼儿迁延性腹泻50例，结果：显效32例，有效14例，无效4例，总有效率为92%[15]。

10）五官科疾病：以寒热错杂、虚实互见为病机特点，如化脓性中耳炎、聤耳、复发性口疮、胬肉攀睛、慢性角膜炎、角膜溃疡、慢性咽炎等病证，只要符合上述病机特点，即可投乌梅丸加减为治。如龚氏认为，慢性角膜炎、角膜溃疡（中医称花翳白陷），为乌珠、风轮之疾，内与厥阴肝经有关，证属寒热错杂者，用本方治疗多例而收效[16]。

11）其他：吴氏用乌梅汤治愈1例荨麻疹反复发作10余年的病人[17]。荣氏用乌梅丸治愈1个例历时1月之久的不明原因高热病人[18]。郑氏提出“消渴症生于厥阴风木主气，熏以厥阴下水而生火，风火相煽，故生消渴主症”。因而选用寒热并用之乌梅丸治疗糖尿病，收到良效[19]。

（4）医案选录

1）蛔厥：本方证所治之蛔厥乃阴邪化寒之证。临床辨证中常见：心中痛热，呕吐酸水，四肢厥冷，冷汗淋漓，疼痛发作有时，舌淡多津，脉沉细数。

张某，女，37岁，于1976年9月14日诊治。右上腹疼痛10余日，恶心呕吐，发作有时，误以脾胃虚寒论治，投以温中散寒之品，其病不减，疼痛更甚，冷汗淋漓，四肢欠温，又吐蛔一条，就诊时症见：形体消瘦，面色青黄，右上腹痛如刀绞，休作有时，呕吐酸苦水，心中疼热，舌苔黑有津，冷汗淋漓，四肢厥冷，脉沉细数，此乃厥阴阴邪化寒，蛔厥之证。治宜温脏安蛔。方用：乌梅24g，细辛、蜀椒各4.5g，黄连、干姜各9g，炮附子、桂枝、潞参、黄柏、当归各6g，槟榔15g，2剂。上方频服，呕吐止，腹痛减，汗止，四肢转温，但大便不畅，继服上方去黄柏，加大黄9g，服后大便畅通，3剂而愈。

按：蛔厥之证，由于脏寒不利蛔之生存，蛔性喜温，避下寒而就上热，蛔上入膈胆胃受扰，痛呕并作，阳气衰微，故汗出逆冷，津血耗伤则脉沉而数，心中疼热，此寒热错杂之证，但总源于蛔上扰膈所致，用乌梅酸可制蛔，细辛、蜀椒辛可驱蛔，黄连、黄柏可下蛔，给蛔得酸则静，得辛则伏，得苦则下，共成温脏驱蛔，补虚扶正，下火得清，下寒得温，故能获效。临床应用时由于大便不畅，加大黄以通其腑实，使入膈之蛔泻之于下。故能取效。临床中若厥逆烦躁重者，重用附子、干姜、人参；呕吐重者重用黄连、干姜。

2）久痢：此方证所治之久痢乃泻痢日久，正气虚弱，形成寒热错杂之证。临床辨证中常见：面色萎黄，形瘦神疲，头目眩晕，心中烦热，大便稀薄，赤白黏冻，里急后重，腹痛喜按，饥而不欲食，四肢厥冷，舌淡苔白多津，脉细数无力。

马某，女，59岁，1977年6月25日诊治。1974年夏因患暴病，便鲜紫脓血，高热昏迷，恶心呕吐，并发休克而住院救治，休克纠正后，但腹痛下痢缠绵不愈，多种抗生素使用无效，又服中药

200余剂亦无效果，延病2年余，经介绍就诊于我院。症见：形瘦神疲，面色萎黄，舌白多津，头目眩晕，心中烦热，大便稀薄，夹有白黏冻，里急后重，腹痛喜按，日10余次，饥不欲食，食则腹胀，四肢厥冷，不便清白，脉细数无力。此久病正虚，寒热错杂。治宜益气养血，清上温下。方用：乌梅24g，干姜、黄连、别直参各9g，当归、黄柏、肉桂、炮附子、细辛、花椒各6g，茯苓30g。服5剂后，腹痛减轻，黏冻减少，精神稍振，继服上方15剂，诸症已瘥。改汤为丸，每服5g，日服3次，以善其后。追访2年未复发。

按：痢属寒者尚少，唯泻痢太久，正气虚弱，转为虚寒。痢而后重，四肢厥冷，但脉呈数象，诚属寒热错杂之证。方用姜附椒桂细辛之辛以温其脏，连柏之苦以清其热，人参当归益气养血，妙在乌梅之酸涩以固脱，是谓随其利而行之，故能取效。临床体会，乌梅丸治久痢，热重增连柏，寒甚至重姜附，痢色白者增干姜，赤者重用黄连。

3）泄泻：此方证之泄泻乃正虚热郁，脾湿肾寒所致。临床辨证中常见：脐腹疼痛，肠鸣即泄，时带黏液，脓血，腹胀烦热，食少神疲，四肢厥冷。临床上寒湿者重用干姜、附子，酌加茯苓。热重者加重黄连、黄柏用量。

冀某，男，49岁，于1973年10月25日诊治。3年前因饮食不节而引起腹泻，日10余次，迁延不愈，继则时夹黏液脓血，多种抗生素治疗无效，赴上级医院检查确诊为："溃疡性结肠炎"，中药清热解毒和温阳固涩剂久治无效，入住我院治疗。症见：面色萎黄虚浮，食少神疲，脐腹作痛，肠鸣即泻，时带黏液脓血，日10余次，腹胀烦热，小便少，舌质绖，苔微黄多津，四肢厥冷，脉搏沉细。此正虚热郁，脾湿肾寒。治宜益气回阳，清热祛湿。方用：乌梅24g，细辛、蜀椒各4.5g，黄连、干姜、炮附子各9g，黄柏、桂枝各6g，茯苓30g。服5剂后，肠鸣腹痛减轻，次数减少，黏脓血止，大便虽未成形，但已成堆。继服原方30剂时，诸症皆愈，上方改汤为丸，每服6g，日服3次，追访5年未复发。

按：泄泻之证有虚实之分，寒热之辨，此病由于肠胃久虚，湿热郁蒸大肠，化为脓血，久泻伤阴耗阳，故呈四肢厥逆，脉搏沉细的阳虚见证。舌红苔黄，腹胀烦热，属郁热的表现，病机属寒热错杂，服用温燥不愈碍于湿热，清热无效责在下寒，固涩药物无效有腻邪不去之弊。寒热错杂，功能紊乱，思仲景"乌梅丸又主久痢"的教导，方用连柏以清热除湿，姜附桂辛蜀椒以温中止痛，人参茯苓益气健脾，妙在乌梅涩肠敛阴，又治久利滑泻，共组成补脾暖肾清上之法，使郁热可清，内寒可去，血止正固，故能获效。

4）呕吐亡阳：此方证所治之呕吐亡阳乃胃逆脾陷，肾阳衰微，寒热错杂所致。临床辨证中常见：呕吐清水，下利黄水，四肢厥冷，汗出而烦，脐腹疼痛，若加半夏、茯苓、吴茱萸其效更佳。

姬某，男，63岁，于1978年8月14日诊治。由于饮食不洁，盛暑贪凉，诱发腹痛吐泻不止，大便呈黄水样，服中西药无效，吐利增剧，输液补钠钾后吐利稍减，但血压下降，脉搏细数，烦躁不止，就诊时症见：面色苍白，目眶凹陷，精神极惫，舌质红苔黄，腹脐疼痛，呕吐清水，下利黄水，日10余次，躁烦不能眠，小便短少，汗出，四肢厥冷，脉细数如线。此肾阳衰微，胃逆脾陷，寒热错杂。治宜清上温下，益气回阳。方用：乌梅24g，黄连、黄柏各9g，炮姜、炮附子、制半夏各15g，人参4.5g，细辛、蜀椒、桂枝各6g，茯苓30g，吴萸12g。频频服之，日服2剂，呕吐止，冷汗愈，四肢转温，躁烦减，脉搏有力，但大便仍10余次，上方去黄连、黄柏，继服4剂而愈。

按：吐利频作，阴阳俱伤，阳邪郁上则呕吐，寒湿下盛则作利，呈现面色苍白、汗出肢冷、脉细数之症，故急以姜附桂枝温阳散寒，连柏清热止呕，细辛蜀椒吴萸暖胃通经，乌梅酸敛止利，人参合附子以固正回阳，使邪去呕利止，阳回正气复，加半夏茯苓以降逆止呕，淡渗化湿，故能取效。

5）慢性盆腔炎：李某，女，36岁，1993年10月2日初诊。患带下病8年，量多色淡黄，质黏如脓，有臭气，精神疲倦，面色萎黄无华，唇甲淡白，头晕心慌，食欲减少，腰酸肢冷畏寒，小腹冷痛，得温则舒，舌质淡，苔白滑，脉沉迟细弱。西医诊为"慢性盆腔炎""慢性宫颈炎""子宫颈中度糜烂"。证属寒热虚实夹杂为患。治宜寒温并用，补泻兼施。以乌梅丸改煎剂，随证化裁，处方：乌梅20g，细辛5g，干姜12g，黄连15g，当归15g，附子10g，蜀椒12g，桂枝10g，党参12g，黄柏15g，败酱草25g，茯苓15g，白术10g，补骨脂15g，甘草10g。每日1剂，水煎服。病人服药5剂后，带下量减少，守原方继服10剂，带下微量，色白无臭，余症亦除。

按：本例病人带下日久，证属寒热虚实夹杂之患，对于此例病情，若死守"炎症"而概用清热燥湿等苦寒之品，势必损伤脾胃之阳而增其寒，若单纯补益之品，则又恐恋邪而助其湿热。故在治法上，必须寒热并治，邪正兼顾。乌梅丸出自《伤寒论》，主治胃热肠寒之蛔厥重证，亦治寒热错杂，正气虚弱之久痢久泻。方中蜀椒、细辛、干姜、桂枝、附子具有温脏以祛下寒之功，乌梅酸收涩敛固脱，与带下日久、滑脱不禁的病情正相符，人参、当归补气养血，扶助正气，与温中药配伍，益气温阳以治脾肾阳虚诸证，黄连、黄柏清热燥湿，解毒祛邪，再加败酱草、椿根皮之类以增强清热解毒、燥湿止带之功。综观全方，诸药配伍具有温而不助热，寒而不伤阳，寒温并用，补泻兼施，邪正兼顾的特点，与本证病机合拍，故用之奏效。［黑龙江中医药，1995，（1）：29］

【按语】

乌梅丸是厥阴病的代表方剂，由于其配伍以寒热并用、攻补兼施为原则，故不仅主治厥阴上热下寒、蛔厥和久利等症，临床上不拘外感杂病，举凡寒热错杂，虚实互见，阴阳乖逆，肝脾不和，气血失调等疑难证候，均可以本方加减化裁施治而获效。柯韵伯说得好："乌梅丸为厥阴主方，非只为蛔厥之剂"，若仅仅把它看成是"驱虫之剂"，无疑是大大低估了其临床应用价值。

使用乌梅丸方须注意以下几点：①符合寒热错杂、邪实正虚、气血阻滞的疾患，无论内、外、儿、妇及皮肤、五官等科，均可选用本方，并酌情加减；②作汤剂一般不用蜜或苦酒；③病情缓者可用丸剂，病情急者多作汤剂；④用乌梅丸时，成人常每次服20g左右，儿童酌减；⑤孕妇4～9个月一般不用；⑥用于治疗蛔虫症时，最好忌香甜滑臭之物，尤其不能进甜食。

【现代研究】

（1）乌梅丸麻醉蛔虫的作用：该方有麻醉蛔虫的性能，可使其活动迟钝，呈濒死状态。

（2）促进胆囊收缩的作用：李氏等通过胆囊造影和B型超声波皮肤投影检查方法，观察该方对人体胆囊收缩功能的影响。结果表明：服该方后90分钟，胆囊造影发现胆囊长度明显缩短，宽度无变化；超声波检查发现胆囊上下径显著缩小，而前后径、横径变化不明显。服该方后30分钟、60分钟及120分钟，除120分钟时胆囊上下径仍显著缩小外，其余时间均无显著变化。若服乌梅量加倍时，则胆囊造影可见在60分钟、90分钟时胆囊宽度均显著缩小；超声波检查在服该方30分钟时，胆囊上下径呈显著缩小，到60分钟时胆囊前后径缩小，而到90分钟时则胆囊前后径、横径及上下径均显著缩小。可见该方促进胆囊收缩的主要成分是乌梅。加大乌梅剂量，作用更显著。但单味乌梅作用没有复方强，说明复方有协同作用[20]。林氏选择健康人5例，慢性胆囊炎病人5例，用乌梅丸代替脂肪餐进行胆囊造影。健康组5人分别通过服乌梅丸和脂肪餐的试验，均获得满意的胆囊显影，并且两种试验对胆囊收缩的程度亦相似。病人组未服乌梅丸和脂肪餐，胆囊造影结果未见显影。从而证实乌梅丸可促进胆囊收宿和胆汁排泄[21]。

（3）促进肝脏分泌胆汁的作用：林氏的实验还发现，乌梅丸对胆汁的pH有降低倾向，并与胆汁增多一致，即胆汁分泌量增加， pH亦随之下降。从而证明该方能作用于肝脏，促进肝脏分泌胆汁量增加，改变胆汁的酸碱度[21]。

（4）扩张奥狄括约肌的作用：李氏、林氏等通过实验观察到，服乌梅丸后能使胆道口弛缓扩张。如向胆道术后放置的T型管内注入12.5%碘化钠造影剂，发现服该方后造影剂迅速通过奥狄括约肌流入十二指肠，说明该方对奥狄括约肌有明显的扩张作用[20、21]。

（5）解痉止痛作用：大量临床资料证明，本方确有解痉止痛、降逆止呕的作用，同时，对神经性顽固呕吐及妊娠恶阻等，均有镇静止呕的作用。

（6）抑菌抗炎作用：王氏、马氏报道，体外实验证明，乌梅对多种致病菌有抑制作用，如对大肠杆菌、人型结核杆菌、金黄色葡萄球菌、肺炎双球菌等多种球菌和杆菌，以及某些致病真菌均有抑制作用[22、23]。此外，由于服乌梅丸后促进胆汁排泄，能防止胆道感染和胆石的生成。

### 参考文献


[1] 夏丽萍，夏远录，刘安微．乌梅汤治慢性结肠炎 72 例，国医论坛，1996, 11(4): 10

[2] 雷陵．乌梅丸化裁治疗胆石症 47 例．国医论坛，1994, (2): 13

[3] 周子娄．乌梅丸临床运用浅识．四川中医，1998, (3): 9

[4] 杨家茂．乌梅丸治哮喘、肺炎．四川中医，1998, (12): 24

[5] 刘菊荣．乌梅丸临床运用举隅．新中医，1990, (8): 22

[6] 陈爱芝．乌梅丸临床新用．河南中医，1994, 14(5): 43

[7] 刘俊忠，姚雨雯．乌梅丸新用 2 则．国医论坛，1996, 11(2): 12

[8] 严育斌．乌梅丸加味治男性不育症．中医杂志，1988, (1): 44

[9] 唐绍仁．乌梅丸化裁治疗肺心病，四川中医，1985, (4): 39

[10] 郑武琼．乌梅丸临床应用举隅．湖北中医杂志，1985, (3): 33

[11] 陈长江．茵陈蒿汤合乌梅汤治疗胆道死蛔感染 12 例．国医论坛，1993, (3): 14

[12] 司秀蕊，吕玉玲．乌梅汤保留灌肠治疗慢性盆腔炎 46 例．河南中医，1996, 16(1): 22

[13] 张艳，崔致然．乌梅丸化裁治疗寒热虚实夹杂型带下病 60 例．河北中医，1994, 16(3): 45

[14] 李苏苏．乌梅汤治疗崩漏 15 例．湖南中医杂志，1996, 12(3): 36

[15] 张晓峰．乌梅汤治疗婴幼儿迁延性腹泻 50 例．江功中医，1996, 17(7): 18

[16] 龚志贤．乌梅丸治花翳白陷（慢性角膜炎、角膜溃疡）．新中医，1983, (2): 30

[17] 吴忠文．乌梅汤新用验案举隅．湖南中医杂志，1996, 12(4): 36

[18] 荣加和．乌梅丸治愈高热 1 例．四川中医，1988, (11): 19

[19] 刘世强．乌梅丸加减治疗糖尿病的经验．成都医学院学报，1989, 1, 28, 5

[20] 李世忠．乌梅汤对人体胆囊的作用．中成药研究，1983, (9): 19

[21] 林葆镛，郭寿钰．乌梅丸对胆道系统作用的初步观察．福建中医药，1962, (3): 44

[22] 王浴生．中药药理与应用．北京：人民卫生出版社，1983: 219, 723

[23] 马有度．医方新解．上海：上海科学技术出版社，198


## 十六、白头翁汤方

### （一）方药

白头翁二两　黄柏三两　黄连三两　秦皮三两

上四味，以水七升，煮取二升，去滓，温服一升，不愈，更服一升。

### （二）治法

清热燥湿，凉肝解毒。

## （三）方解

本方以白头翁为主药，其味苦性寒，能凉肝舒肝，尤善清下焦湿热，是治疗湿热与毒热下利的要药。黄芩、黄连苦寒，清热燥湿，坚阴厚肠胃。秦皮苦寒，能清肝胆及大肠湿热，又可凉血坚阴止利。四药共成清热燥湿、凉肝解毒之剂，对湿热、毒热下注之下利有很高的疗效。口服或灌肠皆可。

【经典原文】

热利下重[(1)]者，白头翁汤主之。（371）

【词解】

（1）下重：里急后重。

【提要】　厥阴肝经热邪迫肠下利的证治。

【原文分析】

本条概述了白头翁汤证的证治，“热利”二字不仅指出了该证以下利为特征的证候特点，亦指出了该证热邪下迫大肠的性质，由此亦不难想该证应具有下利臭秽、肛门灼热、小溲黄赤、口苦而干、舌红苔黄、脉数等热邪内蕴之象；“下重”二字点出了该证肝经湿热毒邪下迫，壅滞于肠道的另一侧面。热毒下迫，故见里急；湿邪黏滞，阻遏气机，故又见下重难通；湿热壅滞，气血壅遏，腹痛之证自在言外；湿热内蕴，壅遏气血，腐败血络，必见大便脓血。治用白头翁汤清热燥湿，凉肝解毒。

本证与少阴病篇桃花汤证，皆见下利便脓血，但桃花汤证为肾气虚，关门不固，脾阳脾气虚，不能摄血，故症见下利滑脱不禁，绝无里急后重之征，所便脓血晦暗不泽，腥冷不臭，且应伴见口淡不渴、舌淡不红等，所用桃花汤，旨在温中祛寒，涩肠固脱。本证热利下重，脓血色泽鲜亮，臭浊腐秽，伴口渴欲饮等诸热象，临证不难鉴别。

【原文选注】

成无己：利则津液少，热则伤气，气虚下利，致后重也。与白头翁汤，散热厚肠。（《注解伤寒论·辨厥阴病脉证并治法》）

柯韵伯：暴注下迫属于热。热利下重，乃湿热之秽气郁遏广肠，故魄门重滞而难出也。（《伤寒来苏集·伤寒论注·白头翁汤证》）

下利属胃寒者多，此欲饮水，其内热可知。（《伤寒来苏集·伤寒论注·厥阴脉证》）

程应旄：下重者，厥阴经邪热下入于大肠之间，肝性急速，邪热盛则气滞壅塞，其恶浊之物急欲出而不得，故下重也。（《伤寒论后条辨·辨厥阴病脉证》）

吴谦：下利欲饮水者，热利下夺津液，求水以济干也。热利下重者，热伤气滞，里急后重，便脓血也。（《医宗金鉴·订正仲景全书·伤寒论注·辨厥阴病脉证并给全篇》）

陆渊雷：热利，谓下利之属于热者，不必指身热，但脉舌腹候有热象者皆是。下重即里急后重也。热言其性质，利言其所病，下重言其证候。凡热利下重之病，今世科学分为二种，一为传染性赤痢，一为肠炎，赤痢之病灶常在大肠，而直肠为甚，直肠有病灶，肛门之括约肌挛缩，则令下重，肠炎侵至直肠者，亦令下重。赤痢又分两种，一为细菌性，一为阿米巴性，二者证候略同，鉴别惟待验菌。惟阿米巴性者，多为慢性，或初起急剧，而转归亦成慢性。此外又有小儿之疫痢。中医之治疗，不惟其因而惟其证，故不论肠炎赤痢，苟有热象象而下重者，白头翁汤悉主之。最近科学家之实验，谓白头翁治阿米巴性赤痢有特效。（《伤寒论今释·辨厥阴病脉证并治》）

【经典原文】

下利欲饮水者，以有热故也，白头翁汤主之。（373）

【提要】 补述厥阴热利的证候表现。

【原文分析】

本条是对前371条证候的补充。即厥阴热证下利除下重的表现外，还有毒热伤津，且湿热蕴结，津液不化，而见口渴欲饮水证。这一证从此以后的提出为热证下利的诊断提供了又一依据。

研读本条需注意"欲饮水"尽管是热证下利的重要诊断依据，但不是唯一依据。从临床来看，下利欲饮水更有证属阳虚水津不能上承者，少阴病"自利而渴"即指此而言。热证下利必见利下物臭秽、口渴喜冷饮、小便色黄、舌红苔黄腻、脉数等；阳虚下利津不上承的口渴，其利下物多清稀、口虽渴但不多饮或喜热饮、小便色白、舌淡苔白、脉细，两者可资鉴别。

【原文选注】

喻嘉言：此从上条，另申一义，见凡下利欲饮水者，与脏寒利不渴自殊，乃热邪内耗津液，纵未显下重之候，亦当以前汤胜其热矣。（《伤寒尚论篇·厥阴经全篇》）

程知：少阴自利而渴，亦有虚而引水自救者，犹当以小便之赤白，脉之迟数，种种细辨也。（《伤寒经注·厥阴证治》）

钱天来：此又申上文热利之见证，以证其为果有热者，必若此治法也。夫渴与不渴，乃有热无热之大分别也。里无热邪，口必不渴，设或口干，乃下焦无火，气液不得蒸腾，致口无津液耳。然虽渴亦不能多饮。若果胃燥，自当渴欲饮水，此必然之理也。宁有里无热邪，而能饮水者乎？仲景恐人之不能辨也，故又设此条以晓之曰，下利欲饮水者，以有热故也，白头翁汤主之。（《伤寒溯源集·厥阴篇》）

【方药论选】

方有执：白头翁逐血以疗癖，秦皮洗肝而散热，黄连调胃而厚肠胃，黄柏者除热而止泄也。（《伤寒论条辨·辨厥阴病脉证并治》）

汪苓友：成注云四味皆苦寒，愚以白头翁独带辛温，故泄热之中，而兼散邪之力也。（《伤寒论辨证广注·辨厥阴病脉证并治法》）

沈明宗：白头翁清散热邪，秦皮驱逐肝风而清客热，黄连以退肠胃木挟之火，黄柏滋肾水而制龙雷，合而成方，清彻木火之源，则热利止而后重自除矣。（《伤寒六经辨证治法·厥阴全篇证治大意》）

钱天来：白头翁，《神农本草经》言其能逐血止腹痛。陶弘景谓其能止毒痢。东垣李杲曰，仲景治热利下重，用白头翁汤，盖肾欲坚，急食苦以坚之。即成氏之说也。又云，治男子阴疝偏附。盖亦厥阴专经之药，故仲景用之为君，以治厥阴热利。黄连苦寒，能清湿热，厚肠胃。黄柏泻下焦之火，若中气虚寒及寒湿下利者最忌，热利则非此不可，故以之为臣。秦皮亦属苦寒，李时珍云，秦皮色青，气寒味苦性涩，乃厥阴肝、少阳胆经药也，治下利崩带，取其收涩也。以此推之，则创法立方之意殆可见矣。（《伤寒溯源集·厥阴篇》）

陈蔚：厥阴标阴病，则为寒下，厥阴中见病，则为热利下重者，即《经》民谓暴注是也。白头翁临风偏静，特立不挠，用以为君者，欲平走窍之火，必先定摇动之风也。秦皮浸水青蓝色，得厥阴风木之化，故用以为臣。以黄连、黄柏为佐使者，其性寒，寒能除热，其味苦，苦又能坚也。总使风木遂其上行之性，则热利下重自除，风火不相煽而燎原，则热渴饮水自止。（《长沙方歌括·厥阴方》）

高学山：白头翁得阳气之先，而直挺单花，具升举之性，且味苦气寒，能清血分之热，取以名汤，其意可知矣。然后以黄连清心脾之火，黄柏清肾火，秦皮清肝火，则热除而血中清阳上举，其利与下重，宁有不止者乎？（《伤寒尚论辨似·厥阴全篇说·白头翁》）

张锡纯：白头翁一名独摇草……此物生冈阜之阴而性凉，原禀有阴性，而感初春少阳之气即突然发生，正与肝为厥阴，而具有升发之气者同也。为其与肝为同气，故能升达肝气，清散肝火，不使肝气挟热下迫以成下重也。且其头生白茸，叶上亦微有白毛，原兼禀西方之金气，故又善镇肝而不使肝木过于横恣也。至于又加连、柏、秦皮为之佐使，陈氏论中已详言其义，无庸愚之赘语也。（《医学衷中参西录·厥阴病·白头翁汤证》）

【临床应用】

（1）后世医家对本方的应用

1）《三因方》：治热痢滞下，下血连月不差。

2）《伤寒六书》：胃热利白肠垢，脐下必热，便下垢腻赤黄，或渴，黄芩汤、白头翁汤通用之。

3）《证治要诀》：内人挟热自利，脐下必热，大便赤白色，及下肠间津液垢腻，名曰利肠，宜白头翁汤。

4）《类聚方广义》：热痢下重，渴欲饮水，心悸，腹痛者，白头翁汤治也。又治眼目郁热赤肿、疼痛、风泪不止者，又为洗煎剂也效。

5）《临证指南医案》：陈氏，温邪经旬不解，发热自利，神识有时不清，此邪伏厥阴，恐致变径，治宜白头翁、黄连、黄芩、秦皮、黄柏、生芍药。

6）《王氏医案三编》：产后患泻。秋季娩后泻如漏水，不分遍数，恶露不行，咸虑其脱。脉左弦而数，右大不空。口苦不饥，无溺苔黄。非虚证也，宜白头翁汤。

7）《经方实验录》：米，高年七十有八，而体气壮实，热利下重，两脉大，苔黄，夜不安寐，宜白头翁汤为主方。白头翁三钱，秦皮三钱，川连五分，黄柏三钱，生川军三钱后下，枳实一钱，桃仁泥三钱，芒硝二钱另冲。

（2）现代应用

1）消化系统：常用于治疗痢疾、肠炎、溃疡性结肠炎及浅表性胃炎、肝炎等。如周氏用本方治疗痢疾216例，治愈177例，好转26例，无效13例，主症经1～3天治疗70%得到缓解，7天后90%以上病例症状消失。细菌培养3天后全部转阴[1]。陈氏报道治疗急性菌痢144例，其中用白头翁汤4例；用白头翁汤去黄连加甘草（药价比白头翁汤低75%）治70例；用香连丸治70例，结果提示加减方疗效优于香连丸，不逊于白头翁汤原方[2]。韩氏等用白头翁汤加减灌肠治疗急性菌痢34例，方用白头翁15g，黄柏、秦皮各12g，黄连6g，若兼恶寒发热表未解，而里热炽盛者，加葛根、银花；腹痛里急明显，加木香、槟榔；腹痛拒按，苔厚腻、夹食滞，加枳实、山楂；壮热、口渴、烦躁、舌绛，加生地、丹皮。水煎保留灌肠，每天1～2次，痢止后继用1～2天停药。最短1次见效，2次控制症状，治疗时间最长者5天。腹痛、里急后重之症状消失，平均1天，大便正常平均3天。34例痊愈30例，好转4例[3]。林氏用白头翁汤治疗急性菌痢30例，聂氏用白头翁汤加味灌肠治疗慢性痢疾，皆取得很好效果[4，5]。方氏[6]用本方合葛根芩连汤加减，药用白头翁、黄芩、黄连、鸦胆子、厚朴、藿香等，治疗阿米巴痢疾116例，痊愈114例，无效2例，平均住院10.25天。认为白头翁和鸦胆子是治疗本病的主药，配藿香可减轻鸦胆子的副作用。其中见恶寒、高热者，加葛根、银花；下痢赤多者，加生地榆；恶心呕吐者，加半夏；腹痛甚者，加白芍。蔡氏用白头翁汤加减保留灌肠治疗阿米巴肠病136例，药用白头翁、银花、紫花地丁各30g，秦皮、黄柏各12g，黄连10g，大黄6g。大便常规以脓球为主者，加重三黄用量，再加地锦草30g，丹皮10g；以红细胞为主者，加地榆炭10g，大黄改用熟大黄。煮2次，取400ml，每次用200ml。急性发作者，每日保留灌肠2次，3天后改为1次。5天为1个疗程。急性病人治1个疗程，慢性病人治疗2个疗程，病程1年以上者，再加1个疗程以巩固疗效。136例中，痊愈128例，有效6例，无效2例[7]。郑氏报道，用白头翁汤加味治疗慢性肠炎，中医辨证属湿热蕴结型者52例，若热重于湿者，加金银花、赤芍、红藤、败酱草、蚂蚁草；湿重于热者，加苍术、厚朴、苡仁、车前子；夹食滞者，加槟榔、枳实、山楂、神曲，取得佳效[8]。张氏用白头翁汤保留灌肠治疗慢性结肠炎120例，药用白头翁30g，黄柏、黄连各15g，秦皮20g，出血者加云南白药1/2支；结肠有溃疡者，加锡类散1/2支，水煎保留灌肠，每晚1次，16天为1个疗程。未愈者，间隔1周再行第2个疗程。痊愈82例，有效36例，无效2例，总有效率为98.3%。治疗时间最长3个疗程，最短1个疗程，平均1.8个疗程[9]。此外韩氏用白头翁汤加味治疗慢性结肠炎65例；赵氏用白头翁汤加减治疗慢性结肠炎34例，皆有可靠效果[10、11]。关于用白头翁汤加减口服或灌肠治疗溃疡性结肠炎的报道甚多。如乔氏等分析了国内用中药治疗非特异性溃疡性结肠炎1165例，总有效率达94.76%，其中属于湿热壅滞型者，则是以白头翁汤加减治疗而收效的[12]。宋氏等用白头翁汤加减内服，兼用青黛散保留灌肠，治疗大肠湿热型溃疡性结肠炎17例，总有效率为96.7%[13]。丁氏用白头翁汤合桃花汤治疗溃疡性结肠炎67例，基本治愈58例，好转7例，无效2例[14]。徐氏用白头翁汤加甲硝唑灌肠治疗溃疡性结肠炎11例，伪膜性肠炎4例。保留灌肠最少14天，最多46天，平均32.62天。纤维结肠镜复查11例中8例溃疡消失，4例好转；4例伪膜性肠炎结肠镜复查3例病变消失，1例因年高不同意复查，但症状已痊愈[15]。白氏用白头翁汤合痛泻要方加减治溃疡性结肠炎[16]，薛氏用黄连汤合白头翁汤治疗慢性非特异性溃疡性结肠炎[17]，唐氏等用白头翁汤加味灌肠治疗溃疡性结肠炎36例[18]，张氏等用加味白头翁汤治疗溃疡性结肠炎[19]，皆取得很好疗效。乔氏等对慢性溃疡性结肠炎117例，以虚实为纲进行辨证治疗，实证为主者，偏于湿热，用葛根芩连汤合白头翁汤、芍药汤化裁，偏于寒湿用理中汤合平胃散化裁，偏于气滞用四逆散合痛泻要方化裁；虚证则依据脾虚、肾虚、脾肾两虚等酌用补中益气汤、参苓白术散、四神丸、真人养脏汤、附子理中汤等，总有效率为93.2%，可见用白头翁汤治疗溃疡性结肠炎，仍应在辨为湿热壅滞证的前提下使用[20]。黄氏以中药为主治疗急性坏死性肠炎37例，其中湿热内蕴者18例，方用白头翁汤加车前子、枳壳、木香，均取得较好疗效[21]。汤氏用白头翁汤去黄柏、秦皮加白芍、甘草、瓦楞子，治1例浅表性胃炎，共进5剂，自觉症状消失，1年未发[22]。李氏报道用白头翁汤加茵陈等治急性黄疸型肝炎有效[23]。亦有报道用治胆囊炎者。

2）心血管系统：本方在心血管系统的应用报道较少。陈氏报道2例短暂阵发性室性心动过速、频发多源性或多形性室性期前收缩（其中1例伴下利后重），经西药治疗无效，用白头翁汤或加味，服2~4剂而收效[24]。

3）神经系统：蔡氏报道用白头翁汤加味治疗1例血管神经性头痛病人，症见头顶灼热疼痛连及齿颊已3个月余，用本方3剂后，自觉头部清凉，疼痛顿减，继进5剂，诸症悉除，随访半年未发[25]。

4）泌尿系统：因白头翁汤有清热利湿、凉血解毒之效，故也常用于湿热下注，或肝郁化火，郁火下迫所致之泌尿系统病证，如泌尿系感染、肾盂肾炎、前列腺炎、肾积水等。钟氏等用白头翁汤加味治疗下泌尿道感染122例，其中合并包皮炎1例，合并前列腺炎2例，合并膀胱结石3例，合并肾盂肾炎8例。以白头翁汤为基础，热甚者加山栀、滑石、车前子；肝郁气滞加乌药、白芍；脾肾阳虚加白术、山萸肉；阴虚火旺加知母、地黄；血尿加小蓟、血余炭；蛋白尿加白茅根、凤尾草；结石加鸡内金、海金沙、金钱草；下肢浮肿加茯苓、大腹皮、黄芪。每日1剂，5剂为1个疗程。治疗3个疗程观察疗效。122例中，治愈112，好转10例[26]。汪氏用白头翁汤加味治疗耐青霉素淋菌性尿道炎14例，一般加甘草、车前子，尿痛甚者加琥珀、石韦；浓稠带多者加苍术12g，苡仁30g，蒲公英30g。每日1剂，水煎服，7天为1个疗程。经1个疗程痊愈13例，另1例2个疗程痊愈[27]。

方氏用加味白头翁汤治疗泌尿系感染40例，药用白头翁、川黄连、黄芩、川黄柏、川黄柏、制川军各12g，半枝莲、蒲公英各15g，车前子12g。40例中显效28例，有效10例，无效2例[28]。王氏治感染性肾积水和结石性肾积水各1例，皆用白头翁汤加减治疗而积水消退[29]。李氏治1例急性肾炎病人，已用青霉素、激素等40余天，仍见发热时高时低、尿色浑浊、尿检蛋白（+++），服白头翁汤3剂，体温降至36.8℃，又服3剂，尿色清，尿检蛋白（+）[30]。

5）妇科：用于治疗盆腔炎、阴道炎、赤白带下、盆腔脓肿、乳房肿块等妇科疾病。杨氏用白头翁汤加减治疗急性盆腔炎107例，每日1剂，10天为1个疗程，1个疗程痊愈67例，2个疗程痊愈40例[31]。高氏等用白头翁汤加味治疗带下属湿毒型者、崩漏属血热型者、子痢属湿热型者有佳效[32]。李氏等治1例霉菌性阴道炎、宫颈糜烂病人，服加味白头翁汤3剂，加用中药坐浴熏洗，诸症好转[30]。安氏等治1例带下量多，色黄，阴部湿痒溃烂，伴头晕、口渴的病人，诊断为滴虫性阴道炎，用白头翁汤加味4剂，水煎服，带下明显减少，伴随症状也随之消失[33]。江氏治1例小腹部不舒，带下色黄如脓，时夹赤带腥臭、阴痒已半年多，诊断为滴虫性阴道炎的病人，曾服完带汤、甲硝唑等，仍反复发作，方用加味白头翁汤5剂，白带减少，阴痒消除[34]。蔡氏报道1例2年前因放环而出现白带绵绵不断，长期服用甲硝唑、增效联磺片等无缓解，近来症状加重，白带增多伴腥味，诊为慢性阴道炎、宫颈轻度糜烂的病人，先用健脾温肾之剂30余日无效，改用白头翁汤加味6剂，病情减轻，继进20余剂，诸症皆除[25]。汤氏用本方加败酱草、生苡米、鸡冠花治疗1例赤带病人，连服5剂，赤带减至七八成，继续调治愈。又1例死胎产后，乳房胀硬热痛，乳汁黄稠不畅的病人，用本方去黄柏，加香附、全瓜蒌、郁金，2剂后热退，乳房见软，后与四逆散加味服5剂，乳回病愈[22]。蔡氏治1例右测乳房包块半年余，状如桃核，质地坚硬，伴胸闷腹胀的病人，曾服逍遥丸无效，近来乳核增大、刺痛，改用白头翁汤加味，6剂后，乳核稍见缩小，刺痛消失，继进20剂，诸证悉除[25]。郭氏治1例产后血淋，症见小便涩滞不利、溺血紫红、尿痛，用白头翁汤加味5剂后，小便畅利，又用地黄汤调理而愈，3个月后追访未复发[35]。还有报道用本方加减服17剂而治愈急性盆腔脓肿者。

6）眼科：白头翁汤清肝凉血，燥湿解毒，而肝开窍于目，故可用于肝经实火上炎之眼疾。如汤氏、何氏等用本方加减治疗因肝火上炎、肺热炽盛所致的红眼赤痛（急性结膜炎），皆获满意疗效[22、36]。安氏等治1例患流行性腮腺炎合并扁桃体炎愈后，见两眼红肿、畏光流泪、口渴，诊为急性结膜炎的病人，用白头翁汤合当归赤小豆汤水煎服，3剂痊愈[33]。江氏治1例两眼红肿赤疼痛、畏光流泪1周，诊为病毒性角膜炎，曾用氯霉素眼药水、泼尼松眼药水滴眼1周无效的病人，服加味白头翁汤2剂后好转，又服10剂，诸症均除[34]。哉氏认为凡眼科外障疾病属热毒者，皆可用白头翁汤减治疗，并举1例急性结膜炎和1例单疱病毒性结膜炎用本方而收效为证[37]。

（3）医案选录

1）急性菌痢：胡某，女，49岁，教师。病人1天前食市售熟肉，当晚即腹痛、腹泻、发热，继而里急后重，大便色赤，肛门灼热，小便量小，身困乏力，两目无神。查血象：白细胞$15.2\times10^9$/L，中性粒细胞0.83，淋巴细胞0.17。大便镜检：红细胞（++++），白细胞（++++），赤白黏冻状。体检：T38.9℃，BP75/60mmHg，心率92次/次，节律齐，两肺检查无异常，左下腹压痛明显，无反跳痛，皮肤干燥。诊断：急性细菌性痢疾。经补液、消炎治疗3天，腹痛、里急后重不减，大便赤白。改用白头翁汤250ml，保留灌肠，每日2次。用药1次症状即明显减轻，腹痛里急症状好转，发热退，大便次数减少，用3次后，症状消失，精神好转。后用平胃散加减调理2日出院，1周后随访生活工作正常。［四川中医，1994，（11）：31］

2）阿米巴痢：张某，女，26岁。住院号2643，于1971年10月11日急诊入院。病人起病1天，恶寒发热，体温39.3℃，下痢1日20余次，始为稀水便，继而大便赤白相杂，后为纯赤便，腹痛，里急后重，伴有恶心呕吐，大便镜检红细胞（+），脓细胞（+），发现阿米巴包囊。舌红，苔黄腻，脉滑数，服药（原文所载用方为：白头翁30g，黄芩15g，黄连9g，鸦胆子9g，厚朴9g，藿香9g。恶寒高热者加葛根12g，金银花15g；下痢赤多者加生地榆15g；恶心呕吐者加半夏9g；腹痛甚者加白芍10g）1剂后热退，6天大便恢复正常，住院7天痊愈出院，至今未见复发。［湖北中医杂志，1983，（2）：24］

3）溃疡性结肠炎：张某，男，38岁，司机。于1986年10月6日入院，住院号22488。间断脓血便2年余，加重3个月。在本市某医院行纤维结肠镜检查，确诊为“溃疡性结肠炎”，接受西药治疗无效，要求中药治疗。来诊后做乙状结肠镜复查：进镜35cm，见直肠、乙状结肠黏膜普遍充血水肿，血管纹理不清，距肛门10~25cm有点状出血及多处浅表溃疡。大便培养无致病菌生长。腹痛、腹泻日6~7次，里急后重，泻下脓血，舌苔黄腻，脉滑数。证属大肠湿热。治宜清热利湿，理气和血。拟协定处方（白头翁30g，赤石脂20g，姜炭、粳米各15g，秦皮9g，黄连、黄柏、乳香、没药各6g，甘草3g，日1剂，水煎3次，去渣混匀，分早晚2次温服，30天为1个疗程）加败酱草、地榆炭各15g，延胡12g，陈皮9g，青皮6g；减粳米、乳香、没药。住院加减治疗30天，上症消失。11月5日复查乙状结肠镜，炎症消失，溃疡愈合。6日后出院。以后未再服药，随访2年无复发。［新中医，1991，（10）：26］

4）尿路感染：薛某，女，38岁。因尿痛、尿频、尿急伴尿道口灼热感6天，于1993年5月12日就诊。全身乏力，小便频急、涩痛而赤，少腹不适，心烦少寐，舌质红，苔腻，脉细数。既往曾有类似发作史2年。查T37.8℃，BP105/83mmHg，双肾区叩击痛（阴性），耻骨上方轻度压痛。尿检：蛋白（+），白细胞（++++），红细胞（++++）。妇检：少量淡黄色白带，质稀无臭，余（阴性），白带涂片检查（阴性）。拟诊：下尿路感染。乃湿热蕴蓄于下焦，膀胱气化不利。治当清利湿热，凉血解毒，利尿通淋。予白头翁汤加减：白头翁、黄柏、黄连、山栀各15g，车前子、白茅根、木通各10g，滑石18g，甘草6g。每日1剂，连服5日。病人自觉效果明显，未诊便自守原方服5剂。5月22日复诊，诸症消失，尿常规：蛋白（+）；白细胞（+），再守原方5剂。三诊，尿常规（阴性），病愈。嘱原方去木通再进5剂，以巩固疗效，并注意月经期和性生活卫生。随访16个月未再复发。［安徽中医临床杂志，1997，（1）：44］

5）急性盆腔炎：范某，女，34岁，农民，于1987年4月2日就诊。主诉：少腹坠痛，发热2天。病人于1周前孕5个月，在当地医院行引产手术，术后恶露不多，3天后出院。出院第3天开始少腹坠痛难忍，发热，体温39℃，在当地医院给予输液抗生素后，体温稍降，但少腹仍疼痛难忍，故来我科就诊。查舌质暗红，舌苔薄白，脉弦数。体温38℃，妇科检查：阴道内有少量恶露，宫颈抬举痛明显；宫体大如孕50天，压痛（++），双侧附件增厚，压痛（++）。血常规：白细胞$1.4\times10^{9}$/L，中性粒细胞0.8。证属手术后胞宫开放，外阴不洁，毒邪直中胞中，湿热蕴蒸少腹，故投以白头翁汤中加银花50g，公英50g，益母草30g。服药3天后，体温正常，腹痛明显减轻，唯食欲不佳，少腹胀感，前方去银花、公英，加陈皮12g，香附24g，砂仁10g，连服10剂，诸症消失，恶露干净。妇科检查：阴道内清洁，盆腔正常，血常规：白细胞$8.0\times10^{9}$/L，中性粒细胞：0.7。［杨玉霞.白头翁汤治急性盆腔类107例.河南中医，1994；14（3）：156～157］

6）淋证（泌尿系感染）：宋某，男，31岁，工人，1983年4月27日初诊。病人今年3月上旬在本院行阑尾切除术后，尿频尿急，尿黄灼热，尿时阴茎痛甚，小腹灼热月余，曾服呋喃咀啶，肌内注射庆大霉素，服中药及八正散等方加减治疗罔效。症见形体消瘦，情绪抑郁，口苦纳差，两胁不舒，少腹胀满，舌红苔微腻，脉细弦数。尿常规：蛋白（±），红细胞（+），白细胞（+）。审证求因乃肝郁气滞，湿热下注。治宜清热燥湿，行气解郁。以白头翁汤加味治之。又据《内经》“诸气膹郁，皆属于肺”的理论，故选用白头翁汤清热燥湿的同时，重用桔梗宣肺气解郁，提壶揭盖以利小便。处方：白头翁15g，秦皮12g，黄连5g，黄柏10g，桔梗30g。4剂后诸症消失而愈。尿常规检查正常。后以知柏地黄汤善后。［曾红纲.白头翁汤临床应用.江西中医药，

1984，（2）：31］

7）带下（慢性盆腔炎）：陈某，女，37岁，农民，1982年8月20日初诊。患盆腔炎2年余，带下量多，色黄而稠黏，气味秽臭，经净一星期则带下尤多，伴少腹隐痛，拒按，干重活或急行时疼痛加剧，经中西医治疗，迄未见效。询其月经超前，经色紫黑有血块，经期少腹疼甚，纳差，小便黄短，解时涩热，大便结，舌红苔黄腻，脉沉细略数。此乃湿热下注，气滞血瘀。治宜清化湿热，行气化瘀。处以白头翁汤和金铃子散加代赭石，取其质重坠直达下焦，在清热化湿、行气化瘀中作为向导，并与条芩相配增强止带之功。处方：白头翁18g，条芩12g，川连6g（研冲），秦皮10g，川楝子10g，醋炒玄胡6g，代赭石10g。五剂后带下大减，腹痛亦缓，再予原方14剂，诸症已除，后以当归芍药散调理。［曾红纲.白头翁汤临床应用.江西中医药，1984，（2）：31］

【按语】

从白头翁汤临床应用来看，其适应证的病位主要涉及肝、肠及下焦膀胱、胞宫，其病性主要是湿热或毒热内盛，临床尤以湿热下利多用，且在治疗下利时，既可口服，亦可灌肠，是当代临床治疗细菌性痢疾和阿米巴性痢疾的主选方。

【现代研究】

马氏综述本方的实验研究证明，无论在体内或体外，对志贺、宋内、施氏及福氏痢疾杆菌均有抑制作用，并能增强机体抗病能力[38]。邓氏综述，近有研究并分析本方抗菌作用的报告表明，本方对志贺、施氏等痢疾杆菌有较强的抑制作用，而对弗氏和宋内菌作用较弱，对多种沙门菌的作用也很弱或无抑菌作用。另外对金黄色葡萄球菌、表皮葡萄球菌及卡他球菌等也有较强的抑制作用，其中黄连、秦皮作用为强，黄柏次之，白头翁最弱。全方抗菌效果反较黄连、秦皮为弱。由于白头翁对阿米巴原虫抑制作用较强，因而以本方治疗阿米巴痢疾时，宜加大白头翁用量，而治疗细菌性感染时，则应加重黄连等剂量，减小白头翁用量。此外本方所含药物，还能促进非特异性免疫功能，又能抗炎、抗毒、止泻、镇静和抑制肠运动，既能消灭引起湿热下利之病原微生物，又能抑制或缓解肠道感染时局部炎症病变及不适，还能促进抗感染免疫功能，从多方面影响感染过程，从而取得良好疗效[39]。丁氏等对白头翁汤的组成进行了研究，发现白头翁汤所含皂苷有5种以上，其中含量最多的是白头翁皂苷$A_3$（单糖链双糖苷）、皂苷$B_4$（双糖链五糖苷），黄连、黄柏含有小檗碱，秦皮含有七叶苷和七叶内酯。并且小檗碱和七叶苷含量都较相应的单味中含量低，尤其以小檗碱显著，由黄连中的6.47%降低到白头翁汤中的1.75%[40、41]。杨氏等对白头翁汤中的配伍情况也进行了分析，发现当黄连、黄柏与秦皮、白头翁配伍后，汤剂中小檗碱含量均有所下降，影响的大小顺序为：白头翁＞黄连＞黄柏。当白头翁汤四药合煎时，汤剂中小檗碱和秦皮乙素含量下降并不符合各单味药影响的加和[42]。而丁氏用薄层法检查发现，在白头翁汤煮煎液的沉淀中有小檗碱的存在，进一步实验后初步推断，可能是药材中某类化学成分的存在，使盐酸小檗碱的溶解度降低而析出的[41]。于是陈氏采用薄层层析法对白头翁汤颗粒剂和汤剂进行了鉴别比较，并测定了颗粒剂和汤剂中小檗碱与七叶苷的含量。结果表明，精制颗粒与传统汤剂相比，成分没有发生变化，而小檗碱与七叶苷的含量，精制颗粒明显高于传统汤剂[43]。

## 参考文献

［1］周平安，杜怀棠．中医药治疗湿热痢216例临床观察．中国医药学报，1986, 2: 17
［2］陈麟．白头翁汤等三方治疗急性菌痢144例．内蒙古中医药，1991, 2: 12
［3］韩振宏，朱捷，王振洲，等．白头翁汤灌肠治疗急性菌痢34例．四川中医，1994, 11: 31
［4］林凤君．白翁汤治疗急性菌痢30例．实用中西医结合杂志，1996, 12: 761
［5］聂秋霞．白头翁汤加味灌肠治疗慢性痢疾．四川中医，1997, 2: 32
［6］方原超．中药治疗阿米巴痢疾116例．湖北中医杂志，1983, 2: 24
［7］蔡榕．白头翁汤保留灌肠为主治疗阿米巴肠病136例．上海中医药杂志，1995, 12: 18

[8] 郑平东 . 张伯臾老中医治疗慢性肠炎的经验 . 中医杂志 , 1980, 6: 11
[9] 张素琴 , 王明星 . 白头翁汤保留灌肠治疗慢性结肠炎 120 例 , 河南中医 , 1995, 3: 147
[10] 韩清 , 李卫河 . 加味白头翁汤治疗慢性结肠炎 65 例临床观察 . 新乡医学院学报 , 1995, 3: 274~275
[11] 赵文贵 . 白头翁汤加减治疗慢性结肠炎 34 例 . 云南中医中药杂志 , 1996, 5: 34~35
[12] 乔丽华 , 刘国安 , 杨成悌 . 国内 1363 例非特异性溃疡性结肠炎临床分析 . 中西医结合杂志 , 1987, 5: 308
[13] 宋桂琴 , 徐振兴 , 李佩玉 , 等 . 中医药治疗溃疡性结肠炎 60 例临床分析 . 中西医结合杂志 , 1985, 8: 474
[14] 丁发权 . 加味白头翁汤合桃花汤治疗 67 例溃疡性结肠炎临床观察 . 新中医 , 1991, 10: 26
[15] 徐顺猷 . 白头翁汤加灭滴灵灌肠治疗溃疡性结肠炎及伪膜性肠炎 . 福建中医药 , 1989, 5: 27 ~ 28
[16] 白荣禄 . 白头翁汤合痛泻要方加减治溃疡性结肠炎 . 四川中医 , 1991, 5: 26
[17] 薛彩莲 . 黄连汤合白头翁汤治疗慢性特异性汤性结肠炎 . 河南中医药学刊 , 1997, 1: 9
[18] 唐中权 , 吴新生 , 于宏军 . 白头翁汤加味灌肠治疗溃疡性结肠炎 36 例。内蒙古中医药 , 1996, 5: 34~35
[19] 张向东 . 加味白头翁汤治疗溃疡性结肠炎 25 例观察 . 医学理论与实践 , 1996, 1: 32~33
[20] 乔振纲 , 乔艳华 , 乔艳贞 . 虚实为纲治疗溃疡性结肠炎 117 例 . 陕西中医 , 1996, 1: 13~14
[21] 黄世一 . 中医治疗急性坏死性肠炎 37 例观察 . 湖南中医学院学报 , 1987, 2: 31
[22] 汤淑良 . 白头翁汤加减运用浅识 . 中医杂志 , 1985, 7: 58
[23] 李秀惠 . 茵陈白头翁汤治疗黄疸型 肝炎的临床观察 . 全国病毒性肝炎学术会议 : 第 6 次 , 1990, 5: 1
[24] 陈培儒 . 白头翁汤治频发室性早博二例报告 . 新中医 , 1987, 3: 38
[25] 蔡柳州 . 白头翁汤临床运用体会 . 浙江中医杂志 , 1994, 6: 278
[26] 钟敬芳 , 任栋材 . 白头翁汤治疗下泌尿道感染 122 例 . 安徽中医临床杂志 , 1997, 1: 44
[27] 汪小毅 . 白头翁汤治疗耐青霉淋菌性尿道炎 14 例 . 国医论坛 , 1992, 1: 22
[28] 方松春 . 加味白头翁汤治疗泌尿系感染 40 例 . 上海中医药杂志 , 1995, 7: 40
[29] 王继平 . 肾积水治验 2 则 . 江西中医药 , 1994, 2: 37
[30] 李志亮 , 李秀平 . 白头翁汤临床新用二则 . 云南中医杂志 , 1993, 1: 38
[31] 杨云霞 . 白头翁汤治疗急性盆腔炎 107 例 . 河南中医 , 1994, 3: 156
[32] 高尚杜 . 白头翁汤在妇科的应用 . 浙江中医杂志 , 1987, 2: 80
[33] 安巧荣 , 李殿成 . 白头翁汤临床新用 . 甘肃中医 , 1993, 1: 34
[34] 江肖珊 . 白头翁汤加味临床运用 . 福建中医药 .1990, 2: 48
[35] 郭安生 . 白头翁汤临床新用 . 江西中医药 , 1989, 6: 36
[36] 何斯恂 . 白头翁汤治疗风热眼病 . 新中医 , 1973, 4: 23
[37] 哉书悦 . 白头翁汤在眼科的应用 . 中医药研究 , 1988, 6: 39
[38] 马有度 . 医方新解 . 上海 : 上海科学技术出版社 , 1980: 86
[39] 邓文龙 . 中医方剂的药理与应用 . 重庆 : 重庆出版社 , 1990: 178
[40] 丁林生 , 唐元军 . 白头翁汤有效成分检查和测定 . 中成药 , 1992, 9: 34
[41] 丁林生 , 徐瑞华 . 白头翁汤中小檗碱含量降低原因初探 . 中成药 , 1993, 1: 18
[42] 杨卫贤 , 杭玉秋 , 毛文学 . 白头翁汤中药物配伍对化学成份的影响 . 中国中药杂志 , 1991, 10: 604
[43] 陈国玉 . 白头翁汤颗料剂与汤剂含量测定比较 . 基层中药杂志 , 1996, 4: 30~31

## 十七、牡蛎泽泻散方

### (一) 方药

牡蛎熬　泽泻　蜀漆暖水洗去腥　葶苈子熬　商陆根熬　海藻洗去咸　栝楼根各等分

上七味：异捣，下筛为散，更于臼中治之，白饮和服方寸匕，日三服。小便利，止后服。

### (二) 治法

逐水清热，软坚散结。

## （三）方解

本方用于下焦湿热壅滞，水气不利的水肿实证。方中主药牡蛎咸寒入肾，软坚散结以行水；泽泻甘寒，入肾与膀胱，利水渗湿泄热；葶苈子辛苦大寒，入肺与膀胱以下气行水；商陆根苦寒，入肺、脾、肾三经，通便行水；蜀膝有劫痰破坚之功，以开痰水之结；海藻咸寒，《神农本草经》谓其能下“十二水肿”。如此可使三焦通利，腰以下水气荡然无存。但犹恐利水过猛，损伤津液，故如入瓜蒌根甘寒生津，以滋水之源，使水去而津不伤，可谓配合得宜。

本方服用注意事项有三：其一，用散而不作汤。这是因为商陆根水煮后毒性较大，而制为散剂，则毒性减小。同时服散剂，则剂量较汤剂小，商陆根用量必随之减少，以保证降低其毒副作用。其二，用白饮和服，以保护胃气。其三，“小便利，止后服”，体现了本方是利尿逐水之重剂，故中病即止。

【经典原文】

大病差后，从腰以下有水气者，牡蛎泽泻散主之。（395）

【提要】 辨伤寒瘥后，腰以下有水气的证治。

【原文分析】

大病瘥后发生水肿，一般说来多属虚证。如脾肾阳虚，气血不足，致使水湿不化，而见浮肿者，治宜健脾温阳利水。本条则因余邪未尽，湿热留滞下焦，膀胱气化不行，发为腰以下水肿，此为邪实所致，决非补剂所宜。若只知病后当补，而不辨虚实，就会使病情加重。故仲景于病瘥后，列此一条，提醒医者注意虚中防实，因此具有重要的理论和实践意义。本证由于湿热壅滞下焦，膀胱气不化利，故“从腰以下有水气”，腰、膝、胫、足跗皆肿。此证多为小便不利，脉沉有力。若不及时清热逐水，水邪势必危害更广。《金匮要略·水气病脉证并治第十四》篇曰：治疗“腰以下肿，当利小便”，故用牡蛎泽泻散逐水泻热，软坚散结。

【原文选注】

成无己：大病瘥后，脾胃气虚，不能制约肾水，水溢下焦，腰以下为肿也。《金匮要略》曰：“腰以下肿，当利水便”。与牡蛎泽泻散，利小便而散水也。（《注解伤寒论·辨阴阳易差后劳复病脉证并治》）

喻嘉言：腰以下有水气者，水渍为肿也，《金匮》曰：“腰以下肿当利小便”，此定法矣，乃大病后，脾土告困，不能摄水以致水气泛溢，用牡蛎泽泻散峻攻，何不反顾其虚耶？正因水气未犯身半以上，急逐其水，所全甚大，设用轻剂，则阴水必袭入阳界，驱之无力……庸工遇大病后，悉用温补，自以为善，孰知其大谬哉。（《尚论篇·瘥后劳复阴阳易病》）

钱天来：大病后，若气虚则头面皆浮；脾虚则胸腹胀满。此因大病之后，下焦之气化失常，湿热壅滞，膀胱不泻。水性下流，故但从腰以下水气壅积，膝胫足跗皆肿重也。以未犯中上二焦，中气未虚，为有余之邪，脉必沉数有力。故但用排决之法，以牡蛎泽泻散主之。（《伤寒溯源集·差后诸证证治》）

陆渊雷：牡蛎泽泻散，治实肿阳水，不必验腰以下肿，尤不必大病瘥后也。大病瘥后的多虚肿，宜参苓术附之类，故钱氏辨之。（《伤寒论今释·辨阴阳易差后劳复病脉证并治》）

【方药论选】

吴谦：此方施之于形气实者，其肿可随愈也。若病后土虚，不能制水；肾虚不能行水，则又当别论，慎不可服也。（《医宗金鉴·订正仲景全书·伤寒论注·辨差后劳复食复阴阳易病脉证并治》）

陈蔚：太阳之气，因大病不能周行于一身，气不行而水聚之。今在腰以下，宜从小便利之，牡蛎海藻，生于水，故能行水，亦咸以软坚之义也。葶苈子利肺气，而导水之源，商陆攻水积，而疏水之流，泽泻一茎直上，栝蒌生而蔓延，二物皆引水液而上升，可升而后降也。蜀膝乃常山之苗，自内而出外，自阴而出阳，所以引诸药而达于病所。又散以散之，欲其散布而行速也。但其性甚烈，不可多服，故曰小便利，止后服。此方用散，不可作汤，以商陆水煎服杀人。（《伤寒论浅注补正·辨阴阳易瘥后劳复脉证》）

【临床应用】

（1）后世医家对本方的应用

1）《方极》：治身体水肿，腹中有动，渴而小便利者。

2）《类聚方广义》：后世称虚肿者，有宜此者，宜审其证以与之。

（2）医案选录：刘某，男，78岁，1992年5月24日就诊。既往有冠心病（心房颤动）、糖尿病病史。1周前受凉后引起咳嗽，吐黄稠痰，胸闷短气，左胸部疼痛，查舌质暗红，脉弦滑。X线：左肺下叶显示一约2.4cm×4cm肿块影，周围毛刺状，伴左胸腔积液。胸腔积液检查：找到腺癌细胞。因病人年迈，病情复杂，给予中药调理，治以清热解毒，宣肺利水。药用：牡蛎40g，泽泻30g，海藻、瓜蒌根、葶苈子各15g，商陆6g，蜀漆10g，白花蛇舌草、半枝莲各50g，桑白皮20g。连服60天，诸症好转，复查X线胸片：胸腔积液消失，左肺肿块阴影较前缩小30%。［河南中医，1995，15（3）：144］

## 十八、蜜煎导方、猪胆汁方

### （一）方药

**1. 蜜煎方**

食蜜[1]七合

上一味，于铜器内，微火煎，当须凝如饴状，搅之勿令焦著，欲可丸，并手捻作挺，令头锐，大如指，长二寸许。当热时急作，冷则硬。以内[2]谷道[3]中，以手急抱，欲大便时乃去之。疑非仲景意，已试甚良[4]。

**2. 猪胆汁方**

又大猪胆一枚，泻汁，和少许法醋[5]，以灌谷道内，如一食顷[6]，当大便出宿食恶物，甚效。

【词解】

（1）食蜜：即蜂蜜。甘平无毒，滋阴润燥，局部投药更有润滑作用。

（2）内：内“纳”，放入、置入。

（3）谷道：即肛门。

（4）疑非仲景意，已试甚良：此二句为后人所添，现一般仍归于112方中。

（5）法醋：即食用醋。

（6）一食顷：顷，短时间。约吃一顿饭的时间。

### （二）治法

润肠通便，导邪外出。

## （三）方解

食蜜：即蜂蜜。甘平无毒，滋阴润燥，局部投药更有润滑作用。猪胆汁苦寒清热解毒，法醋亦酸苦，两者合用灌肠，不仅通便，尚能清热解毒，为外治良方也。

【经典原文】

阳明病，自汗出，若发汗，小便自利者，此为津液内竭，虽硬不可攻之，当须自欲大便，宜蜜煎导(1)而通之。若土瓜根(2)及大猪胆汁，皆可为导。（233）

【词解】

（1）导：为治法之一，输导之意，用润滑类药物纳入肛门，引起排便，称作导法。

（2）土瓜根：原方已佚。土瓜一名王瓜，寇宗奭《本草衍义》云："王瓜其壳径寸，长二寸许，上微圆，下尖长，七八月熟，红赤色，壳中子如螳螂头者，今人又谓之赤雹子，其根即土瓜根也。"李时珍《本草纲目》云："土瓜根作上气，其实似瓜也。或云根味如瓜，故名土瓜。王字不知何义？瓜似雹子，熟则赤，鸦喜食之，故名赤雹，老鸦瓜。"吴其濬《植物名实图考》亦名赤雹子。土瓜根气味苦寒无毒，其根富于汁液，将其捣汁灌肠通便，方书多有记载。

【提要】 津伤便秘，大便欲解不得的治法。

【原文分析】

本节论津伤便硬，或欲便不解者，宜用导法治疗。阳明病里热亢盛迫津外出，汗多津伤，若再加上误汗，则更使津液损伤，导致肠胃干燥，大便硬结，此种大便干硬，不能用攻下法治疗，即原文所说"此为津液内竭，虽硬不可攻之"。当用润燥导便法治疗。大便硬者如何区分其属燥热内结抑或津液内竭？小便利与不利为辨证要点。大凡邪热未去，燥实结聚肠胃者，大便硬的同时必伴有腹满痛、拒按、潮热、汗出、小便短赤等症，而其人未必有便意。如邪热去，气机宣通，则小便通利，然津伤尚未恢复，故肠胃干燥，大便硬，病位在直肠，时有便意，而大便却难以排出。本证小便自利，故属津伤便硬。两者病机不同，治法迥异。燥热结实之大便硬者治宜承气汤类荡涤胃肠。此证之大便硬，宜在病人"自欲大便"之时，施以"因势利导"之法，用蜜煎导、猪胆汁或土瓜根纳入谷道，导之即下。此外，在发热基本消退的病证中，见小便自利还可排除大便初硬后溏的可能，因大便初硬后溏者多见小便少，此属脾虚湿停，不能用攻下法或导法治疗，应治以健脾燥湿。

三方虽皆可为导，但具体应用时又有所不同：因蜜有滑利润燥的作用，故蜜煎导宜于津伤肠燥之便秘；猪胆汁不仅润燥，且能清肠中之热，故宜于肠燥之有热的便秘；土瓜根则有宣气润燥之功，故宜于六腑之气不畅，气血不利之便秘。

本证的治疗方法，一是用蜜煎纳入肛门内，就近润滑而导便外出，相当于通便栓剂。此法适用于硬便近在肛门处，便意窘迫，而不能排出，此即"当须自欲大便"时，"宜密煎导而通之"。二是用土瓜根捣汁或大猪胆汁和少许食醋灌入肛门内导便外出，此相当于灌肠通便，适用于大便干结迫于肛门者，亦可用于大便干结部位较高者，但大便硬而难下。

【原文选注】

汪苓友：阳明病自汗出者，不可发汗，若发其汗，兼之小便自利者，此为津液内竭，内指肠留而言。汗泄于外，溺去于下，皆内耗其津液，故云竭也。津液既竭，则大便硬，不问而可知矣。大便虽硬，成注云：此非结热，不可攻之，当待其自欲大便时，逆因其势而行导之之法，如蜜煎、土瓜根、大猪胆，皆可用也。或问：小便自利，大便硬，何以不用麻仁丸？余答云：麻仁丸治胃热，屎结于回肠以内。兹者，胃无热证，屎已近肛门之上，直肠之中，故云因其势而导之

也。（《伤寒论辨证广注·辨阳明病脉证并治法》）

陆渊雷：此证但肠燥便硬耳，非因胃家实也。大病恢复期中往往见。云阳明病者，盖追溯以往之病，非谓当前之证。（《伤寒论今释·阳明篇》）

王晋三：蜜煎外导者，胃无实邪，津液枯涸，气道结涩，燥屎不下，乃用蜜煎导之。虽曰外润魄门，实引导大肠之气下行也。猪胆导者，热结于下，肠满胃虚，承气等汤恐重伤胃气，乃用猪胆之寒，苦酒之酸，收引上入肠中，非但导去有形之垢，并能涤尽无形之热。（《绛雪园古方选注·下剂》）

【临床应用】

（1）后世医家对本方的应用

1）《伤寒准绳》云：凡多汗伤津，或屡汗不解，或尺中脉迟，元气素虚人，便欲下而不能出者，并宜导法。但须分津液枯者，用蜜导；邪热盛者，用胆导；湿热痰饮固结，姜汁麻油浸栝楼根导，惟下旁流水者，导之无益，非诸承气汤攻之不效，以实结在内而不下也。至于阴结便秘者，宜于密煎中加姜汁、生附子末，或削陈酱姜导之。

2）《外台秘要》引崔氏云：胃中有燥粪，令人错语；正热盛，令人错语，宜服承气汤，亦应外用生姜兑（读曰锐，下同）。使必去燥粪，姜兑法：削生姜如小指，长二寸，盐涂之，内下部中，立通。

3）《三因方》云：蜜兑法，蜜三合，盐少许，煎如饴，出冷水中捏如指大，长三寸许，纳下部立通。

4）《世医得效方》云：蜜兑法，密三合，入猪胆汁两枚在内，煎如饴，以井水出冷，候凝，捻如指大，长三寸许，纳下部，立通。《活人书》单用蜜，一法入皂角末，在人斟酌用：一法入薄荷开，代皂角用，尤好。又或偶无蜜，只嚼薄荷，以津液调，作梃用之。亦妙。

5）《丹溪心法》云：凡诸秘，服药不通，或兼他证，又或老弱虚极不可用药者，用蜜熬，入皂角末少许，作兑以导之。冷秘生姜兑亦可。

6）《医学入门》云：白蜜半盏，于铜杓内微火熬，令滴水不散，入皂角末二钱，搅匀，捻成小枣大，长寸，两头锐，蘸香油，推入谷道中，大便即急而去。如不通，再易一条，外以布掩肛门，须忍信蜜，待烘至方放开布。

7）《类聚方广义》云：伤寒热气炽盛，汗出多，小便自利，津液耗竭，肛中干燥，便硬不得通者；及诸病大便不通，呕吐而药汗不入者；老人血液枯燥，大便每秘闭，小腹满痛者。共宜此方，密一合，温之以唧筒射入肛中，尤为简捷。

8）《方极》云：蜜煎导，治肛中干燥，大便涩者。（大猪胆汁主治同）

（2）现代应用：消化系统疾病。本方用于津枯便秘，尤以老人、小儿或体虚者为宜。邢氏[1]等报道：汪某，女，68岁。大便经常7～8日不行，甚至不用泄药，十数日亦不见大便。平素饮食很少，服泻药一次，每觉脘满气短心悸，食物更不消化，因对泄药怀有戒心，而便秘不行，胃脘膨闷，小腹胀满，不思饮食。诊其脉细弱而尺沉涩，是气血俱虚，阴津枯竭之证，下之不但伤胃，更能损津。处方：蜜煎方隔3日导1次。用后隔半小时即溏泄一次，胀满缓解，食欲逐渐好转。间断使用半年，健康逐渐恢复。李氏[2]认为习惯性便秘，体虚无力排便等均可用之。目前蜂蜜外导、内服，已成为许多医院治疗便秘的常规。

颜氏[3]报道用新鲜蜂蜜治疗胃、十二指肠溃疡，每日100g，分3次服，10日后增至150～200g，观察20例，均取得较好疗效。谢氏[4]以生姜30～50g，捣烂取汁为1份，再取4份蜂蜜，混匀，置锅内隔水蒸约10分钟，早晚两次分服，连用2日。凡风寒或虚寒咳嗽，咳稀白痰或少痰，咽喉作痒，或咳嗽夜甚者，均可用之。经治20例皆愈。张氏[5]以蜂蜜、大黄、葱白制成膏，外敷治疗血栓性静脉炎56例，痊愈51例，有效4例，无效1例，总有效率为98.21%。

（3）医案选录

1）王某，女，12岁。前患伤寒发热二候，经治得愈，热退已10多天，但9天来未解大便，无腹胀满痛不适等感觉，近两天来，日晡所小有潮热，略觉口渴，精神尚振，胃纳良好，睡眠安宁，舌质淡红，苔中心光剥，体温37.4℃，脉搏80次/分，脉形软弱，不耐重按，腹部柔软，加压不痛，在右腹及脐左可扪及块状物，累累如贯珠20多枚，脉证互参，系热病之后，津液日亏，不能濡润大肠，故大便硬而不下，初用吴氏增液汤，作增水行舟之法，3剂后未效，继用润下法3剂，以及蜜煎导法等，在服用中药的同时，又用50%甘油30ml灌肠，隔日1次，共2次，在灌肠后，均有腹部剧烈阵痛，约半小时方减，治疗8天，大便仍未通，因翻阅《伤寒论》有猪胆汁外导一法，即用大猪胆汁2枚，取汁盛碗中，隔汤炖透消毒，用时再加开水，以50%胆汁40ml灌肠，兹后无腹痛，30分钟左右大便一次，下圆形结粪10多块，隔5小时许，又便出10多枚及粪便甚多，腹中粪块消失而愈。［江苏中医，1965，（11）：34］

2）陈某，始病咯血，其色甚黑，经西医用止血针，血遂中止。翌日病人腹满，困顿日甚。延至半月，大便不行。始用蜜导不行，用灌肠法又不行。复用一切通大便之西药，终不行……使人延周，时不便已一月矣。周至，察其脉无病，病独在肠。乃令病家觅得猪胆，倾于盂，调以醋，借西医灌肠器以灌之。甫灌入，转矢气不绝，不逾时，而大便出，凡三两许，掷于地，有声，击以石，不稍损。乃以溃水，半日许，盂水尽赤，乃知向日所吐之血，本为瘀血，因用针止住，反下结大肠，而为病也。越七日，又不大便，复用前法，下燥矢数枚，皆三寸许，病乃告痊。予于此悟蜜煎导法惟证情较轻者宜之。土瓜根又不易得。惟猪胆汁随时随地皆有。近世医家弃良方而不用，为可惜也。（《经方实验录》）

## 十九、烧裈散方

### （一）方药

妇人中裈[(1)]，近隐处，取烧作灰。

上一味，水服方寸匕，日三服，小便即利，阴头微肿，此为愈矣。妇人病取男子裈烧服。

【词解】

（1）中裈：内裈。中，内也。裈（kun，昆），有裆之裈。颜师古注《急救篇》卷三："合裆谓之裈，最亲身者也"。

### （二）治法

导邪外出。

### （三）方解

烧裈散即以内裤裆部之布，烧为散，《神农本草经》未载，《名医别录》始收。一般认为这是本着同气相求之义，可导邪外出。服后小便即利，阴头微肿，是邪火余毒从阴窍而出之征。虽然《外台秘要》等古典医籍中亦有多则类似病案的记载。但今人验之临床者寥寥，加之对阴阳易一证现代诊断学研究内容缺如，更给该方药作用机制的现代研究设置了障碍。

近年来，虽有人从气味学说等理论去解释这一方药的作用机制，但都处于假说、推理阶段，有待进一步研究。

另外，从历代有关阴阳易证证治内容来看，阴阳易证亦并非烧裈散一张方剂所能胜任，从检阅文献来看，尚应结合阴阳易证的不同病机来进行论治，《外台秘要》等典籍即列已举治疗阴阳易方剂数种。

【经典原文】

伤寒阴易[(1)]之为病，其人身体重，少气，少腹里急，或引阴中拘挛[(2)]，热上冲胸，头重不欲举，眼中生花，膝胫拘急者，烧裈散主之。（392）

【词解】

（1）阴易：《玉函经》卷四、《注解伤寒论》卷七作“阴阳易”，是，此乃病证名称。是因病后过早房事而致病复发的病证。由于病后精气虚损，症状与原病已大有不同，故称“易”，“易”作“变异”解。亦有认为“易”作“交易”解，谓病后交媾，男病传女，女病传男。

（2）阴中拘挛：牵引阴部拘急痉挛。

【提要】 阴阳易病证治。

【原文分析】

“阴阳易”是指患伤寒之后，大病新愈，触犯房事而使病情发生染易，男病易于女，谓之阳易；女病易于男，谓之阴易；男女之病相互染易，谓之阴阳易。盖新瘥之体，元气未复，余邪未尽，因房事染易而成，阴精暗耗，阳气易动，余邪复萌，从而出现“身体重，少气，少腹里急，或引阴中拘挛，热上冲胸，头重不欲举，眼中生花，膝胫拘急”等形气两虚、阴亏火炽、筋脉失养的症状。其治法，前代医家认为裈裆为浊败之物，烧灰用者，取其洁净而又同气相求之义。

【原文选注】

成无已：大病新差，血气未复，余热未尽，强合阴阳，得病者，名曰易。男子病新差未平复，而妇人与之交，得病，名曰阳易。妇人病新差未平复，男子与之交，得病，名曰阴易。以阴阳相感动，其余毒相染着，如换易也。其人病身体重，少气者，损动真气也。少腹里急，引阴中拘挛，膝胫拘急，阴气极也；热上冲胸，头重不欲举，眼中生花者，感动之毒，所易之气，熏蒸于上也。与烧裈散导阴气。（《注解伤寒论·辨阴阳易差后劳复病脉证并治》）

方有执：伤寒，包中风而言也。易，犹交易、变易之易。言大病新差，血气未复，强合阴阳，则二气交感，互相换易而为病也。（《伤寒论条辨·辨阴阳易差后劳复病脉证并治》）

钱天来：旧注云，大病新瘥，气血未复，余热未尽，强合阴阳而得病者，名曰易。男子病新瘥未复，而妇人与之交，妇人得病，名曰阳易。妇人病新瘥未平复，而男子与之交，男子得病，名曰阴易。以愚意推之，盖以二气氤氲，其媾精之时，乃化醇之候也，二气不杂，两精触一，故能化生，所谓二五之精，妙合而凝也。然男病而易于女，女病易于男，其受病之人，并非气血未复者，实为注家之误。但男女一交之后，自然元气空虚，余邪错杂于精气之中，走入溢于经络，乘其交后虚隙之中，入而浸淫于脏腑筋骨、脉络俞穴之间，则正气因邪而益虚，邪气因虚而益盛，故有此阴盛阳衰之诸证也。邪入阴经，身体必重，真阳亏损，三焦不通，宗气不行，所以少气。邪从阴窍而溜入少阴厥阴，故少腹里急，若里急之甚，或引阴中拘挛，皆阴之所致也。阴邪在下而虚阳上走，故热上冲胸，头重不欲举，眼中生花，下焦虚冷，所以膝胫拘急也。此所谓阴阳之患，故以烧裈散主之。（《伤寒溯源集·差后诸证证治》）

【方药论选】

钱天来：男女之交媾易，所谓二气感应以相与也。以未净之邪，随交合之情，精神魂魄，无不动摇，翕然而感，感而遂通，混入于少阴之里，故以近隐处之裈裆，引出其阴中之邪，所谓物从其类，同气相求之义也。（《伤寒溯源集・差后诸证证治》）

吴谦：男女裈裆，浊败这物也。烧灰用者，取其通散，亦同气相求之义耳。服后或汗出，或小便利则愈，阴头微肿者，是所易之毒，从阴窍而出，故肿也。（《医宗金鉴・订正仲景全书・伤寒论注・辨差后劳复食复阴阳易病脉证并治》）

【按语】

由于烧裈散方难为人所接受，历代医家早有争议，近时学者多置而不论。唯刘渡舟教授在所著的《伤寒论诠解》一书中，引山西省中医研究所已故名医李翰卿先生的治疗经验，说明临床确有其病，且用烧裈散确有疗效，因而强调很值得重视，其说比较客观。

此外，注家认为本病的治疗，不应拘泥于原方。如王肯堂有用独参汤调烧裈散的治验，并言“信哉用药不可执一也”。《类证活人书》则主张用鼠屎汤、瓜蒌根竹茹汤、竹皮汤、当归白术散。更有主张分寒热论治者，若属热者，可用竹茹、花粉、白薇送服烧裈散；若属寒者，可用四逆汤或当归四逆汤加吴茱萸附子送服烧裈散。

就本文临床经验，阴阳易病与现代医学之性神经官能症相似，临床是存在此病的，但是并不多见。根据其病辨证，大体可用益气养阴、降火解毒、舒筋缓急、利尿通淋等法治疗，若阴中痛甚者，可加活血之品，不用烧裈散仍可取得疗效。这些用法，仅供参考。

## 参考文献

[1] 邢锡波．伤寒论临床实验录．天津：天津科学技术出版社，1984
[2] 李文瑞．伤寒论汤证论治．沈阳：人民军区出版社，1989: 301
[3] 颜正华．临床实用中药学．北京：人民卫生出版社，1984: 349
[4] 谢卫．姜汁蜂蜜妙治咳嗽．新中医，1987：(2): 27
[5] 张和平．大黄葱蜜膏治疗血栓性静脉炎 56 例．辽宁中医杂志，1989，(7): 29

# 后　记

唐祖宣教授生于1942年，河南省邓州市人，是我国第二届国医大师，第七届、九届、十届、十一届、十二届全国人大代表，中华中医药学会常务理事，中华中医药学会血栓病分会副主任委员，中国中医药研究促进会仲景医学研究分会会长，中国中医药信息研究会名老中医薪火传承分会会长，第一批、第二批全国老中医药专家学术经验继承工作指导老师，河南中医药大学终身教授。他擅长心脑血管病的治疗，尤其对周围血管病有深入的研究，他研制的治疗血栓病的中成药“脉络舒通颗粒”被国家批准为三类新药。他的研究成果1978年获河南省重大科技成果奖，1986年获河南省科技进步奖一等奖，1986年被授予“国家级有突出贡献的中青年专家”称号，1991年被批准享受国务院政府特殊津贴，2010年获全国先进工作者称号，获中华中医药学会中医药学术发展终身成就奖。

唐老出身寒门，15岁开始，踏上了学医之路。他侍奉孤苦名老中医，情同父子，得其亲授，研读经典，渐成一方名医。他心系百姓，传承仲景，在治疗周围血管病上有独到见解，在中医界久负盛名。他出版著作56部。在三十多年的人大代表履职中他提出议案建议1096件，其中发展中医、振兴中医的建议496件，几十年来为推动中医药管理机构建设、中医药立法等中医药事业的发展做出了重大贡献。

唐老所在的邓州是医圣张仲景的故里，仲景总结了汉代以前的学术经验，著成了《伤寒杂病论》，开创了理法方药辨证论治的先河，是我国医学史上的一部经典著作，指导着临床实践。唐老从医六十多年，在老师周连三的指导下，他传承了仲景学说，善用经方诊治周围血管病和心脑血管病，运用温阳法治疗很多疑难杂症，积累了丰富的临床经验。《伤寒杂病论》成书于两千多年前的汉代，距今年数久远，编排体例与今殊异，文简意浓，加之战乱、自然灾害的破坏，该书原本未能流传至今，现今的版本已是残卷译注，很难应用于现代临床。唐老自幼熟读经典医书，善于研读古代医籍，对《伤寒论》的文意有深刻的领悟。为了更好地指导现代临床，在唐老的指导下，我们对该书予以整理，以类方为纲，按照方药、治法、方解、经典原文、词解、提要、原文分析、原文选注等展开论述，提纲挈领，具有创新性、实用性、指导性，对临床有重要的参考意义，对研究《伤寒论》有指导作用。

本书是唐老研究和应用《伤寒论》学术成就与学术特点的总结。本书作者大多为从事经方实践与研究的学者和临床医生，其中有唐老的弟子和再传弟子，有我的师长和学长，有我的同学和朋友，大学同学胡秋伟医师系唐老的弟子，从事中医临床和研究，得到了唐老的言传身教，学术和临床上均有很好的发挥。我们编著过程中严格遵循唐老的学术思想和本意。编本书的过程中，我学到了很多东西，又交到了很多朋友，由衷感谢所有作者的鼎力相助。

衷心感谢我国著名中医针灸大师石学敏先生在百忙之中为本书作序，感谢唐老对本书的悉心指导，感谢科学出版社的大力支持。

徐州医科大学附属医院　阮成伟<br>2016年12月19日